"大病" 临床路径

2015 年版

中华医学会　编著

陈　竺　主编

中华医学电子音像出版社
CHINESE MEDICAL MULTIMEDIA PRESS
北　京

图书在版编目（CIP）数据

"大病"临床路径：2015 年版/陈竺主编. —北京：中华医学电子音像出版社，2015.10

ISBN 978-7-83005-048-1

Ⅰ. ①大… Ⅱ. ①陈… Ⅲ. ①疾病-诊疗 Ⅳ. ①R4

中国版本图书馆 CIP 数据核字（2015）第 236308 号

网址：www.cma-cmc.com.cn（出版物查询、网上书店）

"大病"临床路径（2015 年版）

主　　编：陈　竺
策划编辑：史　红　裴　燕　冯　洁
责任编辑：史　红　裴　燕　冯　洁　潘　雪
文字编辑：冯　洁　潘　雪
校　　对：李慧英
责任印刷：李振坤
出 版 人：史　红
出版发行：中华医学电子音像出版社
通信地址：北京市东城区东四西大街 42 号中华医学会 121 室
邮　　编：100710
E - mail：cma-cmc@cma.org.cn
购书热线：010-85158550
经　　销：新华书店
印　　刷：北京京华虎彩印刷有限公司
开　　本：787mm×1092mm　1/16
印　　张：67.5
字　　数：1500 千字
版　　次：2015 年 12 月第 1 版　2015 年 12 月第 1 次印刷
定　　价：320.00 元

编 委 会

序

  新一轮深化医药卫生体制改革启动以来，在党中央、国务院亲切关怀下，我国建立了覆盖城乡居民的基本医疗保障制度。截至 2014 年底，新型农村合作医疗参保人数达到 7.36 亿，城镇居民基本医保参保人数达到 3.14 亿，加上城镇职工基本医保参保人数 2.83 亿，实现了基本医保制度的全民覆盖。2015 年，城乡居民医保的人均筹资水平达到500 元，住院患者在政策内报销比例达到 70%。

  应该指出的是，我国城乡居民基本医保筹资和报销水平还较低，在一些地区，尤其是低收入人群中，因病致贫、因病返贫，"灾难性医疗支出"的现象时有发生。为此，党中央、国务院要求加快建立"大病"医疗保险，增强城乡居民抵御疾病风险的能力。在国务院和国家卫生和计划生育委员会的支持下，中华医学会历时半年时间，组织 20 多个专科分会数百名专家，详细测算和充分论证了在我国城乡居民开展大病医保的可行性，结合国情遴选出 16 大类，100 多种大病病种。专家们从我国临床实际出发，参考国内外相关研究，本着提高医疗质量、控制医疗成本、加强医院管理、提升患者满意度，"保基本、兜底线、量入为出"的原则，结合近年来国家卫生计生委陆续制订发布的 400 多个病种临床路径，充分讨论，反复研商，完成了162 个病种的临床路径制、修订工作，编写出《"大病"临床路径》一书。制、修订的临床路径既能满足实际需要，又能配合医保支付制度改革，指导基层医院医务人员临床实践，为推进城乡居民大病保险制度的建立和完善奠定基础。作为第二十四届中华医学会会长，我和所有参与此项工作的专家们一样，亲历并能够为完成这样一个事关重大民生福祉的工程，倍感荣幸。

  2015 年恰逢中华医学会成立百年，《"大病"临床路径》的集结成册，凝聚的是学会一代代医疗专家和学术骨干们迎难而上、敢于开拓的科学情怀和人文担当。因为时间仓促，本书的出版难免有不足之处。希望广大医务工作者认真阅读、积极思考，在不断丰富的医疗实践中继续检验和充实有关内容，并及时向中华医学会反馈意见。随着科学技术的更新换代，我们将不断对《"大病"临床路径》进行修订再版，使其更加满足医疗实践的需要，造福于民。

  大医精诚。为人民健康作一点贡献，亦吾辈心之所善兮，虽九死其犹未悔。让我们携手并肩，共创健康中国的美好未来！

陈竺

2015 年 11 月

目　录

绪　论

“大病”临床路径的研究与制订　　3

第1章　传染性疾病临床路径

第1节　耐多药肺结核临床路径　　9
第2节　艾滋病机会感染临床路径　　14
第3节　流行性乙型脑炎临床路径　　19
第4节　病毒性肝炎肝衰竭临床路径　　24
第5节　重症败血症临床路径　　32
第6节　重型手足口病临床路径　　38
第7节　重症人感染禽流感临床路径　　44
第8节　重症出血热临床路径　　50
第9节　包虫病（棘球蚴病）临床路径　　56

第2章　恶性肿瘤临床路径

第10节　下咽癌临床路径　　85
第11节　鼻咽癌临床路径　　90
第12节　食管癌放射治疗临床路径　　98
第13节　胃癌根治手术临床路径　　103
第14节　胃癌联合脏器切除手术临床路径　　109
第15节　胃癌姑息化学治疗临床路径　　116
第16节　胃癌术前化学治疗临床路径　　121
第17节　胃癌辅助化学治疗临床路径　　126
第18节　胃癌放射治疗临床路径　　131
第19节　结肠癌根治切除手术临床路径　　136
第20节　结肠癌化学治疗临床路径　　142
第21节　直肠癌低位前切除手术临床路径　　148
第22节　直肠癌腹会阴联合切除手术临床路径　　155
第23节　直肠癌化学治疗临床路径　　163
第24节　直肠癌放射治疗临床路径　　169
第25节　喉癌临床路径　　175
第26节　肢体骨肉瘤临床路径　　180

第 27 节　皮肤恶性黑素瘤临床路径　　　　　　　　190

第 28 节　乳腺癌改良根治术临床路径　　　　　　　196

第 29 节　乳腺癌保留乳房手术临床路径　　　　　　202

第 30 节　乳腺癌化学治疗临床路径　　　　　　　　208

第 31 节　乳腺癌术后放射治疗临床路径　　　　　　214

第 32 节　子宫颈癌临床路径　　　　　　　　　　　219

第 33 节　子宫内膜癌临床路径　　　　　　　　　　223

第 34 节　卵巢癌、原发性腹膜癌、输卵管癌临床路径　227

第 35 节　前列腺癌临床路径　　　　　　　　　　　232

第 36 节　睾丸肿瘤临床路径　　　　　　　　　　　239

第 37 节　肾癌临床路径　　　　　　　　　　　　　243

第 38 节　输尿管癌临床路径　　　　　　　　　　　253

第 39 节　肾盂癌临床路径　　　　　　　　　　　　263

第 40 节　膀胱肿瘤临床路径　　　　　　　　　　　272

第 41 节　三叉神经良性肿瘤临床路径　　　　　　　276

第 42 节　垂体腺瘤临床路径　　　　　　　　　　　283

第 43 节　大脑半球胶质瘤临床路径　　　　　　　　289

第 44 节　大脑凸面脑膜瘤临床路径　　　　　　　　296

第 45 节　颅骨良性肿瘤临床路径　　　　　　　　　306

第 46 节　颅后窝脑膜瘤临床路径　　　　　　　　　312

第 47 节　颅前窝底脑膜瘤临床路径　　　　　　　　317

第 48 节　大脑中动脉动脉瘤临床路径　　　　　　　325

第 49 节　大脑中动脉动脉瘤（介入治疗）临床路径　332

第 50 节　颈内动脉动脉瘤临床路径　　　　　　　　338

第 51 节　颈内动脉动脉瘤（介入治疗）临床路径　　345

第 52 节　椎管内神经纤维瘤临床路径　　　　　　　351

第 53 节　非霍奇金弥漫大 B 细胞淋巴瘤临床路径　　358

第 54 节　初治霍奇金淋巴瘤临床路径　　　　　　　365

第 55 节　成人 Ph+急性淋巴细胞白血病临床路径　　372

第 56 节　成人 Ph-急性淋巴细胞白血病临床路径　　388

第 57 节　成人急性早幼粒细胞白血病临床路径　　　401

第 58 节　急性髓性白血病临床路径　　　　　　　　416

第 59 节　慢性髓性白血病临床路径　　　　　　　　438

第 60 节　胰腺癌临床路径　　　　　　　　　　　　443

第 61 节　分化型甲状腺癌临床路径　　　　　　　　452

第 3 章　血液、造血器官及免疫疾病临床路径

第 62 节　慢性血细胞减少临床路径　　　　　　　　459

第 63 节　再生障碍性贫血临床路径　　　　　　　　464

第 64 节　遗传性球形红细胞增多症临床路径　　470

第 65 节　中间型地中海贫血临床路径　　475

第 66 节　重型 β-地中海贫血临床路径　　481

第 67 节　自身免疫性溶血性贫血临床路径　　487

第 68 节　血友病 A 临床路径　　492

第 69 节　大动脉炎临床路径　　498

第 70 节　抗中性粒细胞胞浆抗体相关性血管炎临床路径　　502

第 71 节　系统性红斑狼疮临床路径　　507

第 72 节　系统性硬化症临床路径　　513

第 73 节　溃疡性结肠炎（中度）临床路径　　518

第 74 节　克罗恩病临床路径　　526

第 75 节　寻常型天疱疮临床路径　　533

第4章　内分泌、营养和代谢疾病临床路径

第 76 节　Graves 病临床路径　　541

第 77 节　1 型糖尿病临床路径　　544

第 78 节　原发性甲状腺功能减退症临床路径　　548

第5章　精神和行为精神性疾病临床路径

第 79 节　精神分裂症、分裂型障碍和妄想性障碍临床路径　　555

第 80 节　严重心境（情感）障碍临床路径　　562

第 81 节　使用乙醇所致的精神和行为障碍临床路径　　571

第6章　神经系统疾病临床路径

第 82 节　阿尔茨海默病临床路径　　581

第 83 节　吉兰-巴雷综合征临床路径　　586

第 84 节　重症肌无力临床路径　　591

第 85 节　病毒性脑炎临床路径　　595

第 86 节　重症帕金森病临床路径　　601

第 87 节　成人全面惊厥性癫痫持续状态临床路径　　606

第 88 节　三叉神经痛临床路径　　611

第 89 节　小脑扁桃体下疝畸形临床路径　　616

第 90 节　脑挫裂伤临床路径　　623

第7章　眼和附器疾病临床路径

第 91 节　原发性开角型青光眼临床路径　　633

第 92 节　糖尿病视网膜病变临床路径 638

第 93 节　单纯性孔源性视网膜脱离临床路径 641

第 94 节　角膜白斑穿透性角膜移植术临床路径 647

第 95 节　年龄相关性白内障临床路径 654

第 96 节　原发性闭角型青光眼临床路径 658

第 97 节　老年性黄斑变性（渗出型）临床路径 663

第 98 节　眼眶爆裂性骨折临床路径 666

第 8 章　心血管疾病临床路径

第 99 节　主动脉瓣重度狭窄临床路径 673

第 100 节　急性 ST 段抬高心肌梗死临床路径 679

第 101 节　严重心律失常临床路径 687

第 102 节　严重心力衰竭临床路径 707

第 103 节　风湿性二尖瓣狭窄临床路径 712

第 104 节　非 ST 段抬高型急性冠状动脉综合征介入治疗
临床路径 717

第 9 章　脑血管疾病临床路径

第 105 节　脑出血临床路径 727

第 106 节　高血压脑出血外科治疗临床路径 731

第 107 节　脑梗死临床路径 736

第 108 节　急性创伤性硬脑膜下血肿临床路径 741

第 109 节　颈内动脉重度狭窄（介入治疗）临床路径 748

第 110 节　颈动脉狭窄≥70%手术治疗的临床路径 756

第 10 章　呼吸系统疾病临床路径

第 111 节　慢性阻塞性肺疾病临床路径 765

第 112 节　支气管哮喘临床路径 770

第 113 节　社区获得性肺炎临床路径 774

第 114 节　肺血栓栓塞症临床路径 779

第 115 节　肺动脉高压临床路径 786

第 11 章　消化系统疾病临床路径

第 116 节　失代偿肝硬化临床路径 793

第 117 节　轻症急性胰腺炎临床路径 799

第118节　非静脉曲张上消化道出血临床路径　　803

第12章　肌肉骨骼系统和结缔组织疾病临床路径

第119节　严重类风湿关节炎临床路径　　811
第120节　进行性结构性脊柱侧凸临床路径　　816
第121节　强直性脊柱炎临床路径　　820
第122节　急性骨髓炎临床路径　　825

第13章　泌尿生殖系统疾病临床路径

第123节　新月体肾炎临床路径　　833
第124节　肾病综合征临床路径　　838
第125节　终末期肾脏病临床路径　　843
第126节　重度子宫内膜异位症临床路径　　847
第127节　女性重度盆腔器官脱垂临床路径　　852

第14章　妊娠、分娩和产褥期疾病临床路径

第128节　产后出血临床路径　　861
第129节　胎盘早剥临床路径　　865
第130节　产褥感染临床路径　　869
第131节　阴道产钳助产临床路径　　874
第132节　前置胎盘（不伴出血）分娩临床路径　　877
第133节　妊娠期特发性急性脂肪肝临床路径　　881
第134节　妊娠合并心脏病临床路径　　886
第135节　妊娠期高血压疾病临床路径　　890
第136节　新生儿败血症临床路径　　895
第137节　新生儿呼吸窘迫综合征临床路径　　899

第15章　先天性畸形、变形和染色体异常临床路径

第138节　儿童先天性动脉导管未闭临床路径　　905
第139节　房间隔缺损临床路径　　910
第140节　儿童室间隔缺损临床路径　　915
第141节　法洛四联症临床路径　　920
第142节　儿童先天性肺动脉瓣狭窄临床路径　　925
第143节　儿童完全性房室隔缺损临床路径　　930

第144节　完全性肺静脉异位引流（肺静脉连接完全异常）
　　　　临床路径　934
第145节　完全性大动脉转位临床路径　938
第146节　先天性胆管扩张症临床路径　943
第147节　先天性巨结肠临床路径　949
第148节　食管闭锁临床路径　954
第149节　肠闭锁临床路径　960
第150节　肛门闭锁临床路径　964
第151节　胆道闭锁临床路径　967
第152节　肾盂输尿管连接部梗阻性肾积水临床路径　973
第153节　尿道下裂临床路径　978
第154节　肾母细胞瘤（Ⅰ~Ⅱ期）临床路径　981
第155节　后尿道瓣膜临床路径　988
第156节　神经源性膀胱临床路径　995
第157节　腹膜后神经母细胞瘤（Ⅰ~Ⅱ期）临床路径　1008
第158节　苯丙酮尿症临床路径　1015
第159节　四氢生物蝶呤缺乏症临床路径　1018
第160节　发育性髋关节脱位（闭合复位）临床路径　1021
第161节　先天性髋关节脱位（开放复位+截骨矫形）
　　　　临床路径　1029

第16章　损伤临床路径

第162节　多部位骨折临床路径　1039

附　录

附录一　中国城乡居民医疗保障制度的发展（2010—2013）
　　　　1047
附录二　2013年全国医院（城市医院、县级医院）
　　　　病种住院人次数　1048
附录三　2014年全国城市、县级医院住院病种费用、
　　　　均次费用估计　1053
附录四　遴选病种（16大类、123个病种）　1057
附录五　按城乡基本医保大病支出结构估算过程　1061
附录六　其他国家的一些病种　1062

绪 论

"大病"临床路径的研究与制订

建国以来，尤其是改革开放以来，我国人民的健康水平和卫生事业发展取得了长足的进步。基本医疗保障制度实现了全民覆盖，建立健全城乡医疗卫生服务体系，实现基本公共卫生服务均等化，疾病防治能力不断增强，卫生事业得到全面发展，使得我国人民健康水平处于发展中国家前列。

随着基本医疗制度的逐步建立和快速推进，实现了人民群众，尤其是广大农村居民从"缺医少药"到"病有所医"。但也应该看到，一些经济不发达地区，目前保障水平还比较低，一旦患了"大病"，会给一个普通家庭经济状况带来巨大压力，仍存在一些大病、重病患者，因为高额的医药费用而因病返贫、因病致贫的现象。解决"大病"的救治保障，不仅要提升医疗服务体系能力，更要加强"大病"医保体系的建设。党中央、国务院对此高度重视，着力推进城乡居民"大病"保险，更好地守护群众生命健康。

中华医学会积极发挥党和政府联系广大医学科技工作者的桥梁纽带作用，根据国务院领导的指示精神，按照"保基本、兜底线、建机制、可持续"的原则，组织专家围绕城乡居民"大病"医保基本全覆盖的目标，进行了可行性研究和论证，并结合我国国情遴选出"大病"病种，制修订了临床路径。从临床视角加以卫生经济学维度，回答了什么是"大病"，如何规范治疗等问题，为推进城乡居民"大病"保险制度的建立和完善奠定基础。现将可行性研究的主要内容报告如下。

一、"大病"的定义及遴选依据

"大病"（大额病种）是指导致城乡居民"灾难性医疗支出"的疾病。根据有关部门文件并借鉴国际经验，我们把"灾难性医疗支出"定义为一次住院费用或者慢性病一年累计门诊医疗费用超过农村居民人均年纯收入（或城镇居民人均年可支配收入）减去必需食品开支后的剩余部分。我国城镇职工医保筹资水平较高，增长机制较为合理，政策内诊疗报销目录对"大病"覆盖相对充分，且未来仍有较大改善空间。我们所做"大病"医保测算和可行性研究主要针对农村居民和城镇居民。截止到2013年底，我国新农合覆盖人口8.02亿，城镇居民基本医保覆盖人口2.99亿，合计覆盖人口11.01亿。

由于本报告政策设计是以农村居民为主，2014年农村居民人均年纯收入（8900元）减去必需食品开支（约2500元）后剩余6400元，故大病遴选依据首先是单次住院费用或者慢性病一年累计门诊医疗费用超过6400元的病种（城镇居民人均年可支配收入大约是农村居民人均年纯收入的2.5倍，而诊疗费用是后者的1.5~2.0倍，可相应折算）。其次研究了以法国、墨西哥等为代表的发达国家和新兴经济体国家基本医保覆盖大病的病种，借鉴了德国、以色列、韩国以及我国香港、台湾等地区的做法；三是结合我国实际，特别是已经开展的新农合22种"大病"医保、部分城市按病种付费改革的经验，以及卫生行政部门2011年以来制订的400多种疾病的临床路径，最终遴选了16类、123个"大病"病种。

经过测算的123种"大病"，其年住院需求及门诊持续诊治需求人数基本覆盖所有"大病"人群。费用估算以"守住底线"为原则，以满足基本诊疗需要和医疗安全为基准，以基于临床路径的按病种付费为依据。部分病种参照县级医院实施的临床路径和实际费用，多数疑难重症参照精简后的三级医院的临床路径加以测算。

城镇居民123种"大病"医保估算是以最基本的诊疗要求为前提，"大病"人群数量亦为保守估计，与城镇职工"大病"保障水平相比存在较大差距。需要特别指出的是，我国慢性病蔓延是"大病"经济负担的最主要因素，必须进一步提高公共卫生服务均等化水平，加强重大疾病的筛查和控制，提高全民健康水平，这既是政府和全社会的共同责任，也是经济有效的卫生发展策略。

在精心准备，调研分析的基础上，2015年2月11日，中华医学会正式向国务院提交了《关于城乡居民"大病"医保基本全覆盖的初步测算及可行性报告》。

二、"大病"临床路径的制修订

临床路径指由医疗、护理及相关专业人员在疾病诊断明确以后，针对某种疾病或某种手术制定的具有科学性（或合理性）和时间顺序性的患者诊疗和护理计划。核心是将某种疾病（手术）所涉及的关键性检查、治疗、护理等活动标准化，确保患者在正确的时间、正确的地点，得到正确的诊疗服务，以期达到最佳治疗效果。

实施临床路径对于提高医疗质量、控制医疗成本、提高医院管理水平、提高患者满意度具有积极的意义，不仅是推动病种规范化治疗，也是合理控制医疗费用的有效措施之一。

"大病"临床路径的制修订亦为规范诊疗、按病种付费的有力抓手。2009年深化医改以来，卫生部门组织力量针对部分诊治流程较明确的常见病、多发病制订了临床路径，并在23个省份、100多家医院开展临床路径管理试点。近两年来，国家卫生计生委在临床路径制订和管理方面做了大量工作，为"大病"临床路径制修订奠定了重要基础。

在筛选出16类、123种可能导致城乡居民因病致贫的"大病"病种的基础上，中华医学会再接再厉，作为一个有担当的公益性社会组织，积极承担了这16类123种"大病"临床路径的制修订工作，希望通过按诊疗规范和临床路径治疗、按病种付费，控制医疗费用不合理增长，为人民群众实现基本医疗保障。为此，中华医学会专门成立了"大病"路径制修订工作领导小组，领导小组下设办公室，办公室工作人员由中华医学会科技评审部、学术会务部、科普部及财务处组成，负责"大病"临床路径制修订工作的方案细化、工作分工、专家联系、会议安排、后勤保障等工作，发挥组织服务、协调沟通的作用，全力保障制修订工作的顺利进行。

2月28日，中华医学会组织召开了"大病"临床路径制修订工作研讨会，启动了"大病"临床路径制修订工作。会上陈竺会长介绍了"大病"临床路径制订工作的背景情况及重要意义，与会专家进行了充分讨论，根据任务要求和学科特点，明确以相关专科分会专家为主开展工作，并确定了此次临床路径制订工作立足"保基本、兜底线、量入为出"的原则，突出适宜技术、突出基本药物、突出国产化的原则。会后，学会成立了"大病"制订工作领导小组和办公室，整理了会议纪要，制订工作方案草案，并负责具体组织工作。根据会议讨论情况，学会对123种疾病临床路径撰写工作进行了初次分工，并向与会专家征求意见，逐一沟通再次明确工作任务。

中华医学会及相关专科分会、各位专家都以高度的责任感、使命感和饱满的热情投入到此项工作中。为做好这项工作，在对拟制订病种和分工进行进一步细化的同时，中华医学会呼吸病学分会组织专家撰写此次"大病"临床路径体例，并经过征求相关专家意见，作为体例范本。相关分会还组织专家召开专题会议，对撰写病种、分工及工作方案进行研讨，根据实际情况，细化临床路径病种。参与制修订工作的专家都活跃在临床一线，医疗、科研、教学任务都很艰巨，但都能够以大局为重，积极参与，秉持科学严谨和实事求是的态度，把握国情，结合临床实际及国内外最新进展，认真务实，充分论证，反复权衡，努力保证临床路径的科学性、适用性和指导性。

在国家卫生和计划生育委员会的关心支持下，在中华医学会及各相关专科分会专家的共同努力下，按照"保基本、兜底线、量入为出"的撰写原则，组织相关专业数百位专家历时半年完成了162种"大病"临床路径的制修订工作。

三、"大病"保障的思考

"大病"保障是衡量一个国家医疗保障水平的重要标准。目前，我国全民基本医保已经覆盖城乡，但"大病"保障制度尚未建立。近几年，不少地方在"大病"保险方面开展了积极探索，取得了成功经验。通过城乡居民"大病"医保基本全覆盖的初步测算及可行性研究表明：在城乡居民基本医保筹资政策性增长的同时，坚持按病种付费，控制医疗费用的不合理增长，就能为城乡居民的主要"大病"提供基本医保，实现70%的报销比例，基本覆盖所有"大病"人群。在此基础上，对于城乡居民"大病"患者中的生活困难人群，政府适当增加医疗救助经费，可使其"大病"医保报销比例达到90%。

实施城乡居民"大病"医保的基本全覆盖，有利于提高人民群众健康水平和改善卫生公平性；有利于促进支付方式改革，实现"三医联动"，确保医保基金安全，完善基本药物制度；有利于推进分级诊疗，提高县级医院业务水平，实现"大病"不出县；有利于倒逼城市大医院综合改革，促进公立医院回归公益性；有利于调动医务人员积极性，引导医改向纵深发展。

此外，城镇居民"大病"医保估算是以最基本的诊疗要求为前提，与城镇职工"大病"保障水平相比存在较大差距，"大病"人群数量亦为保守估计。随着人口老龄化、物价指数增长和保障水平提高，预计 2020 年城乡居民"大病"人群将增长 25%～30%，"大病"费用也必将出现较大幅度增长，要求我们建立稳定的筹资增长机制。同时，进入中产阶层的居民并不满足于基本医保所提供的服务，期望也完全有能力通过商业补充保险支付多样化、个性化的服务。建议政府加快推进商业医保的发展和优质医疗产品的提供。需要特别指出的是，我国慢性病蔓延是"大病"经济负担的最主要因素，必须进一步提高公共卫生服务均等化水平，加强"大病"的筛查和控制，提高全民健康水平，这既是政府和全社会的共同责任，也是经济有效的卫生发展策略。

按病种付费是"大病"医保费用控制的关键。基于分层诊疗的临床路径是"大病"医保质量的基础。中华医学会迎难而上，以高度负责的精神完成的"大病"临床路径制修订工作也受到了党和国家领导人的肯定。2015 年 6 月，刘延东副总理专门给中华医学会发函，对学会和专家们的辛勤劳动表示感谢和高度认可。

2015 年是中华医学会百年华诞，作为向学会百岁诞辰的献礼之一，我们在上面所述 162 个病种路径的基础上，继续完善修订，并集结成册，谨以此书，感谢为此付出辛勤劳动的学者和同仁们。

百年筑梦，让我们和全国数百万医疗界同仁一道，为深化医疗体制改革，实现中华民族伟大复兴的中国梦共同奋斗！

（饶克勤　李　想　吕亚雯）

1

传染性疾病临床路径

第1节 耐多药肺结核临床路径

临床路径标准

一、适用对象

第一诊断为耐多药肺结核（ICD-10：A15.0、A15.1）。

二、诊断依据

根据《耐药结核病化学治疗指南（2015）》（中国防痨协会），《世界卫生组织耐药结核病规划管理指南（2014年版）》。

1. 临床症状　可出现发热（多为低热）、盗汗、咳嗽、咳痰、咯血、胸痛等；部分患者可无临床症状。

2. 体征　可出现呼吸频率增快、呼吸音减低或粗糙、肺部啰音等，轻者可无体征。

3. 影像学检查　显示活动性肺结核病变特征。

4. 痰液检查　痰培养为结核分枝杆菌，体外药物敏感性试验（DST）或分子生物学等检查证实至少同时对异烟肼和利福平耐药。

三、选择治疗方案的依据

根据《耐药结核病化学治疗指南（2015）》（中国防痨协会），《世界卫生组织耐药结核病规划管理指南（2014年版）》。

四、标准住院日

标准住院日42~56天。

五、进入路径标准

1. 第一诊断必须符合耐多药肺结核疾病编码（ICD-10：A15.0、A15.1）。

2. 当患者合并其他疾病，但住院期间不需要特殊处理也不影响第一诊断的临床路径流程实施时，可以进入路径。

六、住院期间的检查项目

1. 必需的检查项目

（1）血常规、尿常规。

（2）感染性疾病筛查（乙型病毒性肝炎、丙型病毒性肝炎、艾滋病等）。

（3）肝功能、肾功能、电解质、血糖、红细胞沉降率（或 C 反应蛋白）、血尿酸。

（4）痰抗酸杆菌涂片及镜检，痰分枝杆菌培养，抗结核药物敏感性试验。

（5）促甲状腺激素。

（6）心电图、胸部 X 线片。

2. 根据患者病情可选择检查项目

（1）听力、视力、视野检测，腹部超声检查。

（2）支气管镜检查（怀疑存在支气管结核或肿瘤患者）。

（3）胸部 CT 检查（需与其他疾病鉴别诊断或胸部 X 线片显示不良者）。

（4）胸部超声（胸腔积液、心包积液患者）。

（5）尿妊娠试验（育龄期妇女）。

（6）细胞免疫功能检查（怀疑免疫异常患者）。

（7）痰查癌细胞，血液肿瘤标志物（癌胚抗原等）（怀疑合并肿瘤患者）。

七、治疗方案与药物选择

1. 根据以下原则选择治疗方案

（1）充分考虑患者既往用药史、当地耐药结核病流行状况、DST 结果以及可供选用的药物来设计化学治疗方案，基于第 4、5 组二线抗结核药 DST 结果的可靠性较差，方案制订时要根据有效药物评价参考标准对入选药物加以综合分析，严格把关。

（2）强化期应当至少包括 4 种可能有效的二线抗结核药品（包括一种注射剂）及一线药品中的吡嗪酰胺；在 WHO 规定的第 2~4 组抗结核药物中选择一种氟喹诺酮类药物，一种注射剂（二线注射类药物首推卷曲霉素，阿米卡星和卡那霉素同时敏感时，基于两者的药效和不良反应，推荐直接使用阿米卡星），丙硫异烟胺（或乙硫异烟胺）和环丝氨酸（如果不能使用环丝氨酸，可选用对氨基水杨酸）组成 4 种可能有效的二线药物。口服二线抗结核药物的选用顺序，推荐丙硫异烟胺、环丝氨酸和对氨基水杨酸，由于乙硫异烟胺（丙硫异烟胺）和对氨基水杨酸的组合通常会导致较高发生率的胃肠道不良反应和甲状腺功能减退症，联合应用时需加以关注和及时处理。

（3）如果未能在 2~4 组药中选择到有效的 4 种二线抗结核药，可从第 5 组药中选择至少 2 种其他种类药，但不推荐同时选用贝达喹啉和德拉马尼。可以使用乙胺丁醇，但不能作为核心药品。

（4）根据体重确定药物的剂量。

（5）建议全程每日用药，当患者不能耐受每日注射用药时，可采用间歇用药。

（6）强化期至少 6 个月，巩固期 18 个月；对于病变范围广泛的复治患者及强化期结束时痰菌未阴转者，强化期可延长至 8 个月，此时继续期的时间相应缩短。

2. 推荐治疗方案　6Cm（Am）、Lfx（Mfx）、Pto（PAS）、Cs（PAS）Z/18Lfx（Mfx）、Pto（PAS）、Cs（PAS）及 Z。

方案注解：①Cm：卷曲霉素；②Am：阿米卡星；③Lfx：左氧氟沙星；④Mfx：莫西沙星；⑤Pto：丙硫异烟胺；⑥Cs：环丝氨酸；⑦PAS：对氨基水杨酸；⑧Z：吡嗪酰胺。强化期（注射期）治疗使用 Cm（Am）、Lfx（Mfx）、Pto（PAS）、Cs（PAS）及 Z 6个月，巩固期使用 Lfx（Mfx）Pto（PAS）Cs（PAS）Z 治疗至少 18个月（括号内为可替代药品）。

3. 特殊患者（如儿童、老年人、孕妇、使用免疫抑制以及发生药物不良反应等）可以在上述方案基础上调整药物剂量或药物。

4. 根据患者存在的并发症或合并症进行对症治疗。

八、出院标准

1. 临床症状好转。

2. 患者可耐受制定的抗结核治疗方案。

九、变异及原因分析

1. 出现严重的药物不良反应。

2. 治疗过程中出现严重合并症或并发症，如肺外结核、咯血、气胸、呼吸衰竭等，需要进一步诊疗，或需转入其他路径。

3. 原有病情明显加重，导致住院时间延长。

4. 需要手术治疗。

临床路径表单

适用对象：第一诊断为耐多药肺结核（ICD-10：A15.0、A15.1）

患者姓名：_____ 性别：_____ 年龄：_____ 门诊号：_____ 住院号：_____

住院日期：___年__月__日 出院日期：___年__月__日 标准住院日：42~56 天

时间	住院第 1~3 天	住院第 4~39/53 天
主要诊疗工作	□ 询问病史及进行体格检查 □ 完善必要检查，初步评估病情 □ 完成病历书写 □ 根据病情对症、支持治疗 □ 上级医师查房，制订诊疗计划 □ 确定抗结核治疗方案，签署药物治疗知情同意书，开始抗结核治疗	□ 病例讨论，上级医师定期查房，完善诊疗计划 □ 处理基础性疾病及对症治疗 □ 根据患者病情调整、制订合理治疗方案 □ 观察药品不良反应 □ 住院医师书写病程记录
重点医嘱	**长期医嘱：** □ 肺结核护理常规 □ 二/三级护理 □ 饮食 □ 抗结核药物治疗 **临时医嘱：**（检查项目） □ 血常规、尿常规、肝功能、肾功能（含胆红素）检查、电解质、血糖、血尿酸、传染性疾病筛查、红细胞沉降率或 C 反应蛋白 □ 痰抗酸杆菌涂片镜检、痰分枝杆菌培养、抗结核药物敏感性试验 □ 心电图、胸部 X 线片 □ 听力、视力、视野（有条件时） □ 既往基础用药 □ 对症治疗 □ 其他相关检查（必要时）	**长期医嘱：** □ 肺结核护理常规 □ 二/三级护理 □ 饮食 □ 抗结核药物治疗 **临时医嘱：** □ 既往基础用药 □ 对症治疗 □ 抗结核治疗 14 天后复查血尿常规、肝功能（含胆红素），血尿酸，血糖；以后每个月一次，指标异常可增加检查频率 □ 使用注射剂或乙胺丁醇者，2~4 周复查听力、视力、视野 □ 使用卷曲霉素者，2~4 周复查电解质 □ 治疗强化期痰涂片和培养每个月一次，以后 1~2 个月一次 □ 其他相关检查复查，胸部 X 线片检查
护理工作	□ 病房环境、医院制度及医护人员介绍 □ 入院护理评估（生命体征测量，病史询问及体格检查） □ 告知各项检查注意事项并协助患者完成 □ 指导留痰，静脉取血 □ 入院健康宣教，心理护理 □ 完成护理病历书写 □ 执行医嘱，用药指导	□ 观察患者一般情况及病情变化 □ 检验、检查前的宣教 □ 做好住院期间的健康宣教 □ 正确落实各项治疗性护理措施 □ 观察治疗效果及药品反应 □ 护理安全措施到位 □ 给予正确的饮食指导 □ 了解患者心理需求和变化，做好心理护理
病情变异记录	□ 无 □ 有，原因： 1. 2.	□ 无 □ 有，原因： 1. 2.
护士签名		
医师签名		

时间	出院前 1~3 天	出院日
主要诊疗工作	□ 上级医师查房 □ 评估患者病情及治疗效果 □ 确定出院日期及治疗方案 □ 出院前一天开具出院医嘱 □ 完成上级医师查房记录	□ 完成常规病程记录、上级医师查房记录、病案首页及出院小结 □ 和患者或家属确定出院后治疗管理机构（本院门诊或患者所在地结核病防治机构或医疗机构） □ 向患者或家属交代出院后服药方法及注意事项 □ 预约复诊日期
重点医嘱	**长期医嘱：** □ 肺结核护理常规 □ 二/三级护理 □ 饮食 □ 抗结核药物治疗 **临时医嘱：** □ 复查肝功能、肾功能、尿酸、血糖、血常规、尿常规（必要时）、胸部 X 线片 □ 复查痰抗酸杆菌涂片、痰分枝杆菌培养，抗结核药物敏感性试验 □ 根据需要，复查相关检查项目	**出院医嘱：** □ 开具出院带药 □ 定期复查肝功能、肾功能、尿酸、血糖、血常规、尿常规、痰菌、胸部 X 线片等 □ 注意药品不良反应 □ 病情变化随时就诊
主要护理工作	□ 观察患者一般情况 □ 观察疗效、各种药物不良反应 □ 恢复期生活和心理护理 □ 出院准备指导	□ 协助患者办理出院手续 □ 出院指导
病情变异记录	□ 无　□ 有，原因： 1. 2.	□ 无　□ 有，原因： 1. 2.
护士签名		
医师签名		

（中华医学会感染病学分会）

第 2 节　艾滋病机会感染临床路径

临床路径标准

一、适用对象

第一诊断为艾滋病且 CD_4^+T 淋巴细胞数<200/mm^3。

二、诊断依据

根据《艾滋病诊疗指南》（中华医学会感染病学分会艾滋病学组，2011 年）。

患者 HIV 抗体阳性且 CD_4^+T 淋巴细胞数<200/mm^3，并存在以下常见的机会性感染。

1. 肺孢子菌肺炎　①起病隐匿或亚急性，干咳，气短和活动后加重，可有发热、发绀，严重者发生呼吸窘迫；②肺部阳性体征少，或可闻及少量散在的干湿啰音。体征与疾病症状的严重程度往往不成比例；③胸部 X 线检查可见双肺从肺门开始的弥漫性网状结节样间质浸润，有时呈毛玻璃状阴影；④确诊依靠病原学检查如痰液或支气管肺泡灌洗/肺组织活检等发现肺孢子菌的包囊或滋养体。

2. 活动性结核或非结核分枝杆菌病　艾滋病合并活动性结核或非结核分枝杆菌病的诊断需要结合临床表现、辅助检查、病理学检查以及影像学检查结果来进行综合判断。

3. 活动性巨细胞病毒感染　巨细胞病毒（CMV）感染是艾滋病患者最常见的疱疹病毒感染。CMV 可侵犯艾滋病患者的多个器官系统，包括眼睛、肺、消化系统、中枢神经系统等。血清学检查及 CMV 病毒载量具有重要诊断价值。

4. 弓形虫脑病　临床表现为局灶或弥漫性中枢神经系统损害。颅脑 CT 呈单个或多个低密度病灶，增强扫描呈环状或结节样增强，周围一般有水肿带。MRI 表现为颅内多发长 T_1 和长 T_2 信号。确诊依赖脑活检。

5. 深部真菌感染　临床上常见的是念珠菌感染和新型隐球菌感染。诊断依靠临床表现或感染部位发现病原体。血或脑脊液隐球菌乳胶凝胶试验可辅助诊断新型隐球菌感染。

三、治疗方案的选择

根据《艾滋病诊疗指南》（中华医学会感染病学分会艾滋病学组，2011 年）。

1. 肺孢子菌肺炎　首选复方磺胺甲噁唑（SMZ-TMP），中重度患者（PaO_2<70 mmHg 或肺泡–动脉血氧分压差>35 mmHg），早期可应用激素治疗。人工辅助通气：如患者进行性呼吸困难明显，可给予人工辅助通气。

2. 活动性结核或非结核分枝杆菌病

（1）活动性结核病治疗：治疗药物异烟肼（H）、利福布汀（LB）、乙胺丁醇（E）、吡嗪酰胺（Z），根据情况也可选用对氨基水杨酸钠（PAS）、丁胺卡那（A）、喹诺酮类抗生素及链霉素（S）等。

（2）非结核分支杆菌病的治疗：克拉霉素+乙胺丁醇，重症患者可联合应用利福布汀或阿米卡星。

3. 活动性巨细胞病毒感染　更昔洛韦或膦甲酸钠。

4. 弓形虫脑病　首选乙胺嘧啶+磺胺嘧啶。

5. 深部真菌感染

（1）白色念珠菌感染：氟康唑。

（2）新型隐球菌感染：①新型隐球菌脑膜炎治疗，经典方案为两性霉素 B+5-氟胞嘧啶。降低颅内压治疗首选甘露醇，颅压不易控制者可行腰椎穿刺术帮助降低颅压，重症者可行侧脑室外引流。②肺隐球菌感染推荐使用氟康唑。

四、标准住院日

标准住院日 14~30 天。

五、进入路径标准

第一诊断必须符合艾滋病感染且 CD_4^+ T 淋巴细胞数<200/mm³，并出现上述任何一种机会性感染。

六、住院期间检查项目

1. 必需的检查项目

（1）血常规、尿常规、便常规。

（2）肝功能、肾功能、电解质、血糖、红细胞沉降率（或 C 反应蛋白）。

（3）感染性疾病筛查：乙型病毒性肝炎、丙型病毒性肝炎、梅毒、艾滋病等、CMVpp65、CMV DNA、1,3-β-D 葡聚糖（glucan，G）检测（G 试验）、半乳甘露聚糖（galactomannan，GM）检测（GM 试验）、血乳胶凝集试验、结核感染 T 细胞检测试剂盒（T. SPOT-TB）。

（4）T 淋巴细胞亚群 11 项、HIV RNA。

（5）心电图、胸部 X 线片、腹部 B 超。

2. 根据患者病情可选择检查项目

（1）痰培养、痰六胺银染色。

（2）胸部 CT 检查。

（3）胸部超声（胸腔积液、心包积液患者）。

（4）眼底检测（若 CD_4^+ T 淋巴细胞数<100/mm³）。

（5）腰穿检查（若怀疑中枢神经系统感染），颅脑 MRI。

（6）支气管镜检查。

七、出院标准

1. 症状明显缓解。
2. 病情稳定。

八、住院日与住院费用变异及原因分析

1. 出现严重的药物不良反应。
2. 治疗过程中出现严重合并症或并发症。
3. 原有病情明显加重，导致住院时间延长。
4. 需要手术治疗。

临床路径表单

适用对象：第一诊断为艾滋病且 CD_4^+ T 淋巴细胞数<$200/mm^3$，并出现任何一种机会性感染

患者姓名：_____ 性别：_____ 年龄：_____ 门诊号：_____ 住院号：_____

住院日期：____年__月__日　出院日期：____年__月__日　标准住院日：14~30 天

时间	住院第 1~3 天	住院第 4~11/27 天
主要诊疗工作	□ 询问病史及进行体格检查 □ 完善必要检查，初步评估病情 □ 完成病历书写 □ 根据病情对症、支持治疗 □ 上级医师查房，制定诊疗计划	□ 病例讨论，上级医师定期查房，完善诊疗计划 □ 处理基础性疾病及对症治疗 □ 根据患者病情调整、制订合理治疗方案 □ 观察药品不良反应 □ 住院医师书写病程记录
重点医嘱	**长期医嘱：** □ 内科护理常规 □ 二级护理 □ 普食 **临时医嘱：** □ 血常规、尿常规、便常规，肝功能、肾功能（含胆红素）检查、电解质、血糖、红细胞沉降率（或 C 反应蛋白），感染性疾病筛查（乙型病毒性肝炎、丙型病毒性肝炎、梅毒等） □ CMVpp65、CMV DNA、G 试验、GM 试验、血乳胶凝集试验、T. SPOT-TB □ T 淋巴细胞亚群 11 项、HIV RNA □ 心电图、胸部 X 线片、腹部 B 超 □ 其他相关检查（必要时）	**长期医嘱：** □ 内科护理常规 □ 二级护理 □ 普食 □ 抗感染药物治疗 □ 机会感染控制稳定 2~4 周后给予高效联合抗逆转录病毒治疗 **临时医嘱：** □ 既往基础用药 □ 对症治疗
病情变异记录	□ 无　□ 有，原因： 1. 2.	□ 无　□ 有，原因： 1. 2.
医师签名		

时间	出院前 1~3 天	出院日
主要诊疗工作	□ 上级医师查房 □ 评估患者病情及治疗效果 □ 确定出院日期及治疗方案 □ 出院前一天开具出院医嘱 □ 完成上级医师查房记录	□ 完成常规病程记录、上级医师查房记录、病案首页及出院小结 □ 和患者或家属确定出院后治疗管理机构（本院门诊或患者所在地结核病防治机构或医疗机构） □ 向患者或家属交代出院后服药方法及注意事项 □ 预约复诊日期
重点医嘱	**长期医嘱：** □ 内科护理常规 □ 二级护理 □ 普食 □ 抗感染药物治疗 **临时医嘱：** □ 复查肝功能、肾功能、血、尿常规（必要时） □ 根据需要，复查相关检查项目	**出院医嘱：** □ 开具出院带药 □ 定期复查肝功能、肾功能，血、尿常规等 □ 注意药品不良反应 □ 病情变化随时就诊
病情变异记录	□ 无　□ 有，原因： 1. 2.	□ 无　□ 有，原因： 1. 2.
医师签名		

（中华医学会感染病学分会）

第3节 流行性乙型脑炎临床路径

临床路径标准

一、适用对象

第一诊断为流行性乙型脑炎（ICD-10：A83.001）。

二、诊断依据

根据中华人民共和国卫生行业标准 WS 214-2008《流行性乙型脑炎》。

1. 流行病学史 严格的季节性（夏秋季），10 岁以下儿童常见，但近年成人病例有增加趋势。

2. 临床症状与体征 急性起病，发热、头痛、喷射性呕吐，发热 2~3 天后出现不同程度的意识障碍，重症患者可出现全身抽搐、强直性痉挛或瘫痪等中枢神经症状，严重病例出现中枢性呼吸衰竭，伴有病理反射及脑膜刺激征阳性等。

3. 实验室检查 血常规白细胞计数及中性粒细胞增高；脑脊液检查呈无菌性脑膜炎改变；血清学检查特异性 IgM 抗体阳性可确诊。另外，恢复期血清中抗乙脑病毒 IgG 抗体阳转或乙脑病毒中和抗体滴度比急性期有 4 倍或 4 倍以上升高；急性期抗乙脑病毒 IgM/IgG 抗体阴性，恢复期阳性；或检测到乙脑病毒抗原、特异性核酸者均可确诊。

三、选择治疗方案的依据

根据中华人民共和国卫生行业标准 WS 214-2008《流行性乙型脑炎》。

1. 一般治疗 隔离、吸痰、拍背、翻身，纠正电解质紊乱和酸碱失衡。

2. 对症治疗 ①高热的处理：以物理降温为主，药物降温为辅；②惊厥的处理：去除病因及镇静解痉。高热引起者，以降温为主；因脑水肿所致者，应加强脱水治疗；脑实质病变引起的抽搐，可使用镇静剂；③呼吸衰竭：氧疗、保持气道通畅、呼吸支持等；④循环衰竭的处理：可根据情况补充血容量，应用血管活性药物等；⑤糖皮质激素的使用：目前未达成统一的意见，可根据情况在重型患者的抢救中酌情使用。

3. 恢复期和后遗症的治疗 应加强护理，防止压疮和继发感染的发生；进行语言、智力、吞咽和肢体的功能锻炼，还可结合理疗、针灸、推拿按摩、高压氧、中药等治疗。

四、标准住院日

标准住院日 14~21 天。

五、进入路径标准

1. 第一诊断必须符合流行性乙型脑炎疾病编码（ICD-10：A83.001）。

2. 当患者合并其他疾病，但住院期间不需要特殊处理也不影响第一诊断的临床路径流程实施时，可以进入路径。

六、住院期间检查项目

1. 必需的检查项目

（1）血常规、尿常规。

（2）感染性疾病筛查（乙型病毒性肝炎、丙型病毒性肝炎、艾滋病、梅毒等）。

（3）肝功能、肾功能、电解质、血糖、红细胞沉降率（或 C 反应蛋白）、凝血功能、血气分析等。

（4）脑脊液的检查。

（5）血清学抗乙脑病毒 IgM 抗体、IgG 抗体的检测。

（6）病原学检查：病毒核酸的检测，在血液中直接免疫荧光或聚合酶链反应（PCR）可检测到乙脑病毒抗原或特异性核酸（有条件的单位可做此项检查）。

（7）心电图、胸部 X 线片。

2. 根据患者病情可选择检查项目

（1）听力、视力，腹部超声检查。

（2）颅脑 CT、胸部 CT 检查（需与其他疾病鉴别诊断或胸部 X 线片显示不良者）。

（3）尿妊娠试验（育龄期妇女）。

（4）细胞免疫功能检查（怀疑免疫异常患者）。

七、治疗方案与药物选择

1. 评估病情的严重程度。

2. 降温、镇静解痉、减轻脑水肿、氧疗。

3. 抗生素（有继发细菌感染者）。

4. 呼吸支持（保持气道通畅，可用化痰药物（α-糜蛋白酶、盐酸氨溴索）和糖皮质激素雾化吸入，无效及病情危重者，可建立人工气道及人工呼吸器）。

5. 血管活性药物及糖皮质激素的应用（重型患者酌情使用）。

八、出院标准

1. 体温基本正常，神经系统等临床症状好转。

2. 有后遗症的患者去接受康复治疗。

九、变异及原因分析

1. 治疗过程中出现严重合并症或并发症，如呼吸衰竭、循环衰竭等，需要进一步诊疗，或需转入其他路径。

2. 临床分型属于重型的患者，将会导致住院时间延长。

3. 当患者同时具有其他疾病诊断，住院期间病情发生变化，需要特殊处理，影响第一诊断的临床路径实施时，需要退出临床路径。

4. 患者达到出院标准，但因为患者原因拒绝出院者需退出临床路径。

临床路径表单

适用对象：第一诊断为流行性乙型脑炎（ICD-10：A83.001）

患者姓名：_____ 性别：_____ 年龄：_____ 门诊号：_____ 住院号：_____

住院日期：___年__月__日 出院日期：___年__月__日 标准住院日：14~21 天

时间	住院第 1~3 天	住院第 4~11/18 天
主要诊疗工作	□ 询问病史及进行体格检查 □ 完善必要检查，初步评估病情 □ 完成病历书写 □ 根据病情对症、支持治疗 □ 上级医师查房，制订诊疗计划 □ 确定治疗方案	□ 病例讨论，上级医师定期查房，完善诊疗计划 □ 处理基础性疾病及对症治疗 □ 根据患者病情调整、制订合理治疗方案 □ 住院医师书写病程记录
重点医嘱	长期医嘱： □ 流行性乙型脑炎护理常规 □ 二/三级护理 □ 普食 □ 对症药物治疗 临时医嘱： □ 血常规、尿常规 □ 肝功能、肾功能（含胆红素）检查、电解质、血糖、凝血项、传染性疾病筛查、红细胞沉降率（或 C 反应蛋白）、血气分析等 □ 脑脊液检查 □ 心电图、胸部 X 线片 □ 血清学特异性抗体检查 □ 对症治疗 □ 其他相关检查（必要时）	长期医嘱： □ 流行性乙型脑炎护理常规 □ 二/三级护理 □ 普食 □ 对症药物治疗 临时医嘱： □ 对症治疗 □ 肝功能、肾功能（含胆红素）检查、电解质、血糖、凝血项、传染性疾病筛查、红细胞沉降率（或 C 反应蛋白）、血气分析等 □ 其他相关检查复查
主要护理工作	□ 病房环境、医院制度及医护人员介绍 □ 入院护理评估（生命体征测量，病史询问及体格检查） □ 告知各项检查注意事项并协助患者完成 □ 吸痰、拍背、翻身 □ 静脉取血 □ 入院健康宣教，心理护理 □ 完成护理病历书写 □ 执行医嘱，用药指导	□ 观察患者一般情况及病情变化 □ 检验、检查前的宣教 □ 做好住院期间的健康宣教 □ 正确落实各项治疗性护理措施 □ 观察治疗效果及药品反应 □ 护理安全措施到位 □ 给予正确的饮食指导 □ 了解患者心理需求和变化，做好心理护理
病情变异记录	□ 无 □ 有，原因： 1. 2.	□ 无 □ 有，原因： 1. 2.
是否退出路径	□ 是 □ 否，原因： 1. 2.	□ 是 □ 否，原因： 1. 2.
护士签名	白班　　　小夜班　　　大夜班	白班　　　小夜班　　　大夜班
医师签名		

时间	出院前 1~3 天	出院日
主要诊疗工作	□ 上级医师查房 □ 评估患者病情及治疗效果 □ 确定出院日期及治疗方案 □ 出院前一天开具出院医嘱 □ 完成上级医师查房记录	□ 完成常规病程记录、上级医师查房记录、病案首页及出院小结 □ 和患者或家属确定出院后治疗管理机构（本院门诊或康复医疗机构） □ 向患者或家属交代出院后服药方法及注意事项 □ 预约复诊日期
重点医嘱	**长期医嘱：** □ 流行性乙型脑炎护理常规 □ 二/三级护理 □ 普食 □ 药物对症治疗 **临时医嘱：** □ 复查肝功能、肾功能，血、尿常规（必要时） □ 胸部 X 线片（必要时） □ 根据需要，复查相关检查项目	**出院医嘱：** □ 开具出院带药 □ 定期复查肝功能、肾功能，血、尿常规等 □ 病情变化随时就诊
主要护理工作	□ 观察患者一般情况 □ 观察疗效 □ 恢复期生活和心理护理 □ 出院准备指导	□ 协助患者办理出院手续 □ 出院指导
病情变异记录	□ 无 □ 有，原因：	□ 无 □ 有，原因：
是否退出路径	□ 否 □ 是，原因：	□ 否 □ 是，原因：
护士签名	白班 | 小夜班 | 大夜班	白班 | 小夜班 | 大夜班
医师签名		

（中华医学会感染病学分会）

第 4 节　病毒性肝炎肝衰竭临床路径

临床路径标准

一、适用对象

第一诊断为病毒性肝炎肝衰竭（ICD-10：K70）。

二、诊断依据

根据《临床诊疗指南——传染病学分册》（中华医学会编著，人民卫生出版社，2006 年）、《关于慢加急性肝衰竭共识纪要》（2010 年亚太肝病学会），《肝衰竭诊治指南》（2012 年中华医学会肝病学分会重型肝病与人工肝学组）、《肝性脑病诊断和治疗指南》（2014 年美国肝病年会）国内外临床诊疗指南。

符合病毒性重型肝炎诊断标准：

1. 急性肝衰竭：2 度以上肝性脑病（按 Ⅳ 度分类法划分）并有以下表现者 ①极度乏力，有明显厌食、腹胀、恶心、呕吐等严重消化道症状；②短期内黄疸进行性加深；③出血倾向明显，血浆凝血酶原活动度（PTA）≤40%或国际标准化比值（INR）≥1.5，且排除其他原因；④肝脏进行性缩小。

2. 亚急性肝衰竭　起病较急，2~26 周出现以下表现者：①极度乏力，有明显的消化道症状；②黄疸迅速加深，血清总胆红素大于正常值上限 10 倍或每日上升≥17.1 μmol/L；③伴或不伴有肝性脑病；④出血倾向明显，PTA≤40%（或 INR≥1.5）并排除其他原因者。

3. 慢加急性（亚急性）肝衰竭　在慢性肝病基础上，短期内发生急性或亚急性肝功能失代偿的临床症候群，表现为：①极度乏力，有明显的消化道症状；②黄疸迅速加深，血清总胆红素大于正常值上限 10 倍或每日上升≥17.1 μmol/L；③出血倾向，PTA≤40%（或 INR≥1.5），并排除其他原因者；④失代偿性腹腔积液；⑤伴或不伴有肝性脑病。

4. 慢性肝衰竭　在肝硬化基础上，肝功能进行性减退和失代偿：①血清总胆红素明显升高；②白蛋白明显降低；③出血倾向明显，PTA≤40%（或 INR≥1.5），并排除其他原因者；④有腹腔积液或门静脉高压等表现；⑤肝性脑病。

根据临床表现的严重程度，亚急性肝衰竭和慢加急性（亚急性）肝衰竭可分为早期、中期和晚期。

1. 早期

（1）有极度乏力，并有明显厌食、呕吐和腹胀等严重消化道症状。

（2）黄疸进行性加深（血清总胆红素≥171 μmol/L 或每日上升≥17.1 μmol/L）。

（3）有出血倾向，30%<PTA≤40%（或1.5<INR≤1.9）。

（4）未出现肝性脑病或其他并发症。

2. 中期　在肝衰竭早期表现基础上，病情进一步发展，出现以下两条之一者：①出现Ⅱ度以下肝性脑病和（或）明显腹水、感染；②出血倾向明显（出血点或淤斑），20%<PTA≤30%（或1.9<INR≤2.6）。

3. 晚期　在肝衰竭中期表现基础上，病情进一步加重，有严重出血倾向（注射部位淤斑等），PTA≤20%（或INR≥2.6），并出现以下四条之一者：肝肾综合征、上消化道大出血、严重感染、Ⅱ度以上肝性脑病。

考虑到一旦发生肝衰竭治疗极其困难，病死率高，故对于出现以下肝衰竭前期临床特征的患者，须引起高度的重视，进行积极处理：①极度乏力，并有明显厌食、呕吐和腹胀等严重消化道症状；②黄疸升高（总胆红素≥51 μmol/L，但≤171 μmol/L），且每日上升≥17.1 μmol/L；③有出血倾向，40%<PTA≤50%（或1.5<INR≤1.6）。

三、选择治疗方案的依据

根据《临床诊疗指南——传染病学分册》（中华医学会编著，人民卫生出版社，2006年）、《关于慢加急性肝衰竭共识纪要》（2010年亚太肝病学会）、《肝衰竭诊治指南》（2012年中华医学会肝病学分会重型肝病与人工肝学组）、《肝性脑病诊断和治疗指南》（2014年美国肝病年会）国内外临床诊疗指南。

1. 基础支持治疗　卧床休息，加强病情监护，高碳水化合物、低脂、适量蛋白质饮食；积极纠正低蛋白血症，补充白蛋白或新鲜血浆，并酌情补充凝血因子；纠正水电解质及酸碱平衡紊乱；注意消毒隔离，加强口腔护理及肠道管理，预防医院内感染发生。

2. 药物治疗　针对病因、促进肝细胞再生、降低高黄疸、微生态调节及防治并发症、抗病毒等。

3. 人工肝支持治疗、肝移植。

四、标准住院日

标准住院日20~28天，部分可延长至2~3个月。

五、进入路径标准

1. 第一诊断必须符合病毒性肝炎肝衰竭疾病编码。

2. 当患者同时具有其他疾病诊断，但在住院期间不需要特殊处理也不影响第一诊断的临床路径流程实施时，可以进入路径。

六、住院期间检查项目

1. 入院后必须完成的检查

（1）血常规、尿常规、便常规+隐血。

（2）肝功能、肾功能、电解质、动脉血乳酸、血糖、血型、血氨、血内毒素定量、凝血功能、嗜肝病毒标志物检测、梅毒及艾滋病抗体、肝炎病毒核酸检测、铜蓝蛋白、自身免疫性肝病相关抗体检测、甲胎蛋白（AFP）或肿瘤四项、血氨基酸测定。

（3）腹部超声、胸部正侧位片、心电图等。

2. 根据患者具体情况可选择

（1）腹部 CT、肝活检、肝纤维化、血细胞族分化抗原+活化淋巴细胞、动脉血气分析、腹穿、腹水病原学检查、血培养。

（2）病毒基因分型、HBV 耐药突变株检测、细胞因子测定。

七、治疗方案与药物选择

1. 评估病情严重程度。

2. 一般支持治疗。

3. 针对病因治疗　对 HBV DNA 阳性的肝衰竭患者，不论其检测出的 HBV DNA 滴度高低，建议立即使用核苷（酸）类药物抗病毒治疗，应注意晚期肝衰竭患者因残存肝细胞过少、再生能力严重受损，抗病毒治疗似难以改善肝衰竭的结局。对确定或疑似疱疹病毒或水痘-带状疱疹病毒感染引发的急性肝衰竭患者，可使用阿昔洛韦治疗，并应考虑进行肝移植。N-乙酰半胱氨酸（NAC）药物性肝损伤所致急性肝衰竭是有益的。确诊或疑似毒蕈中毒的急性肝衰竭患者，可考虑应用青霉素 G 和水飞蓟素。妊娠急性脂肪肝/HELLP 综合征所导致的肝衰竭建议立即终止妊娠，如果终止妊娠后病情仍继续进展，须考虑人工肝和肝移植治疗。

4. 其他治疗

（1）肾上腺皮质激素的应用：非病毒感染性肝衰竭，如自身免疫性肝炎是其适应证，可考虑使用泼尼松，40~60 mg/d。其他原因所致肝衰竭前期或早期，若病情发展迅速且无严重感染、出血等并发症者，也可酌情使用。

（2）促肝细胞生长治疗：可酌情使用促肝细胞生长素和前列腺素 E1 脂质体等药物。

（3）微生态调节治疗：应用肠道微生态调节剂、乳果糖或拉克替醇，可减少肠道细菌易位或降低内毒素血症及肝性脑病的发生。

（4）其他：抗氧化剂及降黄疸治疗。

5. 防治并发症

（1）肝性脑病：应用乳果糖或拉克替醇，口服或高位灌肠；根据电解质和酸碱平衡情况选择降氨药物；纠正氨基酸失衡。

（2）脑水肿：有颅内压增高者，给予高渗性脱水剂，袢利尿剂，一般选用呋塞米，可与渗透性脱水剂交替使用。急性肝衰竭患者使用低温疗法可防止脑水肿，降低颅内压。

（3）低钠血症及顽固性腹腔积液：从源头上处理低钠血症是预防后续并发症的

关键措施。传统的利尿剂及补钠方法不仅疗效不佳，反而易导致脑桥髓鞘溶解症。而托伐普坦已成为治疗低钠血症及顽固性腹腔积液的新途径。

（4）急性肾损伤及肝肾综合征：限制液体入量、利尿剂冲击，应用白蛋白扩容或加用特利加压素等药物。

（5）感染：按照《抗菌药物临床应用指导原则》（卫医发〔2004〕285号）执行，（选用强效抗菌素或联合应用抗生素，同时注意防治二重感染）。

（6）出血：①首选生长抑素类似物，也可使用垂体后叶素（或联合应用硝酸酯类药物）。②可用三腔二囊管压迫止血；或行内窥镜下硬化剂注射或套扎治疗止血。③给予新鲜血浆、凝血酶原复合物和纤维蛋白原等，酌情给予小剂量低分子肝素或普通肝素，对有纤溶亢进证据者可应用氨甲环酸或止血芳酸等抗纤溶药物。④肝衰竭患者常合并维生素K缺乏，故推荐常规使用维生素K（5~10 mg）。

6. 人工肝支持系统治疗

（1）适应证：①各种原因引起的肝衰竭早、中期，INR在1.5~2.5之间和血小板>50×10^9/L的患者为宜；晚期肝衰竭患者亦可进行治疗，但并发症多见，治疗风险大，临床医生应评估风险及利益后作出治疗决定；未达到肝衰竭诊断标准，但有肝衰竭倾向者，亦可考虑早期干预。②晚期肝衰竭肝移植术前等待供体、肝移植术后排异反应、移植肝无功能期的患者。

（2）相对禁忌证：①严重活动性出血或并发弥漫性血管内凝血者。②对治疗过程中所用血制品或药品如血浆、肝素和鱼精蛋白等高度过敏者。③循环功能衰竭者。④心脑梗死非稳定期者。⑤妊娠晚期。

（3）并发症：过敏反应、低血压、继发感染、出血、凝血、失衡综合征、溶血、空气栓塞、水电解质及酸碱平衡紊乱等。

7. 肝移植

（1）适应证：①各种原因所致的中晚期肝衰竭，经积极内科综合治疗和（或）人工肝治疗疗效欠佳，不能通过上述方法好转或恢复者；② 各种类型的终末期肝硬化。

（2）禁忌证

绝对禁忌证：①难以控制的感染，包括肺部感染、脓毒血症、腹腔感染、颅内感染、活动性结核病；②肝外合并难以根治的恶性肿瘤；③合并心、脑、肺、肾等重要脏器的器质性病变，需要基本生命支持，包括重度心功能不全、颅内出血、脑死亡、肾功能不全行肾脏替代治疗时间大于1个月；④获得性人类免疫缺陷综合征病毒（HIV）感染；⑤难以戒除的酗酒或吸毒；⑥难以控制的精神疾病。

相对禁忌证：①年龄大于65岁；②合并心、脑、肺、肾等重要脏器功能性病变；③肝脏恶性肿瘤伴门静脉主干癌栓形成；④广泛门静脉血栓形成、门静脉海绵样变等导致无法找到合适的门静脉流入道者。

八、出院标准

治愈：临床症状消失或好转，并发症消失，肝功能生化指标改善，总胆红素<

85.5 μmol/L，PTA>60%。

好转：临床症状减轻，肝功能好转总胆红素<171 μmol/L，PTA>40%。

九、不愈及其原因分析

病情迁延不愈，需进一步诊治，导致住院时间延长、费用增加。

临床路径表单

适用对象：第一诊断为病毒性肝炎肝衰竭（ICD-10：K70）

患者姓名：_____ 性别：_____ 年龄：_____ 门诊号：_____ 住院号：_____

住院日期：___年__月__日 出院日期：___年__月__日 标准住院日：20~28 天

时间	住院第 1 天	住院第 2 天
主要诊疗工作	□ 完成询问病史和体格检查 □ 完成首次病程记录及入院病历 □ 明确的诊断及分期 □ 制订初步治疗方案 □ 明确肝衰竭的诊断及分期 □ 拟定检查项目 □ 完善常规检查 □ 积极支持治疗 □ 针对病因及防治并发症治疗 □ 向患者家属交代病情	□ 上级医师查房 □ 明确下一步诊疗计划 □ 完成上级医师查房记录 □ 积极支持治疗 □ 注意水、电解质及酸碱平衡紊乱及并发症 □ 向患者家属进一步交代病情
重点医嘱	**长期医嘱：** □ 传染科护理常规 □ 一级护理 □ 高碳水化合物、低脂、适量蛋白饮食 □ 记录 24 h 液体出入量 □ 补充白蛋白、新鲜血浆、凝血因子 □ 核苷（酸）药物治疗（HBV 阳性者） □ 含高支链氨基酸药物 □ 免疫调节 □ 促进肝细胞生长 □ 乳果糖 □ 维生素 K_1 □ 抗生素 □ 其他酌情治疗 **临时医嘱：** □ 血、尿、便常规+隐血 □ 肝功能、肾功能、电解质、血糖、血型、血氨、凝血功能、内毒素定量、肝炎病毒血清标志物检测、肝炎病毒核酸检测、甲胎蛋白或肿瘤四项、血氨基酸测定、梅毒及艾滋病抗体 □ 腹部超声、胸正侧位 X 线片、心电图 □ 必要时行：腹部 CT、肝穿刺、动脉血气分析、根据病情腹穿及腹水常规腹水病原学检查、血培养、肝纤维化、血细胞族分化抗原+活化淋巴细胞、细胞因子检测 □ 乳果糖灌肠	**长期医嘱：** □ 传染科护理常规 □ 一级护理 □ 高碳水化合物、低脂、适量蛋白饮食 □ 记录 24 h 液体出入量 □ 补充白蛋白、新鲜血浆、凝血因子 □ 核苷药物治疗（HBV 阳性者） □ 含高支链氨基酸药物 □ 免疫调节 □ 促进肝细胞生长 □ 维生素 K_1 □ 乳果糖 □ 抗生素 □ 其他酌情治疗 **临时医嘱：** □ 血常规 □ 肝功能、肾功能、电解质、血糖、血氨、凝血功能、动脉血气检查 □ 乳果糖灌肠 □ 酌情

待 续

续　表

时间	住院第 1 天	住院第 2 天
主要护理工作	□ 入院宣教 □ 健康宣教：疾病相关知识 □ 根据医生医嘱指导患者完成相关检查 □ 完成护理记录 □ 记录患者 24 h 液体出入量	□ 入院宣教 □ 健康宣教：疾病相关知识 □ 根据医生医嘱指导患者完成相关检查 □ 完成护理记录 □ 记录患者 24 h 液体出入量
病情变异记录	□ 无　□ 有，原因： 1. 2.	□ 无　□ 有，原因： 1. 2.
护士签名		
医师签名		

时间	住院第 3~10 天	住院第 11~19 天	住院第 20~28 天
主要诊疗工作	□ 上级医师查房 □ 完成病历记录 □ 疗效评价，调整治疗药物 □ 针对并发症进行治疗 □ 根据病情变化请相关科室会诊是否需人工肝治疗或肝移植 □ 向家属交代病情	□ 上级医师查房 □ 完成病历记录 □ 评价治疗疗效 □ 根据检测结果调整治疗方案	□ 上级医师查房，确定患者可以出院 □ 完成上级医师查房记录、出院记录、出院证明书和病历首页的填写 □ 通知出院 □ 向患者交代出院注意事项及随诊时间 □ 若患者不能出院，在病程记录中说明原因和继续治疗的方案
重点医嘱	**长期医嘱：** □ 传染科护理常规 □ 一级护理 □ 高碳水化合物、低脂、适量蛋白饮食 □ 记录 24 h 液体出入量 □ 补充白蛋白、新鲜血浆、凝血因子 □ 核苷（酸）药物治疗（HBV 阳性者） □ 含高支链氨基酸药物 □ 免疫调节 □ 促进肝细胞生长 □ 维生素 K_1 □ 乳果糖 □ 抗生素 □ 其他治疗（酌情） **临时医嘱：（检查项目）** □ 肝功能、肾功能、血糖、血氨、血常规、凝血酶原时间、血气分析、电解质、内毒素定量、甲胎蛋白、血清蛋白电泳、腹部超声	**长期医嘱：** □ 传染科护理常规 □ 二级护理 □ 适量蛋白、低脂肪、高维生素饮食 □ 保肝降黄疸治疗 □ 抗病毒及调节免疫治疗 □ 其他治疗（酌情） **临时医嘱：** □ 复查肝功能、腹部超声及相关异常项目	**出院医嘱：** □ 今日出院 □ 低盐或正常饮食 □ 出院带药 □ 嘱定期肝功能及相关项目检查 □ 门诊随诊
主要护理工作	□ 基本生活和心理护理 □ 正确执行医嘱 □ 认真完成交接班	□ 基本生活和心理护理 □ 正确执行医嘱 □ 认真完成交接班	□ 帮助患者办理出院手续、交费等事宜 □ 出院指导
病情变异记录	□ 无 □ 有，原因： 1. 2.	□ 无 □ 有，原因： 1. 2.	□ 无 □ 有，原因： 1. 2.
护士签名			
医师签名			

（中华医学会感染病学分会）

第 5 节　重症败血症临床路径

临床路径标准

一、适用对象

第一诊断为重症败血症（ICD-10：41.902）。

二、诊断依据

败血症（也称脓毒症）导致组织灌流不足或器官功能障碍，引起感染性休克或出现心、肾、肺、肝、脑等一个以上器官功能衰竭者为重症败血症。重症败血症器官功能不全诊断标准：根据欧洲重症医学会、国际脓毒症论坛、美国重症医学会《严重脓毒血症和（或）感染性休克处理指南》（2012），关于重症败血症导致急性器官功能不全或低灌注、低血压诊断标准为：

1. 低血压。
2. 血乳酸水平升高。
3. 虽充分液体复苏、尿量<0.5 ml/（kg·h），且持续超过 2 h。
4. 血小板计数<100 000/L。
5. 血肌酐>2.0 mg/dl（176.8 μmol/L）。
6. 血胆红素>2 mg/dl（34.2 μmol/L）。
7. 急性肺损伤（PaO_2/FiO_2<250/200）。
8. 凝血功能障碍（INR>1.5）。
9. 急性意识状态改变。

三、选择治疗方案的依据

1. 抗生素治疗。
2. 一般治疗　休息，维持水、电解质、酸碱、能量和氮平衡。
3. 对症治疗　高热时物理降温。维护重要器官的功能。
4. 去除感染病灶　积极控制或去除原发与转移性感染病灶。

四、标准住院日

标准住院日 10~14 天。

五、进入路径标准

1. 第一诊断必须符合重症败血症编码（ICD-10：41.902）。

2. 当患者合并其他疾病，但住院期间不需要特殊处理也不影响第一诊断的临床路径流程实施时，可以进入路径。

六、住院期间检查项目

1. 入院 1~3 天必需检查的项目

（1）一般检查 血常规、尿常规、便常规。

（2）病原学检查 血培养或（和）骨髓培养，酌情体液（如脓液、胸腔积液、腹腔积液、脑脊液、心包积液、尿液、淤点挤液等）培养，或静脉导管尖部等标本进行细菌培养，必要时进行厌氧菌培养或真菌培养，同时进行抗生素药物敏感性试验。

（3）炎症相关指标 C 反应蛋白（CRP）、降钙素原（PCT）等。

（4）肝功能、肾功能。

（5）血清电解质。

2. 根据患者病情可选择检查项目

（1）鲎试验（LLT）。

（2）血清真菌细胞壁成分 1,3-β-D 葡聚糖（glucan，G）检测（G 试验）或血液半乳甘露聚糖（galactomannan，GM）含量检测（GM 试验）等。

（3）出现心脏、肝脏、肾脏等器官功能障碍或感染性休克时，应作相关检查。

（4）血气分析等。

（5）出血时间、凝血时间、凝血酶原时间、凝血活酶时间，纤维蛋白原，纤维蛋白原降解物（FDP），血浆鱼精蛋白副凝固试验（3P 试验）；纤维蛋白降解产物 D 二聚体等。

（6）胸部 X 线检查等。

（7）酌情超声（胸腔积液、腹腔积液、心包积液、肾盂积水等患者），或 CT、MRI、超声心动图及心电图等检查。

（8）输血前病原检测（HBVm、抗 HCV、抗 HEV IgM、抗 HAV IgM、抗 HCV、抗 HIV）。

七、治疗方案与药物选择

1. 评估病情严重程度。

2. 分析致病菌种类（尚未获得病原学时），以及抗生素药物敏感性状态（尚未获得病原学敏感试验结果时）。

3. 抗生素种类、剂量。

4. 感染病灶引流。

5. 基础疾病治疗。

6. 其他治疗措施。

八、出院标准

败血症临床治愈，具体出院条件为：

1. 治疗至体温正常及感染症状、体征消失后 5~10 天。
2. 合并感染性心内膜炎患者抗菌治疗 4~6 周。
3. 无严重基础疾病、无感染病灶患者，可在室内活动。
4. 原发或转移性感染病灶未愈者，可在院外继续完成治疗方案。

九、变异及原因分析

1. 存在合并症或并发症，需要相关诊断和治疗，考虑为变异因素，如并发症严重需要专科治疗则退出路径。
2. 出现严重的治疗不良反应，需要相关诊断与治疗。
3. 病情明显加重，出现感染性休克或弥散性血管内凝血（DIC）等，需要退出路径。
4. 需要手术治疗原发或转移性感染病灶，应退出路径。
5. 患者同时具有其他疾病诊断，住院期间病情发生变化，需要特殊处理，影响第一诊断的临床路径流程实施时，需要退出临床路径。
6. 患者达到出院标准，由于患者拒绝出院者退出路径。

临床路径表单

适用对象：第一诊断为重症败血症（ICD-10：41.902）

患者姓名：_____ 性别：_____ 年龄：_____ 门诊号：_____ 住院号：_____

住院日期：____年__月__日　出院日期：____年__月__日　标准住院日：10~14 天

时间	住院第 1 天	第 2~3 天	住院第 4~7 天
主要诊疗工作	□ 询问病史及进行体格检查 □ 完善必要检查，初步评估病情 □ 完成病历书写 □ 根据病情对症、支持治疗 □ 上级医师查房，制订诊疗计划 □ 确定抗生素治疗方案，签署药物治疗知情同意书，开始抗生素治疗 □ 医患沟通，及时告知病情与相关问题	□ 病例讨论，上级医师定期查房，完善诊疗计划 □ 病情严重程度分级 □ 处理基础疾病及对症治疗 □ 评价抗生素治疗效果 □ 根据病情及治疗效果调整、制订合理治疗方案 □ 住院医师书写病程记录	□ 上级医师定期查房，治疗效果评估 □ 处理可能发生的并发症 □ 根据病情及治疗效果调整治疗方案 □ 完成三级医师查房记录 □ 医患沟通 □ 住院医师书写病程记录 □ 其他
重点医嘱	长期医嘱： □ 败血症护理常规 □ 特级/一/二/三级护理 □ 普食或半流质饮食 □ 抗生素治疗 □ 吸氧（必要时） □ 吸痰（必要时） □ 制酸剂、胃肠黏膜保护剂（必要时） □ 持续心电、血压、血氧饱和度监测（必要时） □ 记出入量（必要时） □ 利尿剂（必要时） □ 强心剂（必要时） □ 陪住（必要时） □ 祛痰剂、支气管扩张剂等（必要时） □ 其他对症治疗 □ 基础疾病相关治疗	长期医嘱： □ 败血症护理常规 □ 特级/一/二/三级护理 □ 普食或半流质饮食 □ 抗生素治疗 □ 吸氧（必要时） □ 吸痰（必要时） □ 制酸剂、胃肠黏膜保护剂（必要时） □ 持续心电、血压、血氧饱和度监测（必要时） □ 记出入量（必要时） □ 利尿剂（必要时） □ 强心剂（必要时） □ 陪住（必要时） □ 祛痰剂、支气管扩张剂等（必要时） □ 其他对症治疗 □ 基础疾病相关治疗	长期医嘱： □ 败血症护理常规 □ 特级/一/二/三级护理 □ 普食或半流质饮食 □ 抗生素治疗 □ 吸氧（必要时） □ 吸痰（必要时） □ 制酸剂、胃肠黏膜保护剂（必要时） □ 持续心电、血压、血氧饱和度监测（必要时） □ 记出入量（必要时） □ 陪住（必要时） □ 祛痰剂、支气管扩张剂等（必要时） □ 利尿剂（必要时） □ 强心剂（必要时） □ 其他对症治疗 □ 其他支持治疗 □ 基础疾病相关治疗

待　续

续 表

时间	住院第 1 天	第 2~3 天	住院第 4~7 天
重点医嘱	**临时医嘱：** □ 血常规、尿常规、便常规 □ 肝功能、肾功能检查、电解质、血糖、血尿酸、红细胞沉降率（或 C 反应蛋白）、降钙素原（PCT） □ 血培养，或骨髓培养，或体液培养，或尿培养等，同时药物敏感性试验 □ 厌氧菌、真菌培养（必要时），同时药物敏感性试验 □ G 试验（必要时） □ GM 试验（必要时） □ 心电图、胸部 X 线片 □ 血气分析（必要时） □ B 超（上腹部，胸腔积液或心包积液时） □ 并发症用药 □ 对症治疗，酌情处理感染病灶（必要时外科处理） □ 其他相关检查，如 CT 或 MRI（必要时） □ 基础疾病相关检查 □ 并发症相关检查	**临时医嘱：** □ 并发症用药 □ 纠正水、电解质、酸碱失衡 □ 血气分析（必要时） □ 对症治疗，酌情处理感染病灶（必要时外科处理） □ 引流脓液或体液培养及药物敏感性试验 □ 支持治疗用药 □ 重复异常的化验检查（必要时） □ 住院期间出现的异常症状根据需要安排相关检查 □ 如治疗期间出现的异常反应根据需要进行相关检查 □ 其他相关检查	**临时医嘱：** □ 并发症治疗用药 □ 对症治疗，酌情处理感染病灶（必要时外科处理） □ 引流脓液或体液培养及药物敏感性试验 □ 抗生素治疗 5~7 天后复查血尿常规、肝功能、肾功能、电解质、降钙素（PCT）等 □ 支持治疗用药 □ B 超（腹腔积液，胸腔积液或心包积液、肾积水患者等） □ 住院期间出现的异常症状根据需要安排相关检查 □ 如治疗期间出现的异常反应根据需要进行相关检查 □ G 试验（必要时） □ GM 试验（必要时） □ 重复异常的化验检查（必要时） □ 其他相关检查
护理工作	□ 介绍病房环境、医院制度及医护人员，以及介绍设施、设备等 □ 入院护理评估（生命体征测量，病史询问及体格检查） □ 随时观察患者情况 □ 告知各项化验检查注意事项，并协助患者完成 □ 指导留痰（必要时） □ 指导氧疗、雾化吸入方法、吸入装置使用等（必要时） □ 静脉取血 □ 健康宣传、戒烟宣教 □ 心理护理 □ 完成护理病历书写 □ 执行医嘱，用药指导	□ 观察患者病情变化 □ 疾病相关的健康教育 □ 检验、检查前的宣教 □ 检验、检查前宣教 □ 正确落实各项治疗性护理措施 □ 密切观察治疗效果及药品不良反应 □ 护理安全措施到位 □ 给予正确的饮食指导 □ 了解患者心理需求和变化，做好心理护理 □ 指导氧疗、雾化吸入方法、吸入装置使用等（必要时）	□ 观察患者病情变化 □ 密切观察治疗效果及药品反应 □ 做好住院期间的健康宣教 □ 落实各项治疗性护理措施 □ 护理安全措施到位 □ 饮食指导 □ 根据患者心理需求和变化，做好心理护理 □ 根据患者病情指导康复治疗与活动（必要时） □ 指导氧疗、雾化吸入方法、吸入装置使用等（必要时）
病情变异记录	□ 无　□ 有，原因： 1. 2.	□ 无　□ 有，原因： 1. 2.	□ 无　□ 有，原因： 1. 2.
护士签名	白班　　小夜班　　大夜班	白班　　小夜班　　大夜班	白班　　小夜班　　大夜班
医师签名			

时间	住院第 8~10 天	住院第 11~14 天（出院日）
主要诊疗工作	□ 上级医师查房，治疗效果评估 □ 酌情调整治疗方案 □ 医患沟通，向患者及家属交代疗效情况与相关问题 □ 完成三级医师查房记录	如果患者可以出院： □ 完成出院小结 □ 向患者及家属交代出院注意事项，预约复诊日期 □ 基础疾病相关专科复诊建议 □ 如患者不能出院，在病程记录中说明原因和继续治疗的方案
重点医嘱	**长期医嘱：** □ 败血症护理常规 □ 二/三级护理 □ 普食或半流质饮食 □ 抗生素治疗 □ 基础疾病相关治疗 □ 其他对症治疗 **临时医嘱：** □ 重复异常的化验检查 □ 住院期间出现的异常症状根据需要安排相关检查 □ 如治疗期间出现的异常反应根据需要进行相关检查 □ 基础疾病用药 □ 对症治疗用药	**长期医嘱：** □ 维持所开的长期医嘱 **临时医嘱：** □ 血常规 □ 肝功能、肾功能 □ 电解质 □ 其他相关化验检查复查 **出院医嘱：** □ 出院带抗生素（必要时） □ 带恢复期康复用药（必要时） □ 带基础疾病用药（必要时）
护理工作	□ 观察病情变化 □ 密切观察药物疗效及不良反应 □ 疾病恢复期心理与生活护理 □ 根据患者病情指导患者恢复的治疗与活动 □ 出院准备指导	□ 出院注意事项（坚持康复活动、加强营养等） □ 康复计划（必要时） □ 指导预防败血症的措施
病情变异记录	□ 无　□ 有，原因： 1. 2.	□ 无　□ 有，原因： 1. 2.
护士签名	白班　｜　小夜班　｜　大夜班	白班　｜　小夜班　｜　大夜班
医师签名		

（中华医学会感染病学分会）

第 6 节　重型手足口病临床路径

临床路径标准

一、适用对象

第一诊断为重型手足口病（ICD-10：B08.401）。

二、诊断依据

根据《手足口病诊疗指南（2013 年版）》。

1. 临床症状　少数病例（尤其是小于 3 岁者）病情进展迅速，在发病 1~5 天出现脑膜炎、脑炎（以脑干脑炎最为凶险）、脑脊髓炎、肺水肿、循环障碍等，极少数病例病情危重，可致死亡，存活病例可留有后遗症。

（1）神经系统表现：精神差、嗜睡、易惊、头痛、呕吐、谵妄甚至昏迷；肢体抖动，肌阵挛、眼球震颤、共济失调、眼球运动障碍；无力或急性弛缓性麻痹；惊厥。

（2）呼吸系统表现：呼吸浅促、呼吸困难或节律改变，口唇发绀，咳嗽，咳白色、粉红色或血性泡沫样痰液。

（3）循环系统表现：面色苍灰、皮肤花纹、四肢发凉，指（趾）发绀；出冷汗；毛细血管再充盈时间延长。

2. 体征　可见脑膜刺激征，腱反射减弱或消失，巴宾斯基征等病理征阳性。肺部可闻及湿啰音或痰鸣音。心率增快或减慢，脉搏浅速或减弱甚至消失；血压升高或下降。

3. 影像学检查

（1）胸部 X 线检查。可表现为双肺纹理增多，网格状、斑片状阴影，部分病例以单侧为著。

（2）MRI。神经系统受累者可有异常改变，以脑干、脊髓灰质损害为主。

4. 辅助检查

（1）血常规：危重者白细胞计数可明显升高。

（2）血生化检查：部分病例可有轻度丙氨酸氨基转移酶（ALT）、天冬氨酸氨基转移酶（AST）、肌酸激酶同工酶（CK-MB）升高，病情危重者可有肌钙蛋白（cTnI）、血糖升高。C 反应蛋白（CRP）一般不升高。乳酸水平升高。

（3）血气分析：呼吸系统受累时可有动脉血氧分压降低、血氧饱和度下降，二氧化碳分压升高，酸中毒。

（4）脑脊液检查：神经系统受累时可表现为：外观清亮，压力增高，白细胞计数增多，多以单核细胞为主，蛋白正常或轻度增多，糖和氯化物正常。

（5）病原学检查：CoxA16、EV71等肠道病毒特异性核酸阳性或分离到肠道病毒。咽、气道分泌物、疱疹液、粪便阳性率较高。

（6）血清学检查：急性期与恢复期血清CoxA16、EV71等肠道病毒中和抗体有4倍以上的升高。

（7）脑电图：可表现为弥漫性慢波，少数可出现棘（尖）慢波。

（8）心电图：无特异性改变。少数病例可见窦性心动过速或过缓，Q-T间期延长，ST-T改变。

三、选择治疗方案的依据

根据《手足口病诊疗指南（2013年版）》。

目前不提倡用抗病毒的药物。

1. 神经系统受累治疗。

2. 呼吸、循环衰竭治疗。

3. 恢复期治疗。

四、标准住院日

标准住院日21~35天。

五、进入路径标准

1. 第一诊断必须符合重型手足口病编码（ICD-10：B08.401）。

2. 当患者合并其他疾病，但住院期间不需要特殊处理也不影响第一诊断的临床路径流程实施时，可以进入路径。

六、住院期间的检查项目

1. 必需的检查项目

（1）血常规。

（2）血生化、心肌酶谱。

（3）病原学检查：咽、气道分泌物、疱疹液、粪便中查CoxA16、EV71等肠道病毒特异性核酸阳性或分离到肠道病毒。

（4）血清学检查：急性期与恢复期血清CoxA16、EV71等肠道病毒中和抗体有4倍以上的升高。

2. 根据患者病情可选择检查项目

（1）便常规。

（2）血气分析。

（3）脑脊液检查。

（4）胸部X线片或胸部CT检查。

（5）颅脑 MR。

（6）脑脊液检查。

（7）脑电图。

（8）心电图。

七、治疗方案及药物选择

因为抗病毒药（利巴韦林）一般在发病 24~48 h 前使用才是最佳的。而往往我们确诊手足口病的时候，都已经过了最有效的治疗阶段，现在也不提倡用抗病毒的药物。

1. 神经系统受累治疗

（1）控制颅内高压：限制入量，积极给予甘露醇降低颅内压治疗，每次 0.5~1.0 g/kg，每 4~8 h 一次，20~30 min 快速静脉注射。根据病情调整给药间隔时间及剂量。必要时加用呋噻米。

（2）酌情应用糖皮质激素治疗，参考剂量：甲基泼尼松龙 1~2 mg/（kg·d）；氢化泼尼松 3~5 mg/（kg·d）；地塞米松 0.2~0.5 mg/（kg·d），病情稳定后，尽早减量或停用。个别病例进展快、病情凶险可考虑加大剂量，如在 2~3 天内给予甲泼尼龙 10~20 mg/（kg·d）（单次最大剂量不超过 1 g）或地塞米松 0.5~1.0 mg/（kg·d）。

（3）酌情应用静脉注射免疫球蛋白，总量 2 g/kg，分 2~5 天给予。

（4）其他对症治疗：降温、镇静、止惊。

（5）严密观察病情变化，密切监护。

2. 呼吸、循环衰竭治疗

（1）保持呼吸道通畅，吸氧。

（2）确保两条静脉通道通畅，监测呼吸、心率、血压和血氧饱和度。

（3）呼吸功能障碍时，及时气管插管使用正压机械通气，建议呼吸机初调参数：吸入氧浓度 80%~100%，吸气峰压（PIP）20~30 cmH$_2$O，吸气末正压（PEEP）4~8 cmH$_2$O，呼吸频率（f）20~40 次/分，潮气量 6~8 ml/kg。根据血气、胸部 X 线片结果随时调整呼吸机参数。适当给予镇静、镇痛。如有肺水肿、肺出血表现，应增加 PEEP，不宜进行频繁吸痰等降低呼吸道压力的护理操作。

（4）在维持血压稳定的情况下，限制液体入量（有条件者根据中心静脉压、心功能、有创动脉压监测调整液量）。

（5）头肩抬高 15°~30°，保持中立位；留置胃管、导尿管。

（6）药物应用：根据血压、循环的变化可选用米力农、多巴胺、多巴酚丁胺等药物；酌情应用利尿药物治疗。

（7）保护重要脏器功能，维持内环境的稳定。

（8）监测血糖变化，严重高血糖时可应用胰岛素。

（9）抑制胃酸分泌：可应用胃黏膜保护剂及抑酸剂等。

（10）继发感染时给予抗生素治疗。

3. 恢复期治疗

（1）促进各脏器功能恢复。

（2）功能康复治疗。

（3）中西医结合治疗。

八、出院标准

临床症状好转，生命体征平稳。

九、变异及原因分析

1. 出现严重的药物不良反应。

2. 治疗过程中出现死亡。

临床路径表单

适用对象：第一诊断为重型手足口病（ICD-10：B08.401）

患者姓名：＿＿＿＿ 性别：＿＿＿＿ 年龄：＿＿＿＿ 门诊号：＿＿＿＿ 住院号：＿＿＿＿

住院日期：＿＿年＿月＿日 出院日期：＿＿年＿月＿日 标准住院日：21~35 天

时间	住院第 1~3 天	住院第 4~17/31 天
主要诊疗工作	□ 询问病史及进行体格检查 □ 完善必要检查，初步评估病情 □ 完成病历书写 □ 根据病情对症、支持治疗 □ 上级医师查房，制订诊疗计划 □ 确定治疗方案，签署药物治疗知情同意书，开始治疗	□ 病例讨论，上级医师定期查房，完善诊疗计划 □ 处理基础性疾病及对症治疗 □ 根据患者病情调整、制订合理治疗方案 □ 观察药品不良反应 □ 住院医师书写病程记录
重点医嘱	**长期医嘱：** □ 重型手足口病护理常规 □ 一级护理 □ 普通饮食/禁食 □ 药物或抢救治疗 **临时医嘱：** □ 血常规、C 反应蛋白（CRP）、便常规、尿常规，血生化、心肌酶谱 □ 病原学检查、血清学检查 □ 心电图、胸部 X 线片或肺部 CT □ （必要时检查）血气分析，脑脊液检查，脑电图，颅脑 MRI □ 对症治疗 □ 其他相关检查（必要时）	**长期医嘱：** □ 重型手足口病护理护理常规 □ 一级护理 □ 普通饮食/禁食 □ 药物或抢救治疗 **临时医嘱：** □ 既往基础用药 □ 对症治疗 □ 抗病毒治疗 5~7 天后复查病原学或血清学检查 □ 每周复查血常规、CRP、血生化、心肌酶谱 □ （根据病情）复查心电图、胸部 X 线片或肺部 CT，血气分析，脑脊液检查，脑电图，颅脑 MRI □ 对症治疗 □ 其他相关检查（必要时）
主要护理工作	□ 病房环境、医院制度及医护人员介绍 □ 入院护理评估（生命体征测量，病史询问及体格检查） □ 告知各项检查注意事项并协助患者完成 □ 静脉取血 □ 入院健康宣教，心理护理 □ 完成护理病历书写 □ 执行医嘱，用药指导	□ 观察患者一般情况及病情变化 □ 检验、检查前的宣教 □ 做好住院期间的健康宣教 □ 正确落实各项治疗性护理措施 □ 观察治疗效果及药品反应 □ 护理安全措施到位 □ 给予正确的饮食指导 □ 了解患者心理需求和变化，做好心理护理
病情变异记录	□ 无 □ 有，原因： 1. 2.	□ 无 □ 有，原因： 1. 2.
是否退出路径	□ 是 □ 否，原因： 1. 2.	□ 是 □ 否，原因： 1. 2.
护士签名	白班 | 小夜班 | 大夜班	白班 | 小夜班 | 大夜班
医师签名		

时间	住院第 18/32～20/34 天	住院第 21/35 天（出院日）
主要诊疗工作	□ 上级医师查房 □ 评估患者病情及治疗效果 □ 确定出院日期及治疗方案 □ 出院前一天开具出院医嘱 □ 完成上级医师查房记录	□ 完成常规病程记录、上级医师查房记录、病案首页及出院小结 □ 和患者或家属确定出院后随访计划 □ 向患者或家属交代出院后服药方法及注意事项 □ 预约复诊日期
重点医嘱	长期医嘱： □ 手足口病护理常规 □ 二级护理 □ 饮食 □ 药物治疗 临时医嘱：（根据病情复查检查项目） □ 血常规、CRP、血生化、心肌酶谱，心电图、胸部 X 线片或肺部 CT，血气分析，脑脊液检查，脑电图，颅脑 MRI □ 对症治疗	出院医嘱： □ 开具出院带药 □ 定期复查血常规、血生化、心肌酶谱等 □ 注意药品不良反应 □ 病情变化及时就诊
主要护理工作	□ 观察患者一般情况 □ 观察疗效、各种药物不良反应 □ 恢复期生活和心理护理 □ 出院准备指导	□ 协助患者办理出院手续 □ 出院指导
病情变异记录	□ 无　□ 有，原因： 1. 2.	□ 无　□ 有，原因： 1. 2.
病情变异记录	□ 是　□ 否，原因： 1. 2.	□ 是　□ 否，原因： 1. 2.
护士签名	白班　　小夜班　　大夜班	白班　　小夜班　　大夜班
医师签名		

（中华医学会感染病学分会）

第 7 节 重症人感染禽流感临床路径

临床路径标准

一、适用对象

第一诊断为重症人感染禽流感（包括 H5N1、H7N9）（ICD-10：J09）。

二、诊断依据

根据《人感染 H7N9 禽流感诊疗方案（2014 年版）》国内临床诊疗指南。

1. 流行病学史　发病前 1 周内与禽类及其分泌物、排泄物等有接触史，或与明确禽流感患者有接触史。

2. 症状　发热、咳嗽、咳痰、痰中带血丝、气急或者呼吸困难、腹泻等症状。

3. 影像学检查　胸部 X 线片或者肺部 CT 显示为多叶病变或 48 h 内病灶进展＞50%），和（或）多脏器功能衰竭表现。

4. 同时满足下述 1 项以上的确诊试验阳性。确诊试验包括：

（1）核酸检测：对患者呼吸道标本采用实时聚合酶链反应（PCR）（RT-PCR）检测禽流感病毒核酸。

（2）病毒分离：从患者呼吸道标本中分离禽流感病毒。

动态检测双份血清禽流感病毒特异性抗体水平呈 4 倍或以上升高。

三、治疗方案的选择

根据《人感染 H7N9 禽流感医疗救治专家共识》，将重症诊治总结为"四抗二平衡"："四抗"（抗病毒治疗，抗休克治疗，抗低氧血症、抗多器官功能衰竭治疗和抗感染治疗）和"两平衡"（维持水、电解质、酸碱平衡和调节微生态平衡），四抗包括：①抗病毒治疗。②抗休克治疗。③抗低氧血症和多脏器功能失常综合征（MODS）治疗。④抗感染治疗。

"二平衡"包括：①维持水、电解质、酸碱平衡。②调节微生态平衡。

四、标准住院日

标准住院日 30~40 天。

五、进入路径标准

1. 第一诊断必须符合重症人感染禽流感。

2. 当患者同时具有其他疾病诊断，但在住院期间不需要特殊处理也不影响第一

诊断的临床路径流程实施时，可以进入路径。

六、住院期间检查项目

1. 入院 1~3 天所必须项目的检查

（1）血、尿、便常规。

（2）肝功能、肾功能、电解质、血气分析、凝血功能、D-二聚体（D-dimer）；C 反应蛋白、前降钙素、血清肌酸激酶、乳酸脱氢酶。

（3）血培养+药物敏感性试验、痰培养+药物敏感性试验。

（4）胸部 X 线片、心电图。

（5）病原学及相关检测：①初筛试验，呼吸道标本甲型流感病毒抗原筛查，阳性可以进一步分型，阴性不能完全排除甲型流感，需确诊试验验证。②确诊试验，禽流感病毒核酸检测或禽流感病毒病毒分离或动态检测双份血清禽流感病毒特异性抗体。

2. 根据患者具体情况可选择超声心动图、肺 CT、腹部超声等检查。

七、治疗方案与药物选择

1. 评估病情严重程度。

2. 抗病毒治疗。

3. 氧疗（病情需要时机械通气）。

4. 抗休克（病情需要时）。

5. 给予抗生素（病情需要时）。

6. 维持水、电解质平衡。

7. 维持微生态平衡。

8. 其他治疗措施。

八、出院标准

1. 体温正常，临床症状基本消失。

2. 呼吸道标本禽流感核酸检测连续 2 次阴性。

九、变异及原因分析

1. 其他合并症需要优先于重症人感染禽流感（如心力衰竭、肝衰竭、肾衰竭、脑梗死等）的诊治，转入相应路径。

2. 基础疾病多，一般情况差，需进一步诊治，导致住院时间延长、费用增加。

3. 患者达到出院标准，但因为患者原因拒绝出院者退出路径。

临床路径表单

适用对象：第一诊断为重症人感染禽流感（ICD-10：J09）

患者姓名：_____ 性别：_____ 年龄：_____ 门诊号：_____ 住院号：_____

住院日期：___年__月__日　出院日期：___年__月__日　标准住院日：30~40 天

时间	住院第 1 天	住院 2~3 天
主要诊疗工作	□ 完成询问病史和体格检查 □ 完成入院病历及首次病程记录 □ 拟定检查项目 □ 制订初步治疗方案 □ 对患者进行有关重症人感染禽流感的宣教	□ 上级医师查房 □ 明确下一步诊疗计划 □ 完成上级医师查房记录 □ 向患者及家属交代病情，根据诊疗措施需要，签署机械通气，深静脉置换、血液制品输注、人工肝操作、激素使用等知情同意书 □ 根据重症人感染禽流感（重症肺炎型）诊治原则"四抗两平衡"，完成治疗诊疗措施
重点医嘱	长期医嘱： □ 感染科护理常规 □ 特级护理 □ 心电和血氧饱和度监测 □ 告知家属患者病重（或）病危 □ 记录 24 h 出入量 □ 饮食：尽可能肠内营养（软食、半流质、流质、鼻饲流质），必要时肠外营养 □ 一般对症支持治疗：化痰药、镇咳药等 "四抗"： □ 抗病毒药物 □ 抗休克治疗 □ 抗低氧血症、多器官功能衰竭治疗 □ 抗感染治疗 "两平衡"： □ 维持水、电解质、酸碱平衡 □ 调节微生态平衡	长期医嘱： □ 感染科护理常规 □ 特级护理 □ 心电和血氧饱和度监测 □ 记录 24 h 出入量 □ 饮食：尽可能肠内营养（软食、半流质、流质、鼻饲流质），必要时肠外营养 □ 一般对症支持治疗：化痰药、镇咳药等 "四抗"： □ 抗病毒药物 □ 抗休克治疗 □ 抗多器官功能衰竭治疗 □ 抗感染治疗 "两平衡"： □ 维持水、电解质、酸碱平衡 □ 调节微生态平衡

待　续

续　表

时间	住院第 1 天	住院 2~3 天
重点医嘱	**临时医嘱：** **必选项：** ☐ 血、尿、便常规+隐血 ☐ C反应蛋白、前降钙素、血清肌酸激酶、乳酸脱氢酶、血气分析 ☐ 肝功能、肾功能、电解质、血糖、凝血功能 ☐ 肺部CT/胸部X线片：首选肺部CT，如条件不允许，可暂行胸部X线片，等条件允许时，再行肺部CT ☐ 血培养、痰培养 ☐ 心电图 **病原学及相关检测：** ☐ 初筛试验：呼吸道标本甲型流感病毒抗原筛查 ☐ 确诊试验：禽流感病毒核酸检测和（或）禽流感病毒病毒分离和（或）动态检测双份血清禽流感病毒特异性抗体 **可选项：** ☐ 血型、肌红蛋白、糖化血红蛋白、BNP ☐ 免疫球蛋白，C_3、C_4、CD_3、CD_4、CD_8等免疫功能检测 ☐ 其他病毒检测(肝炎病毒、HSV、EBV、CMV) ☐ 科研样本的采集和留取：有条件的单位，可在患者授权后，留取以下样本，−80℃保存；抗凝血5 ml，非抗凝血5 ml，大便20 g，小便30 ml，鼻咽拭子/气管内吸取液；至少在入院时和出院时留取上述标本	**临时医嘱：** **必选项：** ☐ 血常规每天一次 ☐ C反应蛋白、前降钙素血清肌酸激酶、乳酸脱氢酶、血气分析每天一次 ☐ 肝功能、肾功能、电解质、血糖每天一次 ☐ 禽流感核酸检测每天一次 ☐ 血培养、痰培养每三天一次 ☐ 胸部X线片，每天一次 **可选项：** ☐ 肌红蛋白每三天一次 ☐ 免疫球蛋白，C_3、C_4、CD_3、CD_4、CD_8等免疫功能检测，每三天一次 ☐ 科研样本的采集和留取：有条件的单位，可在患者授权后，留取以下样本，−80℃保存；抗凝血5 ml，非抗凝血5 ml，大便20 g，小便30 ml，鼻咽拭子/气管内吸取液
主要护理工作	☐ 入院宣教 ☐ 健康宣教：疾病相关知识 ☐ 记录入院时患者生平体征和临床表现 ☐ 根据医生医嘱指导患者完成相关检查 ☐ 完成重症护理记录 ☐ 基本生活和心理护理 ☐ 正确执行医嘱 ☐ 认真完成交接班	☐ 基本生活和心理护理 ☐ 呼吸道护理 ☐ 监督患者进行出入量 ☐ 监测患者病情变化：生命体征、临床表现、治疗措施反应，发现异常及时向医师汇报并记录 ☐ 正确执行医嘱 ☐ 认真完成交接班
病情变异记录	☐ 无　☐ 有，原因： 1. 2.	☐ 无　☐ 有，原因： 1. 2.
是否退出路径	☐ 是　☐ 否，原因： 1. 2.	☐ 是　☐ 否，原因： 1. 2.
护士签名	白班　　小夜班　　大夜班	白班　　小夜班　　大夜班
医师签名		

出院	住院第 4~25 天	住院第 26~40 天（出院日）
主要诊疗工作	□ 上级医师查房 □ 评估患者病情及治疗效果 □ 确定患者近期是否可以出院 □ 完成上级医师查房记录	□ 完成上级医师查房记录、出院病程录和出院小结 □ 向患者及家属交代出院后随访计划 □ 出院临床样本的留取 □ 临床病历资料备份 □ 预约复诊日期
重点医嘱	**长期医嘱：** □ 感染科护理常规 □ 特级护理 □ 心电和血氧饱和度监测；记录 24 h 出入量 □ 饮食：尽可能肠内营养（软食、半流质、流质、鼻饲流质），必要时肠外营养 □ 一般对症支持治疗：化痰药、镇咳药等 "四抗"： □ 抗病毒药物 □ 抗休克治疗 □ 抗多器官功能衰竭治疗 □ 抗感染治疗 "两平衡"： □ 维持水、电解质、酸碱平衡 □ 调节微生态平衡 **临时医嘱：** 必选项： □ 血常规每天一次 C 反应蛋白、前降钙素血清肌酸激酶、乳酸脱氢酶、血气分析每天一次；肝功能、肾功能、电解质、血糖每天一次；禽流感核酸检测每天一次；血培养、痰培养每三天一次；胸部 X 线片，每天一次 可选项： □ 肌红蛋白每三天一次 □ 免疫球蛋白，C_3、C_4、CD_3、CD_4、CD_8 等免疫功能检测，每三天一次 □ 科研样本的采集和留取：有条件的单位，可在患者授权后，留取以下样本，-80℃ 保存；抗凝血 5 ml，非抗凝血 5 ml，大便 20 g，小便 30 ml，鼻咽拭子/气管内吸取液	**出院医嘱：** □ 开具出院带药 □ 定期复查肝功能、肾功能、血、尿常规、痰菌、胸部 X 线片等 □ 注意药品不良反应 　病情变化随时就诊

待 续

续 表

出院	住院第 4~25 天			住院第 26~40 天（出院日）		
主要护理工作	□ 基本生活和心理护理 □ 呼吸道护理 □ 监督患者出入量记录 □ 监测患者病情变化：生命体征、临床表现、治疗措施反应，发现异常及时向医师汇报并记录 □ 正确执行医嘱；认真完成交接班			□ 协助患者办理出院手续 □ 出院宣教；健康宣教：疾病相关知识 □ 记录出院时患者体征和临床表现 □ 根据医生医嘱指导患者完成相关检查 □ 完成出院护理记录 □ 正确执行出院医嘱院指导		
病情变异记录	□ 无 □ 有，原因： 1. 2.			□ 无 □ 有，原因： 1. 2.		
是否退出路径	□ 是 □ 否，原因： 1. 2.			□ 是 □ 否，原因： 1. 2.		
护士签名	白班	小夜班	大夜班	白班	小夜班	大夜班
医师签名						

（中华医学会感染病学分会）

第8节 重症出血热临床路径

临床路径标准

一、适用对象

第一诊断为重型或危重型肾综合征出血热（ICD-10：A98.551+，也称危重型流行性出血热，以下简称重症出血热）。

二、诊断依据

根据《流行性出血热防治方案》（卫生部，1987年），《流行性出血热诊断标准》（中华人民共和国卫生行业标准，WS 278-2008，2008年）。

1. 流行病学史　发病前2个月内有疫区旅居史或与鼠类或其排泄物（粪、尿）、分泌物等有直接或间接接触史。

2. 症状　急性起病，发热，可伴有乏力、恶心、呕吐、腹痛及腹泻等消化道症状。有面、颈和胸部皮肤潮红（三红），酒醉貌，头痛、腰痛和眼眶痛（三痛），球结膜充血、水肿，皮肤出血点，重者可有腔道出血。起病数日后多出现低血压或休克，可有少尿或多尿。

3. 实验室常规检查　发热期外周血白细胞计数增高和血小板减少，出现异型淋巴细胞；血液浓缩（低血压休克期）或血液稀释（少尿期）。可见尿蛋白、镜下或肉眼血尿、尿中膜状物。

4. 病毒或血清学检查　血清特异性IgM抗体阳性，或恢复期血清特异性IgG抗体滴度比急性期有4倍以上增高，或从患者标本中检出汉坦病毒RNA，从患者标本中分离到汉坦病毒。

三、治疗方案的选择

根据《流行性出血热防治方案》（卫生部，1987年），主要采取输液治疗及对症支持治疗，包括抗休克治疗、抗出血治疗、血液净化治疗和呼吸支持治疗等，辅以抗病毒和以糖皮质激素为主的抗炎治疗。

1. 病情监测。对于早期定为中、重度的出血热患者，入院后即应监测心率、呼吸、血压、体温及神志等生命体征（动态血压、心率、呼吸及心电图监测），注意早期发现低血压休克、呼吸衰竭、大出血、肾衰竭等重危症候群/合并症。

2. 从发热中、末期即应开始液体治疗，宜选用平衡盐或0.9%氯化钠溶液为主的液体，对于血浆渗出明显的患者可适当输入胶体液如人血白蛋白、羟乙基淀粉（706代血浆）、右旋糖酐40（低分子右旋糖酐），对于高热的患者可予糖皮质激素

（氢化可的松或氟美松、甲基泼尼松）静点/静推，并酌予维生素 C、钙剂及止血药。

3. 出现低血压休克的患者除了立即输注上述液体外，可酌情静脉滴注新鲜人血浆，同时根据血气分析结果静点碱性液体如 5%碳酸氢钠溶液，吸氧，并酌用血管活性药物如多巴胺、多巴酚丁胺、间羟胺、去甲肾上腺素等。必要时可建立多路静脉通道，以便快速扩张血容量。

4. 对于有明显出血倾向的可静点氨甲苯酸（止血芳酸，抗血纤溶芳酸，对羧基苄胺）、氨甲环酸（止血环酸）、氨基己酸（6-氨基己酸）、酚磺乙胺（止血敏）等，也可应用卡巴克络（安络血）、维生素 K_1、路丁等药物治疗。

5. 对于呼吸衰竭的患者可予呼吸支持治疗，包括氧气吸入、气管插管及呼吸机辅助呼吸治疗。

6. 对于少尿期出现急性肾衰竭的患者，应限制液体入量，同时予呋噻咪或其他强效利尿剂〔如布美他尼（丁脲胺）、托拉塞米（特苏尼）〕治疗，必要时宜进行血液净化治疗如血液透析、血液滤过或持续性肾脏替代治疗（CRRT）。

7. 对于其他严重并发症如心功能衰竭、重要脏器出血及严重细菌感染可予相应的治疗。

四、标准住院日

标准住院日 15~30 天，部分危重患者可适当延长。

五、进入路径标准

1. 第一诊断必须符合流行性出血热/肾综合征出血热疾病编码（ICD-10：A98.502+/A98.551+）。

2. 当患者同时具有其他疾病诊断，但在住院期间不需要特殊处理也不影响第一诊断的临床路径流程实施时，可以进入路径。

六、住院期间的检查项目

1. 必需的检查项目
（1）血常规、尿常规、便常规。
（2）肝功能、肾功能、血清电解质、出凝血功能。
（3）血清汉坦病毒特异性抗体（IgM 和 IgG）。有条件可检测汉坦病毒 RNA。
（4）心电图。
2. 根据患者病情进行血气分析、胸部 X 线片或 CT 胸部平扫、B 超；休克患者可进行中心静脉压、右心漂浮导管等有创性检查。

七、治疗方案与药物选择

1. 原发病治疗　如抗病毒治疗及低血压休克、肾衰竭、大出血、呼吸衰竭等的治疗。
2. 各种并发症治疗　心力衰竭、急性呼吸窘迫综合征（ARDS）、重要脏器出血、严重细菌感染等的治疗。

3. 液体管理，对症支持治疗。

4. 其他治疗。

八、出院标准

1. 血压平稳、肾脏功能基本恢复，其他生命体征均已正常。

2. 进入恢复期或多尿末期。

九、变异及原因分析

1. 存在并发症如脑出血、严重心律紊乱等，需要进行相关的诊断和治疗；考虑为变异因素，如并发症严重需要专科治疗则退出路径。

2. 出现治疗不良反应，需要相关的诊断和治疗。

3. 病情严重，达到需要反复进行诸如 CRRT 及连续性呼吸支持（即有创呼吸机）治疗需要退出临床路径。

4. 当患者同时具有其他疾病诊断，住院期间病情发生变化，需要特殊处理，影响第一诊断的临床路径流程实施时，需要退出临床路径。

5. 患者达到出院标准，但因为患者原因拒绝出院者退出路径。

临床路径表单

适用对象：第一诊断为肾综合征出血热［重型或危重型，早期定为中度或重度（ICD-10：A98.551＋）］

患者姓名：_____ 性别：_____ 年龄：_____ 门诊号：_____ 住院号：_____

住院日期：___年__月__日　出院日期：___年__月__日　标准住院日：15~30 天

病期	发热期	低血压休克期	少尿期	多尿期
主要诊疗工作	☐ 询问病史，进行体格检查 ☐ 结合实验室检查结果，初步评估病情 ☐ 完成病历书写 ☐ 根据病情对症、支持治疗 ☐ 上级医师查房，制定和完善诊疗计划 ☐ 密切观察病情，预防出现低血压休克	☐ 严密监测体温、血压、心率、呼吸、意识等生命体征的变化 ☐ 反复检测血、尿常规、肾功能及凝血系列 ☐ 在上级医师的指导下制订抗休克治疗方案 ☐ 与护理人员及相关科室协同，积极进行抗休克治疗 ☐ 住院医师随时书写病程记录	☐ 严密监测体温、血压、心率、呼吸、意识等生命体征的变化及尿量 ☐ 反复检测血、尿常规、肾功能及凝血系列 ☐ 在上级医师的指导下制订本期治疗方案 ☐ 与护理人员及相关科室协同，积极进行急性肾衰竭及本期各种并发症（如大出血、ARDS 及所在县）的治疗 ☐ 住院医师随时书写病程记录	☐ 严密监测体温、血压、心率、呼吸、意识等生命体征的变化 ☐ 反复检测血、尿常规、肾功能及凝血系列 ☐ 在上级医师的指导下制订本期的治疗方案 ☐ 注意防治水和电解质紊乱、二次休克及感染 ☐ 住院医师随时书写病程记录

待　续

续　表

病期	发热期	低血压休克期	少尿期	多尿期
重点医嘱	**长期医嘱：** □ 肾综合征出血热护理常规 □ 特级/二级护理 □ 流食/半流食 □ 测量体温、血压、呼吸、心率、血氧饱和度 1～6 h 记录 1 次 □ 记录 24 h 出入量 □ 持续性液体静脉滴注，酌用止血药、糖皮质激素、抗病毒药等 **临时医嘱：** □ 血常规、尿常规；肝功能、肾功能、电解质、降钙素原、C 反应蛋白等的检查 □ 检测抗汉坦病毒抗体 □ 心电图、胸部 X 线片（必要时） □ 其他相关检查（必要时） □ 酌用抗生素 □ 酌用钙剂 □ 酌用维生素 C、K □ 酌用胶体液	**长期医嘱：** □ 肾综合征出血热护理常规 □ 特级/一级护理 □ 流食/半流食/暂禁食 □ 持续性体温、血压、呼吸、心率、血氧饱和合度、意识监测或观察，每 0.25～1 h 记录 1 次 □ 持续吸氧 □ 记录 24 h 出入量 □ 快速大量静脉滴注以平衡盐液为主的液体 □ 适当静脉滴注新鲜血浆、人血白蛋白、羟乙基淀粉液等 □ 持续吸氧，必要时可予无创呼吸机或有创呼吸机辅助呼吸 □ 酌用止血药 **临时医嘱：** □ 既往基础用药 □ 对症治疗 □ 反复检测血尿常规、血清白蛋白、肾功能、血气分析等 □ 酌情静点平衡盐液为主的晶体液及血浆为主的胶体液 □ 酌用碱性液体、激素及血管活性药物 □ 气管插管并呼吸机辅助呼吸（必要时） □ 其他相关检查复查 □ 胸部 X 线片检查（必要时）	**长期医嘱：** □ 肾综合征出血热护理常规 □ 特级/一级护理 □ 流食/半流食 □ 持续性体温、血压、呼吸、心率、血氧饱和合度、意识监测或观察，每 1～4 h 记录 1 次 □ 记录 24 h 出入量 □ 适量静脉滴注以葡萄糖液为主的液体 □ 间歇静脉滴注新鲜血浆、人血白蛋白 □ 持续或间歇吸氧，必要时可予无创呼吸机或有创呼吸机辅助呼吸 □ 酌用抗生素及止血药 **临时医嘱：** □ 血常规、尿常规；肝功能、肾功能（含胆红素）检查、电解质、血糖、凝血系列及血气分析等 □ 心电图、胸部 CT □ 既往基础用药，加大利尿剂（如呋噻米）的剂量， □ 血液透析或 CRRT 治疗 □ 对症治疗 □ 其他相关检查（必要时）	**长期医嘱：** □ 肾综合征出血热护理常规 □ 特级/二级护理 □ 流食/半流食 □ 间歇测定体温、血压、呼吸、心率、血氧饱和合度及意识监测或观察，每 2～12 h 记录 1 次 □ 记录 24 h 出入量 □ 适量静脉滴注葡萄糖液或含盐液体 □ 注意静脉滴注氯化钾及各种维生素 □ 酌用抗生素及止血药 **临时医嘱：** □ 既往基础用药 □ 对症治疗 □ 利尿剂逐渐减量及至停用 □ 可酌用中量抗生素以预防和治疗感染 □ 复查血、尿常规和肝功能、肾功能 □ 胸部 X 线片或胸部 CT 检查（必要时）

续 表

病期	发热期	低血压休克期	少尿期	多尿期
主要护理工作	□ 病房环境、医院制度及医护人员介绍 □ 入院护理评估（生命体征测量，病史询问及体格检查） □ 告知患者各项检查注意事项并协助完成 □ 指导病情观察及液体看护 □ 静脉取血 □ 心理护理 □ 完成护理病历书写 □ 执行医嘱，用药指导	□ 严密监测、观察患者的生命体征及意识并及时记录 □ 记录 24 小时出入量 □ 检验、检查前的宣教 □ 静脉取血或动脉采血(用于血气分析) □ 执行医嘱,用药指导 □ 指导氧疗及呼吸机的应用 □ 观察治疗效果及药品反应 □ 护理安全措施到位 □ 了解患者心理需求和变化，做好心理护理	□ 严密监测生命体征 □ 告知各项检查注意事项并协助患者完成 □ 静脉取血 □ 协助进行血液透析或 CRRT 治疗 □ 指导氧疗及呼吸机的应用 □ 完成护理病历书写 □ 执行医嘱，用药指导	□ 继续监测、观察患者的生命体征及意识 □ 告知各项检查注意事项并协助患者完成 □ 静脉取血 □ 协助进行血液透析或 CRRT 治疗 □ 协助进行胸部 X 线片或 CT 检查 □ 完成护理病历书写 □ 执行医嘱,用药指导
病情变异记录	□ 无 □ 有，原因： 1. 2.	□ 无 □ 有，原因： 1. 2.	□ 无 □ 有，原因： 1. 2.	□ 无 □ 有，原因： 1. 2.
是否退出路径	□ 是 □ 否，原因： 1. 2.	□ 是 □ 否，原因： 1. 2.	□ 是 □ 否，原因： 1. 2.	□ 是 □ 否，原因： 1. 2.
护士签名				
医师签名				

（中华医学会感染病学分会）

第 9 节　包虫病（棘球蚴病）临床路径

临床路径标准

一、适用对象

第一诊断为包虫病（ICD-10：B67）。

二、诊断依据

根据国家行业标准《包虫病诊断标准》WS257-2006。

1. 流行病学资料　本病见于畜牧区，患者大多与犬、羊等有密切接触史。

2. 临床表现　腹部无痛性肿块（坚韧、光滑、囊样）或咳嗽、咯血等症状

3. 实验室和影像学检查　血常规嗜酸粒细胞增高；X 线、超声检查、CT 和放射核素等检查以明确诊断。

三、治疗方案的选择

1. 手术治疗。

2. 药物治疗。

四、进入路径标准

1. 第一诊断必须符合包虫病。

2. 当患者同时具有其他疾病诊断，但在住院期间不需要特殊处理也不影响第一诊断的临床路径流程实施时，可以进入路径。

五、住院期间的检查项目

1. 必需的检查项目

（1）血清试验。

（2）血常规。

（3）影像学检查：包括 X 线检查、超声检查、CT 和放射性核素扫描检查等。

2. 根据患者病情进行皮内试验。

六、治疗方案

1. 手术治疗　外科手术为治疗本病的首选方法，应争取在出现压迫症状或并发症前进行手术。术时先用细针将囊液抽出（慎防囊液外溢），然后将内囊摘除。

2. 药物治疗　首选阿苯达唑，也可以应用吡喹酮。

七、出院标准

1. 症状明显缓解。
2. 病情稳定。

八、标准住院日

标准住院日 7~21 天。

临床路径表单

一、肝泡型包虫临床路径

适用对象：第一诊断为包虫病（ICD-10：B67）

患者姓名：_____ 性别：_____ 年龄：_____ 门诊号：_____ 住院号：_____

住院日期：___年__月__日 出院日期：___年__月__日 标准住院日：17 天

住院时间	住院第 1 天	住院第 2~3 天	住院第 4~5 天
治疗目标	术前检查、术前准备	术前检查、术前准备 根据检查结果确定手术方案	术前准备
主要诊疗工作	□ 患者入院一般查体 □ 专科查体 □ 询问病史 □ 入院第一次知情谈话 □ 用药知情谈话	□ 上级医师查房 □ 整理检验回报单	□ 上级医师查房 □ 整理检验回报单，术前讨论，评价手术指征与风险 □ 安排次日手术 完成手术、第二次知情谈话，输血同意谈话及手术委托书
相关辅助检查	□ 血、尿、便常规 □ 生化、术前凝血功能、血型 □ 免疫（乙型病毒性肝炎、丙型病毒性肝炎、艾滋病、梅毒） □ 包虫八项 □ 凝血及不凝血送标本库 □ 十二通道心电图、胸部正侧位 X 线片 □ 根据病情检查腹部 B 超;腹部 CTA;心脏 B 超;肺功能 □ 肝功能储备试验		
具体治疗医嘱	长期医嘱： □ 普外科护理常规 □ 二级护理 □ 普食 □ 陪护一人 临时医嘱：（检查项目） □ 血、尿、便常规；生化、术前凝血功能、血型；免疫（乙型病毒性肝炎、丙型病毒性肝炎、艾滋病、梅毒） □ 心电图、胸部正侧位 X 线片 □ 包虫八项 □ 凝血及不凝血送标本库 □ 检查腹部 B 超，腹部 CTA，心脏 B 超（酌情），肺功能（酌情）	长期医嘱： □ 普外科常规护理 □ 二级护理 □ 普食 □ 陪护一人	长期医嘱： □ 普外科常规护理 □ 二级护理 □ 普食 □ 陪护一人 临时医嘱： □ 麻醉科会诊 □ 定于明日全麻下行肝包虫外囊完整剥离术 □ 术晨禁食、禁水 □ 留置鼻饲管置管 □ 留置导尿 □ 头孢皮试 □ 术区备皮 □ 高渗盐水 1000 ml □ 交叉配血 术中预防用头孢二代类抗生素 □ 开塞露 4 支

待 续

续　表

住院时间	住院第1天			住院第2~3天			住院第4~5天		
住院期间活动	无限制			无限制			无限制		
患者饮食标准	普通饮食			普通饮食			术晨禁食、禁水		
特殊医嘱									
主要护理工作	□ 病房介绍 □ 医院制度及医护人员介绍 □ 建立护患关系，告知患者医院环境（包括一些检查地点） □ 执行医嘱 □ 健康宣教（包括包虫病相关知识） □ 嘱患者避免感冒，明晨禁食、禁水，采血；不要随意外出			执行医嘱			□ 向患者介绍手术的目的，可能发生的问题、及术后饮食、活动情况 □ 术前准备工作，如个人卫生、皮肤准备等 □ 术前禁食、禁水 □ 常规二级护理		
病情变异记录	□ 无　□ 有，原因： 1. 2.			□ 无　□ 有，原因： 1. 2.			□ 无　□ 有，原因： 1. 2.		
护士签名	白班	小夜班	大夜班	白班	小夜班	大夜班	白班	小夜班	大夜班
医师签名									

住院时间	手术日	术后第1天	术后第2天
治疗目标	病情控制	病情控制	病情控制
主要诊疗工作	实施手术	□ 观察生命体征 □ 拔除胃管 □ 拔导尿管	□ 观察切口和体温 □ 观察引流情况
辅助检查	**长期医嘱：** □ 普外科常规护理 □ 一级护理 □ 禁食、禁水 □ 陪护一人 □ 留置胃管，留置尿管，留置腹腔引流管一根（酌情） □ 今日在全麻下行手术（嘱托性医嘱酌情） □ 吸氧，心电监护 □ 报病重（酌情） 　头孢二代类抗生素 □ 0.9%氯化钠溶液 100 ml+奥美拉唑（奥西康）40 mg，静脉滴注，每天两次 □ 10%葡萄糖注射液 500 ml+酚磺乙胺（止血敏）2.0 g+维生素 K_1 10 mg+氯化钾 15 ml+正规胰岛素 8～12 U（酌情），静脉滴注，每天一次 □ 10%葡萄糖注射液 500 ml+维生素 B_6 0.2 g+维生素 C 2.0 g+肌苷 0.6 g+氯化钾 15 ml+正规胰岛素 8～12 U（酌情），静脉滴注，每天一次 □ 葡萄糖 250 ml+保肝液体静脉滴注，每天一次	**长期医嘱：** □ 普外科常规护理 □ 一级护理 □ 禁食、禁水 □ 陪护一人 □ 留置腹腔引流管一根（酌情） □ 吸氧，心电监护 □ 报病重（酌情） □ 头孢二代类抗生素 □ 0.9%氯化钠 100 ml+奥美拉唑（奥西康）40 mg，静脉滴注，每天两次 □ 10%葡萄糖注射液 500 ml+酚磺乙胺（止血敏）2.0 g+维生素 K_1 10 mg+氯化钾 15 ml+正规胰岛素 8～12 U（酌情），静脉滴注，每天一次 □ 10%葡萄糖注射液 500 ml+维生素 B_6 0.2 g+维生素 C 2.0 g+肌苷 0.6 g+氯化钾 15 ml+正规胰岛素 8～12 U（酌情），静脉滴注，每天一次 □ 葡萄糖 250 ml+多种微量元素 8 ml，静脉滴注，每天一次 □ 5%葡萄糖注射液 250 ml+葡萄糖酸钙 20 mg+正规胰岛素 2 U（酌情），静脉滴注，每天一次	**长期医嘱：** □ 普外科常规护理 □ 一级护理 □ 禁食、禁水 □ 陪护一人 □ 留置腹腔引流管一根（酌情） □ 报病重（酌情） □ 头孢二代类抗生素 □ 0.9%氯化钠 100 ml+奥美拉唑（奥西康）40 mg，静脉滴注，每天两次 □ 10%葡萄糖注射液 500 ml+维生素 B_6 0.2 g+维生素 C 2.0 g+肌苷 0.6 g+氯化钾 15 ml+正规胰岛素 8～12 U（酌情），静脉滴注，每天一次 □ 葡萄糖 250 ml+多种微量元素 8 ml，静脉滴注，每天一次 □ 5%葡萄糖注射液 250 ml+葡萄糖酸钙 20 mg+正规胰岛素 2 U（酌情），静脉滴注，每天一次 □ 葡萄糖 250 ml+保肝液体，静脉滴注，每天一次 □ 氨基酸 250 ml，静脉滴注，每天一次 □ 脂肪乳 □ 人血白蛋白 20 g，每天一次

待 续

续 表

住院 时间	手术日	术后第 1 天	术后第 2 天
具体治疗医嘱	☐ 氨基酸 250 ml，静脉滴注，每天一次 ☐ 葡萄糖 250 ml+多种微量元素 8 ml，静脉滴注，每天一次 ☐ 5%葡萄糖注射液 250 ml+葡萄糖酸钙 20 mg+正规胰岛素 2 U（酌情），静脉滴注，每天一次 ☐ 脂肪乳 ☐ 人血白蛋白 20 g，每天一次 **临时医嘱：** ☐ 盐酸哌替啶针（杜冷丁）50 mg 肌内注射 ☐ 甲氧氯普胺（胃复安）10 mg 入小壶 ☐ 柴胡 4 ml，肌内注射	☐ 葡萄糖 250 ml+保肝液体，静脉滴注，每天一次 ☐ 氨基酸 250 ml，静脉滴注，每天一次 ☐ 脂肪乳 ☐ 人血白蛋白 20 g，每天一次 **临时医嘱：** ☐ 盐酸哌替啶针（杜冷丁）50 mg，肌内注射 ☐ 甲氧氯普胺（胃复安）10 mg，入小壶 ☐ 柴胡 4 ml，肌内注射	**临时医嘱：** ☐ 血常规 ☐ 肝功能、肾功能，电解质 ☐ 中换药 ☐ 柴胡 4 ml，肌内注射
住院期间活动		卧床	下床活动
患者饮食标准	禁食、禁水	禁食、禁水	少量全流质饮食
特殊医嘱			
主要护理工作	☐ 观察患者情况 ☐ 术后心理与生活护理 ☐ 常规一级护理 ☐ 体位护理 ☐ 协助生活护理 ☐ 饮食指导	☐ 观察患者情况 ☐ 术后心理与生活护理 ☐ 常规一级护理 ☐ 体位护理 ☐ 协助生活护理 ☐ 饮食指导	☐ 观察患者情况 ☐ 术后心理与生活护理 ☐ 常规一级护理 ☐ 体位护理 ☐ 协助生活护理 ☐ 饮食指导
变异记录	☐ 无 ☐ 有，原因： 1. 2.	☐ 无 ☐ 有，原因： 1. 2.	☐ 无 ☐ 有，原因： 1. 2.
护士签名	白班 | 小夜班 | 大夜班	白班 | 小夜班 | 大夜班	白班班 | 小夜班 | 大夜班
医师签名			

住院时间	术后第 3~4 天	术后第 5~8 天	术后第 9~14 天
治疗目标	病情控制	病情控制	病情控制
主要诊疗工作	□ 观察切口和体温 □ 观察引流情况	□ 观察切口和体温 □ 观察引流情况	□ 观察切口和体温 □ 观察引流情况
辅助检查	□ 血常规，血生化	□ 血常规，血生化 □ 腹部 B 超	
具体治疗医嘱	**长期医嘱：** □ 普外科常规护理 □ 二级护理 □ 流质饮食 □ 陪护一人 □ 留置腹腔引流管一根（酌情） □ 头孢二代类抗生素，氨基酸 250 ml，静脉滴注，每天一次 □ 0.9%氯化钠 100 ml+奥美拉唑（奥西康）40 mg，静脉滴注，每天两次（酌情停） □ 10%葡萄糖注射液 500 ml+维生素 B_6 0.2 g+维生素 C 2.0 g+肌苷 0.6 g+正规胰岛素 8 ~ 12 U（酌情），静脉滴注，每天一次 □ 葡萄糖 250 ml+多种微量元素 8 ml＋正规胰岛素 2 U（酌情），静脉滴注，每天一次；葡萄糖 250 ml+保肝液体，静脉滴注，每天一次 □ 脂肪乳，人血白蛋白 20 g，每天一次 **临时医嘱：** □ 血常规（第 4 天） □ 肝功能、肾功能，电解质（第 4 天） □ 中换药（第 4 天） □ 氯化钾口服液 100 ml（酌情）	**长期医嘱：** □ 普外科常规护理 □ 二级护理 □ 半流质饮食 □ 陪护一人 □ 留置腹腔引流管一根（酌情） □ 头孢二代类抗生素，氨基酸 250 ml，静脉滴注，每天一次 □ 葡萄糖 250 ml+多种微量元素 8 ml，静脉滴注，每天一次 □ 葡萄糖 250 ml+保肝液体静脉滴注，每天一次 **临时医嘱：** □ 急诊血常规（第 6 天） □ 血常规 □ 肝功能、肾功能，电解质（第 6 天） □ 中换药（第 6 天） □ 胸、腹及引流管周围积液 B 超（酌情）	**长期医嘱：** □ 普外科常规护理 □ 二级护理 □ 普通饮食 □ 陪护一人 　头孢二代类抗生素 □ 葡萄糖 250 ml+保肝液体，静脉滴注，每天一次 □ 今日出院（第 14 天） **临时医嘱：** □ 拆线（第 9 天）

待 续

住院时间	术后第 3~4 天			术后第 5~8 天			术后第 9~14 天		
住院期间活动	下床活动			下床活动			无限制		
患者饮食标准	流质饮食			半流质饮食			普通饮食		
特殊医嘱									
主要护理工作	□ 观察患者情况 □ 术后心理与生活护理 □ 常规一级护理 □ 体位及协助生活护理 □ 饮食指导			□ 观察患者情况 □ 术后心理与生活护理 □ 常规二级护理 □ 体位及协助生活护理 □ 饮食指导			□ 观察患者情况 □ 术后心理与生活护理 □ 常规二级护理 □ 体位及协助生活护理 □ 饮食指导		
变异记录	□ 无　□ 有，原因： 1. 2.			□ 无　□ 有，原因： 1. 2.			□ 无　□ 有，原因： 1. 2.		
护士签名	白班	小夜班	大夜班	白班	小夜班	大夜班	白班	小夜班	大夜班
医师签名									

二、肝囊型包虫肝部分切除临床路径

适用对象：包虫囊肿局限在肝脏边缘或局限在肝左或右叶单侧；囊肿壁厚（>0.3 cm）
　　　　　而且囊肿内呈混浊影像；手术复发的厚壁包虫囊肿合并囊内感染或血性肉
　　　　　芽肿；外囊残腔内胆漏长期带管或反复清创不愈者

患者姓名：_____ 性别：_____ 年龄：_____ 门诊号：_____ 住院号：_____

住院日期：___年__月__日　出院日期：___年__月__日　标准住院日：15 天

住院时间	住院第 1 天	住院第 2 天	住院第 3 天
治疗目标	术前检查、术前准备	术前检查、术前准备 根据检查结果确定手术方案	术前准备
主要诊疗工作	□ 患者入院一般查体 □ 专科查体 □ 询问病史 □ 入院第一次知情谈话 □ 用药知情谈话	□ 上级医师查房 □ 整理检验回报单	□ 上级医师查房 □ 整理检验回报单，术前讨论，评价手术指征与风险 □ 安排次日手术，完成手术、第二次知情谈话，输血同意谈话及手术委托书
相关辅助检查	□ 血、尿、便常规；生化、术前凝血功能、定血型；免疫（乙型病毒性肝炎、丙型病毒性肝炎、艾滋病、梅毒） □ 包虫八项 □ 凝血及不凝血送标本库 □ 十二导联心电图、胸部正侧位 X 线片 □ 根据病情，酌情检查腹部 B 超；腹部 CTA；心脏 B 超；肺功能		
具体治疗医嘱	**长期医嘱：** □ 普外科科护理常规 □ 二级护理 □ 饮食 □ 陪护一人 **临时医嘱：** □ 血、尿、便常规；生化、术前凝血功能、定血型；免疫（乙型病毒性肝炎、丙型病毒性肝炎、艾滋病、梅毒） □ 心电图、胸部正侧位 X 线片 □ 包虫八项 □ 凝血及不凝血送标本库 □ 腹部 B 超，腹部 CTA，心脏 B 超（酌情），肺功能（酌情）	**长期医嘱：** □ 普外科常规护理 □ 二级护理 □ 饮食 □ 陪护一人	**长期医嘱：** □ 普外科常规护理 □ 二级护理 □ 饮食 □ 陪护一人 **临时医嘱：** □ 麻醉科会诊 □ 定于明日全麻下行肝包虫外囊完整剥离术 □ 术晨禁食、禁水 □ 留置鼻饲管置管，留置导尿，头孢皮试，术区备皮 □ 高渗盐水 1000 ml，交叉配血，术中预防用头孢二代类抗生素 □ 开塞露 4 支

待　续

住院时间	住院第 1 天			住院第 2 天			住院第 3 天		
住院期间活动	无限制			无限制			无限制		
患者饮食标准	普通饮食			普通饮食			术晨禁食、禁水		
特殊医嘱									
主要护理工作	□ 病房介绍 □ 医院制度及医护人员介绍 □ 建立护患关系，告知患者医院环境包括一些检查地点 □ 执行医嘱 □ 健康宣教（包括包虫病相关知识） □ 嘱患者避免感冒，明晨禁食、禁水，采血，患者不要随意外出			执行医嘱			□ 向患者介绍手术的目的，可能发生的问题，及术后饮食、活动情况 □ 术前准备工作，如个人卫生、皮肤准备等；术前禁食、禁水 □ 常规二级护理		
变异记录	□ 无　□ 有，原因： 1. 2.			□ 无　□ 有，原因： 1. 2.			□ 无　□ 有，原因： 1. 2.		
护士签名	白班	小夜班	大夜班	白班	小夜班	大夜班	白班	小夜班	大夜班
医师签名									

住院时间	手术日	术后第 1 天	术后第 2 天
治疗目标	病情控制	病情控制	病情控制
主要诊疗工作	实施手术	□ 观察生命体征 □ 拔除胃管，拔导尿管	□ 观察切口和体温 □ 观察引流情况
辅助检查	长期医嘱： □ 普外科常规护理 □ 一级护理 □ 禁食、禁水 □ 陪护一人 □ 留置胃管，留置尿管 □ 留置腹腔引流管一根（酌情） □ 今日在全麻下行手术。（嘱托性医嘱酌情） □ 吸氧，心电监护 □ 报患者家属病重通知（酌情） □ 头孢二代类抗生素 □ 0.9%氯化钠溶液 100 ml+奥美拉唑（奥西康）40 mg，静脉滴注，每天两次 □ 10%葡萄糖注射液 500 ml+止血敏 2.0 g+维生素 K_1 10 mg+氯化钾 15 ml+正规胰岛素 8～12 U（酌情），静脉滴注，每天一次 □ 10%葡萄糖注射液 500 ml+维生素 B_6 0.2 g+维生素 C 2.0 g+肌苷 0.6 g+氯化钾 15 ml+正规胰岛素 8～12 U（酌情），静脉滴注，每天一次 □ 葡萄糖 250 ml+保肝液体静脉滴注，每天一次	长期医嘱： □ 普外科常规护理 □ 一级护理 □ 禁食、禁水 □ 陪护一人 □（酌情）留置腹腔引流管一根 □ 吸氧，心电监护 □ 向患者家属病重通知书（酌情） □ 头孢二代类抗生素 □ 0.9%氯化钠 100 ml+奥美拉唑（奥西康）40 mg，静脉滴注，每天两次 □ 10%葡萄糖注射液 500 ml+止血敏 2.0 g+维生素 K_1 10 mg+氯化钾 15 ml+正规胰岛素 8～12 U（酌情）静脉滴注，每天一次 □ 10%葡萄糖注射液 500 ml+维生素 B_6 0.2 g+维生素 C 2.0 g+肌苷 0.6 g+氯化钾 15 ml+正规胰岛素 8～12 U（酌情），静脉滴注，每天一次 □ 葡萄糖 250 ml+多种微量元素 8 ml，静脉滴注，每天一次 □ 5%葡萄糖注射液 250 ml+葡萄糖酸钙 20 mg+正规胰岛素 2 U（酌情）静脉滴注，每天一次	长期医嘱： □ 普外科常规护理 □ 一级护理 □ 禁食、禁水 □ 陪护一人 □ 留置腹腔引流管一根（酌情） □ 向患者家属病重通知书（酌情） □ 头孢二代类抗生素 □ 0.9%氯化钠 100 ml+奥美拉唑（奥西康）40 mg，静脉滴注，每天两次 □ 10%葡萄糖注射液 500 ml+维生素 B_6 0.2 g+维生素 C 2.0 g+肌苷 0.6 g+氯化钾 15 ml+正规胰岛素 8～12 U（酌情），静脉滴注，每天一次 □ 葡萄糖 250 ml+多种微量元素 8 ml，静脉滴注，每天一次 □ 5%葡萄糖注射液 250 ml+葡萄糖酸钙 20 mg+正规胰岛素 2 U（酌情），静脉点，滴每天一次 □ 葡萄糖 250 ml+保肝液体，静脉滴注，每天一次 □ 氨基酸 250 ml，静脉滴注，每天一次

待 续

续 表

住院时间	手术日	术后第 1 天	术后第 2 天
具体治疗医嘱	□ 氨基酸 250 ml 静脉滴注，每天一次 □ 葡萄糖 250 ml+多种微量元素 8 ml，静脉滴注，每天一次 □ 5%葡萄糖注射液 250 ml+葡萄糖酸钙 20 mg+正规胰岛素 2 U（酌情），静脉滴注，每天一次 **临时医嘱：** □ 盐酸哌替啶针（杜冷丁）50 mg，肌内注射 □ 甲氧氯普胺（胃复安）10 mg 入小壶 □ 柴胡 4 ml，肌内注射	□ 葡萄糖 250 ml+保肝液体，静脉滴注，每天一次 □ 氨基酸 250 ml，静脉滴注，每天一次 **临时医嘱：** □ 盐酸哌替啶针（杜冷丁）50 mg，肌内注射 □ 甲氧氯普胺（胃复安）10 mg 入小壶 □ 柴胡 4 ml，肌内注射	**临时医嘱：** □ 血常规 □ 肝功能、肾功能，电解质 □ 中换药 □ 柴胡 4 ml，肌内注射
住院期间活动		卧床	下床活动
患者饮食标准	禁食、禁水	禁食、禁水	少量全流质饮食
特殊医嘱			
主要护理工作	□ 观察患者情况 □ 术后心理与生活护理 □ 常规一级护理 □ 体位护理 □ 协助生活护理 □ 饮食指导	□ 观察患者情况 □ 术后心理与生活护理 □ 常规一级护理 □ 体位护理 □ 协助生活护理 □ 饮食指导	□ 观察患者情况 □ 术后心理与生活护理 □ 常规一级护理 □ 体位护理 □ 协助生活护理 □ 饮食指导
变异记录	□ 无 □ 有，原因： 1. 2.	□ 无 □ 有，原因： 1. 2.	□ 无 □ 有，原因： 1. 2.
护士签名	白班 / 小夜班 / 大夜班	白班 / 小夜班 / 大夜班	白班 / 小夜班 / 大夜班
医师签名			

住院时间	术后第 3~4 天	术后第 5~6 天	术后第 7~10 天
治疗目标	病情控制	病情控制	病情控制
主要诊疗工作	□ 观察切口和体温 □ 观察引流情况	□ 观察切口和体温 □ 观察引流情况	□ 观察切口和体温 □ 观察引流情况
辅助检查	□ 血常规，血生化	□ 血常规，血生化 □ 腹部 B 超	
具体治疗医嘱	长期医嘱： □ 普外科常规护理 □ 二级护理 □ 流质饮食 □ 陪护一人 □ 留置腹腔引流管一根(酌情) □ 头孢二代类抗生素 □ 0.9%氯化钠 100 ml+奥美拉唑（奥西康）40 mg，静脉滴注，每天两次（酌情停） □ 10%葡萄糖注射液 500 ml+维生素 B_6 0.2 g+维生素 C 2.0 g+肌苷 0.6 g+正规胰岛素 8~12 U（酌情）静脉滴注每天一次 □ 葡萄糖 250 ml+多种微量元素 8 ml+正规胰岛素 2 U（酌情），静脉滴注，每天一次 □ 葡萄糖 250 ml+保肝液体，静脉滴注，每天一次 临时医嘱： □ 血常规（第 4 天） □ 肝功能、肾功能，电解质 □ 中换药（第 4 天） □ 氯化钾口服液100 ml（酌情）	长期医嘱： □ 普外科常规护理 □ 二级护理 □ 半流质饮食 □ 陪护一人 □ 留置腹腔引流管一根（酌情） □ 头孢二代类抗生素 □ 葡萄糖 250 ml+多种微量元素 8 ml，静脉滴注，每天一次 □ 葡萄糖 250 ml+保肝液体，静脉滴注，每天一次 临时医嘱： □ 急诊血常规（第 6 天） □ 血常规 □ 肝功能、肾功能，电解质 □ 中换药（第 6 天） □ 胸、腹及引流管周围积液 B 超（酌情）	长期医嘱： □ 普外科常规护理 □ 二级护理 □ 普通饮食 □ 陪护一人 □ 头孢二代类抗生素 □ 葡萄糖 250 ml+保肝液体，静脉滴注，每天一次 □ 今日出院（第 8 天） 临时医嘱： □ 中换药（第 8 天）
住院期间活动	下床活动	下床活动	无限制
患者饮食标准	流质饮食	半流质饮食	普通饮食

待　续

续　表

住院时间	术后第3~4天			术后第5~6天			术后第7~10天		
特殊医嘱									
主要护理工作	□ 观察患者情况 □ 术后心理与生活护理 □ 常规一级护理 □ 体位护理 □ 协助生活护理 □ 饮食指导			□ 观察患者情况 □ 术后心理与生活护理 □ 常规二级护理 □ 体位护理 □ 协助生活护理 □ 饮食指导			□ 观察患者情况 □ 术后心理与生活护理 □ 常规二级护理 □ 体位护理 □ 协助生活护理 □ 饮食指导		
变异记录	□ 无　□ 有，原因： 1. 2.			□ 无　□ 有，原因： 1. 2.			□ 无　□ 有，原因： 1. 2.		
护士签名	白班	小夜班	大夜班	白班	小夜班	大夜班	白班	小夜班	大夜班
医师签名									

三、肝囊型包虫外囊次全切除术临床路径

适用对象：肝脏各种类型的囊性包虫病；手术后复发的囊性包虫病；已破裂或感染的囊性包虫病

患者姓名：_____ 性别：_____ 年龄：_____ 门诊号：_____ 住院号：_____

住院日期：___年__月__日 出院日期：___年__月__日 标准住院日：12 天

住院时间	住院第 1 天	住院第 2 天	住院第 3~5 天
治疗目标	术前检查、术前准备	术前检查、术前准备 根据检查结果确定手术方案	术前准备
主要诊疗工作	□ 患者入院一般查体 □ 专科查体 □ 询问病史 □ 入院第一次知情谈话 □ 用药知情谈话	□ 上级医师查房 □ 整理检验回报单	□ 上级医师查房 □ 整理检验回报单，术前讨论，与上级医院对接或远程会诊，评价手术指征与风险 □ 安排次日手术，完成手术、第二次知情谈话，输血同意谈话及手术委托书
相关辅助检查	□ 血、尿、便常规，生化、术前凝血功能、血型检测 □ 免疫（乙型病毒性肝炎、丙型病毒性肝炎、艾滋病、梅毒） □ 包虫八项 □ 凝血及不凝血送标本库 □ 十二导联心电图、胸部正侧位 X 线片 □ 根据病情，酌情腹部 B 超、腹部 CTA、心脏 B 超、肺功能等检查		
具体治疗医嘱	**长期医嘱：** □ 普外科护理常规 □ 二级护理 □ 饮食 □ 陪护一人 **临时医嘱：（检查项目）** □ 血、尿、便常规，生化、术前凝血功能、检测血型、免疫（乙型病毒性肝炎、丙型病毒性肝炎、艾滋病、梅毒） □ 心电图、胸部正侧位 X 线片 □ 包虫八项 □ 凝血及不凝血送标本库 □ 腹部 B 超，腹部 CTA，心脏 B 超（酌情） □ 肺功能（酌情）等检查	**长期医嘱：** □ 普外科常规护理 □ 二级护理 □ 普食 □ 陪护一人	**长期医嘱：** □ 普外科常规护理 □ 二级护理 □ 普食 □ 陪护一人 **临时医嘱：** □ 麻醉科会诊 □ 定于明日全麻下行肝包虫外囊完整剥离术 □ 术晨禁食、禁水 □ 留置鼻饲管置管，留置导尿管 □ 头孢皮试，术区备皮 □ 高渗盐水 1000 ml □ 交叉配血 □ 术中预防用头孢二代类抗生素 □ 开塞露 4 支

待　续

续　表

住院时间	住院第1天	住院第2天	住院第3~5天
住院期间活动	无限制	无限制	无限制
患者饮食标准	普通饮食	普通饮食	术晨禁食、禁水
特殊医嘱			
主要护理工作	□ 病房介绍，医院制度及医护人员介绍 □ 建立护患关系，告知患者医院环境包括一些检查地点 □ 执行医嘱 □ 健康宣教（包括包虫病相关知识） □ 嘱患者避免感冒，明晨禁食、禁水，采血 □ 嘱患者不要随意外出	执行医嘱	□ 向患者介绍手术的目的，可能发生的问题，及术后饮食、活动情况 □ 术前准备工作，如个人卫生、皮肤准备等 □ 术前禁食、禁水 □ 常规二级护理
变异记录	□ 无　□ 有，原因： 1. 2.	□ 无　□ 有，原因： 1. 2.	□ 无　□ 有，原因： 1. 2.
护士签名	白班 | 小夜班 | 大夜班	白班 | 小夜班 | 大夜班	白班 | 小夜班 | 大夜班
医师签名			

住院时间	手术日	术后第 1 天	术后第 2 天
治疗目标	病情控制	病情控制	病情控制
主要诊疗工作	实施手术	□ 观察生命体征 □ 拔除胃管 □ 拔导尿管	□ 观察切口和体温 □ 观察引流情况
辅助检查	长期医嘱： □ 普外科常规护理 □ 一级护理 □ 禁食、禁水 □ 陪护一人 □ 留置胃管及尿管 □ （酌情）留置腹腔引流管一根 □ 今日在全麻下行手术。（嘱托性医嘱酌情） □ 吸氧，心电监护 □ 向患者家属报病重通知（酌情） □ 头孢二代类抗生素 □ 0.9%氯化钠溶液 100 ml+奥美拉唑（奥西康）40 mg，静脉滴注，每天两次 □ 10%葡萄糖注射液 500 ml+止血敏 2.0 g+维生素 K_1 10 mg+氯化钾 15 ml+正规胰岛素 8～12 U（酌情），静脉滴注，每天一次 □ 10%葡萄糖注射液 500 ml+维生素 B_6 0.2 g+维生素 C 2.0 g+肌苷 0.6 g+氯化钾 15 ml+正规胰岛素 8～12 U（酌情），静脉滴注，每天一次 □ 葡萄糖 250 ml+保肝液体，静脉滴注，每天一次	长期医嘱： □ 普外科常规护理 □ 一级护理 □ 禁食、禁水 □ 陪护一人 □ （酌情）留置腹腔引流管一根 □ 吸氧，心电监护 □ 向患者家属报病重通知（酌情） □ 头孢二代类抗生素 □ 0.9%氯化钠溶液 100 ml+奥美拉唑（奥西康）40 mg，静脉滴注，每天两次 □ 10%葡萄糖注射液 500 ml+止血敏 2.0 g+维生素 K_1 10 mg+氯化钾 15 ml+正规胰岛素 8～12 U（酌情），静脉滴注，每天一次 □ 10%葡萄糖注射液 500 ml+维生素 B_6 0.2 g+维生素 C 2.0 g+肌苷 0.6 g+氯化钾 15 ml+正规胰岛素 8～12 U（酌情），静脉滴注，每天一次 □ 葡萄糖 250 ml+多种微量元素 8 ml，静脉滴注，每天一次 □ 5%葡萄糖注射液 250 ml+葡萄糖酸钙 20 mg+正规胰岛素 2 U（酌情），静脉滴注，每天一次	长期医嘱： □ 普外科常规护理 □ 一级护理 □ 禁食、禁水 □ 陪护一人 □ 留置腹腔引流管一根（酌情） □ 向患者家属报病重通知（酌情） □ 头孢二代类抗生素 □ 0.9%氯化钠 100 ml+奥美拉唑（奥西康）40 mg，静脉滴注，每天两次 □ 10%葡萄糖注射液 500 ml+维生素 B_6 0.2 g+维生素 C 2.0 g+肌苷 0.6 g+氯化钾 15 ml+正规胰岛素 8～12 U（酌情），静脉滴注，每天一次 □ 葡萄糖 250 ml+多种微量元素 8 ml，静脉滴注，每天一次 □ 5%葡萄糖注射液 250 ml+葡萄糖酸钙 20 mg+正规胰岛素 2 U（酌情），静脉滴注，每天一次 □ 葡萄糖 250 ml+保肝液体，静脉滴注，每天一次 □ 氨基酸 250 ml，静脉滴注，每天一次

待 续

续　表

住院时间	手术日	术后第 1 天	术后第 2 天
具体治疗医嘱	□ 氨基酸 250 ml，静脉滴注，每天一次 □ 葡萄糖 250 ml+多种微量元素 8 ml，静脉滴注，每天一次 □ 5%葡萄糖注射液 250 ml+葡萄糖酸钙 20 mg+正规胰岛素 2 U（酌情），静脉滴注，每天一次 **临时医嘱：** □ 盐酸哌替啶针（杜冷丁）50 mg，肌内注射 □ 甲氧氯普胺（胃复安）10 mg 入小壶 □ 柴胡 4 ml，肌内注射	□ 葡萄糖 250 ml+保肝液体，静脉滴注，每天一次 □ 氨基酸 250 ml，静脉滴注，每天一次 **临时医嘱：** □ 盐酸哌替啶针（杜冷丁）50 mg，肌内注射 □ 甲氧氯普胺（胃复安）10 mg 入小壶 □ 柴胡 4 ml，肌内注射	**临时医嘱：** □ 血常规 □ 肝功能、肾功能，电解质 □ 中换药 □ 柴胡 4 ml，肌内注射
住院期间活动		卧床	下床活动
患者饮食标准	禁食、禁水	禁食、禁水	少量全流质饮食
特殊医嘱			
主要护理工作	□ 观察患者情况 □ 术后心理与生活护理 □ 常规一级护理 □ 体位护理 □ 协助生活护理 □ 饮食指导	□ 观察患者情况 □ 术后心理与生活护理 □ 常规一级护理 □ 体位护理 □ 协助生活护理 □ 饮食指导	□ 观察患者情况 □ 术后心理与生活护理 □ 常规一级护理 □ 体位护理 □ 协助生活护理 □ 饮食指导
病情变异记录	□ 无　□ 有，原因： 1. 2.	□ 无　□ 有，原因： 1. 2.	□ 无　□ 有，原因： 1. 2.
护士签名	白班 ｜ 小夜班 ｜ 大夜班	白班 ｜ 小夜班 ｜ 大夜班	白班 ｜ 小夜班 ｜ 大夜班
医师签名			

住院时间	术后第 3~4 天	术后第 5~6 天	术后第 7~8 天
治疗目标	病情控制	病情控制	病情控制
主要诊疗工作	□ 观察切口和体温 □ 观察引流情况	□ 观察切口和体温 □ 观察引流情况	□ 观察切口和体温 □ 观察引流情况
辅助检查	□ 血常规，血生化	□ 血常规，血生化 □ 腹部 B 超	
具体治疗医嘱	**长期医嘱：** □ 普外科常规护理 □ 二级护理 □ 流质饮食 □ 陪护一人 □ （酌情）留置腹腔引流管一根 □ 头孢二代类抗生素 □ 0.9%氯化钠 100 ml+奥美拉唑（奥西康）40 mg，静脉滴注，每天两次（酌情停） □ 10%葡萄糖注射液 500 ml+维生素 B_6 0.2 g+维生素 C 2.0 g+肌苷 0.6 g+正规胰岛素 8~12 U（酌情），静脉滴注，每天一次 □ 葡萄糖 250 ml+多种微量元素 8 ml+正规胰岛素 2 U（酌情），静脉滴注，每天一次 □ 葡萄糖 250 ml+保肝液体，静脉滴注，每天一次 **临时医嘱：** □ 血常规（第 4 天） □ 肝功能、肾功能，电解质（第 4 天） □ 中换药（第 4 天） □ 氯化钾口服液 100 ml（酌情）	**长期医嘱：** □ 普外科常规护理 □ 二级护理 □ 半流质饮食 □ 陪护一人 □ 留置腹腔引流管一根（酌情） □ 头孢二代类抗生素 □ 葡萄糖 250 ml+多种微量元素 8 ml，静脉滴注，每天一次 □ 葡萄糖 250 ml+保肝液体，静脉滴注，每天一次 **临时医嘱：** □ 急诊血常规（第 6 天） □ 血常规 □ 肝功能、肾功能，电解质（第 6 天） □ 中换药（第 6 天） □ 胸、腹及引流管周围积液 B 超（酌情）	**长期医嘱：** □ 普外科常规护理 □ 二级护理 □ 普通饮食 □ 陪护一人 □ 头孢二代类抗生素 □ 葡萄糖 250 ml+保肝液体，静脉滴注，每天一次 □ 今日出院（第 8 天） **临时医嘱：** □ 中换药（第 8 天）
住院期间活动	下床活动	下床活动	无限制

待 续

续　表

住院时间	术后第3~4天			术后第5~6天			术后第7~8天		
患者饮食标准	流质饮食			半流质饮食			普通饮食		
特殊医嘱									
主要护理工作	□ 观察患者情况 □ 术后心理与生活护理 □ 常规一级护理 □ 体位护理及协助生活护理 □ 饮食指导			□ 观察患者情况 □ 术后心理与生活护理 □ 常规二级护理 □ 体位护理及协助生活护理 □ 饮食指导			□ 观察患者情况 □ 术后心理与生活护理 □ 常规二级护理 □ 体位护理及协助生活护理 □ 饮食指导		
病情变异记录	□ 无　□ 有，原因： 1. 2.			□ 无　□ 有，原因： 1. 2.			□ 无　□ 有，原因： 1. 2.		
护士签名	白班	小夜班	大夜班	白班	小夜班	大夜班	白班	小夜班	大夜班
医师签名									

四、肝囊型包虫外囊剥离临床路径

适用对象：第一诊断为肝囊型包虫病；无肺部及腹腔外其他脏器转移；无其他严重的合并症；原发性包虫囊肿部分突出肝表面者

患者姓名：_____ 性别：_____ 年龄：_____ 门诊号：_____ 住院号：_____

住院日期：___年__月__日 出院日期：___年__月__日 标准住院日：12 天

住院时间	住院第 1 天	住院第 2 天	住院第 3 天
治疗目标	术前检查、术前准备	术前检查、术前准备 根据检查结果确定手术方案	术前准备
主要诊疗工作	□ 患者入院一般查体 □ 专科查体 □ 询问病史 □ 入院第一次知情谈话 □ 用药知情谈话	□ 上级医师查房 □ 整理检验回报单	□ 上级医师查房 □ 整理检验回报单，术前讨论，评价手术指征与风险 □ 安排次日手术，完成手术、第二次知情谈话，输血同意谈话及手术委托书
相关辅助检查	□ 血、尿、便常规，生化、术前凝血功能、血型检测 □ 免疫（乙型病毒性肝炎、丙型病毒性肝炎、艾滋病、梅毒） □ 包虫八项 □ 凝血及不凝血送标本库 □ 十二通道心电图、胸部正侧位 X 线片 □ （根据病情酌情检查）腹部 B 超，腹部 CTA，心脏 B 超，肺功能		

待　续

续　表

住院时间	住院第 1 天	住院第 2 天	住院第 3 天
具体治疗医嘱	长期医嘱： □ 普外科科护理常规 □ 二级护理 □ 普食 □ 陪护一人 临时医嘱： □ 血、尿、便常规，生化、术前凝血功能、血型检测 □ 免疫（乙型病毒性肝炎、丙型病毒性肝炎、艾滋病、梅毒） □ 心电图、胸部正侧位片 □ 包虫八项 □ 凝血及不凝血送标本库 □ 腹部 B 超，腹部 CTA，心脏 B 超（酌情）、肺功能（酌情）等检查	长期医嘱： □ 普外科常规护理 □ 二级护理 □ 普食 □ 陪护一人	长期医嘱： □ 普外科常规护理 □ 二级护理 □ 普食 □ 陪护一人 临时医嘱： □ 麻醉科会诊 □ 定于明日全麻下行肝包虫外囊完整剥离术 □ 术晨禁食、禁水 □ 留置鼻饲管 □ 留置导尿管 □ 头孢皮试 □ 术区备皮 □ 高渗盐水 1000 ml □ 交叉配血 □ 术中预防用头孢二代类抗生素 □ 开塞露 4 支
住院期间活动	无限制	无限制	无限制
患者饮食标准	普通饮食	普通饮食	术晨禁食、禁水
特殊医嘱			
护理处理	□ 病房介绍 □ 医院制度及医护人员介绍 □ 建立护患关系，告知患者医院环境包括一些检查地点 □ 执行医嘱 □ 健康宣教（包括包虫病相关知识） □ 嘱患者避免感冒，明晨禁食、禁水，并采血 □ 嘱患者不要随意外出	执行医嘱	□ 向患者介绍手术的目的，可能发生的问题，及术后饮食、活动情况 □ 术前准备工作，如个人卫生、皮肤准备等 □ 术前禁食、禁水 □ 常规二级护理

待　续

续　表

住院时间	住院第 1 天			住院第 2 天			住院第 3 天		
变异记录	□无　□有，原因： 1. 2.			□无　□有，原因： 1. 2.			□无　□有，原因： 1. 2.		
护士签名	白班	小夜班	大夜班	白班	小夜班	大夜班	白班	小夜班	大夜班
医师签名									

住院时间	手术日	术后第 1 天	术后第 2 天
治疗目标	病情控制	病情控制	病情控制
主要诊疗工作	实施手术	□ 观察生命体征 □ 拔除胃管 □ 拔导尿管	□ 观察切口和体温 □ 观察引流情况
辅助检查	长期医嘱： □ 普外科常规护理 □ 一级护理 □ 禁食、禁水 □ 陪护一人 □ 留置胃管，留置尿管 □ （酌情）留置腹腔引流管一根 □ 今日在全麻下行手术（嘱托性医嘱酌情） □ 吸氧，心电监护 □ 向患者家属报病重通知（酌情） □ 头孢二代类抗生素 □ 0.9%氯化钠 100 ml+奥美拉唑（奥西康）40 mg，静脉滴注，每天两次 □ 10%葡萄糖注射液 250 ml+止血敏 2.0 g+维生素 K_1 10 mg+氯化钾 15 ml+正规胰岛素 8 ~ 12 U（酌情），静脉滴注，每天一次 □ 10%葡萄糖注射液 500 ml+维生素 B_6 0.2 g+维生素 C 2.0 g+肌苷 0.6 g+氯化钾 15 ml+正规胰岛素 8 ~ 12 U（酌情），静脉滴注，每天一次 □ 葡萄糖 250 ml+保肝液体，静脉滴注，每天一次	长期医嘱： □ 普外科常规护理 □ 一级护理 □ 禁食、禁水 □ 陪护一人 □ （酌情）留置腹腔引流管一根 □ 吸氧，心电监护 □ 向患者家属报病重通知（酌情） □ 头孢二代类抗生素 □ 0.9%氯化钠 100 ml+奥美拉唑（奥西康）40 mg，静脉滴注，每天两次 □ 10%葡萄糖注射液 500 ml+止血敏 2.0 g+维生素 K_1 10 mg+氯化钾 15 ml+正规胰岛素 8 ~ 12 U（酌情），静脉滴注，每天一次 □ 10%葡萄糖注射液 500 ml+维生素 B_6 0.2 g+维生素 C 2.0 g+肌苷 0.6 g+氯化钾 15 ml+正规胰岛素 8 ~ 12 U（酌情），静脉滴注，每天一次 □ 葡萄糖 250 ml+多种微量元素 8 ml，静脉滴注，每天一次 □ 5%葡萄糖注射液 250 ml+葡萄糖酸钙 20 mg+正规胰岛素 2 U（酌情），静脉滴注，每天一次	长期医嘱： □ 普外科常规护理 □ 一级护理 □ 禁食、禁水 □ 陪护一人 □ 留置腹腔引流管一根（酌情） □ 留置腹腔引流管一根（酌情） □ 向患者家属报病重通知（酌情） □ 头孢二代类抗生素 □ 0.9%氯化钠 100 ml+奥美拉唑（奥西康）40 mg，静脉滴注，每天两次 □ 10%葡萄糖注射液 500 ml+维生素 B_6 0.2 g+维生素 C 2.0 g+肌苷 0.6 g+氯化钾 15 ml+正规胰岛素 8 ~ 12 U（酌情），静脉滴注，每天一次 □ 葡萄糖 250 ml+多种微量元素 8 ml，静脉滴注，每天一次 □ 5%葡萄糖注射液 250 ml+葡萄糖酸钙 20 mg+正规胰岛素 2U（酌情），静脉滴注，每天一次 □ 葡萄糖 250 ml+保肝液体，静脉滴注，每天一次 □ 氨基酸 250 ml，静脉滴注，每天一次

待 续

续　表

住院时间	手术日	术后第 1 天	术后第 2 天
具体治疗医嘱	□ 氨基酸 250 ml，静脉滴注，每天一次 □ 葡萄糖 250 ml+多种微量元素 8 ml，静脉滴注，每天一次 □ 5%葡萄糖注射液 250 ml+葡萄糖酸钙 20 mg+正规胰岛素 2 U（酌情），静脉滴注，每天一次 临时医嘱： □ 盐酸哌替啶针（杜冷丁）50 mg，肌内注射 □ 甲氧氯普胺（胃复安）10 mg 入小壶 □ 柴胡 4 ml，肌内注射	□ 葡萄糖 250 ml+保肝液体，静脉滴注，每天一次 □ 氨基酸 250 ml，静脉滴注，每天一次 临时医嘱： □ 盐酸哌替啶针（杜冷丁）50 mg，肌内注射 □ 甲氧氯普胺（胃复安）10 mg 入小壶 □ 柴胡 4 ml，肌内注射	临时医嘱： □ 血常规 □ 肝功能、肾功能，电解质 □ 中换药 □ 柴胡 4 ml，肌内注射
住院期间活动		卧床	下床活动
患者饮食标准	禁食、禁水	禁食、禁水	少量全流质饮食
特殊医嘱			
主要护理工作	□ 观察患者情况 □ 术后心理与生活护理 □ 常规一级护理 □ 体位护理 □ 协助生活护理 □ 饮食指导	□ 观察患者情况 □ 术后心理与生活护理 □ 常规一级护理 □ 体位护理 □ 协助生活护理 □ 饮食指导	□ 观察患者情况 □ 术后心理与生活护理 □ 常规一级护理 □ 体位护理 □ 协助生活护理 □ 饮食指导
病情变异记录	□ 无　□ 有，原因： 1. 2.	□ 无　□ 有，原因： 1. 2.	□ 无　□ 有，原因： 1. 2.
护士签名	白班　小夜班　大夜班	白班　小夜班　大夜班	白班　小夜班　大夜班
医师签名			

住院时间	术后第3~4天	术后第5~6天	术后第7~8天
治疗目标	病情控制	病情控制	病情控制
主要诊疗工作	□ 观察切口和体温 □ 观察引流情况	□ 观察切口和体温 □ 观察引流情况	□ 观察切口和体温 □ 观察引流情况
辅助检查	□ 血常规，血生化	□ 血常规，血生化 □ 腹部B超	
具体治疗医嘱	**长期医嘱：** □ 普外科常规护理 □ 二级护理 □ 流质饮食 □ 陪护一人 □ 留置腹腔引流管一根（酌情） □ 头孢二代类抗生素 □ 0.9%氯化钠 100 ml+奥美拉唑（奥西康）40 mg，静脉滴注，每天两次（酌情停） □ 10%葡萄糖注射液 500 ml+维生素 B_6 0.2 g+维生素C 2.0 g+肌苷 0.6 g+正规胰岛素 8~12 U（酌情），静脉滴注，每天一次 □ 葡萄糖 250 ml+多种微量元素＋正规胰岛素 2 U（酌情），静脉滴注，每天一次 □ 葡萄糖 250 ml+保肝液体静脉滴注每天一次 **临时医嘱：** □ 血常规（第4天） □ 肝功能、肾功能，电解质（第4天） □ 中换药（第4天） □ 氯化钾口服液 100 ml（酌情）	**长期医嘱：** □ 普外科常规护理 □ 二级护理 □ 半流质饮食 □ 陪护一人 □ 留置腹腔引流管一根（酌情） □ 头孢二代类抗生素 □ 葡萄糖 250 ml+多种微量元素 8 ml，静脉滴注，每天一次 □ 葡萄糖 250 ml+保肝液体，静脉滴注，每天一次 **临时医嘱：** □ 急诊血常规（第6天） □ 血常规 □ 肝功能、肾功能，电解质（第6天） □ 中换药（第6天） □ 胸、腹及引流管周围积液B超（酌情）	**长期医嘱：** □ 普外科常规护理 □ 二级护理 □ 普通饮食 □ 陪护一人 □ 头孢二代类抗生素 □ 葡萄糖 250 ml+保肝液体，静脉滴注，每天一次 □ 今日出院（第8天） **临时医嘱：** □ 中换药（第8天）
住院期间活动	下床活动	下床活动	无限制

待 续

续　表

住院时间	术后第 3~4 天	术后第 5~6 天	术后第 7~8 天
患者饮食标准	流质饮食	半流质饮食	普通饮食
特殊医嘱			
主要护理工作	□ 观察患者情况 □ 术后心理与生活护理 □ 常规一级护理 □ 体位护理 □ 协助生活护理 □ 饮食指导	□ 观察患者情况 □ 术后心理与生活护理 □ 常规二级护理 □ 体位护理 □ 协助生活护理 □ 饮食指导	□ 观察患者情况 □ 术后心理与生活护理 □ 常规二级护理 □ 体位护理 □ 协助生活护理 □ 饮食指导
病情变异记录	□ 无　□ 有，原因： 1. 2.	□ 无　□ 有，原因： 1. 2.	□ 无　□ 有，原因： 1. 2.
护士签名	白班｜小夜班｜大夜班	白班｜小夜班｜大夜班	白班｜小夜班｜大夜班
医师签名			

（中华医学会感染病学分会）

2

恶性肿瘤临床路径

第10节　下咽癌临床路径

临床路径标准

一、适用对象

第一诊断为下咽癌（ICD-10：C12/C13）。

行下咽切除术、下咽加部分或全喉切除术（ICD-9-CM-3：29.33/30.2-30.4）。

二、诊断依据

根据《临床诊疗指南——耳鼻喉头颈外科分册》（中华医学会编著，人民卫生出版社，2009 年）。

1. 症状　咽异物感、咽痛、吞咽困难、颈部包块等。
2. 体征　下咽部新生物。
3. 辅助检查　喉镜，梨状窝及食管钡剂造影，食管镜，增强 CT 或 MRI 检查提示下咽部占位病变。
4. 病理组织学活检　可明确诊断。

三、治疗方案的选择

根据《临床诊疗指南——耳鼻喉头颈外科分册》（中华医学会编著，人民卫生出版社，2009 年）、《临床技术操作规范——耳鼻咽喉-头颈外科分册》（中华医学会编著，人民军医出版社，2009 年）、《头颈肿瘤综合治疗专家共识》（中国抗癌协会头颈肿瘤专业委员会，中国抗癌协会放射肿瘤专业委员会，中华耳鼻咽喉头颈外科杂志，2010，45（7）：535-541）。

1. 保留喉功能下咽癌切除术　T_1、T_2 下咽癌，有保喉意愿、肿瘤条件允许。
2. 下咽及全喉切除术　T_2、T_3、T_4 下咽癌，不能保留喉功能或患者无保喉意愿。
3. 下咽缺损修复　根据缺损情况，选择合理的修复材料和修复方法。
4. 颈淋巴结清扫术　根据颈淋巴结转移情况而定。

四、标准住院日

标准住院日≤21 天。

五、进入路径标准

1. 第一诊断符合下咽癌疾病编码（ICD-10：C12/C13）。
2. 当患者同时具有其他疾病诊断，但住院期间不需要特殊处理也不影响第一诊断的临床路径流程实施时，可以进入路径。

六、术前准备

术前准备≤4天。

1. 必需的检查项目

（1）血、尿常规。

（2）肝功能、肾功能、电解质、血糖、凝血功能。

（3）感染性疾病筛查（乙型病毒性肝炎、丙型病毒性肝炎、梅毒、艾滋病等）。

（4）胸部X线片、心电图。

（5）喉镜。

（6）增强CT或MRI。

（7）标本送病理学检查。

2. 根据患者情况可选择下咽-食管-胃造影、纤维食管-胃镜、输血准备等。

七、预防性抗生素选择与使用时机

按照《抗菌药物临床应用管理办法》（卫生部令〔2012〕84号）和《抗菌药物临床应用指导原则》（卫医发〔2004〕285号）执行，合理使用抗生素，术前预防性用药为1天。

八、手术

手术日为入院5天内。

1. 麻醉方式　全身麻醉。

2. 手术　见治疗方案的选择。

3. 术中用药　止血药、抗生素。

4. 输血　视术中情况而定。

5. 标本送病理检查。

九、术后

术后住院恢复7~19天。

1. 抗生素　按照《抗菌药物临床应用管理办法》（卫生部令〔2012〕84号）和《抗菌药物临床应用指导原则》（卫医发〔2004〕285号）合理选用抗生素。

2. 漱口。

3. 鼻饲。

4. 伤口换药。

十、出院标准

1. 一般情况良好。

2. 没有需要住院处理的并发症。

十一、变异及原因分析

1. 术中、术后出现并发症（如咽瘘等），需要特殊诊断治疗措施，延长住院时间。

2. 伴有影响本病治疗效果的合并症，需要采取进一步检查和诊断，延长住院时间。

临床路径表单

适用对象：第一诊断为下咽癌（ICD-10：C12/C13）；行下咽或下咽加部分或全喉切除术（ICD-9-CM-3：29.33/30.2-30.4）

患者姓名：_____ 性别：_____ 年龄：_____ 门诊号：_____ 住院号：_____

住院日期：___年__月__日　出院日期：___年__月__日　标准住院日：≤21 天

时间	住院第 1 天	住院第 2 天 （手术准备日）
主要诊疗工作	□ 询问病史及体格检查 □ 完成病历书写 □ 上级医师查房与术前评估 □ 初步确定手术方式和日期 □ 完善检查	□ 上级医师查房 □ 完成术前准备与术前评估 □ 进行术前讨论，确定手术方案 □ 完成必要的相关科室会诊 □ 签署手术知情同意书、自费用品协议书、输血同意书 □ 向患者及家属交代围术期注意事项 □ 麻醉前评估，签署麻醉同意书
重要医嘱	**长期医嘱：** □ 耳鼻咽喉科护理常规 □ 二级护理 □ 普通饮食 □ 患者既往疾病基础用药 **临时医嘱：** □ 血常规、尿常规 □ 肝功能、肾功能、血糖、电解质、凝血功能、感染性疾病筛查（乙型病毒性肝炎、丙型病毒性肝炎、梅毒、艾滋病等） □ 胸部 X 线片、心电图 □ 喉镜检查 □ 增强 CT 或 MRI □ 病理学检查 □ 下咽-食管造影 □ 病理学检查 □ 输血准备（根据手术情况） □ 手术必需的相关检查	**长期医嘱：** □ 耳鼻咽喉科护理常规 □ 二级护理 □ 普通饮食 □ 患者既往疾病基础用药 **临时医嘱：** □ 明日全身麻醉下行喉部分或全切除术* □ 术前禁食、禁水 □ 术前抗生素 □ 术前准备 □ 留置鼻饲管 □ 其他特殊医嘱
主要护理工作	□ 入院宣教 □ 入院护理评估	□ 宣教、备皮等术前准备 □ 手术前物品准备 □ 手术前心理护理
病情变异记录	□ 无　□ 有，原因： 1. 2.	□ 无　□ 有，原因： 1. 2.
护士签名		
医师签名		

时间	住院第 3~5 天（手术日）	住院第 4~20 天（术后 1~17 天）	住院第 7~21 天（出院日）
主要诊疗工作	□ 手术 □ 术者完成手术记录 □ 住院医师完成术后病程 □ 上级医师查房 □ 向患者及家属交代病情及术后注意事项	□ 上级医师查房 □ 住院医生完成常规病历书写 □ 注意病情变化 □ 注意观察生命体征 □ 注意引流量，根据引流情况明确是否拔除引流管	□ 上级医师查房，进行手术及伤口评估 □ 完成出院记录、出院证明书写 □ 向患者交代出院后的注意事项
重点医嘱	**长期医嘱：** □ 全麻术后常规护理 □ 下咽或下咽加部分或全喉切除术* 术后常规护理 □ 气管切开术后常规护理 □ 一级护理 □ 鼻饲饮食 □ 抗生素 □ 其他特殊医嘱 **临时医嘱：** □ 标本送病理检查 □ 酌情心电监护 □ 酌情吸氧 □ 其他特殊医嘱	**长期医嘱：** □ 一/二级护理 □ 酌情停用鼻饲饮食 □ 酌情停用抗生素 □ 其他特殊医嘱 **临时医嘱：** □ 换药 □ 其他特殊医嘱	**出院医嘱：** □ 出院带药 □ 酌情肿瘤综合治疗 □ 门诊随访
主要护理工作	□ 随时观察患者病情变化 □ 术后心理与生活护理	□ 观察患者情况 □ 术后心理与生活护理	□ 指导患者办理出院手续 □ 指导术后气管套管护理 □ 指导术后随访时间 □ 指导术后发声功能锻炼
病情变异记录	□ 无 □ 有，原因： 1. 2.	□ 无 □ 有，原因： 1. 2.	□ 无 □ 有，原因： 1. 2.
护士签名			
医师签名			

注：*实际操作时需明确写出具体的术式

（中华医学会耳鼻咽喉头颈外科学分会）

第11节 鼻咽癌临床路径

临床路径标准

一、适用对象

第一诊断为鼻咽癌（ICD-10：C11）。

二、诊断依据

根据《临床诊疗指南——耳鼻喉头颈外科分册》（中华医学会编著，人民卫生出版社，2009年）：

1. 症状 涕血、鼻出血、鼻塞、耳鸣、听力减退、头痛、颈部淋巴结肿大、脑神经损害或远处转移症状。

2. 体征 鼻咽部、颈部有新生物。

3. 辅助检查 间接鼻咽镜、纤维或电子鼻咽镜、鼻咽部增强 CT 和（或）MRI、血清 VCA-IgA、EB-DNA、全身骨扫描或 PET 检查。

4. 病理学 [鼻咽部和（或）颈部转移灶] 明确诊断。

三、治疗方案的选择

根据《临床治疗指南——耳鼻喉头颈外科分册》（中华医学会编著，人民卫生出版社，2009年）、《头颈肿瘤综合治疗专家共识》（中国抗癌协会头颈肿瘤专业委员会，中国抗癌协会放射肿瘤专业委员会，中华耳鼻咽喉头颈外科杂志，2010，45（7）535-541）、《中国鼻咽癌诊疗指南》（中国抗癌协会鼻咽癌专业委员会，2007年）、《2010 鼻咽癌调强放射治疗靶区及剂量设计指引专家共识》（中国鼻咽癌临床分期工作委员会，中华放射肿瘤学杂志，2011，20（44）：267-269）、《2012 ESMO 临床实践指南：鼻咽癌的诊断、治疗与随访》（欧洲肿瘤内科学会）。

鼻咽癌分期对预后意义重大，也是影响治疗方案选择的主要因素。目前主要采用 2008 中国鼻咽癌分期和 2010 第七版世界抗癌联盟/美国癌症联合委员会标准，以 MRI 检查作为分期依据。根据分期选择不同治疗方案。其原则是：放射治疗为主，辅以化学治疗和手术治疗。

1. 早期 对应鼻咽癌 I 期，单用放射治疗。

2. 中期 对应鼻咽癌 II 期，无淋巴结转移者可考虑单纯放射治疗；伴淋巴结转移者同步放化疗。

3. 晚期 对应鼻咽癌 III、IV$_A$、IV$_B$ 期。多采用同步放化疗，联合辅助化学治疗；放射治疗效果欠佳者可辅助诱导化学治疗+同步放化疗。

4. 出现远处转移者，采用化学治疗为主，辅以放射治疗。

5. 放射治疗后残留或复发局限者可考虑手术切除。

6. 复发者再次放射治疗或放化疗。

7. 放射治疗技术包括 调强放射治疗、适形放射治疗、近距离放射治疗及立体定向放射治疗；外照射放射源采用直线加速器或^{60}Co；近距离采用^{192}Ir。每周 5 天，每天一次，1.8~2 Gy/次，总剂量 60~75 Gy。

8. 化学治疗药物 同步放化疗化学治疗药物多选择顺铂（P）；辅助及新辅助化学治疗方案为顺铂+5-FU（PF）、顺铂+紫杉醇（TP）、顺铂+紫杉醇+5-FU（TPF）或吉西他滨+顺铂（GP），每 21 天重复一次，4~6 个疗程。

四、标准住院日

1. 单纯放射治疗和同步放化疗者≤42 天。

2. 非首次化学治疗者≤7 天。

3. 原发部位或颈部残留或复发采用手术切除者≤21 天。

五、进入路径标准

1. 第一诊断必须符合鼻咽癌疾病编码（ICD-10：C11）。

2. 当患者同时具有其他疾病诊断，但在住院期间不需要特殊处理也不影响第一诊断的临床路径流程实施时，可以进入路径。

六、住院期间检查项目

1. 必需的检查项目

（1）血、尿常规。

（2）肝功能、肾功能、电解质、血糖、凝血功能。

（3）感染性疾病筛查（乙型病毒性肝炎、丙型病毒性肝炎、梅毒、艾滋病等）。

（4）胸部 X 线片、心电图、腹部超声。

（5）间接鼻咽镜、纤维或电子鼻咽镜、鼻咽部增强 CT 和（或）MRI。

（6）标本送病理学检查。

2. 根据患者病情，可选择检查项目 颅脑、胸部、腹部 CT 或 MRI，血清 VCA-IgA，EB-DNA，肺功能，输血准备，全身骨扫描或 PET 检查等。

七、预防性抗生素选择与使用时机

按照《抗菌药物临床应用管理办法》（卫生部令〔2012〕84 号）和《抗菌药物临床应用指导原则》（卫医发〔2004〕285 号）合理选用抗生素。

八、需要采取手术者手术日为入院后 5 天内

1. 麻醉方式 全身麻醉。

2. 手术　见治疗方案的选择。

3. 术中用药　止血药、抗生素。

4. 输血　视术中情况而定。

5. 标本送病理检查。

九、术后住院治疗 7~16 天

1. 抗生素　抗生素按照《抗菌药物临床应用管理办法》（卫生部令〔2012〕84 号）和《抗菌药物临床应用指导原则》（卫医发〔2004〕285 号）合理选用抗生素。

2. 鼻腔冲洗。

3. 伤口换药。

十、出院标准

1. 一般情况良好。

2. 没有需要住院处理的并发症。

十一、变异及原因分析

1. 治疗过程中出现并发症，需要特殊诊断治疗措施，延长住院时间。

2. 伴有影响本病治疗效果的合并症，需要采取进一步检查和诊断，延长住院时间。

临床路径表单

一、鼻咽癌单纯手术临床路径表单

适用对象：第一诊断为鼻咽癌（ICD-10：C11）；行原发灶或颈部残留或复发灶切除术

患者姓名：_____ 性别：_____ 年龄：_____ 门诊号：_____ 住院号：_____

住院日期：___年__月__日 出院日期：___年__月__日 标准住院日：≤21 天

时间	住院第 1 天	住院第 1~3 天（手术准备日）	住院第 2~5 天（手术日）
主要诊疗工作	☐ 询问病史及体格检查 ☐ 完成病历书写 ☐ 上级医师查房与治疗前评估 ☐ 初步确定治疗方式和日期 ☐ 完善检查	☐ 上级医师查房 ☐ 完成术前准备与术前评估 ☐ 进行术前讨论，确定手术方案 ☐ 完成必要的相关科室会诊 ☐ 签署手术知情同意书、自费用品协议书、输血同意书 ☐ 向患者及家属交代围术期注意事项 ☐ 麻醉前评估，签署麻醉同意书	☐ 手术 ☐ 术者完成手术记录 ☐ 住院医师完成术后病程 ☐ 上级医师查房 ☐ 向患者及家属交代病情及术后注意事项
重点医嘱	**长期医嘱：** ☐ 耳鼻咽喉科护理常规 ☐ 二级护理 ☐ 饮食：根据患者情况 ☐ 患者既往疾病基础用药 **临时医嘱：** ☐ 血常规、尿常规 ☐ 肝功能、肾功能、血糖、电解质、凝血功能、感染性疾病筛查（乙型病毒性肝炎、丙型病毒性肝炎、梅毒、艾滋病等） ☐ 胸部 X 线片、心电图、腹部超声 ☐ 电子鼻咽镜检查 ☐ 病理学检查 ☐ 酌情增强 CT 和（或）MRI 或超声，肺功能和输血准备	**长期医嘱：** ☐ 耳鼻咽喉科护理常规 ☐ 二级护理 ☐ 饮食：根据患者情况 ☐ 患者既往基础用药 **临时医嘱：** ☐ 术前医嘱：明日全身麻醉下行鼻咽部肿物切除和（或）颈部淋巴结清扫术 ☐ 术前禁食、禁水 ☐ 术前抗生素 ☐ 术前准备 ☐ 留置鼻饲管（术前或术中，激光手术除外） ☐ 其他特殊医嘱	**长期医嘱：** ☐ 全麻术后常规护理 ☐ 鼻咽部肿物切除和（或）颈部淋巴结清扫术术后常规护理 ☐ 气管切开术后常规护理 ☐ 一级护理 ☐ 鼻饲饮食 ☐ 抗生素 ☐ 其他特殊医嘱 **临时医嘱：** ☐ 标本送病理检查 ☐ 酌情心电监护 ☐ 酌情吸氧 ☐ 其他特殊医嘱
主要护理工作	☐ 介绍病房环境、设施和设备 ☐ 入院护理评估	☐ 宣教、备皮等术前准备 ☐ 手术前物品准备 ☐ 手术前心理护理	☐ 观察患者病情变化 ☐ 术后心理与生活护理
病情变异记录	☐ 无 ☐ 有，原因： 1. 2.	☐ 无 ☐ 有，原因： 1. 2.	☐ 无 ☐ 有，原因： 1. 2.
护士签名			
医师签名			

时间	住院第 3~19 天 （术后 1~18 天）	住院第 7~21 天 （术后 5~19 天，出院日）
主要诊疗工作	□ 上级医师查房 □ 住院医生完成常规病历书写 □ 注意病情变化 □ 注意观察生命体征 □ 注意引流量，根据引流情况明确是否拔除引流管	□ 上级医师查房，进行手术及伤口评估 □ 完成出院记录、出院证明书 □ 向患者交代出院后的注意事项
重点医嘱	长期医嘱： □ 一/二级护理 □ 酌情停用鼻饲饮食 □ 酌情停用抗生素 □ 其他特殊医嘱 临时医嘱： □ 换药 □ 其他特殊医嘱	出院医嘱： □ 出院带药 □ 酌情肿瘤综合治疗 □ 门诊随访
主要护理工作	□ 观察患者情况 □ 术后心理与生活护理	□ 指导患者办理出院手续 □ 指导术后随访时间
病情变异记录	□ 无　□ 有，原因： 1. 2.	□ 无　□ 有，原因： 1. 2.
护士签名		
医师签名		

临床路径表单

二、鼻咽癌非手术临床路径表单

适用对象：第一诊断为鼻咽癌（ICD-10：C11）

患者姓名：_____ 性别：_____ 年龄：_____ 门诊号：_____ 住院号：_____

住院日期：___年__月__日 出院日期：___年__月__日 标准住院日：≤42 天

时间	住院第 1 天	住院第 2 天
主要诊疗工作	□ 询问病史及体格检查 □ 完成病历书写 □ 开化验单 □ 病情告知，必要时向患者家属告病重或病危通知，并签署病重或病危通知书 □ 患者家属签署输血同意书、骨髓穿刺同意书、腰椎穿刺同意书、静脉插管同意书	□ 上级医师查房 □ 完成入院检查 □ 淋巴组织活检 □ 完成必要的相关科室会诊 □ 完成上级医师查房记录等病历书写 □ 确定放射治疗或放化疗方案和日期
重点医嘱	**长期医嘱：** □ 耳鼻咽喉科护理常规 □ 二级护理 □ 饮食：根据患者情况 □ 患者既往疾病基础用药 **临时医嘱：** □ 血常规、尿常规 □ 病毒学检测：EB 病毒抗体 □ 肝功能、肾功能、血糖、电解质、凝血功能、感染性疾病筛查（乙型病毒性肝炎、丙型病毒性肝炎、梅毒、艾滋病等）、VCA-IgA □ 影像学检查：酌情增强 CT 和（或）MRI 或超声，肺功能检查、输血准备（根据临床表现增加其他部位），全身 PET 检查 □ 胸部 X 线片、心电图、腹部超声 □ 电子鼻咽镜检查 □ 病理学检查 □ 静脉插管术 □ 输血医嘱 □ 其他医嘱	**长期医嘱：** □ 患者既往基础用药 □ 二级护理 □ 抗生素（必要时） **临时医嘱：** □ 骨髓穿刺 □ 骨髓形态学、骨髓活检、免疫分型、染色体检测 □ 淋巴组织活检 □ 淋巴组织常规病理、免疫病理 □ 输血医嘱（必要时） □ 其他医嘱
主要护理工作	□ 介绍病房环境、设施和设备 □ 入院护理评估	□ 宣教（鼻咽癌知识）
病情变异记录	□ 无 □ 有，原因： 1. 2.	□ 无 □ 有，原因： 1. 2.
护士签名		
医师签名		

时间	住院第 3~41 天
主要诊疗工作	□ 患者家属签署放射治疗或放化疗知情同意书 □ 上级医师查房，制订化学治疗方案 □ 住院医师完成病程记录 □ 放射治疗±化学治疗 □ 重要脏器功能保护 □ 止吐

重点医嘱	**长期医嘱：**
	放射治疗医嘱（总剂量 60~76 Gy，时间 7 周左右）
	□ 放射治疗 CT 定位
	□ 常规分割：1.9~2.0 Gy/次，每天一次，每周 5 天照射。总剂量：鼻咽原发灶：66~76 Gy/6.0~7.5 周；颈淋巴结转移灶：60~70 Gy/6~7 周；颈淋巴结阴性及预防照射区域：50~56 Gy/5.0~5.5 周
	□ 化学治疗医嘱（每 21 天一个疗程；耐受性好的患者可每 14 天一个疗程；通常用 6~8 个疗程）
	  ■ P 方案
	  ■ PF 方案
	  ■ TP 方案
	  ■ TPF 方案
	  ■ GP 方案
	□ 补液治疗
	□ 止吐、保肝、抗感染等医嘱
	□ 其他医嘱
	临时医嘱：
	□ 输血医嘱（必要时）
	□ 心电监护（必要时）
	□ 血常规
	□ 血培养（高热时）
	□ 静脉插管维护、换药
	□ 鼻腔冲洗
	□ 其他医嘱

主要护理工作	□ 观察患者病情变化 □ 心理与生活护理 □ 化学治疗期间嘱患者多饮水
病情变异记录	□ 无　□ 有，原因： 1. 2.
护士签名	
医师签名	

时间	住院第 11~41 天	住院第 42 天 （出院日）
主要诊疗工作	□ 上级医师查房，注意病情变化 □ 住院医师完成常规病历书写 □ 复查血常规 □ 注意观察体温、血压、体重等 □ 成分输血、抗感染等支持治疗（必要时） □ 造血生长因子（必要时）	□ 上级医师查房，确定有无并发症情况，明确是否出院 □ 完成出院记录、病案首页、出院证明书等 □ 向患者交代出院后的注意事项
重点医嘱	**长期医嘱：** □ 洁净饮食 □ 抗感染等支持治疗 □ 其他医嘱 **临时医嘱：** □ 血常规、尿常规、便常规 □ 肝功能、肾功能、电解质 □ 输血医嘱（必要时） □ 影像学检查（必要时） □ 血培养（高热时） □ 病原微生物培养（必要时） □ 静脉插管维护、换药 □ 其他医嘱	**出院医嘱：** □ 出院带药 □ 定期门诊随访 □ 监测血常规、肝功能、肾功能、电解质
主要护理工作	□ 观察患者情况 □ 心理与生活护理 □ 化学治疗期间嘱患者多饮水	□ 指导患者办理出院手续
病情变异记录	□ 无　□ 有，原因： 1. 2.	□ 无　□ 有，原因： 1. 2.
护士签名		
医师签名		

（中华医学会耳鼻咽喉头颈外科学分会）

第 12 节　食管癌放射治疗临床路径

临床路径标准

一、适用对象

1. 第一诊断为食管癌（ICD-10：C15 伴 Z51.0，Z51.0 伴 Z85.001）。

2. 不适合手术治疗或患者不愿接受手术治疗的 I～Ⅲ期病例。

3. 不可切除的 T_4 期肿瘤。

4. 需要术前/术后放射治疗。

5. 姑息性放射治疗。

6. 局部复发和淋巴结转移灶的病例。

二、诊断依据

根据《临床诊疗指南——胸外科分册》（支修益，中华医学会编著，人民卫生出版社，2008 年）等。

1. 临床症状　进食哽咽、异物感；进行性吞咽困难；逐渐消瘦、脱水、乏力。

2. 辅助检查　食管造影、内窥镜检查、颈胸腹 CT 或胸部 CT 并颈部及腹部 B 超或 PET/CT。

3. 病理学诊断明确（组织病理学、细胞病理学）。

三、放射治疗方案的选择

根据《临床诊疗指南——胸外科分册》（支修益，中华医学会编著，人民卫生出版社，2008 年）等，实施规范化放射治疗：

1. 对于不适合外科手术或拒绝手术的病例，根据患者的身体条件，可以选择放化同步治疗或单纯放射治疗±化学治疗。

2. 颈部食管癌，T_{1b} 分期及以上，可选放化综合治疗。

3. 对于 T_2 期以上可手术的食管癌，可选择术前放化同步治疗。

4. T_3 期以上或淋巴结阳性的，可选择术前或术后放射治疗、化学治疗。

5. 对于切缘阳性的病例，应接受术后放射治疗。

6. Ⅳ期病例，可考虑局部姑息性放射治疗。

四、标准住院日

标准住院日≤55 天。

五、进入路径标准

1. 第一诊断符合食管癌疾病编码（ICD-10：1. C15 伴 Z51.0，Z51.0 伴 Z85.001）。

2. 无放射治疗禁忌证。

3. 当患者合并其他疾病，但住院期间不需要特殊处理、也不影响第一诊断的临床路径流程实施时，可以进入路径。

六、放射治疗前准备

1. 必需的检查项目

（1）血常规、尿常规、便常规。

（2）感染性疾病筛查、肝功能、肾功能。

（3）食管造影。

（4）胸腹部增强 CT 扫描。

2. 根据患者情况，可选检查项目

（1）心电图、肺功能、超声心动图。

（2）凝血功能、肿瘤标志物。

（3）食管腔内超声。

（4）颅脑 MRI。

（5）全身骨显像。

（6）PET/CT。

七、放射治疗方案

1. 靶区的确定　CT 扫描、吞钡造影、食管内超声检查，均可以为靶体积及其边界的确定提供参考。

2. 放射治疗计划　推荐使用 CT 模拟定位和三维计划系统，应该使用静脉或口服对比剂以增进显像。

3. 放射治疗剂量　根据不同治疗目的可以选择不同剂量。术前放射治疗，总剂量 40.0~50.0 Gy，常规分割；根治放射治疗，总剂量 50.4~60.0 Gy，常规分割；颈段和淋巴结转移灶单纯放射治疗剂量 60.0~64.0 Gy，常规分割。

4. 放射治疗模式选择　三维适形和调强放射治疗为目前主流治疗模式。螺旋断层放射治疗为新型治疗模式，对于无手术指征以及同时伴有锁骨上纵隔和腹部淋巴结转移的患者尤为适合。二维外照射治疗，结合钡餐造影定位治疗，目前不推荐使用。

5. 脏器保护　为了减少放疗的并发症（比如有症状的肺炎），术前放射治疗推荐的剂量限制是全肺剂量体积参数 V20<20% 并且 V10<40%。根治性放射治疗推荐的剂量限制是全肺 V20<37%。一般情况下，肝脏应保证 60% 体积受照低于 30 Gy，肾脏单侧应保证 2/3 体积受照低于 20 Gy，脊髓剂量应低于 45 Gy，心脏应保证 1/3 体

积低于 50 Gy，并且尽量降低左心室剂量。

6. 同步放化疗的化学治疗方案按相应的指南、诊疗规范执行。

八、治疗中的检查和其他治疗

1. 至少每周一次体格检查。

2. 每周复查血常规。

3. 密切观察病情，针对急性毒性反应，给予必要的治疗，避免可治疗的毒性反应造成治疗中断和剂量缩减。

4. 监测体重及能量摄入，如果热量摄入不足（<1500 kcal/d），则应考虑给予肠内（首选）或肠外营养支持治疗，可以考虑留置十二指肠营养管或胃造瘘进行肠内营养支持。

5. 治疗中根据病情复查影像学检查，酌情对治疗计划进行调整或重新定位。

九、治疗后复查

1. 血常规、肝功能、肾功能。

2. 胸部及上腹 CT。

3. 食管造影，必要时可行内镜检查。

十、出院标准

1. 完成全部放射治疗计划。

2. 没有需要住院处理的严重毒性反应。

3. 无需要住院处理的其他合并症/并发症。

临床路径表单

适用对象：第一诊断为食管癌（ICD-10：C15 伴 Z51.0，Z51.0 伴 Z85.001）

患者姓名：_____ 性别：_____ 年龄：_____ 门诊号：_____ 住院号：_____

住院日期：___年__月__日　出院日期：___年__月__日　标准住院日：≤55 天

日期	住院第 1 天	住院第 2~3 天	住院第 3~7 天
主要诊疗工作	□ 询问病史及体格检查 □ 交代病情 □ 书写病历 □ 完善检查 □ 初步诊断	□ 上级医师查房和评估 □ 完成放射治疗前检查、准备 □ 根据病理结果影像资料等，结合患者的基础疾病和综合治疗方案，行放射治疗前讨论，确定放射治疗方案 □ 完成必要的相关科室会诊 □ 完成病历书写 □ 签署放射治疗知情同意书、自费用品协议书（如有必要）、向患者及家属交代放射治疗注意事项	□ 放射治疗定位，定位后CT 扫描或直接行模拟定位 CT，或模拟机定位 □ 医师勾画靶区 □ 物理师初步制订计划 □ 医师评估并确认计划 □ 模拟机及加速器计划确认和核对 □ 住院医师完成必要病程记录 □ 上级医师查房 □ 向患者及家属交代病情及放射治疗注意事项
重点医嘱	**长期医嘱：** □ 放射治疗 □ 一/二/三级护理 □ 饮食：根据患者情况 □ 患者既往疾病基础用药 **临时医嘱：** □ 血常规、尿常规、便常规 □ 肝功能、肾功能 □ 食管钡餐造影 □ 胸部增强 CT □ 根据病情：骨 ECT、颅脑MRI、肺功能、心电图、超声心动图、腹部增强 CT 扫描	**长期医嘱：** □ 患者既往疾病基础用药 □ 抗生素（必要时） □ 其他医嘱 **临时医嘱：** □ 其他特殊医嘱	
主要护理工作	□ 入院介绍 □ 入院评估 □ 指导患者进行相关辅助检查	□ 放射治疗前准备 □ 放射治疗前宣教（正常组织保护等） □ 心理护理	□ 观察患者病情变化 □ 定时巡视病房
病情变异记录	□ 无　□ 有，原因： 1. 2.	□ 无　□ 有，原因： 1. 2.	□ 无　□ 有，原因： 1. 2.
护士签名			
医师签名			

日期	住院第 8~53 天 （放射治疗过程）	住院第 54~55 天 （出院日）
主要诊疗工作	□ 放射治疗开始 □ 上级医师查房，注意病情变化 □ 完成病历书写 □ 注意记录患者放射治疗后正常组织不良反应的发生日期和程度	□ 上级医师查房，对放射治疗区域不良反应等进行评估，明确是否能出院 □ 完成病历书写及出院记录、病案首页、出院证明书等 □ 向患者交代出院后的注意事项，如返院复诊的时间、地点，后续治疗方案及用药方案 □ 完善出院前检查
重点医嘱	**长期医嘱：** □ 患者既往疾病基础用药 □ 抗生素(必要时) □ 其他医嘱 **临时医嘱：** □ 同期化学治疗 □ 正常组织放射治疗保护剂 □ 针对放射治疗急性反应的对症处理药物 □ 复查影像学检查 □ 调整治疗计划/重新定位 □ 其他特殊医嘱	**长期医嘱：** □ 患者既往疾病基础用药 □ 抗生素(必要时) □ 其他医嘱 **临时医嘱：** □ 血常规 □ 肝功能、肾功能 □ 胸部 CT 检查 □ 出院医嘱 □ 出院带药
主要护理工作	□ 观察患者病情变化 □ 定时巡视病房	□ 指导患者放射治疗结束后注意事项 □ 出院指导 □ 指导办理出院手续
病情变异记录	□ 无　□ 有，原因： 1. 2.	□ 无　□ 有，原因： 1. 2.
护士签名		
医师签名		

（中华医学会肿瘤学分会）

第13节　胃癌根治手术临床路径

临床路径标准

一、适用对象

1. 第一诊断为胃癌（ICD-10：C16）。

2. 行胃癌根治术（ICD-9-CM-3：43.5-43.9）。

3. 肿瘤分期为 $T_{1\sim4a}N_{0\sim3}M_0$（根据 AJCC 第 7 版）。

二、诊断依据

根据卫生部《胃癌诊疗规范（2011 年）》、NCCN《胃癌临床实践指南中国版（2011 年）》等。

1. 临床表现　上腹不适、隐痛、贫血等。

2. 粪潜血试验多呈持续阳性。

3. 胃镜及超声胃镜（必要时）检查明确肿瘤情况，取活组织检查作出病理学诊断。

4. 影像学检查提示并了解有无淋巴结及脏器转移；钡餐、CT 或 MRI 检查了解肿瘤大小、形态和病变范围。

5. 根据上述检查结果进行术前临床分期。

三、治疗方案的选择

根据《临床诊疗指南——外科学分册》（中华医学会编著，人民卫生出版社，2007 年），《临床诊疗指南——肿瘤分册》（中华医学会编著，人民卫生出版社，2005 年），《NCCN 胃癌临床实践指南》（中国版，2012 年）等。

1. 胃癌根治手术（胃癌 D2 根治术，缩小/扩大胃癌根治术）　早期胃癌或进展期胃癌，无远处转移。

2. 胃切除范围　全胃切除、远端胃大部切除、近端胃大部切除、胃部分切除。

四、标准住院日

标准住院日为 16~18 天。

五、进入路径标准

1. 第一诊断必须符合胃癌疾病编码（ICD-10：C16）。

2. 术前评估肿瘤切除困难者可先行新辅助化学治疗后再次评估，符合手术条件者可以进入路径（包括新辅助化学治疗后符合手术条件者）。

3. 当患者合并其他疾病，但住院期间不需要特殊处理也不影响第一诊断的临床路径流程实施时，可以进入路径。

4. 早期患者行胃镜下肿物切除术，不进入本路径。

六、术前准备（术前评估）2~3 天

1. 必需的检查项目

（1）血常规、尿常规、便常规+隐血。

（2）肝功能、肾功能、电解质、凝血功能、消化道肿瘤标志物、幽门螺杆菌检查、感染性疾病筛查（乙型病毒性肝炎、丙型病毒性肝炎、艾滋病、梅毒等）。

（3）胃镜、腹部及盆腔超声（女性）、腹部及盆腔 CT 平扫+增强。

（4）心电图、胸部 X 线检查或胸部 CT。

（5）病理学活组织检查与诊断。

2. 根据患者病情可选择的检查

（1）血型、交叉配血、血糖、血脂。

（2）年龄>60 岁，或既往有心肺疾患病史行超声心动图、肺功能、动脉血气分析。

（3）根据患者病情必要时行钡餐造影、超声内镜检查及 PET/CT 等鉴别诊断。

七、预防性抗生素选择与使用时机

抗生素使用：按照《抗菌药物临床应用指导原则》（卫医发〔2004〕285 号）执行，并结合患者的病情决定抗生素的选择与使用时间。建议使用第一、二代头孢菌素。

八、手术日为入院第 4~6 天（检查齐全可提前）

1. 麻醉方式　连续硬膜外麻醉或全身麻醉。

2. 手术耗材　根据患者病情，可能使用吻合器和闭合器（肠道重建用）。

3. 术中用药　麻醉常规用药，腹腔化学治疗、腹腔热灌注化学治疗相关耗材及药物。

4. 术中病理　冰冻（必要时），腹腔灌洗液细胞学检查（必要时）。

5. 输血　视术中情况而定。

九、术后住院恢复 12~14 天

1. 术后病理　病理学检查与诊断包括：①切片诊断（分类、分型、分期、切缘、脉管侵犯、淋巴结情况、神经纤维受侵情况）。②免疫组化指标，包括诊断、治疗、预后相关指标，如 HER-2、CK 等。

2. 必须复查的检查项目　血常规、肝功能、肾功能、电解质，消化道肿瘤标志物、幽门螺杆菌检查。

3. 术后抗生素使用　按照《抗菌药物临床应用指导原则》（卫医发〔2004〕285号）执行，并结合患者的病情决定抗生素的选择与使用时间。

十、出院标准

1. 伤口愈合好　引流管拔除，伤口无感染、无皮下积液。
2. 患者恢复经口进流食，无需肠外营养支持，满足日常能量和营养素供给。
3. 没有需要住院处理的并发症。

十一、变异及原因分析

1. 围术期的合并症和（或）并发症，需要进行相关的诊断和治疗，导致住院时间延长、费用增加。
2. 胃癌根治术中，胃的切除范围根据肿瘤部位、大小、浸润程度等决定，可分为根治性远端胃大部切除术、近端胃大部切除术、全胃切除术及胃部分切除术。
3. 营养不良、贫血或幽门梗阻者术前准备阶段可延长 7 天。

临床路径表单

适用对象：第一诊断为胃癌的患者（ICD-10：C16）；行胃癌根治术（ICD-9-CM-3：43. 5-43.9）

患者姓名：_____ 性别：_____ 年龄：_____ 门诊号：_____ 住院号：_____

住院日期：___年__月__日 出院日期：___年__月__日 标准住院日：16~18天

时间	住院第1天	住院第2天	住院第3或4天（手术准备日）
主要诊疗工作	□ 询问病史及体格检查 □ 完成病历书写 □ 完善检查 □ 上级医师查房与初步术前评估 □ 初步确定手术方式和日期	□ 上级医师查房，根据检查结果完善诊疗方案 □ 根据检查结果进行术前分期，判断手术切除的可能性 □ 完成必要的会诊 □ 完成上级医师查房记录等病历书写	□ 术前讨论，确定手术方案 □ 签署手术知情同意书、自费用品协议书、输血同意书 □ "麻醉前评估" □ 向患者及家属交代围术期注意事项
重点医嘱	**长期医嘱：** □ 外科护理常规 □ 二级护理 □ 饮食：根据患者情况 □ 患者既往疾病基础用药 **临时医嘱：** □ 血常规、尿常规、便常规+隐血 □ 肝功能、肾功能、电解质、凝血功能、消化道肿瘤标志物 □ 胸部X线片、胸部CT（可选）、心电图 □ 胃镜、幽门螺杆菌、腹部及盆腔超声、CT平扫+增强 □ 病理或会诊病理 □ 钡餐造影（可选）	**长期医嘱：** □ 外科护理常规 □ 二级护理 □ 饮食：根据患者情况 □ 患者既往疾病基础用药 **临时医嘱：** □ 术前营养支持（营养不良或幽门梗阻者） □ 纠正贫血、低蛋白血症、水和电解质紊乱（酌情） □ 必要时行血型、配血、肺功能、超声心动图、超声内镜检查	**长期医嘱：** □ 同前 **临时医嘱：** □ 明日在连续硬膜外或全身麻醉下行：胃部分切除术，胃大部切除术，胃癌根治术 □ 明晨禁食、禁水 □ 明晨置胃管、尿管 □ 手术区域皮肤准备 □ 肠道准备（口服药物或灌肠） □ 抗生素皮试 □ 备血 □ 其他特殊医嘱
主要护理工作	□ 入院宣教 □ 入院护理评估 □ 实施相应级别护理及饮食护理 □ 告知相关检验项目及注意事项，指导并协助患者到相关科室进行检查	□ 留取化验 □ 实施相应级别护理及饮食护理 □ 告知特殊检查注意事项 □ 指导并协助患者进行检查 □ 相关治疗配合及用药指导 □ 心理疏导	□ 手术前皮肤准备、交叉配血、抗生素皮试 □ 手术前肠道准备 □ 手术前心理疏导及手术相关知识的指导 □ 告知患者明晨禁食、禁水
病情变异记录	□ 无 □ 有，原因： 1. 2.	□ 无 □ 有，原因： 1. 2.	□ 无 □ 有，原因： 1. 2.
护士签名			
医师签名			

时间	住院第 4 或 5 天 （手术日）	住院第 5 或 6 天 （术后第 1 天）	住院第 6 或 7 天 （术后第 2 天）
主要诊疗工作	□ 进行术中分期，根据分期决定手术范围 □ 确定有无手术、麻醉并发症 □ 向患者及家属交代术中情况及术后注意事项 □ 术者完成手术记录 □ 上级医师查房 □ 完成术后病程记录和上级医师查房记录	□ 上级医师查房，对手术及手术伤口进行评估 □ 完成病历书写 □ 注意观察胃液、腹腔引流液的量、颜色、性状 □ 观察胃肠功能恢复情况 □ 注意观察生命体征 □ 根据情况决定是否需要复查化验检查	□ 上级医师查房，进行手术及伤口评估 □ 完成病历书写 □ 观察胃肠功能恢复情况，决定是否拔除胃管 □ 注意观察胃液、腹腔引流液的量、颜色、性状 □ 注意观察生命体征 □ 根据情况决定是否需要复查
重点医嘱	**长期医嘱：** □ 外科手术术后护理常规 □ 一级护理 □ 心电监护、SpO_2 监护 □ 禁食、禁水 □ 胃肠减压接袋记量 □ 腹腔引流接袋记量 □ 尿管接袋记量 □ 记出入量 **临时医嘱：** □ 手术后半卧位 □ 心电、SpO_2 监护 □ 持续吸氧 □ 酌情制酸 □ 止痛、补液 □ 抗生素	**长期医嘱：** □ 同前 **临时医嘱：** □ 心电监护、SpO_2 监护 □ 持续吸氧 □ 复查血常规、电解质、血糖，根据结果决定是否需要输血，调整电解质、血糖等 □ 换药 □ 止痛、补液 □ 抗生素 □ 改善呼吸功能，祛痰，雾化	**长期医嘱：** □ 同前 □ 饮食：禁食或流食 **临时医嘱：** □ 测心率、血压 □ 持续吸氧 □ 补液 □ 抗生素 □ 改善呼吸功能，祛痰，雾化
主要护理工作	□ 晨起完成术前常规准备 □ 术前置胃管、尿管，术前半小时静脉输注抗生素 □ 全身麻醉复苏物品准备 □ 与医生进行术后患者交接 □ 书写重症护理记录 □ 术后各种管道的观察与护理 □ 观察患者术后病情变化 □ 准确记录出入量	□ 各种管道的观察与护理 □ 观察患者病情变化 □ 书写重症护理记录 □ 准确记录出入量 □ 协助患者床上活动，促进肠蠕动恢复，预防并发症发生 □ 用药及相关治疗指导	□ 各种管道的观察与护理 □ 观察患者病情变化 □ 书写护理记录 □ 准确记录出入量 □ 协助患者活动，促进肠蠕动恢复，预防并发症发生 □ 用药及相关治疗指导
病情变异记录	□ 无　□ 有，原因： 1. 2.	□ 无　□ 有，原因： 1. 2.	□ 无　□ 有，原因： 1. 2.
护士签名			
医师签名			

时间	住院第 7 或 8 天 （术后第 3 天）	住院第 7 或 8~15、16 或 17 天 （术后第 4~11、12、13 或 14 天）	住院第 16、17 或 18 天 （出院日）
主要诊疗工作	□ 上级医师查房，进行术后恢复及伤口评估 □ 完成常规病历书写 □ 根据腹腔引流液情况，拔除部分引流管 □ 根据胃肠功能恢复情况，决定是否拔除胃管 □ 注意观察生命体征 □ 根据情况决定是否需要复查化验	□ 上级医师查房，进行手术及伤口评估 □ 完成常规病历书写 □ 根据腹腔引流液情况，拔除全部引流管 □ 根据情况决定是否需要复查化验	□ 上级医师查房，进行手术后评估，明确是否出院 □ 根据术后病理进行最终病理分期，制订进一步治疗计划 □ 完成出院记录、病案首页、出院证明书等 □ 向患者交代出院后注意事项，预约复诊日期，告知化学治疗方案
重点医嘱	**长期医嘱：** □ 二级护理 □ 饮食：禁食/流食 □ 腹腔引流接袋记量 □ 记录出入量 □ 根据肠道功能恢复情况，拔除胃管者，停胃肠减压 □ 拔尿管，停尿管接袋记量 **临时医嘱：** □ 测心率、血压	**长期医嘱：** □ 二级护理 □ 饮食：禁食/流食/半流食 □ 记录出入量 **临时医嘱：** □ 必要时复查血常规、肝功能、肾功能、电解质、血糖 □ 换药 □ 拔引流管；根据肠道功能恢复情况，拔除胃管者停胃肠减压 □ 逐渐减少肠外营养直至完全停止	**出院医嘱：** □ 门诊随访 **临时医嘱：** □ 复查血常规，肝功能，肿瘤标志物
主要护理工作	□ 做好饮食指导 □ 拔除胃管后的观察 □ 各种管道的观察与护理 □ 观察患者病情变化 □ 书写护理记录 □ 准确记录出入量 □ 协助患者活动，促进肠蠕动恢复，预防并发症发生 □ 心理及生活护理	□ 做好饮食指导 □ 各种管道的观察与护理 □ 定时观察患者病情变化 □ 书写一般护理记录 □ 准确记录出入量 □ 鼓励患者下床活动，并逐步增加活动量 □ 心理及生活护理	□ 告知拆线及拔管后相关注意事项 □ 出院指导
病情变异记录	□ 无　□ 有，原因： 1. 2.	□ 无　□ 有，原因： 1. 2.	□ 无　□ 有，原因： 1. 2.
护士签名			
医师签名			

（中华医学会肿瘤学分会）

第14节　胃癌联合脏器切除手术临床路径

临床路径标准

一、适用对象

1. 第一诊断为胃癌（ICD-10：C16）。
2. 肿瘤分期为 T_{4b} ，与周围脏器浸润，无远处转移。
3. 需行联合脏器切除的扩大胃癌根治术（ICD-9-CM-3：43.5-43.9），或联合脏器切除的姑息性胃切除术（ICD-9-CM-3：43.5-43.9）。

二、诊断依据

根据卫生部《胃癌诊疗规范（2011年）》、NCCN《胃癌临床实践指南中国版（2011年）》。

1. 临床表现　上腹不适、隐痛、贫血等。
2. 便潜血试验多呈持续阳性。
3. 胃镜检查明确肿瘤情况，取活组织检查作出病理学诊断。
4. 影像学检查提示并了解有无淋巴结及肝脏转移，肿瘤局部脏器浸润；钡餐检查了解肿瘤大小、形态和病变范围。
5. 根据上述检查结果进行临床分期。

三、治疗方案的选择

根据卫生部《胃癌诊疗规范（2011年）》、NCCN《胃癌临床实践指南中国版（2011年）》等。

1. 根治性手术　对于 T_{4b} 期胃癌，行根治性联合脏器切除手术。
（1）胃癌根治联合脾脏切除：胃癌直接侵犯脾实质或脾门，或脾门区转移淋巴结融合成团。
（2）胃癌根治联合胰体尾加脾切除：胃癌直接侵犯胰腺体尾部实质或脾血管。
（3）胃癌根治联合部分肝切除：胃癌直接侵犯肝脏。
（4）胃癌根治联合横结肠及其系膜切除：胃癌直接侵犯横结肠或横结肠系膜。
（5）胃癌根治联合胰十二指肠切除：胃癌直接侵犯胰头区的胰腺实质。
2. 姑息手术　仅对于非手术治疗无法控制的出血、梗阻症状，且肿瘤与周围脏器浸润的胃癌患者。

四、标准住院日

标准住院日为18~20天。

五、进入路径标准

1. 第一诊断必须符合胃癌疾病编码（ICD-10：C16）。

2. 术前评估肿瘤切除困难者可先行新辅助化学治疗后再次评估，符合手术条件者可以进入路径。

3. 当患者合并其他疾病，但住院期间不需要特殊处理也不影响第一诊断的临床路径流程实施时，可以进入路径。

六、术前准备（术前评估）4~5 天

1. 必需的检查项目

（1）血常规、尿常规、便常规+隐血。

（2）肝功能、肾功能、电解质、凝血功能、消化道肿瘤标志物、感染性疾病筛查（乙型病毒性肝炎、丙型病毒性肝炎、艾滋病、梅毒等）、幽门螺杆菌检查。

（3）胃镜。

（4）腹部及盆腔（妇科）超声（女性）或腹部及盆腔 CT 平扫+强化。

（5）胸部 X 线片、心电图。

（6）病理学活组织检查与诊断。

2. 根据患者病情可选择的检查

（1）年龄大于 50 岁，或既往有心肺疾患的患者还需行肺功能，血气分析，超声心动检查。

（2）根据患者病情选择血糖、血脂，超声内镜检查，钡餐造影腹部及盆腔 MRI，胸部 CT 平扫+增强及 PET/CT 等。

七、预防性抗生素选择与使用时机

抗生素使用：按照《抗菌药物临床应用指导原则》（卫医发〔2004〕285 号）执行，并结合患者的病情决定抗生素的选择与使用时间。建议使用第一、二代头孢菌素。

八、手术日为入院第 5~6 天

1. 麻醉方式　全身麻醉。

2. 手术耗材　根据患者病情，可能使用吻合器和闭合器（肠道重建用）。

3. 术中用药　麻醉常规用药。

4. 术中病理　冰冻（必要时），腹腔灌洗液细胞学检查（必要时）。

5. 输血　视术中情况而定。

九、术后住院恢复 15~16 天

1. 术后病理　病理学检查与诊断包括：

（1）切片诊断（分类分型、分期、切缘、脉管侵犯、淋巴结情况、神经纤维受侵情况）。

（2）免疫组化指标，包括诊断、治疗、预后相关指标，如 HER-2、CK 等。

2. 必须复查的检查项目 血常规、肝功能、肾功能、电解质，消化道肿瘤标志物，幽门螺杆菌检查，引流液淀粉酶。

3. 术后用药 按照《抗菌药物临床应用指导原则》（卫医发〔2004〕285 号）执行，并结合患者的病情决定抗生素的选择与使用时间。

十、出院标准

1. 伤口愈合好 引流管拔除，伤口无感染、无皮下积液。

2. 患者恢复经口进食，无须静脉输液，可以满足日常能量和营养素供给。

3. 没有需要住院处理的并发症。

十一、变异及原因分析

1. 围术期的合并症和（或）并发症，需要进行相关的诊断和治疗，导致住院时间延长、费用增加。

2. 胃癌根治术中，胃的切除范围根据肿瘤部位、大小、浸润程度等决定，联合脏器切除术根据胃癌浸润脏器而定。

临床路径表单

适用对象：第一诊断胃癌（ICD-10：C16）；行胃癌联合脏器切除术（ICD-9-CM-3：43.5-43.9）

患者姓名：_____ 性别：_____ 年龄：_____ 门诊号：_____ 住院号：_____

住院日期：____年__月__日 出院日期：____年__月__日 标准住院日：18~20 天

时间	住院第 1 天	住院第 2 天	住院第 3~4 天
主要诊疗工作	□ 询问病史及体格检查 □ 完成病历书写 □ 完善检查 □ 上级医师查房与初步术前评估 □ 初步确定手术方式和日期	□ 上级医师查房，根据检查结果完善诊疗方案 □ 根据检查结果进行术前分期，判断手术切除的可能性 □ 完成必要的会诊 □ 完成上级医师查房记录等病历书写	□ 上级医师查房，根据检查结果完善诊疗方案 □ 根据检查结果进行术前分期，判断手术切除的可能性 □ 完成必要的会诊 □ 完成上级医师查房记录等病历书写
重点医嘱	长期医嘱： □ 外科护理常规 □ 二级护理 □ 饮食：根据患者情况 临时医嘱： □ 血常规、尿常规、便常规+隐血 □ 肝功能、肾功能、电解质、凝血功能、消化道肿瘤标志物、感染性疾病筛查、幽门螺杆菌检查 □ 胃镜 □ 腹部及盆腔（妇科）超声（女性）或腹部及盆腔 CT 平扫+强化 □ 胸部 X 线片、心电图	长期医嘱： □ 外科护理常规 □ 二级护理 □ 饮食：根据患者情况 □ 患者既往疾病基础用药 临时医嘱： □ 开始术前营养支持（营养不良或幽门梗阻者） □ 继续完善术前检查 □ 病理学检查或病理会诊 □ 必要时行血型检查及交叉配血	长期医嘱： □ 外科护理常规 □ 二级护理 □ 饮食：根据患者情况 □ 患者既往疾病基础用药 临时医嘱： □ 继续术前营养支持（营养不良或幽门梗阻者） □ 纠正贫血、低蛋白血症、水、电解质紊乱（酌情）
主要护理工作	□ 入院宣教 □ 入院护理评估 □ 实施相应级别护理及饮食护理 □ 告知相关检验项目及注意事项，指导并协助患者到相关科室进行检查	□ 留取化验 □ 实施相应级别护理及饮食护理 □ 告知特殊检查注意事项 □ 指导并协助患者进行检查 □ 相关治疗配合及用药指导 □ 心理疏导	□ 留取化验 □ 实施相应级别护理及饮食护理 □ 告知特殊检查注意事项 □ 指导并协助患者进行检查 □ 相关治疗配合及用药指导 □ 心理疏导
病情变异记录	□ 无 □ 有，原因： 1. 2.	□ 无 □ 有，原因： 1. 2.	□ 无 □ 有，原因： 1. 2.
护士签名			
医师签名			

时间	住院第 4~5 天 （手术准备日）	住院第 5~6 天 （手术日）	住院第 6~7 天 （术后第 1 天）
主要诊疗工作	□ 术前讨论，确定手术方案 □ 签署手术知情同意书、自费用品协议书、输血同意书 □ "麻醉前评估"，签署麻醉同意书 □ 向患者及家属交代围术期注意事项	□ 术中分期，根据分期决定手术范围 □ 确定有无手术、麻醉并发症 □ 向患者及家属交代术中情况及术后注意事项 □ 术者完成手术记录 □ 上级医师查房 □ 完成病历书写	□ 上级医师查房，对手术及手术伤口进行评估 □ 观察生命体征 □ 完成病历书写 □ 注意观察胃液及腹腔引流液的量、颜色、性状 □ 观察胃肠功能恢复情况 □ 根据情况决定是否需要复查化验
重点医嘱	**长期医嘱：** □ 同前 **临时医嘱：** □ 明日在连续硬膜外或全身麻醉下行扩大胃癌根治术 □ 明晨禁食、禁水 □ 明晨置胃管、尿管 □ 手术区域皮肤准备 □ 肠道准备（口服药物或灌肠） □ 抗生素皮试 □ 备血 □ 其他特殊医嘱	**长期医嘱：** □ 外科手术后护理常规 □ 一级护理 □ 心电监护、SpO_2 监护 □ 持续吸氧 □ 禁食、禁水 □ 胃肠减压接袋记量 □ 腹腔引流接袋记量 □ 尿管接袋记量 □ 记录出入量 **临时医嘱：** □ 手术后半卧位 □ 制酸（胃次全切除者） □ 止痛、补液 □ 抗生素使用	**长期医嘱：** □ 心电监护、SpO_2 监护 □ 吸氧 **临时医嘱：** □ 复查血常规、电解质、血糖，根据结果做相应处理 □ 伤口换药 □ 止痛、补液、支持治疗 □ 抗生素使用 □ 改善呼吸功能，祛痰，雾化 □ 根据情况决定是否给予保肝治疗
主要护理工作	□ 手术前皮肤准备、交叉配血、抗生素皮试 □ 手术前肠道准备 □ 手术前物品准备 □ 手术前心理疏导及手术相关知识的指导 □ 告知患者明晨禁食、禁水	□ 晨起完成术前常规准备 □ 置胃管、尿管，术前半小时静脉输注抗生素 □ 全身麻醉复苏物品准备 □ 与医生进行术后患者交接 □ 各种管道的观察与护理 □ 观察患者病情变化 □ 准确记录出入量 □ 书写重症护理记录	□ 各种管道的观察与护理 □ 观察患者病情变化 □ 协助患者床上活动，促进肠蠕动恢复，预防并发症发生 □ 用药及相关治疗指导 □ 书写重症护理记录 □ 准确记录出入量
病情变异记录	□ 无　□ 有，原因： 1. 2.	□ 无　□ 有，原因： 1. 2.	□ 无　□ 有，原因： 1. 2.
护士签名			
医师签名			

时间	住院第7或8天 （术后第2天）	住院第8或9天 （术后第3天）	住院第9或10~15天 （术后第4~9天）
主要诊疗工作	□ 上级医师查房，进行手术及伤口评估 □ 注意观察生命体征 □ 观察胃肠功能恢复情况，决定是否拔除胃管 □ 观察胃液、腹腔引流液的量、颜色、性状 □ 根据情况决定是否需要复查化验 □ 完成病历书写	□ 上级医师查房，进行术后恢复及伤口评估 □ 观察生命体征 □ 根据腹腔引流液情况，拔除部分引流管 □ 观察胃肠功能恢复情况，决定是否拔除胃管 □ 根据情况决定是否需要复查化验 □ 完成病历书写	□ 上级医师查房，进行手术及伤口评估 □ 根据腹腔引流液情况，拔除全部引流管 □ 根据情况决定是否需要复查化验 □ 完成病历书写
重点医嘱	长期医嘱： □ 同前 □ 禁食 □ 持续吸氧 临时医嘱： □ 测心率、血压 □ 继续支持治疗 □ 抗生素使用 □ 改善呼吸功能，祛痰，雾化	长期医嘱： □ 一级护理 □ 禁食 □ 腹腔引流接袋记量 □ 记录出入量 临时医嘱： □ 测心率、血压 □ 继续营养支持	长期医嘱： □ 二级护理 □ 饮食：禁食或流食 □ 停心电监护，停尿管，停胃管 □ 记出入量 临时医嘱： □ 必要时复查血常规、肝功能、肾功能、电解质、血糖等 □ 伤口换药 □ 拔引流管 □ 逐渐减少肠外营养
主要护理工作	□ 各种管道的观察与护理 □ 观察患者病情变化 □ 准确记录出入量 □ 协助患者活动，促进肠蠕动恢复，预防并发症发生 □ 用药及相关治疗指导 □ 书写护理记录	□ 做好饮食指导 □ 观察拔除胃管随后情况 □ 各种管道的观察与护理 □ 观察患者病情变化 □ 准确记录出入量 □ 协助患者活动，促进肠蠕动恢复，预防并发症发生 □ 心理及生活护理 □ 书写护理记录	□ 做好饮食指导 □ 各种管道的观察与护理 □ 定时观察患者病情变化 □ 准确记录出入量 □ 鼓励患者下床活动，并逐步增加活动量 □ 心理及生活护理 □ 书写护理记录
病情变异记录	□ 无　□ 有，原因： 1. 2.	□ 无　□ 有，原因： 1. 2.	□ 无　□ 有，原因： 1. 2.
护士签名			
医师签名			

时间	住院第 16~18 天 （术后 10~12 天）	住院第 19~20 天 （术后 13~14 天，出院日）
主要诊疗工作	□ 上级医师查房，进行手术及伤口评估 □ 根据腹腔引流液情况，拔除全部引流管 □ 根据情况复查化验 □ 完成病历书写	□ 完成出院记录、病案首页、出院证明书等 □ 向患者交代出院后注意事项及进一步治疗计划，预约复诊日期，告知化学治疗方案
重点医嘱	**长期医嘱：** □ 二级护理 □ 饮食：半流食 **临时医嘱：** □ 必要时复查血常规、肝功能、肾功能、电解质、血糖、引流液实验室检查，腹部超声或 CT □ 拔引流管 □ 伤口拆线 □ 逐渐减少肠外营养	**出院医嘱：** □ 出院带药 □ 门诊随访 □ 复查血常规、肝功能、肿瘤标志物
主要护理工作	□ 做好饮食指导 □ 各种管道的观察与护理 □ 定时观察患者病情变化 □ 准确记录出入量 □ 心理及生活护理 □ 书写护理记录	□ 告知拆线及拔管后相关注意事项 □ 进行出院指导
病情变异记录	□ 无　□ 有，原因： 1. 2.	□ 无　□ 有，原因： 1. 2.
护士签名		
医师签名		

（中华医学会肿瘤学分会）

第 15 节　胃癌姑息化学治疗临床路径

临床路径标准

一、适用对象

1. 第一诊断为胃癌（ICD-10：C16 伴 Z51.1）。

2. 姑息化学治疗　有复发转移胃癌患者，或因其他原因无法行根治手术的患者。

二、诊断依据

根据卫生部《胃癌诊疗规范（2011 年）》、《NCCN 胃癌临床实践指南中国版（2011 年）》等。

1. 临床表现　上腹不适、隐痛、贫血等。

2. 便潜血试验多呈持续阳性。

3. 胃镜检查明确肿瘤情况，取活组织检查作出病理学诊断。

4. 影像学检查提示并了解有无淋巴结及脏器转移，肿瘤局部脏器浸润；气钡双重造影检查了解肿瘤大小、形态和病变范围。

5. 根据上述检查结果进行临床分期。

三、标准住院日

标准住院日为 5~9 天。

四、进入路径标准

1. 第一诊断必须符合胃癌疾病编码（ICD-10：C16 伴 Z51.1）。

2. 有复发转移或准备入院检查确认复发转移，或因其他原因无法行根治手术。

3. 无需特殊处理的合并症，如消化道大出血、幽门梗阻、胸腔积液、腹腔积液、肠梗阻等。

4. 当患者合并其他疾病，但住院期间不需要特殊处理也不影响第一诊断的临床路径流程实施时，可以进入路径。

五、明确诊断及入院常规检查需 1~3 天

1. 基线及评效检查项目

（1）胃镜、胸部 X 线片（正侧位）或胸部 CT、腹部增强 CT、盆腔超声、颈部及锁骨上淋巴结超声。

（2）病理学活组织检查与诊断（必要时）。

2．每周期化学治疗前检查项目

（1）血常规、尿常规、便常规+隐血。

（2）肝功能、肾功能、电解质、血糖、凝血功能、CEA。

（3）心电图。

3．根据情况可选择的检查项目

（1）AFP、CA199、CA125、CA724、CA242、HER-2免疫组化检测。

（2）上消化道造影，特别是气钡双重造影（对疑有幽门梗阻的患者，建议使用水溶性造影剂）。

（3）必要时可以在基线和评效时行超声胃镜检查。

（4）骨扫描：对怀疑有骨转移的胃癌患者，应行骨扫描筛查。

（5）合并其他疾病的相关检查。

六、化学治疗前准备

1．体格检查、体能状况评分。

2．排除化学治疗禁忌。

3．患者、监护人或被授权人签署相关同意书。

七、化学治疗药物（表1）

表1　胃癌姑息化学治疗药物剂量及给药时间

药物	给药剂量及给药途径	给药时间及周期间隔
替吉奥	$40 \ mg/m^2$，每天两次，口服	第1~14天，每三周一次
卡培他滨	$1000 \ mg/m^2$，每天两次，口服	第1~14天，每三周一次
5-FU	$425~750 \ mg/m^2$，持续静脉泵入24 h $800~1200 \ mg/m^2$，持续静脉泵入22 h	第1~5天，每三周一次 第1~2天，每两周一次
顺铂	$60~80 \ mg/m^2$，静脉滴注	第1天或分2~3天，每三周一次
奥沙利铂	$130 \ mg/m^2$，静脉滴注 $85 \ mg/m^2$，静脉滴注	第1天，每三周一次 第1天，每两周一次
紫杉醇	$135~175 \ mg/m^2$，静脉滴注	第1天或分为第1天，第8天，每三周一次
多西紫杉醇	$60~75 \ mg/m^2$，静脉滴注	第1天，每三周一次
表阿霉素	$50~60 \ mg/m^2$，静脉注射	第1天，每三周一次
醛氢叶酸	$20~200 \ mg/m^2$，静脉注射	第1~2天，每两周一次
伊立替康	$180 \ mg/m^2$，静脉注射	第1天，每两周一次

八、选择化学治疗方案

依据卫生部《胃癌诊疗规范（2011 年）》。

1. 推荐使用三药或两药联合方案，对体力状态差、高龄患者，可以考虑采用口服氟尿嘧啶类药物或紫杉类药物的单药化学治疗方案。

2. 两药方案包括 5-FU+顺铂、卡培他滨+顺铂、替吉奥+顺铂、卡培他滨+奥沙利铂（XELOX）、FOLFOX、替吉奥+奥沙利铂、卡培他滨+紫杉醇、FOLFIRI。

3. 三药方案包括 ECF 及其衍生方案（EOX、ECX、EOF），DCF 及其改良方案等。

九、化学治疗后必须复查的检查项目

1. 血常规 建议每周复查 1~2 次。根据具体化学治疗方案及血象变化，复查时间间隔可酌情增减。

2. 肝功能、肾功能 每周期复查一次。根据具体化学治疗方案及结果，复查时间间隔可酌情增减。

十、化学治疗中及化学治疗后治疗

化学治疗期间脏器功能损伤的相应防治：止吐、保肝、水化、抑酸剂、止泻药、预防过敏、升白细胞及血小板、贫血治疗。

十一、出院标准

1. 患者一般情况良好，生命体征平稳正常。
2. 没有需要住院处理的并发症。

十二、变异及原因分析

1. 治疗前、中、后有感染、严重贫血、出血、梗阻及其他合并症者，需进行相关的诊断和治疗，可能延长住院时间并致费用增加。

2. 化学治疗后出现骨髓抑制，需要对症处理，导致治疗时间延长、费用增加。

3. 药物不良反应需要特殊处理，如变态反应、神经毒性、心脏毒性等。

4. 对 HER-2 表达呈阳性（免疫组化染色呈+++，或免疫组化染色呈++且 FISH 检测呈阳性）的晚期胃癌患者，可考虑在化学治疗的基础上，联合使用分子靶向治疗药物曲妥珠单抗，会导致费用增加。

5. 高龄患者根据个体化情况具体实施。

6. 医师认可的变异原因分析，如药物减量使用。

7. 其他患者方面的原因等。

临床路径表单

适用对象：第一诊断胃癌（ICD-10：C16 伴 Z51.1）行姑息化学治疗

患者姓名：_____ 性别：_____ 年龄：_____ 门诊号：_____ 住院号：_____

住院日期：___年__月__日 出院日期：___年__月__日 标准住院日：5~9 天

时间	住院第 1~2 天	住院第 3~5 天	住院第 6~8 天
主要诊疗工作	□ 询问病史及体格检查 □ 完成病历书写 □ 完善检查 □ 交代病情	□ 上级医师查房，根据检查结果完善诊疗方案 □ 根据体检、影像学检查、病理结果等，行病例讨论，确定化学治疗方案 □ 完成必要的相关科室会诊 □ 完成病历书写 □ 完成化学治疗前准备 □ 向患者及家属交代化学治疗注意事项 □ 签署化学治疗知情同意书、自费用品协议书、输血同意书	□ 化学治疗 □ 上级医师查房 □ 向患者及家属交代病情及化学治疗后注意事项 □ 完成病历书写
重点医嘱	**长期医嘱：** □ 肿瘤内科护理常规 □ 二级护理 □ 饮食：根据患者情况 □ 患者既往疾病基础用药 **临时医嘱：** □ 胃镜、胸部 X 线片（正、侧位）或胸部 CT、腹部增强 CT、盆腔超声、颈部及锁骨上淋巴结超声 □ 病理学活组织检查与诊断 □ 每化学治疗周期前检查项目： ■ 血常规、尿常规、便常规+隐血 ■ 肝功能、肾功能、电解质、血糖、凝血功能、CEA ■ 心电图	**长期医嘱：** □ 患者既往基础用药 □ 补液治疗（水化、碱化） □ 其他医嘱（化学治疗期间一级护理） **临时医嘱：** □ 化学治疗 □ 重要脏器保护 □ 止吐 □ 其他特殊医嘱	**长期医嘱：** □ 患者既往基础用药 □ 补液治疗（水化、碱化） □ 其他医嘱（化学治疗期间一级护理） **临时医嘱：** □ 化学治疗 □ 复查血常规、肝功能、肾功能 □ 重要脏器保护 □ 止吐、止泻 □ 其他特殊医嘱
主要护理工作	□ 入院宣教 □ 入院护理评估 □ 指导患者进行相关辅助检查	□ 化学治疗前准备 □ 宣教 □ 心理护理	□ 观察患者病情变化 □ 定时巡视病房
病情变异记录	□ 无 □ 有，原因： 1. 2.	□ 无 □ 有，原因： 1. 2.	□ 无 □ 有，原因： 1. 2.
护士签名			
医师签名			

时间	住院第6~9天 （出院日）
主要 诊疗 工作	□ 完成出院记录、病案首页、出院证明等书写 □ 向患者交代出院后的注意事项，重点交代复诊时间及发生紧急情况时处理方法
重点 医嘱	**出院医嘱：** □ 出院带药
主要 护理 工作	□ 协助患者办理出院手续 □ 出院指导，重点指导出院后用药方法
病情 变异 记录	□ 无　□ 有，原因： 1. 2.
护士 签名	
医师 签名	

（中华医学会肿瘤学分会）

第16节 胃癌术前化学治疗临床路径

临床路径标准

一、适用对象

1. 第一诊断为胃癌（ICD-10：C16 伴 Z51.1）。

2. 术前化学治疗 无远处转移的局部进展期胃癌患者，即术前临床分期 T3/4，N+患者。

二、诊断依据

根据卫生部《胃癌诊疗规范（2011 年）》、《NCCN 胃癌临床实践指南中国版（2011 年）》等。

1. 临床表现 上腹不适、隐痛、贫血等。

2. 便潜血试验多呈持续阳性。

3. 胃镜检查明确肿瘤情况，取活组织检查作出病理学诊断。

4. 影像学检查提示并了解有无淋巴结及脏器转移，肿瘤局部脏器浸润；气钡双重造影检查了解肿瘤大小、形态和病变范围。

5. 根据上述检查结果进行临床分期。

三、标准住院日

标准住院日为 5~9 天。

四、进入路径标准

1. 第一诊断必须符合胃癌疾病编码（ICD-10：C16 伴 Z51.1）。

2. 无远处转移。

3. 无需特殊处理的合并症，如消化道大出血、梗阻、穿孔等。

4. 当患者合并其他疾病，但住院期间不需要特殊处理也不影响第一诊断的临床路径流程实施时，可以进入路径。

五、明确诊断及入院常规检查需 1~3 天

1. 基线检查项目（第一次化学治疗前）

（1）胃镜、胸部 X 线片（正、侧位）或胸部 CT、腹部增强 CT、盆腔超声、颈部及锁骨上淋巴结超声。

（2）病理学活组织检查与诊断。

（3）心肺功能评估。

2. 每周期化学治疗前检查项目

（1）血常规、尿常规、便常规+隐血。

（2）肝功能、肾功能、电解质、血糖、凝血功能、CEA。

（3）心电图。

3. 根据情况可选择的检查项目

（1）AFP、CA199、CA125、CA724、CA242、HER-2 免疫组化检测。

（2）上消化道造影，特别是气钡双重造影（对疑有幽门梗阻的患者建议使用水溶性造影剂）。

（3）必要时可以于基线和评效时行超声胃镜检查。

（4）必需检查的项目提示肿瘤有转移时，可进行相关部位 CT 或 MRI。

（5）骨扫描：对怀疑有骨转移的胃癌患者，应骨扫描筛查。

（6）合并其他疾病相关检查。

六、化学治疗前准备

1. 体格检查、体能状况评分。

2. 排除化学治疗禁忌。

3. 患者、监护人或被授权人签署相关同意书。

七、化学治疗药物（表1）

表1　胃癌术前化学治疗药物剂量及给药时间

药物	给药剂量及给药途径	给药时间及周期间隔
替吉奥	40 mg/m^2，每天两次，口服	第 1~14 天，每三周一次
卡培他滨	1000 mg/m^2，每天两次，口服	第 1~14 天，每三周一次
5-FU	425~750 mg/m^2，持续静脉泵入 24 h 800~1200 mg/m^2，持续静脉泵入 22 h	第 1~5 天，每三周一次 第 1~2 天，每两周一次
顺铂	60~80 mg/m^2，静脉滴注	第 1 天或分 2~3 天，每三周一次
奥沙利铂	130 mg/m^2，静脉滴注 85 mg/m^2，静脉滴注	第 1 天，每三周一次 第 1 天，每两周一次
紫杉醇	135~175 mg/m^2，静脉滴注	第 1 天或分为第 1 天，第 8 天，每三周一次
多西紫杉醇	60~75 mg/m^2，静脉滴注	第 1 天，每三周一次
表阿霉素	50~60 mg/m^2，静脉注射	第 1 天，每三周一次
醛氢叶酸	20~200 mg/m^2，静脉注射	第 1~2 天，每两周一次

八、选择化学治疗方案

依据卫生部《胃癌诊疗规范（2011年）》。

1. 推荐使用三药或两药联合方案，不推荐使用单药化学治疗。

2. 三药方案包括ECF及其衍生方案（EOX、ECX、EOF），DCF及其改良方案等。

3. 两药方案包括5-FU+顺铂、卡培他滨+顺铂、替吉奥+顺铂、卡培他滨+奥沙利铂（XELOX）、FOLFOX、替吉奥+奥沙利铂、卡培他滨+紫杉醇。

九、化学治疗后必须复查的检查项目

1. 血常规　建议每周复查1~2次。根据具体化学治疗方案及血常规变化，复查时间间隔可酌情增减。

2. 肝功能、肾功能　每化学治疗周期复查1次。根据具体化学治疗方案及血常规变化，复查时间间隔可酌情增减。

3. 每6~8周行疗效评估。

十、化学治疗中及化学治疗后治疗

化学治疗期间脏器功能损伤的相应防治：止吐、保肝、水化、抑酸剂、止泻药、预防过敏、升白细胞及血小板、贫血治疗。

十一、出院标准

1. 患者一般情况良好，生命体征平稳正常。

2. 没有需要住院处理的并发症。

十二、变异及原因分析

1. 治疗前、中、后有感染、严重贫血、出血、梗阻及其他合并症者，需进行相关的诊断和治疗，可能延长住院时间并致费用增加。

2. 化学治疗后出现骨髓抑制，需要对症处理，导致治疗时间延长、费用增加。

3. 药物不良反应需要特殊处理，如变态反应、神经毒性、心脏毒性等。

4. 高龄患者根据个体化情况具体实施。

5. 医师认可的变异原因分析，如药物使用减量。

6. 患者其他方面的原因等。

临床路径表单

适用对象：第一诊断胃癌（ICD-10：C16 伴 Z51.1）行术前化学治疗

患者姓名：_____ 性别：_____ 年龄：_____ 门诊号：_____ 住院号：_____

住院日期：___年__月__日 出院日期：___年__月__日 标准住院日：5~9 天

时间	住院第 1~2 天	住院第 3~5 天	住院第 6~8 天
主要诊疗工作	□ 询问病史及体格检查 □ 完成病历书写 □ 完善检查 □ 交代病情	□ 上级医师查房，根据检查结果完善诊疗方案 □ 完成化学治疗前准备 □ 根据体检、影像学检查、病理结果等，行病例讨论，确定化学治疗方案 □ 完成必要的相关科室会诊 □ 住院医师完成上级医师查房记录等病历书写 □ 签署化学治疗知情同意书、自费用品协议书、输血同意书 □ 向患者及家属交代化学治疗注意事项	□ 化学治疗 □ 上级医师查房 □ 向患者及家属交代病情及化学治疗后注意事项 □ 完成病历书写
重点医嘱	长期医嘱： □ 肿瘤内科护理常规 □ 二级护理 □ 饮食：根据患者情况 □ 患者既往疾病基础用药 临时医嘱： □ 胃镜、胸部 X 线片（正、侧位）或胸部 CT、腹部增强 CT、盆腔超声、颈部及锁骨上淋巴结超声 □ 病理学活组织检查与诊断每化学治疗周期前检查项目： □ 血常规、尿常规、便常规+隐血 □ 肝功能、肾功能、电解质、血糖、凝血功能、CEA □ 心电图	长期医嘱： 护理饮食： □ 患者既往疾病基础用药 □ 补液治疗（水化、碱化） □ 其他医嘱（化学治疗期间一级护理） 临时医嘱： □ 化学治疗 □ 重要脏器保护 □ 止吐 □ 其他特殊医嘱	长期医嘱： 护理饮食： □ 患者既往基础用药 □ 补液治疗（水化、碱化） □ 其他医嘱（化学治疗期间一级护理） 临时医嘱： □ 化学治疗 □ 复查血常规、肝功能、肾功能 □ 重要脏器保护 □ 止吐、止泻 □ 其他特殊医嘱
主要护理工作	□ 入院宣教 □ 入院评估 □ 指导患者进行相关辅助检查	□ 化学治疗前准备 □ 宣教	□ 观察患者病情变化
病情变异记录	□ 无　□ 有，原因： 1. 2.	□ 无　□ 有，原因： 1. 2.	□ 无　□ 有，原因： 1. 2.
护士签名			
医师签名			

时间	住院第 9 天
主要 诊疗 工作	□ 上级医师查房，评估患者化学治疗后病情变化情况，确定是否转手术治疗及手术治疗 　方案
重点 医嘱	**出院医嘱：** □ 转手术治疗
主要 护理 工作	□ 术前准备
病情 变异 记录	□ 无　□ 有，原因： 1. 2.
护士 签名	
医师 签名	

（中华医学会肿瘤学分会）

第 17 节　胃癌辅助化学治疗临床路径

临床路径标准

一、适用对象

1. 第一诊断为胃癌（ICD-10：Z51.1 伴 Z85.002）。
2. 辅助化学治疗　胃癌根治术后患者。

二、进入路径标准

1. 第一诊断必须符合胃癌疾病编码（ICD-10：Z51.1 伴 Z85.002）。
2. 原发灶根治术后、术后病理分期为 Ib 期伴淋巴结转移者或术后病理分期为 II 期及以上者。无远处转移或准备入院检查排除远处转移。
3. 不合并需要特殊处理的合并症，如消化道大出血、梗阻、腹腔积液等。
4. 当患者合并其他疾病，但住院期间不需要特殊处理也不影响第一诊断的临床路径流程实施时，可以进入路径。

三、标准住院日

标准住院日为 5~9 天。

四、明确诊断及入院常规检查需 1~3 天

1. 基线及每 3 个月复查时检查项目　CEA、胸部 X 线片或胸部 CT、腹部和（或）盆腔超声或增强 CT/MRI、颈部及锁骨上淋巴结超声。
2. 每周期化学治疗前检查项目
（1）血常规、尿常规、便常规+隐血。
（2）肝功能、肾功能、电解质、血糖、凝血功能。
（3）心电图。
3. 根据情况可选择的检查项目
（1）AFP、CA199、CA125、CA724、CA242、HER-2 检测。
（2）每年复查胃镜。
（3）必需检查的项目提示肿瘤有复发时，可进行相关部位 CT 或 MRI。
（4）骨扫描：对怀疑有骨转移的胃癌患者，应行骨扫描筛查。
（5）合并其他疾病相关检查。

五、化学治疗前准备

1. 体格检查、体能状况评分。

2. 排除化学治疗禁忌证。

3. 患者、监护人或被授权人签署相关同意书。

六、化学治疗药物（表1）

表1　胃癌辅助化学治疗药物剂量及给药时间

药物	给药剂量及给药途径	给药时间及周期间隔
替吉奥	40 mg/m^2，每天两次，口服	第1~14天，每三周一次
卡培他滨	1000 mg/m^2，每天两次，口服	第1~14天，每三周一次
5-FU	425~750 mg/m^2，持续静脉泵入24 h	第1~5天，每三周一次
	800~1200 mg/m^2，持续静脉泵入22 h	第1~2天，每两周一次
顺铂	60~80 mg/m^2，静脉滴注	第1天或分2~3天，每三周一次
奥沙利铂	130 mg/m^2，静脉滴注	第1天，每三周一次
	85 mg/m^2，静脉滴注	第1天，每两周一次
表阿霉素	50~60 mg/m^2，静脉注射	第1天，每三周一次
醛氢叶酸	20~200 mg/m^2，静脉注射	第1~2天，每两周一次

七、选择化学治疗方案

依据卫生部《胃癌诊疗规范（2011年）》等。

1. 推荐使用两药联合方案，Ib期、体力状况差、高龄、不耐受两药联合方案者考虑采用口服氟尿嘧啶类药物的单药化学治疗。

2. 术前化学治疗有效者推荐沿用术前方案或其改良方案。

3. 方案包括　5-FU+顺铂、卡培他滨+奥沙利铂（XELOX）、卡培他滨+顺铂、FOLFOX、替吉奥、卡培他滨。

八、化学治疗后必须复查的检查项目

1. 血常规　建议每周复查1~2次。根据具体化学治疗方案及血象变化，复查时间间隔可酌情增减。

2. 肝功能、肾功能　每化学治疗周期复查1次。根据具体化学治疗方案及血象变化，复查时间间隔可酌情增减。

九、化学治疗中及化学治疗后治疗

化学治疗期间脏器功能损伤的相应防治：止吐、保肝、水化、抑酸剂、止泻药、预防过敏、升白细胞及血小板、贫血治疗。

十、出院标准

1. 患者一般情况良好，生命体征平稳正常。
2. 没有需要住院处理的并发症。

十一、变异及原因分析

1. 治疗前、中、后有感染、出血、梗阻及其他合并症者，需进行相关的诊断和治疗，可能延长住院时间并致费用增加。
2. 化学治疗后出现骨髓抑制，需要对症处理，导致治疗时间延长、费用增加。
3. 药物不良反应需要特殊处理，如变态反应、神经毒性、心脏毒性等。
4. 高龄患者根据个体化情况具体实施。
5. 医师认可的变异原因分析，如药物减量使用。
6. 患者其他方面的原因等。

临床路径表单

适用对象：第一诊断胃癌（ICD-10：Z51.1 伴 Z85.002）行辅助化学治疗

患者姓名：_____ 性别：_____ 年龄：_____ 门诊号：_____ 住院号：_____

住院日期：___年__月__日 出院日期：___年__月__日 标准住院日：5~9 天

时间	住院第 1~2 天	住院第 3~5 天	住院第 6~8 天
主要诊疗工作	□ 询问病史及体格检查 □ 完成病历书写 □ 完善检查 □ 交代病情	□ 上级医师查房，根据检查结果完善诊疗方案 □ 完成化学治疗前准备 □ 根据体检、影像学检查、病理结果等，行病例讨论，确定化学治疗方案 □ 完成必要的相关科室会诊 □ 完成病历书写 □ 签署化学治疗知情同意书、自费用品协议书、输血同意书 □ 向患者及家属交代化学治疗注意事项	□ 化学治疗 □ 完成病历书写 □ 上级医师查房 □ 向患者及家属交代病情及化学治疗后注意事项
重点医嘱	**长期医嘱：** □ 肿瘤内科护理常规 □ 二级护理 □ 饮食：根据患者情况 □ 患者既往疾病基础用药 **临时医嘱：** □ 胃镜、胸部 X 线片或胸部 CT、腹部增强 CT、盆腔超声、颈部及锁骨上淋巴结超声 □ 病理学活组织检查与诊断 □ 每化学治疗周期前检查项目： ■ 血常规、尿常规、便常规+隐血 ■ 肝功能、肾功能、电解质、血糖、凝血功能、CEA ■ 心电图	**长期医嘱：** 护理、饮食： □ 患者既往基础用药 □ 补液治疗（水化、碱化） □ 其他医嘱（化学治疗期间一级护理） **临时医嘱：** □ 化学治疗 □ 重要脏器保护 □ 止吐 □ 其他特殊医嘱	**长期医嘱：** 护理、饮食： □ 患者既往基础用药 □ 补液治疗（水化、碱化） □ 其他医嘱（化学治疗期间一级护理） **临时医嘱：** □ 化学治疗 □ 复查血常规、肝功能、肾功能 □ 重要脏器保护 □ 止吐、止泻 □ 其他特殊医嘱
主要护理工作	□ 入院宣教 □ 入院评估 □ 指导患者进行相关辅助检查	□ 化学治疗前准备 □ 宣教 □ 心理护理	□ 观察患者病情变化 □ 定时巡视病房
病情变异记录	□ 无 □ 有，原因： 1. 2.	□ 无 □ 有，原因： 1. 2.	□ 无 □ 有，原因： 1. 2.
护士签名			
医师签名			

时间	住院第9天 （出院日）
主要 诊疗 工作	□ 完成出院记录、病案首页、出院证明等书写 □ 向患者交代出院后的注意事项，重点交代复诊时间及发生紧急情况时处理方法
重点 医嘱	**出院医嘱：** □ 出院带药
主要 护理 工作	□ 协助患者办理出院手续 □ 出院指导，重点出院后用药方法
病情 变异 记录	□ 无　□ 有，原因： 1. 2.
护士 签名	
医师 签名	

（中华医学会肿瘤学分会）

第18节　胃癌放射治疗临床路径

临床路径标准

一、适用对象

第一诊断为胃癌（ICD-10：C16 伴 Z51.0，Z51.0 伴 Z85.002），符合以下情形：

1. 无法切除的局部晚期胃癌。
2. 手术困难的局部晚期胃癌推荐术前放化疗。
3. D1 术后或局部复发高危患者，应推荐术后放化疗。
4. 符合姑息性放射治疗指征，无放射治疗禁忌证。

二、诊断依据

根据卫生部《胃癌诊疗规范（2011 年）》、NCCN《胃癌临床实践指南中国版（2011 年）》等。

1. 临床表现　上腹不适、隐痛、贫血等。
2. 大便潜血试验多呈持续阳性。
3. 胃镜检查明确肿瘤情况，取活组织检查作出病理学诊断。
4. 影像学检查提示并了解有无淋巴结及肝肺等远处转移，肿瘤局部脏器浸润；钡餐检查了解肿瘤大小、形态和病变范围。
5. 根据上述检查结果进行临床分期。

三、放射治疗方案的选择

根据卫生部《胃癌诊疗规范（2011 年）》、《肿瘤放射治疗学（第 4 版）》（殷蔚伯、余子豪、徐国镇、胡逸民，中国协和医科大学出版社，2010 年）、NCCN《胃癌临床实践指南中国版（2010 年）》等。

1. 术前放化疗　分期为 T_2 以上或者 N^+ 的局部进展期病灶，术前放化疗可能降低分期提高手术切除率。
2. 不能耐受手术治疗，或者虽然能耐受手术但病灶不可切除的病例，可以选择放化同步治疗。
3. 术后放射治疗　术后病理分期为 T_3、T_4 或者区域淋巴结阳性的，需要放射治疗+氟尿嘧啶或紫杉类为基础的增敏剂行同步放化治疗。肿瘤有镜下或肉眼残留的，术后亦应行同步放化疗。
4. 局部复发的病例，可以考虑放射治疗或者放化疗。
5. 为减轻症状，病变相对局限时，可以考虑局部姑息性放射治疗。

四、临床路径标准住院日

45~60 天。

五、进入路径标准

1. 第一诊断必须符合胃癌疾病编码（ICD-10：C16 伴 Z51.0，Z51.0 伴 Z85.002）。
2. 无放射治疗禁忌证。
3. 当患者合并其他疾病，但住院期间不需要特殊处理也不影响第一诊断的临床路径流程实施时，可以进入路径。

六、放射治疗前准备项目

1. 必需的检查项目
（1）血常规、尿常规、便常规+隐血。
（2）肝功能、肾功能、肿瘤标志物。
（3）胃镜或超声胃镜检查。
（4）腹部增强 CT 扫描。
（5）胸部 X 线片或胸 CT 平扫。
（6）锁骨上 B 超和盆腔 B 超。
2. 根据患者情况可选检查项目
（1）肺功能、超声心动图。
（2）凝血功能。
（3）ECT 扫描。
（4）临床需要的其他检查项目。

七、放射治疗方案

1. 靶区确定　可以通过腹部 CT、内镜超声、内镜等技术确定原发肿瘤和淋巴结区。术后患者照射范围应包括瘤床、吻合口和部分残胃，可以通过术中留置标记物确定瘤床、吻合口/残端位置。根据肿瘤位置不同，照射范围和淋巴结引流区亦不相同：胃近 1/3 或贲门食管交界肿瘤，应包括原发肿瘤及食管下段 3~5 cm、左半膈肌和邻近胰体，高危淋巴结区包括临近食管周围、胃周、胰腺上、腹腔干区、脾动脉和脾门淋巴结区；胃中 1/3 肿瘤或胃体癌，靶区应包括原发肿瘤及胰体部，淋巴结区应包括临近的胃周、胰腺上、腹腔干区和脾门、肝门以及十二指肠淋巴结区；远端 1/3 肿瘤，如果累及胃-十二指肠结合部，照射野应包括原发肿瘤及胰头、十二指肠第一段和第二段，淋巴结区包括胃周、胰腺上、腹腔干、肝门、胰十二指肠淋巴结，术后病例应该包括十二指肠残端 3~5 cm，高危淋巴结区相同。制订治疗计划时，还应考虑胃充盈变化和呼吸运动的影响。
2. 推荐使用 CT 模拟定位和三维适形放射治疗技术，有条件的医院可考虑使用调强放射治疗技术。如使用二维照射技术，应设计遮挡保护正常组织，减轻毒性反应。

3. 治疗剂量 45.0~50.4 Gy/25~28 f/5.0~5.5 周，单次 1.8 Gy 常规分割，必要时局部可加量到 55~60 Gy。同步化放疗同期给予氟尿嘧啶类或紫杉类为基础的增敏剂。

4. 正常组织保护 采用三维适形放射治疗技术，正常组织的剂量限制为：肝脏剂量体积参数 V30<60%，至少一侧肾脏其 2/3<20 Gy，脊髓<45 Gy，1/3 心脏<50 Gy，尽量降低左心室剂量。

八、治疗中的检查和治疗

1. 每周体格检查 1 次。

2. 每周复查血常规，必要时复查肝功能、肾功能。注意血清铁、钙，尤其术后患者，必要时给予维生素 B_{12} 治疗。

3. 密切观察病情，针对急性毒性反应，给予必要的治疗，如升白细胞、镇吐、抑酸和止泻药物，避免可治疗的毒性反应造成治疗中断和剂量缩减。

4. 治疗中根据病情复查影像学检查，酌情对治疗计划进行调整或重新定位。

5. 监测体重及能量摄入，如果热量摄入不足，则应考虑给予肠内（首选）或肠外营养支持治疗，必要时可以考虑留置十二指肠营养管进行管饲。对于同期放化疗的患者，治疗中和治疗后营养支持更加重要。

九、治疗后复查

1. 血常规、肝功能、肾功能。
2. 胸部及上腹 CT。
3. 肿瘤标志物。

十、出院标准

1. 完成全部放射治疗计划。
2. 无严重毒性反应需要住院处理。
3. 无需要住院处理的其他合并症/并发症。

临床路径表单

适用对象：第一诊断为胃癌（ICD-10：C16 伴 Z51.0，Z51.0 伴 Z85.002）；术前/术后同步放化疗，无法切除肿瘤放化同步治疗，姑息性放射治疗

患者姓名：_____ 性别：_____ 年龄：_____ 门诊号：_____ 住院号：_____

住院日期：___年__月__日　出院日期：___年__月__日　标准住院日：≤49 天

日期	住院第 1 天	住院第 2~3 天	住院第 4~7 天
主要诊疗工作	□ 询问病史及体格检查 □ 交代病情 □ 书写病历 □ 完善检查	□ 上级医师查房和评估 □ 完成放射治疗前准备 □ 根据病理结果影像资料等，结合患者的基础疾病和综合治疗方案，行放射治疗前讨论，确定放射治疗方案 □ 完成必要的相关科室会诊 □ 完成病历书写 □ 初步确定放射治疗靶区和剂量 □ 签署放射治疗知情同意书、自费用品协议书（如有必要）、向患者及家属交代放射治疗注意事项	□ 放射治疗定位，可普通模拟机定位，推荐 CT 定位，定位后 CT 扫描或直接行模拟定位 CT □ 医生勾画靶区 □ 物理师完成计划制订 □ 医生评估并确认计划 □ 模拟机及加速器计划确认和核对 □ 完成病历书写 □ 上级医师查房 □ 向患者及家属交代病情及放射治疗注意事项
重点医嘱	**长期医嘱：** □ 放射治疗科护理常规 □ 饮食：根据患者情况 □ 患者既往疾病基础用药 **临时医嘱：** □ 血常规、尿常规、便常规 □ 肝功能、肾功能、肿瘤标志物 □ 胃镜或超声胃镜检查 □ 腹部增强 CT 扫描 □ 胸部 X 线片或胸 CT 平扫 □ 锁骨上 B 超和盆腔 B 超	**长期医嘱：** □ 患者既往基础用药 □ 抗生素（必要时） □ 其他医嘱 **临时医嘱：** □ 其他特殊医嘱	
主要护理工作	□ 入院宣教 □ 入院评估 □ 指导患者进行相关辅助检查	□ 放射治疗前准备 □ 放射治疗前宣教（正常组织保护等） □ 心理护理	□ 观察患者病情变化 □ 定时巡视病房
病情变异记录	□ 无　□ 有，原因： 1. 2.	□ 无　□ 有，原因： 1. 2.	□ 无　□ 有，原因： 1. 2.
护士签名			
医师签名			

日期	住院第 8~44 天 （放射治疗过程）	住院第 45~49 天 （出院日）
主要诊疗工作	□ 放射治疗开始 □ 上级医师查房，注意病情变化 □ 完成病历书写 □ 注意记录患者放射治疗后正常组织的不良反应的发生日期和程度	□ 上级医师查房，对放射治疗区域不良反应等进行评估，明确是否能出院 □ 完成病历书写、出院记录、病案首页、出院证明书等； □ 向患者交代出院后的注意事项，如返院复诊的时间、地点，后续治疗方案及用药方案 □ 完善出院前检查
重点医嘱	**长期医嘱：** □ 患者既往基础用药 □ 抗生素（必要时） □ 营养支持治疗 □ 其他医嘱 **临时医嘱：** □ 同步化学治疗 □ 正常组织放射治疗保护剂 □ 针对放射治疗急性反应的对症处理药物 □ 复查影像学检查 □ 调整治疗计划/重新定位 □ 其他特殊医嘱	**长期医嘱：** □ 患者既往基础用药 □ 抗生素（必要时） □ 其他医嘱，可包括内分泌治疗 **临时医嘱：** □ 血常规、肝功能、肾功能 □ 胸部上腹 CT 检查 □ 肿瘤标志物 □ 出院医嘱 □ 出院带药
主要护理工作	□ 观察患者病情变化 □ 定时巡视病房	□ 指导患者放射治疗结束后注意事项 □ 出院指导 □ 协助患者办理出院手续
病情变异记录	□ 无　□ 有，原因： 1. 2.	□ 无　□ 有，原因： 1. 2.
护士签名		
医师签名		

（中华医学会肿瘤学分会）

第19节 结肠癌根治切除手术临床路径

临床路径标准

一、适用对象

1. 第一诊断为结肠癌（ICD-10：C18），行结肠癌根治切除手术（ICD-9-CM-3：45.73-45.79，45.8）。

2. 可 R_0 切除的结肠癌（Ⅰ期、Ⅱ期和部分Ⅲ期）。

3. 对诊断为多原发并多部位的结肠癌（ICD-10：C18），结肠息肉病（如 FAP、HNPCC）和炎性肠病合并癌变的患者，直肠无病变者，可考虑行全结肠切除术。

二、诊断依据

根据卫生部《结直肠癌诊疗规范（2010 年）》和 NCCN《结肠癌临床实践指南中国版（2011 年）》等。

1. **症状** 便血、脓血便、排便习惯改变、腹痛、贫血、腹部肿块等。

2. **体格检查**

（1）一般情况评价：体力状况评分、是否有贫血、全身浅表淋巴结肿大。

（2）腹部检查：是否看到肠型及肠蠕动波、触及肿块、叩及鼓音、听到高调肠鸣音或金属音。

（3）直肠指诊：是否有指套血染。

3. **实验室检查** 便常规+隐血；血清肿瘤标志物 CEA 和 CA199，必要时可查 CA242、CA724、AFP 和 CA125。

4. **辅助检查** 术前肿瘤定性及 TNM 分期，指导选择正确的术式。

（1）结肠镜取活检，病理检查明确肿瘤组织类型（腺癌、黏液腺癌、印戒细胞癌）和分化程度（高、中、低）；排除同时性结直肠多原发癌。必要时全结肠直肠气钡双重造影，确定肿瘤位置。

（2）胸部 X 线检查或胸部平扫 CT 排除肿瘤肺转移。全腹部增强 CT 或超声，排除其他脏器转移。

5. **鉴别诊断** 与胃肠道间质瘤（GIST）、炎性肠疾病、淋巴瘤、肠结核、阑尾炎、寄生虫感染、息肉等常见的结肠疾病以及腹腔其他脏器疾病累及结肠等鉴别。

三、治疗方案的选择

根据卫生部《结直肠癌诊疗规范（2010 年）》和 NCCN《结肠癌临床实践指南中国版（2011 年）》。

1. 结肠癌根治切除手术。

2. 抗生素使用按照《抗菌药物临床应用指导原则》（卫医发〔2004〕285 号）执行。

四、标准住院日

标准住院日为 14~16 天。

五、进入路径标准

1. 第一诊断必须符合结肠癌疾病编码（ICD-10：C18）。

2. 可 R_0 切除的结肠癌（Ⅰ期、Ⅱ和部分Ⅲ期）。

3. 有手术适应证，无绝对禁忌证。

4. 当患者合并其他疾病，但住院期间不需要特殊处理也不影响第一诊断的临床路径流程实施时，可以进入路径。

六、术前准备（术前评估）≤3 天

1. 必需的检查

（1）血常规、尿常规、便常规+隐血。

（2）凝血功能、肝功能、肾功能、电解质、血糖、血清肿瘤标志物、血型、感染性疾病筛查及心电图。

（3）结肠镜。

（4）胸部 X 线检查或胸部平扫 CT，必要时进行增强扫描。

（5）全腹部增强 CT 或超声。

2. 根据患者病情可选择的检查

（1）高龄、危重患者应行血气分析、肺功能及超声心动检查。

（2）肿瘤定位不准确时可行全结肠、直肠气钡双重造影。

（3）疑似骨转移者应行全身 ECT 进行筛查。

（4）对疑似有其他部位转移者应行 PET/CT 检查明确或除外转移。

（5）合并其他疾病应行相关检查，如心肌酶、血糖等。

3. 肠道准备

（1）无肠梗阻病例：于术前 12~24 h 开始口服泻药，2~3 h 内服完。

（2）不完全性肠梗阻病例：于入院当日起每日口服两次小剂量泻药。

（3）完全性肠梗阻病例：禁忌任何方式的肠道准备。

4. 签署手术及其他相关同意书。

七、预防性抗生素选择与使用时机

按照《抗菌药物临床应用指导原则》（卫医发〔2004〕285 号）执行，并根据患者的病情决定抗生素的选择与使用时间。建议使用第二代头孢菌素或头孢曲松或头孢噻肟，可加用甲硝唑。

预防性应用抗生素：术前 0.5~2.0 h 或麻醉开始时静脉给药，手术超过 3 h 可再给第二剂。

八、手术日为入院第 4 天

1. 麻醉方式　全身麻醉或静脉复合连续硬膜外麻醉。
2. 手术方式　结肠癌根治切除（或腹腔镜肠癌根治术）。
3. 手术内固定物　部分患者可能使用肠道吻合器等。
4. 术中用药　麻醉常规用药。
5. 输血　根据术中情况而定。
6. 病理　术前病理诊断不明确者术中应行快速组织活检；术后切除标本全部送病理。病理报告必须符合卫生部《结直肠癌诊疗规范（2010 年）》中病理评估的要求。

九、入院后第 5~13 天（术后 1~9 天）治疗

1. 维持水、电解质平衡，酌情给予肠外营养治疗。
2. 鼓励术后早期下床活动，排气后可酌情进食流质或半流质。
3. 术后隔日腹部切口换药；切口感染时应及时局部拆线，引流。
4. 术后第 1 天、第 3 天和第 5 天复查血常规、电解质等，根据检查结果调整抗生素和肠外营养治疗。
5. 术后第 9 天腹部切口拆线。

十、出院标准

1. 患者一般情况良好，基本恢复正常饮食和肠道功能。
2. 体温正常，腹部检查无阳性体征，相关实验室检查结果基本正常。
3. 腹部切口 Ⅱ/甲愈合。

十一、变异及原因分析

1. 有影响手术的合并症，需要进行相关的诊断和治疗。
2. 对于完全肠梗阻患者，可一期行横结肠或末端回肠双腔造口术，缓解梗阻症状后可行化学治疗。
3. 围术期并发症可能造成住院日延长或费用超出参考标准。
4. 医生认为的变异原因。
5. 结肠癌肝转移切除术者，酌情处理。
6. 患者其他原因的变异。

临床路径表单

适用对象：第一诊断为 I、II A（T3，N0，M0）、III A（仅 T1~2，N1，M0）或 III B（仅 T3N1M0）期的结肠癌（ICD-10：C18）；行结肠癌根治手术（ICD-9-CM-3：45.73-45.79，45.8）

患者姓名：_____ 性别：_____ 年龄：_____ 门诊号：_____ 住院号：_____

住院日期：___年__月__日 出院日期：___年__月__日 标准住院日：14~16 天

时间	住院第 1 天	住院第 2 天	住院第 3 天（手术准备日）
主要诊疗工作	□ 询问病史、体格检查 □ 上级医师查房 □ 书写病历 □ 完善相关检查并开始术前肠道准备	□ 三级医师查房 □ 术前讨论，分析检查结果，制订治疗方案 □ 完成病历书写 □ 完成必要相关科室会诊	□ 向患者及家属交代病情，明确告知围术期治疗中可能出现的意外和危险 □ 签署手术及麻醉同意书、委托书、自费药品协议书、输血同意书 □ 完成术前准备 □ 完成病历书写 □ 麻醉医师术前访视患者及完成记录
重点医嘱	**长期医嘱：** □ 二级护理 □ 半流食，或无渣流食，或禁食、禁水 □ 患者既往疾病基础用药 **临时医嘱：**（如门诊未查） □ 血常规、尿常规、便常规+隐血 □ 凝血功能、肝功能、肾功能、电解质、血糖，血清肿瘤标志物，感染性疾病筛查 □ 结肠镜 □ 胸部 X 线检查或胸部平扫 CT，必要时进行增强扫描 □ 全腹部增强 CT 或超声 □ 心电图	**长期医嘱：** □ 二级护理 □ 半流食，或无渣流食，或禁食、禁水 □ 患者既往疾病基础用药 □ 新制订的治疗方案	**长期医嘱：** □ 二级护理 □ 半流食，或无渣流食，或禁食、禁水 □ 患者既往疾病基础用药 **临时医嘱：** □ 晚 8 点开始口服复方聚乙二醇清洁肠道 □ 备皮 □ 检查血型，备血制品 □ 睡前地西泮（安定）10 mg 肌内注射（酌情） □ 准备术中特殊器械及材料 □ 抗生素皮试（酌情）
主要护理工作	□ 入院宣教 □ 入院评估 □ 指导患者进行辅助检查	□ 观察患者病情及情绪变化等 □ 心理护理	□ 术前宣教（提醒患者术前禁食、禁水） □ 术前准备 □ 沐浴、剪指甲、更衣
病情变异记录	□ 无　□ 有，原因： 1. 2.	□ 无　□ 有，原因： 1. 2.	□ 无　□ 有，原因： 1. 2.
护士签名			
医师签名			

时间	住院第4天 （手术日）	住院第5~6天 （术后第1~2天）	住院第7~8天 （术后第3~4天）
主要诊疗工作	□ 手术（包括手术安全核对） □ 完成手术记录 □ 完成术后病程记录 □ 向患者及家属交代术中情况及术后注意事项 □ 手术标本常规送病理检查	□ 上级医师查房：观察腹部切口及出入量（特别注意尿量和引流）情况；根据各项检查结果评价重要脏器功能，提出诊治意见 □ 可下床活动，促进排气，预防深静脉血栓 □ 完成病历书写	□ 腹部切口换药，必要时引流 □ 检查腹部临床表现，注意排气、排便情况 □ 注意腹腔引流情况 □ 完成病历书写
重点医嘱	**长期医嘱：** □ 全麻下经腹结肠癌根治术后护理常规 □ 一级护理 □ 禁食、禁水 □ 心电监护、吸氧、留置管 □ 记录出入量，注意引流情况 □ 预防性应用抗生素 □ 抑酸、化痰和镇痛治疗 □ 静脉肠外营养治疗，补充液量和能量，维持水、电解质平衡 **临时医嘱：** □ 复查血常规及相关指标	**长期医嘱：** □ 雾化吸入 □ 全麻下经腹结肠癌根治术后护理常规 □ 一级护理 □ 禁食、禁水 □ 心电监护、吸氧、留置管 □ 记录出入量，注意引流情况 □ 预防性应用抗生素 □ 抑酸、化痰和镇痛治疗 □ 静脉肠外营养治疗，补充液量和能量，维持水、电解质平衡 **临时医嘱：** □ 试饮水 □ 尿管每4h一次开放	**长期医嘱：** □ 酌情进流食或半流食 □ 根据病情停用心电监护和吸氧 □ 停用尿管 □ 停用预防性抗生素 **临时医嘱：** □ 腹部切口换药 □ 复查血常规及相关指标
主要护理工作	□ 定时巡视病房 □ 观察患者病情变化及腹部切口敷料 □ 术后生活护理 □ 鼓励患者床上活动，尤其是下肢，预防深静脉血栓的发生	□ 观察患者一般状况及腹部切口敷料 □ 术后生活护理 □ 鼓励患者下床活动 □ 拍背排痰	□ 观察患者一般状况及腹部切口敷料 □ 术后生活护理 □ 指导排尿 □ 鼓励患者下床活动
病情变异记录	□ 无　□ 有，原因： 1. 2.	□ 无　□ 有，原因： 1. 2.	□ 无　□ 有，原因： 1. 2.
护士签名			
医师签名			

时间	住院第 9~10 天 （术后第 5~6 天）	住院第 11~12 天 （术后第 7~8 天）	住院第 13~14 天 （术后第 9~10 天）	住院第 15~16 天 （出院日）
主要诊疗工作	□ 上级医师查房 □ 根据临床表现、血常规及相关生化检查结果调整治疗方案 □ 已排气、排便，可拔除引流管 □ 根据患者胃肠道功能决定饮食 □ 腹部切口换药，检查愈合情况	□ 腹部切口换药，可间断拆线 □ 根据血常规及相关指标检查结果，决定是否停用治疗性抗生素 □ 根据病理分期，制订术后化学治疗方案，向上级医师汇报 □ 完成病历书写	□ 上级医师查房 □ 询问进食和排便情况 □ 腹部切口换药拆线 □ 上级医师进行术后康复评估，决定出院日期 □ 向患者及家属交代病情	□ 完成出院记录、病案首页、出院证明等书写 □ 向患者交代出院后的注意事项，重点交代复诊时间及发生紧急情况时处理方法
重点医嘱	长期医嘱： □ 二级护理 □ 半流食 □ 停用相关治疗 □ 停引流管 临时医嘱： □ 复查血常规及相关指标 □ 腹部切口换药	长期医嘱： □ 停用治疗性抗生素 临时医嘱： □ 腹部切口换药、间断拆线	长期医嘱： □ 三级护理 □ 普通饮食 临时医嘱： □ 腹部伤口换药、拆线	出院医嘱： □ 出院带药
主要护理工作	□ 观察患者一般状况及腹部切口情况 □ 鼓励患者下床活动 □ 术后生活护理，注意进食和排便情况	□ 观察患者一般状况及腹部切口情况 □ 鼓励患者下床活动 □ 术后生活护理，注意进食情况和排便情况	□ 指导患者术后康复 □ 术后生活护理	□ 协助患者办理出院手续 □ 出院指导，重点指导出院后用药方法
病情变异记录	□ 无　□ 有，原因： 1. 2.	□ 无　□ 有，原因： 1. 2.	□ 无　□ 有，原因： 1. 2.	□ 无　□ 有，原因： 1. 2.
护士签名				
医师签名				

（中华医学会肿瘤学分会）

第 20 节　结肠癌化学治疗临床路径

临床路径标准

一、适用对象

第一诊断为结肠癌（ICD-10：C18 伴 Z51.1，Z51.1 伴 Z85.006），符合以下情形：

1. Ⅱ～Ⅲ期需行术后辅助化学治疗患者。
2. 结肠癌肝转移和（或）肺转移，可切除及潜在可切除的患者可行围术期化学治疗。
3. 晚期/转移性结肠癌需行化学治疗患者。

二、诊断依据

根据卫生部《结直肠癌诊疗规范（2010 年）》和《NCCN 结肠癌临床实践指南中国版（2011 年）》。

1. 症状　便血、脓血便、排便习惯改变、腹痛、贫血、腹部肿块等。
2. 体格检查
（1）一般情况评价：体力状态评分、是否有贫血、全身浅表淋巴结肿大。
（2）腹部检查：是否看到肠型及肠蠕动波、触及肿块、叩及鼓音、闻及高调肠鸣音或金属音。
3. 实验室检查　便常规+隐血；血清肿瘤标志物 CEA 和 CA199，必要时可查 CA242、CA724、AFP 和 CA125。

三、选择化学治疗方案

根据卫生部《结直肠癌诊疗规范（2010 年）》。

四、标准住院日

标准住院日为 5～8 天。

五、进入路径标准

1. 第一诊断必须符合结肠癌疾病编码（ICD-10：C18 伴 Z51.1，Z51.1 伴 Z85.006）。
2. 符合化学治疗适应证、无化学治疗禁忌证。
3. 当患者合并其他疾病，但住院期间无需特殊处理也不影响第一诊断的临床路径流程实施时，可进入路径。

六、化学治疗前准备需 3~5 天

1. 必需的检查项目

（1）血常规、尿常规、便常规及潜血。

（2）肝功能、肾功能、电解质、凝血功能、血糖、消化道肿瘤标志物（必须检测 CEA、CA199；建议检测 CA242、CA724；有肝转移患者建议检测 AFP；有卵巢转移患者建议检测 CA125）。

（3）心电图。

2. 根据情况可选择的检查项目

（1）结肠镜检查和（或）钡剂灌肠造影。

（2）B 超检查。

（3）提示转移时，可进行相关部位 CT/MRI。

（4）合并其他疾病相关检查：心肺功能检查等。

3. 签署化学治疗及其他相关同意书。

七、化学治疗方案

根据卫生部《结直肠癌诊疗规范（2010 年）》，结合患者的疾病状态选择化学治疗方案及周期数（表 1~6）。

表 1 结肠癌化学治疗 mFOLFOX6 方案

药物	剂量（mg/m^2）	用药途径	用药时间	疗程
奥沙利铂	85	静脉滴注	第 1 天	14 天
醛氢叶酸	400	静脉滴注	第 1 天	14 天
氟尿嘧啶	400	静脉团注	第 1 天	14 天
氟尿嘧啶	1200	持续静脉泵入	第 1~2 天	14 天

表 2 结肠癌化学治疗 FOLFIRI 方案

药物	剂量（mg/m^2）	用药途径	用药时间	疗程
伊立替康	180	静脉滴注	第 1 天	14 天
醛氢叶酸	400	静脉滴注	第 1 天	14 天
氟尿嘧啶	400	静脉团注	第 1 天	14 天
氟尿嘧啶	1200	持续静脉泵入	第 1~2 天	14 天

表 3 结肠癌化学治疗 CapeOX 方案

药物	剂量（mg/m²）	用药途径	用药时间	疗程
奥沙利铂	130	静脉滴注	第 1 天	21 天
卡培他滨	850~1000	口服，一天两次	第 1~14 天	21 天

表 4 结肠癌化学治疗卡培他滨方案

药物	剂量（mg/m²）	用药途径	用药时间	疗程
卡培他滨	1000~1250	口服，一天两次	第 1~14 天	21 天

表 5 结肠癌化学治疗简化的双周静脉用 5-FU/LV 方案

药物	剂量（mg/m²）	用药途径	用药时间	疗程
醛氢叶酸	400	静脉滴注	第 1 天	14 天
氟尿嘧啶	400	静脉团注	第 1 天	14 天
氟尿嘧啶	1200	持续静脉泵入	第 1~2 天	14 天

表 6 结肠癌化学治疗 FOLFOXIRI 方案

药物	剂量（mg/m²）	用药途径	用药时间	疗程
奥沙利铂	85	静脉滴注	第 1 天	14 天
伊立替康	165	静脉滴注	第 1 天	14 天
醛氢叶酸	400	静脉滴注	第 1 天	14 天
氟尿嘧啶	1600	持续静脉泵入	第 1~2 天	14 天

八、化学治疗后必须复查的检查项目

1. 化学治疗期间定期复查血常规，建议每周复查 1 次。根据具体化学治疗方案及血像变化，复查时间间隔可酌情增减。

2. 监测 CEA 等肿瘤标志物。

3. 脏器功能评估。

九、化学治疗中及化学治疗后治疗

化学治疗期间脏器功能损伤的相应防治：止吐、保肝、水化、碱化、防治尿酸肾病（别嘌呤醇）、抑酸剂、止泻剂、粒细胞集落刺激因子（G-CSF）支持等。

十、出院标准

1. 患者一般情况良好，体温正常，完成复查项目。
2. 没有需要住院处理的并发症。

十一、变异及原因分析

1. 围治疗期有感染、贫血、出血及其他合并症者，需进行相关的诊断和治疗，可能延长住院时间并致费用增加。
2. 化学治疗后出现骨髓抑制，需要对症处理，导致治疗时间延长、费用增加。
3. 治疗晚期或转移性结肠癌可能使用靶向药物等，包括贝伐珠单抗和西妥昔单抗（推荐用于 *K-ras* 基因野生型患者），导致费用增加。
4. 医师认可的变异原因分析。
5. 其他患者方面的原因等。

临床路径表单

适用对象：第一诊断为结肠癌（ICD-10：C18 伴 Z51.1，Z51.1 伴 Z85.006）

患者姓名：_____ 性别：_____ 年龄：_____ 门诊号：_____ 住院号：_____

住院日期：___年__月__日 出院日期：___年__月__日 标准住院日：≤12 天

日期		住院第 1~2 天	住院第 3~4 天	住院第 5~8 天（化学治疗日）
主要诊疗工作		□ 询问病史及体格检查 □ 交代病情 □ 书写病历 □ 完善化验	□ 上级医师查房 □ 初步确定化学治疗方案 □ 完成化学治疗前准备 □ 根据体检、结肠镜、CT 检查、病理结果等，进行病例讨论，确定化学治疗方案 □ 完成必要的相关科室会诊 □ 完成病历书写 □ 签署化学治疗知情同意书、自费用品协议书、输血同意书 □ 向患者及家属交代化学治疗注意事项	□ 化学治疗 □ 住院医师完成病程记录 □ 上级医师查房 □ 向患者及家属交代病情及化学治疗后注意事项
重点医嘱		**长期医嘱：** □ 内科二级护理常规 □ 饮食：根据患者情况 □ 患者既往疾病基础用药 **临时医嘱：** □ 检查血常规、尿常规、便常规及潜血 □ 肝功能、肾功能、电解质、凝血功能、血糖、消化道肿瘤标志物检测 □ 心电图、病理检查 □ 必要时胸、腹、盆腔 CT	**长期医嘱：** □ 患者既往基础用药 □ 防治尿酸肾病（别嘌呤醇） □ 抗生素（必要时） □ 补液治疗（水化、碱化） □ 止泻药（必要时） □ 其他医嘱（化学治疗期间一级护理） **临时医嘱：** □ 化学治疗 □ 重要脏器保护 □ 止吐 □ 其他特殊医嘱	
主要护理工作		□ 入院宣教 □ 入院评估 □ 指导患者进行相关辅助检查	□ 化学治疗前准备 □ 宣教 □ 心理护理	□ 观察患者病情变化 □ 定时巡视病房
病情变异记录		□ 无 □ 有，原因： 1. 2.	□ 无 □ 有，原因： 1. 2.	□ 无 □ 有，原因： 1. 2.
护士签名				
医师签名				

时间	住院第 7~11 天	住院第 12 天 （出院日）
主要 诊疗 工作	□ 上级医师查房 □ 上级医师进行评估，决定出院日期 □ 向患者及家属交代病情 □ 完成病历书写	□ 完成出院记录、病案首页、出院证明等 　书写 □ 向患者交代出院后的注意事项，重点交 　代复诊时间及发生紧急情况时处理方法
重点医嘱	**长期医嘱：** □ 三级护理 □ 普通饮食 **临时医嘱：** □ 定期复查血常规 □ 监测 CEA 等肿瘤标志物 □ 脏器功能评估	**出院医嘱：** □ 出院带药
主要 护理 工作	□ 观察患者病情变化 □ 定时巡视病房	□ 协助患者办理出院手续 □ 出院指导，重点出院后用药方法
病情 变异 记录	□ 无　□ 有，原因： 1. 2.	□ 无　□ 有，原因： 1. 2.
护士 签名		
医师 签名		

（中华医学会肿瘤学分会）

第 21 节　直肠癌低位前切除手术临床路径

临床路径标准

一、适用对象

1. 第一诊断为直肠癌（ICD-10：C20），行直肠癌低位前切除手术（ICD-9-CM-3：48.62 或 48.63）。

2. 可 R_0 切除的高中位直肠癌（Ⅰ期及部分Ⅱ、Ⅲ期患者）。

二、诊断依据

根据卫生部《结直肠癌诊疗规范（2010 年）》等。

1. 症状　便血、脓血便、排便习惯改变、里急后重、下腹坠痛等。

2. 体格检查

（1）一般情况评价：体力状况评估，是否有贫血及全身浅表淋巴结肿大。

（2）腹部检查：是否看到肠型及肠蠕动波、触及肿块、叩及鼓音、听到高调肠鸣音或金属音。

（3）直肠指检：明确肿瘤位于直肠壁的位置，下极距肛缘的距离；占肠壁周径的范围。肿瘤大体类型（隆起、溃疡、浸润），基底部活动度及与周围脏器的关系，了解肿瘤向肠壁外浸润情况。观察是否有指套血染。

3. 实验室检查　便常规+隐血；血清肿瘤标志物 CEA 和 CA199，必要时可查 CA242、CA724、AFP 和 CA125。

4. 辅助检查　术前肿瘤定性及 TNM 分期，指导选择正确的术式。

（1）结肠镜取活检，病理检查明确肿瘤组织类型（腺癌、黏液腺癌、印戒细胞癌）和分化程度（高、中、低）；排除同时性结直肠多原发癌。可使用乙状结肠镜确定直肠肿瘤位置（低位、中位、高位）。

（2）术前应当明确肿瘤分期。行盆腔 MRI 或 CT 明确肿瘤与周围脏器和盆壁的关系，或行直肠腔内超声内镜，诊断肿瘤浸润肠壁深度及周围淋巴结是否转移。

（3）胸部 X 线片检查或胸部平扫 CT 排除肿瘤肺转移，腹部增强 CT 或超声，排除其他脏器转移。

5. 鉴别诊断　必要时需行经肛门直肠壁穿刺活检病理，并请相关科室会诊。

（1）其他常见的结直肠疾病：胃肠道间质瘤（GIST）、炎性肠疾病、淋巴瘤、寄生虫感染、息肉等。

（2）腹腔其他脏器疾病累及直肠：妇科肿瘤、子宫内膜异位症及男性前列腺癌累及直肠。

三、治疗方案的选择

根据卫生部《结直肠癌诊疗规范（2010 年）》和 NCCN《结肠癌临床实践指南中国版（2011 年）》等。

1. 直肠癌低位前切除手术。

2. 抗生素使用按照《抗菌药物临床应用指导原则》（卫医发〔2004〕285 号）执行。

3. 术前临床分期为 cT3，或 cN+的患者可接受术前放化疗（参考放射治疗临床路径）。

四、标准住院日

标准住院日为 14~16 天。

五、进入路径标准

1. 第一诊断必需符合直肠癌疾病编码（ICD-10：C20）。

2. 可 R_0 切除的中高位直肠癌（Ⅰ期、部分Ⅱ和Ⅲ期）。

3. 有手术适应证，无绝对禁忌证。

4. 当患者合并其他疾病，但住院期间不需要特殊处理也不影响第一诊断的临床路径流程实施时，可以进入路径。

六、术前准备（术前评估）≤3 天

1. 必需的检查项目

（1）血常规、尿常规、便常规+隐血。

（2）凝血功能、肝功能、肾功能、电解质、血糖、血清肿瘤标志物、血型、感染性疾病筛查、心电图检查。

（3）结肠镜。

（4）胸部 X 线检查或胸部平扫 CT，必要时进行增强扫描。

（5）盆腔 MRI 或盆腔增强 CT 或直肠腔内超声。

注意：必须有腹部 CT 检查和 B 超检查排除转移。

2. 根据患者病情可选择的检查

（1）中上腹部增强 CT/MRI 或超声主要排除脏器转移。

（2）疑似膀胱或尿道受累者应行膀胱镜检查；疑似阴道受累者应行阴道镜检查，必要时取组织活检。

（3）疑似骨转移应行全身 ECT 骨扫描检查。

注意：发现有可疑转移者应行 PET/CT 检查明确或除外转移。

（4）高龄、危重患者应行血气分析、肺功能及超声心动图检查。

（5）合并其他疾病应行相关检查，如心肌酶、血糖等。

3. 肠道准备

（1）无肠梗阻病例：于术前 12~24 h 开始口服泻药，2~3 h 内服完。

（2）不完全性肠梗阻病例：于入院当日起每日口服两次小剂量泻药。

（3）完全性肠梗阻病例：禁忌任何方式的肠道准备。

4. 签署手术及其他相关同意书。

七、预防性抗生素选择与使用时机

按照《抗菌药物临床应用指导原则》（卫医发〔2004〕285 号）执行，并根据患者的病情决定抗生素的选择与使用时间。建议使用第二代头孢菌素或头孢曲松或头孢噻肟，可加用甲硝唑。

预防性应用抗生素：术前 0.5~2.0 h 或麻醉开始时静脉给药，手术超过 3 h 可再给第二剂。

八、手术日为入院第 4 天

1. 麻醉方式　全身麻醉或静脉复合连续硬膜外麻醉。

2. 手术方式　直肠癌低位前切除术（或腹腔镜直肠癌低位前切除术）。

3. 手术内固定物　部分患者可能使用肠道吻合器等。

4. 术中用药　麻醉常规用药。

5. 输血　根据术中情况而定。

6. 病理　术前病理诊断不明确者术中应行快速组织活检；术后切除标本全部送病理。病理报告必需符合卫生部《结直肠癌诊疗规范（2010 年）》中病理评估的要求。

7. 高危患者，如术前行新辅助放射治疗和化学治疗等，可行预防性回肠造口。

九、入院后第 5~13 天（术后 1~9 天）治疗

1. 静脉肠外营养治疗 5~7 天，维持水、电解质平衡。

2. 排气后可考虑进食流质或半流质。

3. 术后隔日腹部切口换药；切口感染时应及时局部拆线，引流。

4. 术后第 1 天、第 3 天和第 5 天复查血常规、肝功能、肾功能、电解质等，根据检查结果调整抗生素和肠外营养治疗。

5. 术后第 7~10 天腹部切口拆线。

十、出院标准

1. 患者一般情况良好，基本恢复正常饮食和肠道功能。

2. 体温正常，腹部检查无阳性体征，相关实验室检查结果基本正常。

3. 腹部切口 Ⅱ/甲愈合。

十一、变异及原因分析

1. 有影响手术的合并症，需要进行相关的诊断和治疗。

2. 对于完全肠梗阻患者，可一期行乙状结肠双腔造口术，缓解梗阻症状后可行化学治疗。

3. 围术期并发症可能造成住院日延长或费用超出参考标准。

4. 医生认为的变异原因。

5. 患者其他原因的变异。

临床路径表单

适用对象：第一诊断为直肠癌（ICD-10：C20）；行直肠癌低位前切除术（ICD-9-CM-3：48.62 或 48.63）

患者姓名：_____ 性别：_____ 年龄：_____ 门诊号：_____ 住院号：_____

住院日期：___年__月__日 出院日期：___年__月__日 标准住院日：14~16 天

时间	住院第 1 天	住院第 2 天	住院第 3 天（手术准备日）
主要诊疗工作	□ 询问病史及体格检查 □ 书写病历 □ 上级医师查房与初步术前评估 □ 完善相关检查 □ 开始术前肠道准备	□ 三级医师查房 □ 术前讨论，分析检查结果，制定治疗方案 □ 完成病历书写 □ 完成必要相关科室会诊	□ 向患者及家属交代病情，明确告知围术期治疗中可能出现的意外和危险 □ 签署手术及麻醉同意书、委托书、自费药品协议书、输血同意书 □ 完成术前准备 □ 完成手术医嘱及术前小结 □ 麻醉医师术前访视患者及完成记录
重点医嘱	长期医嘱： □ 二级护理 □ 半流食/无渣流食/禁食、禁水 □ 口服抗生素 □ 患者既往疾病基础用药 临时医嘱：（如门诊未查） □ 检查血常规、尿常规、便常规+隐血 □ 检测凝血功能、肝功能、肾功能、电解质、血糖，血清肿瘤标志物，血型；感染性疾病筛查，心电图检查 □ 结肠镜 □ 胸部 X 线检查或胸部平扫CT，必要时进行增强扫描 □ 盆腔 MRI 或盆腔增强 CT，或直肠腔内超声	长期医嘱： □ 二级护理 □ 半流食/无渣流食/禁食、禁水 □ 口服抗生素 □ 患者既往疾病基础用药 □ 新制订的治疗方案	长期医嘱： □ 二级护理 □ 半流食/无渣流食/禁食、禁水 □ 口服抗生素 □ 患者既往疾病基础用药 临时医嘱： □ 晚 8 点开始口服复方聚乙二醇清洁肠道 □ 备皮 □ 检查血型，备血制品 □ 睡前地西泮（安定）10 mg，-肌内注射 □ 准备术中特殊器械及材料 □ 抗生素皮试
主要护理工作	□ 入院宣教 □ 入院评估 □ 指导患者进行辅助检查	□ 观察患者病情及情绪变化等 □ 心理护理	□ 术前宣教（提醒患者术前禁食、禁水） □ 术前准备 □ 沐浴、剪指甲、更衣
病情变异记录	□ 无 □ 有，原因： 1. 2.	□ 无 □ 有，原因： 1. 2.	□ 无 □ 有，原因： 1. 2.
护士签名			
医师签名			

时间	住院第 4 天 （手术日）	住院第 5~6 天 （术后第 1~2 天）	住院第 7~8 天 （术后第 3~4 天）
主要诊疗工作	□ 手术（包括手术安全核对） □ 完成手术记录 □ 完成术后病程记录 □ 向患者及家属交代术中情况及术后注意事项 □ 手术标本常规送病理检查	□ 上级医师查房：观察切口及出入量（特别注意尿量和引流）情况；根据各项检查结果评价重要脏器功能，提出诊治意见 □ 直肠指诊促进排气 □ 记录每日病程和上级医师查房意见	□ 切口换药，必要时引流 □ 检查腹部临床表现，注意排气情况 □ 完成病历书写
重点医嘱	**长期医嘱：** □ 全麻下经腹直肠癌根治术后护理常规 □ 一级护理 □ 禁食、禁水 □ 心电监护、吸氧、留置尿管长期开放 □ 记录出入量，注意引流情况 □ 应用抗生素 □ 抑酸、化痰和镇痛治疗 □ 静脉肠外营养治疗，补充液量和能量，维持水电解质平衡 **临时医嘱：** □ 复查血常规及相关指标	**长期医嘱：** □ 雾化吸入 □ 全麻下经腹直肠癌根治术后护理常规 □ 一级护理 □ 禁食、禁水 □ 心电监护、吸氧、留置尿管长期开放 □ 记录出入量，注意引流情况 □ 应用抗生素 □ 抑酸、化痰和镇痛治疗 □ 静脉肠外营养治疗，补充液量和能量，维持水电解质平衡 **临时医嘱：** □ 试饮水 □ 直肠指诊	**长期医嘱：** □ 酌情进流食 □ 根据病情停用心电监护和吸氧 □ 尿管每 4 h 开放一次 □ 根据病情停用预防性抗生素治疗 **临时医嘱：** □ 切口换药 □ 复查血常规及相关指标
主要护理工作	□ 定时巡视病房 □ 观察患者病情变化及切口敷料 □ 术后生活护理 □ 鼓励患者床上活动，尤其是下肢活动，预防深层静脉血栓的发生	□ 观察患者一般状况及切口敷料 □ 术后生活护理 □ 鼓励患者床上活动预防深层静脉血栓 □ 拍背排痰	□ 观察患者一般状况及切口敷料 □ 术后生活护理 □ 指导排尿 □ 鼓励患者下床活动，促进肠功能恢复
病情变异记录	□ 无　□ 有，原因： 1. 2.	□ 无　□ 有，原因： 1. 2.	□ 无　□ 有，原因： 1. 2.
护士签名			
医师签名			

时间	住院第 9~10 天（术后第 5~6 天）	住院第 11~12 天（术后第 7~8 天）	住院第 13~14 天（术后第 9~10 天）	住院第 14~16 天（出院日）
主要诊疗工作	□ 上级医师查房 □ 根据临床表现、血常规及相关生化检查结果调整治疗方案 □ 已排气排便，可除引流管 □ 根据患者胃肠道功能决定饮食 □ 切口换药，检查愈合情况 □ 拔除尿管	□ 切口换药，可间断拆线 □ 根据血常规及相关指标检查结果，决定是否停用治疗性抗生素 □ 根据病理分期，制订术后放化疗方案 □ 完成病历书写	□ 上级医师查房 □ 询问进食情况 □ 观察排尿和排便情况 □ 切口换药拆线 □ 上级医师进行术后康复评估，决定出院日期 □ 向患者及家属交代病情	□ 完成出院记录，病案首页、出院证明等书写 □ 向患者交代出院后的注意事项，重点交代复诊时间及发生紧急情况时处理方法
重点医嘱	长期医嘱： □ 二级护理 □ 半流食 □ 停用相关治疗 □ 停导尿管和引流管 临时医嘱： □ 复查血常规及相关指标 □ 切口换药	长期医嘱： □ 停用治疗性抗生素 临时医嘱： □ 切口换药、间断拆线	长期医嘱： □ 三级护理 □ 普通饮食 临时医嘱： □ 换药拆线	出院医嘱： □ 出院带药
主要护理工作	□ 观察患者一般状况及切口情况 □ 鼓励患者下床活动，促进肠功能恢复 □ 术后生活护理，注意进食情况	□ 观察患者一般状况及切口情况 □ 鼓励患者下床活动，促进肠功能恢复 □ 术后生活护理，注意进食情况和体温	□ 指导患者术后康复 □ 术后生活护理	□ 协助患者办理出院手续 □ 出院指导，重点指导出院后用药方法
病情变异记录	□ 无 □ 有，原因： 1. 2.	□ 无 □ 有，原因： 1. 2.	□ 无 □ 有，原因： 1. 2.	□ 无 □ 有，原因： 1. 2.
护士签名				
医师签名				

（中华医学会肿瘤学分会）

第22节 直肠癌腹会阴联合切除手术临床路径

临床路径标准

一、适用对象

1. 第一诊断为直肠癌（ICD-10：C20），行直肠癌腹会阴联合切除手术（ICD-9-CM-3：48.49 或 48.65）。

2. 可 R_0 切除的低位直肠癌（Ⅰ期及部分Ⅱ、Ⅲ期患者）。

二、诊断依据

根据卫生部《结直肠癌诊疗规范（2010 年）》等。

1. **症状** 便血，脓血便，排便习惯改变，里急后重，下腹坠痛等。

2. **体格检查**

（1）一般情况评价：体力状况评估，是否有贫血及全身浅表淋巴结肿大。

（2）腹部检查：是否看到肠型及肠蠕动波、触及肿块、叩及鼓音、听到高调肠鸣音或金属音。

（3）直肠指检：明确肿瘤位于直肠壁的位置，下极距肛缘的距离；占肠壁周径的范围。肿瘤大体类型（隆起、溃疡、浸润），基底部活动度及与周围脏器的关系，了解肿瘤向肠壁外浸润情况。观察是否有指套血染。

3. **实验室检查** 便常规+隐血；血清肿瘤标志物 CEA 和 CA199，必要时可查 CA242、CA724、AFP 和 CA125。

4. **辅助检查** 术前肿瘤定性及 TNM 分期，指导选择正确的术式。

（1）结肠镜取活检，病理检查明确肿瘤组织类型（腺癌、黏液腺癌、印戒细胞癌）和分化程度（高、中、低）；排除同时性结直肠多原发癌。可使用乙状结肠镜确定直肠肿瘤位置（低位、中位、高位）。

（2）术前应当明确肿瘤分期。行盆腔 MRI 或 CT 明确肿瘤与周围脏器和盆壁的关系，或行直肠腔内超声内镜，诊断肿瘤浸润肠壁深度及周围淋巴结是否转移。

（3）胸部 X 线片检查或胸部平扫 CT 排除肿瘤肺转移，腹部增强 CT 或超声，排除其他脏器转移。

5. **鉴别诊断** 必要时需行经肛门直肠壁穿刺活检病理，并请相关科室会诊。

（1）其他常见的结直肠疾病：胃肠道间质瘤（GIST）、炎性肠疾病、淋巴瘤、寄生虫感染、息肉等。

（2）腹腔其他脏器疾病累及直肠：妇科肿瘤、子宫内膜异位症及男性前列腺癌累及直肠。

三、治疗方案的选择

根据卫生部《结直肠癌诊疗规范（2010 年）》和 NCCN《结肠癌临床实践指南中国版（2011 年）》等。

1. 直肠癌腹会阴联合切除手术（或腹腔镜）。

2. 抗生素使用按照《抗菌药物临床应用指导原则》（卫医发〔2004〕285 号）执行。

3. 术前临床分期为 cT_3 及以上，或 cN+的患者可接受术前放化疗（参考放射治疗临床路径）。

四、标准住院日

标准住院日为 19~21 天。

五、进入路径标准

1. 第一诊断必需符合直肠癌疾病编码（ICD-10：C20）。

2. 可 R_0 切除的低位直肠癌（Ⅰ期、部分Ⅱ和Ⅲ期）。

3. 有手术适应证，无绝对禁忌证。

4. 当患者合并其他疾病，但住院期间不需要特殊处理也不影响第一诊断的临床路径流程实施时，可以进入路径。

六、术前准备（术前评估）≤3 天

1. 必需的检查项目

（1）血常规、尿常规、便常规+隐血。

（2）凝血功能、肝功能、肾功能、电解质、血糖、血清肿瘤标志物、血型、感染性疾病筛查、心电图检查。

（3）结肠镜。

（4）胸部 X 线检查或胸部平扫 CT，必要时进行增强扫描。

（5）盆腔 MRI 或盆腔增强 CT，或直肠腔内超声。

注意：必须有腹部增强 CT 检查和 B 超检查排除转移。

2. 根据患者病情可选择的检查

（1）中上腹部增强 CT/MRI 或超声排除脏器转移。

（2）疑似膀胱或尿道受累者应行膀胱镜检查；疑似阴道受累者应行阴道镜检查，必要时取组织活检。

（3）疑似骨转移应行全身 ECT 骨扫描检查。

注意：发现有可疑转移者应行 PET/CT 检查明确或除外转移。

（4）高龄、危重患者应行血气分析、肺功能及超声心动图检查。

（5）合并其他疾病应行相关检查，如心肌酶、血糖等。

3. 肠道准备

（1）无肠梗阻病例：于术前 12~24 h 开始口服泻药，2~3 h 内服完。

（2）不完全性肠梗阻病例：于入院当日起每日口服两次小剂量泻药。

（3）完全性肠梗阻病例：禁忌任何方式的肠道准备。

4. 签署手术及其他相关同意书。

七、预防性抗生素选择与使用时机

按照《抗菌药物临床应用指导原则》（卫医发〔2004〕285 号）执行，并根据患者的病情决定抗生素的选择与使用时间。建议使用第二代头孢菌素或头孢曲松或头孢噻肟，可加用甲硝唑。

预防性应用抗生素：术前 0.5~2.0 h 或麻醉开始时静脉给药，手术超过 3.0 h 可再给第二剂。

八、手术日为入院第 4 天

1. 麻醉方式　全身麻醉或静脉复合连续硬膜外麻醉。

2. 手术方式　直肠癌低位前切除术或直肠癌腹会阴联合切除手术。

3. 手术内固定物　部分患者可能使用肠道吻合器等。

4. 术中用药　麻醉常规用药，必要时腹腔化学治疗药物等。

5. 输血　根据术中情况而定。

6. 病理　术前病理诊断不明确者术中应行快速组织活检；术后切除标本全部送病理。病理报告必需符合卫生部《结直肠癌诊疗规范（2010 年）》中病理评估的要求。

7. 高危患者，如术前行新辅助放射治疗和化学治疗等，可加行预防性回肠造口术。

九、入院后第 5~18 天（术后 1~14 天）治疗

1. 静脉肠外营养治疗 5~7 天，维持水电解质平衡。

2. 术后排气后即可进食流质或半流质。

3. 术后隔日腹部切口换药；切口感染时应及时局部拆线，引流。

4. 术后第 1 天、第 3 天、第 5 天和第 10 天复查血常规、电解质等，根据检查结果调整抗生素和肠外营养治疗。

5. 术后第 7~10 天腹部切口拆线；术后第 14 天会阴伤口拆线。

十、出院标准

1. 患者一般情况良好，基本恢复正常饮食和肠道功能。

2. 体温正常，腹部检查无阳性体征，相关实验室检查基本正常。

3. 切口 Ⅱ/甲愈合。

十一、变异及原因分析

1. 有影响手术的合并症，需要进行相关的诊断和治疗。

2. 对于完全肠梗阻患者，可一期行乙状结肠双腔造口术，缓解梗阻症状后可行放化疗。

3. 围术期并发症可能造成住院日延长或费用超出参考标准。

4. 医生认为的变异原因。

5. 患者其他原因的变异。

临床路径表单

适用对象：第一诊断为直肠癌（ICD-10：C20）；行直肠癌腹会阴联合切除手术（ICD-9-CM-3：48.49 或 48.65）

患者姓名：_____ 性别：_____ 年龄：_____ 门诊号：_____ 住院号：_____

住院日期：___年__月__日 出院日期：___年__月__日 标准住院日：19~21 天

时间	住院第 1 天	住院第 2 天	住院第 3 天（手术准备日）
主要诊疗工作	□ 询问病史、体格检查 □ 书写病历 □ 上级医师查房，完成查房记录 □ 完善相关检查并开始术前肠道准备	□ 三级医师查房 □ 术前讨论，分析检查结果，制订治疗方案 □ 完成病历书写 □ 完成必要相关科室会诊	□ 向患者及家属交代病情，明确告知围术期治疗中可能出现的意外和危险 □ 签署手术及麻醉同意书、委托书、自费药品协议书、输血同意书 □ 完成术前准备 □ 麻醉医师术前访视患者及完成记录
重点医嘱	**长期医嘱：** □ 二级护理 □ 半流食/无渣流食/禁食、禁水 □ 口服抗生素 □ 患者既往疾病基础用药 **临时医嘱：**（如门诊未查） □ 血常规和凝血功能、尿常规、便常规+隐血；肝功能、肾功能、电解质、血糖及 CEA；感染性疾病筛查 □ 中上腹部增强 CT，盆腔MRI 或 CT，电子结肠镜，取活检病理及乙状结肠镜检查，胸部 X 线片或胸 CT平扫，必要时胸部增强 CT □ 心电图，肺功能，超声心动图	**长期医嘱：** □ 二级护理 □ 半流食/无渣流食/禁食、禁水 □ 口服抗生素 □ 患者既往疾病基础用药 □ 新制订的治疗方案	**长期医嘱：** □ 二级护理 □ 半流食/无渣流食/禁食、禁水 □ 口服抗生素 □ 患者既往疾病基础用药 **临时医嘱：** □ 晚 8 点开始口服复方聚乙二醇清洁肠道 □ 备皮 □ 检查血型，备血制品 □ 睡前地西泮（安定）10 mg 肌内注射 □ 准备术中特殊器械及材料 □ 抗生素皮试 □ 乙状结肠造口定位
主要护理工作	□ 入院宣教 □ 入院评估 □ 指导患者进行辅助检查	□ 观察患者病情及情绪变化等 □ 心理护理	□ 术前宣教（提醒患者术前禁食、禁水） □ 术前准备 □ 沐浴、剪指甲、更衣
病情变异记录	□ 无 □ 有，原因： 1. 2.	□ 无 □ 有，原因： 1. 2.	□ 无 □ 有，原因： 1. 2.
护士签名			
医师签名			

时间	住院第4天 （手术日）	住院第5~6天 （术后第1~2天）	住院第7~8天 （术后第3~4天）
主要诊疗工作	□ 手术（包括手术安全核对） □ 完成手术记录 □ 完成术后病程记录 □ 向患者及家属交代术中情况及术后注意事项 □ 手术标本常规送病理检查	□ 上级医师查房：观察切口及出入量(特别注意尿量和引流)情况、以及造口情况、根据各项检查结果评价重要脏器功能，提出诊治意见 □ 乙状结肠指诊促进排气 □ 完成病历书写	□ 切口换药，必要时引流 □ 检查腹部临床表现，注意排气情况及造口情况 □ 完成病历书写
重点医嘱	长期医嘱： □ 全麻下经腹直肠癌根治术后护理常规 □ 一级护理 □ 禁食、禁水 □ 心电监护、吸氧、尿管长期开放 □ 记录出入量，注意引流情况 □ 预防性应用抗生素 □ 抑酸、化痰和镇痛治疗 □ 静脉肠外营养治疗，补充液量和能量，维持水、电解质平衡 临时医嘱： □ 复查血常规及相关指标	长期医嘱： □ 雾化吸入 临时医嘱： □ 试饮水 □ 乙状结肠造口指诊	长期医嘱： □ 酌情进流食 □ 根据病情停用心电监护和吸氧 □ 尿管每4h开放一次 □ 根据病情停用预防性抗生素治疗 临时医嘱： □ 腹部和会阴切口换药 □ 复查血常规及相关指标
主要护理工作	□ 定时巡视病房 □ 观察患者病情变化及切口敷料 □ 术后生活护理 □ 鼓励患者床上活动，尤其鼓励下肢活动，预防深层静脉血栓的发生	□ 观察患者一般状况及切口敷料 □ 术后生活护理 □ 鼓励患者床上活动预防深层静脉血栓 □ 拍背排痰 □ 针对乙状结肠造口进行心理护理	□ 观察患者一般状况及切口敷料 □ 术后生活护理 □ 指导排尿 □ 鼓励患者床上活动，促进肠功能恢复 □ 针对乙状结肠造口进行心理护理
病情变异记录	□ 无　□ 有，原因： 1. 2.	□ 无　□ 有，原因： 1. 2.	□ 无　□ 有，原因： 1. 2.
护士签名			
医师签名			

时间	住院第 9~10 天 （术后第 5~6 天）	住院第 11~12 天 （术后第 7~8 天）	住院第 13~14 天 （术后第 9~10 天）
主要诊疗工作	□ 上级医师查房 □ 根据临床表现、血常规及相关生化检查结果调整治疗方案 □ 会阴切口引流量少于 20 ml 可拔除引流管 □ 根据患者胃肠道功能决定饮食 □ 腹部和会阴切口换药，检查愈合情况 □ 男性患者可拔除尿管 □ 更换乙状结肠造口袋	□ 腹部和会阴切口换药，腹部切口可间断拆线 □ 根据血常规及相关指标检查结果，决定是否停用抗生素治疗 □ 根据病理分期，制订术后放化疗方案，向上级医师汇报 □ 向家属交代病理结果及放化疗方案，家属签字 □ 完成病历书写	□ 上级医师查房 □ 询问进食情况 □ 询问排尿和排便情况 □ 观察腹部情况 □ 腹部和会阴切口换药，腹部切口拆线 □ 更换乙状结肠造口袋
重点医嘱	**长期医嘱：** □ 二级护理 □ 半流食 □ 停用相关治疗 □ 男性患者停导尿管 □ 停会阴引流管 **临时医嘱：** □ 复查血常规及相关指标 □ 腹部和会阴切口换药 □ 乙状结肠造口护理	**长期医嘱：** □ 停用治疗性抗生素 **临时医嘱：** □ 腹部和会阴切口换药，腹部间断拆线	**长期医嘱：** □ 三级护理 □ 普通饮食 **临时医嘱：** □ 腹部和会阴切口换药，腹部切口拆线 □ 复查血常规及相关指标
主要护理工作	□ 观察患者一般状况及切口情况 □ 鼓励患者床上活动，促进肠功能恢复 □ 术后生活护理，注意进食情况	□ 观察患者一般状况及切口情况 □ 鼓励患者下床活动，促进肠功能恢复 □ 术后生活护理，注意进食情况和体温	□ 指导患者和家属更换乙状结肠造口袋 □ 术后生活护理
病情变异记录	□ 无　□ 有，原因： 1. 2.	□ 无　□ 有，原因： 1. 2.	□ 无　□ 有，原因： 1. 2.
护士签名			
医师签名			

时间	住院第 14~16 天 （术后第 10~12 天）	住院第 16~18 天 （术后第 12~14 天）	住院第 19~21 天 （术后第 15~17 天，出院日）
主要诊疗工作	□ 询问患者进食和排便情况 □ 会阴切口换药，可间断拆线 □ 女性患者拔除尿管	□ 上级医师查房 □ 询问进食情况 □ 询问排尿和排便情况 □ 会阴切口换药、拆线 □ 上级医师进行术后康复评估，决定出院日期 □ 向患者及家属交代病情 □ 更换乙状结肠造口袋	□ 完成出院记录、病案首页、出院证明等书写 □ 向患者交代出院后的注意事项，重点交代复诊时间及发生紧急情况时处理方法
重点医嘱	□ 会阴切口换药，间断拆线 □ 女性患者停尿管 □ 复查血常规及相关指标	**长期医嘱：** □ 三级护理 □ 普通饮食 **临时医嘱：** □ 会阴切口换药拆线 □ 乙状结肠造口护理	**出院医嘱：** □ 出院带药
主要护理工作	□ 向患者及家属宣教乙状结肠造口护理常识	□ 指导患者和家属更换乙状结肠造口袋	□ 协助患者办理出院手续 □ 出院指导，重点指导出院后用药方法
病情变异记录	□ 无　□ 有，原因： 1. 2.	□ 无　□ 有，原因： 1. 2.	□ 无　□ 有，原因： 1. 2.
护士签名			
医师签名			

（中华医学会肿瘤学分会）

第23节　直肠癌化学治疗临床路径

临床路径标准

一、适用对象

第一诊断为直肠癌（ICD-10：C20 伴 Z51.1，Z51.1 伴 Z85.007，C78.501 伴 Z51.1），符合以下情形：

1. Ⅱ～Ⅲ期需行术后辅助化学治疗患者。

2. 新辅助化学治疗。

3. 晚期/转移性直肠癌患者。

二、诊断依据

根据卫生部《结直肠癌诊疗规范（2010年）》等。

1. 症状　便血、脓血便、排便习惯改变、里急后重、下腹坠痛等。

2. 体格检查

（1）一般情况评价：体力状况评估，是否有贫血及全身浅表淋巴结肿大。

（2）腹部检查：是否看到肠型及肠蠕动波、触及肿块、叩及鼓音、听到高调肠鸣音或金属音。

（3）直肠指检：明确肿瘤位于直肠壁的位置，下极距肛缘的距离；占肠壁周径的范围。肿瘤大体类型（隆起、溃疡、浸润），基底部活动度及与周围脏器的关系，了解肿瘤向肠壁外浸润情况。观察是否有指套血染。

3. 实验室检查　便常规+隐血；血清肿瘤标志物 CEA 和 CA199，必要时可查 CA242、CA724、AFP 和 CA125。

4. 辅助检查　术前肿瘤定性及 TNM 分期，指导选择正确的术式。

（1）结肠镜取活检，病理检查明确肿瘤组织类型（腺癌、黏液腺癌、印戒细胞癌）和分化程度（高、中、低）；排除同时性结直肠多原发癌。可使用乙状结肠镜确定直肠肿瘤位置（低位、中位、高位）。

（2）术前应当明确肿瘤分期。行盆腔 MRI 或 CT 明确肿瘤与周围脏器和盆壁的关系，或行直肠腔内超声内镜，诊断肿瘤浸润肠壁深度及周围淋巴结是否转移。

5. 鉴别诊断　必要时需行经肛门直肠壁穿刺活检病理，并请相关科室会诊。

（1）其他常见的结直肠疾病：胃肠道间质瘤（GIST）、炎性肠疾病、淋巴瘤、寄生虫感染、息肉等。

（2）腹、盆腔其他脏器疾病累及直肠：妇科肿瘤、子宫内膜异位症及男性前列腺癌累及直肠。

三、选择化学治疗方案

根据卫生部《结直肠癌诊疗规范（2010 年）》。

四、标准住院日

标准住院日为 8~12 天。

五、进入路径标准

1. 第一诊断必需符合直肠癌疾病编码（ICD-10：C20 伴 Z51.1，Z51.1 伴 Z85.007，C78.501 伴 Z51.1）。

2. 符合化学治疗适应证、无化学治疗禁忌证。

3. 当患者合并其他疾病，但住院期间不需要特殊处理也不影响第一诊断的临床路径流程实施时，可以进入路径。

六、化学治疗前准备需 3~5 天

1. 必需的检查项目

（1）血常规、尿常规、便常规+隐血。

（2）肝功能、肾功能、电解质、凝血功能、血糖、消化道肿瘤标志物（必需检测 CEA、CA199；建议检测 CA242、CA724；有肝转移患者建议检测 AFP；有卵巢转移患者建议检测 CA125）。

（3）心电图及病理检查。

2. 根据情况可选择的检查项目

（1）直、结肠镜检查和（或）钡剂灌肠造影。

（2）经直肠腔内超声。

（3）B 超检查了解患者有无复发转移。

（4）提示转移时，可进行相关部位 CT/MRI 检查。

（5）直肠癌分期、评价肝转移病灶及怀疑腹膜及肝被膜下病灶时首选 MRI 检查。

（6）合并其他疾病相关检查心肺功能检查等。

3. 签署化学治疗及其他相关同意书。

七、化学治疗方案

根据卫生部《结直肠癌诊疗规范（2010 年）》，结合患者的疾病状态选择化学治疗方案及周期数（见表 1~6）。

表 1　直肠癌化学治疗 mFOLFOX6 方案

药物	剂量（mg/m^2）	给药途径	给药时间	疗程
奥沙利铂	85	静脉滴注	第 1 天	14 天
醛氢叶酸	400	静脉滴注	第 1 天	14 天
氟尿嘧啶	400	静脉团注	第 1 天	14 天
氟尿嘧啶	1200	持续静脉泵入	第 1~2 天	14 天

表 2　直肠癌化学治疗 FOLFIRI 方案

药物	剂量（mg/m^2）	给药途径	给药时间	疗程
伊立替康	180	静脉滴注	第 1 天	14 天
醛氢叶酸	400	静脉滴注	第 1 天	14 天
氟尿嘧啶	400	静脉团注	第 1 天	14 天
氟尿嘧啶	1200	持续静脉泵入	第 1~2 天	14 天

表 3　直肠癌化学治疗 CapeOX 方案

药物	剂量（mg/m^2）	给药途径	给药时间	疗程
奥沙利铂	130	静脉滴注	第 1 天	21 天
卡培他滨	850~1000	每天两次，口服	第 1~14 天	21 天

表 4　直肠癌化学治疗卡培他滨方案

药物	剂量（mg/m^2）	给药途径	给药时间	疗程
卡培他滨	1000~1250	每天两次，口服	第 1~14 天	21 天

表 5　直肠癌化学治疗简化的双周静脉用 5-FU/LV 方案

药物	剂量（mg/m^2）	给药途径	给药时间	疗程
醛氢叶酸	400	静脉滴注	第 1 天	14 天
氟尿嘧啶	400	静脉团注	第 1 天	14 天
氟尿嘧啶	1200	持续静脉泵入	第 1~2 天	14 天

表6 直肠癌化学治疗 FOLFOXIRI 方案

药物	剂量（mg/m^2）	给药途径	给药时间	疗程
奥沙利铂	85	静脉滴注	第 1 天	14 天
伊立替康	165	静脉滴注	第 1 天	14 天
醛氢叶酸	400	静脉滴注	第 1 天	14 天
氟尿嘧啶	1600	持续静脉泵入	第 1~2 天	14 天

八、化学治疗后必需复查的检查项目

1. 化学治疗期间定期复查血常规，建议每周复查 1 次。根据具体化学治疗方案及血象变化，复查时间间隔可酌情增减。

2. 监测 CEA 等肿瘤标志物。

3. 脏器功能评估。

九、化学治疗中及化学治疗后治疗

化学治疗期间脏器功能损伤的相应防治：止吐、保肝、水化、碱化、防治尿酸肾病（别嘌呤醇）、抑酸剂、止泻剂、G-CSF 支持等。

十、出院标准

1. 患者一般情况良好，体温正常，完成复查项目。

2. 没有需要住院处理的并发症。

十一、变异及原因分析

1. 围治疗期有感染、贫血、出血及其他合并症者，需进行相关的诊断和治疗，可能延长住院时间并费用增加。

2. 化学治疗后出现骨髓抑制，需要对症处理，导致治疗时间延长、费用增加。

3. 70 岁以上的结肠癌患者根据个体情况具体实施。

4. 治疗晚期或转移性直肠癌可能使用靶向药物等，包括贝伐珠单抗和西妥昔单抗（推荐用于 *K-ras* 基因野生型患者），导致费用增加。

5. 医师认可的变异原因分析。

6. 其他患者方面的原因等。

临床路径表单

适用对象：第一诊断为直肠癌（ICD-10：C20 伴 Z51.1，Z51.1 伴 Z85.007，C78.501 伴 Z51.1）

患者姓名：_____ 性别：_____ 年龄：_____ 门诊号：_____ 住院号：_____

住院日期：___年__月__日　出院日期：___年__月__日　标准住院日：≤12 天

日期	住院第 1~2 天	住院第 2~4 天	住院第 5~8 天（化学治疗日）
主要诊疗工作	□ 询问病史及体格检查 □ 交代病情 □ 书写病历 □ 完善检查	□ 上级医师查房 □ 完成化学治疗前准备 □ 根据体检、结肠镜、CT 检查、病理结果等，行病例讨论，确定化学治疗方案 □ 完成必要的相关科室会诊 □ 完成病历书写 □ 签署化学治疗知情同意书、自费用品协议书、输血同意书 □ 向患者及家属交代化学治疗注意事项 □ 上级医师查房与评估 □ 初步确定化学治疗方案	□ 化学治疗 □ 住院医师完成病程记录 □ 上级医师查房 □ 向患者及家属交代病情及化学治疗后注意事项
重点医嘱	**长期医嘱：** □ 内科二级护理常规 □ 饮食：根据患者情况 **临时医嘱：** □ 检查血常规、尿常规、便常规及潜血 □ 检测肝功能、肾功能、电解质、凝血功能、血糖、消化道肿瘤标志物 □ 心电图、病理检查 □ 必要时做胸、腹、盆腔 CT	**长期医嘱：** □ 患者既往基础用药 □ 防治尿酸肾病（别嘌呤醇） □ 抗生素（必要时） □ 补液治疗（水化、碱化） □ 止泻药（必要时） □ 其他医嘱（化学治疗期间一级护理） **临时医嘱：** □ 化学治疗 □ 重要脏器保护 □ 止吐 □ 其他特殊医嘱	
主要护理工作	□ 入院介绍 □ 入院评估 □ 指导患者进行相关辅助检查	□ 化学治疗前准备 □ 宣教 □ 心理护理	□ 观察患者病情变化 □ 定时巡视病房
病情变异记录	□ 无　□ 有，原因： 1. 2.	□ 无　□ 有，原因： 1. 2.	□ 无　□ 有，原因： 1. 2.
护士签名			
医师签名			

时间	住院第 7~11 天	住院第 12 天 （出院日）
主要 诊疗 工作	□ 上级医师查房 □ 上级医师进行评估，决定出院日期 □ 向患者及家属交代病情	□ 完成出院记录、病案首页、出院证明等书写 □ 向患者交代出院后的注意事项，重点交 代复诊时间及发生紧急情况时处理方法
重 点 医 嘱	**长期医嘱：** □ 三级护理 □ 饮食：根据患者情况 **临时医嘱：** □ 定期复查血常规 □ 监测 CEA 等肿瘤标志物 □ 脏器功能评估	**出院医嘱：** □ 出院带药
主要 护理 工作	□ 观察患者病情变化 □ 定时巡视病房	□ 协助患者办理出院手续 □ 出院指导，重点指导出院后用药方法
病情 变异 记录	□ 无　□ 有，原因： 1. 2.	□ 无　□ 有，原因： 1. 2.
护士 签名		
医师 签名		

（中华医学会肿瘤学分会）

第24节 直肠癌放射治疗临床路径

临床路径标准

一、适用对象

第一诊断为中、下段直肠癌（ICD-10：C20 伴 Z51.0，Z51.0 伴 Z85.007，C78.501 伴 Z51.0），行放射治疗。

1. 对保肛困难、临床分期 $T_{3\sim4}N_0$ 或者 $T_{1\sim4}N_{1\sim2}$ 的直肠癌，应推荐行术前同步放化疗。

2. 对术后病理分期 T_3N_0 或者 $T_{1\sim3}N_{1\sim2}$ 的病例，应推荐行术后同步放化疗。

3. 不可切除的局部晚期直肠癌放化疗综合治疗。

4. 复发/转移性肿瘤局部放射治疗。

5. 晚期直肠癌姑息放射治疗。

二、诊断依据

根据卫生部《结直肠癌诊疗规范（2010）》，NCCN《直肠癌临床实践指南中国版（2011 年）》等。

1. **症状** 便血，脓血便，排便习惯改变，里急后重，下腹坠痛等。

2. **体格检查**

（1）一般情况评价：体力状况评分；是否有贫血及全身浅表淋巴结肿大。

（2）腹部检查：是否看到肠型及肠蠕动波、触及肿块、叩及鼓音、听到高调肠鸣音或金属音。

（3）直肠指检：明确肿瘤位于直肠壁的位置，下极距肛缘的距离；占肠壁周径的范围。肿瘤大体类型（隆起、溃疡、浸润），基底部活动度及与周围脏器的关系，了解肿瘤向肠壁外浸润情况。观察是否有指套血染。

3. **实验室检查** 便常规+隐血；血清肿瘤标志物 CEA 和 CA199，必要时可查 CA242、CA724、AFP 和 CA125。

4. **辅助检查** 术前肿瘤定性及 TNM 分期，指导选择正确的术式。

（1）结肠镜取活检，病理检查明确肿瘤组织类型（腺癌、黏液腺癌、印戒细胞癌）和分化程度（高、中、低）；排除同时性结直肠多原发癌。可使用乙状结肠镜确定直肠肿瘤位置（低位、中位、高位）。

（2）术前应当明确肿瘤分期。行盆腔 MRI 或 CT 明确肿瘤与周围脏器和盆壁的关系，或行直肠腔内超声内镜，诊断肿瘤浸润肠壁深度及周围淋巴结是否转移。

5. **鉴别诊断** 必要时需行经肛门直肠壁穿刺活检病理，并请相关科室会诊。

（1）其他常见的结直肠疾病：胃肠道间质瘤（GIST）、炎性肠疾病、淋巴细胞瘤、寄生虫感染、息肉等。

（2）腹腔其他脏器疾病累及直肠：妇科肿瘤、子宫内膜异位症及男性前列腺癌累及直肠。

（3）转移性直肠肿瘤：库肯伯瘤较为常见。

三、选择放射治疗方案

根据卫生部《结直肠癌诊疗规范（2010）》，《NCCN 直肠癌临床实践指南（中国版）》(2011 年)，以及《肿瘤放射治疗学（第 4 版）》（殷蔚伯、余子豪、徐国镇、胡逸民，中国协和医科大学出版社，2010 年）等。

四、标准住院日

标准住院日≤45 天。

五、进入路径标准

1. 第一诊断必需符合直肠癌疾病编码（ICD-10：C20 伴 Z51.0，Z51.0 伴 Z85.007，C78.501 伴 Z51.0）。

2. 无放射治疗禁忌证。

3. 当患者合并其他疾病，但住院期间不需要特殊处理也不影响第一诊断的临床路径流程实施时，可以进入路径。

六、放射治疗前准备

1. 必需的检查项目

（1）血常规、尿常规、便常规。

（2）肝功能、肾功能。

（3）肿瘤标志物。

（4）心电图、胸部 X 线片。

（5）盆腔增强 CT 或 MRI 扫描。

（6）上腹部 CT 增强扫描或腹部超声检查。

2. 根据情况可选择的检查项目

（1）肺功能、超声心动图。

（2）凝血功能。

（3）ECT 骨扫描。

（4）临床需要的其他检查项目。

3. 签署放射治疗及其他相关同意书。

七、放射治疗方案

1. 术前同步放化疗　推荐行 5-FU 同步放化疗或卡培他滨同步放化疗。照射范围应包括肿瘤及区域淋巴结引流区域。照射剂量 DT 45.0~50.4 Gy/25~28 f/5.0~5.5 周，可选择性局部加量 5.4 Gy/3 f，或采用调强放射治疗技术同步给予到相当的照射剂量。

2. 术后放化疗　术后化学治疗推荐行 5-FU 或卡培他滨，照射范围为瘤床及区域淋巴结引流区，剂量同术前放化疗。放射治疗最好在术后 3 个月内开始。

3. T4 或局部不可切除的肿瘤，应先行 5-FU 同步放化疗或卡培他滨同步放化疗，照射范围和剂量同术前放射治疗，然后评价可切除性，若仍不可切除，应加量同步放化疗，肿瘤局部剂量可加到 60~70 Gy。

4. 复发性直肠癌　吻合口复发，若复发病灶不可切除，且既往未行盆腔放射治疗，可行同步放化疗（剂量同术前放化疗），再评估手术可能性。若不可切除，肿瘤局部剂量可加到 60 Gy。

盆腔复发，若既往未行盆腔放射治疗，可给全盆腔或局部扩大野照射 DT 50 Gy 后，复发灶局部加量照射（60~70 Gy）。若曾经接受盆腔放射治疗，则行局部放射治疗 DT 40~60 Gy。放射治疗期间可同期化学治疗。

5. 盆腔以外转移病灶　可配合肿瘤外科或肿瘤内科行局部放射治疗，如肺肝转移灶及转移淋巴结在正常组织耐受的前提下可行放射治疗。

八、放射治疗技术

1. 有条件的地区，推荐使用调强放射治疗技术。

2. 常规放射治疗技术

（1）定位前准备：定位前 1 h，依据个人情况间断饮水 500~800 ml 使膀胱充盈，后续治疗期间仍保持同样的膀胱充盈状态。

（2）体位：俯卧位，推荐使用腹部定位板（bellyboard）。

（3）射野设计：推荐三野照射技术。

3. 三维适形。

4. 脏器保护　膀胱 V50<50 Gy，股骨头 V50<50 Gy。应尽量减少射野中的小肠，其剂量 V50<20~30 Gy，V_{max}<45~50 Gy。

九、放射治疗中的检查和不良反应的治疗处理

1. 至少每周一次体格检查。

2. 每周复查血常规，必要时复查肝功能、肾功能。

3. 密切观察病情，针对急性不良反应，给予必要的治疗，避免可治疗的不良反应造成治疗中断和剂量缩减。

4. 治疗中根据病情复查影像学检查，酌情对治疗计划进行调整或重新定位。

十、治疗后复查

1. 血常规、肝功能、肾功能、肿瘤标志物。

2. 盆腔 CT。

3. 上腹部 CT。

十一、出院标准

1. 完成全部放射治疗计划。

2. 无严重毒性反应需要住院处理。

3. 无需要住院处理的其他合并症/并发症。

临床路径表单

适用对象：第一诊断为直肠癌（ICD-10：C20 伴 Z51.0，Z51.0 伴 Z85.007，C78.501 伴 Z51.0）

患者姓名：_____ 性别：_____ 年龄：_____ 门诊号：_____ 住院号：_____

住院日期：___年__月__日　出院日期：___年__月__日　标准住院日：≤45 天

日期	住院第 1 天	住院第 2~3 天	住院第 4~7 天
主要诊疗工作	□ 询问病史及体格检查 □ 交代病情 □ 书写病历 □ 完善检查 □ 初步确定放射治疗靶区和剂量	□ 上级医师查房和评估 □ 完成放射治疗前检查、准备 □ 根据病理结果影像资料等，结合患者的基础疾病和综合治疗方案，行放射治疗前讨论，确定放射治疗方案 □ 完成必要的相关科室会诊 □ 完成病历书写 □ 签署放射治疗知情同意书、自费用品协议书（如有必要）、向患者及家属交代放射治疗注意事项	□ 放射治疗定位，可二维定位，推荐三维治疗，定位后 CT 扫描或直接行模拟定位 CT □ 医生勾画靶区 □ 物理师完成计划制订 □ 模拟机及加速器计划确认和核对 □ 完成病历书写 □ 上级医师查房 □ 向患者及家属交代病情及放射治疗注意事项
重点医嘱	**长期医嘱：** □ 放射治疗科二级护理常规 □ 饮食：根据患者情况 □ 患者既往疾病基础用药 **临时医嘱：** □ 检查血常规、尿常规、便常规 □ 检测肝功能、肾功能、肿瘤标志物、心电图、胸部 X 线片 □ 盆腔增强 CT 或 MRI 扫描、上腹部 CT 扫描或腹部超声检查	**长期医嘱：** □ 患者既往疾病基础用药 □ 其他医嘱 **临时医嘱：** □ 其他特殊医嘱	
主要护理工作	□ 入院介绍 □ 入院评估 □ 指导患者进行相关辅助检查	□ 放射治疗前准备 □ 放射治疗前宣教 □ 心理护理	□ 观察患者病情变化 □ 定时巡视病房
病情变异记录	□ 无　□ 有，原因： 1. 2.	□ 无　□ 有，原因： 1. 2.	□ 无　□ 有，原因： 1. 2.
护士签名			
医师签名			

日期	住院第 8~43 天 （放射治疗过程）	住院第 44~45 天 （出院日）
主要诊疗工作	□ 放射治疗开始 □ 上级医师查房，注意病情变化 □ 完成病历书写 □ 注意记录患者放射治疗后正常组织不良反应的发生日期和程度	□ 上级医师查房，对放射治疗区域不良反应等进行评估，明确是否能出院 □ 住院医师完成常规病历书写及完成出院记录、病案首页、出院证明书等，向患者交代出院后的注意事项，如返院复诊的时间、地点，后续治疗方案及用药方案 □ 完善出院前检查
重点医嘱	**长期医嘱：** □ 患者既往疾病基础用药 □ 其他医嘱 **临时医嘱：** □ 同期化学治疗：5-FU，卡培他滨，其他化学治疗药物 □ 正常组织放射治疗保护剂 □ 针对放射治疗急性反应的对症处理药物 □ 其他特殊医嘱	**长期医嘱：** □ 患者既往疾病基础用药 □ 其他医嘱，可包括内分泌治疗 **临时医嘱：** □ 检测血常规、肝功能、肾功能 □ 上腹部/盆腔 CT 检查 □ 出院医嘱 □ 出院带药
主要护理工作	□ 观察患者病情变化 □ 定时巡视病房	□ 指导患者放射治疗结束后注意事项 □ 出院指导 □ 协助办理出院手续
病情变异记录	□ 无　□ 有，原因： 1. 2.	□ 无　□ 有，原因： 1. 2.
护士签名		
医师签名		

（中华医学会肿瘤学分会）

第 25 节 喉癌临床路径

临床路径标准

一、适用对象

第一诊断为喉癌（ICD-10：C32，D02.0）；行喉部分或全喉切除术（ICD-9-CM-3：30.1-30.4）。

二、诊断依据

根据《临床诊疗指南——耳鼻喉科分册》（中华医学会编著，人民卫生出版社，2006 年）。

1. 症状 声嘶或其他喉部不适。
2. 体征 喉部有新生物。
3. 辅助检查 喉镜、CT 和（或）MRI 或 B 超提示病变。
4. 病理学明确诊断。

三、治疗方案的选择

根据《临床治疗指南——耳鼻喉科分册》（中华医学会编著，人民卫生出版社，2006 年）、《临床技术操作规范——耳鼻咽喉-头颈外科分册》（中华医学会编著，人民军医出版社，2009 年）、《头颈肿瘤综合治疗专家共识》［中国抗癌协会头颈肿瘤专业委员会，中国抗癌协会放射肿瘤专业委员会，中华耳鼻咽喉头颈外科杂志，2010，45（7）：535-541]、《喉癌外科手术及综合治疗专家共识》［中华耳鼻咽喉头颈外科杂志编辑委员会头颈外科组，中华医学会耳鼻咽喉头颈外科学分会头颈学组，中华耳鼻咽喉头颈外科杂志，2014，49（8）：620-626]。

手术：

1. 喉癌激光切除手术 T_1 和部分 T_2 喉癌。
2. 喉部分切除术 T_1、T_2、部分 T_3、少数 T_4，适合喉部分切除的喉癌患者。
3. 喉全切除术 不适合上述手术方式的喉癌患者。
4. 酌情行缺损修复。
5. 酌情行颈淋巴结清扫术。

四、标准住院日

1. 激光切除喉癌手术 ≤7 天。
2. 喉部分切除术和全喉切除术 ≤18 天。

3. 皮肤或气管或食道缺损修复术≤21 天。

五、进入路径标准

1. 第一诊断必须符合喉癌疾病编码（ICD-10：C32，D02.0）。

2. 当患者同时具有其他疾病诊断，但在住院期间不需要特殊处理也不影响第一诊断的临床路径流程实施时，可以进入路径。

六、术前准备

术前准备≤4 天。

1. 必需的检查项目

（1）血常规、尿常规。

（2）肝功能、肾功能、电解质、血糖、凝血功能。

（3）感染性疾病筛查（乙型病毒性肝炎、丙型病毒性肝炎、梅毒、艾滋病等）。

（4）胸部 X 线片、心电图。

（5）喉镜。

（6）标本送病理学检查。

2. 根据患者病情，可选择的检查项目　CT 或 MRI 或 B 超，下咽-食管造影，肺功能，输血准备等。

七、预防性抗生素的选择与使用时机

按照《抗菌药物临床应用管理办法》（卫生部令〔2012〕84 号）和《抗菌药物临床应用指导原则》（卫医发〔2004〕285 号）合理选用抗生素。

八、手术日

手术日为入院后 5 天内。

1. 麻醉方式　全身麻醉。

2. 手术　见治疗方案的选择。

3. 术中用药　止血药、抗生素。

4. 输血　视术中情况而定。

5. 标本送病理检查。

九、术后住院治疗

术后住院治疗 5~19 天。

1. 抗生素　按照《抗菌药物临床应用管理办法》（卫生部令〔2012〕84 号）和《抗菌药物临床应用指导原则》（卫医发〔2004〕285 号）合理选用抗生素。

2. 漱口。

3. 鼻饲（激光手术除外）。

4. 伤口换药。

十、出院标准

1. 一般情况良好。
2. 无需要住院处理的并发症。

十一、变异及原因分析

1. 术中、术后出现并发症（如咽瘘等），需要特殊诊断、治疗措施，延长住院时间。
2. 伴有影响本病治疗效果的合并症，需要采取进一步检查和诊断，延长住院时间。

临床路径表单

适用对象：第一诊断为喉癌（ICD-10：C32，D02.0）；行喉部分或全喉切除术（ICD-9-CM-3：30.1-30.4）

患者姓名：_____ 性别：_____ 年龄：_____ 门诊号：_____ 住院号：_____

住院日期：___年__月__日 出院日期：___年__月__日 标准住院日：≤21 天

时间	住院第 1 天	住院第 1~3 天 （术前日）	住院第 2~5 天 （手术日）
主要诊疗工作	□ 询问病史及体格检查 □ 完成病历书写 □ 上级医师查房与术前评估 □ 初步确定手术方式和日期	□ 上级医师查房 □ 完成术前准备与术前评估 □ 根据检查结果等，进行术前讨论，确定手术方案 □ 完成必要的相关科室会诊 □ 签署手术知情同意书、自费用品协议书、输血同意书 □ 向患者及家属交代围术期注意事项	□ 手术 □ 术者完成手术记录 □ 住院医师完成术后病程记录 □ 上级医师查房 □ 向患者及家属交代病情及术后注意事项
重点医嘱	长期医嘱： □ 耳鼻咽喉科护理常规 □ 二级护理 □ 饮食 临时医嘱： □ 检查血常规、尿常规 □ 检测肝功能、肾功能、血糖、电解质、凝血功能、感染性疾病筛查（乙型病毒性肝炎、丙型病毒性肝炎、梅毒、艾滋病等） □ 胸部 X 线片、心电图 □ 喉镜检查 □ 病理学检查 □ 酌情增强 CT 和（或）MRI 或 B 超，肺功能，输血准备	长期医嘱： □ 耳鼻咽喉科护理常规 □ 二级护理 □ 饮食 □ 患者既往基础用药 临时医嘱： □ 术前医嘱：明日全身麻醉下行喉部分或全切除术* □ 术前禁食、禁水 □ 术前应用抗生素 □ 术前准备 □ 留置鼻饲管（术前或术中，激光手术除外） □ 其他特殊医嘱	长期医嘱： □ 全麻术后常规护理 □ 喉部分或全切除术* 术后常规护理 □ 气管切开术后常规护理 □ 一级护理 □ 鼻饲饮食 □ 抗生素 □ 其他特殊医嘱 临时医嘱： □ 标本送病理学检查 □ 酌情心电监护 □ 酌情吸氧 □ 其他特殊医嘱
主要护理工作	□ 介绍病房环境、设施和设备 □ 入院护理评估	□ 宣教、备皮等术前准备 □ 手术前物品准备 □ 手术前心理护理	□ 观察患者病情变化 □ 术后心理与生活护理
病情变异记录	□ 无 □ 有，原因： 1. 2.	□ 无 □ 有，原因： 1. 2.	□ 无 □ 有，原因： 1. 2.
护士签名			
医师签名			

时间	住院第 3~19 天 （术后 1~18 天）	住院第 7~21 天 （术后 5~19 天，出院日）
主要诊疗工作	□ 上级医师查房 □ 住院医生完成常规病历书写 □ 注意病情变化 □ 注意观察生命体征 □ 注意引流量，根据引流情况明确是否拔除引流管	□ 上级医师查房，进行手术及伤口评估 □ 完成出院记录、出院证明书 □ 向患者交代出院后的注意事项
重点医嘱	长期医嘱： □ 一/二级护理 □ 酌情停用鼻饲饮食 □ 酌情停用抗生素 □ 其他特殊医嘱 临时医嘱： □ 换药 □ 其他特殊医嘱	出院医嘱： □ 出院带药 □ 酌情行肿瘤综合治疗 □ 门诊随访
主要护理工作	□ 观察患者情况 □ 术后心理与生活护理	□ 指导患者办理出院手续 □ 指导术后气管套管护理 □ 指导术后随访时间 □ 指导术后发声功能锻炼
病情变异记录	□ 无　□ 有，原因： 1. 2.	□ 无　□ 有，原因： 1. 2.
护士签名		
医师签名		

注：* 实际操作时需明确写出具体的术式

（中华医学会耳鼻咽喉头颈外科学分会）

第 26 节　肢体骨肉瘤临床路径

临床路径标准

一、适用对象

第一诊断为肢体骨肉瘤疾病编码（ICD-10：C40）。

二、诊断依据

根据《外科学（下册）》（8 年制和 7 年制临床医学专用教材，陈孝平，人民卫生出版社，2005 年），《骨与软组织肿瘤学》（徐万鹏，人民卫生出版社，2008 年）。

1. 病史　局部疼痛和（或）软组织肿块。

2. 体征　可有患处皮肤温度升高、浅静脉怒张、压痛、包块，有的出现相邻关节活动受限。

3. X 线片　肢体骨破坏、边界不清、溶骨或有成骨，常有软组织包块，可见Codman 三角、日光射线征，有的出现病理性骨折。

4. CT 和 MRI　清晰显示骨皮质破坏情况和髓腔内肿瘤浸润范围，胸部 CT 早期发现有无肺转移。

5. ECT（全身骨扫描）　病灶处核素异常浓聚，同时排除多发骨肉瘤的可能。

6. 实验室检查　可有血清碱性磷酸酶（AKP）和乳酸脱氢酶（LDH）升高。

7. 病理检查可明确诊断。

三、治疗方案的选择

根据《外科学（下册）》（8 年制和 7 年制临床医学专用教材，陈孝平，人民卫生出版社，2005 年），《骨与软组织肿瘤学》（徐万鹏，人民卫生出版社，2008 年）。

1. 手术　应该行肿瘤广泛切除术，包括保肢和截肢。

2. 化学治疗　常用药物有顺铂、阿霉素、异环磷酰胺、大剂量甲氨蝶呤。

四、进入路径标准

1. 第一诊断必须符合肢体骨肉瘤疾病编码（ICD-10：C40）。

2. 应该排除多发骨肉瘤和有肺转移的骨肉瘤。

3. 当患者同时具有其他疾病诊断，但在住院期间不需要特殊处理也不影响第一诊断的临床路径流程实施时，可以进入路径。

五、住院期间的检查项目

必需的检查项目：

1．血常规、尿常规。

2．肝功能、肾功能、电解质、血型、血糖、凝血功能、感染性疾病筛查（乙型病毒性肝炎、丙型病毒性肝炎、梅毒、艾滋病等）。

3．心电图。

4．局部 X 线片、增强 CT 或 MRI。

5．胸部 X 线片或胸部 CT、ECT。

6．穿刺活检。

六、治疗方案与药物选择

1．新辅助化学治疗（术前化学治疗）　采用单药序贯治疗，每 2~3 周为一个周期，共 4 个周期。

常用药物及剂量为：①顺铂 100 mg/m^2；②阿霉素 30 mg/m^2（连续 3 天）；③异环磷酰胺 3 g/m^2（连续 5 天）；④大剂量甲氨蝶呤 8~12 g/m^2。

2．手术　应该行广泛切除术。手术方式：

（1）截肢。

（2）保肢。

1）保肢的条件：①ⅡA 期肿瘤。②术前化学治疗有效的ⅡB 期肿瘤。③下肢重要血管神经未受侵袭。④软组织条件好，术后可良好覆盖假体。⑤预计保留肢体功能优于义肢。

2）保肢的常用方法：①人工假体置换。②肿瘤骨灭活再植。

3．术后辅助化学治疗　药物及剂量同新辅助化学治疗，共 12 个周期。

七、出院标准

1．手术后伤口愈合。

2．化学治疗完成，化学治疗间歇期。

八、标准住院日

1．手术 21 天。

2．化学治疗 3~5 天。

临床路径表单

一、初次入院活组织检查临床路径表单

适用对象：第一诊断为肢体骨肉瘤（ICD-10：C40）

患者姓名：_____ 性别：_____ 年龄：_____ 门诊号：_____ 住院号：_____

住院日期：___年__月__日 出院日期：___年__月__日 标准住院日：7 天

时间	住院第 1 天	住院第 2~3 天	住院第 4~5 天	往院第 6~7 天
主要诊疗工作	□ 完成病史询问和体格检查 □ 初步评估病情 □ 疼痛评分 □ 患肢制动保护（必要时） □ 基础疾病的相关治疗	□ 上级医师查房，病情严重程度分期及分级 □ 评估辅助检查结果 □ 处理异常化验结果 □ 完成三级医师查房记录 □ 向患者及家属交代病情并准备活组织检查	□ 施行穿刺活检术 □ 术后交代制动、压迫及保护患肢等事项	□ 伤口换药，上级医师查房，评估病情，确定患者近期是否可以出院 **如可以出院：** □ 出院后注意事项指导 □ 等待病理结果回报 □ 完成出院小结 **如不可以出院：** □ 在病程记录中说明原因及继续治疗的方案
重点医嘱	**长期医嘱：** □ 骨肿瘤科护理常规 □ 二级护理 □ 饮食 □ 疼痛治疗（必要时） **临时医嘱：** □ 检查血常规、血型、尿常规 □ 生化、凝血、感染性疾病筛查、红细胞沉降率、C 反应蛋白 □ 完善影像学检查：局部 X 线、CT、MRI，全身骨扫描，胸部 CT	**长期医嘱：** □ 骨肿瘤科护理常规 □ 二级护理 □ 饮食 □ 疼痛治疗（必要时） **临时医嘱：** □ 手术医嘱 □ 常规活检病理检查 □ 次日禁食	**长期医嘱：** □ 骨肿瘤科护理常规 □ 二级护理 □ 饮食 □ 疼痛治疗（必要时） **临时医嘱：** □ 术后补液（必要时） □ 6 h 后可进食、进水 □ 对症处理相关临床症状	**长期医嘱：** □ 停止长期医嘱 **临时医嘱：** □ 伤口换药 **出院医嘱：** □ 出院带药

待　续

时间	住院第 1 天	住院第 2~3 天	住院第 4~5 天	往院第 6~7 天
主要护理工作	□ 介绍病房环境、设施和设备 □ 入院病情评估 □ 随时观察患者情况 □ 用药指导 □ 健康宣教、戒烟宣教 □ 疼痛评估 □ 饮食宣教及注意事项宣教 □ 肢体摆放位置宣教 □ 预防疾病相关不良事件发生	□ 观察病情变化 □ 用药指导，密切观察药物疗效及不良反应 □ 疼痛评估 □ 饮食宣教及注意事项宣教 □ 肢体摆放位置宣教 □ 活检前相关护理	□ 观察病情变化 □ 用药指导 □ 疼痛评估 □ 饮食宣教及注意事项宣教 □ 肢体摆放位置宣教 □ 活组织检查后相关护理	□ 出院注意事项 □ 出院宣教 □ 指导复诊计划、就医指南
病情变异记录	□ 无　□ 有，原因： 1. 2.	□ 无　□ 有，原因： 1. 2.	□ 无　□ 有，原因： 1. 2.	□ 无　□ 有，原因： 1. 2.
是否退出路径	□ 无　□ 有，原因： 1. 2.	□ 无　□ 有，原因： 1. 2.	□ 无　□ 有，原因： 1. 2.	□ 无　□ 有，原因： 1. 2.
医师签名				

二、化学治疗临床路径表单

适用用对象：第一诊断为肢体骨肉瘤（ICD-10：C40）

患者姓名：_____ 性别：_____ 年龄：_____ 门诊号：_____ 住院号：_____

住院日期：___年__月__日 出院日期：___年__月__日 标准住院日：≤7 天

时间	住院第 1 天	住院第 2~6 天	住院第 7 天
主要诊疗工作	□ 完成病史询问和体格检查 □ 初步评估病情（病理诊断、血常规、生化、心电图等），是否有化学治疗禁忌证 □ 确定化学治疗方案 □ 肢体功能锻炼指导（术后）	□ 上级医师查房 □ 评估辅助检查结果 □ 无化学治疗禁忌证者，开始化学治疗	□ 上级医师查房： 确定患者近期是否可以出院 如可以出院： □ 化学治疗出院后注意事项指导 □ 预约复诊时间及下周期化学治疗时间或手术时间 □ 指导门诊复查 □ 完成出院小结 如不可以出院： □ 在病程记录中说明原因及继续治疗的方案
重点医嘱	长期医嘱： □ 骨肿瘤科护理常规 □ 二级护理 □ 饮食 临时医嘱： □ 检查血常规、生化、尿常规、心电图 □ 超声心动图、心肌酶、感染性疾病筛查、凝血、双下肢深静脉彩色多普勒超声（必要时） □ 基础疾病的相关治疗 □ 肢体功能锻炼指导（术后）	长期医嘱： □ 骨肿瘤科护理常规 □ 二级护理 □ 普通饮食 □ 出入量 临时医嘱： □ 根据化学治疗方案开具化学治疗医嘱	长期医嘱： □ 维持所开的长期医嘱 临时医嘱： □ 预约化学治疗后评价检查或术前检查 □ 血常规、肝功能、肾功能、尿常规 □ 重症不良反应的处理 □ 继续监测化学治疗不良反应 □ 肢体功能锻炼指导 出院医嘱： □ 出院带药 □ 升白细胞药物 □ 保肝药物 □ 其他内科疾病用药
主要护理工作	□ 介绍病房环境、设施和设备 □ 入院病情评估 □ 随时观察患者情况 □ 用药指导 □ 健康宣教、戒烟宣教 □ 疼痛评估 □ 化学治疗饮食宣教及注意事项宣教	□ 观察病情变化 □ 用药指导 □ 疼痛评估 □ 化学治疗饮食宣教及注意事项宣教 □ 肢体摆放位置宣教	□ 出院注意事项（戒烟、经外周静脉置入中心静脉导管换膜、加强营养、注意保暖） □ 指导复诊计划、就医指南

待 续

时间	住院第 1 天	住院第 2~6 天	住院第 7 天
病情 变异 记录	□ 无　□ 有，原因： 1. 2.	□ 无　□ 有，原因： 1. 2.	□ 无　□ 有，原因： 1. 2.
是否 退出 路径	□ 无　□ 有，原因： 1. 2.	□ 无　□ 有，原因： 1. 2.	□ 无　□ 有，原因： 1. 2.
医师 签名			

三、截肢术临床路径表单

适用对象：第一诊断为骨肢体肉瘤（ICD-10: C40）

患者姓名：_____ 性别：_____ 年龄：_____ 门诊号：_____ 住院号：_____

住院日期：____年__月__日　出院日期：____年__月__日　标准住院日：14 天

时间	住院第 1 天	住院第 2~3 天	住院第 4~6 天	住院第 7~14 天
主要诊疗工作	□ 完成病史询问和体格检查 □ 初步评估病情（病理诊断、血常规、尿常规、生化、凝血、心电图、下肢深静脉彩色多普勒超声等），是否有手术禁忌证 □ 影像学评估，是否具备截肢手术的适应证	□ 上级医师查房，病情严重程度分期及分级 □ 评估辅助检查结果 □ 全科查房确定是否具备截肢手术适应证 □ 术前如白细胞低，给予 G-CSF 升白细胞；若肝氨基转移酶水平较高给予保肝治疗 □ 向患者及家属交代截肢手术的风险及并发症	□ 行截肢手术 □ 术后观察患者生命体征及引流量 □ 观察并处理伤口并发症 □ 指导患者进行术后功能锻炼	□ 上级医师查房：伤口愈合情况，确定患者近期是否可以出院 如可以出院： □ 出院后注意事项指导 □ 术后化学治疗事项 □ 预约复诊时间 □ 指导门诊复查 □ 完成出院小结 如不可以出院： □ 在病程记录中说明原因及继续治疗的方案
重点医嘱	**长期医嘱：** □ 骨肿瘤科护理常规 □ 二级护理 □ 饮食 **临时医嘱：** □ 血常规、血生化、尿常规、心电图检查 □ 感染性疾病筛查、凝血、双下肢深静脉彩色多普勒超声（必要时） □ 基础疾病的相关治疗	**长期医嘱：** □ 骨肿瘤科护理常规 □ 二级护理 □ 饮食 **临时医嘱：** □ 手术医嘱	**长期医嘱：** □ 骨肿瘤科护理常规 □ 一级护理 □ 饮食 □ 抗生素 □ 低分子肝素（必要时） **临时医嘱：** □ 血常规 □ 床旁备止血带 □ 基础疾病的相关治疗	**长期医嘱：** □ 维持所开的长期医嘱 **临时医嘱：** □ 术后影像检查 □ 术后功能锻炼指导 □ 指导进行术后化学治疗 **出院医嘱：** □ 出院带药 □ 术后 2 周拆线
主要护理工作	□ 介绍病房环境、设施和设备 □ 入院病情评估 □ 随时观察患者情况 □ 用药指导 □ 健康宣教、戒烟宣教 □ 疼痛评估 □ 饮食宣教及注意事项宣教 □ 肢体摆放位置宣教	□ 观察病情变化 □ 用药指导 □ 疼痛评估 □ 饮食宣教及注意事项宣教 □ 肢体摆放位置宣教 □ 截肢术前心理护理	□ 观察病情变化 □ 用药指导 □ 疼痛评估 □ 饮食宣教及注意事项宣教 □ 肢体摆放位置宣教 □ 截肢术后心理和生活护理	□ 出院注意事项（伤口护理、术后化学治疗时间等） □ 指导复诊计划、就医指南

待　续

时间	住院第 1 天	住院第 2~3 天	住院第 4~6 天	住院第 7~14 天
病情变异记录	□无 □有，原因： 1. 2.	□无 □有，原因： 1. 2.	□无 □有，原因： 1. 2.	□无 □有，原因： 1. 2.
是否退出路径	□无 □有，原因： 1. 2.	□无 □有，原因： 1. 2.	□无 □有，原因： 1. 2.	□无 □有，原因： 1. 2.
医师签名				

四、人工关节置换术临床路径表单

适用对象：第一诊断为肢体骨肉瘤（ICD-10：C40）

患者姓名：_____ 性别：_____ 年龄：_____ 门诊号：_____ 住院号：_____

住院日期：___年__月__日 出院日期：___年__月__日 标准住院日：18天

时间	住院第1天	住院第2~4天	住院第5~7天	住院第8~18天
主要诊疗工作	□ 完成病史询问和体格检查 □ 初步评估病情（病理诊断、血常规、尿常规、生化、凝血、心电图、下肢深静脉彩色多普勒超声等），是否有手术禁忌证 □ 影像学评估，是否具备关节置换术的适应证	□ 上级医师查房，病情严重程度分期及分级 □ 评估辅助检查结果 □ 全科查房，确定是否具备关节置换术适应证，明确关节置换类型，测量人工关节参数 □ 术前如白细胞低给予 G-CSF 升白细胞；如肝转氨酶水平较高给予保肝治疗 □ 向患者及家属交代关节置换手术的风险及并发症	□ 施行关节置换手术 □ 必要时支具制动患肢（胫骨近端，肱骨近端） □ 术后观察患者生命体征及引流量变化 □ 监测血红蛋白变化，必要时输血纠正贫血 □ 抗生素预防感染	□ 继续观察患者生命体征及引流量，根据引流量拔除引流 □ 继续监测血常规 □ 定期伤口换药，观察并处理伤口并发症 □ 监测红细胞沉降率、C 反应蛋白及体温变化，必要时调整抗生素方案 □ 指导患者进行术后功能锻炼 □ 确定术后化学治疗方案
重点医嘱	长期医嘱： □ 骨肿瘤科护理常规 □ 二级护理 □ 普通饮食 临时医嘱： □ 检查血常规、生化、尿常规、心电图 □ 感染性相关病筛查、凝血、双下肢深静脉彩色多普勒超声（必要时） □ 基础疾病的相关治疗	长期医嘱： □ 骨肿瘤科护理常规 □ 二级护理 □ 普通饮食 临时医嘱： □ 手术医嘱 □ 备血 500 ml	长期医嘱： □ 骨肿瘤科护理常规 □ 一级护理逐步改为二级护理 □ 禁食逐步改为普食 □ 抗生素 □ 抗凝治疗：低分子肝素 临时医嘱： □ 检查血常规 □ 输血（必要时） □ 基础疾病的相关控制	长期医嘱： □ 骨肿瘤科护理常规 □ 二级护理 □ 饮食 □ 抗凝治疗：低分子肝素 临时医嘱： □ 伤口换药 □ 术后 2 周拆线 □ 定期复查血常规，C 反应蛋白，红细胞沉降率 □ 术后化学治疗 □ 术后功能锻炼指导

待 续

续　表

时间	住院第 1 天	住院第 2~4 天	住院第 5~7 天	住院第 8~18 天
主要护理工作	□ 介绍病房环境、设施和设备 □ 入院病情评估 □ 随时观察患者情况 □ 用药指导 □ 健康宣教、戒烟宣教 □ 疼痛评估 □ 饮食宣教及注意事项宣教 □ 肢体摆放位置宣教	□ 观察病情变化 □ 用药指导 □ 疼痛评估 □ 饮食宣教及注意事项宣教 □ 肢体摆放位置宣教 □ 术前心理指导	□ 观察病情变化 □ 用药指导 □ 疼痛评估 □ 饮食宣教及注意事项宣教 □ 肢体摆放位置宣教 □ 术后心理指导和生活护理	□ 观察病情变化 □ 用药指导 □ 疼痛评估 □ 饮食宣教及注意事项宣教 □ 肢体摆放位置宣教 □ 术后心理指导和生活护理
病情变异记录	□ 无　□ 有，原因： 1. 2.	□ 无　□ 有，原因： 1. 2.	□ 无　□ 有，原因： 1. 2.	□ 无　□ 有，原因： 1. 2.
是否退出路径	□ 无　□ 有，原因： 1. 2.	□ 无　□ 有，原因： 1. 2.	□ 无　□ 有，原因： 1. 2.	□ 无　□ 有，原因： 1. 2.
医师签名				

（中华医学会骨科学分会）

第 27 节　皮肤恶性黑素瘤临床路径

临床路径标准

一、适用对象

第一诊断为皮肤恶性黑素瘤（ICD-10：C43）。

二、诊断依据

参考国外相关文献及《中国黑色素瘤治疗指南》（临床肿瘤学协作专业委员会，2013 年）。

1. 病史特点　30 岁后皮肤发生的黑斑、丘疹，大于 0.6 cm，逐渐形成结节、溃疡；多见于肢端、特别是足，甲下黑素瘤以第 1 指、趾较多；部分继发于外伤迁延不愈或愈后逐渐发生；病史多为 1 年左右；先天性色痣恶变多出现于 30 岁后，增长较快，黑斑中出现丘疹或丘疹旁出现黑斑，易受伤出血；特殊病例：可发于任何年龄、任何部位，病史可 10 余年。

2. 体征　皮损大于 0.6 cm，多为黑色、褐色，斑驳不均，可无色素，不对称，边缘不规则，可有卫星灶、溃疡、渗液、结痂、化脓。

3. 辅助检查　超声、CT、MRI、PET/CT 等。

4. 组织病理

（1）原位黑素瘤病理改变：①表皮内黑色素细胞增生且完全限于表皮内；②肿瘤不对称，直径大于 6 mm；③黑色素细胞巢大小不一，形状不规则，倾向于融合；④黑色素细胞散布于表皮各层，呈 Paget 样增生模式；⑤黑色素细胞水平扩展，界限不清；⑥黑色素细胞有结构及细胞异型性；⑦黑色素细胞坏死。

（2）浸润性黑素瘤病理改变：①表皮内改变同原位黑素瘤，真皮内有增生的黑色素细胞。②缺乏痣细胞痣的成熟现象，即瘤基底部细胞仍呈巢状，体积大，含色素。③瘤细胞形态多种多样，最常见的为上皮样细胞、梭形细胞及两者的混合。还可呈小圆形、空泡状、树枝状及各种奇异细胞，偶可见多核瘤细胞；可含色素或无色素，胞核及核仁常较大，核不规则，有核丝分裂相。④瘤内及瘤周小血管增生，血管及淋巴管内可见瘤细胞。⑤可见含大量粗颗粒的噬黑色素细胞、多少不等的淋巴细胞浸润，可有浆细胞。⑥免疫组化：Ki-67 指数>5%，HMB45 阳性，Melan A 阳性。CD30、D2-40 可显示血管内、淋巴管内有无瘤细胞。

三、临床分期

按 TNM 分期进行（参照 AJCC 2009 年第 7 版，2010 年 1 月修订黑素瘤分级标准），并根据我国目前的具体情况，不同诊断机构的分期、辅助检查列于表 1。

表 1 黑素瘤临床分期依据、诊断机构及辅助检查

临床分期	组织学特征/TNM 分类	诊断机构	辅助检查
0	表皮内/原位黑素瘤（$TisN_0M_0$）	二级医院皮肤科、三级医院病理科	免疫组化：HMB45、MelanA、Ki-67
ⅠA	肿瘤厚度≤1 mm，无溃疡且有丝分裂率<$1/mm^2$（$T_{1a}N_0M_0$）	同 0 期	免疫组化同前；淋巴引流区 B 超
ⅠB	≤1 mm，有溃疡（$T_{1b}N_0M_0$）1～2 mm，无溃疡（$T_{2a}N_0M_0$）	同 ⅠA 期	同 ⅠA 期
ⅡA	1.01～2.00 mm，有溃疡（$T_{2b}N_0M_0$），2.01～4.00 mm，无溃疡（$T_{3a}N_0M_0$）	三级医院皮肤科、病理科	同 IA 期，免疫组化另加 CD31、DVD-40
ⅡB	2.01～4.00 mm，有溃疡（$T_{3b}N_0M_0$），>4 mm，无溃疡（$T_{4a}N_0M_0$）	同 ⅡA 期，专家指导	同ⅡA 期，加肝脏 B 超，肺部 CT
ⅡC	>4 mm，有溃疡（$T_{4b}N_0M_0$）	同 ⅡB 期	同 ⅡB 期，1、2 级淋巴引流区 IMR
ⅢA	单个微小[&] 或 3 个以内镜下局部淋巴结转移，原发灶无溃疡	同 ⅡB 期	同 ⅡC 期
ⅢB	单个微小或 3 个以内镜下局部淋巴结转移，原发灶有溃疡；单个大的[#]或局部 2～3 个可触及的淋巴结转移，原发灶无溃疡；原发灶无溃疡的途中转移/卫星灶/原发灶术后复发[*]	同 ⅡB 期	同 ⅡC 期，PET/CT
ⅢC	单个大的或 2～3 个局部可触及的淋巴结转移，原发灶有溃疡；4 个或以上淋巴结转移，融合的淋巴结或囊外扩展；原发灶有溃疡的病灶附近转移/卫星灶伴淋巴结转移	同 ⅡB 期	同 ⅢB 期
Ⅳ	远处皮肤、皮下或淋巴结转移，任何内脏转移	同 ⅡB 期	同 ⅢB 期，LDH

注：肿瘤厚度：使用目镜测微器测量，从颗粒层顶部到肿瘤浸润的最深处总的垂直厚度

[&] 微小转移灶：经病理确诊的前哨淋巴结和（或）淋巴结切除术后标本；根据我国医疗资源实际情况，不推荐前哨淋巴结检查，即无ⅢA 期诊断，部分ⅡC 可能为ⅢA、ⅢB

[#]大的转移灶：指临床上可触及并经病理学确诊的病灶或病理学确诊的囊外扩展病灶

[*]原发灶术后复发尚未写入 AJCC 2009 第七版中，但预后与卫星灶相同

四、治疗方案

参照国外研究进展及《中国黑色素瘤治疗指南》（临床肿瘤学协作专业委员会，2013 年），结合笔者经验，各期黑素瘤治疗机构、住院时间、后续治疗时间、各阶段费用、预后估计列于表 2。

表 2 各期黑素瘤治疗路径、费用、预后

临床分期	治疗机构及住院天数、时间	主要治疗措施	预期费用	预期生存率（%）		
				>1 年	>5 年	>10 年
0	各级医院皮肤科、整形科，门诊治疗；切除物送三级医院检查，随访1年	扩大 0.5~1.0 cm 切除	<1.0 cm，非植皮者费<2000元；各种检查费<1000元	100		100
ⅠA	同0期，随访3年	扩大 1 cm 切除，门诊治疗费	<2 cm，植皮费<6000元；各种检查费<1000元	97		93
ⅠB	同0期，随访3年	扩大 1 cm 切除，门诊治疗；可预防性口服抗生素	同ⅠA期	94		87
ⅡA	二级以上医院皮肤科、整形科，门诊治疗，必要时住院1~5天；切除物送检同0期，后续门诊治疗9个月，随访5年	扩大 1~2 cm 切除，深度达皮下组织；IFN-α1b：3000 万 U×3 个月，2000 万 U×3 个月，隔日 1 次皮下或肌内注射；最初 3 个月口服塞来昔布 0.2 g，每天 2 次	小于 3 cm 者，植皮费<10 000元；住院费<5000元；后续诊治费<30 000元	79		66
ⅡB	三级医院皮肤科住院3~7天、可请整形科协助手术；后续门诊治疗9个月，随访5年	扩大 1~3 cm 切除，达皮下或更深；IFN-α1b：3000 万 U×3 个月，2000 万 U×6 个月，隔日 1 次皮下或肌内注射；首月口服塞来昔布 0.2 g，每天 2 次	手术费同ⅡA期，住院费<5000元；后续诊治费<50 000元	71		57
ⅡC	同ⅡB期；后续门诊治疗12个月，随访8年	手术费同ⅡB期；IFN-α1b：3000 万 U~6000 万 U×3 个月，2000 万 U×9 个月，用法同ⅡB期；前6个月口服塞来昔布0.2 g，每天 2 次	同ⅡB期；出院后各种费用较ⅡB期多1.5倍	53		39

待 续

续　表

临床分期	治疗机构及住院天数、时间	主要治疗措施	预期费用	预期生存率（％）		
				>1 年	>5 年	>10 年
Ⅲ	同ⅡB期，淋巴结清扫再次住院 3～7 天；后续门诊治疗 24 个月，随访 8 年	手术同ⅡB期，2～3 周后行淋巴结清扫；IFN-α1b、塞来昔布用法同ⅡC期；停 3 个月再用 IFN-α1b 2000 万 U×6 个月；肢体非淋巴结转移可辅以氮烯咪胺动脉灌注	全部费用较ⅡB期多 2～3 倍		59	43
Ⅲ期不能切除、Ⅳ	参考ⅡB期	切除易手术之肿瘤，IFN-α1b、塞来昔布治疗参照Ⅲ期，若有效，持续至肿瘤消失后 1 年；基因检测阳性可选相应的靶向药物；可试用化疗药	费用较Ⅲ期倍增；靶向药物增加费用数 10 倍	50		

五、进入路径标准

1. 第一诊断必须符合皮肤的恶性黑素瘤疾病编码（ICD-10：C43）。

2. 当患者同时具有其他疾病诊断，但在住院期间不需要特殊处理也不影响第一诊断的临床路径流程实施时，可以进入路径。

六、住院期间的检查项目

必需的检查项目（计算检查费用）：

1. 血常规、尿常规、便常规。

2. 肝功能、肾功能、甲状腺功能、电解质、血型、血糖、凝血功能、感染性疾病筛查（乙型病毒性肝炎、丙型病毒性肝炎、梅毒、艾滋病等）。

3. 胸部 X 线片、心电图。

4. 表 2 中不同期的检查内容。

七、治疗方案与药物选择

治疗方案与药物选择见表 2。

八、出院标准

切口：无感染，无积液，无皮瓣坏死（或门诊可处理的皮缘坏死）；没有需要住院处理的并发症和（或）合并症。

九、变异及原因分析

1. 伴有影响手术的合并症，需进行相关诊断和治疗等，导致住院时间延长，治疗费用增加。

2. 出现手术并发症，需进一步诊断和治疗，导致住院时间延长，治疗费用增加。

十、标准住院日

标准住院日≤7 天。

临床路径表单

适用对象：第一诊断为皮肤的恶性黑素瘤（ICD-10：C43）；行皮肤恶性黑素瘤扩大切除术

患者姓名：_____ 性别：_____ 年龄：_____ 门诊号：_____ 住院号：_____

住院日期：___年__月__日 出院日期：___年__月__日 标准住院日：≤7 天

时间	入院前至住院第 1 天（手术日）	住院第 2~7 天（药物治疗）
主要诊疗工作	**入院前：** □ 开具常规实验室检查单和辅助检查单 □ 向患者及家属交代病情，签署"手术知情同意书" □ 签署"知情同意书" □ 入院当日完成手术 **入院后：** □ 询问病史、体格检查、初步诊断 □ 完成"住院志"和首次病程记录 □ 观察伤口 1~3 天	□ 上级医师查房 □ 完成上级医师查房记录
重点医嘱	**长期医嘱：** □ 术后护理常规 □ 二级护理 □ 普通饮食 □ 观察各生命体征及切口情况 **临时医嘱：** □ 下达重组人干扰素及塞来昔布医嘱，手术较大则观察 3 天后下达	**长期医嘱：** □ 术后护理常规 □ 二级护理 □ 普通饮食 □ 观察各生命体征及切口情况 **临时医嘱：** □ 用干扰素次日可办出院手续，若首次体温>40 ℃则用干扰素 2 次后办出院
主要护理工作	□ 入院介绍、入院评估 □ 健康宣教、心理护理 □ 术后生活护理、饮食指导、心理护理、疼痛护理 □ 定时巡视病房	□ 术后生活护理、饮食指导、心理护理、疼痛护理 □ 观察用干扰素后病情变化 □ 定时巡视病房
病情变异记录	□ 无 □ 有，原因： 1. 2.	□ 无 □ 有，原因： 1. 2.
护士签名	白班 / 小夜班 / 大夜班	白班 / 小夜班 / 大夜班
医师签名		

（中华医学会皮肤性病学分会）

第28节　乳腺癌改良根治术临床路径

临床路径标准

一、适用对象

1. 第一诊断为乳腺癌（ICD-10：C50/D05），行乳腺癌改良根治术（ICD-9-CM-3：85.43 或 85.44）。

2. 可手术的乳腺癌　0、I、IIA（$T_2N_0M_0$）、IIB（$T_2N_1M_0$ 或 $T_3N_0M_0$）或 IIIA（仅 $T_3N_1M_0$）期的乳腺癌。

二、诊断依据

根据《乳腺癌诊疗规范（2011 年版）》（卫办医政发〔2011〕78 号），NCCN《乳腺癌临床实践指南（2011 年）》。

1. 病史　发现乳腺肿块，可无肿块相关症状。
2. 体征　乳腺触及肿块，腺体局灶性增厚，乳头、乳晕异常，乳头溢液等。
3. 辅助检查　乳腺超声、乳腺 X 线摄影、乳腺 MRI、乳管镜等。
4. 病理学诊断明确（组织病理学、细胞病理学）。

三、治疗方案的选择

根据《乳腺癌诊疗规范（2011 年版）》（卫办医政发〔2011〕78 号），NCCN《乳腺癌临床实践指南（2011 年）》。

活组织检查（必要时）+ 乳腺癌改良根治术。

四、标准住院日

标准住院日 ≤ 10 天。

五、进入路径标准

1. 第一诊断必须符合乳腺癌疾病编码（ICD-10：C50/D05）。
2. 可手术乳腺癌（I ~ IIIA 期）。
3. 符合手术适应证，无手术禁忌证。
4. 知情并同意行乳房切除。
5. 当患者合并其他疾病，但住院期间不需要特殊处理也不影响第一诊断的临床路径流程实施时，可以进入路径。

六、术前准备 1~3 天

1. 必需的检查项目

（1）血常规+血型、尿常规、凝血功能、肝功能、肾功能、电解质、血糖、感染性疾病筛查（乙型病毒性肝炎、丙型病毒性肝炎、梅毒、艾滋病等）。

（2）心电图、胸部 X 线片。

（3）B 超：双乳、双腋下、锁骨上、肝脏。

（4）乳腺钼靶。

（5）同位素乳腺显像。

2. 根据情况可选择的检查项目

（1）肿瘤标志物。

（2）血或尿妊娠试验。

（3）双乳 MRI、肿瘤病灶行粗针穿刺活检。

（4）全身骨扫描；循环肿瘤细胞检测。

（5）检查结果提示肿瘤有转移可能时，可进行相关部位 CT 或 MRI 检查；全身 PET/CT 检查。

（6）合并其他疾病相关检查：如心肌酶谱、24 h 动态心电图、超声心动图、肺功能检查等。

七、手术日

手术日为入院第 2~4 天。

1. 麻醉方式　全身麻醉。

2. 手术内固定物　如皮肤钉合器、高负压引流瓶等。

3. 术中用药　视患者情况而定。

4. 输血　视术中情况而定。

5. 病理　冰冻、石蜡标本病理学检查、FISH 检测等。

八、术后住院恢复

术后住院恢复第 3~10 天。

1. 全麻术后麻醉恢复平稳后，转回外科病房。

2. 术后用药　酌情镇痛、止吐、输液、维持水、电解质平衡治疗。

3. 抗生素使用　按照《抗菌药物临床应用指导原则》（卫医发〔2004〕285 号）执行，I 类手术切口原则上不使用抗生素；如为高龄或免疫缺陷者等高危人群，可预防性应用抗生素，术前 0.5~2 h 内给药，总的预防性应用抗生素时间不超过 24 h，个别情况可延长至 48 h。

九、出院标准

1. 患者一般情况良好，体温正常，完成复查项目。

2. 伤口愈合好　引流管拔除或引流液正常，无感染，无皮下积液，无皮瓣坏死。

3. 无需要住院处理的与本手术有关的并发症。

十、变异及原因分析

1. 有影响手术的合并症，需要进行相关的诊断和治疗。

2. 围术期并发症，可能造成住院日延长或费用超出参考费用标准。

3. 医师认可的变异原因分析。

4. 患者其他方面的原因等。

临床路径表单

适用对象：第一诊断为 0、Ⅰ、ⅡA（T2，N0，M0）、ⅡB（T2，N1，M0 或 T3，N0，M0）或ⅢA（仅 T3N1M0）期的乳腺癌（ICD-10：C50/D05）；行乳腺癌改良根治术（ICD-9-CM-3：85.43 或 85.44）

患者姓名：_____ 性别：_____ 年龄：_____ 门诊号：_____ 住院号：_____

住院日期：___年__月__日 出院日期：___年__月__日 标准住院日：≤10 天

时间	住院第 1 天	住院第 2~3 天	住院第 2~4 天（手术日）
主要诊疗工作	□ 询问病史及体格检查 □ 完成入院病历书写 □ 开具化验单及相关检查	□ 完成术前准备与术前评估 □ 三级医师查房 □ 术前讨论，确定手术方案 □ 完成上级医师查房记录等 □ 向患者及家属交代病情及围术期注意事项 □ 穿刺活检（视情况而定） □ 签署手术及麻醉同意书、自费药品协议书、输血同意书 □ 完成必要的相关科室会诊 □ 初步确定手术术式和日期 □ 麻醉医师术前访视患者及完成记录	□ 手术（包括手术安全核对） □ 完成手术记录 □ 完成术后病程记录 □ 向患者及家属交代病情及术后注意事项 □ 手术标本常规送病理检查
重点医嘱	**长期医嘱：** □ 乳腺肿瘤护理常规 □ 三级护理 □ 普通饮食 □ 患者既往合并用药 **临时医嘱：** □ 检查血常规、血型、尿常规、凝血功能、电解质、肝功能、肾功能、血糖、感染性疾病筛查 □ 胸部 X 线片、心电图 □ 双乳腺 X 线摄影 □ 超声：双乳、双腋下、双锁骨上、肝脏 □ 根据病情可选择:双乳 MRI、超声心动图、肿瘤标志物等	**长期医嘱：** □ 患者既往合并用药 **临时医嘱：** □ 备皮 □ 术前禁食、禁水 □ 其他特殊医嘱	**长期医嘱：** □ 全麻下乳腺癌改良根治术后护理常规 □ 特级护理 □ 禁食、禁水 □ 吸氧（酌情） □ 心电监护（酌情） □ 口腔护理（酌情） □ 保留闭式引流 □ 胸壁负压引流管接负压引流装置 □ 会阴护理 **临时医嘱：** □ 导尿（酌情） □ 其他特殊医嘱 □ 输液，维持水、电解质平衡 □ 酌情使用止吐、镇痛药物

待 续

时间	住院第 1 天	住院第 2~3 天	住院第 2~4 天（手术日）
主要护理工作	□ 入院介绍 □ 入院评估 □ 指导患者进行相关辅助检查	□ 术前准备 □ 术前宣教（提醒患者术前禁食、禁水） □ 沐浴、剪指甲、更衣 □ 心理护理 □ 患肢康复操指导	□ 观察患者病情变化 □ 术后生活护理 □ 术后疼痛护理 □ 定时巡视病房
病情变异记录	□ 无 □ 有，原因： 1. 2.	□ 无 □ 有，原因： 1. 2.	□ 无 □ 有，原因： 1. 2.
护士签名			
医师签名			

时间	住院第3~5天 （术后第1天）	住院第4~6天 （术后第2~3天）	住院第5~10天 （术后第3~7天）
主要诊疗工作	□ 上级医师查房，观察病情变化 □ 住院医师完成常规病历书写 □ 注意引流管	□ 上级医师查房 □ 住院医师完成常规病历书写 □ 观察引流量	□ 上级医师查房，进行手术及伤口评估，确定有无手术并发症和切口愈合不良情况，明确是否出院 □ 根据引流情况确定拔出引流管时间 □ 完成出院记录、病案首页、出院证明书等 □ 向患者交代出院后的注意事项，如返院复诊时间、发生紧急情况时处理等
重点医嘱	长期医嘱： □ 普通饮食 □ 一级护理 □ 雾化吸入（酌情） 临时医嘱： □ 酌情输液 □ 酌情使用止吐、止痛药物	长期医嘱： □ 二级护理（术后第二天开始） □ 肢体功能康复治疗 临时医嘱： □ 常规换药	出院医嘱： □ 出院带药
主要护理工作	□ 观察患者病情变化 □ 术后生活护理 □ 术后心理护理 □ 术后疼痛护理 □ 指导术后功能锻炼	□ 观察患者病情变化 □ 术后生活护理 □ 术后心理护理 □ 术后指导（功能锻炼等）	□ 指导患者术后康复 □ 出院指导 □ 协助办理出院手续
病情变异记录	□ 无 □ 有，原因： 1. 2.	□ 无 □ 有，原因： 1. 2.	□ 无 □ 有，原因： 1. 2.
护士签名			
医师签名			

（中华医学会肿瘤学分会）

第 29 节　乳腺癌保留乳房手术临床路径

临床路径标准

一、适用对象

1. 第一诊断为乳腺癌（ICD-10：C50/D05），行乳腺癌保留乳房手术（ICD-9-CM-3：85.21 或 85.22 或 85.23，以下简称保乳手术）。

2. 可手术乳腺癌 0、Ⅰ、部分 Ⅱ 期患者，及部分 Ⅱ、Ⅲ 期（炎性乳腺癌除外）经新辅助化学治疗后降期的患者。

二、诊断依据

根据《乳腺癌诊疗规范（2011 年版）》（卫办医政发〔2011〕78 号），NCCN《乳腺癌临床实践指南（2011 年）》。

1. 病史　发现乳腺肿块，可无肿块相关症状。

2. 体征　乳腺触及肿块，腺体局灶性增厚，乳头溢液等。

3. 辅助检查　乳腺超声，乳腺 X 线摄影，乳腺 MRI，乳管镜等。

4. 病理学诊断明确（组织病理学、细胞病理学）。

三、治疗方案的选择及依据

根据《乳腺癌诊疗规范（2011 年版）》（卫办医政发〔2011〕78 号），NCCN《乳腺癌临床实践指南（2011 年）》。

1. 早期乳腺癌行保乳手术加放射治疗可获得与乳房切除手术同样的效果。

2. 保乳手术相对乳房切除手术创伤小，并发症少，且可获得良好的美容效果。

3. 需要强调的内容

（1）应当严格掌握保乳手术适应证。

（2）开展保乳手术的医院应当能够独立完成手术切缘的组织病理学检查，保证切缘阴性。

（3）开展保乳手术的医院应当具备放射治疗的设备和技术，否则术后应将患者转入有相应设备的医院进行放射治疗。

四、标准住院日

标准住院日为≤10 天。

五、进入路径标准

1. 第一诊断必须符合乳腺癌疾病编码（ICD-10：C50/D05）。

2. 患者有保乳意愿且无手术禁忌；乳腺肿瘤可以完整切除，达到阴性切缘；可获得良好的美容效果。

3. 当患者合并其他疾病，但住院期间不需要特殊处理也不影响第一诊断的临床路径流程实施时，可以进入路径。

六、术前准备

术前准备 2~4 天。

（1）血常规+血型、尿常规、凝血功能、肝功能、肾功能、电解质、血糖、感染性疾病筛查（乙型病毒性肝炎、丙型病毒性肝炎、梅毒、艾滋病等）。

（2）心电图、胸部 X 线片。

（3）超声检查：双乳、双腋下、锁骨上、肝脏。

（4）乳腺钼靶。

（5）同位素乳腺显像。

2. 根据情况可选择的检查项目

（1）肿瘤标志物。

（2）血或尿妊娠试验。

（3）双乳 MRI、肿瘤病灶行粗针穿刺活检。

（4）全身骨扫描；循环肿瘤细胞检测。

（5）检查结果提示肿瘤有转移可能时，可进行相关部位 CT 或 MRI 检查；全身 PET/CT 检查。

（6）合并其他疾病相关检查：如心肌酶谱、24 h 动态心电图、超声心动图、肺功能检查等。

七、手术日

手术日为入院第 2~4 天。

1. 麻醉方式　全身麻醉。

2. 手术内固定物　如创腔银夹标记等。

3. 术中用药　视患者情况而定。

4. 输血　视术中情况而定。

5. 病理

（1）术中病理诊断：保乳手术标本的规范处理包括原发灶标本进行上下、内外、基底和表面等部位的标记；钙化灶活检时行钼靶摄片保证所有钙化灶都被切除；由病理科进行冰冻检查，明确是否切缘阴性，切缘阴性即保乳手术成功。

（2）病理诊断：石蜡标本病理学检查、荧光原位杂交（FISH）检测等。

八、术后住院恢复

术后住院恢复 3~7 天。

1. 全麻术后麻醉恢复平稳后，转回外科病房。

2. 术后用药 酌情镇痛、止吐、输液、维持水电解质平衡治疗。

3. 抗生素使用 按照《抗菌药物临床应用指导原则》（卫医发〔2004〕285 号）执行，Ⅰ类手术切口原则上可不使用抗生素；如为高龄或免疫缺陷者等高危人群，可预防性应用抗生素，术前 0.5~2 h 内给药，总的预防性应用抗生素时间不超过 24 h，个别情况可延长至 48 h。

九、出院标准

1. 患者一般情况良好，体温正常，完成复查项目。

2. 伤口愈合好，引流管拔除或引流液正常，无感染，伤口无皮下积液，无皮瓣坏死。

3. 不需要住院处理的与本手术有关的并发症。

十、变异及原因分析

1. 有影响手术的合并症，需要进行相关的诊断和治疗。

2. 围术期并发症，可能造成住院日延长或费用超出参考费用标准。

3. 医师认可的变异原因。

4. 患者其他方面的原因等。

临床路径表单

适用对象：第一诊断为乳腺癌（ICD-10：C50/D05）：临床 0、Ⅰ、部分Ⅱ期患者，以及部分Ⅱ、Ⅲ期（炎性乳腺癌除外）经新辅助化学治疗降期患者；行乳腺癌保留乳房手术（ICD-9-CM-3：85.21 或 85.22 或 85.23）

患者姓名：_____ 性别：_____ 年龄：_____ 门诊号：_____ 住院号：_____

住院日期：___年__月__日　出院日期：___年__月__日　标准住院日：≤12 天

时间	住院第 1 天	住院第 1~3 天	住院第 2~4 天（手术日）
主要诊疗工作	□ 询问病史及体格检查 □ 完成入院病历书写 □ 开具化验单及相关检查	□ 完成术前准备与术前评估 □ 三级医师查房 □ 术前讨论，确定手术方案 □ 完成上级医师查房记录等 □ 向患者及家属交代病情及围术期注意事项 □ 穿刺活检（视情况而定） □ 签署手术及麻醉同意书、自费药品协议书、输血同意书 □ 完成必要的相关科室会诊 □ 初步确定手术方式和日期 □ 麻醉医师术前访视患者及完成记录	□ 手术（包括手术安全核对） □ 完成手术记录 □ 完成术后病程记录 □ 向患者及家属交代病情及术后注意事项 □ 手术标本常规送病理检查
重点医嘱	**长期医嘱：** □ 乳腺肿瘤护理常规 □ 三级护理 □ 普通饮食 □ 患者既往合并用药 **临时医嘱：** □ 检查血常规、血型、尿常规、凝血功能、电解质、肝功能、肾功能、血糖、感染性疾病筛查 □ 胸部 X 线片、心电图 □ 双乳腺 X 线摄影 □ 超声:双乳、双腋下、双锁骨上、肝脏 □ 根据病情可选择：双乳 MRI、超声心动图、肿瘤标志物	**长期医嘱：** □ 患者既往合并用药 **临时医嘱：** □ 备皮 □ 术前禁食、禁水 □ 其他特殊医嘱	**长期医嘱：** □ 全麻下乳腺癌保乳术后护理常规 □ 禁食、禁水 □ 吸氧（酌情） □ 心电监护（酌情） □ 口腔护理（酌情） □ 保留闭式引流 □ 腋下负压引流管接负压引流装置 □ 会阴护理（酌情） **临时医嘱：** □ 导尿（酌情） □ 其他特殊医嘱 □ 输液、维持水电平衡 □ 酌情使用止吐、镇痛药物

待　续

续 表

时间	住院第 1 天	住院第 1~3 天	住院第 2~4 天（手术日）
主要护理工作	□ 入院介绍 □ 入院评估 □ 指导患者进行相关辅助检查	□ 术前准备 □ 术前宣教（提醒患者术前禁食、禁水） □ 沐浴、剪指甲、更衣 □ 心理护理 □ 患肢康复操指导	□ 观察患者病情变化 □ 术后生活护理 □ 术后疼痛护理 □ 定时巡视病房
病情变异记录	□ 无　□ 有，原因： 1. 2.	□ 无　□ 有，原因： 1. 2.	□ 无　□ 有，原因： 1. 2.
护士签名			
医师签名			

时间	住院第3~5天 （术后第1天）	住院第4~7天 （术后第2~3天）	住院第5~10天 （术后第3~7天）
主要诊疗工作	□ 上级医师查房，观察病情变化 □ 住院医师完成常规病历书写 □ 注意引流量	□ 上级医师查房 □ 住院医师完成常规病历书写 □ 观察引流量	□ 上级医师查房，进行手术及伤口评估，确定有无手术并发症和切口愈合不良情况，明确是否出院 □ 根据引流情况确定拔出引流管时间 □ 完成出院记录、病案首页、出院证明书等 □ 向患者交代出院后的注意事项，如返院复诊时间、发生紧急情况时处理等
重点医嘱	**长期医嘱：** □ 一级护理 □ 普通饮食 □ 雾化吸入（酌情） □ 肢体功能治疗 **临时医嘱：** □ 输液、维持水和电解质平衡 □ 酌情使用止吐、止痛药物	**长期医嘱：** □ 二级护理(术后第2天开始) **临时医嘱：** □ 换药	**出院医嘱：** □ 出院带药
主要护理工作	□ 观察患者病情变化 □ 术后生活护理 □ 术后心理护理 □ 术后疼痛护理 □ 指导术后功能锻炼	□ 观察患者病情变化 □ 术后生活护理 □ 术后心理护理 □ 术后指导（功能锻炼等）	□ 指导患者术后康复 □ 出院指导 □ 协助办理出院手续
病情变异记录	□ 无 □ 有，原因： 1. 2.	□ 无 □ 有，原因： 1. 2.	□ 无 □ 有，原因： 1. 2.
护士签名			
医师签名			

（中华医学会肿瘤学分会）

第30节 乳腺癌化学治疗临床路径

临床路径标准

一、适用对象

第一诊断为乳腺癌（ICD-10：C50 伴 Z51.102）Ⅰ～Ⅲ期需行术后辅助化学治疗患者。

二、选择化学治疗方案的依据

根据《乳腺癌诊疗规范（2011 年版）》（卫办医政发〔2011〕78 号），《2011年乳腺癌临床实践指南（中国版）》等。

三、标准住院日

标准住院日 10～15 天。

四、进入路径标准

1. 第一诊断必须符合乳腺癌疾病编码（ICD-10：C50 伴 Z51.102）。

2. 符合化学治疗适应证，无化学治疗禁忌证。若接受化学治疗患者受益可能大于风险，可行术后辅助化学治疗。

3. 当患者合并其他疾病，但住院期间不需要特殊处理也不影响第一诊断的临床路径流程实施时，可以进入路径。

五、入院后常规检查

入院后常规检查需 3～5 天。

1. 必需的检查项目

（1）血常规、尿常规、便常规、肝功能、肾功能、电解质、凝血功能、血糖。

（2）胸部 X 线片、心电图、病理检查，明确肿瘤雌激素受体（ER）、孕激素受体（PR）、Ki-67 和人类表皮生长因子受体-2（HER-2）状况。

2. 根据情况可选择的检查项目

（1）全身骨扫描。

（2）双乳 MRI、超声心动图、血或尿妊娠试验。

（3）检查结果提示肿瘤有转移时，可进行相关部位 CT 或 MRI，PET/CT 检查。

（4）合并其他疾病相关检查：如心肌酶谱、24 h 动态心电图、心肺功能检查等。

六、化学治疗前准备

1. 确认病理类型、分级、肿瘤大小、淋巴管和脉管浸润、淋巴结转移情况 ER、PR、HER-2、Ki-67 状态。

2. 评估心脏、肺动脉压、肝功能、肾功能、骨髓储备等。

3. 无化学治疗禁忌证。

七、化学治疗方案

根据卫生部《乳腺癌诊疗规范（2011 年版）》（卫办医政发〔2011〕78 号），结合患者的疾病状态选择化学治疗方案（表 1~10）。

表 1 乳腺癌化学治疗临床 CMF 方案

药物	给药剂量 $[mg/(m^2 \cdot d)]$	用药途径	用药时间	周期
环磷酰胺	500	静脉注射	第 1、8 天	28 天 1 个周期，6 个周期
甲氨蝶呤	40	静脉注射	第 1、8 天	28 天 1 个周期，6 个周期
氟尿嘧啶	500	静脉注射	第 1、8 天	28 天 1 个周期，6 个周期

表 2 乳腺癌化学治疗临床 AC 方案

药物	给药剂量 (mg/m^2)	用药途径	用药时间	周期
阿霉素	60	静脉注射	第 1 天	21 天 1 个周期，4 个周期
环磷酰胺	600	静脉注射	第 1 天	21 天 1 个周期，4 个周期

表 3 乳腺癌化学治疗临床 EC 方案

药物	给药剂量 (mg/m^2)	用药途径	用药时间	周期
表阿霉素	80~100	静脉注射	第 1 天	21 天 1 个周期，4 个周期
环磷酰胺	600	静脉注射	第 1 天	21 天 1 个周期，4 个周期

表 4 乳腺癌化学治疗临床 TC 方案

药物	给药剂量 (mg/m^2)	用药途径	用药时间	周期
多西他赛	75	静脉注射	第 1 天	21 天 1 个周期，4 个周期
环磷酰胺	600	静脉注射	第 1 天	21 天 1 个周期，4 个周期

表 5 乳腺癌化学治疗临床 FAC 方案

药物	给药剂量（mg/m^2）	用药途径	用药时间	周期
氟尿嘧啶	500	静脉滴注	第 1 天	21 天 1 个周期，6 个周期
阿霉素	50	静脉注射	第 1 天	21 天 1 个周期，6 个周期
环磷酰胺	500	静脉注射	第 1 天	21 天 1 个周期，6 个周期

表 6 乳腺癌化学治疗临床 AC-P 方案

药物	给药剂量（mg/m^2）	用药途径	用药时间	周期
阿霉素	50~60	静脉注射	第 1 天	21 天 1 个周期，4 个周期
环磷酰胺	600	静脉注射	第 1 天	21 天 1 个周期，4 个周期
紧接 4 个周期后输				
紫杉醇	80	静脉滴注 1 h	第 1 天	1 周 1 次，12 个周期

表 7 乳腺癌化学治疗临床 AC-P（剂量密度疗法）方案

药物	给药剂量（mg/m^2）	用药途径	用药时间	周期
阿霉素	50~60	静脉注射	第 1 天	14 天 1 个周期，4 个周期
环磷酰胺	600	静脉注射	第 1 天	14 天 1 个周期，4 个周期
紧接 4 个周期后输				
紫杉醇	175	静脉滴注 3 h	第 1 天	14 天 1 个周期，4 个周期

表 8 乳腺癌化学治疗临床 AC-D 方案

药物	给药剂量（mg/m^2）	用药途径	用药时间	周期
阿霉素	50~60	静脉注射	第 1 天	21 天 1 个周期，4 个周期
环磷酰胺	600	静脉注射	第 1 天	21 天 1 个周期，4 个周期
紧接 4 个周期后输				
多西他赛	75	静脉滴注	第 1 天	21 天 1 个周期，4 个周期

表 9 乳腺癌化学治疗临床 EC-D 方案

药物	给药剂量（mg/m^2）	用药途径	用药时间	周期
环磷酰胺	500	静脉注射	第 1 天	21 天 1 个周期，3 个周期
表阿霉素	75~100	静脉注射	第 1 天	21 天 1 个周期，3 个周期
氟尿嘧啶	500	静脉滴注	第 1 天	21 天 1 个周期，3 个周期
紧接 3 个周期后输				
多西他赛	75	静脉注射	第 1 天	21 天 1 个周期，3 个周期

表 10　乳腺癌化学治疗临床 TAC 方案

药物	给药剂量（mg/m^2）	用药途径	用药时间	周期
多西他赛	75	静脉注射	第 1 天	21 天 1 个周期，6 个周期
预处理：地塞米松 8 mg 每天两次，连续 3 天（-1，1，2）				
阿霉素	50	静脉注射	第 1 天	21 天 1 个周期，6 个周期
环磷酰胺	500	静脉注射	第 1 天	21 天 1 个周期，6 个周期

八、化学治疗后必须复查的项目

1. 化学治疗期间定期复查血常规，肝功能，肾功能，建议每周复查 1 次。每个化疗周期前可酌情选择其它复查项目，如心电图、心超等。根据具体化学治疗方案及血象变化，复查时间间隔可酌情增减。

2. 脏器功能评估。

九、化学治疗中及化学治疗后的处理措施

化学治疗期间脏器功能损伤的相应防治：止吐、保肝、水化、碱化、防治尿酸肾病（别嘌呤醇）、抗过敏药（如地塞米松预处理等）、抑酸剂等。

十、出院标准

1. 患者一般情况良好，体温正常，完成复查项目。
2. 没有需要住院处理的并发症。

十一、变异及原因分析

1. 治疗全程有感染、贫血、出血及其他合并症者，需进行相关的诊断和治疗，可能延长住院时间并致费用增加。

2. 化学治疗后出现骨髓抑制，需要对症处理，导致治疗时间延长、费用增加。

3. 根据患者 HER-2 表达情况，可选用针对 HER-2 受体的靶向治疗药物（目前主要药物是曲妥珠单克隆抗体）联合化学治疗方案，导致治疗费用增加。

4. 70 岁以上的乳腺癌患者根据个体化情况具体实施。

5. 医师认可的变异原因分析。

6. 其他患者方面的原因等。

临床路径表单

适用对象：第一诊断为乳腺癌（ICD-10：C50 伴 Z51.102）

患者姓名：_____ 性别：_____ 年龄：_____ 门诊号：_____ 住院号：_____

住院日期：___年__月__日 出院日期：___年__月__日 标准住院日：≤15 天

日期	住院第 1~2 天	住院第 2~4 天	住院第 3~6 天（化学治疗日）
主要诊疗工作	□ 询问病史及体格检查 □ 交代病情 □ 书写病历 □ 开具化验单	□ 上级医师查房 □ 完成化学治疗前准备 □ 根据体检、彩超、钼靶、穿刺病理结果等，行病例讨论，确定化学治疗方案 □ 完成必要的相关科室会诊 □ 住院医师完成上级医师查房记录等病历书写 □ 签署化学治疗知情同意书、自费用品协议书、输血同意书 □ 向患者及家属交代化学治疗注意事项 □ 上级医师查房与评估 □ 初步确定化学治疗方案	□ 化学治疗 □ 住院医师完成病程记录 □ 上级医师查房 □ 向患者及家属交代病情及化学治疗后注意事项
重点医嘱	**长期医嘱：** □ 内科二级护理常规 □ 饮食：普食/糖尿病饮食/其他 **临时医嘱：** □ 血常规、尿常规、便常规、凝血功能、肝功能、肾功能、胸部 X 线片、心电图 □ 感染性疾病筛查 □ 超声心动、骨扫描（视患者情况而定）	**长期医嘱：** □ 患者既往基础用药 □ 防治尿酸肾病（别嘌呤醇） □ 抗生素（必要时） □ 补液治疗（水化、碱化） □ 其他医嘱（化学治疗期间一级护理） **临时医嘱：** □ 化学治疗 □ 重要脏器保护 □ 止吐 □ 其他特殊医嘱	
主要护理工作	□ 入院介绍 □ 入院评估 □ 指导患者进行相关辅助检查	□ 化学治疗前准备 □ 宣教 □ 心理护理	□ 观察患者病情变化 □ 定时巡视病房
病情变异记录	□ 无 □ 有，原因： 1. 2.	□ 无 □ 有，原因： 1. 2.	□ 无 □ 有，原因： 1. 2.
护士签名			
医师签名			

时间	住院第 7~14 天	住院第 15 天 （出院日）
主要 诊疗 工作	□ 上级医师查房 □ 上级医师进行评估，决定出院日期 □ 向患者及家属交代病情	□ 完成出院记录、病案首页、出院证明等 　书写 □ 向患者交代出院后的注意事项，重点交 　代复诊时间及发生紧急情况时处理方法
重 点 医 嘱	**长期医嘱：** □ 三级护理 □ 普通饮食 **临时医嘱：** □ 定期复查血常规 □ 监测肿瘤标志物 □ 脏器功能评估	**出院医嘱：** □ 出院带药
主要 护理 工作	□ 观察患者病情变化 □ 定时巡视病房	□ 协助患者办理出院手续 □ 出院指导，重点出院后用药方法
病情 变异 记录	□ 无　□ 有，原因： 1. 2.	□ 无　□ 有，原因： 1. 2.
护士 签名		
医师 签名		

（中华医学会肿瘤学分会）

第 31 节　乳腺癌术后放射治疗临床路径

临床路径标准

一、适用对象

1. 第一诊断为乳腺癌（ICD-10：C50 伴 Z51.002）。

2. 行乳腺癌根治术或改良根治术后

（1）局部和区域淋巴结复发高危的患者，即 T_3 及以上或腋窝淋巴结阳性≥4 个。

（2）T_1、T_2 1~3 个淋巴结阳性同时含有下列一项高危复发因素患者可以考虑术后放射治疗：①年龄≤40 岁；②激素受体阴性；③淋巴结清扫数目不完整或转移比例大于 20%；④HER-2/neu 过表达等。

3. 保乳术后原则上都具有术后放射治疗指征，但 70 岁以上，Ⅰ期激素受体阳性且 HER-2 阴性的患者可以考虑选择单纯内分泌治疗。

二、选择放射治疗方案的依据

根据《乳腺癌诊疗规范（2011 年版）》（卫办医政发〔2011〕78 号），《2011 年乳腺癌临床实践指南（中国版）》，《肿瘤放射治疗学》（第 4 版，殷蔚伯、余子豪、徐国镇、胡逸民，中国协和医科大学出版社，2010 年）。

1. 保乳术后放射治疗照射靶区

（1）腋窝淋巴结清扫或前哨淋巴结活检阴性的患者，照射靶区只需包括患侧乳腺。

（2）腋窝淋巴结转移≥4 个，照射靶区需包括患侧乳腺，锁骨上/下淋巴引流区。

（3）腋窝淋巴结转移 1~3 个，但含有其他高危复发因素，如年龄≤40 岁、激素受体阴性、淋巴结清扫数目不完整或转移比例大于 20%、HER-2/neu 过表达等，照射靶区需包括患侧乳腺，强烈建议包括锁骨上/下淋巴引流区。

2. 乳腺癌根治术或改良根治术后放射治疗

（1）适应证：①原发肿瘤最大直径≥5 cm，或肿瘤侵及乳腺皮肤、胸壁；②腋淋巴结转移≥4 个；③T_1、T_2 淋巴结转移 1~3 个者，包含下列一项高危复发因素患者可以考虑术后放射治疗（需结合患者病情）：年龄≤40 岁、激素受体阴性、淋巴结清扫数目不完整或转移比例大于 20%、HER-2/neu 过表达等复发高危因素。

（2）照射靶区：胸壁+锁骨上/下淋巴引流区，腋窝不作为常规术后放射治疗的靶区，内乳淋巴引流区术后放射治疗的价值尚不肯定，HER-2 过表达的患者原则上不考虑预防性照射内乳引流区（考虑到曲妥珠单抗对心脏的影响）。对于 T_3N_0 患者可以考虑单纯胸壁作为照射靶区。

三、标准治疗日

标准治疗日为≤49天。

四、进入路径标准

1. 第一诊断必须符合乳腺癌疾病编码（ICD-10：C50 伴 Z51.002）。

2. 当患者合并其他疾病，但住院期间不需要特殊处理也不影响第一诊断的临床路径流程实施时，可以进入路径。

五、放射治疗前准备

1. 必需的检查项目

（1）血常规、尿常规、便常规。

（2）肝功能、肾功能。

（3）胸部 X 线片、心电图、腹部和盆腔超声。

2. 根据患者情况可选择 电解质、血糖、凝血功能、肿瘤标志物、肺功能、超声心动图、胸部 CT、ECT 骨扫描、痰培养、血培养等。

六、选择用药

放射治疗前后可应用皮肤防护剂，以减轻皮肤反应。

七、实施放射治疗

患者仰卧于乳腺托架上，调整托架的角度，使胸壁与模拟定位机床面平行，患侧上臂外展90°。

1. 全乳照射

（1）放射源的选择：4~6 mV X 线。

（2）射野：上界为锁骨头下缘，即第一肋骨下缘；下界为乳腺皮肤皱褶下1~2 cm；内界为体中线；外界为腋中线或腋后线。

（3）照射剂量：全乳 DT 50 Gy/5 周/25 次，不加填充物，或总量 42.50 Gy，每次 2.66 Gy。然后原发灶瘤床补量，一般可在模拟机下根据术中银夹标记定位或手术瘢痕周围外放 2~3 cm，用适宜能量的电子线或 X 线缩小切线野。瘤床补量总剂量为 DT 10~16 Gy/1.0~1.5 周/5~8 次。

2. 乳腺癌根治术或改良根治术后放射治疗

（1）胸壁照射：①放射源的选择：4~6 mV X 线切线野；②射野：上下界基本同全乳照射，因为大部分情况都同时含有区域淋巴结照射指证，所以上界需要和锁骨上野衔接；③照射剂量：使用组织等效填充物以增加皮肤表面剂量。全胸壁 DT 50 Gy/5 周/25 次。部分胸廓平坦或其他解剖较特殊的患者也可采用电子线垂直照射，一般需要全胸壁垫补偿物 DT 20 Gy/2 周/10 次，以提高胸壁表面剂量。常规应用 B 超测定胸壁厚度，并根据胸壁厚度调整填充物（组织补偿物）的厚度，并确定所选用电子线的能量，减少对肺组织和心脏大血管的照射剂量，尽量避免产生放射性肺损伤。

（2）锁骨上/下野照射：①射野：上界为环状软骨水平，下界第一前肋骨水平，内界为体中线至胸骨切迹水平沿胸锁乳突肌的内缘，外界为肱骨头内侧；②照射剂量：可采用高能 X 线和电子线混合以减少肺尖的剂量，总剂量 50 Gy，锁上区剂量计算参考点为皮下 3.0~3.5 cm，其分割剂量为 1.8~2.0 Gy，所有治疗计划按每周 5 天安排。

（3）其他淋巴引流区照射：①腋窝照射野：和锁骨上/下野合并成为腋-锁联合野，一般通过 6 mV X 线前野照射至 DT 40 Gy/5 周/20 次，锁骨上区深度以皮下 3.0~3.5 cm 计算，不足的剂量以电子线补充至 50 Gy/25 次；腋窝深度根据实际测量结果计算，欠缺的剂量则采用腋后野 6 mV X 线补充至 DT 50 Gy。②腋后照射野：上界为锁骨下缘，下界为腋窝下界至皮肤开放，内界沿胸廓内侧缘，外界为肱骨头内缘。

常规定位的内乳野需包括第一至第三肋间，上界与锁骨上野衔接，内界过体中线 0.5~1.0 cm，宽度一般为 5 cm，原则上 2/3 及以上剂量需采用电子线以减少心脏的照射剂量。

与二维治疗相比，基于 CT 定位的三维治疗计划可以显著提高靶区剂量均匀性和减少正常组织不必要的照射，在射野衔接、特殊解剖的患者中尤其可以体现其优势。即使采用常规定位，也建议在三维治疗计划系统上进行剂量参考点的优化，楔形滤片角度的选择和正常组织体积剂量的评估等，以更好地达到靶区剂量的完整覆盖和放射损伤的降低。

八、放射治疗后的复查

放射治疗结束时必须复查的检查项目为血常规，如治疗前存在不正常的化验结果，则在放射治疗结束时需要复查该项目。

九、出院标准

1. 患者一般情况良好，体温正常，完成复查项目。
2. Ⅰ~Ⅱ度皮肤反应。
3. 没有需要住院处理的并发症和（或）合并症。

临床路径表单

适用对象：第一诊断为乳腺癌（ICD-10：C50 伴 Z51.002）；行乳腺癌手术后，符合放射治疗指征

患者姓名：_____ 性别：_____ 年龄：_____ 门诊号：_____ 住院号：_____

住院日期：___年__月__日　出院日期：___年__月__日　标准住院日：≤49 天

时间	住院第 1 天	住院第 2~3 天	住院第 3~7 天
主要诊疗工作	□ 询问病史及体格检查 □ 交代病情 □ 书写病历 □ 完善各项检查 □ 初步确定放射治疗靶区和剂量	□ 上级医师查房和评估 □ 完成放射治疗前准备 □ 根据体检、彩超、钼靶、穿刺及手术后病理结果等，结合患者的基础疾病和综合治疗方案，行放射治疗前讨论，确定放射治疗方案 □ 完成必要的相关科室会诊 □ 住院医师完成上级医师查房记录等病历书写 □ 签署放射治疗知情同意书、自费用品协议书（如有必要）、输血同意书 □ 向患者及家属交代放射治疗注意事项	□ 放射治疗定位，可二维定位，定位后 CT 扫描或直接行模拟定位 CT □ 勾画靶区 □ 物理师制订计划 □ 模拟机及加速器计划确认和核对 □ 住院医师完成必要病程记录 □ 上级医师查房 □ 向患者及家属交代病情及放射治疗注意事项
重点医嘱	**长期医嘱：** □ 放射治疗科二级护理常规 □ 饮食：普食/糖尿病饮食/其他 **临时医嘱：** □ 检查血常规、尿常规、便常规、肝功能、肾功能、胸部 X 线片、心电图、腹部盆腔超声 □ 检测电解质、血糖、凝血功能、肿瘤标志物、肺功能、超声心动图、胸部 CT、骨扫描、痰培养、血培养等检查（视患者情况而定）	**长期医嘱：** □ 患者既往基础用药 □ 其他医嘱，可包括内分泌治疗 **临时医嘱：** □ 其他特殊医嘱	
主要护理工作	□ 入院介绍 □ 入院评估 □ 指导患者进行相关辅助检查	□ 放射治疗前准备 □ 放射治疗前宣教（正常组织保护等） □ 心理护理	□ 观察患者病情变化 □ 定时巡视病房
病情变异记录	□ 无　□ 有，原因： 1. 2.	□ 无　□ 有，原因： 1. 2.	□ 无　□ 有，原因： 1. 2.
护士签名			
医师签名			

时间	住院第 8~44 天 （放射治疗过程）	住院第 45~49 天
主要诊疗工作	□ 放射治疗 □ 上级医师查房，注意病情变化 □ 住院医师完成常规病历书写 □ 注意记录患者放射治疗后正常组织的不良反应的发生日期和程度	□ 上级医师查房，对放射治疗区域不良反应等进行评估，明确是否能出院 □ 住院医师完成常规病历书写及完成出院记录、病案首页、出院证明书等，向患者交代出院后的注意事项，如返院复诊的时间、地点，后续治疗方案及用药方案等 □ 完善出院前检查
重点医嘱	长期医嘱： □ 患者既往基础用药 □ 其他医嘱，可包括内分泌治疗 临时医嘱： □ 正常组织放射治疗保护剂 □ 针对放射治疗急性反应的对症处理药物 □ 其他特殊医嘱	长期医嘱： □ 患者既往基础用药 □ 其他医嘱，可包括内分泌治疗 临时医嘱： □ 血常规、肝功能、肾功能 □ 腹部盆腔超声检查 出院医嘱： □ 出院带药：内分泌治疗/靶向治疗
主要护理工作	□ 观察患者病情变化 □ 定时巡视病房	□ 指导患者放射治疗结束后注意事项 □ 出院指导 □ 协助办理出院手续
病情变异记录	□ 无　□ 有，原因： 1. 2.	□ 无　□ 有，原因： 1. 2.
护士签名		
医师签名		

（中华医学会肿瘤学分会）

第 32 节　子宫颈癌临床路径

临床路径标准

一、适用对象

第一诊断为子宫颈癌（ICD-10：C53）Ⅰa2期~Ⅱa2期。

行根治性/改良根治性全子宫切除+腹膜后淋巴结切除术（ICD-9-CM-3：68.6/68.7/40.3/40.5）。

二、诊断依据

根据《临床诊疗指南——妇产科学分册》（中华医学会编著，人民卫生出版社，2007年），Staging Classifications and Clinical Practice Guidelines for Gynecological Cancer（FIGO Committee on Gynecologic Oncology，the Third Edition）。

1. 病史　不规则阴道流血或接触性阴道流血等。
2. 妇科检查提示有肿物。
3. 子宫颈肿物活检或宫颈锥切术，组织病理学诊断。

三、治疗方案的选择

1. 手术方式　根治性/改良根治性全子宫切除+腹膜后淋巴结切除术。
2. 手术途径　开腹或经腹腔镜。

四、进入路径标准

1. 第一诊断符合子宫颈癌疾病编码（ICD-10：C53）。
2. FIGO分期　Ⅰa2期~Ⅱa2期（肿瘤直径>4cm，已完成术前辅助治疗者）。
3. 符合手术适应证，无手术禁忌证。
4. 当患者同时具有其他疾病诊断，但在住院期间不需要特殊处理也不影响第一诊断的临床路径流程实施时，可以进入路径。

五、术前准备（术前评估）

术前准备（术前评估）：住院第2~4天。

1. 必需的检查项目
（1）血常规、尿常规、便常规。
（2）肝功能、肾功能、电解质、血糖、血型、凝血功能。
（3）感染性疾病筛查（乙型病毒性肝炎、丙型病毒性肝炎、艾滋病、梅毒等）。
（4）盆腔超声、MRI或CT，腹腔超声。

（5）肿瘤标志物（血 SCC 或转铁蛋白或 CEA/CA125 等）。

（6）胸部 X 线片，心电图。

（7）双下肢静脉血栓筛查。

2. 根据病情需要选择的检查项目　心、肺功能测定，泌尿系超声，静脉肾盂造影，腹部 CT 或 MRI，必要时 PET/CT 检查等。

六、预防性抗生素的选择与使用时机

抗生素使用：按照《抗菌药物临床应用指导原则》（卫医发〔2004〕285 号）执行，并根据患者的病情决定抗生素的选择与使用时间。

七、手术日

手术日：住院第 3~5 天。

1. 麻醉方式　静吸复合全身麻醉。

2. 术中用药　麻醉常规用药。

3. 输血　视术中情况而定。

4. 病理　石蜡切片、免疫组化。

八、术后恢复

术后恢复时间：住院 20 天内。

1. 必须复查的项目　血常规、尿常规，肝功能、肾功能，电解质等。

2. 术后用药　酌情镇痛、止吐、补液、维持水电解质平衡治疗。

3. 拔除导尿管后需测量残余尿量。

4. 抗生素使用　按照《抗菌药物临床应用指导原则》（卫医发〔2004〕285 号）执行，并根据患者的病情决定抗生素的选择与使用时间。

5. 酌情预防性抗凝治疗。

九、出院标准

1. 患者一般情况良好，体温正常，完成复查项目。

2. 伤口愈合好。

3. 没有需要住院处理的并发症和（或）合并症。

十、标准住院日

标准住院日≤20 天。

十一、变异及原因分析

1. 有影响手术的合并症，需要进行相关的诊断和治疗，相应延长住院时间，增加治疗费用。

2. 术中发现无法行根治性全子宫切除，仅行卵巢移位，术后放射治疗。

3. 出现手术并发症者需对症处理及进一步治疗。

临床路径表单

适用对象：第一诊断为子宫颈癌（ICD-10：C53）；行根治性/改良根治性全子宫切除
手术+腹膜后淋巴结切除术（ICD-9-CM-3：68.6/68.7/40.3/40.5）

患者姓名：_____ 性别：_____ 年龄：_____ 门诊号：_____ 住院号：_____

住院日期：___年__月__日　出院日期：___年__月__日　标准住院日：≤20 天

时间	住院第 1 天	住院第 2~4 天	住院第 3~5 天（手术日）
主要诊疗工作	□ 询问病史及体格检查 □ 完成病历书写 □ 开检查单 □ 完成初步术前评估	□ 上级医师查房 □ 完成必要的相关科室会诊 □ 完成术前准备与术前评估 □ 术前讨论，确定手术方案 □ 完成术前小结、上级医师查房记录等病历书写 □ 向患者及家属交代病情、围术期注意事项 □ 签署手术知情同意书、自费用品协议书、输血同意书 □ 初步确定手术方式和日期	□ 手术 □ 手术标本常规送石蜡组织病理学检查 □ 酌情放置输尿管导管 □ 术者完成手术记录 □ 完成术后病历书写 □ 上级医师查房 □ 向患者及家属交代病情、术中情况及术后注意事项
重点医嘱	长期医嘱： □ 妇科二级护理常规 □ 普通饮食 □ 患者既往基础用药 临时医嘱：（检查项目） □ 血、尿、便常规，肝功能、肾功能、电解质、血糖、血型、凝血功能检查，感染性疾病筛查、D-二聚体（D-Dimer） □ 盆腔、腹腔超声，胸部 X 线片，心电图 □ 肿瘤标志物（血 SCC 或转铁蛋白或 CEA/CA125 等） □ 盆腔 MRI 或 CT □ 根据病情需要而定:下肢血管超声,心肺功能测定,泌尿系 B 超,静脉肾盂造影等	长期医嘱： □ 妇科二级护理常规 □ 普通饮食 □ 患者既往基础用药 临时医嘱： □ 术前医嘱：常规准备明日在全身麻醉下开腹或经腹腔镜行根治性/改良根治性全子宫切除术+腹膜后淋巴结切除术 □ 配血 □ 术前禁食、禁水 □ 阴道准备，肠道准备 □ 配血 □ 导尿包 □ 抗生素 □ 其他特殊医嘱	长期医嘱： □ 改为一级护理 □ 禁食、禁水 □ 引流管 □ 留置导尿管，记录尿量 临时医嘱： □ 今日在全身麻醉下开腹或经腹腔镜行根治性/改良根治性全子宫切除术+腹膜后淋巴结切除术 □ 心电监护、吸氧（必要时） □ 补液，维持水、电解质平衡 □ 抗生素预防感染 □ 酌情使用止吐、止痛药物 □ 其他特殊医嘱
主要护理工作	□ 入院宣教 □ 介绍病房环境、设施和制度 □ 入院护理评估	□ 术前宣教、备皮等术前准备 □ 通知患者 22 时后禁食、禁水	□ 观察患者病情变化 □ 术后心理与生活护理
病情变异记录	□ 无　□ 有，原因： 1. 2.	□ 无　□ 有，原因： 1. 2.	□ 无　□ 有，原因： 1. 2.
护士签名			
医师签名			

时间	住院第4~6天 （术后第1天）	住院第5~19天 （术后第2~14天）	住院第19~20天 （出院日）
主要诊疗工作	□ 上级医师查房 □ 观察病情变化 □ 完成病历书写 □ 注意引流 □ 注意观察生命体征等	□ 上级医师查房 □ 完成病历书写 □ 拔除引流管（酌情） □ 膀胱功能锻炼、拔导尿管（酌情） □ 复核术后病理，确定是否行辅助治疗 □ 告知病情	□ 上级医师查房，进行手术及伤口评估，明确是否出院 □ 完成出院记录、病案首页、出院证明书等 □ 向患者交代出院后的注意事项
重点医嘱	长期医嘱： □ 一级护理 □ 流质饮食 □ 留置引流管，记录引流量、颜色 □ 留置导尿管，记录尿量 □ 使用抗生素 临时医嘱： □ 换药 □ 酌情使用止吐、止痛药物 □ 补液、维持水和电解质平衡 □ 抗生素预防感染 □ 复查血、尿常规,肝功能、肾功能 □ 其他特殊医嘱	长期医嘱： □ 二级护理 □ 半流质饮食/普通饮食（根据情况） □ 停引流记量 □ 停抗生素 □ 拔除导尿管（酌情） 临时医嘱： □ 换药 □ 复查血、尿常规 □ B超测残余尿（已拔出尿管者）	出院医嘱： □ 全休6周 □ 膀胱功能锻炼、预约拔除导尿管及测残余尿时间（留置导尿管出院者） □ 禁盆浴和性生活指导 □ 出院带药
主要护理工作	□ 观察患者情况 □ 术后心理与生活护理 □ 指导术后患者功能锻炼	□ 观察患者情况 □ 术后心理与生活护理 □ 指导术后患者功能锻炼	□ 出院宣教 □ 指导患者办理出院手续
病情变异记录	□ 无 □ 有，原因：	□ 无 □ 有，原因：	□ 无 □ 有，原因：
护士签名			
医师签名			

（中华医学会妇产科学分会）

第 33 节　子宫内膜癌临床路径

临床路径标准

一、适用对象

第一诊断为子宫内膜癌（ICD-10：C54.101）。

行筋膜外/改良广泛/广泛性全子宫切除＋双附件切除±腹膜后淋巴结切除术（ICD-9-CM-3：68.6/68.7/40.3/40.5）。

二、诊断依据

根据《临床诊疗指南——妇产科学分册》（中华医学会编著，人民卫生出版社，2007 年），Staging Classifications and Clinical Practice Guidelines for Gynecological Cancer（FIGO Committee on Gynecologic Oncology，the Third Edition）。

1. 病史　不规则阴道流血或绝经后阴道流血等。
2. 诊断性刮宫/宫腔镜检查，组织病理学诊断。

三、治疗方案选择

1. 手术方式　行筋膜外/改良广泛/广泛性全子宫切除＋双附件切除±腹膜后淋巴结切除术（具体根据术前评估及术中探查确定）。
2. 手术途径　开腹或经腹腔镜。

四、进入路径标准

1. 第一诊断符合 FIGO Ⅰ期、Ⅱ期子宫内膜癌。
2. 病理诊断　子宫内膜样腺癌。
3. 符合手术适应证，无手术禁忌证。
4. 当患者同时具有其他疾病诊断，但在住院期间不需要特殊处理也不影响第一诊断的临床路径流程实施时，可以进入路径。

五、术前准备（术前评估）

术前准备（术前评估）：住院第 2~4 天。
1. 必需的检查项目
（1）血常规、尿常规、便常规。
（2）肝功能、肾功能、电解质、血糖、血型、凝血功能。
（3）感染性疾病筛查（乙型病毒性肝炎、丙型病毒性肝炎、艾滋病、梅毒等）。
（4）盆腔超声、MRI 或 CT，腹腔超声。

（5）肿瘤标志物（血 CA125、CA199、CEA 等）。

（6）胸部 X 线片，心电图。

（7）下肢血管超声等。

2. 根据病情需要选取的检查项目　心、肺功能测定，腹部及胸部 CT 或 MRI，PET/CT，膀胱镜，胃肠镜等。

六、预防性抗生素的选择与使用时机

抗生素使用：按照《抗菌药物临床应用指导原则》（卫医发〔2004〕285 号）执行，并根据患者的病情决定抗生素的选择与使用时间。

七、手术日

手术日：住院第 3~5 天。

1. 麻醉方式　静吸复合全身麻醉或椎管内麻醉。

2. 术中用药　麻醉常规用药。

3. 输血　视术中情况而定。

4. 病理　石蜡切片、免疫组化、冰冻切片（必要时）。

八、术后恢复

术后恢复：住院第 10~20 天。

1. 必需复查的项目　血常规、尿常规。

2. 酌情复查的项目　肝功能、肾功能，电解质等。

3. 术后用药　酌情镇痛、止吐、补液、维持水和电解质平衡治疗。

4. 部分患者（改良广泛/广泛子宫切除术）拔除导尿管后需测残余尿量。

5. 酌情预防性抗凝治疗。

6. 抗生素使用　按照《抗菌药物临床应用指导原则》（卫医发〔2004〕285 号）执行，并根据患者的病情决定抗生素的选择与使用时间。

九、出院标准

1. 患者一般情况良好，体温正常，完成复查项目。

2. 伤口愈合好。

3. 没有需要住院处理的并发症和（或）合并症。

十、标准住院日

标准住院日为≤20 天。

十一、变异及原因分析

1. 有影响手术的合并症，需要进行相关的诊断和治疗，相应延长住院时间，增加治疗费用。

2. 出现手术并发症需对症处理及进一步治疗。

临床路径表单

适用对象：第一诊断为子宫内膜癌（ICD-10：C54.101）；行筋膜外/改良广泛/广泛性
全子宫切除+双附件切除±腹膜后淋巴结切除术（具体根据术前评估及术
中发现来确定）（ICD-9-CM-3：68.6/68.7/40.3/40.5）

患者姓名：_____ 性别：_____ 年龄：_____ 门诊号：_____ 住院号：_____

住院日期：___年__月__日 出院日期：___年__月__日 标准住院日：≤20 天

时间	住院第 1 天	住院第 2~4 天	住院第 3~5 天（手术日）
主要诊疗工作	□ 询问病史及体格检查 □ 完成病历书写 □ 开检查单 □ 初步术前评估	□ 上级医师查房 □ 完成必要的相关科室会诊 □ 完成术前准备与术前评估 □ 术前讨论，确定手术方案 □ 完成术前小结、上级医师查房记录等病历书写 □ 向患者及家属交代病情、围术期注意事项 □ 签署手术知情同意书、自费用品协议书、输血同意书 □ 初步确定手术方式和日期	□ 手术 □ 手术标本常规送石蜡组织病理学检查 □ 术者完成手术记录 □ 完成术后病程记录 □ 上级医师查房 □ 向患者及家属交代病情、术中情况及术后注意事项
重点医嘱	**长期医嘱：** □ 妇科二级护理常规 □ 饮食 □ 患者既往基础用药 **临时医嘱：（检查项目）** □ 血、尿、便常规，肝功能、肾功能、电解质、血糖、血型、凝血功能，感染性疾病筛查 □ 盆腔、腹腔超声，盆腔MRI 或 CT □ 肿瘤标志物（血 CA125、CA199、CEA 等） □ 胸部 X 线片，心电图，下肢血管超声等 □ 根据病情需要而定：心、肺功能测定，腹部及胸部 CT 或 MRI，PET/CT，膀胱镜，胃肠镜等	**长期医嘱：** □ 妇科二级护理常规 □ 饮食 □ 患者既往基础用药 **临时医嘱：** □ 术前医嘱：常规准备明日在全身麻醉或椎管内下开腹或经腹腔镜行筋膜外/改良广泛/广泛性全子宫切除+双附件切除+腹膜后淋巴结切除术 □ 术前禁食、禁水、肠道准备 □ 配血 □ 导尿包 □ 抗生素 □ 其他特殊医嘱	**长期医嘱：** □ 改为一级护理 □ 禁食、禁水 □ 引流管 □ 留置导尿管，记录尿量 **临时医嘱：** □ 今日在全身麻醉下开腹或经腹腔镜行筋膜外/改良广泛/广泛性全子宫切除+双附件切除+腹膜后淋巴结切除术 □ 心电监护、吸氧（必要时） □ 补液、维持水和电解质平衡 □ 抗生素预防感染 □ 酌情使用止吐、止痛药物 □ 其他特殊医嘱
主要护理工作	□ 入院宣教 □ 介绍病房环境、设施和制度 □ 入院护理评估	□ 术前宣教、备皮等术前准备 □ 通知患者 22 时后禁食、禁水	□ 观察患者病情变化 □ 术后心理与生活护理
病情变异记录	□ 无 □ 有，原因： 1. 2.	□ 无 □ 有，原因： 1. 2.	□ 无 □ 有，原因： 1. 2.
护士签名			
医师签名			

时间	住院第 4~6 天 （术后第 1 天）	住院第 5~19 天 （术后第 2~14 天）	住院第 19~20 天 （出院日）
主要诊疗工作	□ 上级医师查房 □ 观察病情变化 □ 完成病历书写 □ 注意引流 □ 注意观察生命体征等	□ 上级医师查房 □ 完成病历书写 □ 拔除引流管（酌情） □ 膀胱功能锻炼、拔导尿管（酌情） □ 复核术后病理，确定是否行辅助治疗 □ 告知病情	□ 上级医师查房，进行手术及伤口评估，明确是否出院 □ 完成出院记录、病案首页、出院证明书等 □ 向患者交代出院后的注意事项
重点医嘱	长期医嘱： □ 一级护理 □ 流质饮食 □ 留置引流管，记录引流量、颜色 □ 留置导尿管，记录尿量 □ 给予抗生素 □ 低分子肝素抗凝 临时医嘱： □ 换药 □ 酌情使用止吐、止痛药物 □ 补液、维持水和电解质平衡 □ 抗生素预防感染 □ 复查血、尿常规 □ 其他特殊医嘱	长期医嘱： □ 二级护理 □ 半流质饮食/普通饮食（根据情况） □ 停引流记量 □ 停用抗生素 □ 低分子肝素抗凝 □ 拔除导尿管（酌情） 临时医嘱： □ 换药 □ 复查血、尿常规 □ B 超测量残余尿（改良广泛/广泛性子宫切除术患者）	出院医嘱： □ 全休 6 周 □ 膀胱功能锻炼、预约拔除导尿管及测残余尿时间（留置导尿管出院者）（酌情） □ 禁盆浴和性生活指导 □ 出院带药
主要护理工作	□ 观察患者情况 □ 术后心理与生活护理 □ 指导术后患者功能锻炼	□ 观察患者情况 □ 术后心理与生活护理 □ 指导术后患者功能锻炼	□ 出院宣教 □ 指导患者办理出院手续
病情变异记录	□ 无　□ 有，原因：	□ 无　□ 有，原因：	□ 无　□ 有，原因：
护士签名			
医师签名			

（中华医学会妇产科学分会）

第34节　卵巢癌、原发性腹膜癌、输卵管癌临床路径

临床路径标准

一、适用对象

第一诊断为卵巢癌（ICD-10：C56. X02）或原发性腹膜癌（ICD-10：C48. 201）或输卵管癌（ICD-10：C57. 001）。

早期行全面分期手术，晚期行肿瘤细胞减灭术。

二、诊断依据

根据《临床诊疗指南——妇产科学分册》（中华医学会编著，人民卫生出版社，2007年），Staging Classifications and Clinical Practice Guidelines for Gynecological Cancer（FIGO Committee on Gynecologic Oncology，the Third Edition）。

1. 病史　腹胀、腹部包块、盆腔肿物等。
2. 妇科检查提示有肿物。
3. 组织病理学诊断明确。

三、治疗方案的选择

1. 手术方式　早期行全面分期手术，晚期行肿瘤细胞减灭术。
2. 手术途径　早期可以行开腹或腹腔镜手术，晚期行开腹手术。

四、进入路径标准

1. 第一诊断符合卵巢疾病编码（ICD-10：C56）。
2. FIGO 分期　Ⅰ～Ⅳ期（部分Ⅲc和Ⅳ期已完成新辅助化学治疗者）。
3. 符合手术适应证，无手术禁忌证。
4. 当患者同时具有其他疾病诊断，但在住院期间不需要特殊处理也不影响第一诊断的临床路径流程实施时，可以进入路径。

五、术前准备（术前评估）

术前准备（术前评估）：住院第2~7天。

1. 必需的检查项目
（1）血常规、尿常规、便常规。
（2）肝功能、肾功能、电解质、血糖、血型、凝血功能、弥散性血管内凝血（DIC）。

（3）感染性疾病筛查（乙型病毒性肝炎、丙型病毒性肝炎、艾滋病、梅毒等）。

（4）盆腔、腹腔超声，胸部 X 线片，心电图。

（5）肿瘤标志物（血 CA125、CA199、CEA、CA724、HE4 等）。

（6）下肢深静脉超声检查 D-二聚体（D-Dimer）等凝血检查。

2. 根据病情需要的检查项目　盆腹腔增强 CT 或 MRI，胸部 CT，PET/CT，心、肺功能测定，血气等。胃肠镜及乳腺彩色多普勒超声：双侧实性肿瘤，需排除转移癌。

六、预防性抗生素选择与使用时机

抗生素使用：按照《抗菌药物临床应用指导原则》（卫医发〔2004〕285 号）执行，并根据患者的病情决定抗生素的选择与使用时间。

七、手术日

手术日：住院第 3~8 天。

1. 麻醉方式　全身麻醉。

2. 术中用药　麻醉常规用药。

3. 输血　视术中情况而定。

4. 病理　术中冰冻病理，术后石蜡切片。

八、术后恢复

术后恢复：住院第 13~20 天。

1. 必需复查的检查项目　血常规、尿常规，肝功能、肾功能，电解质、DIC 等。

2. 术后用药　酌情抗凝、止吐、补液、维持水和电解质平衡治疗。

3. 抗生素使用　按照《抗菌药物临床应用指导原则》（卫医发〔2004〕285 号）执行，并根据患者的病情决定抗生素的选择与使用时间。

九、出院标准

1. 患者一般情况良好，体温正常，完成复查项目。

2. 伤口愈合好。

3. 没有需要住院处理的并发症和（或）合并症。

十、标准住院日

标准住院日≤20 天。

十一、变异及原因分析

1. 有影响手术的合并症，需要进行相关的诊断和治疗，相应延长住院时间，增加治疗费用。

2. 术中发现无法行满意的肿瘤细胞减灭术，仅行探查和活检，术后化学治疗。

3. 手术切除肿瘤转移的其他器官或组织，如部分肠管、膀胱或输尿管、横膈腹膜、脾脏、胆囊、部分肝脏、部分胃、胰体尾等。

4. 出现手术并发症需对症处理。

临床路径表单

适用对象：第一诊断为卵巢癌（ICD-10：C56.X02）；行肿瘤细胞减灭术或分期手术

患者姓名：_____ 性别：_____ 年龄：_____ 门诊号：_____ 住院号：_____

住院日期：___年__月__日　出院日期：___年__月__日　标准住院日：≤20 天

时间	住院第 1 天	住院第 2~7 天	住院第 3~8 天（手术日）
主要诊疗工作	□ 询问病史及体格检查 □ 完成病历书写 □ 完善检查 □ 初步术前评估	□ 上级医师查房 □ 完成必要的相关科室会诊 □ 完成术前准备与术前评估 □ 术前讨论，确定手术方案 □ 完成术前小结、上级医师查房记录等病历书写 □ 向患者及家属交代病情、围术期注意事项 □ 签署手术知情同意书、自费用品协议书、输血同意书 □ 初步确定手术方式和日期	□ 手术 □ 双侧输尿管插管 □ 手术标本术中常规送冰冻病理，术后石蜡组织病理学检查 □ 术者完成手术记录 □ 完成术后病历书写 □ 上级医师查房 □ 向患者及家属交代病情、术中情况及术后注意事项
重点医嘱	长期医嘱： □ 妇科二级护理常规 □ 普通饮食 □ 患者既往基础用药 临时医嘱： □ 血、尿、便常规，肝功能、肾功能、电解质、血糖、血型、凝血功能、DIC，感染性疾病筛查 □ 盆腔、腹腔超声，胸部 X 线片，心电图 □ 肿瘤标志物（血 CA125、CA199、CEA、CA724、HE4 等） □ 下肢深静脉超声检查 D-Dimer等凝血检查 □ 根据病情需要而定：盆腹腔增强 CT 或 MRI，胸部 CT，心、肺功能测定，血气等；胃肠镜及乳腺彩色多普勒超声：双侧实性肿瘤，需排除转移癌 □ 其他特殊医嘱	长期医嘱： □ 妇科二级护理常规 □ 普通饮食 □ 患者既往基础用药 临时医嘱： □ 术前医嘱：常规准备明日在全身麻醉下开腹或经腹腔镜行卵巢癌肿瘤细胞减灭术或分期手术 □ 配血 □ 术前禁食、禁水 □ 阴道准备，肠道准备 □ 导尿包 □ 给予抗生素 □ 其他特殊医嘱	长期医嘱： □ 改为一级护理 □ 禁食、禁水 □ 引流管 □ 留置导尿管，记录尿量 临时医嘱： □ 今日在全身麻醉下开腹或经腹腔镜行卵巢癌肿瘤细胞减灭术或分期手术 □ 心电监护、吸氧（必要时） □ 补液、维持水和电解质平衡 □ 酌情使用止吐、止痛药物 □ 其他特殊医嘱
主要护理工作	□ 入院宣教 □ 介绍病房环境、设施和制度 □ 入院护理评估	□ 术前宣教、备皮等术前准备 □ 通知患者 22时后禁食、禁水	□ 观察患者病情变化 □ 术后心理与生活护理
病情变异记录	□ 无　□ 有，原因： 1. 2.	□ 无　□ 有，原因： 1. 2.	□ 无　□ 有，原因： 1. 2.
护士签名			
医师签名			

时间	住院第 4~9 天 （术后第 1 天）	住院第 5~17 天 （术后第 2~9 天）	住院第 18~20 天 （出院日）
主要诊疗工作	□ 上级医师查房 □ 观察病情变化 □ 完成病历书写 □ 注意引流 □ 注意观察生命体征等	□ 上级医师查房 □ 完成病历书写 □ 拔除引流管（酌情） □ 复核术后病理，确定是否行辅助治疗，制订化学治疗方案 □ 告知病情	□ 上级医师查房，进行手术及伤口评估，明确是否出院 □ 完成出院记录、病案首页、出院证明书等 □ 向患者交代出院后的注意事项
重点医嘱	**长期医嘱：** □ 一级护理 □ 禁食/流质饮食(根据情况) □ 留置引流管，记录引流量、颜色 □ 留置导尿管，记录尿量 □ 给予抗生素 □ 低分子肝素抗凝 □ 补液、维生素，维持水和电解质平衡 □ 患者既往基础用药 **临时医嘱：** □ 换药 □ 酌情使用止吐、止痛药物 □ 补液、维持水和电解质平衡 □ 复查血、尿常规，肝功能、肾功能、DIC □ 肠管切除者静脉高营养 □ 复查肿瘤标志物，酌情使用白蛋白 □ 其他特殊医嘱	**长期医嘱：** □ 一级/二级护理 □ 禁食/流质饮食/半流质饮食/普通饮食（根据情况） □ 低分子肝素抗凝 □ 停引流记量 □ 停用抗生素 □ 拔除导尿管（酌情） □ 患者既往基础用药 **临时医嘱：** □ 换药 □ 复查血、尿常规，肝功能、肾功能、DIC □ 肠管切除者静脉高营养 □ 其他特殊医嘱	**出院医嘱：** □ 全休 6 周 □ 有指征的患者继续化学治疗 □ 禁盆浴和性生活指导 □ 出院带药
主要护理工作	□ 观察患者情况 □ 术后心理与生活护理 □ 指导术后患者功能锻炼	□ 观察患者情况 □ 术后心理与生活护理 □ 指导术后患者功能锻炼	□ 出院宣教 □ 指导患者办理出院手续
病情变异记录	□ 无 □ 有，原因：	□ 无 □ 有，原因：	□ 无 □ 有，原因：
护士签名			
医师签名			

（中华医学会妇产科学分会）

第 35 节　前列腺癌临床路径

临床路径标准

一、适用对象

第一诊断为前列腺癌（ICD-10：C61）；行开放或腹腔镜前列腺癌根治术（ICD-9-CM-3：60.5）。

二、诊断依据

根据《2014 版中国泌尿外科疾病诊断治疗指南》（那彦群，人民卫生出版社，2014 年）。

1. 病史。
2. 体格检查。
3. 实验室检查及影像学检查，包括总前列腺特异性抗原（TPSA）和游离前列腺特异性抗原（FPSA）等相关肿瘤标志物的测定、经直肠前列腺超声（TRUS）或前列腺磁共振（MR）。
4. 前列腺穿刺活检及病理检查。

三、选择治疗方案的依据

1. 适合行前列腺癌根治术。
2. 能够耐受手术。

四、标准住院日

标准住院日≤17 天。

五、进入路径标准

1. 第一诊断必须符合前列腺癌疾病编码（ICD-10：C61）。
2. 当患者合并其他疾病，但住院期间不需要特殊处理也不影响第一诊断的临床路径流程实施时，可以进入路径。

六、术前准备

术前准备≤3 天。
1. 术前必需检查的项目
（1）血常规、尿常规、便常规+隐血。

（2）电解质，肝功能、肾功能测定，血型，凝血功能。

（3）感染性疾病筛查（乙型病毒性肝炎、丙型病毒性肝炎、艾滋病、梅毒等）。

（4）胸部 X 线片、心电图。

（5）相关影像学检查。

（6）放射核素骨扫描。

2. 根据患者病情可选择的检查项目　动态心电图、超声心动图、心功能测定（如 B 型钠尿肽、B 型钠尿肽前体测定等）、肺功能、血气分析、颈动脉血管彩超或冠状动脉 CT、下肢血管彩色多普勒等。

七、抗生素选择与使用时间

按照《抗菌药物临床应用指导原则》（卫医发〔2004〕285 号）执行，并结合患者的病情决定抗生素的选择与使用时间。建议使用第二、三代头孢菌素，氟喹诺酮类抗生素。如可疑感染，需做相应的微生物学检查，必要时做药物敏感性试验。

八、手术日

手术日为入院≤3 天。

1. 麻醉方式　全麻和（或）硬膜外麻醉。

2. 手术方式　开放或腹腔镜前列腺癌根治术。

3. 术中用药　麻醉用药等。

4. 输血　必要时输血。输血前需行血型鉴定、抗体筛选和交叉配血。

九、术后住院恢复

术后住院恢复≤14 天。

1. 必须复查的检查项目　血常规、尿常规、肝功能、肾功能、总前列腺特异抗原（TPSA）等肿瘤标志物测定。

2. 根据患者病情变化可选择相应的检查项目。

3. 术后抗生素用药　按照《抗菌药物临床应用指导原则》（卫医发〔2004〕285 号）执行，建议使用第二、三代头孢菌素，氟喹诺酮类抗生素。如可疑感染，需做相应的微生物学检查，必要时做药物敏感性试验。

十、出院标准

1. 一般情况良好，食欲基本正常，或膀胱造影提示尿道膀胱吻合口无漏尿。

2. 尿路无感染，切口甲级愈合。

十一、变异及原因分析

1. 术中、术后出现并发症，需要进一步诊治，导致住院时间延长、费用增加。

2. 术后原伴随疾病控制不佳，需请相关科室会诊和治疗，进一步诊治。

3. 住院后出现其他内、外科疾病需进一步明确诊断，可进入其他路径。

4. 患者因 PSA 升高或前列腺增生入院，入院进一步检查疑为前列腺癌，经穿刺活检证实为前列腺癌患者不进入本路径；或曾行前列腺放疗或经尿道电切手术的患者不进入本路径。

临床路径表单

适用对象：第一诊断为前列腺癌（ICD-10：C61）行开放前列腺癌根治术（ICD-9-CM-3：60.5）

患者姓名：_____　性别：_____　年龄：_____　门诊号：_____　住院号：_____

住院日期：___年__月__日　出院日期：___年__月__日　标准住院日：≤17 天

时间	住院第 1~3 天	住院第 2~4 天 （手术日）	住院第 3~5 天 （术后第 1 天）
主要诊疗工作	□ 询问病史，体格检查 □ 完成病历记录及上级医师查房 □ 完成医嘱 □ 向患者及家属交代手术期注意事项 □ 签署手术知情同意书、输血同意书	□ 术前预防使用抗生素 □ 实施手术 □ 术后标本送病理 □ 术后向患者及家属交代病情及注意事项 □ 完成术后病程记录及手术记录	□ 观察病情和生命体征 □ 观察引流量及尿量 □ 上级医师查房 □ 完成病程记录
重点医嘱	**长期医嘱：** □ 泌尿外科疾病护理常规 □ 三级护理 □ 饮食：普食/糖尿病饮食/其他 □ 基础用药（糖尿病、心脑血管疾病等） **临时医嘱：** □ 血常规、尿常规、便常规+隐血 □ 肝功能、肾功能，电解质，血型 □ 感染性疾病筛查、凝血功能 □ 胸部 X 线片、心电图、相关影像学检查，如全身骨显像、磁共振成像等 □ 手术医嘱 □ 常规备血 □ 准备术中预防用抗生素 □ 必要时留置胃管	**长期医嘱：** □ 前列腺癌根治术后护理常规 □ 一级护理 □ 禁食 □ 6 h 后恢复部分基础用药（心脑血管药） □ 切口引流管接无菌袋 □ 留置尿管接无菌袋 **临时医嘱：** □ 输液 □ 抗生素 □ 复查血常规、生化项目 □ 必要时用抑酸剂	**长期医嘱：** □ 一级护理 □ 禁食 □ 留置尿管并接无菌袋 **临时医嘱：** □ 输液 □ 抗生素 □ 复查血常规、生化项目 □ 更换敷料 □ 必要时用抑酸剂
主要护理工作	□ 入院介绍 □ 相关检查指导 □ 术前常规准备及注意事项	□ 麻醉后护理指导及病情观察 □ 术后引流管护理指导 □ 术后生活指导 □ 术后活动指导	□ 术后病情观察 □ 麻醉后饮食原则 □ 术后生活指导 □ 术后活动指导

待　续

时间	住院第 1~3 天	住院第 2~4 天 （手术日）	住院第 3~5 天 （术后第 1 天）
病情 变异 记录	□ 无　□ 有，原因： 1. 2.	□ 无　□ 有，原因： 1. 2.	□ 无　□ 有，原因： 1. 2.
护士 签名			
医师 签名			

时间	住院第 6 天 （术后第 2 天）	住院第 7 天 （术后第 3 天）	住院第 8 天 （术后第 4 天）
主要 诊疗 工作	□ 观察病情 □ 观察切口及引流量 □ 完成病程记录 □ 嘱患者可以下床活动，以 　预防下肢静脉血栓	□ 观察病情 □ 询问肛门排气 □ 完成病程记录	□ 观察病情 □ 观察切口情况 □ 肺部和腹部体征
重 点 医 嘱	长期医嘱： □ 二级护理 □ 留置尿管并接无菌袋 临时医嘱： □ 输液 □ 抗生素 □ 必要时用抑酸剂	长期医嘱： □ 二级护理 □ 半流食 □ 可拔切口引流管 □ 切口换药 □ 恢复其他基础用药 □ 酌情使用抗生素 临时医嘱： □ 输液 □ 抗生素	长期医嘱： □ 二级护理 □ 饮食 □ 留置尿管并接无菌袋 临时医嘱： □ 酌情复查实验室检查项目
主要 护理 工作	□ 术后病情观察 □ 术后饮食指导 □ 术后活动指导 □ 用药指导	□ 术后病情观察 □ 用药指导 □ 术后活动指导 □ 术后饮食指导	□ 术后病情观察 □ 用药指导 □ 术后活动指导 □ 术后饮食指导
病情 变异 情况	□ 无　□ 有，原因： 1. 2.	□ 无　□ 有，原因： 1. 2.	□ 无　□ 有，原因： 1. 2.
护士 签名			
医师 签名			

时间	住院第 9~12 天 （术后第 5~8 天）	住院第 12~14 天 （术后第 8~10 天，出院时间）
主要诊疗工作	□ 观察病情 □ 观察伤口情况 □ 观察尿道膀胱吻合口愈合情况 □ 拔尿管 □ 完成病程记录	□ 观察病情 □ 上级医师查房 □ 出院 □ 向患者及家属交代出院后注意事项 □ 完成出院病程记录 □ 病理结果出来后告知患者 □ 根据病理结果决定是否辅助治疗 □ 定期复查
重点医嘱	**长期医嘱：** □ 伤口拆线（术后第 7~8 天） **临时医嘱：** □ 复查肾功能、尿常规 □ 膀胱造影	**出院医嘱：** □ 今日出院 □ 出院带药：基础药 □ 盆底肌功能训练控尿功能 □ 酌情康复治疗
主要护理工作	□ 术后病情观察 □ 用药指导 □ 术后活动指导 □ 术后饮食指导	□ 指导办理出院手续 □ 出院带药指导 □ 出院后活动饮食注意事项 □ 遵医嘱按时复查
病情变异情况	□ 无　□ 有，原因： 1. 2.	□ 无　□ 有，原因： 1. 2.
护士签名		
医师签名		

（中华医学会泌尿外科学分会）

第 36 节　睾丸肿瘤临床路径

临床路径标准

一、适用对象

第一诊断为睾丸肿瘤疾病编码（ICD-10：C62）。

二、诊断依据

根据《睾丸肿瘤诊断治疗指南/中国泌尿外科疾病诊断治疗指南》（中华医学会泌尿外科分会，2014 年）。

1. 病史。
2. 体格检查。
3. 实验室检查及影像学检查。

三、治疗方案的选择

根据《睾丸肿瘤诊断治疗指南/中国泌尿外科疾病诊断治疗指南》（中华医学会泌尿外科分会，2014 年）。

1. 适合根治性睾丸切除术。
2. 能够耐受手术。

四、进入路径标准

1. 第一诊断必需符合睾丸肿瘤疾病编码（ICD-10：C62）。
2. 当患者同时具有其他疾病诊断，但在住院期间不需要特殊处理也不影响第一诊断的临床路径流程实施时，可以进入路径。

五、住院期间的检查项目

1. 必需的检查项目
（1）血常规、尿常规、便常规、血型。
（2）凝血功能、血生化、感染性疾病筛查（乙型病毒性肝炎、丙型病毒性肝炎、梅毒、艾滋病等）、血清肿瘤标志物。
（3）胸部 X 线片、心电图。
（4）超声（睾丸、腹膜后）、腹部和盆腔 CT。
2. 根据患者病情进行检查　超声心动图、动态心电图、肺功能、血气分析等。

六、治疗方案与药物选择

1. 治疗方案为根治性睾丸切除术。

2. 预防性抗生素选择与使用时机，按照《抗菌药物临床应用指导原则》（卫医发〔2004〕285 号）执行，并结合患者的病情决定抗生素的选择与使用时间。建议使用第一、二代头孢菌素，环丙沙星。如可疑感染，需做相应的微生物学检查，必要时做药物敏感性试验。

3. 麻醉方式　脊椎麻醉或硬膜外麻醉或全身麻醉。

4. 术中用药　麻醉用药，必要时预防性使用抗生素。

5. 术后复查的检查项目　血常规、血生化等，根据患者病情变化可选择相应的检查项目。

6. 术后抗生素应用　按照《抗菌药物临床应用指导原则》（卫医发〔2004〕285 号）执行。

七、出院标准

1. 一般情况良好。
2. 伤口无异常。

八、术后住院恢复

术后住院恢复时间≤8 天。

九、变异及原因分析

1. 术中、术后出现并发症，需要进一步诊治，导致住院时间延长、费用增加。
2. 术后原伴随疾病控制不佳，需请相关科室会诊，进一步诊治。
3. 住院后出现其他内、外科疾病需进一步明确诊断，可进入其他路径。

临床路径表单

适用对象：第一诊断睾丸肿瘤（ICD-10：C62）；行根治性睾丸切除术

患者姓名：_____ 性别：_____ 年龄：_____ 门诊号：_____ 住院号：_____

住院日期：___年__月__日 出院日期：___年__月__日 标准住院日：≤8 天

时间	住院第 1~2 天	手术日	术后第 2~5 天
主要诊疗工作	□ 询问病史，体格检查 □ 完成病历及上级医师查房 □ 完成医嘱 □ 向患者及家属交代围术期注意事项 □ 签署手术知情同意书	□ 术前预防使用抗生素 □ 实施手术 □ 术后标本送病理 □ 术后向患者及家属交代病情及注意事项 □ 完成术后病程记录及手术记录	□ 观察病情 □ 上级医师查房 □ 完成病程记录 □ 嘱患者下地活动，预防下肢静脉血栓 □ 嘱患者多饮水 □ 完成出院评估 □ 完成出院小结 □ 向患者及家属交代出院后注意事项 □ 告知查阅病理结果及后续治疗事宜
重点医嘱	长期医嘱： □ 泌尿外科疾病护理常规 □ 三级护理 □ 饮食：普食/糖尿病饮食/其他 □ 基础用药（糖尿病、心脑血管疾病等） 临时医嘱： □ 检查血常规、尿常规、便常规、血型 □ 检测凝血功能、血生化、感染性疾病筛查（乙型病毒性肝炎、丙型病毒性肝炎、梅毒、艾滋病等）、血清肿瘤标志物 □ 胸部 X 线片、心电图 □ 超声（睾丸、腹膜后）、腹部和盆腔 CT □ 手术医嘱 □ 准备术前预防用抗生素	长期医嘱： □ 根治性睾丸切除术后护理常规 □ 一级护理 □ 6 h 后恢复术前饮食 □ 6 h 后恢复基础用药 临时医嘱： □ 输液 □ 使用抗生素 □ 必要时使用抑酸剂 □ 酌情使用止血药	长期医嘱： □ 根治性睾丸切除术后护理常规 □ 一级护理 临时医嘱： □ 输液 □ 使用抗生素 □ 酌情使用止血药 □ 必要时使用抑酸剂 □ 拔导尿管 □ 切口换药，拔出引流皮片 □ 出院医嘱 □ 出院带药：抗生素

待 续

续　表

时间	住院第1~2天	手术日	术后第2~5天
主要护理工作	□ 入院介绍 □ 术前相关检查指导 □ 术前常规准备及注意事项	□ 麻醉后注意事项 □ 术后切口、导尿管护理 □ 术后饮食、饮水注意事项 □ 术后活动指导	□ 术后切口护理 □ 术后饮食、饮水注意事项 □ 术后活动指导 □ 指导介绍出院手续 □ 出院用药指导 □ 遵医嘱定期复查 □ 遵医嘱交代出院后注意事项 □ 遵医嘱告知查阅病理结果及后续治疗事宜
病情变异记录	□ 无　□ 有，原因： 1. 2.	□ 无　□ 有，原因： 1. 2.	□ 无　□ 有，原因： 1. 2.
护士签名			
医师签名			

（中华医学会泌尿外科学分会）

第 37 节　肾癌临床路径

临床路径标准

一、适用对象

第一诊断为肾癌（ICD-10：C64）；行开放肾癌根治术（ICD-9-CM-3：55.5101）或腹腔镜肾癌根治术（ICD-9-CM-3：55.51002）。

二、诊断依据

根据《2014 版中国泌尿外科疾病诊断治疗指南》（那彦群，人民卫生出版社，2014 年）。

1. 病史。

2. 体格检查。

3. 实验室检查及影像学检查，包括尿常规，尤其是尿有形成分分析、肾脏增强CT、泌尿系超声或肾脏 MRI 等。

三、选择治疗方案的依据

根据《2014 版中国泌尿外科疾病诊断治疗指南》（那彦群，人民卫生出版社，2014 年）。

1. 适合行开放或腹腔镜肾癌根治术。

2. 能够耐受手术。

四、标准住院日

标准住院日≤12 天。

五、进入路径标准

1. 第一诊断必需符合肾癌疾病编码（ICD-10：C64）。

2. 当患者合并其他疾病，但住院期间不需要特殊处理也不影响第一诊断的临床路径流程实施时，可以进入路径。

六、术前准备

术前准备（术前评估）≤3 天。

1. 术前必需检查的项目

（1）血常规、尿常规、红细胞沉降率、便常规+隐血。

（2）电解质、葡萄糖、肝功能、肾功能、血型、凝血功能。

（3）感染性疾病筛查（乙型病毒性肝炎、丙型病毒性肝炎、艾滋病、梅毒等）。

（4）胸部 X 线片或肺 CT、心电图、心肺功能（如超声心动图、肺功能、血气分析）、腹部超声（肝、胆、脾、胰）。

（5）肾 ECT。

2. 根据患者病情可选择的检查项目　肿瘤标志物测定、超声心动图、心功能测定（如 B 型钠尿肽、B 型钠尿肽前体测定等）、肺功能检查、血气分析、放射性核素肾功能检查、放射性核素骨扫描、静脉尿路造影、肾脏增强磁共振成像、肾动静脉 CT、下肢血管彩色多普勒等。

七、预防性抗生素选择与使用时机

按照《抗菌药物临床应用指导原则》（卫医发〔2004〕285 号）执行，并结合患者的病情决定抗生素的选择与使用时间。建议使用第一、二代头孢菌素等。如可疑感染，需做相应的微生物学检查，必要时做药物敏感性试验。

八、手术日

手术日为入院≤3 天。

1. 麻醉方式　全麻或联合硬膜外麻醉。

2. 手术方式　开放或腹腔镜肾癌根治术。

3. 术中用药　麻醉用药等。

4. 输血　必要时输血。输血前需行血型鉴定、抗体筛选和交叉配血。

九、术后住院恢复

术后住院恢复≤9 天。

1. 必需复查的检查项目　血常规、尿常规、肾功能测定。

2. 根据患者病情变化可选择相应的检查项目。

3. 术后抗生素用药　按照《抗菌药物临床应用指导原则》（卫医发〔2004〕285 号）执行，建议使用第一、二代头孢菌素，环丙沙星。如可疑感染，需做相应的微生物学检查，必要时做药物敏感性试验。

十、出院标准

1. 一般情况良好。

2. 切口无感染。

十一、变异及原因分析

1. 术中、术后出现并发症，需要进一步诊治，导致住院时间延长、费用增加。

2. 术后原伴随疾病控制不佳，需请相关科室会诊和治疗，进一步诊治。

3. 住院后出现其他内、外科疾病需进一步明确诊断，可进入其他路径。

4. 合并瘤栓的诊治、远处有转移或肾门淋巴结转移不进入本路径。

临床路径表单

一、医师表单

适用对象：第一诊断为肾癌（ICD-10：C64）；行开放肾癌根治术（ICD-9-CM-3：55.5101）或腹腔镜肾癌根治术（ICD-9-CM-3：55.51002）

患者姓名：_____ 性别：_____ 年龄：_____ 门诊号：_____ 住院号：_____

住院日期：___年__月__日 出院日期：___年__月__日 标准住院日：≤12 天

时间		住院第 1~2 天	住院第 3 天 （手术日）	住院第 4 天 （术后第 1 天）
主要诊疗工作		□ 询问病史，体格检查 □ 完成病历记录及上级医师查房 □ 完成医嘱 □ 向患者及家属交代围术期注意事项 □ 签署手术知情同意书、输血同意书	□ 术前预防使用抗生素 □ 实施手术 □ 术后标本送病理 □ 术后向患者及家属交代病情及注意事项 □ 完成术后病程记录及手术记录	□ 观察病情 □ 上级医师查房 □ 完成病程记录 □ 嘱患者可以下床活动，以预防下肢静脉血栓
重点医嘱		**长期医嘱：** □ 泌尿外科疾病护理常规 □ 三级护理 □ 饮食：普食/糖尿病饮食/其他 □ 基础用药（糖尿病、心脑血管疾病等） **临时医嘱：** □ 血常规、尿常规、便常规，肝功能、肾功能、葡萄糖测定、电解质、血型 □ 感染筛查、凝血功能 □ 胸部 X 线片或肺 CT，心电图、超声心动图、血气、肺功能、肾 ECT、腹部超声（肝、胆、脾、胰） □ 手术医嘱 □ 常规备血 400 ml □ 准备术中预防用抗生素 □ 必要时留置胃管	**长期医嘱：** □ 开放肾癌根治术后或腹腔镜肾癌根治术后护理常规 □ 特级护理 □ 禁食 □ 6 h 后恢复部分基础用药（心脑血管药） □ 切口引流管接无菌袋 □ 留置尿管并接无菌袋 **临时医嘱：** □ 输液 □ 抗生素 □ 必要时用抑酸剂 □ 酌情复查实验室检查项目	**长期医嘱：** □ 特级/一级护理 □ 可拔切口引流管 **临时医嘱：** □ 输液 □ 酌情使用抗生素 □ 更换敷料 □ 必要时用抑酸剂 □ 酌情复查实验室检查项目
护理工作		□ 详见护士表单	□ 详见护士表单	□ 详见护士表单
病情变异记录		□ 无 □ 有，原因： 1. 2.	□ 无 □ 有，原因： 1. 2.	□ 无 □ 有，原因： 1. 2.
医师签名				

时间	住院第 5 天 （术后第 2 天）	住院第 6 天 （术后第 3 天）	住院第 7 天 （术后第 4 天）
主要诊疗工作	□ 观察病情 □ 观察引流量 □ 完成病程记录	□ 观察病情 □ 观察切口情况 □ 完成病程记录	□ 观察病情 □ 完成病程记录
重点医嘱	长期医嘱： □ 二级护理 □ 可拔切口引流管 临时医嘱： □ 输液 □ 酌情使用抗生素 □ 必要时用抑酸剂 □ 酌情复查实验室检查项目	长期医嘱： □ 二级护理 □ 半流食 □ 拔导尿管 □ 切口换药 □ 恢复其他基础用药 临时医嘱： □ 输液 □ 酌情使用抗生素 □ 酌情复查实验室检查项目	长期医嘱： □ 二级护理 □ 普食 □ 酌情使用抗生素 临时医嘱： □ 酌情复查实验室检查项目
护理工作	□ 详见护士表单	□ 详见护士表单	□ 详见护士表单
病情变异记录	□ 无　□ 有，原因： 1. 2.	□ 无　□ 有，原因： 1. 2.	□ 无　□ 有，原因： 1. 2.
医师签名			

时间	住院第 8~9 天（术后第 5~6 天）	住院第 10~11 天（术后第 7~8 天）	住院第 12 天（出院日）
主要诊疗工作	□ 观察病情 □ 完成病程记录	□ 观察病情 □ 观察切口情况 □ 完成病程记录	□ 观察病情 □ 上级医师查房 □ 出院 □ 向患者及家属交代出院后注意事项 □ 完成出院病程记录 □ 病理结果告知患者 □ 根据病理结果决定是否辅助治疗 □ 定期复查
重点医嘱	长期医嘱： □ 二级护理 □ 普食 临时医嘱： □ 酌情复查实验室检查项目	长期医嘱： □ 二级/三级护理 □ 普食 临时医嘱： □ 切口拆线	出院医嘱： □ 今日出院 □ 出院带药：基础药，酌情使用抗生素
护理工作	□ 详见护士表单	□ 详见护士表单	□ 详见护士表单
病情变异记录	□ 无　□ 有，原因： 1. 2.	□ 无　□ 有，原因： 1. 2.	□ 无　□ 有，原因： 1. 2.
医师签名			

二、护士表单

适用对象：第一诊断为肾癌（ICD-10：C64）；行开放肾癌根治术（ICD-9-CM-3：55.5101）或腹腔镜肾癌根治术（ICD-9-CM-3：55.51002）

患者姓名：_____ 性别：_____ 年龄：_____ 门诊号：_____ 住院号：_____

住院日期：___年__月__日 出院日期：___年__月__日 标准住院日：≤12 天

时间	住院第 1 天	住院第 2 天	住院第 3 天 （手术当天）
健康宣教	入院宣教： □ 介绍主管医师、护士 □ 介绍环境、设施 □ 介绍住院注意事项	术前宣教： □ 疾病知识、术前准备及手术过程 □ 准备物品、沐浴 □ 术后饮食、活动及探视注意事项 □ 术后可能出现的情况及应对方式 □ 主管护士与患者沟通，了解并指导心理应对 □ 家属等候区位置	术后当日宣教： □ 监护设备、管路功能及注意事项 □ 饮食、体位要求 □ 疼痛注意事项 □ 术后可能出现情况的应对方式 □ 给予患者及家属心理支持 □ 再次明确探视陪伴须知
护理处置	□ 核对患者姓名，佩戴腕带 □ 建立入院护理病历 □ 卫生处置：剪指（趾）甲、沐浴，更换病号服	□ 协助医师完成术前检查化验 □ 术前准备 　配血 　抗生素皮试 　备皮手术区域 　禁食、禁水	□ 药物灌肠 1 次 □ 送患者进入手术室 　摘除患者各种活动物品 　核对患者资料及带药 　填写手术交接单，签字确认 □ 接手术 　核对患者及资料，签字确认
基础护理	三级护理 □ 晨晚间护理 □ 患者安全管理	三级护理 □ 晨晚间护理 □ 患者安全管理	特级护理 □ 卧位护理：协助翻身、床上移动、预防压疮 □ 排泄护理 □ 患者安全管理 □ 风险评估

待　续

续　表

时间	住院第 1 天	住院第 2 天	住院第 3 天 （手术当天）
专科护理	□ 入院评估，护理查体 □ 需要时，填写跌倒及压疮防范表 □ 需要时，请家属陪伴 □ 心理护理	□ 尿量监测 □ 遵医嘱完成相关检查 □ 心理护理	□ 病情观察，书写特护记录根据病情变化监测评估患者生命体征、意识、肢体活动、皮肤情况、伤口敷料、尿量、引流液性质及量、记录出入量 □ 遵医嘱予抗感染、镇痛治疗 □ 心理护理
重点医嘱	□ 详见医师表单	□ 详见医师表单	□ 详见医师表单
病情变异记录	□ 无　□ 有，原因： 1. 2.	□ 无　□ 有，原因： 1. 2.	□ 无　□ 有，原因： 1. 2.
护士签名			

时间	时间住院第 4 天 （术后第 1 天）	住院第 5~12 天 （术后第 2~9 天）
健康宣教	**术后宣教：** □ 药物作用及频率 □ 饮食、活动指导 □ 复查患者对术前宣教内容的掌握程度 □ 疾病恢复期注意事项 □ 拔尿管后注意事项 □ 下床活动注意事项	**出院宣教：** □ 复查时间 □ 服药方法 □ 活动休息 □ 指导饮食 □ 指导办理出院手续
护理处置	□ 遵医嘱完成相关检查 □ 夹闭导尿管，锻炼膀胱功能	□ 办理出院手续 □ 书写出院小结
基础护理	**特级护理/一级护理：** （根据患者病情和生活自理能力确定护理级别） □ 晨晚间护理 □ 排气前禁食、禁水 □ 协助翻身、床上移动、预防压疮 □ 排泄护理 □ 床上温水擦浴 □ 协助更衣 □ 患者安全管理	**二级护理：** □ 晨晚间护理 □ 排气后协助或指导进食、水 □ 协助或指导床旁活动 □ 患者安全管理
专科护理	□ 观察病情，书写特护记录：随时或每小时评估生命体征、肢体活动、皮肤情况、伤口敷料、尿量及引流液量性质 □ 遵医嘱予抗感染及止痛治疗 □ 需要时，联系主管医师给予相关治疗及用药 □ 心理护理	□ 病情观察： 评估生命体征及尿量情况 □ 心理护理 □ 记录引流液量及性质
重点医嘱	□ 详见医嘱执行单	□ 详见医嘱执行单
病情变异记录	□ 无 □ 有，原因： 1. 2.	□ 无 □ 有，原因： 1. 2.
护士签名		

三、患者表单

适用对象：第一诊断为肾癌（ICD-10：C64）；行开放肾癌根治术（ICD-9-CM-3：55.5101）或腹腔镜肾癌根治术（ICD-9-CM-3：55.51002）

患者姓名：_____ 性别：_____ 年龄：_____ 门诊号：_____ 住院号：_____

住院日期：___年__月__日 出院日期：___年__月__日 标准住院日：≤12 天

时间	入院	手术前	手术当天
医患配合	□ 配合询问病史、收集资料，请务必详细告知既往史、用药史、过敏史 □ 如服用抗凝剂，请明确告知 □ 配合进行体格检查 □ 有任何不适请告知医师	□ 配合完善术前相关实验室检查，如采血、留尿、心电图、X 线胸片或肺 CT、B 超、CT、肾 ECT、超声心动图、肺功能、腹部超声（肝、胆、脾、胰） □ 医师与患者及其家属介绍病情及手术谈话、术前签字 □ 麻醉师对患者进行术前访视	□ 如病情需要，配合术后转入监护病房 □ 配合评估手术效果 □ 配合监测对侧肾功能 □ 需要时，配合抽血查肾功能 □ 有任何不适请告知医师
护患配合	□ 配合测量体温、脉搏、呼吸、血压、体重 1 次 □ 配合完成入院护理评估（简单询问病史、过敏史、用药史） □ 接受入院宣教（环境介绍、病室规定、订餐制度、贵重物品保管等） □ 有任何不适请告知护士	□ 配合测量体温、脉搏、呼吸、询问排便 1 次 □ 接受术前宣教 □ 接受配血，以备术中需要时用 □ 接受剃除手术区域毛发 □ 自行沐浴 □ 准备好必要用物，如吸水管、纸巾等 □ 取下义齿、饰品等，贵重物品交家属保管	□ 清晨测量体温、脉搏、呼吸、血压 1 次 □ 接受药物灌肠 1 次 □ 送手术室前，协助完成患者资料核对，带齐影像资料，脱去衣物，上手术车 □ 返回病房后，协助完成患者资料核对，配合上病床 □ 配合检查意识、肢体活动，询问出入量 □ 配合术后吸氧、监护仪监测、输液、排尿用导尿管、肾区有引流管 □ 遵医嘱采取正确体位 □ 配合医护缓解疼痛 □ 有任何不适请告知护士
饮食	□ 正常普食	□ 术前 12 h 禁食、禁水	□ 麻醉清醒前禁食、禁水 □ 麻醉清醒后未排气前禁食、禁水
排泄	□ 正常排尿便	□ 正常排尿便	□ 保留尿管
活动	□ 正常活动	□ 正常活动	□ 根据医嘱平卧位或半卧位 □ 卧床休息，保护管路 □ 双下肢活动

时间	手术后	出院
医患配合	□ 配合抽血检查对侧肾脏功能情况 □ 需要时，配合伤口换药 □ 配合拔除引流管、尿管 □ 配合伤口拆线	□ 接受出院前指导 □ 知道复查程序 □ 获取出院诊断书
护患配合	□ 配合定时测量生命体征、每日询问排便情况 □ 配合抽血检查肾功能，询问出入量 □ 接受输液、服药等治疗 □ 配合夹闭导尿管，锻炼膀胱功能 □ 接受进食、进水、排便等生活护理 □ 配合活动，预防皮肤压力伤 □ 注意活动安全，避免坠床或跌倒 □ 配合执行探视及陪伴制度	□ 接受出院宣教 □ 办理出院手续 □ 获取出院带药 □ 知道服药方法、作用、注意事项 □ 知道照顾伤口方法 □ 知道复印病历方法
饮食	□ 根据医嘱，由流食逐渐过渡到普食	□ 根据医嘱，正常普食
排泄	□ 保留导尿管，直到患者能正常排尿、排便 □ 避免便秘	□ 正常排尿、排便 □ 避免便秘
活动	□ 根据医嘱，半坐位，床边或下床活动 □ 注意保护管路，勿牵拉、脱出等	□ 正常适度活动，避免疲劳

（中华医学会泌尿外科学分会）

第 38 节　输尿管癌临床路径

临床路径标准

一、适用对象

第一诊断为输尿管癌（ICD-10：C66）；行腹腔镜或开放性肾、输尿管全长及膀胱部分切除术（ICD-9-CM-3：55.5108 伴 57.6）。

二、诊断依据

根据《临床诊疗指南——泌尿外科分册》（中华医学会编著，人民卫生出版社，2006 年）。

1. 病史。
2. 尿细胞学检查，尤其是尿有形成分分析等。
3. 超声检查。
4. 静脉尿路造影。
5. 增强 CTU 和（或）MR。
6. 膀胱镜（必要时同时行逆行造影）。
7. 输尿管镜。

三、选择治疗方案的依据

根据《临床技术操作规范——泌尿外科分册》（中华医学会编著，人民军医出版社，2006 年）。

1. 适合输尿管癌根治手术。
2. 能够耐受手术。

四、标准住院日

标准住院日≤12 天。

五、进入路径标准

1. 第一诊断必须符合输尿管癌疾病编码（ICD-10：C66）。
2. 当患者合并其他疾病，但住院期间不需要特殊处理也不影响第一诊断的临床路径流程实施时，可以进入路径。

六、术前准备

术前准备 2 天。

1. 术前必须检查的项目

（1）血常规、尿常规、便常规+隐血。

（2）电解质、葡萄糖测定、肝功能测定、肾功能测定、血型、凝血功能。

（3）感染性疾病筛查（乙型病毒性肝炎、丙型病毒性肝炎、艾滋病、梅毒等）。

（4）X 线胸片或肺 CT、心电图、心肺功能（如超声心动图、肺功能、血气分析）、腹部超声（肝、胆、脾、胰）。

（5）肾 ECT 及相关影像学检查。

2. 根据患者病情可选择检查的项目 肿瘤标志物测定、超声心动图、心功能测定（如 B 型钠尿肽、B 型钠尿肽前体测定等）、肺功能、血气分析、放射核素分肾功能检查、放射核素骨扫描、下肢血管彩色多普勒等。

七、预防性抗生素选择与使用时机

按照《抗菌药物临床应用指导原则》（卫医发〔2004〕285 号）执行，并结合患者的病情决定抗生素的选择与使用时间。建议使用第一、二代头孢菌素，环丙沙星。如可疑感染，需做相应的微生物学检查，必要时做药物敏感性试验。

八、手术日

手术日为入院≤3 天。

1. 麻醉方式 全麻或联合硬膜外麻醉。

2. 手术方式 腹腔镜或开放性肾、输尿管全长及膀胱部分切除术，也可采用经膀胱镜患侧输尿管口电切除术。

3. 术中用药 麻醉用药，必要时用抗生素。

4. 输血 必要时输血。输血前需行血型鉴定、抗体筛选和交叉配血。

九、术后住院恢复

术后住院恢复≤9 天。

1. 必须复查的检查项目 血常规、尿常规、肾功能测定。

2. 根据患者病情变化可选择相应的检查项目。

3. 术后抗生素 按照《抗菌药物临床应用指导原则》（卫医发〔2004〕285 号）执行，建议使用第一、二代头孢菌素，环丙沙星。如可疑感染，需做相应的微生物学检查，必要时做药物敏感性试验。

十、出院标准

1. 一般情况良好。

2. 伤口无异常。

十一、变异及原因分析

1. 术中、术后出现并发症，需要进一步诊治，导致住院时间延长、费用增加。

2. 术后原伴随疾病控制不佳，需请相关科室会诊，进一步诊治。

3. 住院后出现其他内、外科疾病需进一步明确诊断，可进入其他路径。

临床路径表单

一、医师表单

适用对象：第一诊断为输尿管癌（ICD-10：C66）；行腹腔镜或开放性肾、输尿管全长、膀胱部分切除术（ICD-9-CM-3：55.5108 伴 57.6）

患者姓名：_____　性别：_____　年龄：_____　门诊号：_____　住院号：_____

住院日期：___年__月__日　出院日期：___年__月__日　标准住院日：≤10 天

时间	住院第 1~3 天	住院第 2~4 天 （手术日）	住院第 3~5 天 （术后第 1 天）
主要诊疗工作	□ 询问病史，体格检查 □ 完成病历记录及上级医师查房 □ 完成医嘱 □ 向患者及家属交代围术期注意事项 □ 签署手术知情同意书、输血同意书	□ 术前预防使用抗生素 □ 实施手术 □ 术后标本送病理 □ 术后向患者及家属交代病情及注意事项 □ 完成术后病程记录及手术记录	□ 观察病情 □ 上级医师查房 □ 完成病程记录 □ 嘱患者可以下地活动，以预防下肢静脉血栓
重点医嘱	长期医嘱： □ 泌尿外科疾病护理常规 □ 三级护理 □ 饮食：普食/糖尿病饮食/其他 □ 基础用药（糖尿病、心脑血管疾病等） 临时医嘱： □ 检查血常规、尿常规、便常规+隐血 □ 检测肝功能、肾功能、电解质、血型 □ 感染性疾病筛查、凝血功能 □ 胸部 X 线片、心电图检查 □ 手术医嘱 □ 常规备血 □ 准备术中预防用抗生素 □ 必要时留置胃管	长期医嘱： □ 腹腔镜肾输尿管全长切除术或开放肾输尿管全长切除术术后护理常规 □ 特级护理 □ 禁食 □ 6 h 后恢复部分基础用药（心、脑血管疾病药物） □ 切口引流管接无菌袋 □ 留置尿管并接无菌袋，记录尿量 临时医嘱： □ 输液 □ 抗生素 □ 必要时用抑酸剂	长期医嘱： □ 特级/一级护理 □ 禁食/适当流质饮食 临时医嘱： □ 输液 □ 抗生素 □ 更换敷料 □ 必要时用抑酸剂 □ 留置尿管并接无菌袋，记录尿量
主要护理工作	□ 入院介绍 □ 相关检查指导 □ 术前常规准备及注意事项	□ 麻醉后护理指导及病情观察 □ 术后引流管护理指导 □ 术后生活指导 □ 术后活动指导	□ 术后病情观察 □ 麻醉后饮食原则 □ 术后生活指导 □ 术后活动指导

待　续

续　表

时间	住院第 1~3 天	住院第 2~4 天 （手术日）	住院第 3~5 天 （术后第 1 天）
病情 变异 记录	□无　□有，原因： 1. 2.	□无　□有，原因： 1. 2.	□无　□有，原因： 1. 2.
护士 签名			
医师 签名			

时间	住院第 6 天 （术后第 2 天）	住院第 7 天 （术后第 3 天）	住院第 8 天 （术后第 4 天）
主要 诊疗 工作	□ 观察病情 □ 观察引流量 □ 完成病程记录	□ 观察病情 □ 观察切口情况 □ 完成病程记录	□ 观察病情 □ 完成病程记录
重 点 医 嘱	**长期医嘱：** □ 二级护理 □ 可拔肾窝引流管 □ 留置尿管并接无菌袋，记录尿量 **临时医嘱：** □ 输液 □ 抗生素 □ 必要时用抑酸剂	**长期医嘱：** □ 二级护理 □ 半流食 □ 可拔肾窝引流管 □ 切口换药 □ 恢复其他基础用药 □ 留置尿管并接无菌袋，记录尿量 □ 酌情使用抗生素 **临时医嘱：** □ 输液 □ 抗生素	**长期医嘱：** □ 二级护理 □ 普食 □ 留置尿管并接无菌袋，记录尿量 **临时医嘱：** □ 酌情复查化验项目
主要 护理 工作	□ 术后病情观察 □ 术后饮食指导 □ 术后活动指导 □ 用药指导	□ 术后病情观察 □ 用药指导 □ 术后活动指导 □ 术后饮食指导	□ 术后病情观察 □ 用药指导 □ 术后活动指导 □ 术后饮食指导
病情 变异 记录	□ 无　□ 有，原因： 1. 2.	□ 无　□ 有，原因： 1. 2.	□ 无　□ 有，原因： 1. 2.
护士 签名			
医师 签名			

时间	住院第 9~11 天 （术后第 5~7 天）	住院第 12 天 （术后第 8 天，出院日）
主要诊疗工作	□ 观察病情 □ 观察伤口情况 □ 完成病程记录	□ 观察病情 □ 上级医师查房 □ 出院 □ 向患者及家属交代出院后注意事项 □ 完成出院病程记录 □ 病理结果出来后告知患者 □ 根据病理结果决定是否辅助治疗 □ 定期复查
重点医嘱	**长期医嘱：** □ 伤口拆线（术后第 7 天） **临时医嘱：** □ 复查肾功能	**出院医嘱：** □ 今日出院 □ 出院带药：基础药
主要护理工作	□ 术后病情观察 □ 用药指导 □ 术后活动指导 □ 术后饮食指导	□ 指导办理出院手续 □ 出院带药指导 □ 出院后活动饮食注意事项 □ 遵医嘱按时复查
病情变异记录	□ 无　□ 有，原因： 1. 2.	□ 无　□ 有，原因： 1. 2.
护士签名		
医师签名		

二、护士表单

适用对象：第一诊断为输尿管癌（ICD-10：C66）；行腹腔镜或开放性肾、输尿管全长、膀胱部分切除术（ICD-9-CM-3：55.5108 伴 57.6）

患者姓名：_____ 性别：_____ 年龄：_____ 门诊号：_____ 住院号：_____

住院日期：___年__月__日　出院日期：___年__月__日　标准住院日：≤10 天

时间	住院第 1 天	住院第 2 天	住院第 3 天 （手术当天）
健康宣教	**入院宣教：** □ 介绍主管医师、护士 □ 介绍环境、设施 □ 介绍住院注意事项	**术前宣教：** □ 疾病知识、术前准备及手术过程 □ 告知准备物品、沐浴 □ 告知术后饮食、活动及探视注意事项 □ 告知术后可能出现的情况及应对方式 □ 主管护士与患者沟通，了解并指导心理应对 □ 告知家属等候区位置	**术后当日宣教：** □ 告知监护设备、管路功能及注意事项 □ 告知饮食、体位要求 □ 告知疼痛注意事项 □ 告知术后可能出现情况的应对方式 □ 给予患者及家属心理支持 □ 再次明确探视陪伴须知
护理处置	□ 核对患者姓名，佩戴腕带 □ 建立入院护理病历 □ 卫生处置：剪指（趾）甲、沐浴，更换病号服	□ 协助医师完成术前检查化验 □ 术前准备 　配血、抗生素皮试、备皮手术区域、禁食、禁水	□ 药物灌肠 1 次 □ 送患者入手术室 　摘除患者各种活动物品 　核对患者资料及带药 　填写手术交接单，签字确认 □ 接患者出手术室 　核对患者及资料，签字确认
基础护理	**三级护理：** □ 晨晚间护理 □ 患者安全管理	**三级护理：** □ 晨晚间护理 □ 患者安全管理	**特级护理：** □ 卧位护理：协助翻身、床上 □ 移动、预防压疮 □ 排泄护理 □ 患者安全管理 □ 风险评估
专科护理	□ 入院评估，护理查体 □ 需要时，填写跌倒及压疮防范表 □ 需要时，请家属陪伴 □ 心理护理	□ 尿量监测 □ 遵医嘱完成相关检查 □ 心理护理	□ 病情观察，写特护记录：根据病情变化监测评估生命体征、意识、体征、肢体活动、皮肤情况、伤口敷料、尿量及引流液性质及量、记录出入量 □ 遵医嘱予抗感染、镇痛治疗 □ 心理护理
重点医嘱	□ 详见医师表单	□ 详见医师表单	□ 详见医师表单
病情变异记录	□ 无　□ 有，原因： 1. 2.	□ 无　□ 有，原因： 1. 2.	□ 无　□ 有，原因： 1. 2.
护士签名			

时间	住院第4天 （术后第1天）	住院第5~12天 （术后第2~9天）
健康宣教	**术后宣教：** □ 药物作用及频率 □ 饮食、活动指导 □ 复查患者对术前宣教内容的掌握程度 □ 疾病恢复期注意事项 □ 拔尿管后注意事项 □ 下床活动注意事项	**出院宣教：** □ 复查时间 □ 服药方法 □ 活动休息 □ 指导饮食 □ 指导办理出院手续
护理处置	□ 遵医嘱完成相关检查 □ 夹闭导尿管，锻炼膀胱功能	□ 办理出院手续 □ 书写出院小结
基础护理	**特级护理/一级护理：** （根据患者病情和生活自理能力确定护理级别） □ 晨晚间护理 □ 排气前禁食、禁水 □ 协助翻身、床上移动、预防压疮 □ 排泄护理 □ 床上温水擦浴 □ 协助更衣 □ 患者安全管理	**二级护理：** □ 晨晚间护理 □ 排气后协助或指导进食、进水 □ 协助或指导床旁活动 □ 患者安全管理
专科护理	□ 病情观察，书写特护记录：随时或每小时评估生命体征、肢体活动、皮肤情况、伤口敷料、尿量及引流液量性质 □ 遵医嘱予抗感染及止痛治疗 □ 需要时，联系主管医师给予相关治疗及用药 □ 心理护理	□ 病情观察：评估生命体征及尿量情况 □ 心理护理 □ 记录引流液量及性质
重点医嘱	□ 详见医师表单	□ 详见医师表单
病情变异记录	□ 无　□ 有，原因： 1. 2.	□ 无　□ 有，原因： 1. 2.
护士签名		

三、患者表单

适用对象：第一诊断为输尿管癌（ICD-10：C66）；行腹腔镜或开放性肾、输尿管全长、膀胱部分切除术（ICD-9-CM-3：55.5108 伴 57.6）

患者姓名：_____ 性别：_____ 年龄：_____ 门诊号：_____ 住院号：_____

住院日期：___年__月__日　出院日期：___年__月__日　标准住院日：≤10 天

时间	入院	手术前	手术当天
医患配合	□ 配合询问病史、收集资料，请务必详细告知既往史、用药史、过敏史 □ 如服用抗凝剂，请明确告知 □ 配合进行体格检查 □ 有任何不适请告知医师	□ 配合完善术前相关检查、化验，如采血、留尿、心电图、胸部 X 线片或肺 CT、B 超、CT、肾 ECT、超声心动图、肺功能、腹部超声（肝、胆、脾、胰） □ 医师与您及家属介绍病情及手术谈话、术前签字 □ 麻醉师与您进行术前访视	□ 如病情需要，配合术后转入监护病房 □ 配合评估手术效果 □ 配合监测对侧肾功能 □ 需要时，配合抽血查肾功能 □ 有任何不适请告知医师
护患配合	□ 配合测量体温、脉搏、呼吸、血压、体重 1 次 □ 配合完成入院护理评估（简单询问病史、过敏史、用药史） □ 接受入院宣教（环境介绍、病室规定、订餐制度、贵重物品保管等） □ 有任何不适请告知护士	□ 配合测量体温、脉搏、呼吸、询问排便 1 次 □ 接受术前宣教 □ 接受配血，以备术中需要时用 □ 接受剃除手术区域毛发 □ 自行沐浴 □ 准备好必要用物，吸水管、纸巾等 □ 取下义齿、饰品等，贵重物品交家属保管	□ 清晨测量体温、脉搏、呼吸、血压 1 次 □ 接受药物灌肠 1 次 □ 送手术室前，协助完成核对，带齐影像资料，脱去衣物，上手术车 □ 返回病房后，协助完成核对，配合上病床 □ 配合检查意识、肢体活动，询问出入量 □ 配合术后吸氧、监护仪监测、输液、排尿用导尿管、肾区有引流管 □ 遵医嘱采取正确体位 □ 配合缓解疼痛 □ 有任何不适请告知护士
饮食	□ 正常普食	□ 术前 12 h 禁食、禁水	□ 麻醉清醒前禁食、禁水 □ 麻醉清醒后未排气前禁食、禁水
排泄	□ 正常排尿、排便	□ 正常排尿、排便	□ 保留尿管
活动	□ 正常活动	□ 正常活动	□ 根据医嘱平卧位或半卧位 □ 卧床休息，保护管路 □ 双下肢活动

时间	手术后	出院
医患配合	□ 配合抽血检查对侧肾脏功能情况 □ 需要时，配合伤口换药 □ 配合拔除引流管、尿管 □ 配合伤口拆线	□ 接受出院前指导 □ 知道复查程序 □ 获取出院诊断书
护患配合	□ 配合定时测量生命体征、每日询问排便情况 □ 配合抽血检查肾功能，询问出入量 □ 接受输液、服药等治疗 □ 配合夹闭导尿管，锻炼膀胱功能 □ 接受进食、进水、排便等生活护理 □ 配合活动，预防皮肤压力伤 □ 注意活动安全，避免坠床或跌倒 □ 配合执行探视及陪伴制度	□ 接受出院宣教 □ 办理出院手续 □ 获取出院带药 □ 知道服药方法、作用、注意事项 □ 知道照顾伤口方法 □ 知道复印病历方法
饮食	□ 根据医嘱，由流食逐渐过渡到普食	□ 根据医嘱，正常普食
排泄	□ 保留导尿管，直到患者能正常排尿、排便 □ 避免便秘	□ 正常排尿、排便 □ 避免便秘
活动	□ 根据医嘱，半坐位，床边或下床活动 □ 注意保护管路，勿牵拉、脱出等	□ 正常适度活动，避免疲劳

（中华医学会泌尿外科学分会）

第 39 节　肾盂癌临床路径

临床路径标准

一、适用对象

第一诊断为肾盂癌（ICD-10：C65）；行腹腔镜肾输尿管全长切除术或开放肾输尿管全长切除术（ICD-9-CM-3：55.5108）。

二、诊断依据

根据《吴阶平泌尿外科学》（第 2 版，吴阶平，山东科学技术出版社，2008 年）和《临床诊疗指南——泌尿外科分册》（中华医学会编著，人民卫生出版社，2006 年）。

1. 病史。

2. 体格检查。

3. 实验室检查及影像学检查，包括尿细胞学检查、超声检查、静脉尿路造影、增强 CTU 和（或）MR 等。

4. 泌尿内窥镜检查，必要时取活检，如膀胱镜（必要时行逆行造影）、输尿管镜。

三、选择治疗方案的依据

根据《吴阶平泌尿外科学》（第 2 版，吴阶平，山东科学技术出版社，2008 年）和《临床诊疗指南——泌尿外科分册》（中华医学会编著，人民卫生出版社，2006 年）。

1. 适合行腹腔镜肾输尿管全长切除手术或开放肾输尿管全长切除术。

2. 能够耐受手术。

四、临床路径标准住院日

标准住院日≤12 天。

五、进入路径标准

1. 第一诊断必需符合肾盂癌疾病编码（ICD-10：C65）。

2. 当患者合并其他疾病，但住院期间不需要特殊处理也不影响第一诊断的临床路径流程实施时，可以进入路径。

六、术前准备

术前准备 2 天。

1. 术前必须检查的项目

（1）血常规、尿常规、便常规+隐血。

（2）电解质、葡萄糖测定、肝功能测定、肾功能测定、血型、凝血功能。

（3）感染性疾病筛查（乙型病毒性肝炎、丙型病毒性肝炎、艾滋病、梅毒等）。

（4）胸部 X 线片或肺 CT、心电图、心肺功能（如超声心动图、肺功能检查、血气分析）、腹部超声（肝、胆、脾、胰）。

（5）肾 ECT 及相关影像学检查。

2. 根据患者病情可选择的检查项目 肿瘤标志物测定、超声心动图、心功能测定（如 B 型钠尿肽、B 型钠尿肽前体测定等）、肺功能、血气分析、放射性核素肾功能检查、放射性核素骨扫描、膀胱镜、下肢血管多普勒超声等。

七、抗生素选择与使用时间

按照《抗菌药物临床应用指导原则》（卫医发〔2004〕285 号）执行，并结合患者的病情决定抗生素的选择与使用时间。建议使用第一、二代头孢菌素，环丙沙星。如可疑感染，需做相应的微生物学检查，必要时做药物敏感性试验。

八、手术日

手术日为入院≤3 天。

1. 麻醉方式 全身麻醉或联合硬膜外麻醉。

2. 手术方式 开放或腹腔镜肾输尿管全长切除手术，可采用经膀胱镜患侧输尿管口电切除术。

3. 术中用药 麻醉用药等。

4. 输血 必要时输血。输血需行血型鉴定、抗体筛选和交叉配血。

九、术后住院恢复

术后住院恢复≤9 天。

1. 必需复查的检查项目 血常规、尿常规、肾功能测定。

2. 根据患者病情变化可选择相应的检查项目。

3. 术后抗生素用药 按照《抗菌药物临床应用指导原则》（卫医发〔2004〕285 号）执行，建议使用第一、二代头孢菌素，环丙沙星。如可疑感染，需做相应的微生物学检查，必要时做药物敏感性试验。

十、出院标准

1. 一般情况良好。

2. 切口无感染。

十一、变异及原因分析

1. 术中、术后出现并发症，需要进一步诊治，导致住院时间延长、费用增加。

2. 术后原伴随疾病控制不佳，需请相关科室会诊和治疗，进一步诊治。

3. 住院后出现其他内、外科疾病需进一步明确诊断，可进入其他路径。

4. 合并膀胱肿瘤患者不进入本路径。

临床路径表单

一、医师表单

适用对象：第一诊断为肾盂癌（ICD-10：C65）；行腹腔镜肾输尿管全长切除术或开放肾输尿管全长切除术(ICD-9-CM-3：55.5108)

患者姓名：_____ 性别：_____ 年龄：_____ 门诊号：_____ 住院号：_____

住院日期：___年__月__日 出院日期：___年__月__日 标准住院日：≤12 天

时间	住院第 1~3 天	住院第 2~4 天 （手术日）	住院第 3~5 天 （术后第 1 天）
主要诊疗工作	□ 询问病史，体格检查 □ 完成病历记录及上级医师查房 □ 完成医嘱 □ 向患者及家属交代围术期注意事项 □ 签署手术知情同意书、输血同意书	□ 术前预防使用抗生素 □ 实施手术 □ 术后标本送病理 □ 术后向患者及家属交代病情及注意事项 □ 完成术后病程记录及手术记录	□ 观察病情 □ 上级医师查房 □ 完成病程记录 □ 嘱患者可以下地活动，以预防下肢静脉血栓
重点医嘱	**长期医嘱：** □ 泌尿外科疾病护理常规 □ 三级护理 □ 饮食：普食/糖尿病饮食/其他 □ 基础用药（糖尿病、心脑血管疾病等） **临时医嘱：** □ 检查血常规、尿常规、便常规+隐血 □ 检测肝功能、肾功能、电解质、血型 □ 感染性疾病筛查、凝血功能检查 □ 胸部 X 线片、心电图 □ 手术医嘱 □ 常规备血 □ 准备术中预防用抗生素 □ 必要时留置胃管	**长期医嘱：** □ 腹腔镜肾输尿管全长切除术或开放肾输尿管全长切除术术后护理常规 □ 特级护理 □ 禁食 □ 6 h 后恢复部分基础用药（心脑血管药） □ 切口引流管接无菌袋 □ 留置尿管并接无菌袋，记录尿量 **临时医嘱：** □ 输液 □ 抗生素 □ 必要时用抑酸剂	**长期医嘱：** □ 特级/一级护理 □ 禁食/适当流食 **临时医嘱：** □ 输液 □ 抗生素 □ 更换敷料 □ 必要时用抑酸剂 □ 留置尿管并接无菌袋，记录尿量
主要护理工作	□ 入院介绍 □ 相关检查指导 □ 术前常规准备及注意事项	□ 麻醉后护理指导及病情观察 □ 术后引流管护理指导 □ 术后生活指导 □ 术后活动指导	□ 术后病情观察 □ 麻醉后饮食原则 □ 术后生活指导 □ 术后活动指导
病情变异记录	□ 无 □ 有，原因： 1. 2.	□ 无 □ 有，原因： 1. 2.	□ 无 □ 有，原因： 1. 2.
护士签名			
医师签名			

时间	住院第 6 天 （术后第 2 天）	住院第 7 天 （术后第 3 天）	住院第 8 天 （术后第 4 天）
主要 诊疗 工作	□ 观察病情 □ 观察引流量 □ 完成病程记录	□ 观察病情 □ 观察切口情况 □ 完成病程记录	□ 观察病情 □ 完成病程记录
重 点 医 嘱	**长期医嘱：** □ 二级护理 □ 可拔肾窝引流管 □ 留置尿管并接无菌袋，记 　录尿量 **临时医嘱：** □ 输液 □ 抗生素 □ 必要时用抑酸剂	**长期医嘱：** □ 二级护理 □ 半流食 □ 可拔肾窝引流管 □ 切口换药 □ 恢复其他基础用药 □ 留置尿管并接无菌袋，记 　录尿量 □ 酌情使用抗生素 **临时医嘱：** □ 输液 □ 抗生素	**长期医嘱：** □ 二级护理 □ 普食 □ 留置尿管并接无菌袋，记 　录尿量 **临时医嘱：** □ 酌情复查化验项目
主要 护理 工作	□ 术后病情观察 □ 术后饮食指导 □ 术后活动指导 □ 用药指导	□ 术后病情观察 □ 用药指导 □ 术后活动指导 □ 术后饮食指导	□ 术后病情观察 □ 用药指导 □ 术后活动指导 □ 术后饮食指导
病情 变异 记录	□ 无　□ 有，原因： 1. 2.	□ 无　□ 有，原因： 1. 2.	□ 无　□ 有，原因： 1. 2.
护士 签名			
医师 签名			

时间	住院第 9~11 天 （术后第 5~7 天）	住院第 12 天 （术后第 8 天，出院日）
主要诊疗工作	□ 观察病情 □ 观察伤口情况 □ 完成病程记录	□ 观察病情 □ 上级医师查房 □ 出院 □ 向患者及家属交代出院后注意事项 □ 完成出院病程记录 □ 病理结果出来后告知患者 □ 根据病理结果决定是否辅助治疗 □ 定期复查
重点医嘱	**长期医嘱：** □ 伤口拆线（术后第 7 天） **临时医嘱：** □ 复查肾功能	**出院医嘱：** □ 今日出院 □ 出院带药：基础药
主要护理工作	□ 术后病情观察 □ 用药指导 □ 术后活动指导 □ 术后饮食指导	□ 指导办理出院手续 □ 出院带药指导 □ 出院后活动饮食注意事项 □ 遵医嘱按时复查
病情变异记录	□ 无　□ 有，原因： 1. 2.	□ 无　□ 有，原因： 1. 2.
护士签名		
医师签名		

二、护士表单

适用对象：第一诊断为肾盂癌（ICD-10：C65）；行腹腔镜肾输尿管全长切除术或开
放肾输尿管全长切除术（ICD-9-CM-3：55.5108）

患者姓名：_____ 性别：_____ 年龄：_____ 门诊号：_____ 住院号：_____

住院日期：___年__月__日 出院日期：___年__月__日 标准住院日：≤12 天

时间	住院第 1 天	住院第 2 天	住院第 3 天（手术当天）
健康宣教	入院宣教： □ 介绍主管医师、护士 □ 介绍环境、设施 □ 介绍住院注意事项	术前宣教： □ 宣教疾病知识、术前准备及手术过程 □ 告知准备物品、沐浴 □ 告知术后饮食、活动及探视注意事项 □ 告知术后可能出现的情况及应对方式 □ 主管护士与患者沟通，了解并指导心理应对 □ 告知家属等候区位置	术后当日宣教： □ 告知监护设备、管路功能及注意事项 □ 告知饮食、体位要求 □ 告知疼痛注意事项 □ 告知术后可能出现情况的应对方式 □ 给予患者及家属心理支持再次明确探视陪伴须知
护理处置	□ 核对患者，佩戴腕带 □ 建立入院护理病历 □ 卫生处置：剪指（趾）甲、沐浴，更换病号服	□ 协助医师完成术前检查化验 □ 术前准备：配血、抗生素皮试、备皮手术区域、禁食、禁水	□ 药物灌肠 1 次 □ 送患者入手术室 摘除患者各种活动物品，核对患者资料及带药，填写手术交接单，签字确认 □ 接手术 核对患者及资料，签字确认
基础护理	三级护理： □ 晨晚间护理 □ 患者安全管理	三级护理： □ 晨晚间护理 □ 患者安全管理	特级护理： □ 卧位护理：协助翻身、床上移动、预防压疮 □ 排泄护理 □ 患者安全管理 □ 风险评估
专科护理	□ 入院评估，护理查体 □ 需要时，填写跌倒及压疮防范表 □ 需要时，请家属陪伴 □ 心理护理	□ 尿量监测 □ 遵医嘱完成相关检查 □ 心理护理	□ 病情观察，书写特护记录：根据病情变化监测评估生命体征、意识、体征、肢体活动、皮肤情况、伤口敷料、尿量及引流液性质及量、出入量 □ 遵医嘱予抗感染、镇痛治疗 □ 心理护理
重点医嘱	□ 详见医师表单	□ 详见医师表单	□ 详见医师表单
病情变异记录	□ 无 □ 有，原因： 1. 2.	□ 无 □ 有，原因： 1. 2.	□ 无 □ 有，原因： 1. 2.
护士签名			

时间	时间住院第 4 天 （术后第 1 天）	住院第 5~12 天 （术后第 2~9 天）
健康宣教	**术后宣教：** □ 药物作用及频率 □ 饮食、活动指导 □ 复查患者对术前宣教内容的掌握程度 □ 疾病恢复期注意事项 □ 拔尿管后注意事项 □ 下床活动注意事项	**出院宣教：** □ 告诉患者，复查时间 □ 服药方法 □ 指导活动休息 □ 指导饮食 □ 指导办理出院手续
护理处置	□ 遵医嘱完成相关检查 □ 夹闭导尿管，锻炼膀胱功能	□ 办理出院手续 □ 书写出院小结
基础护理	**特级护理/一级护理：** （根据患者病情和生活自理能力确定护理级别） □ 晨晚间护理 □ 排气前禁食、禁水 □ 协助翻身、床上移动、预防压疮 □ 排泄护理 □ 床上温水擦浴 □ 协助更衣 □ 患者安全管理	**二级护理：** □ 晨晚间护理 □ 排气后协助或指导进食、水 □ 协助或指导床旁活动 □ 患者安全管理
专科护理	□ 病情观察，书写特护记录：随时或每小时评估生命体征、肢体活动、皮肤情况、伤口敷料、尿量及引流液量性质 □ 遵医嘱予抗感染及止痛治疗 □ 需要时，联系主管医师给予相关治疗及用药 □ 心理护理	□ 病情观察：评估生命体征及尿量情况 □ 心理护理 □ 记录引流液量及性质
重点医嘱	□ 详见医师表单	□ 详见医师表单
病情变异记录	□ 无 □ 有，原因： 1. 2.	□ 无 □ 有，原因： 1. 2.
护士签名		

三、患者表单

适用对象：第一诊断为肾盂癌（ICD-10：C65）；行腹腔镜肾输尿管全长切除术或开放肾输尿管全长切除术（ICD-9-CM-3：55.5108）

患者姓名：_____ 性别：_____ 年龄：_____ 门诊号：_____ 住院号：_____

住院日期：___年__月__日 出院日期：___年__月__日 标准住院日：≤12 天

时间		入院	手术前	手术当天
医患配合		□ 配合询问病史、收集资料，请务必详细告知既往史、用药史、过敏史 □ 如服用抗凝剂，请明确告知 □ 配合进行体格检查 □ 有任何不适请告知医师	□ 配合完善术前相关检查、化验：如采血、留尿、心电图、胸部 X 线片或肺 CT、B 超、CT、肾 ECT、心脏彩超、肺功能、腹部超声（肝、胆、脾、胰） □ 医师与您及家属谈话，介绍病情及手术、术前签字 □ 麻醉师与您进行术前访视	□ 如病情需要，配合术后转入监护病房 □ 配合评估手术效果 □ 配合监测对侧肾功能 □ 需要时，配合抽血查肾功能 □ 有任何不适请告知医师
护患配合		□ 配合测量体温、脉搏、呼吸、血压、体重 1 次 □ 配合完成入院护理评估（简单询问病史、过敏史、用药史） □ 接受入院宣教（环境介绍、病室规定、订餐制度、贵重物品保管等） □ 有任何不适请告知护士	□ 配合测量体温、脉搏、呼吸、询问排便 1 次 □ 接受术前宣教 □ 接受配血，以备术中需要时用 □ 接受剃除手术区域毛发 □ 自行沐浴 □ 准备好必要用物，吸水管、纸巾等 □ 取下义齿、饰品等，贵重物品交家属保管	□ 清晨测量体温、脉搏、呼吸、血压 1 次 □ 接受药物灌肠 1 次 □ 送手术室前，协助完成核对，带齐影像资料，脱去衣物，上手术车 □ 返回病房后，协助完成核对，配合上病床 □ 配合检查意识、肢体活动，询问出入量 □ 配合术后吸氧、监护仪监测、输液、排尿用导尿管、肾区有引流管 □ 遵医嘱采取正确体位 □ 配合缓解疼痛 □ 有任何不适请告知护士
饮食		□ 正常普食	□ 术前 12 h 禁食、禁水	□ 麻醉清醒前禁食、禁水 □ 麻醉清醒后未排气前禁食、禁水
排泄		□ 正常排尿、排便	□ 正常排尿、排便	□ 保留尿管
活动		□ 正常活动	□ 正常活动	□ 根据医嘱平卧位或半卧位 □ 卧床休息，保护管路 □ 双下肢活动

时间	手术后	出院
医患配合	☐ 配合抽血检查对侧肾脏功能情况 ☐ 需要时，配合伤口换药 ☐ 配合拔除引流管、尿管 ☐ 配合伤口拆线	☐ 接受出院前指导 ☐ 知道复查程序 ☐ 获取出院诊断书
护患配合	☐ 配合定时测量生命体征、每日询问排便情况 ☐ 配合抽血检查肾功能，询问出入量 ☐ 接受输液、服药等治疗 ☐ 配合夹闭导尿管，锻炼膀胱功能 ☐ 接受进食、进水、排便等生活护理 ☐ 配合活动，预防皮肤压力伤 ☐ 注意活动安全，避免坠床或跌倒 ☐ 配合执行探视及陪伴制度	☐ 接受出院宣教 ☐ 办理出院手续 ☐ 获取出院带药 ☐ 知道服药方法、作用、注意事项 ☐ 知道照顾伤口方法 ☐ 知道复印病历方法
饮食	☐ 根据医嘱，由流食逐渐过渡到普食	☐ 根据医嘱，正常普食
排泄	☐ 保留导尿管，直到患者能正常排尿便 ☐ 避免便秘	☐ 正常排尿、排便 ☐ 避免便秘
活动	☐ 根据医嘱，半坐位，床边或下床活动 ☐ 注意保护管路，勿牵拉、脱出等	☐ 正常适度活动，避免疲劳

（中华医学会泌尿外科学分会）

第 40 节　膀胱肿瘤临床路径

临床路径标准

一、适用对象

第一诊断为膀胱肿瘤（ICD-10：C67，C79.1，D09.0，D30.3，D41.4）；行经尿道膀胱肿瘤电切术（TURBT）（ICD-9-CM-3：57.4901）。

二、诊断依据

根据《中国泌尿外科疾病诊断治疗指南》（中华医学会泌尿外科学分会编著，人民卫生出版社，2014 年）。

1. 病史。
2. 体格检查。
3. 实验室检查、影像学检查和（或）内镜检查。

三、选择治疗方案的依据

根据《中国泌尿外科疾病诊断治疗指南》（中华医学会泌尿外科学分会编著，人民卫生出版社，2014 年）。

1. 适合经尿道膀胱肿瘤电切术（TURBT）。
2. 能够耐受手术。

四、标准住院日

标准住院日≤8 天。

五、进入路径标准

1. 第一诊断必需符合膀胱肿瘤疾病编码（ICD-10：C67，C79.1，D09.0，D30.3，D41.4）。
2. 当患者合并其他疾病诊断，但住院期间无需特殊处理也不影响第一诊断临床路径实施时，可以进入路径。

六、术前准备（术前评估）

术前准备（术前评估）≤3 天。

1. 必需检查的项目
（1）血常规、尿常规。

（2）电解质、肝功能、肾功能、血型、凝血功能。

（3）感染性疾病筛查（乙型病毒性肝炎、丙型病毒性肝炎、艾滋病、梅毒等）。

（4）胸部 X 线片、心电图。

2. 根据病情可选择的项目 常规肺功能、超声心动图、前列腺特异性抗原；静脉肾盂造影、盆腔 CT 或 MR，下肢血管彩色多普勒等。

七、预防性抗生素选择与使用时机

按照《抗菌药物临床应用指导原则》（卫医发〔2004〕285 号）执行，并结合患者的病情决定抗生素的选择与使用时间。建议使用第一、二代头孢菌素，环丙沙星。如可疑感染，需做相应的微生物学检查，必要时做药物敏感性试验。

八、手术日

手术日为入院后≤3 天。

1. 麻醉方式 腰麻或硬膜外麻醉或全麻。

2. 手术方式 经尿道膀胱肿瘤电切术（TURBT）。

3. 术中用药 麻醉用药，必要时用抗生素、止血药物。

4. 输血 必要时。

九、术后住院恢复

术后住院恢复≤5 天。

1. 必需复查的检查项目 血常规、尿常规；根据患者病情变化可选择相应的检查项目。

2. 术后抗生素应用 按照《抗菌药物临床应用指导原则》（卫医发〔2004〕285 号）执行。

十、出院标准

1. 一般情况良好，无明显血尿。

2. 拔除尿管。

十一、变异及原因分析

1. 术中、术后出现并发症，需要进一步诊治，导致住院时间延长、费用增加。

2. 电切手术效果不满意，需进一步治疗（如膀胱全切、动脉化学治疗等）。

3. 术后原伴随疾病控制不佳，需请相关科室会诊，进一步诊治。

4. 住院后出现其他内、外科疾病需进一步明确诊断，可进入其他路径。

临床路径表单

适用对象：第一诊断为膀胱肿瘤（ICD-10：C67，C79.1，D09.0，D30.3，D41.4）；行经尿道膀胱肿瘤电切术（TURBT）（ICD-9-CM-3：57.4901）

患者姓名：_____ 性别：_____ 年龄：_____ 门诊号：_____ 住院号：_____

住院日期：___年__月__日 出院日期：___年__月__日 标准住院日：≤8 天

时间	住院第 1~2 天	住院第 3 天（手术日）	住院第 4~5 天（术后第 1~2 天）
主要诊疗工作	□ 询问病史，体格检查 □ 完成病历记录及上级医师查房 □ 完成医嘱 □ 向患者及家属交代围术期注意事项 □ 签署手术知情同意书	□ 术前预防使用抗生素 □ 实施手术 □ 术后标本送病理 □ 术后向患者及家属交代病情及注意事项 □ 完成术后病程记录及手术记录	□ 观察病情 □ 上级医师查房 □ 完成病程记录 □ 嘱患者下床活动，预防下肢静脉血栓 □ 嘱患者多饮水
重点医嘱	长期医嘱： □ 泌尿外科疾病护理常规 □ 三级护理 □ 饮食：普食/糖尿病饮食/其他 □ 基础用药（糖尿病、心脑血管疾病等） 临时医嘱： □ 血常规、尿常规检查 □ 肝功能、肾功能、电解质、凝血功能、血型等检测 □ 感染性疾病筛查 □ 检查胸部 X 线片、心电图、肺功能、超声心动图、PSA；静脉肾盂造影、盆腔 CT 或 MR □ 手术医嘱 □ 准备术前预防用抗生素 □ 备术中使用三腔尿管	长期医嘱： □ TURBT 术后护理常规 □ 一级护理 □ 6 h 后恢复术前饮食 □ 6 h 后恢复基础用药 □ 尿管接无菌盐水冲洗 临时医嘱： □ 输液 □ 静脉使用抗生素 □ 必要时使用抑制膀胱痉挛药 □ 必要时使用抑酸剂 □ 酌情 24 h 内膀胱灌注化学治疗药物 □ 酌情使用止血药	长期医嘱： □ 二级护理 □ 停冲洗 临时医嘱： □ 输液 □ 静脉使用抗生素 □ 必要时使用抑制膀胱痉挛药 □ 酌情使用止血药 □ 必要时使用抑酸剂 □ 酌情拔尿管
主要护理工作	□ 入院介绍 □ 术前相关检查指导 □ 术前常规准备及注意事项 □ 术后所带尿管及膀胱冲洗指导	□ 麻醉后注意事项及膀胱冲洗观察 □ 术后尿管护理 □ 术后饮食、饮水注意事项 □ 术后活动指导	□ 术后引流管护理 □ 术后饮食、饮水注意事项 □ 术后膀胱痉挛护理指导
病情变异记录	□ 无 □ 有，原因： 1. 2.	□ 无 □ 有，原因： 1. 2.	□ 无 □ 有，原因： 1. 2.
护士签名			
医师签名			

时间	住院第6~7天 （术后第3~4天）	住院第8天 （出院日）
主要诊疗工作	□ 观察病情 □ 上级医师查房 □ 观察排尿情况 □ 完成病程记录	□ 观察病情 □ 观察排尿情况 □ 上级医师查房 □ 出院（电切深度较浅的患者） □ 向患者及家属交代出院后注意事项 □ 完成出院病程记录 □ 病理结果告知患者 □ 出院后膀胱灌注 □ 定期复查
重点医嘱	**长期医嘱：** □ 口服抗生素 □ 必要时使用抑制膀胱痉挛药 **临时医嘱：** □ 酌情拔尿管	**出院医嘱：** □ 口服抗生素 □ 今日出院 □ 出院带药：膀胱灌注药、抗生素、抑制膀胱痉挛药（必要时）、基础药
主要护理工作	□ 拔管后排尿问题护理指导 □ 饮食、饮水指导 □ 活动指导	□ 指导介绍出院手续 □ 出院用药指导 □ 拔管后排尿观察 □ 遵医嘱定期复查 □ 膀胱灌注注意事项
病情变异记录	□ 无　□ 有，原因： 1. 2.	□ 无　□ 有，原因： 1. 2.
护士签名		
医师签名		

（中华医学会泌尿外科学分会）

第 41 节　三叉神经良性肿瘤临床路径

临床路径标准

一、适用对象

第一诊断为三叉神经良性肿瘤（ICD-10：D33）。

行开颅三叉神经肿瘤切除术（ICD-9-CM-3：04.07）。

二、诊断依据

根据《临床诊疗指南——神经外科学分册》（中华医学会编著，人民卫生出版社，2012 年）、《临床技术操作规范——神经外科分册》（中华医学会编著，人民军医出版社，2007 年）、《王忠诚神经外科学》（王忠诚，湖北科学技术出版社，2003年）、《神经外科学》（第 2 版，赵继宗，人民卫生出版社，2012 年）。

1. 临床表现

（1）三叉神经症状：最多见，多为首发症状，表现为患侧面部及口腔麻木感、痛觉减退、角膜反射迟钝或消失；其次出现阵发性疼痛（三叉神经痛），疼痛常局限于三叉神经感觉根分布区，多以单侧牙痛或颜面、下颌、鼻旁疼痛起病，以后可逐渐出现咀嚼肌、颞肌无力或萎缩。

（2）邻近结构受侵犯表现：包括脑神经、脑干、小脑受压迫产生的症状，如肿瘤位于颅后窝者可逐渐出现复视、周围性面肌麻痹和进行性耳聋，晚期可有小脑症状、颅内压增高和后组脑神经症状；位于颅中窝者可逐渐出现视力障碍、动眼神经麻痹、同侧眼球突出等症状；肿瘤骑跨于颅中、后窝者可引起对侧轻偏瘫及小脑症状。

（3）颅内压增高症状：头痛、呕吐等，由肿瘤体积增大引起。

2. 辅助检查

（1）颅脑 CT：肿瘤呈等密度或低密度卵圆形或哑铃形影像，常骑跨颅中、后窝，骨窗像可显示颅中窝或岩骨骨质破坏吸收。

（2）颅脑 MRI：肿瘤典型征象为骑跨颅中、后窝生长，边界清楚的哑铃形肿物；T_1 加权像呈低或等信号，T_2 加权像呈高或等信号，注射造影剂后可被强化，少数囊变者环形强化，瘤周一般无水肿。MRI 可显示肿瘤与邻近结构如脑干、海绵窦等的关系。

（3）脑神经电生理检查。

三、选择治疗方案的依据

根据《临床诊疗指南——神经外科学分册》（中华医学会编著，人民卫生出版社，2012 年）、《临床技术操作规范——神经外科分册》（中华医学会编著，人民军医出版社，2007 年）、《王忠诚神经外科学》（王忠诚，湖北科学技术出版社，2003 年）、《神经外科学》（第 2 版，赵继宗，人民卫生出版社，2012 年）。

1. 临床诊断为三叉神经良性肿瘤，有颅内压增高症状或局灶性症状者需手术治疗，手术方法是开颅三叉神经肿瘤切除术。

2. 手术风险较大者（高龄、妊娠期、合并较严重内科疾病），需向患者或家属交代病情；如不同意手术，应当充分告知风险，履行签字手续，并予严密观察。

四、进入路径标准

1. 第一诊断必须符合三叉神经良性肿瘤疾病编码（ICD-10：D33）。

2. 当患者同时具有其他疾病诊断，但在住院期间不需特殊处理、不影响第一诊断的临床路径流程实施时，可以进入路径。

五、手术前的检查项目

手术前的检查项目（术前准备 3 天）。

1. 必需的检查项目

（1）血常规、血型、尿常规。

（2）凝血功能、肝功能、肾功能、血电解质、血糖、感染性疾病筛查（乙型病毒性肝炎、丙型病毒性肝炎、艾滋病、梅毒等）。

（3）心电图、胸部 X 线片。

（4）颅脑 CT、MRI。

（5）神经电生理检查：视觉诱发电位、听觉诱发电位、体感诱发电位、运动诱发电位、面肌电图。

（6）其他检查：纯音测听、视力视野、前庭功能检查。

2. 根据患者病情，必要时行心肺功能检查、DTI、DWI 检查和认知功能评定。

六、治疗方案

1. 预防性抗生素选择与使用时机

（1）按照《外科手术部位感染预防和控制技术指南（试行）》（卫办医政发〔2010〕187 号）。建议使用第一、二代头孢菌素，头孢曲松等；明确感染患者可根据药物敏感性试验结果调整抗生素。

（2）预防性用抗生素，时间为术前 30 min。

2. 手术日　为入院第 4 天。

（1）麻醉方式：全身麻醉。

（2）手术方式：开颅三叉神经肿瘤切除术，术中行神经电生理监测，根据患者病情，可选用手术相关设备包括神经导航系统、超声吸引器系统等。

（3）手术置入物：颅骨、硬脑膜修复材料、止血材料，颅骨固定材料。

（4）术中用药：激素、脱水药、抗生素。

（5）输血：根据手术失血情况决定。

3. 术后住院恢复 12 天。

（1）必须复查的检查项目：颅脑 CT 或 MRI 扫描，血常规、肝功能、肾功能、血电解质等，必要时复查。

（2）根据患者病情，必要时行心肺功能、认知功能评定，DTI、DWI、视力、视野、神经电生理检查、纯音测听、前庭功能检查等。

（3）术后用药：脱水药、激素、抗生素，可根据患者病情应用抗癫痫药物。

七、出院标准

1. 患者病情稳定，体温正常，手术切口愈合良好；生命体征平稳。

2. 没有需要住院处理的并发症和（或）合并症。

八、变异及原因分析

1. 术中或术后继发手术部位或其他部位颅内血肿、脑水肿等并发症，严重者需要二次手术，导致住院时间延长、费用增加。

2. 术后继发脑脊液漏、切口感染或延期愈合、颅内感染和神经血管损伤，导致住院时间延长、费用增加。

3. 术后伴发其他内、外科疾病需进一步诊治，导致住院时间延长。

九、标准住院日

标准住院日 14~16 天。

临床路径表单

适用对象：第一诊断为三叉神经良性肿瘤（ICD-10：D33）；行三叉神经肿瘤切除术（ICD-9-CM-3：04.07）

患者姓名：＿＿＿＿ 性别：＿＿＿＿ 年龄：＿＿＿＿ 门诊号：＿＿＿＿ 住院号：＿＿＿＿

住院日期：＿＿年＿月＿日 出院日期：＿＿年＿月＿日 标准住院日：14~16 天

时间	住院第 1 天	住院第 2 天	住院第 3 天
主要诊疗工作	□ 询问病史与体格检查 □ 完成病历书写 □ 开具各项化验检查申请单	□ 汇总辅助检查结果 □ 上级医师查房，对患者病情及术前检查准备情况进行评估 □ 完善术前准备	□ 上级医师查房，术者查房 □ 根据各项检查结果，完成术前准备与术前评估 □ 完成必要的相关科室会诊 □ 向患者及其家属交代围术期注意事项 □ 签署手术知情同意书、家属授权委托书、自费用品协议书、输血同意书、麻醉知情同意书等
重点医嘱	**长期医嘱：** □ 二级护理 □ 普通饮食 **临时医嘱：** □ 检查血常规、尿常规、血型、肝功能、肾功能、电解质、血糖、凝血功能 □ 感染性疾病筛查 □ 心电图、胸部 X 线片检查 □ 颅底 CT 薄扫骨窗像 □ 颅脑增强 MRI □ 脑神经及脑干诱发电位	**长期医嘱：** □ 二级护理 □ 普通饮食	**长期医嘱：** □ 二级护理 □ 普通饮食 **临时医嘱：** □ 拟明日在全麻下行三叉神经肿瘤切除术 □ 术前禁食、禁水 □ 头部备皮 □ 抗生素皮试 □ 其他特殊医嘱
主要护理工作	□ 入院宣教 □ 观察患者一般状况 □ 观察血压、体温	□ 观察患者一般状况 □ 观察神经系统状况	□ 术前宣教及心理护理 □ 术前准备
病情变异记录	□ 无 □ 有，原因： 1. 2.	□ 无 □ 有，原因： 1. 2.	□ 无 □ 有，原因： 1. 2.
护士签名			
医师签名			

时间	住院第 4 天 （手术日）	住院第 5 天 （术后第 1 天）	住院第 6 天 （术后第 2 天）
主要诊疗工作	□ 手术前再次确认患者姓名、性别、年龄和手术部位 □ 手术 □ 完成术后病程记录和手术记录 □ 向患者及其家属交代手术情况及术后注意事项 □ 术者查房	□ 上级医师查房 □ 观察病情变化 □ 完成病程记录 □ 切口换药，注意观察切口渗出情况 □ 复查颅脑 CT 或 MRI	□ 观察病情变化 □ 完成病程记录 □ 根据病情复查颅脑 MRI 或 CT □ 根据情况拔除引流（放引流者）
重点医嘱	**长期医嘱：** □ 一级护理 □ 吸氧 □ 禁食、禁水 □ 生命体征监测 □ 心电监护 □ 抗生素 □ 激素 □ 抗癫痫药 **临时医嘱：** □ 根据病情需要下达相应医嘱	**长期医嘱：** □ 一级护理 □ 禁食 □ 激素 **临时医嘱：** □ 切口换药 □ 根据病情复查血常规或血生化 □ 颅脑 CT 或 MRI	**长期医嘱：** □ 一级护理 □ 流食/半流食 □ 根据病情及时停用激素等 **临时医嘱：** □ 根据病情复查颅脑 CT 或 MRI
主要护理工作	□ 密切观察患者生命体征及病情变化 □ 术后心理护理及生活护理	□ 观察患者生命体征 □ 观察病情变化 □ 观察切口情况 □ 术后心理护理及生活护理	□ 观察患者一般状况及切口情况 □ 术后心理护理及生活护理 □ 指导患者适当下床活动
病情变异记录	□ 无　□ 有，原因： 1. 2.	□ 无　□ 有，原因： 1. 2.	□ 无　□ 有，原因： 1. 2.
护士签名			
医师签名			

时间	住院第 7 天 （术后第 3 天）	住院第 8 天 （术后第 4 天）	住院第 9 天 （术后第 5 天）	住院第 10 天 （术后第 6 天）
主要诊疗工作	□ 上级医师查房 □ 观察病情变化 □ 完成病程记录 □ 复查颅脑 MRI 或 CT	□ 观察病情变化 □ 评估复查的影像学结果 □ 完成病程记录 □ 伤口换药	□ 嘱患者在床上坐起锻炼	□ 观察切口情况 □ 神经系统查体 □ 记录术后症状和体征变化 □ 嘱患者下床活动
重点医嘱	**长期医嘱：** □ 一级护理 □ 半流食/普通饮食 □ 根据病情及时停用激素等 **临时医嘱：** □ 根据病情需要下达 □ 颅脑 MRI	**长期医嘱：** □ 一级护理 □ 普通饮食 □ 根据病情及时停用激素等 **临时医嘱：** □ 根据病情需要下达	**长期医嘱：** □ 一级护理 □ 普通饮食	**长期医嘱：** □ 一级护理 □ 普通饮食
主要护理工作	□ 观察患者一般状况及切口情况 □ 术后心理护理及生活护理 □ 指导患者适当下床活动	□ 观察患者一般状况及切口情况 □ 术后心理护理及生活护理 □ 指导患者适当下床活动	□ 观察患者一般状况 □ 观察神经系统状况 □ 观察记录患者神志、瞳孔、生命体征	□ 观察患者一般状况 □ 观察神经系统状况 □ 注意患者营养状况
病情变异记录	□ 无 □ 有，原因： 1. 2.	□ 无 □ 有，原因： 1. 2.	□ 无 □ 有，原因： 1. 2.	□ 无 □ 有，原因： 1. 2.
护士签名				
医师签名				

时间	住院第 11 天 （术后第 7 天）	住院第 12 天 （术后第 8 天）	住院第 13 天 （术后第 9 天）	住院第 14~16 天 （术后第 10~12 天）
主要诊疗工作	□ 切口换药、拆线 □ 根据切口愈合情况酌情延长拆线时间 □ 复查血常规、肝功能、肾功能及血电解质	□ 观察神经系统体征变化	□ 神经系统查体,对比手术前后症状、体征变化 □ 汇总术后辅助检查结果 □ 评估手术效果	□ 确定患者可以出院,通知患者及其家属出院 □ 向患者或家属交代出院后注意事项及复查日期 □ 完成出院记录 □ 开具出院诊断书
重点医嘱	长期医嘱: □ 二级护理 □ 普通饮食 临时医嘱: □ 拆线 □ 血常规检查 □ 肝功能、肾功能及血电解质的检测	长期医嘱: □ 二级护理 □ 普通饮食	长期医嘱: □ 三级护理 □ 普通饮食	临时医嘱: □ 通知出院
主要护理工作	□ 观察患者一般状况 □ 观察神经系统状况 □ 注意患者营养状况	□ 观察患者一般状况 □ 观察神经系统状况 □ 注意患者营养状况	□ 观察患者一般状况 □ 观察神经系统状况 □ 注意患者营养状况	□ 出院宣教 □ 帮助患者办理出院手续
病情变异记录	□ 无 □ 有,原因: 1. 2.	□ 无 □ 有,原因: 1. 2.	□ 无 □ 有,原因: 1. 2.	□ 无 □ 有,原因: 1. 2.
护士签名				
医师签名				

（中华医学会神经外科学分会）

第 42 节　垂体腺瘤临床路径

临床路径标准

一、适用对象

第一诊断为垂体腺瘤（ICD-10：C75.1/D09.302/D35.2/D44.3）。

经蝶/经额或其他入路行垂体腺瘤切除术（ICD-9-CM-3：07.61/07.62/07.63）。

二、诊断依据

根据《临床诊疗指南——神经外科学分册》（中华医学会编著，人民卫生出版社，2012年）、《临床技术操作规范——神经外科分册》（中华医学会编著，人民军医出版社，2007年）、《王忠诚神经外科学》（王忠诚，湖北科学技术出版社，2003年）、《神经外科学》（第2版，赵继宗，人民卫生出版社，2012年）。

1. 临床表现

（1）颅内压增高症状：可有头痛。

（2）内分泌症状：闭经、泌乳、性功能减退、肢端肥大、库欣（Cushing）征等。

（3）视神经受累症状：视力减退、视野缺损。

2. 辅助检查

（1）检查视力、视野。

（2）颅脑CT：鞍区局部骨窗薄扫、三维重建。

（3）颅脑MRI：1个月内颅脑MRI，含T_1、T_2平扫加强化（含垂体区放大扫描）。

3. 实验室检查　可出现内分泌激素水平异常。

三、选择治疗方案的依据

根据《临床诊疗指南——神经外科学分册》（中华医学会编著，人民卫生出版社，2012年）、《临床技术操作规范——神经外科分册》（中华医学会编著，人民军医出版社，2007年）、《王忠诚神经外科学》（王忠诚，湖北科学技术出版社，2003年）、《神经外科学》（第2版，赵继宗，人民卫生出版社，2012年）。

1. 临床诊断为垂体腺瘤，有内分泌功能障碍、视神经和视交叉受压表现及颅内压增高表现需手术治疗，手术方法为经鼻蝶窦入路/开颅经额入路/其他入路行垂体腺瘤切除术。

2. 患者一般情况好，无高血压、糖尿病、冠心病、凝血功能障碍等严重器质性病变，能够耐受全麻手术。

3. 手术风险较大者（高龄、妊娠期、合并较严重内科疾病），需向患者或家属交代病情；如不同意手术，应当充分告知风险，履行签字手续，并予严密观察。

四、进入路径标准

1. 第一诊断符合垂体腺瘤疾病编码（ICD-10：C75.1/D09.302/D35.2/D44.3）。

2. 当患者同时合并其他疾病时，但住院期间不需特殊处理也不影响第一诊断的临床路径流程实施时，可以进入路径。

五、手术前的检查项目

手术前的检查项目（术前准备或评估2~4天）。

1. 必需的检查项目

（1）实验室检查：血常规、血型、尿常规、凝血功能、肝/肾功能、血电解质、血糖、感染性疾病筛查（乙型病毒性肝炎、丙型病毒性肝炎、艾滋病、梅毒等）；必要时复查。

（2）内分泌检查（可于住院前完成）：性激素六项（血清卵泡刺激素、促黄体生成素、催乳素、雌二醇、血清孕酮、血清睾酮）、生长激素、胰岛素样生长因子1（IGF-1）（肢端肥大症者）、甲状腺功能检查（T_3、T_4、TSH、FT_3、FT_4）、血清皮质醇（8 am、5 pm、12 pm）；必要时复查。

（3）心电图、胸部X线片，颅脑正、侧位X线片。

（4）颅脑CT。

（5）颅脑MRI。

（6）视力、视野等眼科检查。

2. 根据患者内分泌情况可选择24 h尿游离皮质醇/17-羟皮质类固醇等。

3. 根据患者病情或年龄>65岁，行心、肺功能检查（超声心动图、肺功能）。

六、治疗方案

1. 预防性抗生素选择与使用时机

（1）按照《外科手术部位感染预防和控制技术指南（试行）》（卫办医政发〔2010〕187号）。建议使用第一、二代头孢菌素，头孢曲松等；明确感染患者，可根据药物敏感性试验结果调整抗生素。

（2）术前30 min预防性使用抗生素。

（3）术前垂体功能低下者需补充激素，如补充泼尼松、甲状腺素等。

2. 手术日　入院第3~5天。

（1）麻醉方式：全身麻醉。

（2）手术方式：经鼻蝶窦入路/开颅经额入路/其他入路行垂体腺瘤切除术。经鼻蝶入路或者其他入路术式的选择，以及是否选用内镜，需要根据垂体腺瘤大小、与周围血管及神经关系特点、术者经验和习惯、患者的一般状况等决定。

（3）手术置入物：颅骨、硬脑膜修复材料、颅骨固定材料、止血材料、引流管系统。

（4）术中用药：激素、抗生素、脱水药。

（5）输血：根据手术失血情况决定。

3. 术后住院恢复　5~10 天。

（1）必须复查的检查项目：颅脑 CT、MRI 扫描，血常规、血电解质、肝功能、肾功能、激素水平的检查；眼科视力视野的检查，必要时重复检查。

（2）根据患者病情，可选择检查：心肺功能检查（超声心动图，肺功能）。

（3）术后用药：激素、预防性使用抗癫痫药物（开颅患者），视病情使用治疗尿崩症、抗感染的相应药物。

（4）经鼻蝶窦入路手术的患者酌情缩短住院时间。

七、出院标准

1. 患者病情稳定，体温正常，鼻腔内填塞物已取出/手术切口愈合良好；生命体征平稳；血电解质正常；激素水平稳定。

2. 没有需要住院处理的并发症和（或）合并症。

八、变异及原因分析

1. 根据患者病情，安排相应的术前检查，可能延长住院时间，增加治疗费用。

（1）个别垂体微腺瘤须申请垂体动态强化磁共振检查。

（2）Cushing 病：需加做大、小剂量地塞米松抑制试验。

（3）生长激素腺瘤：需做葡萄糖抑制试验，查胰岛素样生长因子水平。

2. 术中或术后继发手术部位或其他部位颅内血肿、脑水肿等并发症，严重者需要二次手术，导致住院时间延长、费用增加。

3. 术后继发脑脊液漏、切口感染或延期愈合，颅内感染和神经、血管损伤，导致住院时间延长、费用增加。

4. 术后伴发其他内、外科疾病需进一步诊治，导致住院时间延长。

九、标准住院日

标准住院日 5~14 天。

临床路径表单

适用对象：第一诊断为垂体腺瘤（ICD-10: C75.1/D09.302/D35.2/D44.3）；行经蝶/经额或其他入路垂体腺瘤切除术（ICD-9-CM-3: 07.61/07.62/07.63）

患者姓名：_____ 性别：_____ 年龄：_____ 门诊号：_____ 住院号：_____

住院日期：___年__月__日　出院日期：___年__月__日　标准住院日：10~14 天

时间	住院第 1 天	住院第 2~3 天	住院第 3~5 天（手术日）
主要诊疗工作	□ 询问病史及体格检查 □ 完成病历书写 □ 开化验单 □ 上级医师查房 □ 术前评估 □ 初步确定手术方式和日期	□ 完成术前准备与术前评估，完成术前小结，术前讨论记录，上级医师查房记录 □ 根据患者病情确定手术方案 □ 完成必要的相关科室会诊 □ 术前有垂体功能低下的患者，需激素替代治疗 3 天（口服泼尼松 5 mg，每天 3 次） □ 向患者和家属交代病情，签署手术同意书，自费协议书，输血同意书，委托书 □ 向患者和家属交代围术期注意事项	□ 实施手术 □ 完成手术记录 □ 完成术后病程记录 □ 上级医师查房 □ 向患者及家属交代手术过程情况及注意事项
重点医嘱	**长期医嘱：** □ 二级护理 □ 饮食（普通饮食/糖尿病饮食/其他） □ 激素替代（必要时） **临时医嘱：** □ 实验室检查血常规、尿常规，血型、肝功能、肾功能、电解质、血糖、感染性疾病筛查，凝血功能，心电图，胸部 X 线片检查 □ 内分泌检查：性激素六项，生长激素，胰岛素样生长因子 1（IGF-1）（肢端肥大症），甲状腺功能（T_3、T_4、TSH、FT_3、FT_4），血清皮质醇（8 am、5 pm、12 pm） □ 24 h 尿游离皮质醇/17-羟皮质类固醇（必要时） □ 请眼科会诊(查视力、视野) □ 鼻旁窦 CT（经鼻蝶入路者） □ 1 个月内的颅脑磁共振 T_1，T_2 平扫加强化 □ 肺功能、超声心动图（视患者情况而定）	**长期医嘱：** □ 二级护理 □ 饮食（普通饮食/糖尿病饮食/其他） □ 患者既往基础用药 □ 口服泼尼松 5 mg，每天 3 次×3 天（术前垂体功能低下患者） □ 口服抗生素（经蝶入路） □ 抗生素眼液滴鼻，每天 3 次×3 天（经蝶入路者） **临时医嘱：** □ 术前医嘱：常规明日全身麻醉下行经蝶/经额/其他入路垂体腺瘤切除术 □ 术前禁食、禁水 □ 一次性导尿包 □ 其他特殊医嘱	**长期医嘱：** □ 平卧位（术中无脑脊液漏者平卧 1~3 天，有脑脊液漏者平卧 1 周） □ 次日改半流食/其他 □ 氧气吸入，心电监护 □ 记录 24 h 出入量 □ 补液 □ 激素替代：氢化可的松 100 mg 静脉注射，每 12 h 一次（经蝶）/地塞米松 5~10 mg 静脉注射，每 12 h 一次（开颅） □ 静脉抗生素（经蝶入路） □ 控制血压和血糖 □ 必要时抑酸治疗（预防应激性溃疡药物） **临时医嘱：** □ 抗生素(术前 0.5 h 用) □ 氢化可的松 100 mg(术中用) □ 镇痛，止吐 □ 查血常规、电解质、血气等，酌情对症处理 □ 治疗尿崩药物（尿崩症状时用） □ 颅脑 CT：肿瘤切除情况，除外颅内出血、硬脑膜外血肿等（酌情） □ 其他特殊医嘱

待　续

时间	住院第 1 天	住院第 2~3 天	住院第 3~5 天（手术日）
主要护理工作	□ 介绍病房环境，设施和设备 □ 入院护理评估	□ 宣教，备皮等术前准备 □ 提醒患者明晨禁食、禁水	□ 随时观察患者病情变化 □ 术后心理和生活护理
病情变异记录	□ 无　□ 有，原因： 1. 2.	□ 无　□ 有，原因： 1. 2.	□ 无　□ 有，原因： 1. 2.
护士签名			
医师签名			

时间	住院第 5~7 天 （术后第 1~2 天）	住院第 6~13 天 （术后第 3~9 天）	住院第 10~14 天 （出院日）
主要诊疗工作	□ 上级医师查房，观察病情变化 □ 完成常规病历书写 □ 注意意识状态、体温、尿量等，注意水和电解质平衡，予对症处理 □ 注意视力变化 □ 复查颅脑 MRI，确认肿瘤切除情况	□ 上级医师查房，观察病情变化 □ 完成常规病历书写 □ 调整激素用量，逐渐减量 □ 经鼻蝶手术患者：拔除鼻腔碘仿纱条（无脑脊液漏者），有脑脊液漏者 7~10 天拔除 □ 经蝶手术患者：静脉抗生素改口服（无脑脊液漏者），有脑脊液漏者静脉抗生素使用 7 天 □ 多尿患者每日查电解质，注意水和电解质平衡 □ 根据垂体腺瘤类型及临床症状，复查相关激素	□ 上级医师查房，评估切口愈合情况，有无手术并发症，判断垂体腺瘤切除情况，是否需要进一步放射治疗，能否出院 □ 完成出院记录、病历首页、出院证明等 □ 向患者交代出院注意事项：复诊时间、地点、检查项目、紧急情况时的处理 □ 将"垂体腺瘤随访表"交患者
重点医嘱	长期医嘱： □ 一级护理 □ 半流食 □ 氢化可的松 100 mg 静脉注射每 12 h 一次，或地塞米松 5~10 mg 静脉注射每 12 h 一次 □ 必要时应用抑酸药（预防应激性溃疡） □ 抗生素应用 3 天（经蝶手术后） □ 治疗尿崩药物（尿崩症状时使用） □ 控制血压和血糖 临时医嘱： □ 补液：保持出入量平衡 □ 血清皮质醇/24 h 尿游离皮质醇（Cushing 病） □ 电解质（尿多者）	长期医嘱： □ 泼尼松 5 mg 每天三次 □ 必要时应用抑酸药预防应激性溃疡 □ 经蝶手术无鼻漏停用抗生素 □ 治疗尿崩药物（尿崩症状时使用） □ 控制血压和血糖等内科用药（口服） 临时医嘱： □ 经鼻蝶手术患者：拔除碘仿纱条、膨胀海绵等鼻腔内充填物（无脑脊液漏者），有脑脊液漏者 7~10 天拔除 □ 经额手术拆线（5 天） □ 相关激素水平（垂体腺瘤类型）	出院医嘱： □ 出院带药 □ 激素替代治疗，逐渐减量（酌情） □ 残余肿瘤放射治疗（酌情） □ 术后 1 个月耳鼻喉科门诊进行鼻内镜检查
主要护理工作	□ 随时观察患者情况 □ 术后心理与生活护理	□ 随时观察患者情况 □ 术后心理与生活护理	□ 指导患者办理出院手续
病情变异记录	□ 无　□ 有，原因： 1. 2.	□ 无　□ 有，原因： 1. 2.	□ 无　□ 有，原因： 1. 2.
护士签名			
医师签名			

（中华医学会神经外科学分会）

第43节 大脑半球胶质瘤临床路径

临床路径标准

一、适用对象

第一诊断为大脑半球胶质瘤（ICD-10：C71/D43.0-D43.2）。

行幕上开颅大脑半球胶质瘤切除术（ICD-9-CM-3：01.52-01.59）。

二、诊断依据

根据《临床诊疗指南——神经外科学分册》（中华医学会编著，人民卫生出版社，2012年）、《临床技术操作规范——神经外科分册》（中华医学会编著，人民军医出版社，2007年）、《王忠诚神经外科学》（王忠诚，湖北科学技术出版社，2003年）、《神经外科学》（第2版，赵继宗，人民卫生出版社，2012年）。

1. 临床表现　依病变所在部位及性质不同而表现各异；肿瘤体积增大或周围水肿引起慢性颅内压增高表现，主要为头痛、恶心、呕吐等；肿瘤位于大脑半球，位于功能区或其附近，可早期出现神经系统定位体征。

（1）精神症状：主要表现有人格改变和记忆力减退，如反应迟钝、生活懒散、近期记忆力减退、判断能力差；亦可有脾气暴躁、易激动或欣快等。

（2）癫痫发作：包括全身性及局限性发作。发作多由一侧肢体开始抽搐，部分患者表现为发作性感觉异常。

（3）锥体束损伤：肿瘤对侧半身或单一肢体力弱渐瘫痪。病初为一侧腹壁反射减弱或消失。继而病变对侧腱反射亢进、肌张力增加和病理反射阳性。

（4）感觉异常：主要表现为皮质觉障碍，如肿瘤对侧肢体的关节位置觉、两点辨别觉、图形觉、实体感觉等障碍。

（5）失语和视野改变：如肿瘤位于优势半球额下回后部和颞枕叶深部，可出现相应表现。

2. 辅助检查　主要依据CT、MRI，多数低级别胶质瘤的CT、MRI检查显示病灶不增强，CT扫描通常表现为低密度，MRI的T_1加权像为低信号；一些恶性胶质瘤表现为可被强化，T_2加权像为高信号且范围超过肿瘤的边界；胶质母细胞瘤环形增强，中央为坏死区域。

为进一步术前评估，根据患者病情可行磁共振波谱（MRS）、功能磁共振成像（fMRI）、正电子发射计算机断层成像（PET）、弥散张量成像（DTI）、弥散成像（DWI）、脑磁图（MEG）、脑电图、电生理等检查。

三、选择治疗方案的依据

根据《临床诊疗指南——神经外科学分册》（中华医学会编著，人民卫生出版社，2012年）、《临床技术操作规范——神经外科分册》（中华医学会编著，人民军医出版社，2007年）、《王忠诚神经外科学》（王忠诚，湖北科学技术出版社，2003年）、《神经外科学》（第2版，赵继宗，人民卫生出版社，2012年）。

1. 临床诊断为大脑半球胶质瘤，有颅内压增高症状或局灶性症状者需手术治疗，手术方法为幕上开颅肿瘤切除术。

2. 低级别（Ⅰ~Ⅱ级）大脑半球胶质瘤，下列情况应当考虑手术治疗。

（1）临床和影像学资料不能获得确切诊断的患者，建议行手术活检或部分切除以确立诊断。

（2）肿瘤巨大或占位效应明显，有导致脑疝的可能。

（3）治疗难治性癫痫。

（4）为推迟辅助性治疗及其对儿童的不良反应（尤其是年龄小于5岁的患儿）。

（5）对于大多数浸润生长的大脑半球胶质瘤外科手术无法治愈，这些肿瘤中多数不能完全切除，在条件允许的情况下尽量切除肿瘤可改善预后。

3. 手术风险较大者（高龄、妊娠期、合并较严重内科疾病），需向患者或家属交代病情；如不同意手术，应当充分告知风险，履行签字手续，并予严密观察。

四、进入路径标准

1. 第一诊断必须符合大脑半球胶质瘤疾病编码（ICD-10：C71/D43.0-D43.2）。

2. 当患者同时具有其他疾病诊断，但在住院期间不需特殊处理、不影响第一诊断的临床路径流程实施时，可以进入路径。

五、手术前的检查项目

术前准备3天。

1. 必需的检查项目

（1）血常规、血型、尿常规。

（2）凝血功能、肝功能、肾功能、血电解质、血糖、感染性疾病筛查（乙型病毒性肝炎、丙型病毒性肝炎、艾滋病、梅毒等）。

（3）心电图、胸部X线片。

（4）颅脑CT。

（5）颅脑MRI。

2. 根据肿瘤部位和临床表现行针对性检查 如视力及视野检查、脑电图、脑皮质/脑干诱发电位等检查。

3. 根据患者病情，必要时行心、肺功能、神经电生理检查和认知功能评定；为进一步完善术前评估，可行MRS、fMRI、PET、DTI、DWI、MEG等检查。

六、治疗方案

1. 预防性抗生素选择与使用时机

（1）按照《外科手术部位感染预防和控制技术指南（试行）》（卫办医政发[2010] 187号）。建议使用第一、二代头孢菌素，头孢曲松等；明确感染患者，可根据药物敏感性试验结果调整抗生素。

（2）预防性使用抗生素，时间为术前30 min。

2. 手术日　入院后≤4天。

（1）麻醉方式：全身麻醉。

（2）手术方式：幕上开颅大脑半球胶质瘤切除术；根据患者病情，术中可选用手术相关设备包括：神经导航系统、神经电生理监测、B型超声波系统、超声吸引器系统等。

（3）手术置入物：颅骨、硬脑膜修复材料、颅骨固定材料、止血材料、引流管系统。

（4）术中用药：激素、脱水药、抗生素，关颅时应用抗癫痫药物。

（5）输血：根据手术失血情况决定。

（6）术中快速冰冻病理检查。

（7）建议行病理肿瘤分子标志物检测。

3. 术后住院恢复　10天。

（1）必须复查的检查项目：颅脑CT、MRI扫描，血常规、肝功能、肾功能、血电解质；根据术前情况酌情复查视力视野、脑电图、脑皮质/脑干诱发电位等检查，必要时复查。

（2）术后用药：抗癫痫药物、脱水药、激素等。

七、出院标准

1. 患者病情稳定，体温正常，手术切口愈合良好；生命体征平稳。

2. 没有需要住院处理的并发症和（或）合并症。

八、变异及原因分析

1. 术中或术后继发手术部位或其他部位颅内血肿、脑水肿等并发症，严重者需要二次手术，导致住院时间延长、费用增加。

2. 术后继发脑脊液漏、切口感染或延期愈合、颅内感染和神经血管损伤，导致住院时间延长、费用增加。

3. 术后伴发其他内、外科疾病需进一步诊治，导致住院时间延长。

4. 肿瘤位于重要功能区、累及重要血管或位于邻近部位、或者肿瘤邻近脑室，导致术后住院时间延长、费用增加。

5. 若术中脑室开放或肿瘤残腔大，根据术中情况需留置引流管，导致住院时间延长。

6. 术后需行早期化疗，导致住院时间延长、费用增加。

九、标准住院日

标准住院日≤14天。

临床路径表单

适用对象：第一诊断为大脑半球胶质瘤（ICD-10：C71/D43.0-D43.2）；行幕上开颅大脑半球胶质瘤切除术（ICD-9-CM-3：01.52-01.59）

患者姓名：_____ 性别：_____ 年龄：_____ 门诊号：_____ 住院号：_____

住院日期：___年__月__日 出院日期：___年__月__日 标准住院日：≤14 天

时间	住院第 1 天	住院第 2 天	住院第 3 天
主要诊疗工作	□ 病史采集，体格检查 □ 完成病历书写 □ 完善检查 □ 预约影像学检查 □ 视情况预约脑电图、视力及视野，脑皮质/脑干诱发电位等检查 □ 向患者家属交代手术可能达到的效果及手术风险	□ 汇总辅助检查结果 □ 上级医师查房，对患者病情及术前检查准备情况进行评估，必要时请相关科室会诊 □ 完善术前准备	□ 术者查房 □ 根据术前检查结果，进行术前讨论，明确诊断，决定术式，制订治疗方案 □ 向患者和（或）家属交代病情，并签署手术知情同意书、麻醉知情同意书等
重点医嘱	**长期医嘱：** □ 一级护理 □ 饮食 **临时医嘱：** □ 检查血常规、血型、尿常规 □ 检查凝血功能 □ 检查肝功能、肾功能、血电解质、血糖 □ 感染性疾病筛查 □ 胸部 X 线片，心电图 □ 颅脑 MRI □ 脑电图、视力视野，皮质/脑干诱发电位等检查 □ 必要时查心、肺功能	**长期医嘱：** □ 一级护理 □ 饮食	**长期医嘱：** □ 一级护理 □ 术前禁食、禁水 **临时医嘱：** □ 备皮、剃头 □ 麻醉科会诊 □ 抗生素皮试 □ 根据手术情况备血 □ 通知家属
主要护理工作	□ 观察患者一般状况 □ 观察神经系统状况 □ 入院护理评估及入院宣教 □ 观察意识、瞳孔及生命体征 □ 完成首次护理记录 □ 遵医嘱完成实验室检查	□ 观察患者一般状况 □ 观察神经系统状况 □ 心理护理及基础护理	□ 观察患者一般状况 □ 观察神经系统状况 □ 术前宣教 □ 完成术前准备 □ 遵医嘱给药并观察用药后反应 □ 心理护理及基础护理 □ 完成护理记录
病情变异记录	□ 无 □ 有，原因： 1. 2.	□ 无 □ 有，原因： 1. 2.	□ 无 □ 有，原因： 1. 2.
护士签名			
医师签名			

时间	住院第 4 天 （手术当天）	住院第 5 天 （术后第 1 天）	住院第 6 天 （术后第 2 天）
主要诊疗工作	□ 手术室内核对患者信息无误 □ 全麻下幕上开颅大脑半球胶质瘤切除术 □ 完成手术记录和术后记录 □ 根据病情手术完成 4~6 h 急诊颅脑 CT 检查，评价结果后采取相应措施	□ 观察记录患者意识、瞳孔、生命体征 □ 观察患者四肢活动及语言情况及其他神经系统体征 □ 切口换药，观察手术切口情况，有无脑脊液漏 □ 复查血常规、肝功能、肾功能及血电解质 □ 预约颅脑 MRI 检查 □ 完成病程记录	□ 观察记录患者意识、瞳孔、生命体征 □ 观察患者四肢活动及语言情况及其他神经系统体征 □ 评价实验室结果 □ 完成病程记录
重点医嘱	长期医嘱： □ 一级护理 □ 禁食、禁水 □ 多参数心电监护 □ 吸氧 □ 脱水治疗 临时医嘱： □ 预防感染、抑酸和抗癫痫治疗 □ 观察记录患者意识、瞳孔、生命体征 □ 颅脑 CT	长期医嘱： □ 一级护理 □ 流食 临时医嘱： □ 换药 □ 血常规 □ 检查肝功能、肾功能及血电解质 □ 颅脑 MRI	长期医嘱： □ 一级护理 □ 半流食 临时医嘱： □ 视情况预约视力视野检查、脑电图、皮质/脑干诱发电位检查
主要护理工作	□ 观察患者一般状况 □ 观察神经系统状况 □ 观察记录患者意识、瞳孔、生命体征及手术切口敷料情况 □ 遵医嘱给药并观察用药后反应 □ 遵医嘱完成实验室检查 □ 预防并发症护理 □ 进行心理护理及基础护理 □ 完成护理记录	□ 观察患者一般状况 □ 观察神经系统状况 □ 观察记录患者意识、瞳孔、生命体征及手术切口敷料情况 □ 遵医嘱给药并观察用药后反应 □ 遵医嘱完成实验室检查 □ 预防并发症护理 □ 进行心理护理及基础护理 □ 完成护理记录	□ 观察患者一般状况 □ 观察神经系统状况 □ 观察记录患者意识、瞳孔、生命体征及手术切口敷料情况 □ 遵医嘱给药并观察用药后反应 □ 预防并发症护理 □ 进行心理护理及基础护理 □ 完成护理记录
病情变异记录	□ 无　□ 有，原因： 1. 2.	□ 无　□ 有，原因： 1. 2.	□ 无　□ 有，原因： 1. 2.
护士签名			
医师签名			

时间	住院第7天 （术后第3天）	住院第8天 （术后第4天）	住院第9天 （术后第5天）	住院第10天 （术后第6天）
主要诊疗工作	□ 观察患者四肢活动、语言情况及其他神经系统体征 □ 观察切口愈合情况 □ 复查血常规 □ 复查肝功能、肾功能及血电解质 □ 记录病程	□ 嘱患者在床上坐起锻炼 □ 伤口换药	□ 嘱患者在床上坐起锻炼 □ 评价术后实验室检查	□ 嘱患者下床活动 □ 观察切口情况 □ 神经系统查体 □ 记录术后症状和体征变化，完成病程记录
重点医嘱	长期医嘱： □ 一级护理 □ 半流食 □ 观察记录患者意识、瞳孔、生命体征 临时医嘱： □ 血常规 □ 肝功能、肾功能及血电解质	长期医嘱： □ 一级护理 □ 普通饮食 临时医嘱： □ 换药	长期医嘱： □ 一级护理 □ 普通饮食	长期医嘱： □ 一级护理 □ 普通饮食
主要护理工作	□ 观察患者一般状况 □ 观察神经系统状况 □ 观察记录患者意识、瞳孔、生命体征及手术切口敷料情况 □ 遵医嘱给药并观察用药后反应 □ 遵医嘱完成实验室检查 □ 预防并发症护理 □ 进行心理护理及基础护理 □ 术后宣教及用药指导 □ 协助患者功能锻炼 □ 完成护理记录	□ 观察患者一般状况 □ 观察神经系统状况 □ 观察手术切口敷料情况 □ 遵医嘱给药并观察用药后反应 □ 预防并发症护理 □ 进行心理护理及基础护理 □ 协助患者功能锻炼	□ 观察患者一般状况 □ 观察神经系统状况 □ 观察手术切口敷料情况 □ 遵医嘱给药并观察用药后反应 □ 预防并发症护理 □ 进行心理护理及基础护理 □ 协助患者功能锻炼	□ 观察患者一般状况 □ 观察神经系统状况 □ 观察手术切口敷料情况 □ 遵医嘱给药并观察用药后反应 □ 预防并发症护理 □ 进行心理护理及基础护理 □ 协助患者功能锻炼
病情变异记录	□ 无　□ 有，原因： 1. 2.	□ 无　□ 有，原因： 1. 2.	□ 无　□ 有，原因： 1. 2.	□ 无　□ 有，原因： 1. 2.
护士签名				
医师签名				

时间	住院第 11 天 （术后第 7 天）	住院第 12 天 （术后第 8 天）	住院第 13 天 （术后第 9 天）	住院第 14 天 （术后第 10 天）
主要诊疗工作	□ 切口换药、拆线 □ 复查血常规、肝功能、肾功能及血电解质	□ 停用脱水药物 □ 观察神经系统体征变化	□ 神经系统查体，对比手术前后症状、体征变化 □ 汇总术后辅助检查结果 □ 评估手术效果	□ 确定患者可以出院 □ 向患者交代出院注意事项、复查日期 □ 向患者交代进一步的专科放疗和（或）化疗 □ 通知出院处 □ 开出院诊断书 □ 完成出院记录
重点医嘱	长期医嘱： □ 二级护理 □ 普通饮食 临时医嘱： □ 拆线 □ 血常规 □ 肝功能、肾功能及血电解质	长期医嘱： □ 二级护理 □ 普通饮食	长期医嘱： □ 三级护理 □ 普通饮食	临时医嘱： □ 出院通知 □ 出院带药
主要护理工作	□ 观察患者一般状况 □ 观察神经系统状况 □ 观察手术切口敷料情况 □ 遵医嘱给药并观察用药后反应 □ 遵医嘱完成实验室检查 □ 预防并发症护理 □ 进行心理护理及基础护理 □ 协助患者功能锻炼	□ 观察患者一般状况 □ 观察神经系统状况 □ 观察手术切口敷料情况 □ 预防并发症护理 □ 进行心理护理及基础护理 □ 协助患者功能锻炼	□ 观察患者一般状况 □ 观察神经系统状况 □ 观察手术切口敷料情况 □ 预防并发症护理 □ 进行心理护理及基础护理 □ 进行出院指导 □ 协助患者功能锻炼	□ 完成出院指导 □ 帮助患者办理出院手续 □ 完成护理记录
病情变异记录	□ 无 □ 有，原因： 1. 2.	□ 无 □ 有，原因： 1. 2.	□ 无 □ 有，原因： 1. 2.	□ 无 □ 有，原因： 1. 2.
护士签名				
医师签名				

（中华医学会神经外科学分会）

第 44 节　大脑凸面脑膜瘤临床路径

临床路径标准

一、适用对象

第一诊断为大脑凸面脑膜瘤（ICD-10：D32.0）。

行开颅大脑凸面脑膜瘤切除术（ICD-9-CM-3：01.51）。

二、诊断依据

根据《临床诊疗指南——神经外科学分册》（中华医学会编著，人民卫生出版社，2012 年）、《临床技术操作规范——神经外科分册》（中华医学会编著，人民军医出版社，2007 年）、《王忠诚神经外科学》（王忠诚，湖北科学技术出版社，2003年）、《神经外科学》（第 2 版，赵继宗，人民卫生出版社，2012 年）。

1. 临床表现

（1）病史：病程一般较长，许多患者主要表现为不同程度的头痛、精神障碍，部分患者因头外伤或其他原因，经颅脑 CT 检查偶然发现。

（2）颅内高压症状：症状可很轻微，如眼底视盘水肿，但头痛不剧烈。当失代偿时，病情可迅速恶化。

（3）局灶性症状：根据肿瘤生长部位及临近结构的不同，可出现不同的神经功能障碍表现，如位于额叶或顶叶的脑膜瘤易产生刺激症状，引起癫痫发作，以局限运动性发作常见，表现为面部和手脚抽搐，部分患者可表现为 Jackson 癫痫，感觉性发作少见。有的患者仅表现为眼前闪光，需仔细询问病史方可发现。

（4）局部神经功能缺失：以肢体运动、感觉障碍多见，肿瘤位于颞区或颞后区时因视路受压出现视野改变，优势半球的肿瘤还可导致语言障碍。

2. 辅助检查

（1）颅脑 CT：病变密度均匀，可被明显强化，肿瘤基底宽，附着于硬脑膜上，可伴有钙化，另可见局部颅骨骨质改变。

（2）颅脑 MRI：一般表现为等长或稍长 T_1、T_2 信号影，注射造影剂后 60%～70%肿瘤强化，其基底部硬脑膜会出现条形增强带——"脑膜尾征"，为其较特异的影像特点。

（3）根据患者情况，可选择行以下检查：① 脑电图检查：目前主要用于癫痫患者术前、术后评估；② DSA：可了解肿瘤的血运情况和供血动脉的来源，以及静脉引流情况；③ 行 2D-TOF 和（或）3D-CE-MRV 检查，了解颅内静脉系统情况。

三、选择治疗方案的依据

根据《临床诊疗指南——神经外科学分册》（中华医学会编著，人民卫生出版社，2012年）、《临床技术操作规范——神经外科分册》（中华医学会编著，人民军医出版社，2007年）、《王忠诚神经外科学》（王忠诚，湖北科学技术出版社，2003年）、《神经外科学》（第2版，赵继宗，人民卫生出版社，2012年）。

1. 临床诊断为大脑凸面脑膜瘤，有颅内压增高症状或局灶性症状者需手术治疗，手术方法为开颅幕上凸面脑膜瘤切除术，必要时术中行电生理监测。

2. 患者一般情况好，无高血压、糖尿病、冠状动脉粥样硬化性心脏病、凝血功能障碍等严重器质性病变，能够耐受全身麻醉手术。

3. 手术风险较大者（高龄、妊娠期、合并较严重内科疾病），需向患者或家属交代病情；如不同意手术，应当充分告知风险，履行签字手续并予严密观察。

四、进入路径标准

1. 第一诊断必须符合大脑凸面脑膜瘤疾病编码（ICD-10：D32.0）。

2. 当患者同时具有其他疾病诊断，但在住院期间不需特殊处理、不影响第一诊断的临床路径流程实施时，可以进入路径。

五、手术前的检查项目

手术前的检查项目（术前准备或评估≤3天）。

1. 必需的检查项目

（1）血常规、血型、尿常规。

（2）凝血功能、肝功能、肾功能、血电解质、血糖、感染性疾病筛查（乙型病毒性肝炎、丙型病毒性肝炎、艾滋病、梅毒等）。

（3）心电图、胸部X线片。

（4）颅脑CT，包含病变区域骨窗像薄层扫描。

（5）颅脑MRI。

（6）电生理功能检查。

（7）认知功能评定。

2. 根据肿瘤部位、大小和临床表现行针对性检查 如视力、视野等检查，建议行DSA、CE-MRV、功能区DTI检查，明确肿瘤与颅内血管关系。

3. 根据患者病情或年龄>65岁，行心、肺功能检查（超声心动图，肺功能检查）。

六、治疗方案

1. 预防性抗生素选择与使用时机

（1）按照《外科手术部位感染预防和控制技术指南（试行）》（卫办医政发

〔2010〕187 号）。建议使用第一、二代头孢菌素，头孢曲松等；明确感染患者，可根据药物敏感性试验结果调整抗生素。

（2）预防性用抗生素，时间为术前 30 min。

2. 手术日　入院第 4 天。

（1）麻醉方式：全身麻醉。

（2）手术方式：开颅大脑凸面脑膜瘤切除术；根据患者病情，术中可选用手术相关设备包括：神经导航系统、神经电生理监测、超声吸引器等。

（3）手术置入物：颅骨、硬脑膜修复材料、颅骨固定材料、止血材料、引流管系统。

（4）术中用药：激素、脱水药、抗生素。

（5）输血：根据手术失血情况决定。

3. 术后住院恢复　≤10 天。

（1）必须复查的检查项目：颅脑 CT、MRI 扫描，血常规、肝功能、肾功能、血电解质，必要时复查。

（2）根据患者病情可选择检查：视力、视野、脑电图、脑皮质/脑干诱发电位、心肺功能检查、神经电生理检查、认知功能评定。

（3）术后用药：抗癫痫药物、脱水药、激素。

七、出院标准

1. 患者病情稳定，体温正常，手术切口愈合良好，生命体征平稳。

2. 没有需要住院处理的并发症和（或）合并症。

八、变异及原因分析

1. 术中或术后继发手术部位或其他部位颅内血肿、脑水肿等并发症，严重者需要二次手术，导致住院时间延长、费用增加。

2. 术后继发脑脊液漏、切口感染或延期愈合，颅内感染和神经血管损伤，导致住院时间延长、费用增加。

3. 术后伴发其他内、外科疾病需进一步诊治，导致住院时间延长。

九、标准住院日

标准住院日≤14 天。

临床路径表单

适用对象：第一诊断为大脑凸面脑膜瘤（ICD-10：D32.0）；行大脑凸面脑膜瘤切除术
（ICD-9-CM-3: 01.51）

患者姓名：_____ 性别：_____ 年龄：_____ 门诊号：_____ 住院号：_____

住院日期：___年__月__日 出院日期：___年__月__日 标准住院日：≤14 天

时间	住院第 1 天	住院第 2 天	住院第 3 天
主要诊疗工作	□ 询问病史及体格检查 □ 完成病历书写 □ 开实验室检查单 □ 上级医师查房与术前评估 □ 初步确定手术方式和日期 □ 向患者和家属交代围术期注意事项、自费协议书、委托书	□ 依据体检，进行相关的术前检查 □ 完成必要的相关科室会诊 □ 上级医师查房，术前讨论 □ 完成术前准备与术前评估 □ 完成术前小结，术前讨论记录	□ 汇总辅助检查结果 □ 术者查房，完成相关病程记录 □ 根据术前检查结果，进行术前讨论，明确诊断，决定术式，制订治疗方案 □ 向患者和（或）家属交代病情，并签署手术知情同意书、输血同意书、麻醉知情同意书等
重点医嘱	**长期医嘱：** □ 二级护理 □ 普通饮食 **临时医嘱：** □ 神经系统专科查体（四肢肌力检查，瞳孔、眼底检查，步态检查等） □ 化验检查(血、尿常规,血型、肝功能、肾功能及血电解质，感染性疾病筛查，凝血功能)，心电图，胸部 X 线片 □ MRI 平扫加强化（冠、矢、轴），酌情行 fMRI 检查，病变区域颅骨质薄层 CT 扫描（冠、轴） □ 脑电生理神经功能临床检查（脑电图） □ 心、肺功能（视患者情况而定） □ 心理智力情感检查	**长期医嘱：** □ 二级护理 □ 普通饮食 □ 患者既往基础用药 **临时医嘱：** □ 在局麻/全身麻醉下行全脑 DSA 造影（必要时栓塞） □ 皮质醇激素（根据术前瘤周水肿情况定） □ 一次性导尿包 □ 其他特殊医嘱	**长期医嘱：** □ 二级护理 □ 术前禁食、禁水 □ 通知家属 □ 预防癫痫药物（有症状者） □ 通便药物 **临时医嘱：** □ 备皮 □ 麻醉科会诊 □ 抗生素皮试 □ 根据手术情况备血 □ 术前医嘱：明日全身麻醉下行大脑凸面脑膜瘤切除术
主要护理工作	□ 入院护理评估及入院宣教 □ 观察意识、瞳孔及生命体征 □ 完成首次护理记录 □ 遵医嘱完成实验室检查	□ 观察患者一般状况 □ 观察神经系统状况 □ 全脑 DSA 检查前准备及宣教 □ 遵医嘱给药并观察用药后反应 □ 完成护理记录	□ 观察患者一般状况 □ 观察神经系统状况 □ 术前宣教 □ 完成术前准备 □ 遵医嘱给药并观察用药后反应 □ 心理护理及基础护理 □ 完成护理记录

待 续

时间	住院第 1 天	住院第 2 天	住院第 3 天
病情 变异 记录	□无　□有，原因： 1. 2.	□无　□有，原因： 1. 2.	□无　□有，原因： 1. 2.
护士 签名			
医师 签名			

时间	住院第 4 天 （手术日）	住院第 5 天 （术后第 1 天）	住院第 6 天 （术后第 2 天）
主要诊疗工作	□ 手术 □ 术前核对患者姓名、疾病、病变部位 □ 术中监测：电生理监测 □ 术者完成手术记录 □ 完成术后病程 □ 上级医师查房 □ 向患者及家属交代手术情况及术后情况，嘱咐注意事项 □ 观察术后病情变化	□ 上级医师查房，注意病情变化 □ 完成常规病历书写 □ 根据引流情况决定是否拔除引流管 □ 注意体温、血常规变化，必要时行腰椎穿刺，送脑脊液化验 □ 注意有无意识障碍、呼吸障碍、偏瘫等（对症处理） □ 注意脑神经有无受损（有无面瘫、面部麻木感、听力受损、饮水呛咳）（对症处理） □ 复查头部 CT，排除颅内出血和明确术后脑水肿的情况 □ 换药	□ 注意病情变化 □ 注意是否有发热、脑脊液漏等 □ 必要时再次行腰椎穿刺采集脑脊液 □ 完成病程记录
重点医嘱	**长期医嘱：** □ 生命体征监测 □ 多功能监护，吸氧 □ 可进流食（无术后功能障碍者），胃管鼻饲（有吞咽功能障碍者） □ 接引流（术中置放引流者） □ 补液 □ 抗生素，激素，抑酸等药物 □ 神经营养药（必要时） □ 控制血压和血糖等内科用药 **临时医嘱：** □ 止血，镇痛，止吐 □ 查血常规	**长期医嘱：** □ 一级护理 □ 流食 □ 控制血压和血糖 □ 激素、抗癫痫药、抗生素 **临时医嘱：** □ 补液（酌情） □ 拔除引流管（如术中置放） □ 颅脑 CT □ 换药 □ 查血常规，肝功能、肾功能及血电解质，凝血功能，血气等，酌情对症处理	**长期医嘱：** □ 一级护理 □ 半流食 □ 观察记录患者意识、瞳孔、生命体征 □ 常规补液治疗 □ 预防血管痉挛治疗 □ 抑酸 □ 预防癫痫治疗 □ 必要时降低颅内压治疗 □ 预防深静脉血栓、肺炎等并发症 **临时医嘱：** □ 必要时查肝功能、肾功能及血电解质

待　续

时间	住院第 4 天 （手术日）	住院第 5 天 （术后第 1 天）	住院第 6 天 （术后第 2 天）
主要护理工作	□ 观察患者一般状况及神经系统状况 □ 观察记录患者意识、瞳孔、生命体征及手术切口敷料情况 □ 有引流管者观察引流液性状及记量 □ 遵医嘱给药并观察用药后反应 □ 遵医嘱完成实验室检查 □ 预防并发症护理 □ 进行心理护理及基础护理 □ 完成护理记录	□ 观察患者一般状况及神经系统状况 □ 观察记录患者意识、瞳孔、生命体征及手术切口敷料情况 □ 有引流管者观察引流液性状及记量 □ 遵医嘱给药并观察用药后反应 □ 遵医嘱完成实验室检查 □ 预防并发症护理 □ 进行心理护理及基础护理 □ 完成护理记录	□ 观察患者一般状况及神经系统状况 □ 观察记录患者意识、瞳孔、生命体征及手术切口敷料情况 □ 遵医嘱给药并观察用药后反应 □ 遵医嘱完成实验室检查 □ 预防并发症护理 □ 进行心理护理及基础护理 □ 进行术后宣教及用药指导 □ 完成护理记录
病情变异记录	□ 无　□ 有，原因： 1. 2.	□ 无　□ 有，原因： 1. 2.	□ 无　□ 有，原因： 1. 2.
护士签名			
医师签名			

时间	住院第 7 天 （术后第 3 天）	住院第 8 天 （术后第 4 天）	住院第 9 天 （术后第 5 天）	住院第 10 天 （术后第 6 天）
主要诊疗工作	□ 上级医师查房，注意病情变化 □ 注意是否有发热、脑脊液漏等 □ 必要时再次行腰椎穿刺采集脑脊液 □ 完成病历书写 □ 调整激素用量，逐渐减量 □ 注意患者的意识和精神状态变化，是否伴有脑神经功能障碍，必要时尽早行康复训练 □ 切口换药，注意有无皮下积液，必要时加压包扎 □ 复查颅脑 MRI，明确肿瘤是否切除完全	□ 注意病情变化 □ 注意是否有发热、脑脊液漏等 □ 必要时再次行腰椎穿刺采集脑脊液 □ 完成病历书写 □ 注意患者的意识和精神状态变化，是否伴有脑神经功能障碍，必要时尽早行康复训练	□ 上级医师查房，注意病情变化 □ 注意是否有发热、脑脊液漏等 □ 必要时再次行腰椎穿刺采集脑脊液 □ 完成病历书写 □ 注意患者的意识和精神状态变化，是否伴有脑神经功能障碍，必要时尽早行康复训练 □ 切口换药，注意有无皮下积液，必要时加压包扎	□ 注意病情变化 □ 注意是否有发热、脑脊液漏等 □ 必要时再次行腰椎穿刺采集脑脊液 □ 完成病历书写
重点医嘱	长期医嘱： □ 一级护理 □ 半流食/普通饮食 □ 调整激素用量，逐渐减量 □ 控制血压和血糖 临时医嘱： □ 换药 □ 腰椎穿刺测压、放液（必要时）	长期医嘱： □ 一级护理 □ 半流食/普通饮食 □ 调整激素用量，逐渐减量 □ 控制血压和血糖 临时医嘱： □ 腰椎穿刺测压、放液（必要时）	长期医嘱： □ 一级护理 □ 半流食/普通饮食 □ 调整激素用量，逐渐减量 □ 控制血压和血糖 临时医嘱： □ 换药 □ 腰椎穿刺测压、放液（必要时）	长期医嘱： □ 一级护理 □ 半流食/普通饮食 □ 调整激素用量，逐渐减量 □ 控制血压和血糖 临时医嘱： □ 腰椎穿刺测压、放液（必要时）
主要护理工作	□ 观察患者一般状况及神经系统状况 □ 观察记录患者意识、瞳孔、生命体征及手术切口敷料情况 □ 遵医嘱给药并观察用药后反应 □ 遵医嘱完成实验室检查 □ 预防并发症护理 □ 进行心理护理及基础护理 □ 完成护理记录 □ 指导术后患者功能锻炼	□ 观察患者一般状况及神经系统状况 □ 观察患者意识、瞳孔及切口情况 □ 遵医嘱给药并观察用药后反应 □ 遵医嘱完成实验室检查 □ 预防并发症护理 □ 进行心理护理及基础护理 □ 指导术后患者功能锻炼	□ 观察患者一般状况及神经系统状况 □ 观察患者意识、瞳孔及手术切口敷料情况 □ 遵医嘱给药并观察用药后反应 □ 遵医嘱完成实验室检查 □ 预防并发症护理 □ 进行心理护理及基础护理 □ 指导术后患者功能锻炼	□ 观察患者一般状况及神经系统状况 □ 观察患者意识、瞳孔及手术切口敷料情况 □ 遵医嘱给药并观察用药后反应 □ 遵医嘱完成化验检查 □ 预防并发症护理 □ 进行心理护理及基础护理 □ 指导术后患者功能锻炼

待 续

时间	住院第 7 天 （术后第 3 天）	住院第 8 天 （术后第 4 天）	住院第 9 天 （术后第 5 天）	住院第 10 天 （术后第 6 天）
病情 变异 记录	□无　□有，原因： 1. 2.	□无　□有，原因： 1. 2.	□无　□有，原因： 1. 2.	□无　□有，原因： 1. 2.
护士 签名				
医师 签名				

时间	住院第 11 天 （术后第 7 天）	住院第 12 天 （术后第 8 天）	住院第 13 天 （术后第 9 天）	住院第 14 天 （术后第 10 天）
主要诊疗工作	□ 切口拆线 □ 切口换药 □ 复查血常规、肝功能、肾功能及血电解质 □ 神经系统查体，对比手术前后症状、体征变化 □ 汇总术后辅助检查结果 □ 评估手术效果	□ 观察病情变化 □ 进行康复训练	□ 观察病情变化 □ 进行康复训练	□ 上级医师查房，进行切口愈合评估，明确有无手术并发症，肿瘤是否切除完全，是否需要进一步放疗，能否出院 □ 完成出院记录、病案首页、出院证明等 □ 向患者交代出院注意事项：复诊时间、地点、检查项目，紧急情况时的处理
重点医嘱	**长期医嘱：** □ 二级护理 □ 普通饮食 □ 预防血管痉挛治疗 □ 预防癫痫治疗 **临时医嘱：** □ 拆线 □ 血常规 □ 肝功能、肾功能及血电解质 □ 必要时行 CT 检查	**长期医嘱：** □ 二级护理 □ 普通饮食	**长期医嘱：** □ 三级护理 □ 普通饮食	**出院医嘱：** □ 出院带药 □ 康复治疗（酌情） □ 残余肿瘤放射治疗（酌情）
主要护理工作	□ 观察患者一般状况及神经系统状况 □ 遵医嘱给药并观察用药后反应 □ 遵医嘱完成实验室检查 □ 预防并发症护理 □ 进行心理护理及基础护理 □ 指导术后患者功能锻炼	□ 观察患者一般状况及神经系统状况 □ 预防并发症护理 □ 进行心理护理及基础护理 □ 指导术后患者功能锻炼	□ 观察患者一般状况及神经系统状况 □ 预防并发症护理 □ 进行心理护理及基础护理 □ 指导术后患者功能锻炼 □ 进行出院指导	□ 完成出院指导 □ 指导患者办理出院手续 □ 完成护理记录
病情变异记录	□ 无　□ 有，原因： 1. 2.	□ 无　□ 有，原因： 1. 2.	□ 无　□ 有，原因： 1. 2.	□ 无　□ 有，原因： 1. 2.
护士签名				
医师签名				

（中华医学会神经外科学分会）

第 45 节　颅骨良性肿瘤临床路径

临床路径标准

一、适用对象

第一诊断为颅骨良性肿瘤（ICD-10：D16.4）。

行单纯颅骨肿瘤切除术或颅骨肿瘤切除术加一期颅骨成形术（ICD-9-CM-3：02.04-02.6）。

二、诊断依据

根据《临床诊疗指南——神经外科学分册》（中华医学会编著，人民卫生出版社，2012 年)、《临床技术操作规范——神经外科分册》（中华医学会编著，人民军医出版社，2007 年)、《王忠诚神经外科学》（王忠诚，湖北科学技术出版社，2003年)、《神经外科学》（第 2 版，赵继宗，人民卫生出版社，2012 年）。

1. 临床表现

（1）病史：病程较长，常偶然发现。

（2）无痛或局部轻度疼痛及酸胀感包块。

（3）部分较大的内生型肿瘤可产生脑组织受压引发的局灶性症状，如偏瘫、失语、同向性偏盲、癫痫发作等。

（4）极少数巨大肿瘤可产生颅高压表现，如头痛、恶心、呕吐、视物模糊等。

（5）部分位于颅底的肿瘤可产生脑神经压迫症状，如眼球运动障碍、面部感觉减退、听力减退等。

2. 辅助检查

（1）颅脑 CT 扫描（加骨窗像检查）：表现为骨质增生或破坏；如侵犯颅底，必要时可行三维 CT 检查或冠状位扫描。

（2）X 线片检查：可表现为骨质增生或骨质破坏。

（3）MRI 检查：可了解肿瘤侵入颅内程度。

三、选择治疗方案的依据

根据《临床诊疗指南——神经外科学分册》（中华医学会编著，人民卫生出版社，2012 年)、《临床技术操作规范——神经外科分册》（中华医学会编著，人民军医出版社，2007 年)、《王忠诚神经外科学》（王忠诚，湖北科学技术出版社，2003年)、《神经外科学》（第 2 版，赵继宗，人民卫生出版社，2012 年）。

1. 对于肿瘤较大而影响外观、内生型肿瘤出现颅压高或局灶性症状者应当行颅骨肿瘤切除术。术式包括单纯颅骨肿瘤切除术、颅骨肿瘤切除术加一期颅骨成形术。

2. 手术风险较大者（高龄、妊娠期、合并较严重内科疾病），需向患者或家属交代病情；如不同意手术，应当充分告知风险，履行签字手续，并予严密观察。

四、进入路径标准

1. 第一诊断符合颅骨良性肿瘤疾病编码（ICD-10：D16.4）。

2. 当患者同时具有其他疾病诊断，但在住院期间不需特殊处理、不影响第一诊断的临床路径流程实施时，可以进入路径。

五、术前检查项目

术前准备 2 天。

1. 必需的检查项目

（1）血常规、血型、尿常规。

（2）凝血功能、肝功能、肾功能、血电解质、血糖、感染性疾病筛查（乙型病毒性肝炎、丙型病毒性肝炎、艾滋病、梅毒等）。

（3）心电图、胸部 X 线片。

（4）颅脑 CT 扫描（含骨窗像）、颅脑 X 线片、MRI。

2. 根据患者病情建议选择的检查项目 DSA、SPECT、心肺功能评估（年龄>65岁者）。

六、治疗方案

1. 预防性抗生素选择与使用时机

（1）按照《外科手术部位感染预防和控制技术指南（试行）》（卫办医政发〔2010〕187 号）。建议使用第一、二代头孢菌素，头孢曲松等；明确感染患者，可根据药物敏感性试验结果调整抗生素。

（2）预防性使用抗生素，时间为术前 30 min。

2. 手术日 入院第 3~5 天。

（1）麻醉方式：局部麻醉或全身麻醉。

（2）手术方式：单纯颅骨肿瘤切除术、颅骨肿瘤切除术加一期颅骨成形术（颅骨缺损大于 3 cm 直径时）。

（3）手术内置物：颅骨、硬脑膜修复材料，颅骨固定材料等。

（4）术中用药：抗生素、脱水药。

（5）输血：根据手术失血情况决定。

3. 术后住院恢复 7~10 天。

（1）必须复查的检查项目：颅脑 CT，实验室检查包括血常规、尿常规、肝功能、肾功能、血电解质，必要时复查。

（2）根据患者病情，建议可选择的复查项目：颅脑 MRI。

（3）术后用药：抗生素、脱水药、激素，根据病情可用抗癫痫药等。

七、出院标准

1. 患者病情稳定，生命体征平稳，体温正常，手术切口愈合良好。
2. 没有需要住院处理的并发症和（或）合并症。

八、变异及原因分析

1. 术后继发其他部位硬脑膜外血肿、硬脑膜下血肿、脑内血肿等并发症，严重者需要再次行开颅手术，导致住院时间延长，费用增加。
2. 术后切口、颅骨或颅内感染、内置物排异反应，出现严重神经系统并发症，导致住院时间延长，费用增加。
3. 伴发其他内、外科疾病需进一步诊治，导致住院时间延长。

九、标准住院日

标准住院日≤14 天。

临床路径表单

适用对象：第一诊断为颅骨良性肿瘤（ICD-10：D16.4）；行单纯颅骨肿瘤切除术或颅骨肿瘤切除术加一期颅骨成形术（ICD-9-CM-3：02.04-02.6）

患者姓名：_____ 性别：_____ 年龄：_____ 门诊号：_____ 住院号：_____

住院日期：___年__月__日 出院日期：___年__月__日 标准住院日：≤14天

时间	住院第1天	住院第2天	住院第3天（手术当天）
主要诊疗工作	□ 病史采集、体格检查，完成病历书写 □ 术前相关检查 □ 上级医师查看患者，制订治疗方案，完善术前准备	□ 术前相关检查 □ 完善术前准备 □ 向患者和（或）家属交代病情，签署手术知情同意书 □ 安排次日手术	□ 安排全麻下颅骨肿瘤切除术 □ 临床观察神经系统功能情况 □ 完成手术记录及术后记录 □ 有引流者观察引流性状及引流量
重点医嘱	**长期医嘱：** □ 二级护理 **临时医嘱：** □ 检查血常规、凝血功能、肝功能、肾功能、电解质、血糖、感染性疾病筛查 □ 颅脑CT扫描 □ 心电图、胸部X线片 □ 必要时行MRI及颅脑X线片检查	**长期医嘱：** □ 二级护理 □ 术前禁食、禁水 **临时医嘱：** □ 备皮 □ 抗生素皮试	**长期医嘱：** □ 一级护理 □ 手术当天禁食、禁水 □ 补液治疗 **临时医嘱：** □ 术中用抗生素
主要护理工作	□ 入院护理评估及宣教 □ 观察患者一般状况及神经系统状况 □ 遵医嘱完成化验检查 □ 完成首次护理记录	□ 观察患者一般状况及神经系统状况 □ 手术前宣教 □ 完成术前准备 □ 完成护理记录	□ 观察患者一般状况及神经系统状况 □ 观察记录患者意识、瞳孔、生命体征及手术切口敷料情况 □ 观察引流液性状及记量 □ 遵医嘱给药并观察用药后反应 □ 预防并发症护理 □ 心理护理及基础护理 □ 完成护理记录
病情变异记录	□ 无 □ 有，原因： 1. 2.	□ 无 □ 有，原因： 1. 2.	□ 无 □ 有，原因： 1. 2.
护士签名			
医师签名			

时间	住院第 4 天 （术后第 1 天）	住院第 5 天 （术后第 2 天）	住院第 6 天 （术后第 3 天）
主要诊疗工作	□ 临床观察神经系统功能情况 □ 切口换药、观察切口情况 □ 有引流者观察引流液性状及引流量，根据病情拔除引流管 □ 完成病程记录	□ 临床观察神经系统功能情况 □ 观察切口敷料情况 □ 对 CT 复查结果进行评估 □ 完成病程记录	□ 临床观察神经系统功能情况 □ 观察切口敷料情况 □ 完成病程记录 □ 停止补液治疗
重点医嘱	长期医嘱： □ 一级护理 □ 术后流食 □ 补液治疗 临时医嘱： □ 颅脑 CT	长期医嘱： □ 一级护理 □ 术后半流食 □ 停用抗生素，有引流者延长抗生素使用 □ 补液治疗	长期医嘱： □ 术后普通饮食 □ 一级护理 临时医嘱： □ 复查血常规、肝功能、肾功能、凝血功能
主要护理工作	□ 观察患者一般状况及神经系统功能恢复情况 □ 观察记录患者意识、瞳孔、生命体征及手术切口敷料情况 □ 观察引流液性状及记量 □ 遵医嘱给药并观察用药后反应 □ 预防并发症护理 □ 心理护理及基础护理 □ 协助患者床上肢体活动 □ 完成护理记录 □ 进行术后宣教及用药指导	□ 观察患者一般状况及神经系统功能恢复情况 □ 观察记录患者意识、瞳孔、生命体征及手术切口敷料情况 □ 观察引流液性状及记量 □ 遵医嘱给药并观察用药后反应 □ 预防并发症护理 □ 心理护理及基础护理 □ 协助患者床上肢体活动 □ 完成护理记录	□ 观察患者一般状况及神经系统功能情况 □ 观察记录患者意识、瞳孔、生命体征及手术切口敷料情况 □ 遵医嘱给药并观察用药后反应 □ 遵医嘱完成实验室检查 □ 预防并发症护理 □ 心理护理及基础护理 □ 协助患者床上肢体活动 □ 完成护理记录
病情变异记录	□ 无　□ 有，原因： 1. 2.	□ 无　□ 有，原因： 1. 2.	□ 无　□ 有，原因： 1. 2.
护士签名			
医师签名			

时间	住院第 7 天 （术后第 4 天）	住院第 8 天 （术后第 5 天）	住院第 9 天 （术后第 6 天）	住院第 10~14 天 （术后第 7~10 天）
主要诊疗工作	□ 临床观察神经系统功能情况 □ 完成病程记录	□ 临床观察神经系统功能情况 □ 切口换药，观察切口情况 □ 完成病程记录	□ 临床观察神经系统功能情况 □ 查看化验结果 □ 完成病程记录 □ 复查颅脑 CT	□ 根据切口情况予以拆线或延期门诊拆线 □ 确定患者能否出院 □ 向患者交代出院注意事项、复查日期 □ 通知出院处 □ 开出院诊断书 □ 完成出院记录
重点医嘱	长期医嘱： □ 普通饮食 □ 一级护理	长期医嘱： □ 普通饮食 □ 二级护理	长期医嘱： □ 普通饮食 □ 三级护理 □ 颅脑 CT	□ 通知出院
主要护理工作	□ 观察患者一般状况及切口情况 □ 观察神经系统功能 □ 预防并发症护理 □ 心理护理及基础护理 □ 协助患者下床活动	□ 观察患者一般状况及切口情况 □ 观察神经系统功能 □ 预防并发症护理 □ 心理护理及基础护理 □ 协助患者下床活动	□ 观察患者一般状况及切口情况 □ 观察神经系统功能 □ 预防并发症护理 □ 心理护理及基础护理 □ 进行出院指导 □ 患者下床活动	□ 完成出院指导 □ 帮助患者办理出院手续
病情变异记录	□ 无　□ 有，原因： 1. 2.	□ 无　□ 有，原因： 1. 2.	□ 无　□ 有，原因： 1. 2.	□ 无　□ 有，原因： 1. 2.
护士签名				
医师签名				

（中华医学会神经外科学分会）

第 46 节　颅后窝脑膜瘤临床路径

临床路径标准

一、适用对象

第一诊断为颅后窝脑膜瘤（ICD-10：D32.012/D42.003/C70.003）。

行颅后窝脑膜瘤切除术（ICD-9-CM-3：01.51）。

二、诊断依据

根据《临床诊疗指南——神经外科学分册》（中华医学会编著，人民卫生出版社，2012 年）、《临床技术操作规范——神经外科分册》（中华医学会编著，人民军医出版社，2007 年）、《王忠诚神经外科学》（王忠诚，湖北科学技术出版社，2003年）、《神经外科学》（第 2 版，赵继宗，人民卫生出版社，2012 年）。

1. 临床表现

（1）病史：病程一般较长。

（2）颅内压增高症状：可出现颈痛，颅内压升高症状。

（3）其他症状：肢体力弱，感觉障碍，脑神经受累，小脑损害体征，锥体束征等。

2. 辅助检查

（1）颅脑 CT：病变密度均匀，可被明显强化，肿瘤基底宽，附着于硬脑膜上，可伴有钙化，另可见局部颅骨骨质改变。

（2）颅脑 MRI：一般表现为等或稍长 T_1、T_2 信号影，注射造影剂后肿瘤强化，其基底部硬脑膜会出现条形增强带——"脑膜尾征"，为其较特异的影像特点。

（3）根据患者情况，可选择行以下检查：① 数字减影血管造影术（DSA）：可了解肿瘤的血运情况和供血动脉的来源、静脉引流情况；② 行三维时间飞跃（2D-TOF）和（或）三维对比增强磁共振成像（3D-CE-MRI）检查，了解颅内静脉系统情况。

三、选择治疗方案的依据

根据《临床诊疗指南——神经外科学分册》（中华医学会编著，人民卫生出版社，2012 年）、《临床技术操作规范——神经外科分册》（中华医学会编著，人民军医出版社，2007 年）、《王忠诚神经外科学》（王忠诚，湖北科学技术出版社，2003年）、《神经外科学》（第 2 版，赵继宗，人民卫生出版社，2012 年）。

1. 临床诊断为颅后窝脑膜瘤，有颅内压增高症状或局灶性症状者需手术治疗，手术方法为枕下乙状窦后入路/远外侧/其他入路颅后窝脑膜瘤切除术，必要时术中行电生理监测。

2. 患者一般情况好，无高血压、糖尿病、冠心病、凝血功能障碍等严重器质性病变，能够耐受全身麻醉手术。

3. 手术风险较大者（高龄、妊娠期、合并较严重内科疾病），需向患者或家属交代病情；如不同意手术，应当充分告知风险，履行签字手续，并予严密观察。

四、进入路径标准

1. 第一诊断符合颅后窝脑膜瘤疾病编码（ICD-10：D32. 012/D42. 003/C70. 003）。

2. 当患者同时并发其他疾病诊断时，但在住院期间不需要特殊处理也不影响第一诊断的临床路径流程实施时，可以进入路径。

五、手术前的检查项目

手术前的检查项目（术前准备或评估 2~4 天）。

1. 必需的检查项目

（1）血常规、血型、尿常规。

（2）凝血功能、肝功能、肾功能、血电解质、血糖、感染性疾病筛查（乙型病毒性肝炎、丙型病毒性肝炎、艾滋病、梅毒等）。

（3）心电图、胸部 X 线片。

（4）颅脑 CT，包含病变区域骨窗像薄层扫描。

（5）颅脑 MRI。

（6）电生理功能检查。

2. 根据肿瘤部位、大小和临床表现行针对性检查　如听力、面神经功能等检查，建议行 DSA、CE-MRI 等检查明确肿瘤与颅内血管的关系。

3. 根据患者病情或年龄>65 岁，行心、肺功能检查。

六、治疗方案

1. 预防性抗生素选择与使用时机

（1）按照《外科手术部位感染预防和控制技术指南（试行）》（卫办医政发〔2010〕187 号）。建议使用第一、二代头孢菌素，头孢曲松等；明确感染患者，可根据药物敏感性试验结果调整抗生素。

（2）预防性用抗生素，时间为术前 30 min。

2. 手术日为　入院第 4~5 天。

（1）麻醉方式：全身麻醉。

（2）手术方式：颅后窝脑膜瘤切除术。

（3）手术置入物：颅骨、硬脑膜修复材料、颅骨固定材料、止血材料、引流管系统。

（4）术中用药：激素、脱水药、抗生素。

（5）输血：根据手术失血情况决定。

3. 术后住院恢复　7~10 天。

（1）必须复查的检查项目：颅脑 CT、MRI 扫描，血常规、肝功能、肾功能、血电解质，必要时复查。

（2）根据患者病情，可选择检查：心肺功能检查、神经电生理检查。

（3）术后用药：脱水药、激素。

七、出院标准

1. 患者病情稳定，体温正常，手术切口愈合良好；生命体征平稳。

2. 没有需要住院处理的并发症和（或）合并症。

八、变异及原因分析

1. 术中或术后继发手术部位或其他部位颅内血肿、脑水肿等并发症，严重者需要二次手术，导致住院时间延长、费用增加。

2. 术后继发脑脊液漏、切口感染或延期愈合，颅内感染和神经血管损伤，导致住院时间延长、费用增加。

3. 术后伴发其他内、外科疾病需进一步诊治，导致住院时间延长。

九、标准住院日

标准住院日为 12~14 天。

临床路径表单

适用对象：第一诊断为颅后窝脑膜瘤（ICD-10：D32.012/D42.003/C70.003）；行颅后
　　　　窝脑膜瘤切除术（ICD9-CM-3：01.51）

患者姓名：_____ 性别：_____ 年龄：_____ 门诊号：_____ 住院号：_____

住院日期：___年__月__日 出院日期：___年__月__日 标准住院日：12~14 天

时间	住院第 1 天	住院第 2~3 天	住院第 4~5 天（手术日）
主要诊疗工作	□ 询问病史及体格检查 □ 完成病历书写 □ 完善检查 □ 上级医师查房与术前评估 □ 初步确定手术方式和日期	□ 依据体检，进行相关的术前检查 □ 完成必要的相关科室会诊 □ 上级医师查房，术前讨论 □ 完成术前准备与术前评估 □ 预约术中电生理监测 □ 完成术前小结，术前讨论记录 □ 向患者和家属交代围术期注意事项，签署手术同意书，自费协议书，输血同意书，委托书	□ 安排手术 □ 术中监测：脑干听觉诱发电位（BAEP），面神经、三叉神经监测 □ 术者完成手术记录 □ 完成术后病程 □ 上级医师查房 □ 向患者及家属交代手术情况，嘱咐注意事项 □ 观察术后病情变化
重点医嘱	**长期医嘱：** □ 二级护理 □ 饮食 **临时医嘱：** □ 神经系统专科查体（四肢肌力检查，小瞳孔眼底检查，步态检查等） □ 实验室检查（血尿常规，血型，肝功能、肾功能及血电解质，感染性疾病筛查，凝血功能），心电图，胸部 X 线片 □ MRI 平扫加强化（冠、矢、轴），病变区域颅底骨质薄层 CT 扫描（冠、轴） □ 脑神经功能临床检查（视力和视野，电测听，脑干诱发电位） □ 心、肺功能（视患者情况而定）	**长期医嘱：** □ 二级护理 □ 饮食 □ 患者既往基础用药 **临时医嘱：** □ 在局麻/全麻下行全脑DSA 造影（必要时栓塞） □ 术前医嘱：明日全麻下行枕下乙状窦后入路/远外侧/其他入路行颅后窝脑膜瘤切除术 □ 术前禁食、禁水 □ 抗生素 □ 激素（根据术前瘤周水肿情况而定） □ 一次性导尿包 □ 其他特殊医嘱	**长期医嘱：** □ 生命体征监测(每2h 一次) □ 多功能监护，吸氧 □ 可进流食（无术后功能障碍者），胃管鼻饲（有吞咽功能障碍者） □ 接引流（术中置放引流者） □ 尿管接袋计量 □ 补液 □ 抗生素，激素，抑酸等药物 □ 神经营养药（必要时） □ 控制血压和血糖等内科用药 **临时医嘱：** □ 止血，镇痛，止吐 □ 查血常规，肝功能、肾功能及血电解质，凝血功能，血气等，酌情对症处理 □ 颅脑 CT
主要护理工作	□ 介绍病房环境，设施和设备 □ 入院护理评估	□ 宣教，备皮等术前准备 □ 提醒患者术前禁食、禁水 □ 观察有无吞咽障碍	□ 随时观察患者病情变化 □ 术后心理和生活护理
病情变异记录	□ 无　□ 有，原因： 1. 2.	□ 无　□ 有，原因： 1. 2.	□ 无　□ 有，原因： 1. 2.
护士签名			
医师签名			

时间	住院第 5~6 天 （术后第 1 天）	住院第 7~9 天 （术后第 3 天）	住院第 12~14 天 出院日
主要诊疗工作	□ 上级医师查房，注意病情变化 □ 完成常规病历书写 □ 根据引流情况决定是否拔除硬脑膜外引流 □ 注意体温、血常规变化，必要时行腰椎穿刺，送脑脊液化验 □ 注意有无意识障碍、呼吸障碍、偏瘫等（对症处理） □ 注意脑神经有无受损（有无面瘫、面部麻木感、听力受损、饮水呛咳）（对症处理） □ 复查颅脑 CT，排除颅内出血和明确术后脑水肿的情况	□ 上级医师查房，注意病情变化 □ 注意是否有发热、脑脊液漏等 □ 必要时再次行腰椎穿刺采集脑脊液 □ 完成病历书写 □ 调整激素用量，逐渐减量 □ 注意患者的意识和精神状态变化，是否伴有脑神经功能障碍，必要时尽早行康复训练 □ 切口换药，注意有无皮下积液，必要时加压包扎 □ 复查颅脑 MRI，明确肿瘤是否切除完全	□ 上级医师查房，进行切口愈合评估，明确有无手术并发症，肿瘤是否切除完全，是否需要进一步放射治疗，能否出院 □ 完成出院记录、病案首页、出院证明等 □ 向患者交代出院注意事项：复诊时间、地点、检查项目，紧急情况的处理
重点医嘱	长期医嘱： □ 一级护理 □ 流食 □ 控制血压和血糖 □ 激素 临时医嘱： □ 镇痛 □ 补液（酌情） □ 拔除引流管（如术中置放）	长期医嘱： □ 二级护理 □ 半流食/普通饮食 □ 调整激素用量，逐渐减量 □ 控制血压和血糖 临时医嘱： □ 换药 □ 腰椎穿刺测压、放液（必要时）	出院医嘱： □ 出院带药 □ 康复治疗（酌情） □ 残余肿瘤放射治疗（酌情）
主要护理工作	□ 观察患者生命体征情况 □ 术后心理与生活护理 □ 观察有无吞咽障碍	□ 观察患者生命体征情况 □ 术后心理与生活护理 □ 指导术后患者功能锻炼	□ 指导患者办理出院手续
病情变异记录	□ 无 □ 有，原因： 1. 2.	□ 无 □ 有，原因： 1. 2.	□ 无 □ 有，原因： 1. 2.
护士签名			
医师签名			

（中华医学会神经外科学分会）

第47节　颅前窝底脑膜瘤临床路径

临床路径标准

一、适用对象

第一诊断为颅前窝底脑膜瘤（ICD-10：C70.002/D32.013/D42.002）。

行冠切经额开颅颅前窝底脑膜瘤切除术（ICD-9-CM-3：01.51）。

二、诊断依据

根据《临床诊疗指南——神经外科学分册》（中华医学会编著，人民卫生出版社，2012年）、《临床技术操作规范——神经外科分册》（中华医学会编著，人民军医出版社，2007年）、《王忠诚神经外科学》（王忠诚，湖北科学技术出版社，2003年）、《神经外科学》（第2版，赵继宗，人民卫生出版社，2012年）。

1. 临床表现

（1）病史：病程一般较长。

（2）颅内压增高症状：肿瘤体积增大引起慢性颅内压增高表现，主要为头痛、恶心、呕吐等。

（3）局灶性症状：因额叶受损出现精神、智力症状，主要表现为记忆力障碍、反应迟钝，嗅觉、视觉受损。

2. 辅助检查　颅脑 MRI 显示颅内占位性病变，基底位于颅前窝底，边界清楚，明显均匀强化，额叶底面和鞍区结构受压。

三、选择治疗方案的依据

根据《临床诊疗指南——神经外科学分册》（中华医学会编著，人民卫生出版社，2012年）、《临床技术操作规范——神经外科分册》（中华医学会编著，人民军医出版社，2007年）、《王忠诚神经外科学》（王忠诚，湖北科学技术出版社，2003年）、《神经外科学》（第2版，赵继宗，人民卫生出版社，2012年）。

1. 拟诊断为颅前窝底脑膜瘤者，有明确的颅内压增高症状或局灶性症状者需手术治疗，手术方法是冠状切口经额入路开颅肿瘤切除术。

2. 对于手术风险较大者（高龄、妊娠期、合并较严重的内科疾病者），要向患者或家属仔细交代病情，如不同意手术，应履行签字手续，并予以严密观察。

3. 对于严密观察保守治疗者，一旦出现颅内压增高征象，必要时予以急诊手术。

四、进入路径标准

1. 第一诊断必须符合颅前窝底脑膜瘤疾病编码（ICD-10：C70.002/D32.013/

D42.002）。

2. 当患者合并其他疾病，但住院期间不需特殊处理，也不影响第一诊断的临床路径实施时，可以进入路径。

五、手术前的检查项目

手术前的检查项目（术前准备 3 天）。

1. 必需的检查项目

（1）血常规、血型、尿常规。

（2）凝血功能、肝功能、肾功能、血电解质、血糖、感染性疾病筛查（乙型病毒性肝炎、丙型病毒性肝炎、艾滋病、梅毒等）。

（3）心电图、胸部 X 线片。

（4）颅脑 CT，包含病变区域骨窗像薄层扫描。

（5）颅脑 MRI。

（6）认知功能评定。

2. 根据肿瘤基底、大小和临床表现行针对性检查，如视力视野检查、电生理功能检查（视觉诱发电位）等。

3. 根据患者病情或年龄>65 岁，行心、肺功能检查。

六、治疗方案

1. 预防性抗生素的选择与使用时机

（1）按照《外科手术部位感染预防和控制技术指南（试行）》（卫办医政发〔2010〕187 号）。建议使用第一、二代头孢菌素，头孢曲松等；明确感染患者，可根据药物敏感性试验结果调整抗生素。

（2）预防性用抗生素，时间为术前 30 min。

2. 手术日　为入院第 4 天。

（1）麻醉方式：全身麻醉。

（2）手术方式：经额开颅颅前窝底脑膜瘤切除术。

（3）手术置入物：颅骨、硬脑膜修复材料、颅骨固定材料、止血材料、引流管系统。

（4）术中用药：激素、脱水药、抗生素。

（5）输血：根据手术出血情况决定。

3. 术后住院恢复　10 天。

（1）必须复查的项目：颅脑 CT、MRI 扫描，血常规、肝功能、肾功能、血电解质，必要时复查。

（2）根据患者病情，可选择检查：视力、视野、脑电图、心肺功能检查、神经电生理检查、认知功能评定。

（3）术后用药：抗癫痫药物、脱水药、激素。

七、出院标准

1. 患者病情稳定，体温正常，手术切口愈合良好；生命体征平稳。

2. 没有需要住院处理的并发症和（或）合并症。

八、变异及原因分析

1. 术中或术后继发手术部位或其他部位颅内血肿、脑水肿等并发症，严重者需要二次手术，导致住院时间延长、费用增加。

2. 术后继发脑脊液漏、切口感染或延期愈合，颅内感染和神经血管损伤，导致住院时间延长、费用增加。

3. 术后伴发其他内、外科疾病需进一步诊治，导致住院时间延长。

九、标准住院日

标准住院日为 14 天。

临床路径表单

适用对象：第一诊断为颅前窝底脑膜瘤（ICD-10：C70.002/D32.013/D42.002）；行冠切经额开颅颅前窝底脑膜瘤切除术（ICD-9-CM-3：01.51）

患者姓名：_____ 性别：_____ 年龄：_____ 门诊号：_____ 住院号：_____

住院日期：___年__月__日 出院日期：___年__月__日 标准住院日：14 天

时间	住院第 1 天	住院第 2 天	住院第 3 天
主要诊疗工作	□ 病史采集，体格检查 □ 完成病历书写 □ 完善检查 □ 预约影像学检查 □ 预约视力、视野检查 □ 向患者家属交代手术可能达到的效果及手术风险	□ 汇总辅助检查结果 □ 上级医师查房，对患者病情及术前检查准备情况进行评估，必要时请相关科室会诊 □ 完善术前准备	□ 术者查房 □ 根据术前检查结果，进行术前讨论，明确诊断，决定术式，制订治疗方案 □ 向患者和（或）家属交代病情，并签署手术知情同意书、麻醉知情同意书等
重点医嘱	长期医嘱： □ 一级护理 □ 普通饮食 临时医嘱：必需检查的项目 □ 血常规、血型，尿常规、凝血功能、肝功能、肾功能、血电解质、血糖 □ 感染性疾病筛查 □ 胸部 X 线片，心电图、颅脑 MRI、颅底 CT 等检查 □ 视力、视野检查 □ 必要时查心、肺功能	长期医嘱： □ 一级护理 □ 普通饮食	长期医嘱： □ 一级护理 □ 术前禁食、禁水 □ 通知家属 临时医嘱： □ 备皮、剃头 □ 麻醉科会诊 □ 抗生素皮试 □ 根据手术情况备血
主要护理工作	□ 观察患者一般状况 □ 观察神经系统状况 □ 完成入院宣教	□ 观察患者一般状况 □ 观察神经系统状况	□ 观察患者一般状况 □ 观察神经系统状况 □ 术前准备
病情变异记录	□ 无 □ 有，原因： 1. 2.	□ 无 □ 有，原因： 1. 2.	□ 无 □ 有，原因： 1. 2.
护士签名			
医师签名			

时间	住院第4天 （手术日）	住院第5天 （术后第1天）	住院第6天 （术后第2天）
主要诊疗工作	□ 手术室内核对患者信息无误 □ 全麻下冠切经额开颅颅前窝底脑膜瘤切除术 □ 完成手术记录和术后记录	□ 完成病程记录 □ 观察患者视力变化 □ 切口换药 □ 复查血常规、肝功能、肾功能及血电解质	□ 完成病程记录 □ 观察视力、视野 □ 观察有无脑脊液鼻漏
重点医嘱	**长期医嘱：** □ 一级护理 □ 禁食、禁水 □ 多参数心电监护 □ 吸氧 □ 脱水治疗 **临时医嘱：** □ 预防感染、抑酸和抗癫痫治疗 □ 观察记录患者意识、瞳孔、生命体征和视力视野	**长期医嘱：** □ 一级护理 □ 流食 **临时医嘱：** □ 换药 □ 观察记录患者意识、瞳孔、生命体征 □ 观察患者的视力、视野 □ 观察有无脑脊液鼻漏 □ 血常规 □ 肝功能、肾功能及血电解质	**长期医嘱：** □ 一级护理 □ 半流食 **临时医嘱：** □ 观察记录患者意识、瞳孔、生命体征 □ 观察患者的视力、视野 □ 观察有无脑脊液鼻漏
主要护理工作	□ 观察患者一般状况 □ 观察神经系统状况 □ 观察记录患者意识、瞳孔、生命体征 □ 观察患者的肢体活动	□ 观察患者一般状况 □ 观察神经系统状况 □ 观察记录患者意识、瞳孔、生命体征 □ 观察患者的视力、视野 □ 观察有无脑脊液鼻漏	□ 观察患者一般状况 □ 观察神经系统状况 □ 观察记录患者意识、瞳孔、生命体征 □ 观察患者的视力、视野 □ 观察有无脑脊液鼻漏
病情变异记录	□ 无　□ 有，原因： 1. 2.	□ 无　□ 有，原因： 1. 2.	□ 无　□ 有，原因： 1. 2.
护士签名			
医师签名			

时间	住院第 7 天 （术后第 3 天）	住院第 8 天 （术后第 4 天）	住院第 9 天 （术后第 5 天）
主要诊疗工作	□ 完成病程记录 □ 观察视力、视野 □ 观察有无脑脊液鼻漏 □ 复查血常规 □ 复查肝功能、肾功能及血电解质 □ 预约颅脑 MRI 检查	□ 嘱患者在床上坐起锻炼	□ 嘱患者在床上坐起锻炼
重点医嘱	长期医嘱： □ 一级护理 □ 半流食 □ 观察记录患者意识、瞳孔、生命体征 临时医嘱： □ 血常规 □ 肝功能、肾功能及血电解质 □ 颅脑 MRI 检查	长期医嘱： □ 二级护理 □ 普通饮食	长期医嘱： □ 二级护理 □ 普通饮食
主要护理工作	□ 观察患者一般状况 □ 观察神经系统状况 □ 观察记录患者意识、瞳孔、生命体征	□ 观察患者一般状况 □ 观察神经系统状况 □ 观察记录患者意识、瞳孔、生命体征	□ 观察患者一般状况 □ 观察神经系统状况 □ 观察记录患者意识、瞳孔、生命体征
病情变异记录	□ 无　□ 有，原因： 1. 2.	□ 无　□ 有，原因： 1. 2.	□ 无　□ 有，原因： 1. 2.
护士签名			
医师签名			

时间	住院第 10 天 （术后第 6 天）	住院第 11 天 （术后第 7 天）	住院第 12 天 （术后第 8 天）
主要诊疗工作	☐ 观察切口情况 ☐ 神经系统查体 ☐ 记录术后症状和体征变化 ☐ 嘱患者离床活动	☐ 切口拆线 ☐ 切口换药 ☐ 复查血常规、肝功能、肾功能及血电解质	☐ 停用脱水药物 ☐ 观察神经系统体征变化
重点医嘱	长期医嘱： ☐ 二级护理 ☐ 普通饮食	长期医嘱： ☐ 二级护理 ☐ 普通饮食 临时医嘱： ☐ 拆线 ☐ 血常规 ☐ 肝功能、肾功能及血电解质	长期医嘱： ☐ 二级护理 ☐ 普通饮食 临时医嘱： ☐ 停用脱水药物
主要护理工作	☐ 观察患者一般状况 ☐ 观察神经系统状况 ☐ 注意患者营养状况	☐ 观察患者一般状况 ☐ 观察神经系统状况 ☐ 注意患者营养状况	☐ 观察患者一般状况 ☐ 观察神经系统状况 ☐ 注意患者营养状况
病情变异记录	☐ 无 ☐ 有，原因： 1. 2.	☐ 无 ☐ 有，原因： 1. 2.	☐ 无 ☐ 有，原因： 1. 2.
护士签名			
医师签名			

时间	住院第 13 天 （术后第 9 天）	住院第 14 天 （术后第 10 天）
主要诊疗工作	□ 神经系统查体，对比手术前后症状、体征变化 □ 汇总术后辅助检查结果 □ 评估手术效果	□ 确定患者可以出院 □ 向患者交代出院注意事项、复查日期 □ 通知出院处 □ 开出院诊断书 □ 完成出院记录
重点医嘱	**长期医嘱：** □ 二级护理 □ 普通饮食	□ 出院通知 □ 出院带药
主要护理工作	□ 观察患者一般状况 □ 观察神经系统状况 □ 注意患者营养状况	□ 帮助患者办理出院手续
病情变异记录	□ 无　□ 有，原因： 1. 2.	□ 无　□ 有，原因： 1. 2.
护士签名		
医师签名		

（中华医学会神经外科学分会）

第48节　大脑中动脉动脉瘤临床路径

临床路径标准

一、适用对象

第一诊断为大脑中动脉动脉瘤（ICD-10：I67.108/Q28.3），病情处于非急性期。行额颞开颅翼点入路动脉瘤夹闭术（ICD-9-CM-3：39.51）。

二、诊断依据

根据《临床诊疗指南——神经外科学分册》（中华医学会编著，人民卫生出版社，2012年）、《临床技术操作规范——神经外科分册》（中华医学会编著，人民军医出版社，2007年）、《王忠诚神经外科学》（王忠诚，湖北科学技术出版社，2003年）、《神经外科学》（第2版，赵继宗，人民卫生出版社，2012年）。

1. 临床表现

（1）破裂动脉瘤：①动脉瘤破裂出血症状：大脑中动脉动脉瘤破裂可引起蛛网膜下腔出血（SAH）、脑内出血、脑室出血或硬脑膜下腔出血等。其中SAH最为常见，典型症状和体征有剧烈头痛、呕吐甚至昏迷等。②脑血管痉挛症状：症状通常逐渐发生，表现为精神异常或意识障碍，伴局灶性神经功能缺损。③癫痫发作：可发生抽搐，多为癫痫大发作。④脑积水：动脉瘤出血后，可因凝血块阻塞室间孔或中脑导水管，引起急性脑积水；或基底池粘连、蛛网膜颗粒吸收障碍，引起慢性脑积水。

（2）未破裂动脉瘤：可表现为头痛、头晕、癫痫、短暂性脑缺血发作（TIA）等，也可无任何症状，经查体或其他原因偶然发现。

2. 辅助检查

（1）颅脑CT：是SAH首选诊断方法，通过CT扫描还可评定以下方面：①脑室大小：部分动脉瘤破裂患者立即发生脑积水；②血肿：有占位效应的脑内血肿或大量硬脑膜下血肿；③梗死；④脑池和脑沟中出血量：血管痉挛的重要预后因素；⑤合并多发动脉瘤时，CT可以初步判断责任动脉瘤；⑥部分患者可以通过颅脑CT初步预测动脉瘤的位置：出血主要在侧裂及鞍上池，侧裂周围额颞叶伴有血肿者高度怀疑大脑中动脉动脉瘤。

（2）CT脑血管造影（CTA）：多数情况下可以显示动脉瘤的部位、大小、形态、有无多发动脉瘤、载瘤动脉及动脉瘤的钙化情况，以及病变与骨性结构解剖关系。

（3）腰椎穿刺：SAH是最敏感的检查方法，但目前不应当作为首选诊断方法。降低脑脊液压力有可能因增加跨血管壁压力而导致再出血，故建议仅用于CT不能证实而临床高度怀疑的病例，应当使用较细的腰椎穿刺针，放出少量脑脊液（数毫升）即可。

（4）数字减影脑血管造影（DSA）：目前是诊断颅内动脉瘤的"金标准"，大部分患者可显示出动脉瘤的部位、大小、形态、有无多发动脉瘤，仅少数患者归于"不明原因 SAH"。另外，DSA 还可以显示是否存在血管痉挛及其程度。

（5）颅脑 MRI：对于大动脉瘤应行颅脑 MRI 检查。磁共振血管成像（MRA）可用于体检筛查动脉瘤。

三、选择治疗方案的依据

根据《临床诊疗指南——神经外科学分册》（中华医学会编著，人民卫生出版社，2012 年）、《临床技术操作规范——神经外科分册》（中华医学会编著，人民军医出版社，2007 年）、《王忠诚神经外科学》（王忠诚，湖北科学技术出版社，2003 年）、《神经外科学》（第 2 版，赵继宗，人民卫生出版社，2012 年）。

1. 诊断为大脑中动脉动脉瘤，有明确手术适应证需手术治疗，手术方法是行额颞开颅翼点或眶上眉弓入路动脉瘤夹闭术，不包括需颅内外动脉搭桥血流重建的病例。

2. 手术风险较大者（高龄、妊娠期、合并较严重内科疾病），需向患者或家属交代病情；如不同意手术，应当充分告知风险，履行签字手续，并予严密观察。

四、标准住院日

标准住院日≤13 天。

五、进入路径标准

1. 第一诊断必须符合大脑中动脉动脉瘤疾病编码（ICD-10：I67.108/Q28.3）。

2. 当患者同时具有其他疾病诊断，但在住院期间不需特殊处理、不影响第一诊断的临床路径流程实施时，可以进入路径。

六、住院期间的检查项目

1. 入院 1~4 天必需检查的项目

（1）血常规、尿常规、血型。

（2）凝血功能、肝功能、肾功能、血电解质、血糖、感染性疾病筛查（乙型病毒性肝炎、丙型病毒性肝炎、艾滋病、梅毒等）。

（3）心电图、胸部 X 线片。

（4）全脑血管造影（DSA 或 CTA）。

（5）颅脑 CT 扫描。

2. 根据患者病情可选择的检查项目

（1）颅脑 MRI。

（2）心、肺功能。

（3）神经电生理检查。

（4）认知功能评定。

3.术后检查项目依病情而定。

七、治疗方案与药物选择

1.评估出血部位及病情严重程度。

2.手术指证明确、排除禁忌者，行开颅动脉瘤夹闭术。

3.抗生素、抗血管痉挛药物治疗，酌情使用脱水剂、激素、抗癫痫药物。

4.定期手术切口换药，根据愈合情况适时拆线。

5.其他治疗措施。

八、出院标准

1.患者病情稳定，生命体征平稳。

2.体温正常，各项实验室检查无明显异常，手术切口愈合良好。

3.复查全脑血管 DSA 显示动脉瘤夹闭满意。

4.仍处于昏迷状态的患者，如生命体征平稳，经评估不能短时间恢复者，没有需要住院处理的并发症和（或）合并症，可以转院继续康复治疗。

九、变异及原因分析

1.术中或术后继发手术部位或其他部位的颅内血肿、脑水肿、脑梗死等并发症，严重者或其他情况需要二次手术，导致住院时间延长、费用增加。

2.术后神经系统感染和神经血管损伤等，导致住院时间延长。

3.术后继发其他内、外科疾病需进一步诊治，导致住院时间延长。

临床路径表单

适用对象：第一诊断为大脑中动脉动脉瘤（ICD-10：I67.108/Q28.3）；行额颞开颅翼点入路动脉瘤夹闭术（ICD-9-CM-3：39.51）

患者姓名：＿＿＿＿　性别：＿＿＿＿　年龄：＿＿＿＿　门诊号：＿＿＿＿　住院号：＿＿＿＿

住院日期：＿＿年＿月＿日　出院日期：＿＿年＿月＿日　标准住院日：≤13天

时间	住院第1天	住院第2~3天	住院第4天
主要诊疗工作	□ 病史采集，体格检查 □ 完成病历书写 □ 完善检查 □ 预约术前检查 □ 向患者家属交代手术可能达到的效果及手术风险	□ 待术前检查回报 □ 上级医师查房，对患者病情及术前检查准备情况进行评估，必要时请相关科室会诊 □ 完成病程记录	□ 汇总辅助检查结果 □ 术者查房 □ 根据术前检查结果，进行术前讨论，明确诊断，决定术式，制订治疗方案 □ 向患者和（或）家属交代病情，并签署手术知情同意书、麻醉知情同意书等 □ 完成相关病程记录
重点医嘱	长期医嘱： □ 一级护理 □ 普通饮食 □ 监测血压 □ 必要时给予通便药物 □ 必要时保证睡眠药物 临时医嘱： □ 血常规、血型、尿常规、凝血功能、肝功能、肾功能、血电解质、血糖 □ 感染性疾病筛查 □ 胸部X线片，心电图 □ 预约DSA检查、颅脑CT □ 复杂动脉瘤行CTA或3D-DSA检查 □ 必要时查心、肺功能，神经电生理检查和认知功能评定	长期医嘱： □ 一级护理 □ 普通饮食 □ 必要时给予通便药物 □ 必要时给予保证睡眠药物	长期医嘱： □ 一级护理 □ 术前禁食、禁水 □ 通知家属 □ 必要时给予通便药物 □ 必要时给予保证睡眠药物 临时医嘱： □ 备皮、剃头 □ 麻醉科会诊 □ 抗生素皮试 □ 根据手术情况备血
主要护理工作	□ 入院评估,完成首次护理文件记录及护理安全告知书签字 □ 遵医嘱给药 □ 观察患者一般状况 □ 观察神经系统状况 □ 协助完成手术前检查 □ 完成入院宣教及特殊检查前宣教工作	□ 观察患者一般状况 □ 观察神经系统状况 □ 遵医嘱给药 □ 遵医嘱完成手术前化验标本留取 □ 协助完成手术前检查 □ 心理护理及基础护理	□ 观察患者一般状况 □ 观察神经系统状况 □ 术前宣教 □ 完成术前准备 □ 遵医嘱给药并观察用药后反应 □ 心理护理及基础护理 □ 完成护理记录

待　续

时间	住院第 1 天	住院第 2~3 天	住院第 4 天
病情变异记录	□无　□有，原因： 1. 2.	□无　□有，原因： 1. 2.	□无　□有，原因： 1. 2.
是否退出路径	□否　□是，原因： 1. 2.	□否　□是，原因： 1. 2.	□否　□是，原因： 1. 2.
护士签名			
医师签名			

时间	住院第 5 天 （手术日）	住院第 6 天 （术后第 1 天）	住院第 7~10 天 （术后第 2~5 天）
主要诊疗工作	□ 手术室内核对患者信息无误 □ 全麻下行额颞开颅翼点或眶上眉弓入路动脉瘤夹闭术 □ 完成手术记录和术后记录 □ 观察患者生命体征 □ 观察神经系统症状与体征	□ 完成病程记录 □ 切口换药 □ 复查血常规、肝功能、肾功能及血电解质	□ 复查颅脑 CT，评价检查结果 □ 完成病程记录 □ 嘱患者锻炼 □ 预约全脑 DSA 或 CTA
重点医嘱	**长期医嘱：** □ 一级护理 □ 禁食、禁水 □ 观察记录患者意识、瞳孔、生命体征 □ 多参数心电监护 □ 吸氧 □ 常规补液治疗 □ 预防血管痉挛治疗 □ 必要时给予抑酸药物 □ 必要时给予预防癫痫 □ 预防感染 □ 必要时降低颅内压治疗 □ 必要时预防深静脉血栓、肺炎等并发症 □ 酌情使用激素 **临时医嘱：** □ 血常规 □ 血气分析 □ 肾功能及血电解质	**长期医嘱：** □ 一级护理 □ 流食 □ 观察记录患者意识、瞳孔、生命体征 □ 常规补液治疗 □ 预防血管痉挛治疗 □ 必要时给予抑酸 □ 必要时给予预防癫痫治疗 □ 必要时降低颅内压治疗 □ 必要时给予预防深静脉血栓、肺炎等并发症 □ 酌情使用激素 **临时医嘱：** □ 换药 □ 血常规 □ 肝功能、肾功能及血电解质	**长期医嘱：** □ 一级护理 □ 半流食 □ 观察记录患者意识、瞳孔、生命体征 □ 常规补液治疗 □ 预防血管痉挛治疗 □ 必要时给予抑酸药物 □ 必要时给予预防癫痫治疗 □ 必要时给予降低颅内压治疗 □ 必要时给予预防深静脉血栓、肺炎等并发症 **临时医嘱：** □ 颅脑 CT □ 必要时查血常规、肝功能、肾功能及血电解质 □ 预约全脑 DSA 或 CTA □ 禁食、禁水
主要护理工作	□ 观察患者一般状况 □ 观察神经系统状况 □ 观察记录患者意识、瞳孔、生命体征手术切口敷料情况 □ 遵医嘱给药并观察用药后反应 □ 遵医嘱完成化验检查 □ 预防并发症护理 □ 心理护理及基础护理 □ 完成护理记录	□ 观察患者一般状况 □ 观察神经系统状况 □ 观察记录患者意识、瞳孔、生命体征及手术切口情况 □ 遵医嘱给药并观察用药后反应 □ 遵医嘱完成化验检查 □ 预防并发症护理 □ 进行心理护理及基础护理 □ 协助患者功能锻炼 □ 完成护理记录	□ 观察患者一般状况 □ 观察神经系统状况 □ 观察记录患者意识、瞳孔、生命体征及手术切口敷料情况 □ 遵医嘱给药并观察用药后反应 □ 遵医嘱完成实验室检查 □ 预防并发症护理 □ 进行心理护理及基础护理 □ 协助患者功能锻炼 □ 完成护理记录
病情变异记录	□ 无　□ 有，原因： 1. 2.	□ 无　□ 有，原因： 1. 2.	□ 无　□ 有，原因： 1. 2.
是否退出路径	□ 否　□ 是，原因： 1. 2.	□ 否　□ 是，原因： 1. 2.	□ 否　□ 是，原因： 1. 2.
护士签名			
医师签名			

时间	住院第 11 天 （术后第 6 天）	住院第 12 天 （术后第 7 天）	住院第 13 天 （出院日）
主要诊疗工作	□ DSA 或 CTA 检查 □ 观察切口情况 □ 神经系统查体 □ 记录术后症状和体征变化 □ 完成病程记录	□ 切口换药、拆线 □ 复查血常规、肝功能、肾功能及血电解质 □ 神经系统查体，对比手术前后症状、体征变化 □ 汇总术后辅助检查结果 □ 评估手术效果	□ 确定患者可以出院 □ 向患者交代出院注意事项、复查日期 □ 通知出院处 □ 开出院诊断书 □ 完成出院记录
重点医嘱	**长期医嘱：** □ 一级护理 □ 普通饮食 □ 预防血管痉挛治疗 □ 必要时给予预防癫痫治疗	**长期医嘱：** □ 二级护理 □ 普通饮食 □ 预防血管痉挛治疗 □ 必要时给予预防癫痫治疗 **临时医嘱：** □ 拆线 □ 血常规 □ 肝功能、肾功能及血电解质 □ 必要时行 CT 检查	□ 出院通知 □ 出院带药
主要护理工作	□ 观察患者一般状况 □ 观察神经系统状况 □ 观察记录患者意识、瞳孔及手术切口敷料情况 □ 遵医嘱给药并观察用药后反应 □ 预防并发症护理 □ 进行心理护理及基础护理 □ 完成护理记录	□ 观察患者一般状况 □ 观察神经系统状况 □ 手术切口敷料情况 □ 遵医嘱给药并观察用药后反应 □ 遵医嘱完成实验室检查 □ 预防并发症护理 □ 进行心理护理及基础护理 □ 指导患者功能锻炼 □ 进行出院指导 □ 完成护理记录	□ 完成出院指导 □ 帮助患者办理出院手续 □ 完成护理记录
病情变异记录	□ 无　□ 有，原因： 1. 2.	□ 无　□ 有，原因： 1. 2.	□ 无　□ 有，原因： 1. 2.
是否退出路径	□ 否　□ 是，原因： 1. 2.	□ 否　□ 是，原因： 1. 2.	□ 否　□ 是，原因： 1. 2.
护士签名			
医师签名			

注：术前准备及术后治疗时间应根据患者具体病情调整

（中华医学会神经外科学分会）

第49节 大脑中动脉动脉瘤（介入治疗）临床路径

临床路径标准

一、适用对象

第一诊断为大脑中动脉未破裂动脉瘤（ICD-10：I67.101/Q28.3）或非急性期的大脑动脉中破裂动脉瘤（破裂4周以上，按未破裂动脉瘤处理）。

拟行经股动脉穿刺大脑中动脉动脉瘤栓塞术。

二、诊断依据

根据《临床诊疗指南——神经外科学分册》（中华医学会编著，人民卫生出版社，2012年）、《临床技术操作规范——神经外科分册》（中华医学会编著，人民军医出版社，2007年）、《王忠诚神经外科学》（王忠诚，湖北科学技术出版社，2003年）、《神经外科学》（第2版，赵继宗，人民卫生出版社，2012年）。

1. 未破裂动脉瘤临床表现

（1）动脉瘤导致占位症状：与动脉瘤的部位及大小有关，主要是因动脉瘤压迫局部神经导致相应神经功能缺损，如（单侧）动眼神经麻痹、偏瘫、视力下降、视野缺损等。

（2）头痛：非特异性症状，表现为慢性、反复发作的钝痛，以颞部为主。

（3）无症状：约70%的颅内动脉瘤没有任何症状，经查体或其他原因偶然发现。

2. 辅助检查

（1）颅脑CT：大型动脉瘤可表现为颞叶、外侧裂等部位类圆形等密度占位，有血栓或钙化者可有高密度表现，并可排除动脉瘤破裂出血。部分动脉瘤增强CT检查可见造影剂充盈瘤腔显影。

（2）CT脑血管造影（CTA）：是颅内动脉瘤筛查的重要手段，多数情况下可以显示动脉瘤的部位、大小、形态、有无多发动脉瘤、载瘤动脉及动脉瘤的钙化情况，以及病变与骨性结构解剖关系。

（3）颅脑MRI：可表现为颅底大血管局部的类圆形血液流空影，部分有血栓形成等表现，大动脉瘤应行颅脑MRI检查，术后DWI成像可以用于评价脑缺血情况。

（4）磁共振血管成像（MRA）可用于可疑病例及体检筛查动脉瘤。

（5）数字减影脑血管造影（DSA）：目前是诊断颅内动脉瘤的"金标准"，可显示出动脉瘤的部位、大小、形态、有无多发动脉瘤，全脑血管造影及三维重建DSA（3D-DSA）技术可提高动脉瘤的检出率，并可详细显示动脉瘤形态细节以及载瘤动脉关系，对动脉瘤治疗策略的制订有重要意义。另外，DSA还可以显示是否存在其他血管病变。

三、选择治疗方案的依据

根据《临床诊疗指南——神经外科学分册》（中华医学会编著，人民卫生出版社，2012年）、《临床技术操作规范——神经外科分册》（中华医学会编著，人民军医出版社，2007年）、《王忠诚神经外科学》（王忠诚，湖北科学技术出版社，2003年）、《神经外科学》（第2版，赵继宗，人民卫生出版社，2012年）。

1. 诊断为未破裂或破裂4周以上的大脑中动脉动脉瘤，有明确手术适应证者需手术治疗，手术方法为行经股动脉穿刺大脑中动脉动脉瘤栓塞术。不包括破裂急性期、行开颅动脉瘤夹闭术的患者。

2. 手术风险较大者（高龄、妊娠期、合并较严重内科疾病），需向患者或家属交代病情；如不同意手术，应当充分告知风险，履行签字手续，并予严密观察。

四、进入路径标准

1. 第一诊断必须符合大脑中动脉动脉瘤疾病编码（ICD-10：I67.101/Q28.3）。

2. 当患者同时具有其他疾病诊断，但在住院期间不需特殊处理、不影响第一诊断的临床路径流程实施时，可以进入路径。

五、住院期间的检查项目

1. 必需检查的项目

（1）血常规、尿常规、便常规，血型，血型交叉鉴定。

（2）凝血功能、肝功能、肾功能、血电解质、血糖、血脂、感染性疾病筛查（乙型病毒性肝炎、丙型病毒性肝炎、艾滋病、梅毒等）。

（3）心电图、胸部X线片或胸部CT。

（4）术前及术后颅脑CT扫描（或术后即刻平板CT）。

2. 根据患者病情进行的检查项目

（1）术前必要时行颅脑MRI，颅脑MRA或CTA，心、肺功能，血栓弹力图等。

（2）术后必要时查颅脑MRI+DWI，病情变化时需要及时复查CT或DSA。

六、治疗方案与药物选择

1. 动脉瘤的治疗

（1）麻醉方式：气管插管全身麻醉（海绵窦段以下动脉瘤行载瘤闭塞或单纯支架植入术者，可采用局部麻醉）。

（2）手术方式：经股动脉大脑中动脉动脉瘤栓塞术。

（3）手术耗材：穿刺鞘、各类连接管、导管导丝、球囊；弹簧圈、支架、Onyx等各种栓塞材料。

（4）术中用药：造影剂，肝素抗凝，尼莫地平、法舒地尔等抗血管痉挛药物，酌情使用替罗非班、罂粟碱等药物。

2. 围术期用药

（1）拟行支架辅助栓塞治疗者，术前需给予抗血小板聚集药物。

（2）脑血管痉挛的预防及治疗。

（3）应激性溃疡的预防及治疗。

（4）全身麻醉术后并发症的预防及治疗。

（5）术后抗血小板聚集治疗：行支架辅助栓塞治疗者，术后需给予抗血小板聚集药物。

（6）神经功能损害的预防及治疗。

七、出院标准

1. 患者病情稳定，生命体征平稳。

2. 体温正常，各项化验无明显异常，股动脉穿刺区愈合良好。

八、标准住院日

标准住院日≤5天。

临床路径表单

适用对象：第一诊断为大脑中动脉动脉瘤（ICD-10：I67.101/Q28.3）；行经股动脉穿刺大脑中动脉动脉瘤栓塞术

患者姓名：_____ 性别：_____ 年龄：_____ 门诊号：_____ 住院号：_____

住院日期：___年__月__日 出院日期：___年__月__日 标准住院日：≤5 天

时间	住院第 1 天	住院第 2 天
主要诊疗工作	□ 病史采集，体格检查 □ 完成病历书写 □ 上级医师查房，对患者病情及术前检查准备情况进行评估，必要时请相关科室会诊 □ 完善检查 □ 预约术前检查 □ 向患者家属交代手术可能达到的效果及手术风险	□ 汇总、评估术前检查结果 □ 术者查房，根据术前检查结果，行术前讨论，明确诊断，决定式式，制订治疗方案 □ 向患者和（或）家属交代病情，并签署手术知情同意书、麻醉知情同意书等 □ 完成相关病程记录
重点医嘱	**长期医嘱：** □ 一级护理 □ 普通饮食 □ 监测血压 □ 基础疾病用药 □ 必要时给予通便药物 □ 必要时保证睡眠药物 □ 必要时给予抗血小板聚集药物 **临时医嘱：** □ 血常规、血型、尿常规、便常规、凝血功能、肝功能、肾功能、血电解质、血糖、血脂 □ 感染性疾病筛查，胸部 X 线片，心电图 □ 心脏彩超、肺功能、血栓弹力图（必要时） □ 颅脑 CT、MRI、CTA、MRA、DSA（必要时）	**长期医嘱：** □ 一级护理 □ 普通饮食 □ 术前禁食、禁水 □ 监测血压 □ 基础疾病用药 □ 必要时给予抗血小板聚集药物 □ 必要时给予通便药物 □ 必要时保证睡眠药物 **临时医嘱：** □ 会阴备皮 □ 碘过敏试验 □ 麻醉科会诊（必要时） □ 手术医嘱
主要护理工作	□ 入院护理评估，完成首次护理记录及护理安全告知书签字 □ 遵医嘱给药 □ 观察患者一般状况 □ 观察神经系统状况 □ 协助完成手术前检查 □ 完成入院宣教及特殊检查前宣教工作	□ 遵医嘱完成手术前实验室标本留取 □ 协助完成手术前检查 □ 心理护理及基础护理 □ 遵医嘱给药并观察用药后反应 □ 卧床大、小便训练 □ 通知家属 □ 术前宣教及评估
病情变异记录	□ 无 □ 有，原因： 1. 2.	□ 无 □ 有，原因： 1. 2.
护士签名		
医师签名		

时间	住院第 3 天 （手术日）	住院第 4 天 （术后第 1 天）
主要诊疗工作	□ 手术室内核对患者信息无误 □ 全身麻醉下行经股动脉颈内动脉动脉瘤栓塞术 □ 完成手术记录和术后病程记录 □ 观察患者生命体征 □ 观察神经系统症状与体征 □ 观察股动脉穿刺点情况	□ 观察患者生命体征 □ 观察神经系统症状与体征 □ 观察股动脉穿刺点情况 □ 穿刺点换药、去除压迫包扎敷料（术后 24 h） □ 完成病程记录
重点医嘱	**长期医嘱：** □ 一级护理 □ 禁食、禁水 □ 观察并记录患者意识、瞳孔、生命体征 □ 必要时多参数心电监护 □ 观察股动脉穿刺点情况 □ 吸氧 □ 基础疾病用药 □ 常规补液治疗 □ 预防血管痉挛治疗 □ 必要时抗血小板聚集药物 □ 必要时给予抑酸、祛痰等药物 □ 必要时降低颅内压治疗 □ 必要时使用激素 □ 必要时给予神经营养药物 **临时医嘱：** □ 检查血常规、肾功能及电解质 □ 术后颅脑 CT（或平板 CT） □ 术后颅脑 MRI、MRA（必要时）	**长期医嘱：** □ 一级护理 □ 饮食 □ 基础疾病用药 □ 常规补液治疗 □ 预防血管痉挛治疗 □ 必要时抗血小板聚集药物 □ 必要时给予抑酸、祛痰等药物 □ 必要时降低颅内压治疗 □ 必要时预防深静脉血栓、肺炎等并发症 □ 必要时使用激素 □ 必要时给予神经营养药物 **临时医嘱：** □ 穿刺点换药
主要护理工作	□ 观察患者一般状况 □ 观察神经系统状况 □ 观并察记录患者意识、瞳孔、生命体征及股动脉穿刺点情况 □ 遵医嘱给药并观察用药后反应 □ 遵医嘱完成实验室检查 □ 预防并发症护理 □ 心理护理及基础护理 □ 护理风险评估 □ 术后宣教 □ 完成护理记录	□ 观察患者一般状况 □ 观察神经系统状况 □ 观察记录患者意识、瞳孔、生命体征及股动脉穿刺点情况 □ 拆除股动脉穿刺处绷带 □ 预防并发症护理 □ 进行心理护理及基础护理 □ 协助患者功能锻炼 □ 完成护理记录
病情变异记录	□ 无　□ 有，原因： 1. 2.	□ 无　□ 有，原因： 1. 2.
护士签名		
医师签名		

时间	住院第5天 （术后第2天）
主 要 诊 疗 工 作	□ 观察评估患者病情 □ 神经系统查体，对比手术前后症状、体征变化 □ 评估手术效果 □ 确定患者可以出院 □ 通知家属 □ 向患者及家属交代出院注意事项、复查日期、复查地点、复查方式 □ 通知出院处 □ 开出院诊断书 □ 完成病程记录
重 点 医 嘱	**长期医嘱：** □ 二级护理 □ 普通饮食 □ 观察记录患者意识、瞳孔、生命体征 □ 出院通知 □ 出院带药
主 要 护 理 工 作	□ 观察患者一般状况及神经系统状况 □ 遵医嘱给药并观察用药后反应 □ 心理护理及基础护理 □ 遵医嘱通知患者及家属明日出院 □ 进行出院指导 □ 完成护理记录
病情 变异 记录	□ 无　□ 有，原因： 1. 2.
护士 签名	
医师 签名	

（中华医学会神经外科学分会）

第 50 节　颈内动脉动脉瘤临床路径

临床路径标准

一、适用对象

第一诊断为颈内动脉动脉瘤（ICD-10：I72.0/Q28.1）病情处于非急性期。行额颞开颅翼点入路动脉瘤夹闭术（ICD-9-CM-3：39.51）。

二、诊断依据

根据《临床诊疗指南——神经外科学分册》（中华医学会编著，人民卫生出版社，2012 年）、《临床技术操作规范——神经外科分册》（中华医学会编著，人民军医出版社，2007 年）、《王忠诚神经外科学》（王忠诚，湖北科学技术出版社，2003 年）、《神经外科学》（第 2 版，赵继宗，人民卫生出版社，2012 年）。

1. 临床表现

（1）破裂动脉瘤：①动脉瘤破裂出血症状：颈内动脉动脉瘤破裂可引起蛛网膜下腔出血（SAH）、脑内出血、脑室出血或硬脑膜下腔出血等。其中 SAH 最为常见，典型症状和体征有剧烈头痛、呕吐甚至昏迷等。②动眼神经麻痹：表现为眼球外斜，瞳孔散大，对光反射缺失，多由颈内动脉–后交通动脉瘤引起。③脑血管痉挛症状：症状通常逐渐发生，表现为精神异常或意识障碍，伴局灶性神经功能缺损。④癫痫发作：可发生抽搐，多为大发作。⑤脑积水：动脉瘤出血后，可因凝血块阻塞室间孔或中脑导水管，引起急性脑积水或基底池粘连，蛛网膜颗粒吸收障碍引起慢性脑积水。

（2）未破裂动脉瘤：可表现为头痛、头晕、癫痫、短暂性脑缺血发作（TIA）等，也可无任何症状，经查体或其他原因偶然发现。

2. 辅助检查

（1）颅脑 CT：是 SAH 首选诊断方法，通过 CT 扫描还可评定以下方面：①脑室大小：部分动脉瘤破裂患者立即发生脑积水。②血肿：有占位效应的脑内血肿或大量硬脑膜下血肿。③梗死。④脑池和脑沟中出血量：血管痉挛的重要预后因素。⑤合并多发动脉瘤时，CT 可以初步判断责任动脉瘤。⑥部分患者可以通过颅脑 CT 初步预测动脉瘤的位置：出血主要在鞍上池和侧裂，可考虑颈内动脉动脉瘤。

（2）CT 脑血管造影（CTA）：多数情况下可以显示动脉瘤的部位、大小、形态、有无多发动脉瘤、载瘤动脉及动脉瘤的钙化情况以及病变与骨性结构的解剖关系。

（3）腰椎穿刺：SAH 最敏感的检查方法，但目前不应当作为首选诊断方法。降低脑脊液压力有可能因增加跨血管壁压力而导致再出血，故建议仅用于 CT 不能证实而临床高度怀疑的病例，应当使用较细的腰椎穿刺针，放出少量脑脊液（数毫升）即可。

（4）数字减影脑血管造影（DSA）：目前是诊断颅内动脉瘤的"金标准"，大部分患者可显示出动脉瘤的部位、大小、形态、有无多发动脉瘤，仅少数患者归于"不明原因 SAH"。另外，DSA 还可以显示是否存在血管痉挛及其程度。

（5）颅脑 MRI：对于大动脉瘤应当行颅脑 MRI 检查。磁共振血管成像（MRA）可用于体检筛查动脉瘤。

三、选择治疗方案的依据

根据《临床诊疗指南——神经外科学分册》（中华医学会编著，人民卫生出版社，2012 年）、《临床技术操作规范——神经外科分册》（中华医学会编著，人民军医出版社，2007 年）、《王忠诚神经外科学》（王忠诚，湖北科学技术出版社，2003 年）、《神经外科学》（第 2 版，赵继宗，人民卫生出版社，2012 年）。

1. 诊断为颈内动脉动脉瘤，有明确手术适应证需手术治疗，手术方法为行额颞开颅翼点或眶上眉弓入路动脉瘤夹闭术，不包括需颅内外动脉搭桥血流重建的病例。

2. 手术风险较大者（高龄、妊娠期、合并较严重内科疾病），需向患者或家属交代病情；如不同意手术，应当充分告知风险，履行签字手续，并予严密观察。

四、标准住院日

标准住院日≤13 天。

五、进入路径标准

1. 第一诊断必须符合颈内动脉动脉瘤疾病编码（ICD-10：I72.0/Q28.1）。

2. 当患者同时具有其他疾病诊断，但在住院期间不需特殊处理、不影响第一诊断的临床路径流程实施时，可以进入路径。

六、住院期间的检查项目

1. 入院第 1~4 天必需的检查项目

（1）血常规、尿常规、血型。

（2）凝血功能、肝功能、肾功能、血电解质、血糖、感染性疾病筛查（乙型病毒性肝炎、丙型病毒性肝炎、艾滋病、梅毒等）。

（3）心电图、胸部 X 线片。

（4）全脑血管造影 DSA 或 CTA。

（5）颅脑 CT 扫描。

2. 根据患者病情可选择的检查项目

（1）颅脑 MRI。

（2）心、肺功能。

（3）神经电生理检查。

（4）认知功能评定。

3. 术后检查项目依病情而定。

七、治疗方案与药物选择

1. 评估出血部位及病情严重程度。

2. 手术指征明确、排除禁忌者，行开颅动脉瘤夹闭术。

3. 抗生素、抗血管痉挛药物治疗，酌情使用脱水剂、激素、抗癫痫药物。

4. 定期手术切口换药，根据愈合情况适时拆线。

5. 其他治疗措施。

八、出院标准

1. 患者病情稳定，生命体征平稳。

2. 体温正常，各项化验无明显异常，手术切口愈合良好。

3. 复查全脑血管 DSA 显示动脉瘤夹闭满意。

4. 仍处于昏迷状态的患者，如生命体征平稳，经评估不能短时间恢复者，没有需要住院处理的并发症和（或）合并症，可以转院继续康复治疗。

九、变异及原因分析

1. 术中或术后继发手术部位或其他部位的颅内血肿、脑水肿、脑梗死等并发症，严重者或其他情况需要二次手术，导致住院时间延长、费用增加。

2. 术后神经系统感染和神经血管损伤等，导致住院时间延长。

3. 术后继发其他内、外科疾病需进一步诊治，导致住院时间延长。

临床路径表单

适用对象：第一诊断为颈内动脉动脉瘤（ICD-10：I72.0/Q28.1）；行额颞开颅翼点入路动脉瘤夹闭术（ICD-9-CM-3：39.51）

患者姓名：_____ 性别：_____ 年龄：_____ 门诊号：_____ 住院号：_____

住院日期：___年__月__日 出院日期：___年__月__日 标准住院日：≤13 天

时间	住院第 1 天	住院第 2~3 天	住院第 4 天
主要诊疗工作	□ 病史采集，体格检查 □ 完成病历书写 □ 完善检查 □ 预约术前检查 □ 向患者家属交代手术可能达到的效果及手术风险	□ 待术前检查回报 □ 上级医师查房，对患者病情及术前检查准备情况进行评估，必要时请相关科室会诊 □ 完成病程记录	□ 汇总辅助检查结果 □ 术者查房 □ 根据术前检查结果，进行术前讨论，明确诊断，决定术式，制订治疗方案 □ 向患者和（或）家属交代病情，并签署手术知情同意书、麻醉知情同意书等 □ 完成相关病程记录
重点医嘱	**长期医嘱：** □ 一级护理 □ 饮食 □ 监测血压 □ 必要时给予通便药物 □ 必要时给予保证睡眠药物 **临时医嘱：** □ 血常规、血型，尿常规 □ 凝血功能、肝功能、肾功能、血电解质、血糖 □ 感染性疾病筛查 □ 胸部 X 线片，心电图 □ 预约 DSA 检查、颅脑 CT □ 复杂动脉瘤行 CTA 或3D-DSA检查 □ 必要时查心、肺功能，神经电生理检查和认知功能评定	**长期医嘱：** □ 一级护理 □ 饮食 □ 必要时给予通便药物 □ 必要时给予保证睡眠药物	**长期医嘱：** □ 一级护理 □ 术前禁食、禁水 □ 通知家属 □ 必要时给予通便药物 □ 必要时给予保证睡眠药物 **临时医嘱：** □ 备皮、剃头 □ 麻醉科会诊 □ 抗生素皮试 □ 根据手术情况备血
主要护理工作	□ 入院评估，完成首次护理文件记录及护理安全告知书签字 □ 遵医嘱给药 □ 观察患者一般状况 □ 观察神经系统状况 □ 协助完成手术前检查 □ 完成入院宣教及特殊检查前宣教工作	□ 观察患者一般状况 □ 观察神经系统状况 □ 遵医嘱给药 □ 遵医嘱完成手术前实验室检查标本留取 □ 协助完成手术前检查 □ 心理护理及基础护理	□ 观察患者一般状况 □ 观察神经系统状况 □ 术前宣教 □ 完成术前准备 □ 遵医嘱给药并观察用药后反应 □ 心理护理及基础护理 □ 完成护理记录

待 续

时间	住院第 1 天	住院第 2~3 天	住院第 4 天
病情 变异 记录	□ 无　□ 有，原因： 1. 2.	□ 无　□ 有，原因： 1. 2.	□ 无　□ 有，原因： 1. 2.
是否 退出 路径	□ 否　□ 是，原因： 1. 2.	□ 否　□ 是，原因： 1. 2.	□ 否　□ 是，原因： 1. 2.
护士 签名			
医师 签名			

时间	住院第5天 （手术日）	住院第6天 （术后第1天）	住院第7~10天 （术后第2~5天）
主要诊疗工作	□ 手术室内核对患者信息无误 □ 全麻下行额颞开颅翼点或眶上眉弓入路动脉瘤夹闭术 □ 完成手术记录和术后记录 □ 观察患者生命体征 □ 观察神经系统症状与体征	□ 完成病程记录 □ 切口换药 □ 复查血常规、肝功能、肾功能及血电解质	□ 复查颅脑CT，评价检查结果 □ 完成病程记录 □ 嘱患者锻炼 □ 预约全脑DSA或CTA
重点医嘱	**长期医嘱：** □ 一级护理 □ 禁食、禁水 □ 观察并记录患者意识、瞳孔、生命体征 □ 多参数心电监护 □ 吸氧 □ 常规补液治疗 □ 预防血管痉挛治疗 □ 必要时给予抑酸药物 □ 必要时给予预防癫痫 □ 预防感染 □ 必要时降低颅内压治疗 □ 必要时预防深静脉血栓、肺炎等并发症 □ 酌情使用激素 **临时医嘱：** □ 血常规，血气分析，肾功能及血电解质	**长期医嘱：** □ 一级护理 □ 流食 □ 观察并记录患者意识、瞳孔、生命体征 □ 常规补液治疗 □ 预防血管痉挛治疗 □ 必要时给予抑酸 □ 必要时给予预防癫痫治疗 □ 必要时降低颅内压治疗 □ 必要时给予预防深静脉血栓、肺炎等并发症 □ 酌情使用激素 **临时医嘱：** □ 换药 □ 血常规，肝功能、肾功能及血电解质	**长期医嘱：** □ 一级护理 □ 半流食 □ 观察记录患者意识、瞳孔、生命体征 □ 常规补液治疗 □ 预防血管痉挛治疗 □ 必要时给予抑酸药物 □ 必要时给予预防癫痫治疗 □ 必要时给予降低颅内压治疗 □ 必要时给予预防深静脉血栓、肺炎等并发症 **临时医嘱：** □ 颅脑CT □ 必要时查血常规、肝功能、肾功能及血电解质 □ 预约全脑DSA或CTA □ 禁食、禁水
主要护理工作	□ 观察患者一般状况 □ 观察神经系统状况 □ 观察记录患者意识、瞳孔、生命体征手术切口敷料情况 □ 遵医嘱给药并观察用药后反应 □ 遵医嘱完成实验室检查 □ 预防并发症护理 □ 心理护理及基础护理 □ 完成护理记录	□ 观察患者一般状况 □ 观察神经系统状况 □ 观察记录患者意识、瞳孔、生命体征及手术切口情况 □ 遵医嘱给药并观察用药后反应 □ 遵医嘱完成化验检查 □ 预防并发症护理 □ 进行心理护理及基础护理 □ 协助患者功能锻炼 □ 完成护理记录	□ 观察患者一般状况 □ 观察神经系统状况 □ 观察记录患者意识、瞳孔、生命体征及手术切口敷料情况 □ 遵医嘱给药并观察用药后反应 □ 遵医嘱完成实验室检查 □ 预防并发症护理 □ 进行心理护理及基础护理 □ 协助患者功能锻炼 □ 完成护理记录
病情变异记录	□ 无　□ 有，原因： 1. 2.	□ 无　□ 有，原因： 1. 2.	□ 无　□ 有，原因： 1. 2.
是否退出路径	□ 否　□ 是，原因： 1. 2.	□ 否　□ 是，原因： 1. 2.	□ 否　□ 是，原因： 1. 2.
护士签名			
医师签名			

时间	住院第 11 天 （术后第 6 天）	住院第 12 天 （术后第 7 天）	住院第 13 天 （出院日）
主要诊疗工作	□ DSA 或 CTA 检查 □ 观察切口情况 □ 神经系统查体 □ 记录术后症状和体征变化 □ 完成病程记录	□ 切口换药、拆线 □ 复查血常规、肝功能、肾功能及血电解质 □ 神经系统查体，对比手术前后症状、体征变化 □ 汇总术后辅助检查结果 □ 评估手术效果	□ 确定患者可以出院 □ 向患者交代出院注意事项、复查日期 □ 通知出院处 □ 开出院诊断书 □ 完成出院记录
重点医嘱	长期医嘱： □ 一级护理 □ 饮食 □ 预防血管痉挛治疗 □ 必要时给予预防癫痫治疗	长期医嘱： □ 二级护理 □ 饮食 □ 预防血管痉挛治疗 □ 必要时给予预防癫痫治疗 临时医嘱： □ 拆线 □ 血常规，肝功能、肾功能及血电解质 □ 必要时行 CT 检查	□ 出院通知 □ 出院带药
主要护理工作	□ 观察患者一般状况 □ 观察神经系统状况 □ 观察记录患者意识、瞳孔及手术切口敷料情况 □ 遵医嘱给药并观察用药后反应 □ 预防并发症护理 □ 进行心理护理及基础护理 □ 完成护理记录	□ 观察患者一般状况 □ 观察神经系统状况 □ 手术切口敷料情况 □ 遵医嘱给药并观察用药后反应 □ 遵医嘱完成实验室检查 □ 预防并发症护理 □ 进行心理护理及基础护理 □ 指导患者功能锻炼 □ 进行出院指导 □ 完成护理记录	□ 完成出院指导 □ 帮助患者办理出院手续 □ 完成护理记录
病情变异记录	□ 无　□ 有，原因： 1. 2.	□ 无　□ 有，原因： 1. 2.	□ 无　□ 有，原因： 1. 2.
是否退出路径	□ 否　□ 是，原因： 1. 2.	□ 否　□ 是，原因： 1. 2.	□ 否　□ 是，原因： 1. 2.
护士签名			
医师签名			

注：术前准备及术后治疗时间应根据患者具体病情调整

（中华医学会神经外科学分会）

第51节 颈内动脉动脉瘤（介入治疗）临床路径

临床路径标准

一、适用对象

第一诊断为颈内动脉未破裂动脉瘤（ICD-10：I72.0/Q28.1）或非急性期的颈内动脉破裂动脉瘤（破裂4周以上，按未破裂动脉瘤处理）。

拟行经股动脉穿刺颈内动脉动脉瘤栓塞术。

二、诊断依据

根据《临床诊疗指南——神经外科学分册》（中华医学会编著，人民卫生出版社，2012年）、《临床技术操作规范——神经外科分册》（中华医学会编著，人民军医出版社，2007年）、《王忠诚神经外科学》（王忠诚，湖北科学技术出版社，2003年）、《神经外科学》（第2版，赵继宗，人民卫生出版社，2012年）。

1. 未破裂动脉瘤临床表现

（1）动脉瘤导致占位症状：与动脉瘤的部位及大小有关，主要是动脉瘤压迫局部神经导致相应神经功能缺损，如（单侧）动眼神经麻痹、偏瘫、视力下降、视野缺损等。

（2）头痛：非特异性症状，表现为慢性、反复发作的钝痛，以眼眶及额部为主，部分颈内动脉动脉瘤患者压迫同侧颈动脉头痛可缓解或消失。

（3）无症状：约70%的颅内动脉瘤没有任何症状，经查体或其他原因偶然发现。

2. 辅助检查

（1）颅脑CT：大型动脉瘤的可表现为Willis环附近或桥前池、桥小脑角池等部位类圆形等密度占位，有血栓或钙化者可有高密度表现，并可排除动脉瘤破裂出血。部分动脉瘤增强CT检查可见造影剂充盈瘤腔显影。

（2）CT脑血管造影（CTA）：是颅内动脉瘤筛查的重要手段，多数情况下可以显示动脉瘤的部位、大小、形态、有无多发动脉瘤、载瘤动脉及动脉瘤的钙化情况，以及病变与骨性结构解剖关系。

（3）颅脑MRI：可表现为颅底大血管局部的类圆形血液流空影，部分有血栓形成等表现，对于大动脉瘤应行颅脑MRI检查，术后DWI成像可以用于评价脑缺血情况。

（4）磁共振血管成像（MRA）用于可疑病例及体检筛查动脉瘤。

（5）数字减影血管造影（DSA）：目前是诊断颅内动脉瘤的"金标准"，可显示出动脉瘤的部位、大小、形态、有无多发动脉瘤，全脑血管造影及三维重建DSA

（3D-DSA）技术可提高动脉瘤的检出率，并可详细显示动脉瘤形态细节以及载瘤动脉关系，对动脉瘤治疗策略的制订有重要意义，另外，DSA 还可以显示是否存在其他血管病变。

三、选择治疗方案的依据

根据《临床诊疗指南——神经外科学分册》（中华医学会编著，人民卫生出版社，2012 年）、《临床技术操作规范——神经外科分册》（中华医学会编著，人民军医出版社，2007 年）、《王忠诚神经外科学》（王忠诚，湖北科学技术出版社，2003 年）、《神经外科学》（第 2 版，赵继宗，人民卫生出版社，2012 年）。

1. 诊断为未破裂或破裂 4 周以上的颈内动脉动脉瘤，有明确手术适应证者需手术治疗，手术方法为行经股动脉穿刺颈内动脉动脉瘤栓塞术。不包括破裂急性期、行开颅动脉瘤夹闭术的患者。

2. 手术风险较大者（高龄、妊娠期、合并较严重内科疾病），需向患者或家属交代病情；如不同意手术，应当充分告知风险，履行签字手续，并予严密观察。

四、进入路径标准

1. 第一诊断必须符合颈内动脉动脉瘤疾病编码（ICD-10：I72.0/Q28.1）。

2. 当患者同时具有其他疾病诊断，但在住院期间不需特殊处理、不影响第一诊断的临床路径流程实施时，可以进入路径。

五、住院期间的检查项目

1. 必需的检查项目

（1）血常规、尿常规、便常规、血型、血型交叉鉴定。

（2）凝血功能、肝功能、肾功能、血电解质、血糖、血脂、感染性疾病筛查（乙型病毒性肝炎、丙型病毒性肝炎、艾滋病、梅毒等）。

（3）心电图、胸部 X 线片或胸部 CT。

（4）术前及术后颅脑 CT 扫描（或术后即刻平板 CT）。

2. 根据患者病情选择的检查项目

（1）术前必要时行颅脑 MRI、颅脑 MRA 或 CTA，心、肺功能，血栓弹力图等。

（2）术后必要时查颅脑 MRI+DWI，病情变化时需要及时复查 CT 或 DSA。

六、治疗方案与药物选择

1. 动脉瘤的治疗

（1）麻醉方式：气管插管全身麻醉（海绵窦段以下动脉瘤行载瘤闭塞或单纯支架植入术者，可采用局部麻醉）。

（2）手术方式：经股动脉大脑中动脉动脉瘤栓塞术。

（3）手术耗材：穿刺鞘、各类连接管、导管导丝、球囊；弹簧圈、支架、Onyx

等各种栓塞材料。

（4）术中用药：造影剂，肝素抗凝，尼莫地平、法舒地尔等抗血管痉挛药物，酌情使用替罗非班、罂粟碱等药物。

2. 围术期用药

（1）拟行支架辅助栓塞治疗者，术前需给予抗血小板聚集药物。

（2）脑血管痉挛的预防及治疗。

（3）应激性溃疡的预防及治疗。

（4）全身麻醉术后并发症的预防及治疗。

（5）术后抗血小板聚集治疗：行支架辅助栓塞治疗者，术后需给予抗血小板聚集药物。

（6）神经功能损害的预防及治疗。

七、出院标准

1. 患者病情稳定，生命体征平稳。

2. 体温正常，各项化验无明显异常，股动脉穿刺区愈合良好。

八、标准住院日

标准住院日≤5天。

临床路径表单

适用对象：第一诊断为颈内动脉动脉瘤（ICD-10：I72.0/Q28.1）；行经股动脉穿刺颈
　　　　　内动脉动脉瘤栓塞术

患者姓名：_____ 性别：_____ 年龄：_____ 门诊号：_____ 住院号：_____

住院日期：____年__月__日　出院日期：____年__月__日　标准住院日：≤5 天

时间	住院第 1 天	住院第 2 天
主要诊疗工作	□ 病史采集，体格检查 □ 完成病历书写 □ 上级医师查房，对患者病情及术前检查准备情况进行评估，必要时请相关科室会诊 □ 完善检查 □ 预约术前检查 □ 向患者家属交代手术可能达到的效果及手术风险	□ 汇总、评估术前检查结果 □ 术者查房，根据术前检查结果，行术前讨论，明确诊断，决定术式，制订治疗方案 □ 向患者和（或）家属交代病情，并签署手术知情同意书、麻醉知情同意书等 □ 完成相关病程记录
重点医嘱	长期医嘱： □ 一级护理 □ 饮食 □ 监测血压 □ 基础疾病用药 □ 必要时给予通便药物 □ 必要时给予保证睡眠药物 □ 必要时给予抗血小板聚集药物 临时医嘱：（必需的检查项目） □ 血常规、血型、尿常规、便常规、凝血功能、肝功能、肾功能、血电解质、血糖 □ 感染性疾病筛查 □ 胸部 X 线片、心电图检查 □ 超声心动图、肺功能、血栓弹力图(必要时) □ 颅脑 CT、MRI、CTA、MRA、DSA（必要时）	长期医嘱： □ 一级护理 □ 饮食 □ 术前禁食、禁水 □ 监测血压 □ 基础疾病用药 □ 必要时给予抗血小板聚集药物 □ 必要时给予通便药物 □ 必要时给予保证睡眠药物 临时医嘱： □ 会阴备皮 □ 碘过敏试验 □ 麻醉科会诊（必要时） □ 手术医嘱
主要护理工作	□ 入院护理评估，完成首次护理记录及护理安全告知书签字 □ 遵医嘱给药 □ 观察患者一般状况 □ 观察神经系统状况 □ 协助完成手术前检查 □ 完成入院宣教及特殊检查前宣教工作	□ 遵医嘱完成手术前实验室标本留取 □ 协助完成手术前检查 □ 心理护理及基础护理 □ 遵医嘱给药并观察用药后反应 □ 卧床大、小便训练 □ 通知家属 □ 术前宣教及评估
病情变异记录	□ 无 □ 有，原因： 1. 2.	□ 无 □ 有，原因： 1. 2.
护士签名		
医师签名		

时间	住院第 3 天 （手术日）	住院第 4 天 （术后第 1 天）
主要诊疗工作	☐ 手术室内核对患者信息无误 ☐ 全身麻醉下行经股动脉颈内动脉动脉瘤栓塞术 ☐ 完成手术记录和术后病程记录 ☐ 观察患者生命体征 ☐ 观察神经系统症状与体征 ☐ 观察股动脉穿刺点情况	☐ 观察患者生命体征 ☐ 观察神经系统症状与体征 ☐ 观察股动脉穿刺点情况 ☐ 穿刺点换药、去除压迫包扎敷料（术后 24 h） ☐ 完成病程记录
重点医嘱	**长期医嘱：** ☐ 一级护理 ☐ 禁食、禁水 ☐ 观察记录患者意识、瞳孔、生命体征 ☐ 必要时多参数心电监护 ☐ 观察股动脉穿刺点情况 ☐ 吸氧 ☐ 基础疾病用药 ☐ 常规补液治疗 ☐ 预防血管痉挛治疗 ☐ 必要时抗血小板聚集药物 ☐ 必要时给予抑酸、祛痰等药物 ☐ 必要时降低颅内压治疗 ☐ 必要时使用激素 ☐ 必要时给予神经营养药物 **临时医嘱：** ☐ 血常规、肾功能及电解质检查 ☐ 术后颅脑 CT（或平板 CT） ☐ 术后颅脑 MRI、MRA（必要时）	**长期医嘱：** ☐ 一级护理 ☐ 饮食 ☐ 基础疾病用药 ☐ 常规补液治疗 ☐ 预防血管痉挛治疗 ☐ 必要时给予抗血小板聚集药物 ☐ 必要时给予抑酸、祛痰等药物 ☐ 必要时降低颅内压治疗 ☐ 必要时预防深静脉血栓、肺炎等并发症 ☐ 必要时使用激素 ☐ 必要时给予神经营养药物 **临时医嘱：** ☐ 穿刺点换药
主要护理工作	☐ 观察患者一般状况 ☐ 观察神经系统状况 ☐ 观察记录患者意识、瞳孔、生命体征及股动脉穿刺点情况 ☐ 遵医嘱给药并观察用药后反应 ☐ 遵医嘱完成实验室检查 ☐ 预防并发症护理 ☐ 心理护理及基础护理 ☐ 护理风险评估 ☐ 术后宣教 ☐ 完成护理记录	☐ 观察患者一般状况 ☐ 观察神经系统状况 ☐ 观察并记录患者意识、瞳孔、生命体征及股动脉穿刺点情况 ☐ 拆除股动脉穿刺处绷带 ☐ 预防并发症护理 ☐ 进行心理护理及基础护理 ☐ 协助患者功能锻炼 ☐ 完成护理记录
病情变异记录	☐ 无 ☐ 有，原因： 1. 2.	☐ 无 ☐ 有，原因： 1. 2.
护士签名		
医师签名		

时间	住院第 5 天 （术后第 2 天）
主要诊疗工作	□ 观察评估患者病情 □ 神经系统查体，对比手术前后症状、体征变化 □ 评估手术效果 □ 确定患者可以出院 □ 通知家属 □ 向患者及家属交代出院注意事项、复查日期、复查地点、复查方式 □ 通知出院处 □ 开出院诊断书 □ 完成病程记录
重点医嘱	**长期医嘱：** □ 二级护理 □ 饮食 □ 观察记录患者意识、瞳孔、生命体征 □ 出院通知 □ 出院带药
主要护理工作	□ 观察患者一般状况及神经系统状况 □ 遵医嘱给药并观察用药后反应 □ 心理护理及基础护理 □ 遵医嘱通知患者及家属明日出院 □ 进行出院指导 □ 完成护理记录
病情变异记录	□ 无　□ 有，原因： 1. 2.
护士签名	
医师签名	

（中华医学会神经外科学分会）

第52节 椎管内神经纤维瘤临床路径

临床路径标准

一、适用对象

确诊为椎管内神经纤维瘤（ICD-10：D32.1/D33.4）。

行后正中入路椎管内肿瘤切除术（ICD-9-CM-3：03.4）。

二、诊断依据

根据《临床诊疗指南——神经外科学分册》（中华医学会编著，人民卫生出版社，2012年）。

1. 临床表现　病变部位不同，临床表现存在差异。在疾病早期可出现神经根性刺激症状，夜间痛和平卧痛较为典型。可出现受压平面以下同侧肢体运动障碍、肌肉萎缩，对侧感觉障碍，感觉障碍平面多由下向上发展等。

2. 辅助检查

（1）X线片：可了解椎骨的继发性改变，如椎体的吸收、破坏及椎弓根间距扩大、椎间孔增大等。

（2）MRI和CT：MRI最具定位及定性诊断意义，可直接观察肿瘤的形态、部位、大小及与脊髓的关系等。

三、选择治疗方案的依据

根据《临床诊疗指南——神经外科学分册》（中华医学会编著，人民卫生出版社，2012年）。

1. 临床诊断为椎管内神经纤维瘤，出现神经系统症状或病情进展者需手术治疗。根据肿瘤的具体部位，行后正中入路椎管内肿瘤切除术。

2. 手术风险较大者（高龄、妊娠期、合并较严重内科疾病），需向患者或家属交代病情；如不同意手术，应当充分告知风险，履行签字手续，并予严密观察。

四、标准住院日

标准住院日≤14天。

五、进入路径标准

1. 第一诊断必须符合椎管内神经纤维瘤疾病编码（ICD-10：D32.1/D33.4）。

2. 当患者同时具有其他疾病诊断，但在住院期间不需特殊处理、不影响第一诊断的临床路径流程实施时，可以进入路径。

六、住院期间检查项目

1. 住院 3 天必需检查的项目

（1）血常规、尿常规、血型。

（2）凝血功能、肝功能、肾功能、血电解质、血糖、感染性疾病筛查（乙型病毒性肝炎、丙型病毒性肝炎、艾滋病、梅毒等）。

（3）心电图、胸部 X 线片。

（4）MRI 检查，包括增强扫描。

（5）神经电生理检查进行神经功能评估。

2. 根据患者病情可选择的检查项目

（1）需要时，术前 X 线定位片检查。

（2）必要时行心、肺功能检查。

（3）脊柱 CT 检查。

七、手术治疗方案及围术期药物选择

1. 按照《抗菌药物临床应用指导原则》（卫医发〔2004〕285 号）选择用药。建议使用第一、二代头孢菌素，头孢曲松等；明确感染患者，可根据药物敏感性试验结果调整抗生素。

预防性用抗生素，时间为术前 30 min。

2. 手术日　为入院第 4 天。

（1）麻醉方式：全身麻醉。

（2）手术方式：后正中入路椎管内神经纤维瘤切除术。

（3）手术植入物：椎板固定材料，硬脊膜修复材料及脊柱膜防粘连（脊柱膜）材料。

（4）术中用药：激素、抗生素。

（5）输血：根据手术失血情况决定。

（6）根据条件建议术中可选用 C 型臂、B 超以及神经导航辅助，以便精确定位；术中可行神经电生理监测，降低术中神经副损伤发生概率。

3. 术后住院恢复　10 天。

（1）术后必须复查的检查项目：MRI、脊柱 CT、肌电图、体感及运动诱发电位、血常规、尿常规、肝功能、肾功能、电解质、血糖。

（2）术后用药：根据病情选用激素、脱水药、抗生素和神经营养药物。

4. 需要时术后应用脊柱外固定支具（1~3 个月）。

八、出院标准

1. 患者病情稳定，体温正常，手术切口愈合良好；生命体征平稳。

2. 没有需要住院处理的并发症和（或）合并症。

九、变异及原因分析

1. 术后继发椎管内血肿等并发症，严重者需要二次手术，导致住院时间延长、费用增加。

2. 术后切口感染、中枢神经系统感染，术后渗液和神经功能障碍等，导致住院时间延长与费用增加。

3. 术后继发其他内、外科疾病需进一步诊治，导致住院时间延长。

临床路径表单

适用对象：第一诊断为椎管内神经纤维瘤（ICD-10：D32.1/D33.4）；行后正中入路椎管内肿瘤切除术（ICD-9-CM-3: 03.4）

患者姓名：_____ 性别：_____ 年龄：_____ 门诊号：_____ 住院号：_____

住院日期：___年__月__日 出院日期：___年__月__日 标准住院日：≤14 天

时间	住院第 1 天	住院第 2 天	住院第 3 天
主要诊疗工作	□ 询问病史及体格检查 □ 完成病历书写 □ 上级医师查房与术前评估 □ 依据体检，进行相关的术前检查 □ 初步确定术式和日期	□ 完成相关科室会诊 □ 上级医师查房 □ 完成术前准备与术前评估 □ 预约术中电生理监测	□ 术前讨论 □ 完成术前准备与术前评估 □ 完成术前小结，术前讨论记录 □ 向患者和家属交代围术期注意事项，签署手术同意书、自费协议书、输血同意书、委托书 □ 完成术前定位标记
重点医嘱	长期医嘱： □ 一级护理 □ 饮食 □ 患者既往基础用药 临时医嘱： □ 血常规、血型、尿常规、肝功能、肾功能、血电解质、血糖、凝血功能、感染性疾病筛查 □ 心电图，胸部 X 线片检查 □ MRI 检查，肌电图 □ 体感及运动诱发电位 □ 必要时查心、肺功能	长期医嘱： □ 一级护理 □ 饮食 □ 患者既往基础用药 临时医嘱： □ 激素及脱水药（酌情） □ 其他特殊医嘱	长期医嘱： □ 一级护理 □ 饮食 □ 患者既往基础用药 临时医嘱： □ 备皮（颈椎病变酌情剃头） □ 抗生素皮试 □ 术前禁食、禁水 □ 激素及脱水药（酌情） □ 其他特殊医嘱 □ 定位 X 线片
主要护理工作	□ 入院评估，完成首次护理文件记录及护理安全告知书签字 □ 遵医嘱给药 □ 观察患者一般状况 □ 观察神经系统状况 □ 协助完成手术前检查 □ 完成入院后宣教工作	□ 观察患者一般状况 □ 观察神经系统状况 □ 遵医嘱给药 □ 遵医嘱完成手术前化验标本留取 □ 协助完成手术前检查 □ 心理护理及基础护理	□ 观察患者一般状况 □ 观察神经系统状况 □ 术前宣教 □ 完成术前准备 □ 遵医嘱给药并观察用药后反应 □ 协助完成手术前检查 □ 心理护理及基础护理 □ 完成护理记录
病情变异记录	□ 无 □ 有，原因： 1. 2.	□ 无 □ 有，原因： 1. 2.	□ 无 □ 有，原因： 1. 2.
是否退出路径	□ 是 □ 否，原因： 1. 2.	□ 是 □ 否，原因： 1. 2.	□ 是 □ 否，原因： 1. 2.
护士签名			
医师签名			

时间	住院第 4 天（手术日）	住院第 5 天（术后第 1 天）	住院第 6 天（术后第 2 天）
主要诊疗工作	□ 行全麻下肿瘤切除手术 □ 术中电生理监测 □ 术者完成手术记录 □ 完成术后病程 □ 上级医师查房 □ 向患者及家属交代手术情况，嘱咐注意事项 □ 观察术后病情变化	□ 上级医师查房,注意病情变化 □ 完成病程记录 □ 根据引流情况决定是否拔除引流 □ 注意体温、血常规及生化指标变化（对症处理） □ 注意有无意识障碍、呼吸、吞咽障碍、偏瘫、腹胀、大小便障碍等	□ 上级医师查房,注意病情变化 □ 完成病程记录 □ 根据引流情况决定是否拔除引流 □ 注意体温、血常规及生化指标变化（对症处理） □ 注意有无意识障碍、呼吸、吞咽障碍、偏瘫、腹胀、大小便障碍等
重点医嘱	**长期医嘱：** □ 一级护理 □ 禁食、禁水 □ 吸氧及生命体征监测 □ 保留导尿 □ 术中用抗生素 □ 补液治疗 □ 激素、脱水、抑酸药（酌情） **临时医嘱：** □ 根据病情需要下达相应医嘱 □ 镇痛，止吐等 □ 血常规, 肝功能、肾功能及血电解质,凝血功能,血气等检查 □ 接引流（术中置放引流者）	**长期医嘱：** □ 一级护理 □ 流食 □ 激素、抗生素 **临时医嘱：** □ 镇痛 □ 补液（酌情） □ 拔除引流管（如术中置放）	**长期医嘱：** □ 一级护理 □ 流食/半流食 □ 激素、抗生素 **临时医嘱：** □ 镇痛 □ 补液（酌情） □ 拔除引流管（如术中置放）
主要护理工作	□ 观察患者一般状况 □ 观察患者神经系统功能恢复情况 □ 观察记录患者生命体征、手术切口敷料情况 □ 有引流者观察引流性质、引流量 □ 遵医嘱给药并观察用药后反应 □ 遵医嘱完成化验检查 □ 预防并发症护理 □ 完成护理记录	□ 观察患者一般状况 □ 观察患者神经系统功能恢复情况 □ 观察记录患者生命体征、手术切口敷料情况 □ 有引流者观察引流性质、引流量 □ 遵医嘱给药并观察用药后反应 □ 遵医嘱完成实验室检查 □ 预防并发症护理 □ 术后心理护理及基础护理 □ 完成护理记录	□ 观察患者一般状况 □ 观察患者神经系统功能恢复情况 □ 观察记录患者生命体征、手术切口敷料情况 □ 遵医嘱给药并观察用药后反应 □ 遵医嘱完成实验室检查 □ 预防并发症护理 □ 术后心理护理及基础护理 □ 完成护理记录
病情变异记录	□ 无　□ 有, 原因： 1. 2.	□ 无　□ 有, 原因： 1. 2.	□ 无　□ 有, 原因： 1. 2.
是否退出路径	□ 是　□ 否, 原因： 1. 2.	□ 是　□ 否, 原因： 1. 2.	□ 是　□ 否, 原因： 1. 2.
护士签名			
医师签名			

时间	住院第 7 天 （术后第 3 天）	住院第 8 天 （术后第 4 天）	住院第 9 天 （术后第 5 天）	住院第 10 天 （术后第 6 天）
主要诊疗工作	□ 上级医师查房，注意病情变化 □ 完成病程记录 □ 切口换药，注意有无皮下积液，切口渗液 □ 调整激素用量，逐渐减量 □ 根据情况停用抗生素	□ 注意病情变化 □ 完成病程记录 □ 激素减量或停药	□ 临床观察神经系统功能恢复情况 □ 完成病程记录 □ 停用激素	□ 上级医师查房，注意病情变化 □ 完成病程记录 □ 注意是否有发热
重点医嘱	长期医嘱： □ 一级护理 □ 半流食/普通饮食 临时医嘱： □ 换药 □ 根据病情需要下达相应医嘱	长期医嘱： □ 一级护理 □ 普通饮食 临时医嘱： □ 根据病情需要下达相应医嘱	长期医嘱： □ 一级护理 □ 普通饮食 临时医嘱： □ 根据病情需要下达相应医嘱	长期医嘱： □ 一级护理 □ 普通饮食 临时医嘱： □ 酌情行腰椎穿刺采集脑脊液并检查
主要护理工作	□ 观察患者一般状况 □ 观察患者神经系统功能恢复情况 □ 观察记录患者生命体征手术切口敷料情况 □ 遵医嘱给药并观察用药后反应 □ 预防并发症护理 □ 术后心理护理及基础护理 □ 完成术后宣教及用药指导 □ 完成护理记录 □ 指导术后功能锻炼	□ 观察患者一般状况 □ 观察患者神经系统功能恢复情况 □ 观察手术切口敷料情况 □ 遵医嘱给药并观察用药后反应 □ 预防并发症护理 □ 术后心理护理及基础护理 □ 指导术后功能锻炼	□ 观察患者一般状况 □ 观察患者神经系统功能恢复情况 □ 观察手术切口敷料情况 □ 预防并发症护理 □ 术后心理护理及基础护理 □ 指导术后功能锻炼	□ 观察患者一般状况 □ 观察患者神经系统功能恢复情况 □ 观察手术切口敷料情况 □ 预防并发症护理 □ 术后心理护理及基础护理 □ 指导术后功能锻炼
病情变异记录	□ 无 □ 有，原因： 1. 2.	□ 无 □ 有，原因： 1. 2.	□ 无 □ 有，原因： 1. 2.	□ 无 □ 有，原因： 1. 2.
是否退出路径	□ 是 □ 否，原因： 1. 2.	□ 是 □ 否，原因： 1. 2.	□ 是 □ 否，原因： 1. 2.	□ 是 □ 否，原因： 1. 2.
护士签名				
医师签名				

时间	住院第 11 天（术后第 7 天）	住院第 12 天（术后第 8 天）	住院第 13 天（术后第 9 天）	住院第 14 天（术后第 10 天）
主要诊疗工作	□ 注意病情变化 □ 完成病程记录 □ 切口换药，注意有无皮下积液，切口渗液 □ 注意体温、血常规及生化指标变化（对症处理）	□ 上级医师查房，注意病情变化 □ 完成病程记录 □ 复查术后 MRI	□ 临床观察神经功能恢复情况 □ 完成病程记录 □ 复查术后体感及运动诱发电位等电生理检查，并评价结果	□ 根据切口情况予以拆线或延期门诊拆线 □ 确定患者能否出院 □ 向患者交代出院注意事项、复查日期 □ 开出院诊断书 □ 完成出院记录
重点医嘱	长期医嘱： □ 一级护理 □ 饮食 临时医嘱： □ 换药 □ 检查血常规、肝功能、肾功能、电解质 □ 酌情行腰椎穿刺采集脑脊液并检查	长期医嘱： □ 二级护理 □ 饮食 临时医嘱： □ MRI □ 根据病情需要下达相应医嘱	长期医嘱： □ 三级护理 □ 饮食 临时医嘱： □ 可行电生理检查 □ 根据病情需要下达相应医嘱	出院医嘱： □ 出院带药 □ 康复治疗（酌情） □ 残余肿瘤放射治疗（酌情）
主要护理工作	□ 观察患者一般状况 □ 观察患者神经系统功能恢复情况 □ 观察手术切口敷料情况 □ 遵医嘱协助完成实验室检查 □ 预防并发症护理 □ 术后心理护理及基础护理 □ 指导术后功能锻炼	□ 观察患者一般状况 □ 观察患者神经系统功能恢复情况 □ 观察手术切口敷料情况 □ 预防并发症护理 □ 术后心理护理及基础护理 □ 指导术后功能锻炼	□ 观察患者一般状况 □ 观察患者神经系统功能恢复情况 □ 观察手术切口敷料情况 □ 预防并发症护理 □ 术后心理护理及基础护理 □ 进行出院指导 □ 指导术后功能锻炼	□ 完成出院指导 □ 指导患者办理出院手续 □ 完成护理记录
病情变异记录	□ 无 □ 有，原因： 1. 2.	□ 无 □ 有，原因： 1. 2.	□ 无 □ 有，原因： 1. 2.	□ 无 □ 有，原因： 1. 2.
是否退出路径	□ 是 □ 否，原因： 1. 2.	□ 是 □ 否，原因： 1. 2.	□ 是 □ 否，原因： 1. 2.	□ 是 □ 否，原因： 1. 2.
护士签名				
医师签名				

（中华医学会神经外科学分会）

第 53 节 非霍奇金弥漫大 B 细胞淋巴瘤临床路径

临床路径标准

一、适用对象

第一诊断为初诊弥漫大 B 细胞淋巴瘤（diffuse large B cell lymphoma，DLBCL）（ICD-10：C83.3）。

二、诊断及分期依据

根据 World Health Organization Classification of Tumors of Tumors of Haematopoietic and Lymphoid Tissue（2008 年）、《血液病诊断和疗效标准》（第 3 版，张之南、沈悌，科学出版社，2008 年）、最新淋巴瘤临床实践指南（2015 年 NCCN Clinical Practice Guidelines in Oncology），并结合临床表现、实验室及相关影像学检查等。

1. 临床表现　主要表现为无痛性进行性淋巴结肿大，但也可发生于淋巴结以外的器官或组织，包括胃肠道、肝、脾、中枢神经系统、睾丸、皮肤等。肿瘤浸润、压迫周围组织而出现相应临床表现。部分患者伴有乏力、发热、盗汗、消瘦等症状。

2. 实验室检查　血清乳酸脱氢酶（LDH）、红细胞沉降率及 β_2 微球蛋白（β_2-MG）可升高。侵犯骨髓可导致贫血、血小板减少，淋巴细胞升高，中性粒细胞可减低、正常或升高；外周血涂片可见到淋巴瘤细胞。中枢神经系统受累时出现脑脊液异常。胃肠道侵犯时大便潜血可阳性。

3. 组织病理学检查　是诊断该病的决定性依据。病理形态学特征为淋巴结正常结构破坏，内见大淋巴细胞呈弥漫增生，胞质量中等，核大，核仁突出，可有一个以上的核仁。免疫组织化学病理检查对于确诊 DLBCL 至关重要。常采用的单抗应包括 CD20、CD19、CD79、CD3、CD5、CD10、Bcl-2、Bcl-6、Ki-67、MUM1 和 MYC 等。

4. 分子生物学检查　有条件时可开展荧光原位杂交（fluorescence in situ hybridization，FISH）检测 *Bcl*-2、*Bcl*-6 和 *Myc* 等基因是否发生重排。如果 Myc 伴 *Bcl*-2/*Bcl*-6 基因断裂称双重打击（double hit）或三重打击（triple hit）淋巴瘤，提示预后不良。

5. 影像学检查　颈、胸、腹、盆腔 CT 或超声波检查。按照 CT 以及体检所发现的病变范围进行分期及评价疗效。有条件者可行 PET/CT 检查。分期标准（Anne Arbor 分期）见表 1。

表1 弥漫大 B 细胞淋巴瘤 Ann Arbor 分期

临床分期	临床表现
Ⅰ期	单一淋巴结区域受累（Ⅰ）；或单一结外器官或部位局限受累（ⅠE）
Ⅱ期	膈上或膈下同侧受累淋巴结区 ≥2 个（Ⅱ）；或单个结外器官或部位的局限性侵犯及其区域淋巴结受累，伴或不伴膈肌同侧其他淋巴结区域受累（ⅡE）
Ⅲ期	膈肌上下两侧均有淋巴结区受累（Ⅲ）；可伴有相关结外器官或组织局限性受累（ⅢE），或脾脏受累（ⅢS），或两者皆受累（ⅢSE）
Ⅳ期	一个或多个结外器官或组织广泛受累，伴或不伴相关淋巴结受累，或孤立性结外器官或组织受累伴远处（非区域性）淋巴结受累

说明：有 B 症状［包括不明原因的发热（体温>38℃），夜间盗汗，或 6 个月内体重下降>10%］者需在分期中注明，如Ⅱ期患者，应记作ⅡB；肿块直径超过 7.5 cm 或纵隔肿块超过胸腔最大内径的 1/3 者，标注 X；受累脏器也需注明，如脾脏、肝脏、骨骼、皮肤、胸膜、肺等分别标记为 S、H、O、D、P 和 L

三、治疗方案的选择

根据《最新弥漫大 B 细胞淋巴瘤 NCCN 指南》及《恶性淋巴瘤》（第 2 版，沈志祥、朱雄增，人民卫生出版社，2011 年）。

首先应当根据患者临床表现、病理形态学及免疫表型等明确诊断，然后根据临床亚型分期、国际预后指数（IPI）、分子生物学检查、患者全身状况、各脏器功能及伴随疾病等制订治疗方案。国际预后指数（IPI）是根据患者年龄、血清 LDH 水平、ECOG 体能状况评分、Ann Arbor 分期和淋巴结外组织器官受累部位 5 个特征估计预后，并据此进行分层治疗的一个体系。若患者年龄>60 岁、LDH 高于正常、ECOG 体能状况评分为 2~4 分、Ann Arbor 分期为Ⅲ或Ⅳ期、结外受累超过 1 个部位，则每项记 1 分，累计加分即为 IPI 评分。IPI 为 0 或 1 分为低危，2 和 3 分别属低中危和高中危，4 或 5 分为高危。年轻患者可选用年龄调整的 IPI（aa-IPI）。

四、标准住院日

标准住院日为 21 天（第一疗程含诊断）。

五、进入路径标准

1. 第一诊断必须符合弥漫大 B 细胞淋巴瘤疾病编码（ICD-10：C83.3）。

2. 当患者同时具有其他疾病诊断，但住院期间不需要特殊处理也不影响第一诊断的临床路径流程实施时，可以进入路径。

六、住院期间检查项目

1. 必需的检查项目

（1）病变淋巴结或病变组织的活检，行常规病理形态学和免疫组织化学检查；必要时行 FISH 检查。

（2）影像学检查：颈、胸、腹、盆腔 CT（根据临床表现增加其他部位）、全身浅表淋巴结及腹部 B 超、超声心动图。

（3）血常规及分类、尿及便常规和潜血。

（4）肝功能、肾功能、LDH、电解质、血糖、血型。

（5）骨髓穿刺涂片，有条件行流式细胞术及活检。

（6）病毒学检查（包括 HBV、HCV、EBV、HIV 等）。

（7）出、凝血功能检查。

（8）心电图检查了解患者有无心脏疾患及对化学治疗的耐受能力，必要时行心脏超声心动图及动态心电图检查。

（9）高度侵袭淋巴瘤、确诊或疑有中枢侵犯者，进行腰椎穿刺检查和鞘内用药。

2. 根据患者情况可选择的检查项目

（1）MRI、PET/CT 检查。

（2）发热或疑有某系统感染者应行病原微生物检查。

七、治疗方案与药物选择

1. 治疗方案（如果诊断为浆母细胞淋巴瘤，因不表达 CD20，不适合使用利妥昔单抗）。

（1）R-CHOP（利妥昔单抗+环磷酰胺+多柔比星/表柔比星+长春新碱+泼尼松）：有条件时使用。每 14 天或 21 天重复一个疗程，通常 6~8 个疗程。

（2）CHOP（环磷酰胺+多柔比星+长春新碱+泼尼松）：每 14 天或 21 天重复一个疗程；通常 6~8 个疗程。

（3）R-EPOCH（利妥昔单抗+依托泊苷+多柔比星+长春新碱+环磷酰胺+泼尼松）：适用于有条件使用利妥昔单抗的原发纵隔弥漫大 B 细胞淋巴瘤或预后不良患者。每 21 天重复一个疗程，通常 6~8 个疗程。

（4）EPOCH（依托泊苷+多柔比星+长春新碱+环磷酰胺+泼尼松）：适用于无条件使用利妥昔单抗的原发纵隔弥漫大 B 细胞淋巴瘤或预后不良患者。每 21 天重复一个疗程，通常 6~8 个疗程。

（5）CHOPE（环磷酰胺+多柔比星+长春新碱+依托泊苷+泼尼松）：适用于无条件使用利妥昔单抗，耐受性良好但预后不好的患者。每 21 天重复一个疗程，通常6~8 个疗程。

2. 如有乙型病毒性肝炎病毒携带或既往感染者，给予相应治疗并监测病毒变化。

3. 造血干细胞移植　初治年轻高危或存在双重打击的患者、复发及难治的患者。

4. R-CHOP-14（有条件时使用）或 CHOP-14 组化学治疗期间，常规使用集落刺激因子（G-CSF），G-CSF 的使用剂量为 5~6 μg/（kg·d），皮下注射（每个疗程6~10 天），若白细胞计数大于 10×10^9/L，则停用。

5. 如果淋巴瘤侵及胃肠道，需要预防胃肠道穿孔和出血，激素少用或不用。

6. 抗感染及对症支持治疗。

八、出院标准

1. 一般情况良好。
2. 没有需要住院处理的并发症和（或）合并症。

九、变异及原因分析

1. 治疗中或治疗后发生感染、贫血、出血及其他合并症者，进行相关的诊断和治疗，并适当延长住院时间。

2. 若有中枢神经系统症状，建议腰椎穿刺检查，并鞘内注射化学治疗药物直至脑脊液恢复正常，同时退出此途径，进入相关途径。

3. 年轻高危、常规治疗反应不佳、疾病进展或复发需要选择其他治疗的患者退出路径，进入相关路径。

临床路径表单

适用对象：第一诊断为初治的弥漫大 B 细胞淋巴瘤（ICD-10：C83.3）

患者姓名：_____ 性别：_____ 年龄：_____ 门诊号：_____ 住院号：_____

住院日期：___年__月__日 出院日期：___年__月__日 标准住院日：<21 天

时间	住院第 1~2 天	住院第 3~4 天
主要诊疗工作	□ 询问病史及体格检查 □ 完成病历及病程书写 □ 开化验单及影像学检查单 □ 病情告知，必要时向患者家属告知病重或病危通知，并签署病重或病危通知书 □ 如果需要签署输血同意书、骨髓穿刺同意书、腰椎穿刺同意书、静脉插管同意书	□ 上级医师查房 □ 完成入院检查 □ 住院医师完成病程记录 □ 淋巴组织活检（常规病理、免疫病理） □ 骨髓穿刺（骨髓形态学、骨髓活检及流式） □ 完成必要的相关科室会诊 □ 完成上级医师查房记录等病历书写 □ 确定化学治疗方案和日期
重点医嘱	**长期医嘱：** □ 血液病护理常规 □ 二级护理 □ 普通饮食 □ 抗生素（必要时） □ 其他医嘱 **临时医嘱：** □ 血常规、尿常规、便常规、大便潜血 □ 病毒学检测：感染筛查包括乙型肝炎病毒、丙型肝炎病毒、EB 病毒、HIV 等，根据需要增加乙型肝炎 DNA 效价检测 □ 肝功能、肾功能、LDH、电解质、血糖、血型、凝血功能、免疫球蛋白 □ 影像学检查：胸、腹、盆腔 CT（根据临床表现增加其他部位），心电图、腹部 B 超，全身 PET/CT 检查，超声心动图 □ 静脉置管术及护理 □ 病原微生物培养 □ 输血医嘱 □ 其他医嘱	**长期医嘱：** □ 患者既往基础用药 □ 抗生素（必要时） □ 其他医嘱 **临时医嘱：** □ 骨髓穿刺 □ 骨髓形态学、骨髓活检及流式细胞学检测 □ 淋巴组织活检 □ 淋巴组织常规病理、免疫病理 □ 输血医嘱（必要时） □ 其他医嘱
主要护理工作	□ 介绍病房环境、设施和设备 □ 入院护理评估	□ 宣教（血液病知识）
病情变异记录	□ 无　□ 有，原因： 1. 2.	□ 无　□ 有，原因： 1. 2.
护士签名		
医师签名		

时间	住院第 5~10 天
主要诊疗工作	□ 上级医师查房，制订化学治疗方案 □ 住院医师完成病程记录 □ 患者家属签署化学治疗知情同意书 □ 化学治疗 □ 重要脏器功能保护 □ 止吐
重点医嘱	**长期医嘱：** □ 化学治疗医嘱（以下方案选一） 　■ R-CHOP（每 21 天为一个疗程，耐受性好的患者可每 14 天一个疗程；通常 6~8 个疗程） 　■ CHOP（每 21 天一个疗程，耐受性好的患者可每 14 天一个疗程；通常 6~8 个疗程） 　■ R-EPOCH（用于原发纵隔弥漫大 B 细胞淋巴瘤或预后不良患者，每 21 天一个疗程；通常 6~8 个疗程） 　■ CHOPE（用于耐受性好的患者，每 21 天一个疗程；通常 6~8 个疗程） □ 补液治疗（碱化、水化） □ 止吐、保肝、抗感染等 □ 其他医嘱 **临时医嘱：** □ 输血（必要时） □ 心电监护（必要时） □ 血常规 □ 血培养（高热时） □ 静脉插管维护、换药 □ 其他医嘱
主要护理工作	□ 观察患者病情变化 □ 心理与生活护理 □ 化学治疗期间嘱患者多饮水
病情变异记录	□ 无　□ 有，原因： 1. 2.
护士签名	
医师签名	

时间	住院第 11~14 天	住院第 15 天 （出院日）
主要诊疗工作	□ 上级医师查房，注意病情变化 □ 住院医师完成常规病历书写 □ 复查血常规 □ 注意观察体温、血压、体重等 □ 成分输血、抗感染等支持治疗（必要时） □ 造血生长因子（必要时）	□ 上级医师查房，确定有无并发症情况，明确是否出院 □ 完成出院记录、病案首页、出院证明书等 □ 向患者交代出院后的注意事项，如返院复诊的时间、地点、发生紧急情况时的处理等
重点医嘱	**长期医嘱：** □ 洁净饮食 □ 抗感染等支持治疗 □ 其他医嘱 **临时医嘱：** □ 血常规、尿常规、便常规检查 □ 肝功能、肾功能、电解质检查 □ 输血医嘱（必要时） □ G-CSF 5 μg/（kg·d）（必要时） □ 影像学检查（必要时） □ 血培养（高热时） □ 病原微生物培养（必要时） □ 静脉插管维护、换药 □ 其他医嘱	**出院医嘱：** □ 出院带药 □ 定期门诊随访 □ 监测血常规、肝功能、肾功能、电解质
主要护理工作	□ 观察患者情况 □ 心理与生活护理 □ 注意化学治疗后不良反应	□ 指导患者办理出院手续
病情变异记录	□ 无　□ 有，原因： 1. 2.	□ 无　□ 有，原因： 1. 2.
护士签名		
医师签名		

（中华医学会血液学分会）

第 54 节　初治霍奇金淋巴瘤临床路径

临床路径标准

一、适用对象

第一诊断为新确诊的霍奇金淋巴瘤（ICD-10：C81）。

二、诊断及分期依据

根据 World Health Organization Classification of Tumors of Tumors of Haematopoietic and Lymphoid Tissue（2008 年）、《血液病诊断和疗效标准》（第 3 版，张之南，沈悌，科学出版社，2008 年）、最新淋巴瘤临床实践指南（NCCN Clinical Practice Guidelines in Oncology），并结合临床表现及相关影像学检查等。

1. 临床表现　无痛性进行性淋巴结肿大是主要临床表现之一，常见于颈部、腋下和纵隔区域。皮肤瘙痒相对常见，偶有饮酒后受累淋巴结区域不适。可有发热、盗汗、消瘦等症状伴随。结外病变少见。

2. 实验室检查　血清乳酸脱氢酶（LDH）、红细胞沉降率和 β_2 微球蛋白（β_2-MG）可升高。侵犯骨髓可造成贫血、血小板减少，中性粒细胞可减低、正常或升高；骨髓受侵犯时外周血涂片可见到淋巴瘤细胞。中枢神经系统受累时脑脊液异常。

3. 病理组织学检查　是确诊本病决定性的必需依据。

病理特征为病变组织中见少数散在的巨大肿瘤细胞即 RS 细胞，大小不一，呈单核、双核或多核，瘤细胞胞质丰富，核仁大，核膜厚。瘤细胞周围常有多种反应性细胞。

免疫组织化学检查对于确诊霍奇金淋巴瘤至关重要。采用的单抗应包括 CD15、CD30、CD20、CD45、CD10、Bcl-6、Ki-67、MUM1、EBER、LMP-1、CD138。

根据免疫学及分子学特点将霍奇金淋巴瘤共分为 2 大类，5 个亚型，分别为：结节性淋巴细胞为主型和经典型霍奇金淋巴瘤，后者又分为结节硬化型、淋巴细胞丰富型、混合细胞型、淋巴细胞消减型。

4. 影像学检查　胸、腹 CT，淋巴结 B 超、盆腔 B 超。怀疑骨侵犯的患者进行同位素骨扫描及病变部位 MRI 检查。PET/CT 对于霍奇金淋巴瘤的分期和疗效评价更可靠，有条件者可直接行 PET/CT 检查。按照影像学检查、实验室检查以及体检所发现的肿大淋巴结分布区域进行分期及评价疗效。分期标准（Ann Arbor 分期）见表 1。

表 1　Ann Arbor 分期

临床分期	临床表现
Ⅰ期	单一淋巴结区域受累（Ⅰ）；或单一结外器官或部位局限受累（ⅠE）
Ⅱ期	膈上或膈下同侧受累淋巴结区≥2 个（Ⅱ）；或单个结外器官或部位的局限性侵犯及其区域淋巴结受累，伴或不伴膈肌同侧其他淋巴结区域受累（ⅡE）
Ⅲ期	膈肌上下两侧均有淋巴结区受累（Ⅲ）；可伴有相关结外器官或组织局限性受累（ⅢE），或脾脏受累（ⅢS），或两者皆受累（ⅢSE）
Ⅳ期	一个或多个结外器官或组织广泛受累，伴或不伴相关淋巴结受累，或孤立性结外器官或组织受累伴远处（非区域性）淋巴结受累

注：有 B 症状者需在分期中注明，如Ⅱ期患者，应记作ⅡB；肿块直径超过 7.5 cm 或纵隔肿块超过胸腔最大内径的 1/3 者，标注 X；受累脏器也需注明，如脾脏、肝脏、骨骼、皮肤、胸膜、肺等分别标记为 S、H、O、D、P 和 L；B 症状包括不明原因的发热（体温>38 ℃），夜间盗汗，或 6 个月内体重下降>10%

三、治疗方案的选择

根据《最新肿瘤学治疗指南——霍奇金淋巴瘤 NCCN 指南》及《恶性淋巴瘤》（第 2 版，沈志祥、朱雄增，人民卫生出版社，2011 年）。

首先根据患者临床表现、病理及免疫组化等明确诊断，然后根据本肿瘤分型、分期、全身状况、各脏器功能及伴随疾病来制订治疗方案。通常根据分期及预后因素将霍奇金淋巴瘤进一步分为以下三类：预后良好的早期霍奇金淋巴瘤：临床分期Ⅰ~Ⅱ期，不伴有任一不良预后因素；预后不良的早期霍奇金淋巴瘤：临床分期Ⅰ~Ⅱ期，伴任一不良预后因素；进展期（晚期）霍奇金淋巴瘤：临床Ⅲ~Ⅳ期和部分Ⅱ期 B 患者。

Ⅰ~Ⅱ期霍奇金淋巴瘤的不良预后因素，国际各大癌症研究组织分别有不同的定义（表 2）。对于晚期霍奇金淋巴瘤，常用国际预后评分（IPS）作为预后判断指标（每符合一项增加 1 分）：男性；年龄≥45 岁；Ⅳ期；白蛋白<40 g/L；血红蛋白<105 g/L；白细胞计数增多（≥15.0×10^9/L）；淋巴细胞减少［淋巴细胞计数/白细胞计数<8%和（或）淋巴细胞计数<0.6×10^9/L］。

表 2　GHSG、EORTC 和 NCIC 对Ⅰ~Ⅱ期霍奇金淋巴瘤不良预后因素的定义

危险因素	GHSG（德国）	EORTC（欧洲）	NCIC（加拿大）
年龄	≥50 岁	≥40 岁	
组织学	混合细胞型或淋巴细胞消减型		
红细胞沉降率和 B 症状	>50 mm/1 h（无 B 症状）>30 mm/1 h（有 B 症状）	>50 mm/1 h（无 B 症状）>30 mm/1 h（有 B 症状）	>50 mm/1 h 或有 B 症状
纵隔肿物	MMR>0.33	MTR>0.35	MMR>0.33 或>10 cm（需核实）
淋巴结数目	>2	>3	>3
结外病变	任何存在		

注：MMR：纵隔肿物比，即纵隔肿物最大宽径/胸腔最大内径；MTR：纵隔胸腔比，即纵隔肿物最大宽径/T5~6 水平胸腔最大内径

四、标准住院日

为 10~14 天（第一疗程含临床诊断）。

五、进入路径标准

1. 第一诊断必须符合新确诊的霍奇金淋巴瘤的疾病编码（ICD-10：C81）。

2. 当患者同时具有其他疾病诊断，但住院期间不需要特殊处理也不影响第一诊断的临床路径流程实施时，可以进入路径。

六、住院期间检查项目

1. 必需的检查项目

（1）病变淋巴结或淋巴组织的活检，行常规病理和免疫组织化学检查。

（2）影像学检查：胸、腹 CT（根据临床表现增加其他部位）、浅表淋巴结及盆腔 B 超。

（3）血常规及分类、尿常规、便常规和潜血。

（4）生化全项（包括肝功能、肾功能、血脂、血糖、电解质）、LDH、β_2-MG、血型、输血前检查。

（5）骨髓穿刺涂片检查，骨髓活检：形态学、免疫组化；骨髓流式细胞术免疫表型分析检查。

（6）病毒学检查（包括 HBV、HCV、EBV、HIV 等）。

（7）出凝血功能检查。

（8）心电图检查了解患者有无心脏疾患及对化学治疗的耐受能力。

2. 根据患者情况选择的检查项目

（1）MRI、PET/CT、骨扫描检查。

（2）对于年龄大于 75 岁的患者，建议血气分析、心脏超声了解心肺功能，必要时心脏超声心动图及动态心电图检查。

（3）如患者存在中枢神经系统症状，建议行颅脑 CT、腰椎穿刺及脑脊液检查。

（4）伴发热或疑有某系统感染者应行病原微生物相关检查。

（5）流式细胞术细胞免疫表型分析、细胞遗传学、分子生物学检查（必要时）。

七、治疗开始时间

治疗开始于确诊并完善检查后第 1 天。

八、治疗方案与药物选择

1. 化学治疗

（1）ABVD 方案（多柔比星+博来霉素+长春新碱+达卡巴嗪）：使用博来霉素前加用地塞米松可预防该药的过敏、畏寒及发热。每 28 天重复一次。

（2）BEACOPP 方案（环磷酰胺+多柔比星/表柔比星+依托泊苷+博来霉素+长春

新碱+泼尼松+甲基苄肼）：使用博来霉素前加用地塞米松可预防该药所致的过敏、畏寒及发热。每21天重复一次。

（3）Stanford V方案（氮芥+多柔比星+长春花碱+长春新碱+博来霉素+依托泊苷+泼尼松）：目前临床上应用很少。每28天重复一次。

注：Ⅰ期A结节性淋巴细胞为主型霍奇金淋巴瘤推荐仅给予受累部位放射治疗。预后良好的早期霍奇金淋巴瘤：推荐2~4周期ABVD方案+受累部位放射治疗；预后不良的早期霍奇金淋巴瘤：BEACOPP加强方案2周期+2周期ABVD方案+受累部位放射治疗，或4~6周期ABVD方案+受累部位放射治疗；进展期（晚期）霍奇金淋巴瘤：6~8周期ABVD方案，或4周期BEACOPP加强方案+4周期BEACOPP标准方案，根据患者情况决定是否进行放射治疗（放射治疗请参考相关途径）

2. 抗感染及对症支持治疗　同时合并乙型病毒性肝炎及丙型病毒性肝炎患者需在传染科医生指导下进行化学治疗。

3. 化学治疗期间监测血常规及肝功能、肾功能的变化，监测化学治疗相关不良反应并及时给予处理。

4. 化学治疗期间注意药物性肺损伤发生。

九、出院标准

1. 一般情况良好。

2. 没有需要住院处理的并发症和（或）合并症。

十、变异及原因分析

1. 治疗中或治疗后有感染、贫血、出血及其他合并症者，进行相关的诊断和治疗，并适当延长住院时间。

2. 若有中枢神经系统症状，建议腰椎穿刺检查，并鞘内注射化学治疗药物直至脑脊液检查正常，同时退出此途径，进入相关途径。

3. 年轻高危预后不良、常规治疗反应不佳、疾病进展或复发需要选择其他治疗的患者退出路径，进入相关路径。

临床路径表单

适用对象：第一诊断为新确诊的霍奇金淋巴瘤（ICD-10：C81）

患者姓名：_____ 性别：_____ 年龄：_____ 门诊号：_____ 住院号：_____

住院日期：___年__月__日 出院日期：___年__月__日 标准住院日：10~14 天

时间	住院第 1~2 天	住院第 3~4 天
主要诊疗工作	□ 询问病史及体格检查 □ 完成病历书写 □ 开化验单及影像学检查单 □ 病情告知，必要时向患者家属告知病重或病危并签署病重或病危通知书 □ 如果需要签署输血同意书、骨髓穿刺同意书、静脉置管同意书 □ 上级医师查房并记录	□ 上级医师查房 □ 完成必要的影像学检查 □ 完成必要的相关科室会诊 □ 完成病变淋巴结或淋巴组织活检 □ 完成骨髓涂片、流式及活检，完成静脉插管 □ 完成病程记录 □ 支持对症治疗并确定化学治疗方案和日期
重点医嘱	**长期医嘱：** □ 护理常规 □ 二级护理 □ 饮食 □ 抗生素（必要时） □ 其他医嘱 **临时医嘱：** □ 血常规、尿常规、便常规、便潜血 □ 病原微生物培养及病毒学检测：EB 病毒、乙型肝炎病毒、丙型肝炎病毒、艾滋病及梅毒抗体等 □ 肝功能、肾功能、LDH、电解质、血型、凝血功能等，必要时使用免疫球蛋白等 □ 影像学检查：胸、腹 CT，淋巴结、盆腔 B 超，心电图，必要时进行 MRI、骨扫描、全身 PET/CT 检查、超声心动或肺功能检测 □ 血气分析（必要时） □ 输血医嘱 □ 其他医嘱	**长期医嘱：** □ 患者既往基础用药 □ 缓解症状所用药物 □ 抗生素（必要时） □ 其他医嘱 **临时医嘱：** □ 骨髓穿刺，骨髓形态学、骨髓流式细胞术、骨髓活检 □ 腰椎穿刺及脑脊液常规细胞检查、免疫分型 □ 输血医嘱（必要时） □ 静脉置管术及护理 □ 其他医嘱 □ 完成病变淋巴结或组织活检及病理检查
主要护理工作	□ 介绍病房环境、设施和设备 □ 入院护理评估	□ 宣教（淋巴瘤知识）
病情变异记录	□ 无 □ 有，原因： 1. 2.	□ 无 □ 有，原因： 1. 2.
护士签名		
医师签名		

时间	住院第 5~8 天
主要诊疗工作	□ 上级医师查房，制订定化学治疗方案 □ 患者或患者家属签署化学治疗知情同意书（委托书） □ 化学治疗 □ 重要脏器功能保护 □ 止吐 □ 对症支持 □ 住院医师完成病程记录

重点医嘱	**长期医嘱：**
	□ 化学治疗医嘱（以下方案选择其一，根据体表面积计算，可依据患者一般状况酌减）
	  ■ ABVD 方案（每 28 天一个疗程）
	    多柔比星：25 mg/m^2，或表柔比星 40 mg/m^2，静脉滴注，第 1、15 天
	    博来霉素：10 mg/m^2（一般≤15 mg），肌内注射，第 1、15 天
	    长春新碱：1.4 mg/m^2（最大 2 mg/m^2），静脉注射，第 1、15 天
	    达卡巴嗪：375 mg/m^2，静脉滴注，第 1、15 天
	  ■ BEACOPP 方案（每 21 天一个疗程）
	    环磷酰胺：600 mg（1200 mg*）/m^2，静脉滴注，第 1 天
	    多柔比星：25 mg（35 mg*）/m^2，或表柔比星 40 mg/m^2，静脉滴注，第 1 天
	    依托泊苷：100 mg（200 mg*）/m^2，静脉滴注，第 1~3 天
	    甲基苄肼：100 mg/m^2，口服，第 1~7 天
	    博来霉素：10 mg/m^2（一般≤15 mg/m^2），肌内注射，第 8 天
	    长春新碱：1.4 mg/m^2（最大 2 mg/m^2），静脉注射，第 8 天
	    泼尼松：40 mg/m^2，口服，第 1~14 天
	□ 补液治疗（碱化、水化）
	□ 止吐、保肝、抗感染等医嘱
	□ 其他医嘱
	临时医嘱：
	□ 输血医嘱（必要时）
	□ 心电监护
	□ 血常规
	□ 血培养（高热时）
	□ 静脉插管维护、换药
	□ 其他医嘱

主要护理工作	□ 观察患者病情变化 □ 心理与生活护理 □ 化学治疗期间嘱患者多饮水
病情变异记录	□ 无　□ 有，原因： 1. 2.
护士签名	
医师签名	

时间	住院第 9 天	住院第 10 天 （出院日）
主要诊疗工作	□ 上级医师查房，注意病情变化 □ 住院医师完成常规病历书写 □ 复查血常规 □ 注意观察体温、脉搏、呼吸、血压、体重等 □ 成分输血、抗感染等支持治疗（必要时） □ 造血生长因子（必要时）	□ 上级医师查房，确定有无并发症情况，明确是否出院 □ 完成出院记录、病案首页、出院证明书等 □ 向患者交代出院后的注意事项，如返院复诊的时间、地点、发生紧急情况时的处理及相关医师联系方式等
重点医嘱	**长期医嘱：** □ 洁净饮食 □ 抗感染等支持治疗 □ 其他医嘱 **临时医嘱：** □ 血常规、尿常规、便常规（必要时） □ 肝功能、肾功能、电解质 □ 输血医嘱（必要时） □ G-CSF 5 μg／（kg·d）（必要时） □ 影像学检查（必要时） □ 血培养（高热时） □ 其他医嘱	**出院医嘱：** □ 出院带药 □ 定期门诊随访 □ 监测血常规、肝功能、肾功能、电解质 □ 静脉插管维护、换药
主要护理工作	□ 观察患者情况 □ 心理与生活护理 □ 化学治疗期间嘱患者多饮水	□ 指导患者办理出院手续
病情变异记录	□ 无　□ 有，原因： 1. 2.	□ 无　□ 有，原因： 1. 2.
护士签名		
医师签名		

注：* 为剂量加强方案

（中华医学会血液学分会）

第 55 节　成人 Ph+急性淋巴细胞白血病临床路径

临床路径标准

一、适用对象

第一诊断为成人 Ph+急性淋巴细胞白血病（ALL）患者。

二、诊断依据

根据 World Health Organization Classification of Tumors. Pathology and Genetic of Tumors of Haematopoietic and Lymphoid Tissue（2008 年）和《血液病诊断及疗效标准》（第 3 版，张之南，沈悌，科学出版社，2008 年）。

1. 体检有或无以下体征　发热，皮肤黏膜苍白，皮肤出血点及瘀斑，淋巴结及肝、脾大，胸骨压痛等。

2. 血细胞计数及分类。

3. 骨髓检查　形态学（包括组化检查）。

4. 免疫分型。

5. 遗传学　核型分析发现 t（9；22）Ph 染色体，荧光原位杂交（FISH）（必要时）。

6. 白血病相关基因（*bcr/abl* 融合基因）。

三、选择治疗方案的依据

根据《中国成人急性淋巴细胞白血病诊断与治疗专家共识》（中华医学会血液学分会、中国抗癌协会血液肿瘤专业委员会）。

1. 预治疗（CP）　环磷酰胺（CTX）200 mg/（m^2·d），第-2~0 天，泼尼松（PDN）1 mg/（kg·d），第-2~0 天。白细胞计数大于 30×10^9/L 或髓外肿瘤细胞负荷大（肝、脾、淋巴结肿大明显者）的患者建议接受预治疗避免肿瘤溶解综合征。同时注意水化、碱化利尿。

2. 诱导化学治疗方案（VDCP+IM）　长春新碱（VCR）1.4 mg/（m^2·d），最大剂量每次不超过 2 mg，第 1、8、15、22 天；柔红霉素（DNR）30~40 mg/（m^2·d），第 1~3 天、第 15~16 天（依照血常规、第 14 天骨髓情况以及患者临床情况进行调整）；环磷酰胺（CTX）750~1000 mg/（m^2·d），第 1、15 天（美司钠解救）；泼尼松（PDN）1 mg/（kg·d），第 1~14 天，0.5 mg/（kg·d），第 15~28 天；伊马替尼（IM）400~600 mg/d，第 8 天或第 15 天开始加用。

若诱导治疗获得完全缓解则持续应用至造血干细胞移植（HSCT）；若诱导治疗

未缓解，行 BCR/ABL 突变分析，调整酪氨酸激酶抑制剂（TKI）的使用，进入挽救治疗。诱导治疗缓解患者行巩固治疗。

若患者年龄≥55 岁或严重的脏器功能不良或疾病时，可选用 IM 联合 VP（VCR、PDN）或 VDP（VCR、DNR、PDN）方案作为诱导方案，剂量及使用方法同前述 VDCP+IM 方案。

诱导治疗疗效的判断：所有患者诱导治疗第 14 天行骨髓穿刺，预测疗效，调整治疗，第 28~35 天行骨髓形态学、遗传学检测，判断血液学和分子学疗效。诱导治疗缓解者尽快行三联鞘内注射 1~2 次。

3. 早期巩固强化化学治疗（巩固强化期间应持续应用伊马替尼）

（1）CAM：CTX、阿糖胞苷（Ara-C）、巯嘌呤（6-MP）。

（2）大剂量甲氨蝶呤（HD-MTX）。

4. 晚期强化　治疗分层：有条件进行异基因 HSCT 者早期强化结束后尽早接受移植。

（1）异基因干细胞移植（allo-HSCT）：有 HLA 配型相合同胞供者或无关供者，HLA 部分相合的家族供者，行异基因 HSCT，伊马替尼 400~600 mg/d 持续服用至预处理方案开始（估计用药周期为 5~6 个月）。在治疗过程中，每个疗程均监测 *bcr/abl* 融合基因水平，有继续下降趋势的可在完成 3 个疗程的强化治疗后行干细胞移植；若融合基因表达呈上升趋势则直接进行移植。不能行干细胞移植治疗者，继续接受巩固强化化学治疗和伊马替尼的联合治疗。不能使用伊马替尼的患者按计划化学治疗，化学治疗结束后给予干扰素维持治疗。

（2）联合化学治疗/自体干细胞移植：①COATD 方案：CTX、VCR、Ara-C、替尼泊苷（VM-26）、地塞米松（DXM）。②自体干细胞移植（auto-HSCT）：COATD 方案治疗结束后分子学阴性的患者可选择 auto-HSCT。auto-HSCT 后的患者可继续给予伊马替尼+VP 方案维持治疗 2 年，不再进行剩余疗程的化学治疗。③未接受 allo-SCT 或 auto-HSCT 的患者接受以下方案：VDCD 方案：VCR、DNR、CTX、DXM；TA 方案：VM-26、Ara-C。

5. 维持治疗

（1）含伊马替尼维持治疗方案：未行 allo-HSCT 者建议使用伊马替尼联合 VP 方案作为维持治疗，伊马替尼 400~600 mg/d 持续应用，VP 方案每个月一次，持续至完全缓解后 2 年。

（2）不包含伊马替尼的维持治疗方案：无条件使用伊马替尼者采用干扰素维持治疗，300 万 U/次，隔日 1 次，可联合 VP 方案（同上）每月一次，持续至缓解后至少 2 年。

6. 中枢神经系统白血病（CNSL）预防治疗

（1）三联鞘内注射：三联鞘内注射为 CNSL 的预防及治疗的主要方式，病程中未诊断 CNSL 的患者应鞘内注射应完成 8~12 次。诱导治疗结束血象恢复后（中性粒细胞计数≥$1×10^9$/L，血小板计数≥$50×10^9$/L，外周血无原始细胞）进行首次鞘内注射（三联，每周鞘内注射不超过 2 次）并用流式细胞术进行脑脊液白血病细胞分析。

病程中出现 CNSL 者，应每周鞘内注射 2 次直至症状体征好转、脑脊液检测正常，此后每周一次连续 4~6 周，未行颅脑放射预防者行颅脑脊髓分次放疗 24 Gy。

鞘内注射方案如下：液体量不足时用 0.9%氯化钠溶液补充；MTX 10~15 mg+Ara-C 30~50 mg+DXM 10 mg。

（2）颅脑/脊髓放疗：拟行 HSCT 者移植前不建议行颅脑放疗预防 CNSL，无移植条件的 30 岁以上患者一般巩固强化治疗全部结束后进行颅脑分次（10~12 次）照射，总量 18~20 Gy；如行脊髓照射，剂量为 12 Gy。有 CNSL 的证据者颅脑照射剂量为 20~24 Gy，脊髓照射剂量为 18~20 Gy，分次完成。进行过预防性颅脑放疗的患者原则上不进行二次放疗。

7. 诱导以及巩固治疗结束后的随访监测治疗　患者维持治疗期间定期检测血常规、骨髓形态、染色体、BCR/ABL 融合基因及流式残留病检测，每 3 个月复查一次。

I 初治成人 Ph+ALL 临床路径

临床路径标准

一、标准住院日

标准住院日≤35 天。

二、进入路径标准

1. 第一诊断必须符合成人 Ph+急性淋巴细胞白血病（ALL）疾病编码的患者。

2. 当患者同时具有其他疾病诊断时，但在住院期间不需要特殊处理也不影响第一诊断的临床路径流程实施时，可以进入路径。

三、必需的检查项目

1. 血常规、尿常规、便常规。

2. 肝功能、肾功能、电解质、血型、凝血功能、输血前检查。

3. 胸部 X 线片、心电图、超声检查(包括颈、纵隔、心脏和腹部、睾丸等)、眼底检查。

4. 发热或疑有感染者可选择病原微生物培养、影像学检查。

5. 骨髓检查（形态学包括组化)、免疫分型、细胞遗传学、白血病相关基因检测。

6. 根据情况可选择的检查项目　颅脑、颈胸部 MRI 或 CT、脊柱侧位片、脑电图、血气分析等。

7. 患者及家属签署以下同意书　授权书、病重或病危通知书、骨髓穿刺同意书、腰椎穿刺及鞘内注射同意书、化学治疗知情同意书、输血知情同意书、静脉插管同意书（有条件时）等。

四、治疗前准备

1. 发热患者建议立即进行病原微生物培养并使用抗生素，可选用头孢类（或青霉素类）±氨基糖苷类抗炎治疗，3 天后发热不缓解者，可考虑更换碳青霉烯类和（或）糖肽类和（或）抗真菌治疗；有明确脏器感染患者应根据感染部位及病原微生物培养结果选用相应抗生素。

2. 血红蛋白<80 g/L，血小板计数<20×10^9/L 或有活动性出血，分别输浓缩红细胞和单采或多采血小板，若存在弥散性血管内凝血（DIC）倾向则血小板计数<50×10^9/L 即应输注单采或多采血小板并使用肝素等其他 DIC 治疗药物。有心功能不全者可放宽输血指征。

3. 有凝血异常者输相关血液制品。纤维蛋白原<1.5 g/L 时输新鲜血浆或浓缩纤维蛋白原。

五、治疗开始时间

治疗开始于诊断第 1~5 天。

六、治疗方案

1. 预治疗（CP）　环磷酰胺（CTX）200 mg/（m^2·d），第-2~0 天，泼尼松（PDN）1 mg/（kg·d）第-2~0 天。白细胞大于 30×10^9/L 或者髓外肿瘤细胞负荷大（肝、脾、淋巴结肿大明显者）的患者建议接受预治疗，避免肿瘤溶解综合征。同时注意水化、碱化利尿。

2. 诱导化学治疗方案（VDCP+IM）

（1）长春新碱（VCR）：1.4 mg/（m^2·d），最大剂量不超过 2 mg/次，第 1、8、15、22 天。

（2）柔红霉素（DNR）：30~40 mg/（m^2·d），第 1~3 天，第 15~16 天（依照血常规、第 14 天骨髓情况以及患者临床情况进行调整）。

（3）环磷酰胺（CTX）：750~1000 mg/（m^2·d）第 1 天、第 15 天（美司钠解救）。

（4）泼尼松（PDN）：1 mg/（kg·d），第 1~14 天，0.5 mg/（kg·d），第 15~28 天。

（5）伊马替尼（IM）：400~600 mg/d，第 8 天或第 15 天开始加用。

若诱导治疗获得完全缓解则伊马替尼持续应用至造血干细胞移植（HSCT）；若诱导治疗未缓解，行 *bcr/abl* 突变分析，调整 TKI 的使用，进入挽救治疗。诱导治疗缓解患者行巩固治疗。

若患者年龄≥55 岁或有严重的脏器功能不良或疾病，可选用 IM 联合 VP（VCR+PDN）或 VDP（VCR+DNR+PDN）方案作为诱导方案，剂量及使用方法同前述 VDCP+IM 方案。

七、治疗后必须复查的检查项目

1. 血常规、肝功能、肾功能、电解质和凝血功能。

2. 脏器功能评估。

3. 化学治疗第 14 天及诱导化学治疗后（可选）骨髓形态学，有条件者做微小残留病变检测。

4. 治疗前有白血病细胞浸润改变的各项检查。

5. 出现感染时，各种体液或分泌物培养、病原学检查、相关影像学检查需多次重复。

八、化学治疗中及化学治疗后的治疗

1. 感染防治　发热患者建议立即进行病原微生物培养并使用抗生素，可选用头孢类（或青霉素类）± 氨基糖苷类抗炎治疗；3 天后发热不缓解者，可考虑更换碳青霉烯类和（或）糖肽类和（或）抗真菌治疗；有明确脏器感染的患者，应根据感染部位及病原微生物培养结果选用相应抗生素。

2. 脏器功能损伤的相应防治　止吐、保肝、水化、碱化、防治尿酸肾病（别嘌呤醇）、治疗诱导分化综合征（地塞米松）、抑酸剂等。

3. 成分输血　适用于血红蛋白<80 g/L，血小板计数<30×10⁹/L 或有活动性出血患者，分别输浓缩红细胞和单采血小板；若存在 DIC 倾向则血小板计数<50×10⁹/L 即应输注血小板。对于有凝血功能异常的患者，输注相应血液制品。纤维蛋白原<1.5 g/L 时，输注新鲜血浆或浓缩纤维蛋白原。有心功能不全者可适当放宽输血指征。

4. 造血生长因子　化学治疗后中性粒细胞绝对值（ANC）≤1.0×10⁹/L，可使用 G-CSF 5 μg/（kg·d）。

九、出院标准

1. 一般情况良好。
2. 没有需要住院处理的并发症和（或）合并症。

十、有无变异及原因分析

1. 治疗前、中、后有感染、贫血、出血及其他合并症者，需进行相关的诊断和治疗，可能延长住院时间并致费用增加。
2. 诱导缓解治疗未达完全缓解者退出路径。

临床路径表单

适用对象：第一诊断为初治成人 Ph+急性淋巴细胞白血病，拟行诱导化学治疗

患者姓名：_____ 性别：_____ 年龄：_____ 门诊号：_____ 住院号：_____

住院日期：___年__月__日 出院日期：___年__月__日 标准住院日：35 天内

时间	住院第 1 天	住院第 2 天
主要诊疗工作	□ 询问病史及体格检查 □ 完成病历书写 □ 开实验室检查单 □ 上级医师查房与化学治疗前评估 □ 根据血常规及凝血决定是否成分输血 □ 向家属告知病重或病危并签署病重或病危通知书 □ 患者家属签署授权书、骨髓穿刺同意书、腰椎穿刺同意书、输血知情同意书、静脉插管同意书（条件允许时） □ 根据血常规决定是否白细胞单采、是否使用 CTX/激素预治疗	□ 上级医师查房 □ 完成入院检查 □ 骨髓穿刺：骨髓形态学检查、免疫分型、细胞遗传学和白血病相关基因及突变检测（有条件时） □ 根据血常规及凝血决定是否成分输血 □ 控制感染等对症支持治疗 □ 完成必要的相关科室会诊 □ 住院医师完成上级医师查房记录等病历书写 □ 根据血常规决定是否白细胞单采、是否使用 CTX/激素预治疗
重要医嘱	**长期医嘱：** □ 血液病护理常规 □ 饮食：普食/其他 □ 抗生素（必要时） □ 补液治疗（水化、碱化） □ 其他医嘱 **临时医嘱：** □ 检查血常规、尿常规、便常规 □ 肝功能、肾功能、电解质、血型、凝血、输血前检查 □ 胸部 X 线片、心电图、超声（多部位） □ 颅脑、颈部、胸部 MRI 或 CT，脊柱侧位片，脑电图，血气分析（必要时） □ 静脉插管术（条件允许时） □ 病原微生物培养（必要时） □ 输血医嘱（必要时） □ 眼底检查 □ 白细胞单采术（必要时） □ CTX、激素（必要时） □ 其他医嘱	**长期医嘱：** □ 患者既往基础用药 □ 防治尿酸肾病（别嘌呤醇） □ 抗生素（必要时） □ 补液治疗（水化、碱化） □ 其他医嘱 **临时医嘱：** □ 骨髓穿刺 □ 骨髓形态学、免疫分型、细胞遗传学和白血病相关基因及突变检测（有条件时） □ 血常规 □ 输血医嘱（必要时） □ 白细胞单采术（必要时） □ CTX、激素（必要时） □ 其他医嘱
主要护理工作	□ 介绍病房环境、设施和设备 □ 入院护理评估	□ 宣教（血液病知识）

待 续

时间	住院第 1 天	住院第 2 天
病情 变异 记录	□无　□有，原因： 1. 2.	□无　□有，原因： 1. 2.
护士 签名		
医师 签名		

时间	住院第 3~5 天	
主要诊疗工作	□ 根据初步骨髓结果制订治疗方案 □ 患者家属签署化学治疗知情同意书 □ 住院医师完成病程记录 □ 上级医师查房	□ 化学治疗 □ 重要脏器保护 □ 止吐
重要医嘱	**长期医嘱：** □ 预治疗（CP） □ 化学治疗医嘱（以下方案选一） 　■ VDCP+IM 　■ VDP+IM 　■ VP+IM □ 止吐、抗感染等对症支持治疗医嘱 □ 补液治疗（水化、碱化） □ 重要脏器功能保护：防治尿酸肾病 □ 其他医嘱（别嘌呤醇）、保肝、抑酸等 **临时医嘱：** □ 输血医嘱（必要时） □ 心电监护（必要时） □ 复查肝功能、肾功能、电解质 □ 隔日复查血常规（必要时可每天复查） □ 血培养（高热时） □ 出现感染时，各种体液或分泌物病原学检查及相关影像学检查需多次重复 □ 静脉插管维护、换药 □ 腰椎穿刺，鞘内注射（具体剂量见住院流程） □ 脑脊液常规、生化和细胞形态学检查 □ 其他医嘱	
主要护理工作	□ 随时观察患者病情变化 □ 心理与生活护理 □ 化学治疗期间嘱患者多饮水	
病情变异记录	□ 无　□ 有，原因： 1. 2.	
护士签名		
医师签名		

时间	住院第 6~34 天	出院日
主要诊疗工作	□ 上级医师查房，注意病情变化 □ 住院医师完成病历书写 □ 复查血常规 □ 注意观察体温、血压、体重等，防治并发症 □ 成分输血、抗感染等支持治疗（必要时） □ 造血生长因子（必要时） □ 骨髓检查 □ 腰椎穿刺，鞘内注射	□ 上级医师查房，进行化学治疗（根据骨髓穿刺）评估，确定有无并发症情况，明确是否出院 □ 完成出院记录、病案首页、出院证明书等 □ 向患者交代出院后的注意事项，如返院复诊的时间、地点，发生紧急情况时的处理等
重要医嘱	**长期医嘱：** □ 洁净饮食 □ 抗感染等支持治疗（必要时） □ 其他医嘱 **临时医嘱：** □ 血、尿、便常规检查 □ 肝功能、肾功能、电解质、凝血功能检查 □ 输血医嘱（必要时） □ 第 14 天骨髓形态学、残留病检测 □ 诱导治疗后骨髓形态学、残留病检测（可选） □ 腰椎穿刺，鞘内注射（具体剂量见住院流程） □ 脑脊液常规、生化和细胞形态学检查 □ 复查治疗前有白血病细胞浸润改变的各项检查 □ G-CSF 5 μg/（kg·d）（必要时） □ 影像学检查（必要时） □ 病原微生物培养（必要时） □ 血培养（高热时） □ 静脉插管维护、换药 □ 其他医嘱	**出院医嘱：** □ 出院带药 □ 定期门诊随访 □ 监测血常规、肝功能、肾功能、电解质等
主要护理工作	□ 随时观察患者情况 □ 心理与生活护理 □ 化学治疗期间嘱患者多饮水	□ 指导患者办理出院手续
病情变异记录	□ 无　□ 有，原因： 1. 2.	□ 无　□ 有，原因： 1. 2.
护士签名		
医师签名		

Ⅱ 完全缓解的成人 Ph+ALL 临床路径

临床路径标准

一、标准住院日

标准住院日≤21 天。

二、进入路径标准

1. 第一诊断必须符合成人 Ph+急性淋巴细胞白血病（ALL）疾病编码的患者。
2. 经诱导化学治疗达完全缓解（CR）。
3. 当患者同时具有其他疾病诊断时，但在住院期间不需要特殊处理也不影响第一诊断的临床路径流程实施时，可以进入路径。

三、必需的检查项目

1. 血常规、尿常规、便常规。
2. 肝功能、肾功能、电解质、血型、凝血功能、输血前检查。
3. 胸部 X 线片、心电图、腹部 B 超。
4. 发热或疑有某系统感染者可选择病原微生物培养、影像学检查。
5. 骨髓涂片和（或）活检（必要时）、微小残留病变检测（有条件时），若残留病水平较前升高，应及时检测 ABL 激酶突变。
6. 复查治疗前有白血病细胞浸润改变的各项检查。
7. 患者及家属签署以下同意书 授权书、化学治疗知情同意书、骨髓穿刺同意书、腰椎穿刺及鞘内注射同意书、输血知情同意书、静脉插管知情同意书。

四、治疗开始时间

治疗开始于入院第 3 天内。

五、治疗方案

1. 早期巩固强化化学治疗（巩固强化期间应持续应用伊马替尼）
（1）CAM：CTX、阿糖胞苷（Ara-C）、巯嘌呤（6-MP）。
（2）大剂量甲氨蝶呤（HD-MTX）。
2. 晚期巩固强化化学治疗 治疗分层：有条件进行异基因 HSCT 者早期强化结束后尽早接受移植。
（1）异基因干细胞移植（allo-HSCT）：有 HLA 配型相合同胞供者或无关供者，HLA 部分相合的家族供者，行异基因 HSCT，伊马替尼 400~600 mg/d 持续服用至预

处理方案开始（估计用药周期为 5~6 个月）。在治疗过程中，每个疗程均监测
BCR/ABL 融合基因水平，有继续下降趋势的可在完成 3 个疗程的强化治疗后行干细
胞移植；若融合基因表达呈上升趋势则直接进行移植。异基因 HSCT 后不再使用伊
马替尼，除非存在分子生物学或血液学复发的证据。不能行干细胞移植治疗者，继
续接受巩固强化化学治疗和伊马替尼的联合治疗。不能使用伊马替尼患者按计划化
学治疗，化学治疗结束后予干扰素维持治疗。

（2）联合化学治疗/自体干细胞移植：①COATD 方案：CTX、VCR、Ara-C、替
尼泊苷（VM-26）、地塞米松（DXM）。②自体干细胞移植（auto-HSCT）：COATD 方
案治疗结束后分子学阴性的患者可选择 auto-HSCT，auto-HSCT 后的患者可继续给予
伊马替尼+VP 方案维持治疗 2 年，不再进行剩余疗程的化学治疗。③未接受 allo-SCT
或 auto-HSCT 的患者接受以下方案治疗：VDCD 方案：VCR、DNR、CTX、DXM；TA
方案：VM-26、Ara-C。

3. 维持治疗

（1）含伊马替尼维持治疗方案：未行 allo-HSCT 者建议使用伊马替尼联合 VP 方
案作为维持治疗，伊马替尼 400~600 mg/d 持续应用，VP 方案每个月一次，持续至
完全缓解后 2 年。

（2）不包含伊马替尼的维持治疗方案：无条件使用伊马替尼者采用干扰素维持
治疗，300 万 U/次，隔日 1 次，可联合 VP 方案（同上），每月一次，持续至缓解后
至少 2 年。

4. 中枢神经系统白血病（CNSL）预防治疗

（1）三联鞘内注射：三联鞘内注射为 CNSL 的预防及治疗的主要方式，病程中
未诊断 CNSL 的患者应鞘内注射应完成 8~12 次。诱导治疗结束血象恢复后（中性粒
细胞 $\geq 1 \times 10^9/L$，血小板计数 $\geq 50 \times 10^9/L$，外周血无原始细胞）进行首次鞘内注射
（三联，每周鞘内注射不超过 2 次）并用流式细胞术进行脑脊液白血病细胞分析。

病程中出现 CNSL 者，应每周鞘内注射 2 次直至症状体征好转、脑脊液检测正
常，此后每周一次连续 4~6 周，未行颅脑放射预防者行颅脑脊髓分次放疗 24 Gy。
鞘内注射方案如下：液体量不足时用 0.9%氯化钠溶液补充；MTX 10~15 mg+Ara-C
30~50 mg+DXM 10 mg。

（2）颅脑/脊髓放疗：拟行 HSCT 者移植前不建议行颅脑放疗预防 CNSL，无移
植条件的 30 岁以上患者一般巩固强化治疗全部结束后进行颅脑分次（10~12 次）照
射，总量 18~20 Gy；如行脊髓照射，剂量为 12 Gy。有 CNSL 证据者颅脑照射剂量为
20~24 Gy，脊髓照射剂量为 18~20 Gy，分次完成。进行过预防性颅脑放疗的患者原
则上不进行二次放疗。

5. 诱导以及巩固治疗结束后的随访监测治疗　患者维持治疗期间定期检测血象、
骨髓形态、染色体、BCR/ABL 融合基因及流式残留病检测，每 3 个月复查一次。

六、治疗后恢复期复查的检查项目

1. 血常规、肝功能、肾功能、电解质。

2. 脏器功能评估。

3. 骨髓检查（必要时）。

4. 微小残留病变检测（必要时）。

七、化学治疗中及化学治疗后治疗

1. 感染防治　发热患者建议立即进行病原微生物培养并使用抗生素，可选用头孢类（或青霉素类）±氨基糖苷类抗炎治疗；3 天后发热不缓解者，可考虑更换碳青霉烯类和（或）糖肽类和（或）抗真菌治疗；有明确脏器感染的患者，应根据感染部位及病原微生物培养结果选用相应抗生素。

2. 防治其他脏器功能损伤　止吐、保肝、水化、碱化。

3. 成分输血　适用于血红蛋白<80 g/L，血小板计数<$20×10^9$/L 或有活动性出血的患者，分别输注浓缩红细胞和单采血小板。有心功能不全者可放宽输血指征。

4. 造血生长因子　化学治疗后中性粒细胞绝对值（ANC）≤$1.0×10^9$/L，可使用 G-CSF 5 μg/（kg·d）。

八、出院标准

1. 一般情况良好。

2. 没有需要住院处理的并发症和（或）合并症。

九、有无变异及原因分析

1. 治疗中、后有感染、贫血、出血及其他合并症者进行相关的诊断和治疗，可能延长住院时间并致费用增加。

2. 若治疗过程中出现 CNSL，退出此路径，进入相关路径。

3. 治疗期间髓内和（或）髓外复发者退出此路径。

临床路径表单

适用对象：第一诊断为成人 Ph+急性淋巴胞白血病达 CR 者拟行缓解后续化学治疗

患者姓名：_____ 性别：_____ 年龄：_____ 门诊号：_____ 住院号：_____

住院日期：___年__月__日 出院日期：___年__月__日 标准住院日：21 天内

时间	住院第 1 天	住院第 2 天
主要诊疗工作	□ 询问病史及体格检查 □ 完成病历书写 □ 开实验室检查单 □ 上级医师查房与化学治疗前评估 □ 患者家属签署授权书、输血同意书、骨髓穿刺同意书、腰椎穿刺同意书、静脉插管同意书	□ 上级医师查房 □ 完成入院检查 □ 骨髓穿刺（骨髓形态学检查、微小残留病变检测） □ 腰椎穿刺+鞘内注射 □ 根据血象决定是否成分输血 □ 完成必要的相关科室会诊 □ 完成上级医师查房记录等病历书写 □ 确定化学治疗方案和日期
重要医嘱	**长期医嘱：** □ 儿科血液病护理常规 □ 饮食：普食/其他 □ 抗生素（必要时） □ 伊马替尼 400~600 mg/d □ 其他医嘱 **临时医嘱：** □ 血常规、尿常规、便常规检查 □ 肝功能、肾功能、电解质、血型、凝血功能及输血前检查 □ 胸部 X 线片、心电图、腹部 B 超检查 □ 颅脑、颈部、胸部 MRI 或 CT，脊柱侧位片，脑电图，血气分析，超声心动图（视患者情况而定） □ 复查治疗前有白血病细胞浸润改变的各项检查 □ 静脉插管术（有条件时） □ 病原微生物培养（必要时） □ 输血医嘱（必要时）　□ 其他医嘱	**长期医嘱：** □ 患者既往基础用药 □ 抗生素（必要时） □ 其他医嘱 **临时医嘱：** □ 骨髓穿刺（需要时） □ 骨髓形态学、微小残留病检测、ABL 激酶突变检测（有条件并需要时） □ 腰椎穿刺，鞘内注射（具体剂量见住院流程） □ 脑脊液常规、生化、细胞形态 □ 输血医嘱（必要时） □ 其他医嘱
主要护理工作	□ 介绍病房环境、设施和设备 □ 入院护理评估	□ 宣教（血液病知识）
病情变异记录	□ 无　□ 有，原因： 1. 2.	□ 无　□ 有，原因： 1. 2.
护士签名		
医师签名		

时间	住院第 3 天
主要诊疗工作	□ 患者家属签署化学治疗知情同意书 □ 上级医师查房，制订化学治疗方案 □ 住院医师完成病程记录 □ 化学治疗 □ 重要脏器保护 □ 止吐
重要医嘱	**长期医嘱：** □ 化学治疗医嘱（以下方案选一） 　■ CAM 　■ COATD 　■ HD-MTX 　■ VDCD 　■ TA □ 补液治疗（水化、碱化） □ 止吐、保肝、抗感染等治疗 □ 其他医嘱 **临时医嘱：** □ 输血医嘱（必要时） □ 心电监护（必要时） □ 血常规 □ 血培养（高热时） □ 静脉插管维护、换药 □ 其他医嘱
主要护理工作	□ 随时观察患者病情变化 □ 心理与生活护理 □ 化学治疗期间嘱患者多饮水
病情变异记录	□ 无　□ 有，原因： 1. 2.
护士签名	
医师签名	

时间	住院第 4~20 天	出院日
主要诊疗工作	☐ 上级医师查房，注意病情变化 ☐ 住院医师完成常规病历书写 ☐ 复查血常规、肝功能、肾功能、电解质、凝血功能 ☐ 注意血药浓度监测（必要时） ☐ 注意观察体温、血压、体重等，防治并发症 ☐ 成分输血、抗感染等支持治疗（必要时） ☐ 造血生长因子（必要时）	☐ 上级医师查房，确定有无并发症情况，明确是否出院 ☐ 完成出院记录、病案首页、出院证明书等，向患者交代出院后的注意事项，如返院复诊的时间、地点，发生紧急情况时的处理等
重要医嘱	**长期医嘱：** ☐ 洁净饮食 ☐ 抗感染等支持治疗 ☐ 其他医嘱 **临时医嘱：** ☐ 血常规、尿常规、便常规检查 ☐ 肝功能、肾功能、电解质检查 ☐ 输血医嘱（必要时） ☐ G-CSF 5 μg/（kg·d）（必要时） ☐ 血培养（高热时） ☐ 出现感染时，各种体液或分泌物病原学检查及相关影像学检查需多次重复 ☐ 血药浓度监测（必要时） ☐ 静脉插管维护、换药 ☐ 腰椎穿刺，鞘内注射（具体剂量见住院流程） ☐ 脑脊液常规、生化、细胞形态 ☐ 其他医嘱	**出院医嘱：** ☐ 出院带药 ☐ 定期门诊随访 ☐ 监测血常规、肝功能、肾功能、电解质等
主要护理工作	☐ 随时观察患者情况 ☐ 心理与生活护理 ☐ 化学治疗期间嘱患者多饮水	☐ 指导患者办理出院手续
病情变异记录	☐ 无　☐ 有，原因： 1. 2.	☐ 无　☐ 有，原因： 1. 2.
护士签名		
医师签名		

（中华医学会血液学分会）

第56节　成人Ph-急性淋巴细胞白血病临床路径

临床路径标准

一、适用对象

第一诊断为Ph-急性淋巴细胞白血病的成人（≥16岁）患者。

二、诊断依据

按 World Health Organization Classification of Tumors. Pathology and Genetic of Tumors of Haematopoietic and Lymphoid Tissue（2008年）和《血液病诊断及疗效标准》（第3版）（张之南、沈悌，科学出版社，2008年）诊断。具体为：

1. 有或无以下症状、体征　发热，皮肤、黏膜苍白，皮肤出血点及瘀斑，淋巴结及肝、脾大，胸骨压痛等。

2. 血细胞计数及分类发现原始和幼稚淋巴细胞、贫血、血小板减少。

3. 骨髓细胞形态学和细胞化学染色确定为急性淋巴细胞白血病（原始、幼稚淋巴细胞比例超过25%）。

4. 白血病细胞免疫分型明确为前体B-或T-细胞型。

5. 细胞和分子遗传学检测除外 t（9；22）/*bcr-abl*1 融合基因阳性。

三、选择治疗方案的依据

根据《中国成人急性淋巴细胞白血病诊断与治疗专家共识》（中华医学会血液学分会、中国抗癌协会血液肿瘤专业委员会）确定治疗方案和疗程。

1. 预治疗（CP）　白细胞计数≥30×10^9/L 或髓外肿瘤细胞负荷大（肝、脾、淋巴结肿大明显者）者，建议给予预治疗以防止肿瘤溶解综合征。同时注意水化、碱化利尿。泼尼松（PDN）1 mg/（kg·d），3~5 d，可联合环磷酰胺（CTX）200 mg/（m^2·d），静脉滴注，3~5 d。

2. 诱导化学治疗方案　VDCP（长春新碱、柔红霉素、环磷酰胺、泼尼松），VDLP（长春新碱、柔红霉素、左旋门冬酰胺酶、泼尼松）或 VDCLP（长春新碱、柔红霉素、环磷酰胺、左旋门冬酰胺酶、泼尼松）。

根据当地医院具体情况确定诱导治疗方案（VDCP、VDLP 或 VDCLP）。年龄大于55岁的患者左旋门冬酰胺酶治疗获益较少，还可能出现严重不良反应，可不用含左旋门冬酰胺酶的方案。

诱导治疗第14天行骨髓穿刺检查预测疗效，调整治疗；如骨髓增生活跃或以上，或原始、幼稚淋巴细胞比例达10%以上，可于第15~16天给予DNR 40 mg/（m^2·d）。

诱导治疗第28（±7）天复查骨髓形态学、流式细胞术微小残留病（MRD）和遗传学检测，以判断血液学和分子学疗效。未达形态学 CR 的患者给予挽救治疗，达 CR 的患者则进入缓解后巩固强化治疗。

诱导治疗后期，如外周血原始细胞消失、白细胞计数 $\geqslant 1 \times 10^9/L$、血小板计数 $\geqslant 50 \times 10^9/L$，可给予 1~2（1~2 次）诊断性腰椎穿刺和三联鞘内注射（MTX 10 mg、Ara-C 50 mg 和 Dex 10 mg）防治中枢神经系统白血病（CNSL）。

3. 缓解后治疗　达 CR 的患者应尽快接受缓解后的巩固强化治疗。每个疗程之间的间隔时间应尽可能短。根据危险度分层和病情判断是否需要进行异基因干细胞移植（Allo-SCT）。需行 Allo-SCT 者应积极寻找合适的供体。

4. 维持治疗　每月 1 个疗程，直到缓解后 3 年。每 6 个月给予 1 次强化治疗。维持治疗期间每 3 个月复查骨髓细胞形态及微小残留病检查。

5. 中枢神经系统白血病（CNSL）预防治疗　任何类型的成人 ALL 均应强调CNSL 的早期预防。包括鞘内注射化学治疗、放射治疗、大剂量全身化学治疗等。

6. 维持治疗期间的随访监测治疗　维持治疗期间应每月复查血细胞计数及分类，如有异常应于 1 周后再次复查，确定为血常规异常的应立即行骨髓穿刺检查。每 3 个月复查骨髓细胞形态及微小残留病（流式细胞术，定量 PCR）检查。

I 初治成人 Ph-急性淋巴细胞白血病临床路径

临床路径标准

一、标准住院日

标准住院日≤35 天。

二、进入路径标准

1. 第一诊断必须符合成人 Ph-急性淋巴细胞白血病（ALL）疾病编码的患者。

2. 当患者同时具有其他疾病诊断时，但在住院期间不需要特殊处理也不影响第一诊断的临床路径流程实施时，可以进入路径。

三、必须的检查项目

1. 血常规、尿常规、便常规。

2. 肝功能、肾功能、电解质、血型、凝血功能、输血前检查。

3. 胸部 X 线片、心电图、超声检查（包括颈、纵隔、心脏和腹部、睾丸等）、眼底检查。

4. 发热或疑有感染者可选择病原微生物培养、影像学检查。

5. 骨髓检查（形态学包括组化）、免疫分型、细胞遗传学、白血病相关基因检测。

6. 根据情况可选择的检查项目 颅脑、颈部、胸部 MRI 或 CT，脊柱侧位片，脑电图，血气分析等。

7. 患者及家属签署以下同意书 授权书、病重或病危通知书、骨髓穿刺同意书、腰椎穿刺及鞘内注射同意书、化学治疗知情同意书、输血知情同意书、静脉插管同意书（有条件时）等。

四、治疗前准备

1. 发热患者建议立即进行病原微生物培养并使用抗生素经验性抗细菌治疗；根据疗效和病原微生物培养结果合理调整抗生素治疗。建议给予抗真菌预防。有侵袭性真菌感染时应及时给予抗真菌治疗。

2. 有贫血（血红蛋白<80 g/L）、活动性出血或血小板计数<20×10^9/L 者，应及时给予浓缩红细胞和血小板输注；弥散性血管内凝血（DIC）时，建议血小板计数维持在 50×10^9/L 以上。心功能不全者可适当放宽输血指征。

3. 有凝血异常时应及时补充相关血液制品。当纤维蛋白原<1.5 g/L 时，输新鲜血浆或浓缩纤维蛋白原。必要时肝素抗凝或 EACA 等抗纤溶治疗。

五、治疗开始时间

治疗开始于诊断第 1~5 天。

六、治疗方案

1. 预治疗（CP） 白细胞计数 ≥30×10^9/L 或髓外肿瘤细胞负荷大（肝、脾、淋巴结肿大明显者）者，建议给予预治疗以防止肿瘤溶解综合征。同时注意水化、碱化利尿。泼尼松（PDN）1 mg/（kg·d），3~5 天，可联合环磷酰胺（CTX）200 mg/（m^2·d），静脉滴注，3 天。

2. 诱导化学治疗方案 VDCP、VDLP 或 VDCLP。根据当地医院具体情况确定诱导治疗方案（VDCP、VDLP 或 VDCLP）。年龄大于 55 岁的患者左旋门冬酰胺酶治疗获益较少，还可能出现严重不良反应，可不用含左旋门冬酰胺酶的方案。

诱导治疗第 14 天行骨髓穿刺检查预测疗效，调整治疗；如骨髓增生活跃或以上，或原始、幼稚淋巴细胞比例达 10% 以上，可于第 15~16 天给予 DNR 40 mg/（m^2·d）。诱导治疗第 28（±7）天复查骨髓形态学、流式细胞术微小残留病（MRD）和遗传学检测，以判断血液学和分子学疗效。未达形态学 CR 的患者给予挽救治疗，达 CR 的患者则进入缓解后巩固强化治疗。

七、治疗后必须复查的检查项目

1. 血常规、肝功能、肾功能、电解质和凝血功能。
2. 脏器功能评估。
3. 化学治疗第 14 天及诱导化学治疗后（可选）骨髓形态学，有条件者做微小残留病变和遗传学检测。
4. 治疗前有白血病细胞浸润改变的各项检查。
5. 出现感染时，各种体液或分泌物培养、病原学检查、相关影像学检查需多次重复。

八、化学治疗中及化学治疗后的治疗

1. 感染防治 发热患者建议立即进行病原微生物培养并使用抗生素经验性抗细菌治疗；根据疗效和病原微生物培养结果合理调整抗生素治疗。建议给予抗真菌预防。有侵袭性真菌感染时应及时给予抗真菌治疗。

2. 脏器功能损伤的相应防治 止吐、保肝、抑酸、水化、碱化、防治尿酸肾病（别嘌呤醇）等。

3. 成分输血 适用于血红蛋白 <80 g/L，血小板计数 <20×10^9/L 或有活动性出血的患者，分别输浓缩红细胞和单采血小板；若存在 DIC 倾向，当血小板计数 <50×10^9/L 时即应输注血小板。有凝血功能异常的患者，输注相应血液制品。纤维蛋白原 <1.5 g/L 时，输注新鲜血浆或浓缩纤维蛋白原。必要时给予肝素抗凝、抗纤溶治疗。

有心功能不全者可适当放宽输血指征。

4. 造血生长因子　诱导治疗骨髓抑制期可给予粒细胞集落刺激因子（G-CSF）。

九、出院标准

1. 一般情况良好。
2. 没有需要住院处理的并发症和（或）合并症。

十、有无变异及原因分析

1. 治疗期间有感染、贫血、出血及其他合并症者，需进行相关的诊断和治疗，可能延长住院时间并致费用增加。
2. 诱导治疗未达完全缓解者退出路径。

临床路径表单

适用对象：第一诊断为初治成人 Ph−急性淋巴细胞白血病；拟行诱导化学治疗

患者姓名：＿＿＿＿ 性别：＿＿＿＿ 年龄：＿＿＿＿ 门诊号：＿＿＿＿ 住院号：＿＿＿＿

住院日期：＿＿年＿月＿日 出院日期：＿＿年＿月＿日 标准住院日：35 天内

时间	住院第 1 天	住院第 2 天
主要诊疗工作	□ 询问病史及体格检查 □ 完成病历书写 □ 开实验室检查单 □ 上级医师查房与化学治疗前评估 □ 根据血常规及凝血决定是否成分输血 □ 向患者家属告知病重或病危并签署病重或病危通知书 □ 患者家属签署授权书、骨髓穿刺同意书、腰椎穿刺同意书、输血知情同意书、静脉插管同意书（条件允许时） □ 根据血常规决定是否白细胞单采、是否使用 CTX/激素预治疗	□ 上级医师查房 □ 完成入院检查 □ 骨髓穿刺：骨髓形态学检查、免疫分型、细胞遗传学和白血病相关基因及突变检测（有条件时） □ 根据血常规及凝血决定是否成分输血 □ 控制感染等对症支持治疗 □ 完成必要的相关科室会诊 □ 住院医师完成上级医师查房记录等病历书写 □ 根据血常规决定是否白细胞单采、是否使用 CTX/激素预治疗
重要医嘱	**长期医嘱：** □ 血液病护理常规 □ 饮食：普食/其他 □ 给予抗生素（必要时） □ 补液治疗（水化、碱化） □ 其他医嘱 **临时医嘱：** □ 血常规、尿常规、便常规、肝功能、肾功能、电解质、血型、凝血及输血前检查 □ 胸部 X 线片、心电图、B 超（多部位） □ 颅脑、颈部、胸部 MRI 或 CT，脊柱侧位片，脑电图，血气分析（必要时）等检查 □ 静脉插管术（条件允许时） □ 病原微生物培养（必要时） □ 输血医嘱（必要时） □ 眼底检查 □ 白细胞单采术（必要时） □ CTX、激素（必要时） □ 其他医嘱	**长期医嘱：** □ 患者既往基础用药 □ 防治尿酸肾病（别嘌呤醇） □ 给予抗生素（必要时） □ 补液治疗（水化、碱化） □ 其他医嘱 **临时医嘱：** □ 骨髓穿刺 □ 骨髓形态学、免疫分型、细胞遗传学和白血病相关基因及突变检测（有条件时） □ 血常规检查 □ 输血医嘱（必要时） □ 白细胞单采术（必要时） □ CTX、激素（必要时） □ 其他医嘱
主要护理工作	□ 介绍病房环境、设施和设备 □ 入院护理评估	□ 宣教（血液病知识）
病情变异记录	□ 无 □ 有，原因： 1. 2.	□ 无 □ 有，原因： 1. 2.
护士签名		
医师签名		

时间	住院第 3~5 天
主要诊疗工作	☐ 根据初步骨髓结果制订治疗方案 ☐ 患者家属签署化学治疗知情同意书 ☐ 住院医师完成病程记录 ☐ 上级医师查房 ☐ 化学治疗 ☐ 重要脏器保护 ☐ 止吐

重要医嘱	**长期医嘱：**
	☐ 预治疗（CP）
	☐ 化学治疗医嘱（以下方案选一）
	  ■ VDCLP
	  ■ VDLP
	  ■ VDCP
	☐ 止吐、抗感染等对症支持治疗
	☐ 补液治疗（水化、碱化）
	☐ 重要脏器功能保护：防治尿酸肾病
	☐ 其他医嘱：(别嘌呤醇)、保肝、抑酸等
	临时医嘱：
	☐ 输血（必要时）
	☐ 心电监护（必要时）
	☐ 复查肝功能、肾功能、电解质
	☐ 隔日复查血常规（必要时可每天复查）
	☐ 血培养（高热时）
	☐ 出现感染时，各种体液或分泌物病原学检查及相关影像学检查需多次重复
	☐ 静脉插管维护、换药
	☐ 腰椎穿刺，鞘内注射（具体剂量见住院流程）
	☐ 脑脊液常规、生化和细胞形态学检查
	☐ 其他医嘱

主要护理工作	☐ 随时观察患者病情变化 ☐ 心理与生活护理 ☐ 化学治疗期间嘱患者多饮水
病情变异记录	☐ 无　☐ 有，原因： 1. 2.
护士签名	
医师签名	

时间	住院第 6~34 天	出院日
主要诊疗工作	□ 上级医师查房，注意病情变化 □ 住院医师完成病历书写 □ 复查血常规 □ 注意观察体温、血压、体重等，防治并发症 □ 成分输血、抗感染等支持治疗（必要时） □ 造血生长因子（必要时） □ 骨髓检查 □ 腰椎穿刺，鞘内注射	□ 上级医师查房，进行化学治疗（根据骨髓穿刺）评估，确定有无并发症情况，明确是否出院 □ 完成出院记录、病案首页、出院证明书等 □ 向患者交代出院后的注意事项，如返院复诊的时间、地点，发生紧急情况时的处理等
重要医嘱	**长期医嘱：** □ 洁净饮食 □ 抗感染等支持治疗（必要时） □ 其他医嘱 **临时医嘱：**（需要检查的项目） □ 血、尿、便常规 □ 肝功能、肾功能、电解质、凝血功能 □ 输血医嘱（必要时） □ 第 14 天骨髓形态学、残留病检测 □ 诱导治疗后骨髓形态学、残留病检测（可选） □ 腰椎穿刺，鞘内注射（具体剂量见住院流程） □ 脑脊液常规、生化和细胞形态学检查 □ 复查治疗前有白血病细胞浸润改变的各项检查 □ G-CSF 5 μg／（kg·d）（必要时） □ 影像学检查（必要） □ 病原微生物培养（必要时） □ 血培养（高热时） □ 静脉插管维护、换药 □ 其他医嘱	**出院医嘱：** □ 出院带药 □ 定期门诊随访 □ 监测血常规、肝功能、肾功能、电解质等
主要护理工作	□ 随时观察患者情况 □ 心理与生活护理 □ 化学治疗期间嘱患者多饮水	□ 指导患者办理出院手续
病情变异记录	□ 无　□ 有，原因： 1. 2.	□ 无　□ 有，原因： 1. 2.
护士签名		
医师签名		

Ⅱ 完全缓解的成人 Ph-急性淋巴细胞白血病临床路径

临床路径标准

一、标准住院日

标准住院日 21~28 天。

二、进入路径标准

1. 第一诊断必须符合成人 Ph-急性淋巴细胞白血病（ALL）疾病编码的患者。

2. 经诱导化学治疗达完全缓解（CR）。

3. 当患者同时具有其他疾病诊断、在住院期间不需特殊处理也不影响第一诊断临床路径流程的实施时，可以进入路径。

三、必需的检查项目

1. 血常规、尿常规、便常规。

2. 肝功能、肾功能、电解质、血型、凝血功能、输血前检查。

3. 胸部 X 线片、心电图、腹部 B 超。

4. 发热或疑有某系统感染者可选择病原微生物培养、影像学检查。

5. 骨髓涂片和（或）活检（必要时）、微小残留病变检测（有条件时）。

6. 复查治疗前有白血病细胞浸润改变的各项检查。

7. 患者及家属签署以下同意书 授权书、化学治疗知情同意书、骨髓穿刺同意书、腰椎穿刺及鞘内注射同意书、输血知情同意书、静脉插管知情同意书。

四、治疗开始时间

治疗开始于入院第 3 天内。

五、治疗方案

1. 早期巩固强化化学治疗

（1）CAM：CTX、阿糖胞苷（Ara-C）、巯嘌呤（6-MP）。

（2）大剂量甲氨蝶呤（HD-MTX）+L-asp。

（3）MA 方案：米托蒽醌（MTZ）、阿糖胞苷（AraC）。

2. 晚期巩固强化化学治疗

（1）VDCD 或 VDLD 方案：长春新碱（VCR）、柔红霉素（DNR）、环磷酰胺（CTX）或左旋门冬酰胺酶（L-asp）、地塞米松（DXM）。

（2）COATD 方案：CTX、VCR、Ara-C、替尼泊苷（Vm26）、地塞米松（DXM）。

（3）大剂量甲氨蝶呤（HD-MTX）+L-asp。

（4）TA 方案：替尼泊苷（Vm26）、阿糖胞苷（Ara-C）。

3. 维持治疗　每月 1 个疗程，直到缓解后 3 年。每 6 个月给予 1 次强化治疗。维持治疗期间每 3 个月复查骨髓细胞形态及微小残留病检查。

4. 中枢神经系统白血病（CNSL）预防治疗　任何类型的成人 ALL 均应强调 CNSL 的早期预防。包括鞘内注射化学治疗、放射治疗、大剂量全身化学治疗等。

5. 巩固治疗结束后的随访监测治疗　维持治疗期间定期检测血常规、骨髓形态、染色体、BCR/ABL 融合基因及流式残留病检测，每 3 个月复查一次。

六、治疗后恢复期复查的项目

1. 血常规、肝功能、肾功能、电解质。

2. 脏器功能评估。

3. 骨髓检查（必要时）。

4. 微小残留病变检测（必要时）。

七、化学治疗中及化学治疗后的治疗

1. 感染防治　发热患者建议立即进行病原微生物培养并使用抗生素经验性抗细菌治疗；根据疗效和病原微生物培养结果合理调整抗生素治疗。建议给予抗真菌预防。有侵袭性真菌感染时应及时给予抗真菌治疗。

2. 脏器功能损伤的相应防治　止吐、保肝、抑酸、水化、碱化、防治尿酸肾病（别嘌呤醇）等。

3. 成分输血　适用于血红蛋白<80 g/L，血小板计数<$20×10^9$/L 或有活动性出血患者，分别输浓缩红细胞和单采血小板；若存在 DIC 倾向，当血小板计数<$50×10^9$/L 时即应输注血小板。有凝血功能异常的患者，输注相应血液制品。纤维蛋白原<1.5 g/L 时，输注新鲜血浆或浓缩纤维蛋白原。必要时给予肝素抗凝、抗纤溶治疗。有心功能不全者可适当放宽输血指征。

4. 造血生长因子　诱导治疗骨髓抑制期可给予粒细胞集落刺激因子（G-CSF）。

八、出院标准

1. 一般情况良好。

2. 没有需要住院处理的并发症和（或）合并症。

九、有无变异及原因分析

1. 治疗中、后有感染、贫血、出血及其他合并症者进行相关的诊断和治疗，可能延长住院时间并致费用增加。

2. 若治疗过程中出现 CNSL，退出此路径，进入相关路径。

3. 治疗期间髓内和（或）髓外复发者退出此路径。

临床路径表单

适用对象：第一诊断为成人 Ph-急性淋巴胞白血病者拟行缓解后续化学治疗

患者姓名：_____ 性别：_____ 年龄：_____ 门诊号：_____ 住院号：_____

住院日期：___年__月__日 出院日期：___年__月__日 标准住院日：<21 天

时间	住院第 1 天	住院第 2 天
主要诊疗工作	□ 询问病史及体格检查 □ 完成病历书写 □ 开具化验单 □ 上级医师查房与化学治疗前评估 □ 患者家属签署授权书、输血同意书、骨髓穿刺同意书、腰椎穿刺同意书、静脉插管同意书	□ 上级医师查房 □ 完成入院检查 □ 骨髓穿刺（骨髓形态学检查、微小残留病变检测） □ 腰椎穿刺+鞘内注射 □ 根据血常规决定是否成分输血 □ 完成必要的相关科室会诊 □ 完成上级医师查房记录等病历书写 □ 确定化学治疗方案和日期
重要医嘱	长期医嘱： □ 儿科血液病护理常规 □ 饮食：普食/其他 □ 抗生素（必要时） □ 其他医嘱 临时医嘱：（检查项目） □ 血常规、尿常规、便常规、肝功能、肾功能、电解质、血型、凝血功能及输血前检查 □ 胸部 X 线片、心电图、腹部 B 超、颅脑、颈部、胸部 MRI 或 CT，脊柱侧位片，脑电图，血气分析，超声心动图（视患者情况而定） □ 复查治疗前有白血病细胞浸润改变的各项检查 □ 静脉插管术（有条件时） □ 病原微生物培养（必要时） □ 输血医嘱（必要时） □ 其他医嘱	长期医嘱： □ 患者既往基础用药 □ 抗生素（必要时） □ 其他医嘱 临时医嘱： □ 骨髓穿刺（需要时） □ 骨髓形态学、微小残留病检测、ABL 激酶突变检测（有条件并需要时） □ 腰椎穿刺，鞘内注射（具体剂量见住院流程） □ 脑脊液常规、生化、细胞形态 □ 输血医嘱（必要时） □ 其他医嘱
主要护理工作	□ 介绍病房环境、设施和设备 □ 入院护理评估	□ 宣教（血液病知识）
病情变异记录	□ 无　□ 有，原因： 1. 2.	□ 无　□ 有，原因： 1. 2.
护士签名		
医师签名		

时间	住院第 3 天
主要诊疗工作	☐ 患者家属签署化学治疗知情同意书　☐ 化学治疗 ☐ 上级医师查房，制订化学治疗方案　☐ 重要脏器保护 ☐ 住院医师完成病程记录　☐ 止吐
重要医嘱	**长期医嘱：** ☐ 化学治疗（以下方案选一） 　■ CAM 　■ COATD 　■ HD-MTX+L-asp 　■ MA 　■ VDLD 　■ VDCD 　■ TA ☐ 补液治疗（水化、碱化） ☐ 止吐、保肝、抗感染等 ☐ 其他医嘱 **临时医嘱：** ☐ 输血（必要时） ☐ 心电监护（必要时） ☐ 静脉插管维护、换药 ☐ 血常规 ☐ 血培养（高热时） ☐ 其他医嘱
主要护理工作	☐ 随时观察患者病情变化 ☐ 心理与生活护理 ☐ 化学治疗期间嘱患者多饮水
病情变异记录	☐ 无　☐ 有，原因： 1. 2.
护士签名	
医师签名	

时间	住院第 4~20 天	出院日
主要诊疗工作	□ 上级医师查房，注意病情变化 □ 住院医师完成常规病历书写 □ 复查血常规、肝功能、肾功能、电解质、凝血功能 □ 注意血药浓度监测（必要时） □ 注意观察体温、血压、体重等，防治并发症 □ 成分输血、抗感染等支持治疗（必要时） □ 造血生长因子（必要时）	□ 上级医师查房，确定有无并发症情况，明确是否出院 □ 完成出院记录、病案首页、出院证明书等，向患者交代出院后的注意事项，如返院复诊的时间、地点，发生紧急情况时的处理等
重要医嘱	**长期医嘱：** □ 洁净饮食 □ 抗感染等支持治疗 □ 其他医嘱 **临时医嘱：**（检查项目） □ 血常规、尿常规、便常规 □ 肝功能、肾功能、电解质 □ 输血（必要时） □ G-CSF 5 μg/（kg·d）（必要时） □ 血培养（高热时） □ 出现感染时，各种体液或分泌物病原学检查及相关影像学检查需多次重复 □ 血药浓度监测（必要时） □ 静脉插管维护、换药 □ 腰椎穿刺，鞘内注射（具体剂量见住院流程） □ 脑脊液常规、生化、细胞形态 □ 其他医嘱	**出院医嘱：** □ 出院带药 □ 定期门诊随访 □ 监测血常规、肝功能、肾功能、电解质等
主要护理工作	□ 随时观察患者情况 □ 心理与生活护理 □ 化学治疗期间嘱患者多饮水	□ 指导患者办理出院手续
病情变异记录	□ 无　□ 有，原因： 1. 2.	□ 无　□ 有，原因： 1. 2.
护士签名		
医师签名		

（中华医学会血液学分会）

第57节　成人急性早幼粒细胞白血病临床路径

临床路径标准

一、适用对象

第一诊断为急性早幼粒细胞白血病（APL）（ICD-10：C92.4，M9866/3）的成人（≥16岁）患者。

二、诊断依据

按 World Health Organization Classification of Tumors. Pathology and Genetic of Tumors of Haematopoietic and Lymphoid Tissue（2008年）和《血液病诊断及疗效标准》（第3版，张之南、沈悌，科学出版社，2008年）诊断。具体为：

1. 有或无以下症状、体征　发热，皮肤、黏膜苍白，皮肤出血点及瘀斑，淋巴结及肝、脾大，胸骨压痛等。
2. 血细胞计数及分类发现原始和幼稚淋巴细胞、贫血、血小板减少。
3. 骨髓检查　形态学（包括组化）。
4. 免疫分型。
5. 细胞遗传学　核型分析［t（15；17）及其变异型］，FISH（必要时）。
6. 分子生物学检查　检测到 *PML/RAR* 融合基因，部分可伴有 *FLT3-ITD* 基因突变（非典型 APL 显示为少见的 *PLZF-RAR*、*NuMA-RAR*、*NPM-RAR*、*Stat5b-RAR* 等分子改变）。

三、选择治疗方案的依据

根据《中国急性早幼粒细胞白血病诊疗指南（2014年版）》（中华医学会血液学分会、中国医师协会血液学医师分会）确定治疗方案和疗程。

1. 诱导治疗　根据诱导前外周血（白细胞、血小板）进行危险分层。
（1）低/中危组（诱导前外周血白细胞计数≤10×10^9/L）
1）全反式维甲酸（ATRA）+柔红霉素（DNR）或去甲氧柔红霉素（IDA）。
2）ATRA+亚砷酸或口服砷剂+蒽环类药物。
3）ATRA+亚砷酸或口服砷剂。
（2）高危组（诱导前外周血白细胞计数>10×10^9/L）
1）ATRA+亚砷酸或口服砷剂+蒽环类药物。
2）ATRA+蒽环类药物。
3）ATRA+蒽环类药物±阿糖胞苷（Ara-C）。

药物使用剂量（根据患者具体情况适当调整）：ATRA 20 mg/（m²·d）口服至血液学完全缓解（CR）；亚砷酸0.16 mg/（kg·d）静脉滴注至CR；口服砷剂60 mg/（kg·d）口服至CR；DNR 25~45 mg/（m²·d）静脉注射，第2、4、6或第8天；IDA 8~12 mg/（m²·d）静脉注射，第2、4、6或第8天；Ara-C 150 mg/（m²·d）静脉注射，第1~7天。

诱导阶段评估：诱导治疗后较早行骨髓评价可能不能反映实际情况，一般在第4~6周、血细胞恢复后进行骨髓评价。此时，细胞遗传学一般正常。分子学反应一般在巩固2个疗程后判断。诱导治疗失败患者的治疗退出本临床路径。

2. 缓解后巩固治疗　依据危险分层〔高危组患者（包括白细胞计数>10×10⁹/L或FLT3-ITD阳性）、低/中危组患者（白细胞计数≤10×10⁹/L）〕进行治疗。

（1）ATRA+蒽环类药物达到CR者：①低/中危组：ATRA+蒽环类药物×3 d，共2个疗程。②高危组：ATRA+亚砷酸+蒽环类药物×3 d+Ara-C 150 mg/（m²·d）×7 d，共2~4个疗程；ATRA+高三尖杉酯碱（HHT）2 mg/（m²·d）×3 d+Ara-C 1 g/m²，每12 h一次×3 d，1~2个疗程。

以上每个疗程中ATRA用法为20 mg/（m²·d）口服14 d。

（2）ATRA+亚砷酸或口服砷剂达到CR者：①ATRA+亚砷酸×28 d，共巩固治疗6~8个疗程。②ATRA+亚砷酸×14 d，共巩固治疗12~16个疗程。③蒽环类药物×3 d+Ara-C 100 mg/（m²·d）×5 d，共3个疗程。④亚砷酸0.15 mg/（kg·d），每周5 d，共4周，共4个循环周期，ATRA 45 mg/（m²·d）×14 d，间隔14 d，共7个循环周期，结束治疗。

巩固治疗结束后进行骨髓融合基因的定性或定量PCR检测。融合基因阴性者进入维持治疗；融合基因阳性者4周内复查，复查阴性者进入维持治疗；复查阳性者按复发处理。

3. 维持治疗　依据危险度分层进行。

（1）低/中危组：①ATRA 20 mg/（m²·d）×14 d，间歇14 d（第1个月）；亚砷酸0.16 mg/（kg·d）×14 d，间歇14 d后同等剂量×14 d（第2~3个月）；完成5个循环周期。②ATRA 20 mg/（m²·d）×14 d，间歇14 d（第1个月）；口服砷剂60 mg/（kg·d）×14 d，间歇14 d后同等剂量×14 d（第2~3个月）；完成8个循环周期（2年）。

（2）高危组：①ATRA 20 mg/（m²·d）×14 d，间歇14 d（第1个月）；亚砷酸0.16 mg/（kg·d）×14 d，间歇14 d后同等剂量×14 d（第2~3个月）或亚砷酸0.16 mg/（kg·d）×28 d（第2个月）；甲氨蝶呤（MTX）15 mg/m²，每周一次×4次，或者6-巯基嘌呤（6-MP）50 mg/（m²·d）共2~4周（第3个月）。完成5个循环周期。②ATRA 20 mg/（m²·d）×14 d，间歇14 d（第1个月）；口服砷剂60 mg/（kg·d）×14 d，间歇14 d后同等剂量×14 d（第2~3个月）；完成8个循环周期（2年）。

4. 中枢神经系统白血病（CNSL）的防治　CNSL的预防，诊断时为低/中危患者，应进行 3 次预防性鞘内治疗；诊断时为高危或复发患者，应进行 6 次预防性鞘内治疗。确诊 CNSL 退出本路径。鞘内注射方案如下：甲氨蝶呤（MTX）10~15 mg，Ara-C 40~50 mg，地塞米松（DXM）5 mg。

5. 维持治疗期间的随访监测治疗　维持治疗期间应每月复查血细胞计数及分类，如有异常应于 1 周后再次复查，确定为血常规异常的应立即行骨髓穿刺检查。2 年内每 3 个月应用 PCR 检测融合基因，融合基因持续阴性者继续维持治疗，融合基因阳性者 4 周内复查，复查阴性者继续维持治疗，确实阳性者按复发处理。

四、根据患者的疾病状态选择路径

初治 APL 的临床路径和完全缓解的 APL 临床路径（附后）。

Ⅰ 成人初治急性早幼粒细胞白血病临床路径

临床路径标准

一、标准住院日

标准住院日 40 天内。

二、进入路径标准

1. 第一诊断必须符合急性早幼粒细胞白血病（APL）疾病编码（ICD-10：C92.4，M9866/3）。

2. 当患者同时具有其他疾病诊断时，但在住院期间不需要特殊处理，也不影响第一诊断的临床路径流程实施时，可以进入路径。

三、必需的检查项目

1. 血常规、尿常规、便常规。

2. 肝功能、肾功能、电解质、凝血功能、血型、输血前检查。

3. 胸部 X 线片、心电图、超声检查（包括浅表淋巴结、腹部 B 超、心脏超声）、眼底检查。

4. 发热或疑有感染者可选择 病原微生物培养、影像学检查。

5. 骨髓检查（形态学包括组化）、免疫分型、细胞遗传学、白血病相关基因，如 PML/RAR，或少见的 *PLZF-RAR*、*NuMA-RAR*、*NPM-RAR*、*Stsb5-RAR* 以及 *FLT3-ITD* 基因突变等检测。

6. 根据情况可选择的检查项目 颅脑、颈、胸、腹部 MRI 或 CT、血气分析等。

7. 患者及家属签署以下同意书 授权书、病重或病危通知书、骨髓穿刺同意书、腰椎穿刺及鞘内注射同意书、化学治疗知情同意书、输血知情同意书、静脉插管同意书（有条件时）等。

四、化学治疗前准备

1. 发热患者立即进行病原微生物培养并使用抗生素，可选用头孢类（或青霉素类）± 氨基糖苷类抗炎治疗，3 天后发热不缓解者，可考虑更换碳青霉烯类和（或）糖肽类和（或）抗真菌治疗；有明确脏器感染患者应根据感染部位及病原微生物培养结果选用相应抗生素。

2. 对于血红蛋白<80 g/L、血小板计数<30×10^9/L 或有活动性出血的患者，分别输浓缩红细胞和单采血小板，若存在弥散性血管内凝血（DIC）倾向时，当血小板计数<50×10^9/L 即应输注单采血小板。有心功能不全者可放宽输血指征。

3. 对于有凝血功能异常的患者，输注相应血液制品。纤维蛋白原<1.5 g/L 时，输新鲜血浆或浓缩纤维蛋白原。

五、化学治疗起始时间

低危组患者可于 ATRA 诱导治疗 72 h 后开始，高危组患者可考虑与 ATRA 或双诱导治疗同时进行。

六、化学治疗方案

诱导治疗：根据诱导前外周血（WBC、PLT）进行危险分层。

（1）低/中危组（诱导前外周血 WBC≤10×10⁹/L）：①全反式维甲酸（ATRA）+柔红霉素（DNR）或去甲氧柔红霉素（IDA）。②ATRA+亚砷酸或口服砷剂+蒽环类药物。③ATRA+亚砷酸或口服砷剂。

（2）高危组（诱导前外周血 WBC>10×10⁹/L）：①ATRA+亚砷酸或口服砷剂+蒽环类药物。②ATRA+蒽环类药物。③ATRA+蒽环类药物±阿糖胞苷（Ara-C）。

药物使用剂量（根据患者具体情况适当调整）：ATRA 20 mg/（m²·d）口服至血液学完全缓解（CR）；亚砷酸 0.16 mg/（kg·d）静脉滴注至 CR；口服砷剂 60 mg/（kg·d）口服至 CR；DNR 25~45 mg/（m²·d）静脉注射，第 2、4、6 或第 8 天；IDA 8~12 mg/（m²·d）静脉注射，第 2、4、6 或第 8 天；Ara-C 150 mg/（m²·d）静脉注射，第 1~7 天。

七、治疗后必需复查的项目

1. 血常规、肝功能、肾功能、电解质、凝血功能。
2. 脏器功能评估。
3. 骨髓形态学检查，有条件者做微小残留病变和遗传学检测。
4. 治疗前有白血病细胞浸润改变的各项检查。
5. 出现感染时，各种体液或分泌物培养、病原学检查、相关影像学检查需多次重复。

八、化学治疗中及化学治疗后的处理措施

1. 感染防治　发热患者建议立即进行病原微生物培养并使用抗生素，可选用头孢类（或青霉素类）±氨基糖苷类抗炎治疗；3 天后发热不缓解者，可考虑更换碳青霉烯类和（或）糖肽类和（或）抗真菌治疗；有明确脏器感染患者应根据感染部位及病原微生物培养结果选用相应抗生素。

2. 脏器功能损伤的相应防治　止吐、保肝、水化、碱化、防治尿酸肾病（别嘌呤醇）、治疗诱导分化综合征（地塞米松）、抑酸剂等。

3. 成分输血　适用于血红蛋白<80 g/L，血小板计数<30×10⁹/L 或有活动性出血的患者，分别输浓缩红细胞和单采血小板，若存在 DIC 倾向则血小板计数<50×10⁹/L

即应输注血小板。有心功能不全者可放宽输血指征。对于有凝血功能异常的患者，输注相应血液制品。纤维蛋白原<1.5 g/L 时，输新鲜血浆或浓缩纤维蛋白原。

4. 造血生长因子　诱导治疗期间一般不主张应用粒细胞集落刺激因子（G-CSF），但出现严重粒细胞缺乏伴发感染也可酌情应用。

九、出院标准

1. 一般情况良好。

2. 没有需要住院处理的并发症和（或）合并症。

十、有无变异及原因分析

1. 治疗过程中出现感染、贫血、出血及其他合并症者，需进行相关的诊断和治疗，可适当延长住院时间并致费用增加。

2. 诱导分化治疗 40 天未达完全缓解者退出路径。

3. 若腰椎穿刺后脑脊液检查示存在白血病神经系统侵犯，建议隔日腰椎穿刺鞘内注射化学治疗药物直至脑脊液检查正常，同时退出此途径，进入相关途径。

临床路径表单

适用对象：第一诊断为初治急性早幼粒细胞白血病（ICD-10：C92.4，M9866/3）拟行
诱导化学治疗

患者姓名：_____ 性别：_____ 年龄：_____ 门诊号：_____ 住院号：_____

住院日期：___年__月__日　出院日期：___年__月__日　标准住院日：40 天

时间	住院第 1 天	住院第 2 天
主要诊疗工作	□ 询问病史及体格检查 □ 完成病历书写 □ 开具化验单 □ 上级医师查房与化学治疗前评估 □ 根据血象及凝血象决定是否成分输血 □ 向患者家属告知病重或病危并签署病重或病危通知书 □ 患者家属签署骨髓穿刺同意书、腰椎穿刺同意书、输血知情同意书、静脉插管同意书（条件允许时） □ 确定治疗方案和日期	□ 上级医师查房 □ 完成入院检查 □ 骨髓穿刺：骨髓形态学检查、免疫分型、细胞遗传学、白血病相关基因（*PML/RAR* 及其变异型）检测 □ 根据血象及凝血象决定是否成分输血 □ 完成必要的相关科室会诊 □ 住院医师完成上级医师查房记录等病历书写 □ 患者家属签署化学治疗知情同意书
重要医嘱	**长期医嘱：** □ 血液病一级护理常规 □ 饮食：普食，糖尿病饮食，其他 □ 抗生素（必要时） □ 补液治疗（水化、碱化） □ ATRA 20 mg/（$m^2 \cdot d$），亚砷酸 0.16 mg/（kg·d）或口服砷剂 60 mg/（kg·d）（可选） □ 重要脏器功能保护：防治尿酸肾病（别嘌呤醇）、保肝等 □ 其他医嘱 **临时医嘱：**（检查项目） □ 血、尿、便常规、血型、肝功能、肾功能、电解质、凝血功能、输血前检查 □ 胸部 X 线片、心电图、超声（多部位），颅脑、颈、胸、腹部 MRI 或 CT，超声心动图，血气分析（必要时）等检查 □ 静脉插管术（条件允许时） □ 病原微生物培养（必要时） □ 输血（必要时） □ 眼科会诊（眼底检查）　□ 其他医嘱	**长期医嘱：** □ 患者既往基础用药 □ 抗生素（必要时） □ 补液治疗（水化、碱化） □ ATRA 20 mg/（$m^2 \cdot d$），亚砷酸 0.16 mg/（$m^2 \cdot d$）或口服砷剂 60 mg/（$m^2 \cdot d$）（可选） □ DNR 25～45 mg/（$m^2 \cdot d$）或 IDA 8～12 mg/（$m^2 \cdot d$）（高危患者可选） □ Ara-C 150 mg/（$m^2 \cdot d$）（高危患者可选） □ 重要脏器功能保护：防治尿酸肾病（别嘌呤醇）、保肝、止吐等 □ 地塞米松防治诱导分化综合征（必要时） □ 其他医嘱 **临时医嘱：** □ 骨髓穿刺 □ 骨髓形态学、免疫分型、染色体核型、*FISH*（必要时）、白血病相关基因（*PML/RAR* 及其变异型）检测 □ 血常规 □ 输血医嘱（必要时）　□ 其他医嘱
主要护理工作	□ 介绍病房环境、设施和设备 □ 入院护理评估	□ 宣教（血液病知识）
病情变异记录	□ 无　□ 有，原因： 1. 2.	□ 无　□ 有，原因： 1. 2.
护士签名		
医师签名		

时间	住院第 3~7 天	住院第 8~21 天
主要诊疗工作	□ 根据初步骨髓结果制订治疗方案 □ 患者家属签署化学治疗知情同意书 □ 复查血常规、凝血功能 □ 住院医师完成病程记录 □ 上级医师查房 □ 重要脏器保护	□ 上级医师查房，注意病情变化 □ 住院医师完成病历书写 □ 每日复查血常规 □ 复查凝血功能、肝功能、肾功能、电解质 □ 注意观察体温、血压、体重等，防治并发症 □ 成分输血、抗感染等支持治疗（必要时） □ 造血生长因子（必要时）
重要医嘱	**长期医嘱：** □ ATRA 20 mg/（m² · d），亚砷酸 0.16 mg/（kg · d）或口服砷剂 60 mg/（kg · d）(可选) □ DNR 25~45 mg/（m² · d）或 IDA 8~12 mg/（m² · d），qd/qod×3~4 次（可选） □ Ara-C 150 mg/（m² · d）×7 d（可选） □ 地塞米松防治诱导分化综合征（必要时） □ 羟基脲（可选） □ 重要脏器功能保护：防治尿酸肾病（别嘌呤醇）、止吐、保肝等 □ 抗感染等支持治疗（必要时） □ 其他医嘱 **临时医嘱：** □ 输血（必要时） □ 心电监护（必要时） □ 每周复查血生化、电解质、凝血功能 1~2 次 □ 每天复查血常规及影像学检查（必要时） □ 血培养（高热时），病原微生物培养（必要时） □ 静脉插管维护、换药 □ 其他医嘱 □ 随时观察患者病情变化及心理与生活护理	**长期医嘱：** □ 洁净饮食 □ 羟基脲（可选） □ 地塞米松（治疗诱导分化综合征） □ 重要脏器功能保护：保肝、抑酸等 □ 抗感染等支持治疗（必要时） □ 其他医嘱 **临时医嘱：** □ 输血（必要时） □ 血、尿、便常规及肝功能、肾功能、电解质、凝血功能、心电图等检查 □ G-CSF 5 μg/（kg · d）（必要时） □ 影像学检查（必要时） □ 血培养（高热时） □ 病原微生物培养（必要时） □ 静脉插管维护、换药 □ 其他医嘱
主要护理工作	□ 随时观察患者病情变化 □ 心理与生活护理 □ 化学治疗期间嘱患者多饮水	□ 随时观察患者病情变化 □ 心理与生活护理 □ 化学治疗期间嘱患者多饮水
病情变异记录	□ 无　□ 有，原因： 1. 2.	□ 无　□ 有，原因： 1. 2.
护士签名		
医师签名		

时间	住院第 22~39 天	出院日
主要诊疗工作	□ 上级医师查房 □ 住院医师完成常规病历书写 □ 根据血常规情况，决定复查骨髓穿刺	□ 上级医师查房，进行化学治疗（根据骨髓穿刺）评估，确定有无并发症情况，明确是否出院 □ 完成出院记录、病案首页、出院证明书等 □ 向患者交代出院后的注意事项，如返院复诊的时间、地点，发生紧急情况时的处理等
重要医嘱	**长期医嘱：** □ 洁净饮食 □ ATRA 20 mg/(m² · d),亚砷酸 0.16 mg/(kg · d)或口服砷剂 60 mg/(kg · d)（可选） □ 停抗生素（根据体温及症状、体征及影像学） □ 其他医嘱 **临时医嘱：** □ 骨髓穿刺、骨髓形态学、微小残留病检测 □ 血、尿、便常规、肝功能、肾功能、电解质、心电图等检查 □ 输血（必要时） □ G-CSF 5 μg/（kg · d）（必要时） □ 完全缓解后可行腰椎穿刺，鞘内注射（MTX 10 ~ 15 mg, Ara-C 40 ~ 50 mg, DXM 5 mg） □ 脑脊液常规、生化、流式、甩片(有条件时) □ 其他医嘱	**出院医嘱：** □ 出院带药 □ 定期门诊随访 □ 监测血常规、肝功能、肾功能、电解质等
主要护理工作	□ 随时观察患者病情变化 □ 心理与生活护理 □ 化学治疗期间嘱患者多饮水	□ 指导患者办理出院手续
病情变异记录	□ 无　□ 有，原因： 1. 2.	□ 无　□ 有，原因： 1. 2.
护士签名		
医师签名		

Ⅱ　完全缓解的成人急性早幼粒细胞白血病临床路径

临床路径标准

一、标准住院日

标准住院日为 28 天。

二、进入路径标准

1. 第一诊断必须符合急性早幼粒细胞白血病（APL）疾病编码（ICD-10：C92.4，M9866/3）。

2. 经诱导化学治疗达完全缓解（CR）。

3. 当患者同时具有其他疾病诊断时，但在住院期间不需要特殊处理也不影响第一诊断的临床路径流程实施时，可以进入路径。

三、必需的检查项目

1. 常规实验室检查　血、尿、便常规、血型、肝功能、肾功能、电解质、凝血功能、输血前检查。

2. 胸部 X 线片、心电图、腹部 B 超、超声心动图（可选）。

3. 发热或疑有某系统感染者可选择病原微生物培养、影像学检查。

4. 骨髓检查（形态学、必要时活检）、微小残留病变检测。

5. 患者及家属签署以下同意书　化学治疗知情同意书、骨髓穿刺同意书、腰椎穿刺同意书、输血知情同意书、静脉插管知情同意书。

四、治疗开始时间

治疗开始于入院第 3 天内。

五、治疗方案

1. 缓解后依据危险分层［高危组患者（包括白细胞计数>10×10^9/L 或 FLT3-ITD 阳性）、低/中危组患者（白细胞计数≤10×10^9/L）］进行巩固治疗。

（1）ATRA+蒽环类药物达到 CR 者：①低/中危组：ATRA+蒽环类药物×3 d，共 2 个疗程。②高危组：ATRA+亚砷酸+蒽环类药物×3 d+Ara-C 150 mg/（$m^2 \cdot$ d）× 7 d，共2~4个疗程；ATRA+高三尖杉酯碱（HHT）2 mg/（$m^2 \cdot$ d）×3 d+Ara-C 1 g/m^2，每 12 h 一次×3 d，1~2 个疗程。

以上每个疗程中 ATRA 用法为 20 mg/（$m^2 \cdot$ d）口服 14 d。

（2）ATRA+亚砷酸或口服砷剂达到 CR 者：①ATRA+亚砷酸×28 d，共巩固治疗

6~8 个疗程。②ATRA+亚砷酸×14 d，共巩固治疗 12~16 个疗程。③蒽环类药物× 3 d+Ara-C 100 mg/（m^2·d）×5 d，共 3 个疗程。④亚砷酸 0.15 mg/（kg·d），每周 5 d，共 4 周，共 4 个循环周期，ATRA 45 mg/（m^{2}d）×14 d，间隔 14 d，共 7 个循环周期，结束治疗。

巩固治疗结束后进行骨髓融合基因的定性或定量 PCR 检测。融合基因阴性者进入维持治疗；融合基因阳性者 4 周内复查，复查阴性者进入维持治疗；复查阳性者按复发处理。

2. 中枢神经系统白血病（CNSL）的防治　CNSL 的预防，诊断时为低/中危患者，应进行 3 次预防性鞘内治疗；诊断时为高危或复发患者，应进行 6 次预防性鞘内治疗。确诊 CNSL 退出本路径。鞘内注射方案如下：TX 10~15 mg；Ara-C 40~50 mg；DXM 5 mg。

3. 缓解后维持治疗　依据危险度分层进行。

（1）低/中危组：①ATRA 20 mg/（m^2·d）×14 d，间歇 14 d（第 1 个月）；亚砷酸 0.16 mg/（kg·d）×14 d，间歇 14 d 后同等剂量×14 d（第 2~3 个月）；完成 5 个循环周期。②ATRA 20 mg/（m^2·d）×14 d，间歇 14 d（第 1 个月）；口服砷剂 60 mg/（kg·d）×14 d，间歇 14 d 后同等剂量×14 d（第 2~3 个月）；完成 8 个循环周期（2 年）。

（2）高危组：①ATRA 20 mg/（m^2·d）×14 d，间歇 14 d（第 1 个月）；亚砷酸 0.16 mg/（kg·d）×14 d，间歇 14 d 后同等剂量×14 d（第 2~3 个月）或亚砷酸 0.16 mg/（kg·d）×28 d（第 2 个月）；甲氨蝶呤（MTX）15 mg/m^2，每周一次×4 次，或者 6-巯基嘌呤（6-MP）50 mg/（m^2·d）共 2~4 周（第 3 个月）。完成 5 个循环周期。②ATRA 20 mg/（m^2·d）×14 d，间歇 14 d（第 1 个月）；口服砷剂 60 mg/（kg·d）×14 d，间歇 14 d 后同等剂量×14 d（第 2~3 个月）；完成 8 个循环周期（2 年）。

4. 维持治疗期间的随访监测治疗　维持治疗期间应每月复查血细胞计数及分类，如有异常应于 1 周后再次复查，确定为血常规异常的应立即行骨髓穿刺检查。2 年内每 3 个月应用 PCR 检测融合基因，融合基因持续阴性者继续维持治疗，融合基因持续阳 4 周内复查，复查阴性者继续维持治疗，确实阳性者按复发处理。

六、治疗后恢复期复查的检查项目

1. 血常规、肝功能、肾功能、电解质。
2. 脏器功能评估。
3. 骨髓检查（必要时）。
4. 微小残留病变检测（必要时）。

七、化学治疗中及化学治疗后治疗

1. 感染防治　发热患者建议立即进行病原微生物培养并使用抗生素，可选用头孢类（或青霉素类）± 氨基糖苷类抗炎治疗，3 天后发热不缓解者，可考虑更换碳青霉烯类和（或）糖肽类和（或）抗真菌治疗；有明确脏器感染患者应根据感染部位及病原微生物培养结果选用相应抗生素。

2. 脏器功能损伤的相应防治　止吐、保肝、水化、碱化、防治尿酸肾病（别嘌呤醇）等。

3. 成分输血　适用于 Hb<80 g/L，PLT<30×10^9/L 或有活动性出血的患者，分别输浓缩红细胞和单采血小板，若存在 DIC 倾向则 PLT<50×10^9/L 即应输注血小板。有心功能不全者可放宽输血指征。对于有凝血功能异常的患者，输注相应血液制品。纤维蛋白原<1.5 g/L 时，输新鲜血浆或浓缩纤维蛋白原。

4. 造血生长因子　化学治疗后中性粒细胞绝对值（ANC）≤1.0×10^9/L，可酌情使用 G-CSF。

八、出院标准

1. 一般情况良好。
2. 没有需要住院处理的并发症和（或）合并症。

九、有无变异及原因分析

1. 治疗中、后有感染、贫血、出血及其他合并症者进行相关的诊断和治疗，并适当延长住院时间并致费用增加。

2. 若腰椎穿刺后脑脊液检查示存在中枢神经白血病，建议隔日腰椎穿刺鞘内注射化学治疗药物直至脑脊液检查正常，同时退出此途径，进入相关途径。

3. 治疗期间髓内和（或）髓外复发者退出此路径。

临床路径表单

适用对象：第一诊断为急性早幼粒细胞白血病达 CR 者（ICD-10：92.4，M9866/3）
拟行缓解后续治疗

患者姓名：_____ 性别：_____ 年龄：_____ 门诊号：_____ 住院号：_____

住院日期：___年__月__日 出院日期：___年__月__日 标准住院日：28 天内

时间	住院第 1 天	住院第 2 天
主要诊疗工作	□ 询问病史及体格检查 □ 完成病历书写 □ 开具化验单 □ 上级医师查房与化学治疗前评估 □ 患者家属签署输血同意书、骨髓穿刺同意书、腰椎穿刺同意书、静脉插管同意书	□ 上级医师查房 □ 完成入院检查 □ 骨髓穿刺（骨髓形态学检查、微小残留病变检测） □ 腰椎穿刺+鞘内注射 □ 根据血象决定是否成分输血 □ 完成必要的相关科室会诊 □ 完成上级医师查房记录等病历书写 □ 确定化学治疗方案和日期
重点医嘱	**长期医嘱：** □ 血液病护理常规 □ 二级护理 □ 饮食：普食/糖尿病饮食/其他 □ 给予抗生素（必要时） □ 其他医嘱 **临时医嘱：**（检查项目） □ 血常规、尿常规、便常规、肝功能、肾功能、电解质、血型、凝血功能、输血前检查 □ 胸部 X 线片、心电图、腹部 B 超、颅脑、颈、胸、腹部 MRI 或 CT，血气分析，超声心动图（视患者情况而定）等检查 □ 静脉插管术（有条件时） □ 病原微生物培养（必要时） □ 输血医嘱（必要时） □ 其他医嘱	**长期医嘱：** □ 患者既往基础用药 □ 抗生素（必要时） □ 其他医嘱 **临时医嘱：** □ 骨髓穿刺 □ 骨髓形态学、微小残留病检测 □ 腰椎穿刺，鞘内注射（MTX 10~15 mg，Ara-C 40~50 mg，DXM 5 mg） □ 脑脊液常规、生化、流式、细胞形态（有条件时） □ 输血医嘱（必要时） □ 其他医嘱
主要护理工作	□ 介绍病房环境、设施和设备 □ 入院护理评估	□ 宣教（血液病知识）
病情变异记录	□ 无 □ 有，原因： 1. 2.	□ 无 □ 有，原因： 1. 2.
护士签名		
医师签名		

时间	住院第 3 天
主要诊疗工作	□ 患者家属签署化学治疗知情同意书 □ 上级医师查房，制订化学治疗方案 □ 住院医师完成病程记录
重点医嘱	**长期医嘱：** □ 化学治疗医嘱（以下方案选一，药物具体剂量详见住院流程） 　■ ATRA+蒽环类药物达到 CR 者 　■ 低/中危组：ATRA+蒽环类药物×3 d 　■ 高危组：ATRA+亚砷酸+蒽环类药物×3 d+Ara-C 150 mg/（m^2·d）×7 d 　■ ATRA+HHT 2 mg/（m^2·d）×3 d+ Ara-C 1 g/m^2，每 12 h 一次×3 d 　　ATRA+亚砷酸或口服砷剂达到 CR 者 　　ATRA+亚砷酸×28 d 　　ATRA+亚砷酸×14 d 　　蒽环类药物×3d+Ara-C 100 mg/（m^2·d）×5 d 　　亚砷酸 0.15 mg/（kg·d），每周 5 d，共 4 周，ATRA 45 mg/（m^2·d）×14 d □ 补液治疗（水化、碱化） □ 止吐、保肝、抗感染等治疗 □ 其他医嘱 **临时医嘱：** □ 输血医嘱（必要时） □ 心电监护（必要时） □ 血常规 □ 血培养（高热时） □ 静脉插管维护、换药 □ 其他医嘱
主要护理工作	□ 观察患者病情变化 □ 心理与生活护理 □ 化学治疗期间嘱患者多饮水
病情变异记录	□ 无　□ 有，原因： 1. 2.
护士签名	
医师签名	

时间	住院第 4~27 天	出院日
主要诊疗工作	□ 上级医师查房，注意病情变化 □ 住院医师完成常规病历书写 □ 复查血常规、肝功能、肾功能、电解质、凝血功能 □ 注意观察体温、血压、体重等，防治并发症 □ 成分输血、抗感染等支持治疗（必要时） □ 造血生长因子（必要时）	□ 上级医师查房，确定有无并发症情况，明确是否出院 □ 完成出院记录、病案首页、出院证明书等 □ 向患者交代出院后的注意事项，如返院复诊的时间、地点，发生紧急情况时的处理等
重点医嘱	**长期医嘱：** □ 洁净饮食 □ 抗感染等支持治疗 □ 其他医嘱 **临时医嘱：**（检查项目） □ 血常规、尿常规、便常规、肝功能、肾功能、电解质 □ 输血（必要时） □ G-CSF 5 μg/（kg·d）（必要时） □ 影像学检查（必要时） □ 血培养（高热时） □ 病原微生物培养（必要时） □ 静脉插管维护、换药 □ 腰椎穿刺，鞘内注射 □ 脑脊液常规、生化、流式、细胞形态（有条件时） □ 其他医嘱	**出院医嘱：** □ 出院带药 □ 定期门诊随访 □ 监测血常规、肝功能、肾功能、电解质等
主要护理工作	□ 观察患者情况 □ 心理与生活护理 □ 化学治疗期间嘱患者多饮水	□ 指导患者办理出院手续
病情变异记录	□ 无 □ 有，原因： 1. 2.	□ 无 □ 有，原因： 1. 2.
护士签名		
医师签名		

（中华医学会血液学分会）

第58节 急性髓性白血病临床路径

临床路径标准

一、适用对象

第一诊断急性髓性白血病（AML）（ICD-10：M9840/3；M9861/3；M9867/3；M9870-4/3；M9891-7/3；M9910/3；M9920/3）。

二、诊断依据

根据 World Health Organization Classification of Tumors. Pathology and Genetic of Tumors of Haematopoietic and Lymphoid Tissue（2008年），《血液病诊断及疗效标准》（第3版，张之南、沈悌，科学出版社，2008年）。

1. 体检有或无以下体征 发热，皮肤、黏膜苍白，皮肤出血点、瘀斑，淋巴结及肝、脾大，胸骨压痛等。
2. 血细胞计数及分类。
3. 骨髓检查 形态学（包括组化），活检（必要时）。
4. 免疫分型。
5. 细胞遗传学 核型分析、FISH（必要时）。
6. 有条件时行组合融合基因和预后相关基因突变检测。

三、选择治疗方案的依据

根据《急性髓系白血病治疗的专家共识》[中华医学会血液学分会白血病学组，中华血液学杂志，2009，30（6）：429-431]。

1. 诱导化学治疗

（1）18~59岁患者：①HAD：高三尖杉酯碱（HHT）、柔红霉素（DNR）、阿糖胞苷（Ara-C）；②HAA：HHT、阿克拉霉素（ACR）、Ara-C；③DA：DNR、Ara-C；④HA：HHT、Ara-C。

（2）60~65岁患者：①HAD：HHT、DNR、Ara-C；②HAA：HHT、ACR、Ara-C；③DA：DNR、Ara-C；④HA：HHT、Ara-C。

2. 缓解后化学治疗

（1）18~59岁患者：可行6~8个疗程的化学治疗，中剂量Ara-C的方案不超过4个疗程。①中剂量阿糖胞苷单药化学治疗方案（ID-Ara-C）：Ara-C 1.0~2.0 g/m²，每12 h一次×3 d。②标准剂量阿糖胞苷：100~200 g/m²×7 d，联合下列药物之一：DNR 45 mg/（m²·d）×3 d；MTZ 6~10 mg/（m²·d）×3 d；HHT 2~2.5 mg/（m²·d）×

7 d；安吖啶（Amsa）70 mg/（m^2·d）×5 d；ACR 20 mg/d×7 d；替尼泊苷（VM-26）100~165 mg/（m^2·d）×3 d。

（2）60~65 岁患者：可行 2~4 个疗程的化学治疗，标准剂量阿糖胞苷 75~100 mg/（m^2·d）×5~7 d，联合下列药物之一：DNR 40~45 mg/（m^2·d）×3 d；MTZ 6~10 mg/（m^2·d）×3 d；HHT 2~2.5 mg/（m^2·d）×7 d；Amsa 70 mg/（m^2·d）×5 d；ACR 20 mg/d×7 d；VM-26 100~165 mg/（m^2·d）×3 d。

3. 中枢神经白血病（CNSL）的防治　CNSL 的预防应从患者获得完全缓解后开始，每 1~2 个月一次，腰椎穿刺及鞘内注射 4~6 次，确诊 CNSL 退出本路径。鞘内注射方案如下：甲氨蝶呤（MTX）10~15 mg，Ara-C 40~50 mg，地塞米松（DXM）5 mg。

4. 符合条件者可行造血干细胞移植（HSCT）。

四、根据患者的疾病状态选择路径

1. 18~59 岁初治 AML（非 APL）临床路径。

2. 60~65 岁初治 AML（非 APL）临床路径。

3. 18~59 岁完全缓解（CR）的 AML（非 APL）临床路径。

4. 60~65 岁完全缓解（CR）的 AML（非 APL）临床路径。

Ⅰ 18～59岁初治AML（非APL）临床路径

临床路径标准

一、标准住院日

标准住院日≤32天。

二、进入路径标准

1. 第一诊断必须符合急性髓系白血病（AML）疾病编码（ICD-10：M9840/3；M9861/3；M9867/3；M9870-4/3；M9891-7/3；M9910/3；M9920/3）。

2. 患者年龄为18～59岁。

3. 经以上检查确诊为急性早幼粒细胞白血病（APL）则进入APL路径。

4. 当患者同时具有其他疾病诊断时，但在住院期间不需要特殊处理也不影响第一诊断的临床路径流程实施时，可以进入路径。

三、必需的检查项目

1. 常规实验室检查　血常规、尿常规、便常规、血型、血生物化学、电解质、输血前检查、凝血功能。

2. 胸部X线片、心电图、腹部B超、CT和MRI（必要时）。

3. 发热或疑有感染者可选择病原微生物培养、影像学检查。

4. 骨髓检查（形态学包括组化、必要时活检）、免疫分型、细胞遗传学、组合融合基因和预后相关基因突变检测（有条件时）。

5. 患者及家属签署以下同意书　病重或病危通知书、化学治疗知情同意书、输血知情同意书、骨髓穿刺同意书、腰椎穿刺同意书、静脉插管同意书（有条件时）。

四、化学治疗前准备

1. 发热患者建议立即进行病原微生物培养并使用抗生素，可选用头孢类（或青霉素类）±氨基糖苷类抗炎治疗，3天后发热不缓解者，可考虑更换碳青霉烯类/糖肽类/抗真菌治疗；有明确脏器感染患者应根据感染部位及病原微生物培养结果选用相应抗生素。

2. 血红蛋白<80 g/L，血小板计数<$20×10^9$/L或有活动性出血，分别输浓缩红细胞和单采血小板，若存在弥散性血管内凝血（DIC）倾向，当血小板计数<$50×10^9$/L时即输注单采血小板。有心功能不全者可放宽输血指征。

3. 高白细胞患者可行白细胞分离术。

五、化学治疗开始时间

化学治疗开始于入院第2～5天。

六、化学治疗方案

1. HAD 方案　HHT、DNR、Ara-C。
2. HAA 方案　HHT、ACR、Ara-C。
3. HA 方案　HHT、Ara-C。
4. DA 方案　DNR、Ara-C。

七、化学治疗后恢复期21天内必须复查的检查项目

1. 血常规、血生物化学、电解质。
2. 脏器功能评估。
3. 骨髓检查（若第21天血常规仍处于恢复过程中，可延长至出院日之前）。
4. 微小残留病变检测（有条件时）。

八、化学治疗中及化学治疗后治疗

1. 感染防治　发热患者建议立即进行病原微生物培养并使用抗生素，可选用头孢类（或青霉素类）±氨基糖苷类抗炎治疗，3天后发热不缓解者，可考虑更换碳青霉烯类/糖肽类/抗真菌治疗；有明确脏器感染患者应根据感染部位及病原微生物培养结果选用相应抗生素。

2. 脏器功能损伤的相应防治　止吐、保肝、水化、碱化、防治尿酸肾病（别嘌呤醇）、抑酸剂等。

3. 成分输血　血红蛋白<80 g/L，血小板计数<$20×10^9$/L 或有活动性出血，分别输浓缩红细胞和单采血小板，若存在 DIC 倾向则血小板计数<$50×10^9$/L 即应输注血小板。有心功能不全者可放宽输血指征。

4. 造血生长因子　化学治疗后中性粒细胞绝对值（ANC）≤$1.0×10^9$/L，可使用粒细胞集落刺激因子（G-CSF）5 μg/（kg·d）。

九、出院标准

1. 一般情况良好。
2. 没有需要住院处理的并发症和（或）合并症。

十、有无变异及原因分析

1. 根据治疗需要延长诱导化学治疗日，或诱导化学治疗未缓解需再诱导化学治疗（延长住院日不超过30天），2个疗程诱导未达 CR 则退出路径。

2. 化学治疗后有发热、感染、出血或其他合并症者需进行相关的诊断和治疗，可适当延长住院时间。

3. 若腰椎穿刺后脑脊液检查示存在脑白，建议隔日腰椎穿刺鞘内注射化学治疗药物直至脑脊液检查正常，同时退出此途径，进入相关途径。

临床路径表单

适用对象：第一诊断为急性髓性白血病（初治非 APL）（ICD-10：M9840/3；M9861/3；M9867/3；M9870-4/3；M9891-7/3；M9910/3；M9920/3）行诱导化学治疗

患者姓名：_____ 性别：_____ 年龄：_____ 门诊号：_____ 住院号：_____

住院日期：___年__月__日　出院日期：___年__月__日　标准住院日：≤32 天

时间	住院第 1 天	住院第 2 天
主要诊疗工作	□ 向家属告知病重或病危并签署病重或病危通知书 □ 患者家属签署骨髓穿刺同意书、腰椎穿刺同意书、输血知情同意书、静脉插管同意书（条件允许时） □ 询问病史及体格检查 □ 完成病历书写 □ 开具实验室检查单 □ 上级医师查房与化学治疗前评估 □ 根据血象及凝血象决定是否成分输血、是否白细胞单采、是否用羟基脲	□ 上级医师查房 □ 完成入院检查 □ 骨髓穿刺：骨髓形态学检查、免疫分型、细胞遗传学、组合融合基因和预后相关基因突变检测（有条件时） □ 根据血象及凝血象决定是否成分输血、是否白细胞单采、是否用羟基脲 □ 完成必要的相关科室会诊 □ 住院医师完成上级医师查房记录等病历书写
重要医嘱	**长期医嘱：** □ 血液病一级护理常规 □ 饮食：普食/糖尿病饮食/其他 □ 给予抗生素（必要时） □ 补液治疗（水化、碱化） □ 其他医嘱 **临时医嘱：**（检查项目） □ 血常规、尿常规、便常规、血型、血生物化学、电解质、凝血功能、输血前检查 □ 胸部 X 线片、心电图、腹部 B 超、超声心动图（视患者情况而定） □ 静脉插管术（条件允许时） □ 病原微生物培养（必要时） □ 输血（必要时） □ 白细胞单采术（必要时） □ 羟基脲（必要时） □ 其他医嘱	**长期医嘱：** □ 患者既往基础用药 □ 给予抗生素（必要时） □ 补液治疗（水化、碱化） □ 防治尿酸肾病（别嘌呤醇） □ 其他医嘱 **临时医嘱：** □ 骨髓穿刺 □ 骨髓形态学、免疫分型、细胞遗传学、组合融合基因和预后相关基因突变检测（有条件时） □ 血常规 □ 输血（必要时） □ 白细胞单采术（必要时） □ 羟基脲（必要时） □ 其他医嘱
主要护理工作	□ 介绍病房环境、设施和设备 □ 入院护理评估	□ 宣教（血液病知识）
病情变异记录	□ 无　□ 有，原因： 1. 2.	□ 无　□ 有，原因： 1. 2.
护士签名		
医师签名		

时间	住院第 3~5 天
主要诊疗工作	□ 根据初步骨髓结果制订治疗方案 □ 患者家属签署化学治疗知情同意书 □ 住院医师完成病程记录 □ 上级医师查房 □ 化学治疗 □ 重要脏器保护 □ 止吐

重要医嘱	**长期医嘱：**
	□ 化学治疗医嘱（以下方案选一）
	  ■ HAD
	  ■ HAA
	  ■ HA
	  ■ DA
	□ 止吐、抗感染等对症支持治疗
	□ 补液治疗（水化、碱化）
	□ 重要脏器功能保护：防治尿酸肾病（别嘌呤醇）、保肝等
	□ 其他医嘱
	临时医嘱：
	□ 输血（必要时）
	□ 心电监护（必要时）
	□ 每周复查血生物化学、电解质
	□ 隔日复查血常规（必要时可每天复查）
	□ 血培养（高热时）
	□ 静脉插管维护、换药
	□ 其他医嘱

主要护理工作	□ 随时观察患者病情变化 □ 心理与生活护理 □ 化学治疗期间嘱患者多饮水
病情变异记录	□ 无 □ 有，原因： 1. 2.
护士签名	
医师签名	

时间	住院第 6~21 天	住院第 22~31 天	出院日
主要诊疗工作	□ 上级医师查房，注意病情变化 □ 住院医师完成病历书写 □ 每日复查血常规 □ 注意观察体温、血压、体重等 □ 成分输血、抗感染等支持治疗（必要时） □ 造血生长因子（必要时） □ 骨髓检查（化学治疗后 7 d可选）	□ 上级医师查房 □ 住院医师完成常规病历书写 □ 根据血常规情况，决定是否复查骨髓穿刺	□ 上级医师查房，进行化学治疗（根据骨髓穿刺）评估，确定有无并发症情况，明确是否出院 □ 完成出院记录、病案首页、出院证明书等 □ 向患者交代出院后的注意事项，如返院复诊的时间、地点，发生紧急情况时的处理等
重要医嘱	长期医嘱： □ 洁净饮食 □ 抗感染等支持治疗（必要时） □ 其他医嘱 临时医嘱：（检查项目） □ 血、尿、便常规，血生物化学、电解质 □ 输血（必要时） □ G-CSF 5 μg／（kg·d）（必要时） □ 影像学检查（必要时） □ 病原微生物培养（必要时） □ 血培养（高热时） □ 静脉插管维护、换药 □ 骨髓穿刺（可选） □ 骨髓形态学（可选） □ 其他医嘱	长期医嘱： □ 洁净饮食 □ 停抗生素（根据体温及症状、体征及影像学） □ 其他医嘱 临时医嘱： □ 骨髓穿刺 □ 骨髓形态学、微小残留病检测 □ 血、尿、便常规检查 □ HLA 配型（符合造血干细胞移植条件者） □ G-CSF 5 μg／（kg·d）（必要时） □ 输血（必要时） □ 完全缓解后可行腰椎穿刺，鞘内注射（MTX 10~15 mg，Ara-C 40~50 mg，DXM 5 mg） □ 脑脊液常规、生物化学、甩片（有条件时） □ 其他医嘱	出院医嘱： □ 出院带药 □ 定期门诊随访 □ 监测血常规、血生物化学、电解质
主要护理工作	□ 随时观察患者情况 □ 心理与生活护理 □ 化学治疗期间嘱患者多饮水	□ 随时观察患者情况 □ 心理与生活护理 □ 指导患者生活护理	□ 指导患者办理出院手续
病情变异记录	□ 无　□ 有，原因： 1. 2.	□ 无　□ 有，原因： 1. 2.	□ 无　□ 有，原因： 1. 2.
护士签名			
医师签名			

II 60~65 岁初治 AML（非 APL）临床路径

临床路径标准

一、标准住院日

标准住院日≤32 天。

二、进入路径标准

1. 第一诊断必须符合急性髓性白血病（AML）疾病编码（ICD-10：M9840/3；M9861/3；M9867/3；M9870-4/3；M9891-7/3；M9910/3；M9920/3）。

2. 患者年龄（60~65 岁）。

3. 经以上检查确诊为急性早幼粒细胞白血病（APL）则进入 APL 路径。

4. 当患者同时具有其他疾病诊断时，但在住院期间不需要特殊处理也不影响第一诊断的临床路径流程实施时，可以进入路径。

三、必需的检查项目

1. 常规实验室检查　血常规、尿常规、便常规、血型、血生物化学、电解质、输血前检查、凝血功能。

2. 胸部 X 线片、心电图、腹部 B 超、CT 和 MRI（必要时）。

3. 发热或疑有感染者可选择病原微生物培养、影像学检查。

4. 骨髓检查（形态学包括组化、必要时活检）、免疫分型、细胞遗传学、组合融合基因和预后相关基因突变检测（有条件时）。

5. 患者及家属签署以下同意书　病重或病危通知书、化学治疗知情同意书、输血知情同意书、骨髓穿刺同意书、腰椎穿刺同意书、静脉插管同意书（有条件时）。

四、化学治疗前准备

1. 发热患者建议立即进行病原微生物培养并使用抗生素，可选用头孢类（或青霉素类）±氨基糖苷类抗炎治疗，3 天后发热不缓解者，可考虑更换碳青霉烯类/糖肽类/抗真菌治疗；有明确脏器感染患者应根据感染部位及病原微生物培养结果选用相应抗生素。

2. 血红蛋白<80 g/L、血小板计数<20×10⁹/L 或有活动性出血，分别输浓缩红细胞和单采血小板，若存在弥散性血管内凝血（DIC）倾向则血小板计数<50×10⁹/L 即应输注单采血小板。有心功能不全者可放宽输血指征。

3. 高白细胞患者可行白细胞分离术。

五、化学治疗开始时间

化学治疗开始于入院第 2~5 天。

六、化学治疗方案

1. HAD HHT 2～2.5 mg/（m^2·d）×7 d，DNR 40～45 mg/（m^2·d）×3 d，Ara-C 100～200 mg/（m^2·d）×7 d。

2. HAA HHT 2～2.5 mg/（m^2·d）×7 d，ACR 20 mg/d×7 d，Ara-C 100～200 mg/（m^2·d）×7 d。

3. HA HHT 2～2.5 mg/（m^2·d）×7 d，Ara-C 100～200 mg/（m^2·d）×7 d。

4. DA DNR 45 mg/（m^2·d）×3 d，Ara-C 100～200 mg/（m^2·d）×7 d。

七、化学治疗后复查的项目

化学治疗后恢复期 21 天内，必须复查的项目：

1. 血常规、血生物化学、电解质。

2. 脏器功能评估。

3. 骨髓检查（如 21 天时血象仍处于恢复过程中，可延长至出院日之前）。

4. 微小残留病变检测（有条件时）。

八、化学治疗中及化学治疗后

1. 感染防治 发热患者建议立即进行病原微生物培养并使用抗生素，可选用头孢类（或青霉素类）± 氨基糖苷类抗炎治疗，3 天后发热不缓解者，可考虑更换碳青霉烯类/糖肽类/抗真菌治疗；有明确脏器感染患者应根据感染部位及病原微生物培养结果选用相应抗生素。

2. 脏器功能损伤的相应防治 止吐、保肝、水化、碱化、防治尿酸肾病（别嘌呤醇）、抑酸剂等。

3. 成分输血 血红蛋白<80 g/L、血小板计数<20×10^9/L 或有活动性出血，分别输浓缩红细胞和单采血小板，若存在 DIC 倾向则血小板计数<50×10^9/L 即应输注血小板。有心功能不全者可放宽输血指征。

4. 造血生长因子 化学治疗后中性粒细胞绝对值（ANC）≤1.0×10^9/L，可使用粒细胞集落刺激因子（G-CSF）5 μg/（kg·d）。

九、出院标准

1. 一般情况良好。

2. 没有需要住院处理的并发症和（或）合并症。

十、有无变异及原因分析

1. 根据治疗需要延长诱导化学治疗日，或诱导化学治疗未缓解需再诱导化学治疗（延长住院日不超过 30 天），2 个疗程诱导未达 CR 则退出路径。

2. 化学治疗后有发热、感染、出血或其他合并症者需进行相关的诊断和治疗，可适当延长住院时间。

3. 若腰椎穿刺后脑脊液检查示存在脑白，建议隔日腰椎穿刺鞘内注射化学治疗药物直至脑脊液检查正常，同时退出此途径，进入相关途径。

临床路径表单

适用对象：第一诊断为急性髓性白血病（初治非 APL）（ICD-10：M9840/3；M9861/3；M9867/3；M9870-4/3；M9891-7/3；M9910/3；M9920/3）行诱导化学治疗

患者姓名：_____ 性别：_____ 年龄：_____ 门诊号：_____ 住院号：_____

住院日期：___年__月__日 出院日期：___年__月__日 标准住院日：≤32 天

时间	住院第 1 天	住院第 2 天
主要诊疗工作	□ 向患者家属告知病重或病危并签署病重或病危通知书 □ 患者家属签署骨髓穿刺同意书、腰椎穿刺同意书、输血知情同意书、静脉插管同意书（条件允许时） □ 询问病史及体格检查 □ 完成病历书写 □ 具开实验室检查单 □ 上级医师查房与化学治疗前评估 □ 根据血常规及凝血决定是否成分输血、是否白细胞单采、是否用羟基脲	□ 上级医师查房 □ 完成入院检查 □ 骨髓穿刺：骨髓形态学检查、免疫分型、细胞遗传学、组合融合基因和预后相关基因突变检测（有条件时） □ 根据血常规及凝血决定是否成分输血、是否白细胞单采、是否用羟基脲 □ 完成必要的相关科室会诊 □ 住院医师完成上级医师查房记录等病历书写
重要医嘱	**长期医嘱：** □ 血液病一级护理常规 □ 饮食：普食/糖尿病饮食/其他 □ 给予抗生素（必要时） □ 补液治疗（水化、碱化） □ 其他医嘱 **临时医嘱：**（检查项目） □ 血常规、尿常规、便常规、血型、血生物化学、电解质、凝血功能、输血前检查 □ 胸部 X 线片、心电图、腹部 B 超，超声心动图（视患者情况而定） □ 静脉插管术（条件允许时） □ 病原微生物培养（必要时） □ 输血（必要时） □ 白细胞单采术（必要时） □ 羟基脲（必要时） □ 其他医嘱	**长期医嘱：** □ 患者既往基础用药 □ 给予抗生素（必要时） □ 补液治疗（水化、碱化） □ 防治尿酸肾病（别嘌呤醇） □ 其他医嘱 **临时医嘱：** □ 骨髓穿刺 □ 骨髓形态学、免疫分型、细胞遗传学、组合融合基因和预后相关基因突变检测（有条件时） □ 血常规 □ 输血（必要时） □ 白细胞单采术（必要时） □ 羟基脲（必要时） □ 其他医嘱
主要护理工作	□ 介绍病房环境、设施和设备 □ 入院护理评估	□ 宣教（血液病知识）
病情变异记录	□ 无 □ 有，原因： 1. 2.	□ 无 □ 有，原因： 1. 2.
护士签名		
医师签名		

时间	住院第3~5天
主要诊疗工作	□ 根据初步骨髓结果制订治疗方案 □ 患者家属签署化学治疗知情同意书 □ 住院医师完成病程记录 □ 上级医师查房 □ 化学治疗 □ 重要脏器保护 □ 止吐
重要医嘱	**长期医嘱：** □ 化学治疗医嘱（以下方案选一） 　■ HAD 　■ HAA 　■ HA 　■ DA □ 止吐、抗感染等对症支持治疗医嘱 □ 补液治疗（水化、碱化） □ 重要脏器功能保护：防治尿酸肾病（别嘌呤醇）、保肝等 □ 其他医嘱 **临时医嘱：** □ 输血医嘱（必要时） □ 心电监护（必要时） □ 每周复查血生物化学、电解质 □ 隔日复查血常规（必要时可每天复查） □ 血培养（高热时） □ 静脉插管维护、换药 □ 其他医嘱
主要护理工作	□ 随时观察患者病情变化 □ 心理与生活护理 □ 化学治疗期间嘱患者多饮水
病情变异记录	□ 无　□ 有，原因： 1. 2.
护士签名	
医师签名	

时间	住院第 6~21 天	住院第 22~31 天	出院日
主要诊疗工作	□ 上级医师查房，注意病情变化 □ 住院医师完成病历书写 □ 每日复查血常规 □ 注意观察体温、血压、体重等 □ 成分输血、抗感染等支持治疗（必要时） □ 造血生长因子（必要时） □ 骨髓检查（化学治疗后 7 d可选）	□ 上级医师查房 □ 住院医师完成常规病历书写 □ 根据血常规情况，决定复查骨髓穿刺	□ 上级医师查房，进行化学治疗（根据骨髓穿刺）评估，确定有无并发症情况，明确是否出院 □ 完成出院记录、病案首页、出院证明书等 □ 向患者交代出院后的注意事项，如返院复诊的时间、地点，发生紧急情况时的处理等
重要医嘱	**长期医嘱：** □ 洁净饮食 □ 抗感染等支持治疗（必要时） □ 其他医嘱 **临时医嘱：**（检查项目） □ 血、尿、便常规、血生物化学、电解质 □ 输血（必要时） □ G-CSF 5 μg/（kg·d）（必要时） □ 影像学检查（必要） □ 病原微生物培养（必要时） □ 血培养（高热时） □ 静脉插管维护、换药 □ 骨髓穿刺（可选） □ 骨髓形态学（可选） □ 其他医嘱	**长期医嘱：** □ 洁净饮食 □ 停抗生素（根据体温及症状、体征及影像学） □ 其他医嘱 **临时医嘱：** □ 骨髓穿刺 □ 骨髓形态学、微小残留病检测 □ 血、尿、便常规检查 □ HLA 配型（符合造血干细胞移植条件者） □ G-CSF 5 μg/（kg·d）（必要时） □ 输血（必要时） □ 完全缓解后可行腰椎穿刺，鞘内注射（MTX 10~15 mg，Ara-C 40~50 mg，DXM 5 mg） □ 脑脊液常规、生物化学、离心集菌甩片法（有条件时） □ 其他医嘱	**出院医嘱：** □ 出院带药 □ 定期门诊随访 □ 监测血常规、血生物化学、电解质
主要护理工作	□ 随时观察患者情况 □ 心理与生活护理 □ 化学治疗期间嘱患者多饮水	□ 随时观察患者情况 □ 心理与生活护理 □ 指导患者生活护理	□ 指导患者办理出院手续
病情变异记录	□ 无 □ 有，原因： 1. 2.	□ 无 □ 有，原因： 1. 2.	□ 无 □ 有，原因： 1. 2.
护士签名			
医师签名			

Ⅲ 18~59 岁完全缓解的 AML（非 APL）临床路径

临床路径标准

一、标准住院日

标准住院日≤21 天。

二、进入路径标准

1. 第一诊断必须符合急性髓性白血病（AML）（非 APL）疾病编码（ICD-10：M9840/3；M9861/3；M9867/3；M9870-4/3；M9891-7/3；M9910/3；M9920/3）。

2. 患者年龄为 18~59 岁。

3. 经诱导化学治疗达 CR。

4. 当患者同时具有其他疾病诊断时，但在住院期间不需要特殊处理，也不影响第一诊断的临床路径流程实施时，可以进入路径。

三、必需的检查项目

1. 常规实验室检查血常规、尿常规、便常规、血型、血生物化学、电解质、输血前检查、凝血功能。

2. 胸部 X 线片、心电图、腹部 B 超。

3. 发热或疑有某系统感染者可选择病原微生物培养、影像学检查。

4. 骨髓检查（形态学、必要时活检）、微小残留病检测。

5. 患者及家属签署以下同意书化学治疗知情同意书、输血知情同意书、骨髓穿刺同意书、腰椎穿刺同意书、静脉插管知情同意书。

四、化学治疗开始时间

化学治疗开始于入院第 3 天内。

五、缓解后巩固化学治疗

可行 6~8 个疗程的化学治疗，中剂量 Ara-C 的方案不超过 4 个疗程，具体方案如下。

1. 中剂量阿糖胞苷单药化学治疗方案（ID-Ara-C）Ara-C 1.0~2.0 g/m², 每 12 h 一次×3 d。

2. 标准剂量联合化学治疗方案

（1）DA：DNR 45 mg/（m²·d）×3 d, Ara-C 100~200 mg/（m²·d）×7 d。

（2）MA：MTZ 6~10 mg/（m²·d）×3 d, Ara-C 100~200 mg/（m²·d）×7 d。

（3）HA：HHT 2~2.5 mg/（m² · d）×7 d，Ara-C 100~200 mg/（m² · d）×7 d。

（4）AmA：Amsa 70 mg/（m² · d）×5 d，Ara-C 100~200 mg/（m² · d）×7 d。

（5）AcA：ACR 20 mg/d×7 d，Ara-C 100~200 mg/（m² · d）×7 d。

（6）TA：VM-26 100~165 mg/（m² · d）×3 d，Ara-C 100~200 mg/（m² · d）×7 d。

3. 中枢神经白血病（CNSL）的防治　CNSL 的预防从患者获得 CR 后开始，每 1~2 个月 1 次，腰椎穿刺及鞘内注射至少 4~6 次，确诊 CNSL 退出本路径。鞘内注射方案如下：甲氨蝶呤（MTX）10~15 mg，Ara-C 40~50 mg，地塞米松（DXM）5 mg。

4. 符合条件者行造血干细胞移植（HSCT）。

六、化学治疗后恢复期复查的检查项目

1. 血常规、血生物化学、电解质。

2. 脏器功能评估。

3. 骨髓检查（必要时）。

4. 微小残留病检测（必要时）。

七、化学治疗中及化学治疗后治疗

1. 感染防治　发热患者建议立即进行病原微生物培养并使用抗生素，可选用头孢类（或青霉素类）±氨基糖苷类抗炎治疗，3 天后发热不缓解者，可考虑更换碳青霉烯类/糖肽类/抗真菌治疗；有明确脏器感染患者应根据感染部位及病原微生物培养结果选用相应抗生素。

2. 脏器功能损伤的相应防治　止吐、保肝、水化、碱化。

3. 成分输血　血红蛋白<80 g/L、血小板计数<20×10⁹/L 或有活动性出血，分别输浓缩红细胞和单采血小板。有心功能不全者可放宽输血指征。

4. 造血生长因子　化学治疗后中性粒细胞绝对值（ANC）≤1.0×10⁹/L，可使用 G-CSF 5 μg/（kg · d）。

八、出院标准

1. 一般情况良好。

2. 没有需要住院处理的并发症和（或）合并症。

九、有无变异及原因分析

1. 化学治疗后有发热、感染、出血或其他合并症者需进行相关的诊断和治疗，可适当延长住院时间。

2. 若腰椎穿刺后脑脊液检查示存在脑白血病细胞，建议隔日腰椎穿刺鞘内注射化学治疗药物直至脑脊液检查正常，同时退出此途径，进入相关途径。

临床路径表单

适用对象：第一诊断急性髓性白血病（非 APL 获 CR 者）（ICD-10：M9840/3；M9861/3；M9867/3；M9870-4/3；M9891-7/3；M9910/3；M9920/3）拟行巩固化学治疗

患者姓名：_____ 性别：_____ 年龄：_____ 门诊号：_____ 住院号：_____

住院日期：___年__月__日 出院日期：___年__月__日 标准住院日：21 天

时间	住院第 1 天	住院第 2 天
主要诊疗工作	□ 患者家属签署输血同意书、骨髓穿刺同意书、腰椎穿刺同意书、静脉插管同意书 □ 询问病史及体格检查 □ 完成病历书写 □ 开实验室检查单 □ 上级医师查房与化学治疗前评估	□ 上级医师查房 □ 完成入院检查 □ 骨髓穿刺（骨髓形态学检查、微小残留病变检测） □ 腰椎穿刺+鞘内注射 □ 根据血常规决定是否成分输血 □ 完成必要的相关科室会诊 □ 住院医师完成上级医师查房记录等病历书写 □ 确定化学治疗方案和日期
重要医嘱	**长期医嘱：** □ 血液病二级护理常规 □ 饮食：根据患者情况 □ 抗生素（必要时） □ 其他医嘱 **临时医嘱：**（检查项目） □ 血常规、尿常规、便常规、血型、血生物化学、电解质、凝血功能及输血前检查 □ 胸部 X 线片、心电图、腹部 B 超 □ 超声心动图（视患者情况而定） □ 静脉插管术（有条件时） □ 病原微生物培养（必要时） □ 输血医嘱（必要时） □ 其他医嘱	**长期医嘱：** □ 患者既往基础用药 □ 抗生素（必要时） □ 其他医嘱 **临时医嘱：** □ 骨髓穿刺 □ 骨髓形态学、微小残留病检测 □ 血常规 □ 腰椎穿刺，鞘内注射（MTX 10~15 mg，Ara-C 40~50 mg，DXM 5 mg） □ 脑脊液常规、生物化学、细胞形态（有条件时） □ 输血医嘱（必要时） □ 其他医嘱
主要护理工作	□ 介绍病房环境、设施和设备 □ 入院护理评估	□ 宣教（血液病知识）
病情变异记录	□ 无 □ 有，原因： 1. 2.	□ 无 □ 有，原因： 1. 2.
护士签名		
医师签名		

时间	住院第 3 天
主要诊疗工作	□ 患者家属签署化学治疗知情同意书 □ 住院医师完成病程记录 □ 上级医师查房、制订化学治疗方案 □ 化学治疗 □ 重要脏器保护 □ 止吐
重要医嘱	**长期医嘱：** □ 化学治疗医嘱（以下方案选一） 　■ DA 　■ MA 　■ HA 　■ AmA 　■ AcA 　■ TA □ 补液治疗（水化、碱化） □ 止吐、保肝、抗感染等医嘱 □ 其他医嘱 **临时医嘱：** □ 输血医嘱（必要时） □ 心电监护（必要时） □ 每周复查血生物化学、电解质 □ 隔日复查血常规（必要时可每日复查） □ 血培养（高热时） □ 静脉插管维护、换药 □ 其他医嘱
主要护理工作	□ 随时观察患者病情变化 □ 心理与生活护理 □ 化学治疗期间嘱患者多饮水
病情变异记录	□ 无　□ 有，原因： 1. 2.
护士签名	
医师签名	

时间	住院第 4~20 天	出院日
主要诊疗工作	□ 上级医师查房，注意病情变化 □ 住院医师完成常规病历书写 □ 复查血常规 □ 注意观察体温、血压、体重等 □ 成分输血、抗感染等支持治疗（必要时） □ 造血生长因子（必要时）	□ 上级医师查房，确定有无并发症情况，明确是否出院 □ 完成出院记录、病案首页、出院证明书等，向患者交代出院后的注意事项，如返院复诊的时间、地点，发生紧急情况时的处理等
重要医嘱	长期医嘱： □ 洁净饮食 □ 抗感染等支持治疗 □ 其他医嘱 临时医嘱： □ 血、尿、便常规 □ 血生物化学、电解质 □ 输血医嘱（必要时） □ G-CSF 5 μg/（kg·d）（必要时） □ 影像学检查（必要时） □ 病原微生物培养（必要时） □ 静脉插管维护、换药 □ 其他医嘱	出院医嘱： □ 出院带药 □ 定期门诊随访 □ 监测血常规、血生物化学、电解质
主要护理工作	□ 随时观察患者情况 □ 心理与生活护理 □ 化学治疗期间嘱患者多饮水	□ 指导患者办理出院手续
病情变异记录	□ 无　□ 有，原因： 1. 2.	□ 无　□ 有，原因： 1. 2.
护士签名		
医师签名		

Ⅳ 60~65 岁完全缓解的 AML（非 APL）临床路径

临床路径标准

一、标准住院日

标准住院日为 21 天内。

二、进入路径标准

1. 第一诊断必须符合急性髓性白血病（AML）（非 APL）疾病编码（ICD-10：M9840/3；M9861/3；M9867/3；M9870-4/3；M9891-7/3；M9910/3；M9920/3）。

2. 患者年龄（60~65 岁）。

3. 经诱导化学治疗达 CR。

4. 当患者同时具有其他疾病诊断时，但在住院期间不需要特殊处理，也不影响第一诊断的临床路径流程实施时，可以进入路径。

三、必需的检查项目

1. 常规实验室检查 血常规、尿常规、便常规、血型、血生物化学、电解质、输血前检查、凝血功能。

2. 胸部 X 线片、心电图、腹部 B 超。

3. 发热或疑有某系统感染者可选择 病原微生物培养、影像学检查。

4. 骨髓检查（形态学、必要时活检）、微小残留病检测。

5. 患者及家属签署以下同意书 化学治疗知情同意书、输血知情同意书、骨髓穿刺同意书、腰椎穿刺同意书、静脉插管知情同意书。

四、化学治疗开始时间

化学治疗开始于入院第 3 天内。

五、缓解后巩固化学治疗

1. 可行 2~4 个疗程以标准剂量阿糖胞苷为基础的化学治疗，具体方案如下。

（1）DA 方案：DNR 45 mg/（$m^2 \cdot d$）×3 d，Ara-C 75~100 mg/（$m^2 \cdot d$）×（5~7）d。

（2）MA 方案：MTZ 6~10 mg/（$m^2 \cdot d$）×3 d，Ara-C 75~100 mg/（$m^2 \cdot d$）×（5~7）d。

（3）HA 方案：HHT 2~2.5 mg/（$m^2 \cdot d$）×7 d，Ara-C 75~100 mg/（$m^2 \cdot d$）×（5~7）d。

(4) AmA 方案：Amsa 70 mg/ $(m^2 \cdot d)$ ×5 d，Ara-C 75~100 mg/ $(m^2 \cdot d)$ × (5~7) d。

(5) AcA 方案：ACR 20 mg/d×7 d，Ara-C 75~100 mg/ $(m^2 \cdot d)$ ×5~7 d。

(6) TA 方案：VM-26 100~165 mg/ $(m^2 \cdot d)$ ×3 d，Ara-C 75~100 mg/ $(m^2 \cdot d)$ × (5~7) d。

2. 中枢神经系统白血病 (CNSL) 的防治　CNSL 的预防从患者获得 CR 后开始，每1~2个月1次，腰椎穿刺及鞘内注射至少 4~6 次，确诊 CNSL 退出本路径。鞘内注射方案如下：甲氨蝶呤 (MTX) 10~15 mg，Ara-C 40~50 mg，地塞米松 (DXM) 5 mg。

3. 符合条件者行减低预处理剂量的造血干细胞移植 (HSCT)。

六、化学治疗后恢复期复查的检查项目

1. 血常规、血生物化学、电解质。

2. 脏器功能评估。

3. 骨髓检查 (必要时)。

4. 微小残留病检测 (必要时)。

七、化学治疗中及化学治疗后治疗

1. 感染防治　发热患者建议立即进行病原微生物培养并使用抗生素，可选用头孢类 (或青霉素类) ±氨基糖苷类抗炎治疗，3 天后发热不缓解者，可考虑更换碳青霉烯类/糖肽类/抗真菌治疗；有明确脏器感染患者应根据感染部位及病原微生物培养结果选用相应抗生素。

2. 脏器功能损伤的相应防治　止吐、保肝、水化、碱化。

3. 成分输血　血红蛋白<80 g/L、血小板计数<20×10⁹/L 或有活动性出血，分别输浓缩红细胞和单采血小板。有心功能不全者可放宽输血指征。

4. 造血生长因子　化学治疗后中性粒细胞绝对值 (ANC) ≤1.0×10⁹/L，可使用 G-CSF 5 μg/ (kg·d)。

八、出院标准

1. 一般情况良好。

2. 没有需要住院处理的并发症和 (或) 合并症。

九、有无变异及原因分析

1. 化学治疗后有发热、感染、出血或其他合并症者需进行相关的诊断和治疗，可适当延长住院时间。

2. 若腰椎穿刺后脑脊液检查示存在脑白质，建议隔日腰椎穿刺鞘内注射化学治疗药物直至脑脊液检查正常，同时退出此途径，进入相关途径。

临床路径表单

适用对象：第一诊断急性髓性白血病（非 APL 获 CR 者）（ICD-10：M9840/3；M9861/3；M9867/3；M9870-4/3；M9891-7/3；M9910/3；M9920/3）拟行巩固化学治疗

患者姓名：_____ 性别：_____ 年龄：_____ 门诊号：_____ 住院号：_____

住院日期：___年__月__日 出院日期：___年__月__日 标准住院日：21 天

时间	住院第 1 天	住院第 2 天
主要诊疗工作	□ 患者家属签署输血同意书、骨髓穿刺同意书、腰椎穿刺同意书、静脉插管同意书 □ 询问病史及体格检查 □ 完成病历书写 □ 开实验室检查单 □ 上级医师查房与化学治疗前评估	□ 上级医师查房 □ 完成入院检查 □ 骨髓穿刺（骨髓形态学检查、微小残留病变检测） □ 腰椎穿刺+鞘内注射 □ 根据血象决定是否成分输血 □ 完成必要的相关科室会诊 □ 住院医师完成上级医师查房记录等病历书写 □ 确定化学治疗方案和日期
重要医嘱	**长期医嘱：** □ 血液病二级护理常规 □ 饮食：普食/糖尿病饮食/其他 □ 给予抗生素（必要时） □ 其他医嘱 **临时医嘱：**（检查项目） □ 血常规、尿常规、便常规、血型、血生物化学、电解质、凝血功能及输血前检查 □ 胸部 X 线片、心电图、腹部 B 超 □ 超声心动图（视患者情况而定） □ 静脉插管术（有条件时） □ 病原微生物培养（必要时） □ 输血医嘱（必要时） □ 其他医嘱	**长期医嘱：** □ 患者既往基础用药 □ 抗生素（必要时） □ 其他医嘱 **临时医嘱：** □ 骨髓穿刺 □ 骨髓形态学、微小残留病检测 □ 血常规检查 □ 腰椎穿刺，鞘内注射（MTX 10~15 mg，Ara-C 40~50 mg，DXM 5 mg） □ 脑脊液常规、生物化学、细胞形态（有条件时） □ 输血医嘱（必要时） □ 其他医嘱
主要护理工作	□ 介绍病房环境、设施和设备 □ 入院护理评估	□ 宣教（血液病知识）
病情变异记录	□ 无 □ 有，原因： 1. 2.	□ 无 □ 有，原因： 1. 2.
护士签名		
医师签名		

时间	住院第 3 天
主要诊疗工作	□ 患者家属签署化学治疗知情同意书 □ 住院医师完成病程记录 □ 上级医师查房、制订化学治疗方案 □ 化学治疗 □ 重要脏器保护 □ 止吐
重要医嘱	**长期医嘱：** □ 化学治疗医嘱（以下方案选一） ■ DA ■ MA ■ HA ■ AmA ■ AcA ■ TA □ 补液治疗（水化、碱化） □ 止吐、保肝、抗感染等医嘱 □ 其他医嘱 **临时医嘱：** □ 输血医嘱（必要时） □ 心电监护（必要时） □ 每周复查血生物化学、电解质 □ 隔日复查血常规（必要时可每日复查） □ 血培养（高热时） □ 静脉插管维护、换药 □ 其他医嘱
主要护理工作	□ 随时观察患者病情变化 □ 心理与生活护理 □ 化学治疗期间嘱患者多饮水
病情变异记录	□ 无 □ 有，原因： 1. 2.
护士签名	
医师签名	

时间	住院第 4~20 天	出院日
主要诊疗工作	□ 上级医师查房，注意病情变化 □ 住院医师完成常规病历书写 □ 复查血常规 □ 注意观察体温、血压、体重等 □ 成分输血、抗感染等支持治疗（必要时） □ 造血生长因子（必要时）	□ 上级医师查房，确定有无并发症情况，明确是否出院 □ 完成出院记录、病案首页、出院证明书等，向患者交代出院后的注意事项，如返院复诊的时间、地点，发生紧急情况时的处理等
重要医嘱	**长期医嘱：** □ 洁净饮食 □ 抗感染等支持治疗 □ 其他医嘱 **临时医嘱：**（检查项目） □ 血、尿、便常规 □ 血生物化学、电解质 □ 输血医嘱（必要时） □ G-CSF 5 μg/（kg·d）（必要时） □ 影像学检查（必要时） □ 病原微生物培养（必要时） □ 静脉插管维护、换药 □ 其他医嘱	**出院医嘱：** □ 出院带药 □ 定期门诊随访 □ 监测血常规、血生物化学、电解质
主要护理工作	□ 随时观察患者情况 □ 心理与生活护理 □ 化学治疗期间嘱患者多饮水	□ 指导患者办理出院手续
病情变异记录	□ 无　□ 有，原因： 1. 2.	□ 无　□ 有，原因： 1. 2.
护士签名		
医师签名		

（中华医学会血液学分会）

第 59 节　慢性髓性白血病临床路径

临床路径标准

一、适用对象

第一诊断为慢性髓性白血病（ICD-C92.101）。

二、诊断依据

根据《血液病诊断和疗效标准》（第 2 版，张之南、沈悌，科学出版社，2008 年）、World Health Organization Classification of Tumors. Pathology and Genetics of Tumors of Haematopoietic and Lymphoid Tissue（2008 年）。

1. 慢性期

（1）临床表现：无症状或有低热、乏力、多汗、体重减轻、脾大等症状或体征。

（2）血象：白细胞计数增多，主要为中晚幼粒和杆状核粒细胞，原始细胞<10%，嗜酸粒细胞和嗜碱粒细胞增多，可有少量有核红细胞。

（3）骨髓形态学：增生明显至极度活跃，以粒系增生为主，中晚幼粒和杆状核粒细胞增多，原始细胞<10%。

（4）细胞遗传学或分子学：有 Ph 染色体或 BCR-ABL 融合基因。

2. 加速期　具有下列之一者：

（1）治疗过程中进行性白细胞升高（>10×10^9/L）和（或）脾脏进行性肿大。

（2）非药物引起的血小板进行性降低（<100×10^9/L）或增高（>1000×10^9/L）。

（3）原始细胞在血和（或）骨髓中≥10%，但低于 20%。

（4）外周血嗜碱粒细胞≥20%。

（5）治疗过程中在 Ph+细胞中出现克隆性染色体异常的演变。

3. 急变期　具有下列之一者：

（1）原始细胞在外周血或骨髓中≥20%。

（2）有脾脏以外的髓外原始细胞浸润。

三、治疗方案的选择

根据《邓家栋临床血液学》（邓家栋，上海科学技术出版社，2001 年）、《内科学》（第 7 版，叶任高、陆再英，人民卫生出版社，2008 年）、《中国慢性髓性白血病诊断与治疗指南（2013 版）》和《中国慢性髓性白血病诊疗监测规范（2014 版）》。

1. 白细胞瘀滞症的紧急处理

（1）白细胞单采术。

（2）羟基脲，同时水化碱化尿液。

2. 慢性期

（1）酪氨酸激酶抑制剂（TKI）治疗：首选伊马替尼 400 mg/d，若不能耐受或耐药，可选择二代酪氨酸激酶抑制剂，如尼洛替尼 600 mg/d 或 800 mg/d，或达沙替尼 100 mg/d。

（2）非 TKI 药物治疗：无条件服用 TKI 的患者可采用以下治疗：

1）α-干扰素为主的方案。α-干扰素的用法：300 万~500 万 U/m^2，皮下或肌内注射一次，每周 3~7 次，持续用数月至数年。

2）羟基脲。

（3）异基因造血干细胞移植（allo-HSCT）：应严格掌握适应证，主要用于至少一种 TKI 治疗失败患者或出现 T315I 突变的慢性期患者。

3. 加速期

（1）初发 CML 加速期或非 TKI 治疗中进展为加速期的患者：伊马替尼 600 mg/d，尼洛替尼 800 mg/d 或达沙替尼 140 mg/d。

（2）TKI 治疗中进展为加速期的患者

1）根据 BCR-ABL 激酶突变情况、基础疾病和合并用药选择适合的 TKI。

2）存在 T315I 突变或第二代 TKI 不敏感突变的患者应及早行 allo-HSCT 或高三尖杉酯碱为主的化疗方案。

（3）所有加速期患者当病情回复至第二次慢性期后。

1）可继续 TKI 治疗。

2）如果有合适供者，可考虑行 allo-HSCT。选择 allo-HSCT 的患者应退出本路径。

4. 急变期　根据免疫分型确定髓性急变或淋巴细胞性急变。

（1）初发 CML 急变期或非 TKI 治疗中进展为急变期的患者：TKI 和（或）联合化疗。TKI 可选择伊马替尼 600 mg/d 或达沙替尼 140 mg/d。化疗可根据急变类型选择类似急性髓性白血病或急性淋巴细胞白血病的方案。

（2）TKI 治疗中进展为急变期的患者

1）根据 BCR-ABL 激酶突变情况、基础疾病和合并用药选择适合的 TKI 和（或）联合化疗。

2）存在 T315I 突变或二代 TKI 不敏感突变的患者应选择化疗。

（3）所有急变期患者，当病情回复至第二次慢性期者后，有移植条件者应尽早行 allo-HSCT，否则，应持续 TKI 和（或）联合化疗。选择 allo-HSCT 的患者应退出本路径。

5. 各期服用 TKI 的患者，治疗期间的疾病监测、药物剂量调整和 TKI 治疗失败时的干预治疗，应参照中国慢性髓性白血病诊断与治疗指南（2013 版）和中国慢性髓性白血病诊疗监测规范（2014 版）。

四、标准住院日

慢性期患者为 10 天内，加速期和急变期患者 30 天内。

五、进入路径标准

1. 第一诊断必须符合慢性髓性白血病疾病编码（ICD-C92. 101）。

2. 当患者同时具有其他疾病诊断，但住院期间不需要特殊处理也不影响第一诊断的临床路径流程实施时，可以进入路径。

六、住院期间检查项目

1. 必需的检查项目

（1）血常规及分类、尿常规、便常规+隐血。

（2）骨髓形态学、细胞遗传学和 *bcr/abl* 基因定量检测，BCR-ABL 激酶区点突变检测（适用于 TKI 耐药的 CML 各期患者以及 TKI 使用前为加速期或急变期的患者）。

（3）肝功能、肾功能、电解质、血型、输血前检查。

（4）胸部 X 线片、心电图、腹部 B 超。

2. 根据患者情况可选择 免疫分型（急变期患者）、凝血功能、红细胞沉降率。

七、治疗开始时间

治疗开始于诊断第 1 天。

八、出院标准

1. 一般情况良好。

2. 没有需要住院处理的并发症和（或）合并症。

九、变异及原因分析

1. 治疗中或治疗后有感染、贫血、出血及其他合并症者，进行相关的诊断和治疗，并适当延长住院时间或退出路径。

2. 接受 allo-HSCT 的患者退出路径，进入移植相关路径。

3. 选择类似急性白血病化疗方案的患者退出本路径，进入急性白血病相关路径。

临床路径表单

适用对象：第一诊断为慢性髓性白血病（ICD-C92.101）

患者姓名：_____ 性别：_____ 年龄：_____ 门诊号：_____ 住院号：_____

住院日期：___年__月__日　出院日期：___年__月__日　标准住院日：<10天

时间	住院第1天	住院第2天
主要诊疗工作	□ 询问病史及体格检查 □ 完成病历书写 □ 开具化验单 □ 对症支持治疗 □ 病情告知，必要时向患者家属告病重或病危通知，并签署病重或病危通知书 □ 患者家属签署输血知情同意书、骨髓穿刺同意书	□ 上级医师查房 □ 完成入院检查 □ 骨髓穿刺术 □ 继续对症支持治疗 □ 完成必要的相关科室会诊 □ 完成上级医师查房记录等病历书写 □ 向患者及家属交代病情及注意事项
重点医嘱	**长期医嘱：** □ 血液病护理常规 □ 二级护理 □ 饮食 □ 视病情通知病重或病危 □ 其他医嘱 **临时医嘱：** □ 血常规（含分类）、尿常规、便常规+隐血 □ 血型、输血前检查、肝功能、肾功能、电解质、红细胞沉降率、凝血功能 □ 胸部X线片、心电图、腹部B超 □ 输注红细胞或血小板（有指征时） □ 其他医嘱	**长期医嘱：** □ 患者既往基础用药 □ 其他医嘱 **临时医嘱：** □ 血常规 □ 骨髓穿刺及活检术 □ 骨髓形态学、细胞/分子遗传学、骨髓病理 □ 输注红细胞或血小板（有指征时） □ 其他医嘱
主要护理工作	□ 介绍病房环境、设施和设备 □ 入院护理评估 □ 宣教	□ 观察患者病情变化
病情变异记录	□ 无　□ 有，原因： 1. 2.	□ 无　□ 有，原因： 1. 2.
医师签名		

时间	住院第3~9天	住院第10天（出院日）
主要诊疗工作	☐ 上级医师查房 ☐ 复查血常规 ☐ 根据体检、骨髓检查结果和既往资料，进行鉴别诊断和确定诊断 ☐ 根据其他检查结果进行鉴别诊断，判断是否合并其他疾病 ☐ 开始治疗 ☐ 保护重要脏器功能 ☐ 注意观察药物的不良反应，并对症处理 ☐ 完成病程记录	☐ 上级医师查房，进行评估，确定有无并发症，明确是否出院 ☐ 完成出院记录、病案首页、出院证明书等 ☐ 向患者交代出院后的注意事项，如返院复诊的时间、地点，发生紧急情况时的处理等
重点医嘱	长期医嘱（视情况可第2天起开始治疗）： 根据白细胞水平调整剂量 ☐ 伊马替尼 ☐ 干扰素 ☐ 羟基脲 ☐ 碱化、水化 ☐ 白细胞单采 ☐ 其他医嘱 临时医嘱： ☐ 复查血常规 ☐ 复查血生化、电解质 ☐ 输血医嘱（有指征时） ☐ 对症支持 ☐ 其他医嘱	出院医嘱： ☐ 出院带药 ☐ 定期门诊随访 ☐ 监测血常规
主要护理工作	☐ 观察患者病情变化	☐ 指导患者办理出院手续
病情变异记录	☐ 无 ☐ 有，原因： 1. 2.	☐ 无 ☐ 有，原因： 1. 2.
医师签名		

（中华医学会血液学分会）

第 60 节 胰腺癌临床路径

临床路径标准

一、适用对象

第一诊断为胰腺癌（ICD-10：C25.0）。

行胰头癌根治术或胰体尾癌根治术（ICD-9-CM-3：52.5-52.7）。

二、诊断依据

根据《临床诊疗指南——外科学分册》（中华医学会编著，人民卫生出版社，2006 年）、《黄家驷外科学》（第 7 版，吴孟超、吴连德，人民卫生出版社，2008 年）及全国高等学校教材《外科学》（第 7 版，吴在德、吴肇汉，人民卫生出版社，2008 年）。

1. 主要症状　上腹疼痛不适、食欲减退、腹胀、消化不良、恶心、呕吐、腹泻或便秘等消化道症状；消瘦、乏力、体重下降，晚期可以出现恶病质。

2. 体征　进行性加重的黄疸、肝大、胆囊肿大，晚期患者可扪及上腹部肿块。

3. 影像学检查　B 超或内镜超声；胰腺薄扫三期 CT 及三维重建；MRI 或磁共振胰胆管造影（MRCP）；内镜逆行胰胆管造影术（ERCP）。

4. 实验室检查　伴有梗阻性黄疸时会出现血清总胆红素和直接胆红素升高，碱性磷酸酶和转氨酶升高；CA199、CEA、CA242 等血清学肿瘤标志物可能会增高。

三、选择治疗方案的依据

根据《临床诊疗指南——外科学分册》（中华医学会编著，人民卫生出版社，2006 年）、《黄家驷外科学》（第 7 版，吴孟超、吴连德，人民卫生出版社，2008 年）及全国高等学校教材《外科学》（第 7 版，吴在德、吴肇汉，人民卫生出版社，2008 年）。

1. 根据术前检查所获得的资料，初步判断肿瘤能否手术切除。

2. 如胰头肿瘤局限，经腹行胰头癌根治术；体尾部肿瘤局限，经腹行胰体尾癌根治术。

3. 如肿瘤侵犯肠系膜上静脉或脾静脉或门静脉，可行血管重建。

4. 如肿瘤侵犯局部周围器官，可行扩大根治术。

5. 如肿瘤手术不能切除，合并胆道梗阻时，可行姑息性手术解除梗阻、内支架引流或经皮经肝胆管引流术（PTCD）外引流。

四、标准住院日

标准住院日 14~21 天。

五、进入路径标准

1. 第一诊断必须符合胰腺癌疾病编码（ICD-10：C25.0）。

2. 患者本人知情同意手术治疗。

3. 满足以下条件

（1）可以切除：①胰头、体、尾部肿瘤；②无远处转移；③腹腔干和肠系膜上动脉周围脂肪清晰光整；④肠系膜上静脉、门静脉通畅无浸润。

（2）可能切除：①头、体部：单侧或双侧肠系膜上静脉、门静脉严重受侵，肠系膜上动脉受累<180°，胃、十二指肠动脉受累或包绕（在可重建的前提下），短段肠系膜上静脉闭塞（在可重建的前提下）；②尾部：肠系膜上动脉或腹腔动脉受累<180°。

4. 当患者合并其他疾病，但住院期间不需要特殊处理也不影响第一诊断的临床路径流程实施时，可以进入路径。

六、术前准备

术前准备3~6天。

1. 必需的检查项目

（1）血常规、血型、尿常规、便常规+隐血。

（2）肝功能、肾功能、电解质、凝血功能、肿瘤标志物检查（含CA199、CEA）、感染性疾病筛查（乙型病毒性肝炎、丙型病毒性肝炎、艾滋病、梅毒）。

（3）心电图、正、侧位胸部X线片，上腹部CT（增强）或MRI（增强），肝、胆、胰、腺B超。

2. 根据患者病情，可考虑进一步检查

（1）血气分析、超声心动图、肺功能检测（老年人或既往有相关病史者）。

（2）必要时行上腹部CTA、MRCP、ERCP、PTC/PTCD检查，超声内镜。

七、选择用药

1. 抗生素　按照《抗菌药物临床应用指导原则》（卫医发〔2004〕285号）执行。建议使用第二代头孢菌素，有反复感染史者可选头孢曲松或头孢哌酮或头孢哌酮及舒巴坦；明确感染患者，可根据药物敏感性试验结果调整抗生素。

2. 在给予抗生素治疗之前应尽可能留取相关标本送培养，获病原菌后进行药物敏感性试验，作为调整用药的依据。有手术指征者应进行外科处理，并于手术过程中采集病变部位标本做细菌培养及药物敏感性试验。

3. 预防性用抗生素，时间为术前0.5 h，手术超过3 h加用1次抗生素；总预防性用药时间一般不超过24 h，个别情况可延长至48 h。

八、手术日

手术日为入院第4~7天。

1. 麻醉方式　气管内插管全身麻醉。

2. 手术方式

（1）胰头癌根治术（标准的胰、十二指肠切除术）。

（2）姑息性胰、十二指肠切除术。

（3）胆肠吻合附加胃、空肠吻合术等。

（4）胰体尾癌根治术。

3. 术中植入物　无。

4. 术中用药　麻醉常规用药，补充血容量药物（晶体、胶体）。

5. 术中输血　根据术中出血量及患者血红蛋白水平而定。

6. 病理　术后标本送病理行石蜡切片（视术中情况必要时术中行冰冻检查）。

九、术后住院恢复

术后住院恢复 9~13 天。

1. 必须复查的检查项目　血常规、血电解质、血淀粉酶、尿淀粉酶、肿瘤标志物。

2. 结合患者病情，可考虑检查腹部 B 超、CT 检查。

3. 术后用药　抗生素；根据患者病情使用抑酸剂、静脉营养、生长抑素。

4. 各种管道处理　尽早拔除胃管、尿管、引流管、深静脉穿刺管。

5. 康复情况　监测生命体征，观察有无并发症发生、胃肠道功能恢复情况，指导患者术后饮食。

6. 伤口护理。

十、出院标准

1. 生命体征平稳，可自由活动。

2. 饮食恢复，无需静脉补液。

3. 没有需要住院处理的并发症和（或）合并症。

十一、变异及原因分析

1. 合并全身其他重要器官功能不全，手术风险增高，需要进行相关的诊断和治疗。

2. 围术期由于营养不良、脓毒血症等其他合并症，以及新辅助化疗，需要延期外科手术的患者。

3. 入院后完善检查，证实胰腺外广泛转移无法手术者，退出本路径。

4. 术前临床分期与术中实际情况不符，术中按照实际病情改变术式。

5. 围术期的合并症和（或）并发症，需要进行相关的诊断和治疗，导致住院时间延长、费用增加。

临床路径表单

适用对象：第一诊断为胰腺癌（术前影像学检查可以切除者）（ICD-10：C25）；行胰头癌根治术或胰体尾癌根治术（ICD-9-CM-3: 52.5-52.7）

患者姓名：_____ 性别：_____ 年龄：_____ 门诊号：_____ 住院号：_____

住院日期：___年__月__日　出院日期：___年__月__日　标准住院日：14~21 天

日期	住院第 1 天	住院第 2~5 天	住院第 3~6 天（术前第 1 天）
主要诊疗工作	□ 询问病史及体格检查 □ 完成住院病历和首次病程记录书写 □ 完善检查 □ 上级医师查房 □ 初步确定诊治方案和特殊检查项目	□ 上级医师查房 □ 完成术前准备与术前评估 □ 完成必要的相关科室会诊 □ 根据体检、实验室检查、B 超、CT、MR 结果等，进行术前讨论，确定治疗方案 □ 异常的检验及检查结果分析、处理	□ 手术医嘱 □ 住院医师完成上级医师查房记录、术前小结等 □ 向患者及家属交代病情、手术安排及围术期注意事项 □ 签署手术知情同意书（含标本处置）、自费用品协议书、输血同意书、麻醉同意书、术后镇痛同意书，或授权委托书
重点医嘱	**长期医嘱：** □ 胰腺癌常规护理 □ 二/三级护理 □ 饮食 □ 专科基础用药：保肝类药物、维生素 K_1 **临时医嘱：** □ 血常规、血型、尿常规、便常规+隐血等检查 □ 凝血功能、血电解质、肝功能、肾功能、消化系统肿瘤标志物检测，感染性疾病筛查 □ 心电图、胸部 X 线片检查 □ 上腹部 CT 平扫+增强或 MRCP/MRA、腹部 B 超 □ 必要时行血气分析、肺功能检查、超声心动图、ERCP、超声内镜	**长期医嘱：** □ 胰腺癌常规护理 □ 二/三级护理 □ 患者既往基础用药 □ 专科基础用药：保肝类药物、维生素 K_1 □ 其他相关治疗 **临时医嘱：** □ 相关专科会诊（酌情）	**长期医嘱：** □ 同前 **临时医嘱：** □ 术前医嘱： （1）常规准备明日在气管内插管，全麻下拟行胰头癌根治术或胰体尾癌根治术 （2）备皮 （3）药物敏感性试验 （4）术前禁食 4~6 h，禁饮 2~4 h （5）必要时行肠道准备（清洁肠道） （6）麻醉前用药 （7）术前留置胃管和尿管术中特殊用药带药（如抗生素、胰岛素等） □ 备血 □ 带影像学资料入手术室

待　续

续 表

日期	住院第 1 天	住院第 2~5 天	住院第 3~6 天 （术前第 1 天）
主要护理工作	□ 入院介绍 □ 入院评估 □ 静脉抽血 □ 健康教育 □ 活动指导 □ 饮食指导 □ 患者相关检查配合的指导 □ 疾病知识指导 □ 心理支持	□ 患者活动：无限制 □ 饮食：根据患者情况而定 □ 心理支持	□ 健康教育 □ 饮食：禁食、禁水 □ 沐浴、更衣，取下活动假牙、饰物 □ 告知患者及家属术前流程及注意事项 □ 备皮、配血、药物敏感性试验，肠道准备 □ 术前手术物品准备 □ 促进睡眠（环境、药物） □ 心理支持
病情变异记录	□ 无 □ 有，原因： 1. 2.	□ 无 □ 有，原因： 1. 2.	□ 无 □ 有，原因： 1. 2.
护士签名			
医师签名			

日期	住院第 4~7 天（手术日）		住院第 5~8 天
	术前与术中	术后	（术后第 1 天）
主要诊疗工作	□ 送患者入手术室 □ 麻醉准备，监测生命体征 □ 施行手术 □ 保持各引流管通畅 □ 解剖标本，送病理检查 □ 麻醉医师完成麻醉记录	□ 完成术后首次病程记录 □ 完成手术记录 □ 向患者及家属说明手术情况	□ 上级医师查房 □ 观察病情、引流量和性状 □ 检查手术伤口，更换敷料 □ 分析实验室检查结果 □ 维持水、电解质平衡 □ 评估镇痛效果 □ 完成常规病程记录
重点医嘱	长期医嘱： □ 胰腺癌常规护理 □ 一级护理 □ 禁食 临时医嘱： □ 液体治疗 □ 麻醉诱导前 30 分钟使用抗生素 □ 视情况支持治疗	长期医嘱： □ 胰腺癌术后常规护理 □ 一级护理 □ 禁食 □ 监测生命体征 □ 记录 24 小时液体出入量 □ 常规雾化吸入每天两次 □ 胃管接负压瓶吸引并记录引流液的量（酌情） □ 腹腔引流管接负压吸引并记录引流液的量 □ 尿管接尿袋并记录尿量 □ 预防性抗生素使用 □ 视情况监测血糖 □ 必要时测定中心静脉压 □ 必要时使用抑酸剂及生长抑素 临时医嘱： □ 吸氧 □ 液体治疗 □ 术后当天查血常规和血生化 □ 必要时急查肝功能、凝血功能等 □ 明晨查血常规、生化和肝功能等	长期医嘱： □ 患者既往基础用药（同前） □ 肠外营养治疗 临时医嘱： □ 液体治疗及纠正水、电解质失衡 □ 根据病情复查实验室检查（如血常规、血生化等） □ 更换手术伤口敷料 □ 必要时测定中心静脉压 □ 根据病情变化施行相关治疗

待　续

续　表

日期	住院第 4~7 天（手术日）		住院第 5~8 天（术后第 1 天）
	术前与术中	术后	
主要护理工作	□ 术晨按医嘱清洁肠道，停留胃管、尿管 □ 健康教育 □ 禁饮、禁食 □ 指导术前注射麻醉用药后注意事项 □ 安排陪送患者入手术室 □ 心理支持	□ 术后活动：去枕平卧 6 小时，协助改变体位及足部活动 □ 吸氧、禁食、禁水 □ 密切观察患者情况 □ 疼痛护理 □ 生活护理（一级护理） □ 皮肤护理 □ 管道护理及指导 □ 记录 24 h 出入量 □ 营养支持护理 □ 心理支持（患者及家属）	□ 体位与活动：协助翻身、取半坐或斜坡卧位 □ 密切观察患者病情变化 □ 禁食、禁水 □ 疼痛护理 □ 生活护理（一级护理） □ 皮肤护理 □ 管道护理及指导 □ 记录 24 h 出入量 □ 营养支持护理 □ 对患者及家属心理支持 □ 康复指导（运动指导） □ 夜间巡视
病情变异记录	□ 无　□ 有，原因： 1. 2.	□ 无　□ 有，原因： 1. 2.	□ 无　□ 有，原因： 1. 2.
护士签名			
医师签名			

日期	住院第 6~10 天 （术后第 2~3 天）	住院第 8~11 天 （术后 4~6 天）	住院第 12~21 天 （出院日）
主要诊疗工作	□ 上级医师查房 □ 观察病情变化 □ 观察引流量和性状 □ 评估镇痛效果 □ 复查实验室检查 □ 住院医师完成常规病程记录 □ 必要时给予相关特殊检查	□ 上级医师查房 □ 观察腹部、肠功能恢复情况 □ 观察引流量和颜色 □ 根据手术情况和术后病理结果，进行肿瘤分期与后续治疗评定 □ 住院医师完成常规病程记录 □ 必要时给予相关特殊检查	□ 上级医师查房 □ 明确是否符合出院标准 □ 通知出院处 □ 通知患者及其家属出院 □ 完成出院记录、病案首页、出院证明书等 □ 向患者告知出院后注意事项，如康复计划、返院复诊、后续治疗、相关并发症的处理等 □ 出院小结、出院证明及出院须知并交患者或家属
重点医嘱	长期医嘱： □ 继续监测生命体征(视情况) □ 视情况拔除引流管 □ 视情况拔除胃管 □ 视情况拔除尿管 □ 肠外营养支持或液体治疗 □ 视情况起动肠内营养 □ 无感染证据时停用抗生素 临时医嘱： □ 其他相关治疗 □ 血常规、生化、肝功能、肾功能等（视情况）	长期医嘱： □ 二级/三级护理（视情况） □ 肛门排气后改流质饮食/半流质饮食 □ 拔除深静脉留置管(视情况) □ 停止记录 24 h 出入量 □ 停止镇痛治疗 □ 逐步减少或停止肠外营养或液体治疗 □ 伤口换药/拆线（视情况） 临时医嘱： □ 复查血常规、生化、肝功能等 □ 必要时行胸部 X 线片、CT、B 超等检查	出院医嘱： □ 出院相关用药
主要护理工作	□ 体位与活动：协助翻身、取半坐或斜坡卧位 □ 密切观察患者病情变化 □ 禁食、禁水 □ 疼痛护理、皮肤护理 □ 生活护理（一级护理） □ 管道护理及指导 □ 记录 24 h 出入量 □ 营养支持护理 □ 观察患者腹部体征及肠道功能恢复的情况 □ 心理支持（患者及家属） □ 康复指导（运动指导） □ 夜间巡视	□ 体位与活动：取半坐或斜坡卧位，指导床上或床边活动 □ 饮食：胃肠功能恢复，指导清流质饮食 □ 疼痛护理及指导 □ 协助或指导生活护理 □ 遵医嘱拔除相应导管、镇痛泵管（麻醉医师执行） □ 记录 24 h 出入量 □ 营养支持护理 □ 观察患者腹部体征及胃肠道功能恢复的情况 □ 心理支持（患者及家属） □ 康复指导（运动指导） □ 夜间巡视	出院指导： □ 办理出院手续 □ 复诊时间 □ 作息、饮食、活动 □ 服药指导 □ 日常保健 □ 清洁卫生指导 □ 疾病知识及后续治疗指导

待 续

日期	住院第 6~10 天 （术后第 2~3 天）	住院第 8~11 天 （术后 4~6 天）	住院第 12~21 天 （出院日）
病情 变异 记录	□无　□有，原因： 1. 2.	□无　□有，原因： 1. 2.	□无　□有，原因： 1. 2.
护士 签名			
医师 签名			

（中华医学会外科学分会）

第 61 节　分化型甲状腺癌临床路径

临床路径标准

甲状腺癌从病理上可以分为乳头状癌、滤泡癌、髓样癌和未分化癌。其中前两者亦称为分化型甲状腺癌，治疗方案相似，适用于本路径；后两者恶性程度较高，预后差，治疗方案与分化型甲状腺癌不同，不纳入本路径。

一、适用对象

第一诊断为甲状腺癌（ICD-10：C73，M8050/3 或 C73，M8330/3）。

行甲状腺腺叶切除术、甲状腺近全切除术、甲状腺全切除术（ICD-9-CM-3：06.2-06.4）。

二、诊断依据

根据《临床诊疗指南——普通外科分册》（中华医学会编著，人民卫生出版社，2006 年）。

1. 症状　颈部肿物，可伴有声音嘶哑或呼吸、吞咽困难等。部分患者可体检发现。

2. 体征　甲状腺结节，伴或不伴颈部淋巴结肿大；亦可无明显体征。

3. 辅助检查　甲状腺超声、增强 CT、MRI，放射性核素扫描、SPECT、PET 等影像学检查提示甲状腺占位病变。

4. 病理组织学活检明确诊断（针吸细胞学诊断或术中冰冻活检意义重大，常规病理结合免疫组化最终确诊）。

三、治疗方案的选择

根据《临床诊疗指南——普通外科分册》（中华医学会编著，人民卫生出版社，2006 年）、《临床技术操作规范——耳鼻咽喉-头颈外科分册》（中华医学会编著，人民军医出版社，2009 年）、《头颈肿瘤综合治疗专家共识》（中国抗癌协会头颈肿瘤专业委员会，中国抗癌协会放射肿瘤专业委员会，中华耳鼻咽喉头颈外科杂志，2010 年）。参考美国甲状腺协会（ATA）、美国国家综合癌症网络（NCCN）、欧洲甲状腺协会（ETA）等甲状腺癌诊疗指南。其治疗原则是以手术为主，辅助内分泌治疗、核素治疗和放射治疗等。手术治疗方案应考虑肿瘤侵犯范围、病理类型、危险分层，结合患者诉求采取不同手术方式。

1. 单侧甲状腺癌　行甲状腺次全切除（病灶侧甲状腺全切+峡部全切+对侧甲状腺次全切除）或患侧甲状腺全切+峡部切除。

2. 双侧甲状腺癌　全甲状腺切除+中央组淋巴结切除。

3. 颈淋巴结清扫术　根据术前影像学检查结果、术中探查甲状腺原发灶及Ⅵ区淋巴结情况、患者危险分层决定。如证实Ⅱ~Ⅴ区转移，则行根治性颈淋巴结清扫术。

四、标准住院日

标准住院日≤14 天。

五、进入路径标准

1. 第一诊断符合甲状腺癌疾病编码（ICD-10：C73）。

2. 当患者同时具有其他疾病诊断，但住院期间不需要特殊处理也不影响第一诊断的临床路径流程实施时，可以进入路径。

六、术前准备

术前准备≤4 天。

1. 必需的检查项目

（1）血、尿常规。

（2）肝功能、肾功能、电解质、血糖、凝血功能。

（3）感染性疾病筛查（乙型病毒性肝炎、丙型病毒性肝炎、梅毒、艾滋病等）。

（4）甲状腺功能检查、抗甲状腺抗体、抗甲状腺球蛋白、血清降钙素等。

（5）胸部 X 线片、心电图。

（6）甲状腺及颈部淋巴结 B 超。

（7）喉镜了解声带运动情况。

（7）增强 CT 或 MRI。

（8）标本送病理学检查。

2. 根据患者情况可选择的检查项目　气管侧位片、肺功能、超声心动图、血气分析、PET、核素扫描等。

七、预防性抗生素选择与使用时机

按照《抗菌药物临床应用管理办法》（卫生部令〔2012〕84 号）和《抗菌药物临床应用指导原则》（卫医发〔2004〕285 号）执行，通常不需预防性使用抗生素。如手术范围大、时间长、污染机会增加考虑预防性使用时，可使用青霉素、第一代或第二代头孢菌素等；时间为术前半小时，手术超过 3 h 可加用 1 次抗生素。总预防性使用时间一般不超过 24 h，个别情况延长至 48 h。

八、手术日

手术日为入院 7 天内。

1. 麻醉方式　全身麻醉。

2. 手术　见治疗方案的选择。

3. 术中用药　麻醉常规用药及扩容补液药物。

4. 输血　视术前及术中情况而定。

5. 标本常规送冰冻病理学检查。如术前已有穿刺细胞学或组织学结果，可术后行石蜡切片病理学检查。

九、术后住院恢复

术后住院恢复4~10天。

1. 抗生素　按照《抗菌药物临床应用管理办法》（卫生部令〔2012〕84号）和《抗菌药物临床应用指导原则》（卫医发〔2004〕285号）合理使用抗生素。一般不超过48 h。术后应监测血常规，根据情况及时调整。

2. 根据病情，尽早拔除尿管和引流管。

3. 实验室检查　及时复查血生化、钙、磷，必要时查甲状腺及甲状旁腺激素水平。

4. 伤口换药。

十、出院标准

1. 切口无感染、引流管已拔除。

2. 生命体征平稳，无严重低钙抽搐。

3. 饮食恢复，一般情况良好。

4. 没有需要住院处理的并发症。

十一、变异及原因分析

1. 术前分期不准确者，术中可以根据情况改变术式。

2. 根据临床分期和术中情况决定术后是否需 ^{131}I 治疗。

3. 伴有影响本病治疗效果的合并症，需要采取进一步检查和诊断，延长住院时间。

临床路径表单

适用对象：第一诊断为分化型甲状腺癌（ICD-10：C73）；行腺叶及峡部切除或全甲状腺切除，同期淋巴结清扫术（ICD-9-CM-3：06.2-06.4）

患者姓名：_____ 性别：_____ 年龄：_____ 门诊号：_____ 住院号：_____

住院日期：___年__月__日　出院日期：___年__月__日　标准住院日：≤14 天

时间	住院第 1 天	住院第 2~3 天
主要诊疗工作	□ 询问病史及体格检查 □ 完成病历书写 □ 上级医师查房与术前评估 □ 初步确定手术方式和日期	□ 上级医师查房 □ 完成术前准备与术前评估 □ 根据检查结果等，进行术前讨论，确定手术方案 □ 完成必要的相关科室会诊 □ 签署手术知情同意书、自费用品协议书、输血同意书 □ 向患者及家属交代围术期注意事项
重要医嘱	**长期医嘱：** □ 耳鼻咽喉科护理常规 □ 二级护理 □ 普通饮食 **临时医嘱：** □ 检查血常规、尿常规 □ 检测肝功能、肾功能、血糖、电解质、凝血功能，感染性疾病筛查（乙型病毒性肝炎、丙型病毒性肝炎、梅毒、艾滋病等）、甲状腺功能、血钙和血磷检查 □ 检查胸部 X 线片、心电图 □ 喉镜检查 □ 甲状腺及颈部超声、增强 CT 或 MRI □ 针吸或会诊病理检查 □ 手术必需的相关检查	**长期医嘱：** □ 耳鼻咽喉科护理常规 □ 二级护理 □ 普通饮食 □ 患者既往基础用药 **临时医嘱：** □ 术前医嘱：明日全身麻醉下行甲状腺峡部+腺叶切除或全甲状切除+淋巴结清扫+喉返神经解剖术 □ 术前禁食、禁水 □ 术前抗生素 □ 术前准备 □ 必要时备血 □ 其他特殊医嘱
主要护理工作	□ 介绍病房环境、设施和设备 □ 入院护理评估	□ 宣教、备皮等术前准备 □ 手术前物品准备 □ 手术前心理护理
病情变异记录	□ 无　□ 有，原因： 1. 2.	□ 无　□ 有，原因： 1. 2.
护士签名		
医师签名		

时间	住院第 3~7 天 （手术日）	住院第 4~6 天 （术后第 1~3 天）	住院第 7~14 天 （出院日）
主要诊疗工作	□ 手术 □ 术者完成手术记录 □ 住院医师完成术后病程 □ 上级医师查房 □ 确定有无手术并发症 □ 向患者及家属交代病情及术后注意事项	□ 上级医师查房 □ 住院医生完成常规病历书写 □ 注意病情变化，有无低钙抽搐及手足麻木 □ 注意观察生命体征 □ 注意引流量，根据引流情况明确是否拔除引流管	□ 上级医师查房，进行手术及伤口评估 □ 完成出院记录、出院证明书 □ 向患者交代出院后的注意事项
重点医嘱	**长期医嘱：** □ 全麻术后常规护理 □ 甲状腺腺叶+峡部切除或全甲状腺切除+颈淋巴结清扫+喉返神经探查术后常规护理 □ 气管切开术后常规护理 □ 一级护理 □ 流食 □ 抗生素 □ 其他特殊医嘱 **临时医嘱：** □ 标本送病理检查 □ 酌情心电监护 □ 酌情吸氧 □ 其他特殊医嘱	**长期医嘱：** □ 一/二级护理 □ 酌情改为半流食或软食 □ 酌情停用抗生素 □ 其他特殊医嘱 **临时医嘱：** □ 换药 □ 其他特殊医嘱：复查血常规、甲状腺素、甲状旁腺激素、肝功能、肾功能、电解质、血糖、血钙、血磷等，补液、补钙（必要时）	**出院医嘱：** □ 出院带药 □ 酌情肿瘤综合治疗 □ 门诊随诊
主要护理工作	□ 随时观察患者病情变化 □ 术后心理与生活护理	□ 观察患者情况 □ 术后心理与生活护理	□ 指导患者办理出院手续 □ 指导术后随访时间
病情变异记录	□ 无　□ 有，原因： 1. 2.	□ 无　□ 有，原因： 1. 2.	□ 无　□ 有，原因： 1. 2.
护士签名			
医师签名			

注：*：实际操作时需明确写出具体的术式

（中华医学会耳鼻咽喉头颈外科学分会）

3

血液、造血器官及
免疫疾病临床路径

第62节 慢性血细胞减少临床路径

临床路径标准

一、适用对象

第一诊断为慢性血细胞减少（ICD-10：D61.904）。

二、诊断依据

参考《血液病诊断和疗效标准》（第3版，张之南、沈悌，科学出版社，2008年）。

1. 诊断标准

（1）外周血：多次检查证实血细胞减少，至少符合以下三项中一项：血红蛋白（Hb）<100 g/L；血小板计数（BPC）<100×10^9/L；中性粒细胞绝对值（ANC）<1.5×10^9/L。持续时间至少6个月。

（2）除外检查：除外其他疾病导致的继发性血细胞减少。

2. 程度确定（分型）

（1）轻度：Hb>90 g/L；BPC>50×10^9/L；ANC>1.0×10^9/L。

（2）中度：90≥Hb>60 g/L；50×10^9/L≥BPC>20×10^9/L；1.0×10^9≥ANC>0.5×10^9/L。

（3）重度：60≥Hb>30 g/L；20×10^9/L≥BPC>5×10^9/L；0.5×10^9≥ANC>0.2×10^9/L。

（4）极重度：Hb≤30 g/L；BPC≤5×10^9/L；ANC≤0.2×10^9/L。

三、治疗方案的选择

根据《内科学》（叶任高、陆再英，人民卫生出版社，2008年）、《内科学》（第2版，王吉耀，人民卫生出版社，2010年）。

首先进行诊断分型，根据分型确定治疗方案。

四、标准住院日

轻度和中度为7天，重度和极重度为30天。

五、进入路径标准

1. 第一诊断必须符合慢性血细胞减少诊断标准。

2. 当患者同时具有其他疾病诊断，但住院期间不需要特殊处理也不影响第一诊断的临床路径流程实施时，可以进入路径。

六、住院期间检查项目

1. 必需的检查项目

（1）血常规、血涂片形态学分析、网织红细胞、血型、凝血功能、尿常规、便常规+隐血。

（2）骨髓穿刺：形态学（髂骨和胸骨双部位）、细胞化学、免疫表型分析、细胞/分子遗传学。

（3）骨髓活检：形态学、免疫组织化学和嗜银染色。

（4）肝功能、肾功能、电解质、艾滋病、梅毒和病毒性肝炎标志物（需要输注血制品时）。

（5）胸部 X 线片、心电图、腹部 B 超、心脏超声。

2. 根据患者情况可选择的检查项目　骨髓祖细胞培养、HLA 配型、免疫全项和风湿抗体、淋巴细胞免疫表型、甲状腺功能、GPI 锚链蛋白检测等溶血相关检查、骨髓细胞抗体、先天性骨髓衰竭症筛查试验（如 MMC 试验等）、叶酸、维生素 B_{12}、铁蛋白、铁代谢相关检查、感染部位病原菌培养等。

七、治疗开始时间

治疗开始于诊断明确后第 1 天。

八、治疗方案与药物选择

1. 支持对症治疗。

2. 可选择下列药物进行单药或联合治疗轻度和中度细胞减少　利可君、维生素 B_4、鲨肝醇、肌苷片和氨肽素等。

3. 促造血治疗　如雄激素、血小板生成素/血小板生成素类似物、重组人粒细胞刺激因子、重组人红细胞生成素等。

九、出院标准

1. 一般情况良好。

2. 没有需要住院处理的并发症和（或）合并症。

十、变异及原因分析

1. 治疗中、治疗后有感染、贫血、出血及其他合并症者，进行相关的诊断和治疗，可适当延长住院时间或退出路径。

2. 已明确诊断并决定进行造血干细胞移植的患者退出此路径。

临床路径表单

适用对象：第一诊断为慢性血细胞减少（ICD-10：D61.904）

患者姓名：_____ 性别：_____ 年龄：_____ 门诊号：_____ 住院号：_____

住院日期：___年__月__日 出院日期：___年__月__日 标准住院日：7 天（轻度和中度）；30 天（重度和极重度）

时间	住院第 1 天	住院第 2 天
主要诊疗工作	□ 询问病史及体格检查 □ 完成病历书写 □ 完善检查 □ 对症支持治疗 □ 病情告知，必要时向患者家属告知病重或病危通知，并签署病重或病危通知书 □ 患者家属签署输血知情同意书、骨髓穿刺同意书	□ 上级医师查房 □ 完成入院检查 □ 骨髓穿刺术（形态学、病理、免疫分型、细胞、分子遗传学检查等） □ 继续对症支持治疗 □ 完成必要的相关科室会诊 □ 完成病历书写 □ 向患者及家属交代病情及其注意事项
重点医嘱	**长期医嘱：** □ 血液病护理常规 □ 一级护理 □ 饮食：根据患者情况 □ 视病情通知病重或病危 □ 患者既往疾病基础用药 □ 其他医嘱 **临时医嘱：** □ 检查血常规、尿常规、便常规+隐血 □ 检测肝功能、肾功能、电解质、凝血功能、血型，输血前检查 □ 胸部 X 线片、心电图、腹部 B 超、心脏超声检查 □ 输注红细胞或血小板（有指征时） □ 溶血相关检查 □ 感染部位病原学检查（必要时） □ 其他医嘱	**长期医嘱：** □ 患者既往疾病基础用药 □ 其他医嘱 **临时医嘱：** □ 血常规 □ 骨髓穿刺 □ 骨髓相关检查 □ 输注红细胞或血小板（有指征时） □ 其他医嘱
主要护理工作	□ 介绍病房环境、设施和设备 □ 入院护理评估 □ 入院宣教	□ 观察患者病情变化
病情变异记录	□ 无 □ 有，原因： 1. 2.	□ 无 □ 有，原因： 1. 2.
护士签名		
医师签名		

时间	住院第 3~6 天	住院第 7~29 天
主要诊疗工作	□ 上级医师查房 □ 复查血常规 □ 观察血红蛋白、白细胞、血小板计数变化 □ 根据体检、骨髓检查结果和既往资料，进行鉴别诊断和确定诊断 □ 根据其他检查结果进行鉴别诊断，判断是否合并其他疾病 □ 开始治疗 □ 保护重要脏器功能 □ 注意观察药物的不良反应，并对症处理，完成病程记录	□ 上级医师查房，注意病情变化 □ 住院医师完成病历书写 □ 复查血常规 □ 注意观察体温、血压、体重等 □ 成分输血、抗感染等支持治疗（必要时） □ 造血生长因子（必要时）
重点医嘱	**长期医嘱**（视情况可第 2 天起开始治疗）： □ 造血生长因子（必要时） □ 升血药物 □ 其他医嘱 **临时医嘱**： □ 复查血常规 □ 复查血生化、电解质 □ 输血医嘱（有指征时） □ 对症支持 □ 其他医嘱	**长期医嘱**： □ 洁净饮食 □ 造血生长因子（必要时） □ 升血药物 □ 抗感染等支持治疗（必要时） □ 其他医嘱 **临时医嘱**： □ 血、尿、便常规 □ 血生化、电解质 □ 输血医嘱（必要时） □ 影像学检查（必要时） □ 病原微生物培养（必要时） □ 血培养（高热时） □ 静脉插管维护、换药 □ 骨髓穿刺（可选） □ 骨髓形态学（可选） □ 其他医嘱
主要护理工作	□ 随时观察患者病情变化 □ 心理与生活护理 □ 化疗期间嘱患者多饮水	□ 随时观察患者情况 □ 心理与生活护理 □ 化疗期间嘱患者多饮水
病情变异记录	□ 无　□ 有，原因： 1. 2.	□ 无　□ 有，原因： 1. 2.
护士签名		
医师签名		

时间	住院第 30 天 （出院日）
主要 诊疗 工作	□ 上级医师查房，进行评估，确定有无并发症情况，明确是否出院 □ 完成出院记录、病案首页、出院证明书等 □ 向患者交代出院后的注意事项，如返院复诊的时间、地点、发生紧急情况时的处理等
重 点 医 嘱	**出院医嘱：** □ 出院带药 □ 定期门诊随访 □ 监测血常规
主要 护理 工作	□ 协助患者办理出院手续
病情 变异 记录	□ 无　□ 有，原因： 1. 2.
护士 签名	
医师 签名	

（中华医学会血液学分会）

第63节　再生障碍性贫血临床路径

临床路径标准

一、适用对象

第一诊断为再生障碍性贫血（AA）（ICD：D61）。

二、诊断依据

根据《血液病诊断和疗效标准》（第3版，张之南、沈悌，科学出版社，2008年）、Guidelines for the diagnosis and management of aplastic anaemia（2009年）、《再生障碍性贫血诊断治疗专家共识》（2010年）。

诊断标准：

1. 再生障碍性贫血

（1）外周血：全血细胞减少，淋巴细胞比例升高，网织红细胞校正值减少；至少符合以下三项中两项：Hb<100 g/L；BPC<50×10^9/L；中性粒细胞绝对值（ANC）<1.5×10^9/L。

（2）骨髓涂片：多部位（不同平面）骨髓增生减低或重度减低；小粒空虚，非造血细胞（淋巴细胞、网状细胞、浆细胞、肥大细胞等）比例增高；巨核细胞明显减少或缺如；红系、粒系细胞均明显减少。

（3）骨髓活检（髂骨）：全切片增生减低，造血组织减少，脂肪组织和（或）非造血细胞增多，网硬蛋白不增加，无异常细胞。

（4）除外检查：必须除外先天性和其他获得性、继发性骨髓衰竭性疾病。

2. 再生障碍性贫血程度确定（分型）

（1）重型AA诊断标准（Camitta标准）：①骨髓细胞增生程度<正常的25%；如≥正常的25%但<50%，则残存的造血细胞应<30%。②血常规：需具备下列三项中的两项：ANC<0.5×10^9/L；校正的网织红细胞<1%或绝对值<20×10^9/L；BPC<20×10^9/L。③若ANC<0.2×10^9/L为极重型AA（SAA）。

（2）非重型AA诊断标准：未达到重型标准的AA（NSAA）。

三、治疗方案的选择

根据《内科学》（叶任高、陆再英，人民卫生出版社，2008年）、《内科学》（第2版，王吉耀，人民卫生出版社，2010年）、Guidelines for the diagnosis and management of aplastic anaemia（2009年）、《再生障碍性贫血诊断治疗专家共识》（2010年）。

首先进行诊断分型，根据分型确定治疗方案。

四、标准住院日

30 天（NSAA），90 天内（SAA）。

五、进入路径标准

1. 第一诊断必须符合再生障碍性贫血（AA）疾病编码（ICD：D61）。

2. 当患者同时具有其他疾病诊断，但住院期间不需要特殊处理也不影响第一诊断的临床路径流程实施时，可以进入路径。

六、住院期间检查项目

1. 必需的检查项目

（1）血常规、血涂片形态学分析、网织红细胞、血型、凝血功能、尿常规、便常规+隐血。

（2）骨髓穿刺：形态学（髂骨和胸骨双部位）、细胞化学、免疫表型分析、细胞/分子遗传学。

（3）骨髓活检：形态学、免疫组织化学和嗜银染色。

（4）肝功能、肾功能、电解质、输血前相关检查：艾滋病、梅毒和病毒性肝炎标志物（需要输注血制品时）。

（5）胸部 X 线片、心电图、腹部 B 超、心脏超声。

2. 根据患者情况可选择的检查项目　骨髓祖细胞培养、HLA 配型、免疫全项和风湿抗体、淋巴细胞免疫表型、甲状腺功能、GPI 锚链蛋白检测等溶血相关检查、骨髓细胞抗体、先天性骨髓衰竭症筛查试验（如 MMC 试验等）、叶酸、维生素 B_{12}、铁蛋白、铁代谢相关检查、感染部位病原菌培养等。

七、治疗开始时间

治疗开始于诊断明确后第 1 天。

八、治疗方案与药物选择

1. 支持对症治疗。

2. 联合免疫抑制治疗　可选择下列药物进行单药或联合治疗，如环孢素、抗胸腺细胞球蛋白或抗淋巴细胞球蛋白等。

3. 促造血治疗　如雄激素、血小板生成素或血小板生成素类似物、重组人粒细胞刺激因子、重组人红细胞生成素等。

九、出院标准

1. 一般情况良好。

2. 没有需要住院处理的并发症和（或）合并症。

十、变异及原因分析

1. 治疗中、治疗后有感染、贫血、出血及其他合并症者，进行相关的诊断和治疗，可适当延长住院时间或退出路径。

2. 已明确诊断并决定进行造血干细胞移植的患者退出此路径。

临床路径表单

适用对象：第一诊断为再生障碍性贫血（ICD：D61）

患者姓名：_____ 性别：_____ 年龄：_____ 门诊号：_____ 住院号：_____

住院日期：___年__月__日 出院日期：___年__月__日 标准住院日：30 天（NSAA）；90 天（SAA）

时间	住院第 1 天	住院第 2 天
主要诊疗工作	□ 询问病史及体格检查 □ 完成病历书写 □ 完善检查 □ 对症支持治疗 □ 病情告知，必要时向患者家属告知病重或病危通知，并签署病重或病危通知书 □ 患者家属签署输血知情同意书、骨髓穿刺同意书	□ 上级医师查房 □ 完善入院检查 □ 骨髓穿刺术（形态学、病理、免疫分型、细胞、分子遗传学检查等） □ 继续对症支持治疗 □ 完成必要的相关科室会诊 □ 完成上级医师查房记录等病历书写 □ 向患者及家属交代病情及注意事项
重点医嘱	**长期医嘱：** □ 血液病护理常规 □ 一级护理 □ 饮食 □ 视病情通知病重或病危 □ 其他医嘱 **临时医嘱：** □ 血常规、尿常规、便常规+隐血 □ 肝功能、肾功能、电解质、凝血功能、血型、输血前检查 □ 胸部 X 线片、心电图、腹部 B 超、心脏超声 □ 输注红细胞或血小板（有指征时） □ 溶血相关检查 □ 感染部位病原学检查（必要时） □ 其他医嘱	**长期医嘱：** □ 患者既往基础用药 □ 其他医嘱 **临时医嘱：** □ 血常规 □ 骨髓穿刺 □ 骨髓相关检查 □ 输注红细胞或血小板（有指征时） □ 其他医嘱
主要护理工作	□ 介绍病房环境、设施和设备 □ 入院护理评估 □ 入院宣教	□ 观察患者病情变化
病情变异记录	□ 无 □ 有，原因： 1. 2.	□ 无 □ 有，原因： 1. 2.
护士签名		
医师签名		

时间	住院第 3~7 天	住院第 8~30 天
主要诊疗工作	□ 上级医师查房 □ 复查血常规 □ 观察血红蛋白、白细胞、血小板计数变化 □ 根据体检、骨髓检查结果和既往资料，进行鉴别诊断和确定诊断 □ 根据其他检查结果进行鉴别诊断，判断是否合并其他疾病 □ 开始治疗 □ 保护重要脏器功能 □ 注意观察药物的不良反应，并对症处理，完成病程记录	□ 上级医师查房，注意病情变化 □ 完成病历书写 □ 复查血常规 □ 注意观察体温、血压、体重等 □ 成分输血、抗感染等支持治疗（必要时） □ 造血生长因子（必要时）
重点医嘱	**长期医嘱**（视情况可第 2 天起开始治疗）： □ 环孢素 A（CSA）：CSA 3~5 mg/（kg·d）；定期监测 CSA 血药浓度，维持血药浓度为 200~400 μg/L □ 十一酸睾酮 40 mg，每天三次；司坦唑醇（康力龙）2 mg，每天三次 □ 饮食 □ 其他医嘱 **临时医嘱：** □ 复查血常规 □ 复查血生化、电解质 □ 输血医嘱（有指征时） □ 对症支持 □ 其他医嘱 □ 兔抗胸腺细胞球蛋白（ATG）方案：ATG 2.5~3.5 mg/（kg·d），d 1~5；糖皮质激素、扑尔敏、苯海拉明等抗过敏，应用前需要做过敏试验 □ 猪抗淋巴细胞球蛋白（ALG）方案：ALG 20~30 mg/（kg·d），d 1~5；糖皮质激素、扑尔敏、苯海拉明等抗过敏，应用前需要做过敏试验 □ 粒系集落刺激因子（G-CSF）5~10 μg/（kg·d）（必要时） □ 血小板生成素（TPO）1.5 万 U，每周 3 次（必要时） □ 红细胞生成素（EPO）3 000~10 000 U，每周 3 次（必要时）	**长期医嘱：** □ 洁净饮食 □ CSA：CSA 3~5mg/（kg·d）；定期监测 CSA 血药浓度，维持血药浓度为 200~400 μg/L □ 十一酸睾酮 40 mg，每天三次；司坦唑醇（康力龙）2 mg，每天三次 □ 抗感染等支持治疗（必要时） □ 其他医嘱 **临时医嘱：** □ 血、尿、便常规 □ 血生化、电解质 □ 输血医嘱（必要时） □ 影像学检查（必要） □ 病原微生物培养（必要时） □ 血培养（高热时） □ 静脉插管维护、换药 □ 骨髓穿刺（可选） □ 骨髓形态学（可选） □ 其他医嘱
主要护理工作	□ 随时观察患者病情变化 □ 心理与生活护理 □ 化疗期间嘱患者多饮水	□ 随时观察患者情况 □ 心理与生活护理 □ 化疗期间嘱患者多饮水
病情变异记录	□ 无　□ 有，原因： 1. 2.	□ 无　□ 有，原因： 1. 2.
护士签名		
医师签名		

时间	住院第 31~89 天	住院第 90 天 （出院日）
主要诊疗工作	□ 上级医师查房 □ 完成病历书写 □ 根据血常规情况，决定复查骨髓穿刺	□ 上级医师查房，进行评估，确定有无并发症情况，明确是否出院 □ 完成出院记录、病案首页、出院证明书等 □ 向患者交代出院后的注意事项，如返院复诊的时间、地点、发生紧急情况时的处理等
重点医嘱	**长期医嘱：** □ 洁净饮食 □ CSA：CSA 3~5 mg/（kg·d）；定期监测 CSA 血药浓度，维持血药浓度为 200~400 μg/L □ 十一酸睾酮 40 mg，每天三次；或司坦唑醇（康力龙）2 mg，每天三次 □ 停抗生素（根据体温及症状、体征及影像学） □ 其他医嘱 **临时医嘱：** □ 骨髓穿刺 □ 骨髓形态学、PNH 克隆检测 □ 血、尿、便常规 □ HLA 配型（符合造血干细胞移植条件者） □ G-CSF 5~10 μg/（kg·d）（必要时） □ TPO 1.5 万 U，每周 3 次（必要时） □ 输血医嘱（必要时） □ 其他医嘱	**出院医嘱：** □ 出院带药 □ 定期门诊随访 □ 监测血常规
主要护理工作	□ 观察患者病情变化	□ 协助患者办理出院手续
病情变异记录	□ 无　□ 有，原因： 1. 2.	□ 无　□ 有，原因： 1. 2.
护士签名		
医师签名		

（中华医学会血液学分会）

第 64 节 遗传性球形红细胞增多症临床路径

临床路径标准

一、适用对象

第一诊断为遗传性球形红细胞增多症（HS）（ICD-10：C94.003）。

二、诊断依据

根据《血液病诊断和疗效标准》（第 3 版，张之南、沈悌，科学出版社，2008 年）、《临床诊疗指南——血液病学分册》（中华医学会编著，人民卫生出版社，2006 年）。

1. 临床表现

（1）有溶血性贫血的临床表现：贫血轻重不等，于再生障碍危象时加重，多表现为小细胞高色素性贫血。

（2）黄疸轻或重度，或呈间歇性。

（3）脾脏可轻至中度大，多同时有肝大，常有胆囊结石。

（4）半数以上病例有阳性家族史，多呈常染色体显性遗传。

2. 实验室检查

（1）具备血管外溶血的实验室检查特点，多表现为小细胞高色素性贫血，红细胞 MCHC 增高。

（2）外周血涂片中胞体小、染色深、中央淡染区消失的球形细胞增多（10%以上）。

（3）红细胞渗透脆性增加：患者开始溶血和完全溶血的 0.9%氯化钠溶液（生理盐水）浓度较正常对照高至少 0.08%。红细胞于 37℃温育 24 h 后再做渗透性脆性试验，有助于轻型病例的发现，Coombs 实验阴性。

（4）应用 SDS 聚丙烯酰胺凝胶电泳进行红细胞膜蛋白分析。

若外周血有较多小球形红细胞（>10%），红细胞渗透脆性（OF）增加，有阳性家族史，无论有无症状，诊断可成立；若外周血有较多小球形红细胞，OF 增加，但家族史阴性，需要除外免疫性溶血性贫血、不稳定血红蛋白病等原因产生的球形红细胞增多，方可确定诊断；如有阳性家族史，但外周血小球形红细胞不够多（5%左右），需做 OF 等证实；若外周血小球形红细胞不够多，又无阳性家族史，则诊断本病需借助较多试验，必要时行基因分析，并需除外先天性非球形红细胞溶血性贫血等方可确诊。

三、治疗方案的选择

根据《邓家栋临床血液学》（邓家栋，上海科学技术出版社，2001 年）、《血液病诊断和疗效标准》（第 3 版，张之南、沈悌，科学出版社，2008 年）。

（1）脾切除是治疗本症最根本的方法，90%以上病例可治愈。但目前主张严格掌握脾切除指征，尤其是婴幼儿患者。

（2）溶血严重时，应酌情输血。叶酸缺乏时，可补充叶酸。

（3）目前所制订的疗效标准均指切脾后的效果，只是临床和血常规的改善，对生成小球形红细胞的根本原因并未纠正。因此，切脾后外周血仍可见到小球形红细胞。

四、标准住院日

一般可门诊治疗，需住院者多为完成诊断，标准住院日为 7 天内。

五、进入路径标准

1. 第一诊断必须符合遗传性球形红细胞增多症疾病编码。

2. 当患者同时具有其他疾病诊断，但在住院期间不需要特殊处理，也不影响第一诊断的临床路径流程实施时，可以进入路径。

六、住院期间检查项目

1. 必需的检查项目

（1）血常规、尿常规、便常规+隐血。

（2）外周血涂片（2 次以上）。

（3）肝功能、肾功能、电解质、输血前检查、血型；铁蛋白、转铁蛋白饱和度、叶酸、维生素 B_{12}。

（4）网织红细胞、血浆游离血红蛋白和结合珠蛋白、胆红素、尿胆原、尿含铁血黄素。

（5）红细胞渗透脆性试验。

（6）抗人球蛋白试验（Coombs 直接试验）。

（7）胸部 X 线片、心电图、腹部 B 超。

2. 根据患者病情可选择的检查项目

（1）骨髓形态学检查。

（2）血红蛋白电泳、葡萄糖-6-磷酸脱氢酶（G-6-PD）、丙酮酸激酶等遗传性溶血性疾病的筛查。

（3）病毒筛查，怀疑再障危象时需筛查微小病毒 B_{19}。

（4）凝血功能、血栓并发症的筛查。

（5）有可能的话做基因分析。

3. 发热或疑有感染者可选择病原微生物培养、影像学检查。

七、治疗开始时间

治疗开始于诊断明确且有治疗指征时。

八、治疗方案与药物选择

1. 脾切除术　推荐的切脾指征如下。

（1）Hb≤80 g/L，网织红细胞≥10%的重型 HS。

（2）如果 Hb 在 80~110 g/L，网织红细胞在 8%~10%，具有以下情况者可考虑切脾：贫血影响生活质量或体能活动；贫血影响重要脏器功能；发生髓外造血性肿块。

（3）年龄限制：主张 10 岁以上患者手术治疗。对于重型 HS，手术时机也尽可能延迟至 5 岁以上，尽量避免在 2~3 岁以下手术；对于反复发生再生障碍危象或依赖输血维持而必须切脾者，应予肺炎链球菌疫苗或预防性抗生素治疗。

2. 溶血严重时，应酌情输血。

3. 叶酸缺乏时，可补充叶酸。

九、出院标准

1. 一般情况良好。

2. 没有需要住院处理的并发症和（或）合并症。

十、变异及原因分析

再生障碍性贫血危象、发生严重并发症等，则退出该路径。

临床路径表单

适用对象：第一诊断为遗传性球形红细胞增多症（ICD-10：C94.003）

患者姓名：_____　性别：_____　年龄：_____　门诊号：_____　住院号：_____

住院日期：____年__月__日　出院日期：____年__月__日　标准住院日：<7天

时间	住院第 1 天	住院第 2 天
主要诊疗工作	□ 询问病史及体格检查 □ 完成病历书写 □ 完善检查 □ 对症支持治疗 □ 病情告知，必要时向患者家属告知病重或病危通知，并签署病重或病危通知书 □ 患者家属签署输血及骨穿知情同意书	□ 上级医师查房 □ 完成入院检查 □ 骨髓穿刺术（形态学检查） □ 继续对症支持治疗 □ 完成必要的相关科室会诊 □ 完成病历书写 □ 向患者及家属交代病情及其注意事项
重点医嘱	**长期医嘱：** □ 血液病护理常规 □ 一级护理 □ 普通饮食 □ 视病情通知病重或病危 □ 其他医嘱 □ 患者既往疾病基础用药 **临时医嘱：** □ 检查血常规、血涂片分类、网织红细胞、尿常规、便常规+隐血 □ 检测肝功能、肾功能、电解质、红细胞沉降率、凝血功能、血型、输血前检查、铁蛋白、转铁蛋白饱和度、叶酸、维生素 B_{12} □ 胸部 X 线片、心电图、腹部 B 超检查 □ 输注红细胞（有指征时） □ 其他医嘱	**长期医嘱：** □ 患者既往疾病基础用药 □ 其他医嘱 **临时医嘱：** □ 血常规及网织红细胞检查 □ 骨髓穿刺：骨髓形态学（必要时） □ 输注红细胞（有指征时） □ 溶血相关检查：网织红细胞、血浆游离血红蛋白和结合珠蛋白、胆红素、尿胆原、尿含铁血黄素；抗人球蛋白试验、尿游离血红蛋白、红细胞渗透脆性试验 □ 血红蛋白电泳、G-6-PD、丙酮酸激酶等遗传性溶血性疾病的筛查 □ 病毒筛查，怀疑再障危象时需筛查微小病毒 B_{19} □ 凝血功能、血栓相关检查 □ 病原微生物培养、影像学检查（必要时） □ 其他医嘱
主要护理工作	□ 介绍病房环境、设施和设备 □ 入院护理评估 □ 入院宣教	□ 观察患者病情变化
病情变异记录	□ 无　□ 有，原因： 1. 2.	□ 无　□ 有，原因： 1. 2.
护士签名		
医师签名		

时间	住院第 3~6 天	住院第 7 天 （出院日）
主要诊疗工作	□ 上级医师查房 □ 复查血常规及网织红细胞，观察血红蛋白变化 □ 根据体检、辅助检查、骨髓检查结果和既往资料，进行鉴别诊断和确定诊断 □ 根据其他检查结果进行鉴别诊断，判断是否合并其他疾病 □ 制订治疗方案 □ 完成病程记录	□ 上级医师查房，进行评估，确定有无并发症情况，明确是否出院 □ 完成出院记录、病案首页、出院证明书等 □ 向患者交代出院后的注意事项，如返院复诊的时间、地点、发生紧急情况时的处理等
重点医嘱	**长期医嘱**（视情况可第 1 天起开始治疗）： □ 叶酸片 5~10 mg，每天三次（必要时） □ 其他医嘱 **临时医嘱：** □ 复查血常规 □ 复查血生化、电解质 □ 输注红细胞（有指征时） □ 对症支持 □ 其他医嘱	**出院医嘱：** □ 出院带药 □ 定期门诊随访 □ 监测血常规和网织红细胞
主要护理工作	□ 观察患者病情变化	□ 协助患者办理出院手续
病情变异记录	□ 无　□ 有，原因： 1. 2.	□ 无　□ 有，原因： 1. 2.
护士签名		
医师签名		

（中华医学会血液学分会）

第65节　中间型地中海贫血临床路径

临床路径标准

一、适用对象

第一诊断为中间型地中海贫血（简称中间型地贫），包括 α-中间型地贫（HbH病）、β-中间型地贫、血红蛋白 E/β-中间型地贫（ICD-10：D66. x01）。

二、诊断依据

根据《血液病诊断和疗效标准》（第3版，张之南、沈悌，科学出版社，2008年）、国际地中海贫血联盟（TIF）的最新诊疗建议和相关文献。

1. 出生时无症状，多在2岁后开始发病，随着年龄增长逐渐出现典型的临床特征，主要表现为轻至中度的慢性贫血，患者 Hb 在 80~100 g/L，在合并感染、妊娠或服用磺胺类药、氧化剂类药时贫血可因溶血而明显加重，贫血严重时 Hb 可在 30 g/L 以下，轻至中度黄疸，大部分患者有肝、脾大。

2. 大部分患者无典型的地中海贫血外貌、生长发育正常或稍迟缓，可长期存活；部分患者可存在高凝状态，易合并血栓、肺动脉高压等并发症；少部分患者可出现脚部溃疡、严重髓外造血致组织器官压迫等罕见并发症。

3. 中间型地贫患者长期经肠道等铁吸收异常，可出现继发性铁过载。过多的铁沉着于肝脏、胰腺、心肌等脏器，可引起如肝硬化、肝细胞癌、糖尿病、心力衰竭等严重并发症。

4. 实验室检查

（1）血液学改变：Hb 为 80~100 g/L，呈小细胞低色素性贫血（平均红细胞体积、平均血红蛋白含量、平均血红蛋白浓度轻度或明显降低）。网织红细胞正常或增高，血涂片检查见：红细胞大小不均、异形及靶形红细胞，可见有核红细胞，网状红细胞显著增多；HbH 病患者血涂片经煌焦油蓝染色后可见红细胞中含有灰蓝色、均匀、圆形的颗粒状 HbH 包涵体；白细胞数多正常，血小板数常增高，脾功能亢进时白细胞、血小板数减少。

（2）骨髓象：呈溶血性贫血骨髓象，红细胞系统增生显著，以中、晚幼红细胞占多数，成熟红细胞改变与外周血相同，HbH 病患者有核红细胞亦可见 HbH 包涵体。

（3）地贫筛查：血红蛋白分析示 HbH 病患者脐带血中 Hb Bart 占 5%~20%，成年人 HbH 占 5%~40%，Hb A$_2$（α$_2$δ$_2$）及 HbF（α$_2$γ$_2$）多正常；β-地贫患者的 HbA（α$_2$β$_2$）减少而 HbF、HbA$_2$ 增多，HbA$_2$ 多>4%，HbF 占 10%~50%。肽链分析可提

示 ζ 链阳性。

（4）基因诊断：有条件者应进行基因诊断，可采用限制性内切酶片段长度多态性（RFLP）连锁分析、PCR-限制酶切法、PCR-ASO 点杂交、反向点杂交（RDB）和 DNA 测序等方法检测 β-地贫基因缺陷的类型和位点。

（5）区域及家系调查：区域调查示患者来自地贫高发区域。患者父母亲的外周血常规呈小细胞低色素性贫血，血红蛋白电泳呈 HbA_2、HbF 含量升高或肽链分析示 ζ 链阳性；有条件者应进一步通过分子生物学的方法检查证实为地贫基因杂合子。

（6）铁代谢检查：中间型地贫患者的血清铁、铁饱和度、血清铁蛋白浓度可增高，MRI 检查评估肝铁浓度（LIC）≥5 mg Fe/g DW 或血清铁蛋白度>800 μg/L，排除感染、肝炎或肝损害等影响因素，考虑存在继发性铁过载。

（7）内分泌疾病相关检查：空腹+餐后 2 小时血糖、血钙、血磷、甲状腺及甲状旁腺功能、性激素水平、皮质醇、促肾上腺皮质激素、25 羟基维生素 D 等测定，评估有无内分泌疾病。

（8）MRI 评估胸、腰椎体有无髓外造血灶形成：根据临床表现、脾大及血象（平均红细胞体积、平均血红蛋白含量、平均血红蛋白浓度）降低，网织红细胞比率增高，外周血涂片显示红细胞大小不均、有靶形红细胞，结合家族史和籍贯，行血红蛋白分析有助诊断，疑似病例需行基因诊断。

三、治疗方案的选择

根据《血液病诊断和疗效标准》（第 3 版，张之南、沈悌，科学出版社，2008 年）、国际地中海贫血联盟（TIF）的最新诊疗建议和相关文献。输血、脾切除术、祛铁治疗及并发症防治是本病最主要的治疗方法。

1. 输血　对于妊娠、手术及感染的患者应予输血治疗改善贫血。出现如下情况的患者应增加输血频率：生长发育迟缓、学习能力降低、体能下降、第二性征发育障碍、骨性变化迹象、反复溶血危象（特别是 HbH 病）、生活质量下降。在输血过程中应用洗涤红细胞或用过滤器去除白细胞后的浓缩红细胞，可减少输血后的变态反应及肝炎、艾滋病、巨细胞病毒等传染性疾病的发生。

2. 祛铁治疗

（1）铁负荷评估：检测血清铁蛋白是反映机体铁负荷状况最简单实用的方法，建议每 3~6 个月动态检测一次。采用 MRI 检查、评估脏器铁沉积（心脏 $T2^*$ 值及肝脏 R2 值）。

（2）祛铁治疗的时机和监测：输血次数≥10 次，或血清铁蛋白>800 μg/L。祛铁治疗后每 3~6 个月监测血清铁蛋白，当血清铁蛋白<300 μg/L 时可暂停使用铁螯合剂。

（3）目前可选择的铁螯合剂：去铁胺（desferrioxamine，DFO），去铁酮（deferiprone，DFP，L1），地拉罗司（恩瑞格）（deferasirox，DFX，Exjade）。

1）去铁胺：需要静脉或皮下缓慢注射，每天剂量 20~60 mg/kg 维持 8~12 h，每周 5~6 d；口服维生素 C 可增强去铁胺从尿中排铁的作用，睡前空腹口服维生素 C，剂量 2~3 mg/（kg·d），如血清铁蛋白持续升高或合并严重心脏疾病，应连续 24 小时应用去铁胺 50~60 mg/（kg·d）静脉滴注。

2）去铁酮：口服铁螯合剂，有效剂量为 75 mg/（kg·d），分 3 次口服，最大剂量不超过 100 mg/（kg·d）。

3）地拉罗司（恩瑞格）：口服铁螯合剂，剂量 20~40 mg/（kg·d）。接受 10~20 次输血治疗后，地拉罗司（恩瑞格）的常用剂量为 20 mg/（kg·d）；患者铁负荷量较高，则其剂量为 30~40 mg/（kg·d）。

3. 脾切除 脾切除指征：①脾大于 6 cm 以上或脾功能亢进；②每年输红细胞量超过 200 ml/kg 者；③5 岁以上（5 岁以前小儿机体免疫功能发育未完善，术后常并发严重感染）。脾切除后因免疫功能减低容易合并感染，同时血小板明显增高，易导致血栓栓塞，肝脏含铁血红素沉积加重并明显增大，其他器官亦受累。脾切后应立即给予抗生素预防感染 1~2 个月。血小板计数 >800×10^9/L 者应给予阿司匹林、双嘧达莫（潘生丁）等抗凝治疗。

4. 并发症治疗 对于出现糖尿病、甲状腺功能减退症、生长发育迟缓等并发症的患者建议联合内分泌科医生共同诊治。

四、标准住院日

标准住院日 10 天内。

五、进入路径标准

1. 第一诊断必须符合中间型地贫疾病编码（ICD-10：D66.x01）。

2. 有自幼进行性小细胞低色素性贫血患者，有肝、脾大，结合家族史和籍贯有助于诊断。

3. 当患者同时具有其他疾病诊断，但在住院期间不需要特殊处理，也不影响第一诊断的临床路径流程实施时，可以进入路径。

六、住院期间检查项目

1. 必需的检查项目
（1）血常规、网织红细胞。
（2）血清铁蛋白。
（3）血红蛋白电泳、肽链分析。

2. 根据患者情况可选择的检查项目
（1）肝功能、肾功能、电解质、输血前检查、血型、凝血功能。
（2）地贫基因分析。
（3）X 线检查、骨髓穿刺术或 MRI 评估脏器铁过载及髓外造血灶等。
（4）内分泌检测评估有无相应并发症。

七、治疗开始时间

入院前中间型地贫诊断明确者入院后即刻开始。

八、治疗方案及药物选择

严重贫血患者给予积极补充红细胞；存在继发性铁过载者应给予祛铁治疗，选择合适的祛铁方案和铁螯合剂；若出现内分泌疾病等并发症应予相应的诊治。

九、出院标准

贫血症状改善。

十、变异及原因分析

出现严重并发症者退出此路径。

临床路径表单

适用对象：第一诊断为中间型地中海贫血（ICD-10：D66.x01）

患者姓名：_____ 性别：_____ 年龄：_____ 门诊号：_____ 住院号：_____

住院日期：___年__月__日 出院日期：___年__月__日 标准住院日：10 天

时间	住院第 1 天	住院第 2 天
主要诊疗工作	□ 询问病史及体格检查 □ 完成病历书写 □ 完善检查 □ 结合化验检查初步确定诊断 □ 对症支持治疗 □ 病情告知 □ 患者家属签署输血知情同意书	□ 上级医师查房 □ 完成入院检查 □ 继续对症支持治疗 □ 完成必要的相关科室会诊 □ 完成病历书写 □ 向患者及家属交代病情及其注意事项
重点医嘱	**长期医嘱：** □ 血液病护理常规 □ 二级护理 □ 饮食：根据患者情况 □ 患者既往疾病基础用药 □ 其他医嘱 **临时医嘱：** □ 血常规及分类、尿常规、便常规+隐血 □ 肝功能、肾功能、电解质、凝血功能、血型、输血前检查、血清铁蛋白、血红蛋白电泳、肽链分析、内分泌等检测 □ 必要时行地贫基因检测 □ 胸部 X 线片、心电图或脏器超声、X 线、MRI 等 □ 输注红细胞 □ 其他医嘱	**长期医嘱：** □ 患者既往疾病基础用药 □ 其他医嘱
主要护理工作	□ 介绍病房环境、设施和设备 □ 入院护理评估 □ 入院宣教	□ 观察患者病情变化
病情变异记录	□ 无 □ 有，原因： 1. 2.	□ 无 □ 有，原因： 1. 2.
护士签名		
医师签名		

时间	住院第 3~9 天	住院第 10 天 （出院日）
主要诊疗工作	□ 上级医师查房 □ 复查血常规 □ 观察病情变化 □ 根据体检、辅助检查结果和既往资料，进行鉴别诊断和确定诊断 □ 根据其他检查结果进行鉴别诊断，判断是否合并其他疾病 □ 必要时给予祛铁治疗及其他相应治疗 □ 完成病历书写	□ 上级医师查房，进行评估，确定有无并发症，明确是否出院 □ 完成出院记录、病案首页、出院证明书等 □ 向患者交代出院后的注意事项，如返院复诊的时间、地点、发生紧急情况时的处理等
重点医嘱	**长期医嘱**（诊断明确即刻开始治疗）： □ 必要时给予祛铁治疗 □ 其他医嘱 **临时医嘱：** □ 复查血常规 □ 对症支持 □ 其他医嘱	**出院医嘱：** □ 出院带药 □ 定期门诊随访 □ 监测血清铁蛋白
主要护理工作	□ 观察患者病情变化	□ 协助患者办理出院手续
病情变异记录	□ 无　□ 有，原因： 1. 2.	□ 无　□ 有，原因： 1. 2.
护士签名		
医师签名		

（中华医学会血液学分会）

第66节　重型 β-地中海贫血临床路径

临床路径标准

一、适用对象

第一诊断为重型 β-地中海贫血（重型 β-地贫）（ICD-10：D66. x01）。

二、诊断依据

根据《血液病诊断和疗效标准》（第3版，张之南、沈悌，科学出版社，2008年）、国际地中海贫血联盟（TIF）的最新诊疗建议和相关文献。

1. 出生时无症状，至 3~12 个月开始发病，呈慢性进行性贫血，面色苍白，肝、脾大，发育不良，常有轻至中度黄疸。

2. 长期重度贫血使骨髓代偿性增生致骨骼变大，髓腔增宽，头颅增大，额部、顶部、枕部隆起，颧骨隆起，鼻梁塌陷，上颌及牙齿前突，形成典型的"地中海贫血外貌"。

3. 并发含铁血黄素沉着症时，过多的铁沉着于心肌和其他脏器（如肝、胰腺、脑垂体等）可引起脏器损害的相应症状，其中最严重的是心力衰竭，为贫血和铁沉着造成心肌损害的结果，是导致患者死亡的重要原因之一。

4. 实验室检查

（1）血液学改变：重型患者 Hb<60 g/L，呈小细胞低色素性贫血［平均红细胞体积（MCV）、平均红细胞血红蛋白含量（MCH）、平均血红蛋白浓度（MCHC）明显降低］。网织红细胞正常或增高，血涂片检查见：红细胞形态大小不均、中央浅染区扩大，出现靶形红细胞和红细胞碎片；白细胞数多正常，血小板数常增高，脾功能亢进时白细胞、血小板数减少。

（2）铁代谢检查：重型 β-地贫患者的血清铁、铁饱和度、血清铁蛋白浓度常增高，原则上输注 10~20 单位红细胞或血清铁蛋白浓度>1000 μg/L，排除感染、肝炎或肝损害等影响因素，考虑存在继发性铁过载。

（3）骨髓象：呈溶血性贫血骨髓象，红细胞系统增生显著，以中、晚幼红细胞占多数，成熟红细胞改变与外周血相同。

（4）血红蛋白分析：β-地贫患者的 HbA（$\alpha_2\beta_2$）减少而 HbF（$\alpha_2\gamma_2$）、HbA$_2$（$\alpha_2\delta_2$）增多。首诊时血红蛋白电泳显示 HbF 显著增高，一般达 30%~90%，是诊断重型 β-地贫的重要依据。HbF 不增高应排除近期输血的影响，可在输血后 3 个月左右复查。

（5）基因诊断：有条件者应进行基因诊断，可采用限制性内切酶片段长度多态性（RFLP）连锁分析、PCR-限制酶切法、寡聚核苷酸探针法（PCR-ASO 点杂交）、反向点杂交（RDB）和 DNA 测序等方法检测 β-地贫基因缺陷的类型和位点。

（6）区域及家系调查：区域调查示患者来自地贫高发区域。患者父母的外周血常规呈小细胞低色素性贫血，血红蛋白电泳呈 HbA_2 含量升高（3.5%~6.0%）；有条件者应进一步通过分子生物学的方法检查证实为 β-地贫基因杂合子。

纯合子 β-地贫的临床和血液学表现很典型，诊断并不困难。对于进行性严重贫血患者，有脾大，MCV、MCH、MCHC 明显降低，网织红细胞比例增高，外周血涂片显示红细胞大小不均、见靶形红细胞，HbF 含量显著增高，大多可以确诊。家族史和籍贯对诊断有重要意义，必要时作血红蛋白分析，疑似病例需行基因诊断。

三、治疗方案的选择

根据《血液病诊断和疗效标准》（第 3 版，张之南、沈悌，科学出版社，2008年）、国际地中海贫血联盟（TIF）的最新诊疗建议和相关文献。

规范性长期输血和祛铁治疗是本病最主要的治疗方法，如有 HLA 相合的同胞供者可选择接受造血干细胞移植，脾切除术为姑息的治疗手段。

1. 输血　对重型 β-地贫患者推荐：①Hb<90 g/L 时启动输血计划；②每 2~5 周输血一次，每次输浓缩红细胞 0.5~1.0 单位/10 kg（我国将 200 ml 全血中提取的浓缩红细胞定义为 1 单位），每次输血时间>3 小时；③输血后 Hb 维持在 90~140 g/L。

在输血过程中应用洗涤红细胞或用过滤器去除白细胞后的浓缩红细胞，可减少输血后的变态反应及肝炎、艾滋病、巨细胞病毒等传染性疾病的发生。

2. 祛铁治疗

（1）铁负荷评估：检测血清铁蛋白是反映机体铁负荷状况最简单实用的方法，建议每 3~6 个月动态检测一次。采用磁共振成像（MRI）检查评估脏器铁沉积（心脏 $T2^*$ 值及肝脏 R2 值）。

（2）祛铁治疗的时机和铁负荷监测：输血次数 ≥10 次，或血清铁蛋白>1000 μg/L。祛铁治疗后每 3~6 个月监测血清铁蛋白，当血清铁蛋白<500 μg/L 时可暂停使用铁螯合剂。

（3）目前可选择的铁螯合剂：去铁胺（desferrioxamine，DFO），去铁酮（deferiprone，DFP，L1）及恩瑞格（deferasirox，DFX，Exjade）。

1）去铁胺：需要静脉或皮下缓慢注射，每天剂量 20~60 mg/kg 维持 8~12 小时，每周 5~6 天；口服维生素 C 可增强去铁胺从尿中排铁的作用，睡前空腹口服维生素 C，剂量 2~3 mg/（kg·d），如血清铁蛋白持续升高或合并严重心脏疾病或骨髓移植前，应连续 24 小时应用去铁胺 50~60 mg/（kg·d）静脉滴注。

2）去铁酮：口服铁螯合剂，有效剂量为 75 mg/（kg·d），分 3 次口服，最大剂量不超过 100 mg/（kg·d）。

3）恩瑞格：口服铁螯合剂，剂量 20~40 mg/（kg·d）。接受 10~20 次输血治疗后，恩瑞格的常用剂量为 20 mg/（kg·d）；如患儿铁负荷量较高，则其剂量为

30~40 mg/（kg·d）。

4）联合用药：单独应用去铁胺或去铁酮的去铁疗效不佳，两种药物联合应用。

3. 造血干细胞移植（HSCT）　HSCT 是目前临床治愈重型 β-地贫的唯一方法，根据干细胞来源分为骨髓移植（BMT）、外周血干细胞移植（PBSCT）和脐血移植（UCBT）。HSCT 治疗重型地贫疗效确切，有 HLA 相合供者，首选 HSCT 治疗；重型 β-地贫患者的年龄大小与病程长短、铁负荷、器官损伤程度是一致的，故本病年龄越小，移植效果也越好，有条件患者应尽早进行 HSCT。

4. 脾切除指征　①脾增大 6 cm 以上或脾功能亢进；②每年输红细胞量超过 200 ml/kg者；③5 岁以上（5 岁以前小儿机体免疫功能发育未完善，术后常并发严重感染）。脾切后因免疫功能减低容易合并感染，同时血小板明显增高，易导致血栓栓塞，肝脏含铁血红素沉积加重并明显增大，其他器官亦受累。脾切除后应立即给予抗生素预防感染1~2 个月。血小板计数 $800×10^9$/L 者应给予阿司匹林、双嘧达莫（潘生丁）等抗凝治疗。

四、标准住院日

标准住院日 10 天内。

五、进入路径标准

1. 第一诊断必须符合重型 β-地贫疾病编码（ICD-10：D66. x01）。

2. 自幼进行性严重小细胞低色素性贫血患者，有脾大者大多可以确诊。家族史和籍贯对诊断有重要意义。

3. 当患者同时具有其他疾病诊断，但在住院期间不需要特殊处理，也不影响第一诊断的临床路径流程实施时，可以进入路径。

六、住院期间检查项目

1. 必需的检查项目

（1）血常规、网织红细胞。

（2）血清铁蛋白。

（3）血红蛋白电泳、肽链分析。

2. 根据患者情况可选择的检查项目

（1）肝功能、肾功能、电解质、输血前检查、血型、凝血功能。

（2）地贫基因分析。

（3）X 线检查、骨髓穿刺术或 MRI 评估脏器铁过载等。

七、治疗开始时间

入院前重型 β-地贫诊断明确者入院后即刻开始。

八、治疗方案及药物选择

严重贫血患者给予积极补充红细胞，存在继发性铁过载者应给予祛铁治疗，选择合适的祛铁方案和铁螯合剂。

九、出院标准

贫血症状改善。

十、变异及原因分析

出现严重并发症者退出此路径。

临床路径表单

适用对象：第一诊断为重型 β-地中海贫血（ICD-10：D66.x01）

患者姓名：_____ 性别：_____ 年龄：_____ 门诊号：_____ 住院号：_____

住院日期：___年__月__日 出院日期：___年__月__日 标准住院日：10 天

时间	住院第 1 天	住院第 2 天
主要诊疗工作	□ 询问病史及体格检查 □ 完成病历书写 □ 完善检查 □ 结合化验检查初步确定诊断 □ 对症支持治疗 □ 病情告知 □ 患者家属签署输血知情同意书	□ 上级医师查房 □ 继续完成入院检查 □ 继续对症支持治疗 □ 完成必要的相关科室会诊 □ 完成病历书写 □ 向患者及家属交代病情及其注意事项
重点医嘱	**长期医嘱：** □ 血液病护理常规 □ 二级护理 □ 饮食：根据患者情况 □ 患者既往疾病基础用药 □ 其他医嘱 **临时医嘱：** □ 查血常规及分类、尿常规、便常规+隐血 □ 检测肝功能、肾功能、电解质、凝血功能、血型、输血前检查、血清铁蛋白、血红蛋白电泳、肽链分析 □ 必要时行地贫基因检测 □ 胸部 X 线片、心电图、超声、MRI 等 □ 输注红细胞 □ 其他医嘱	**长期医嘱：** □ 患者既往基础用药 □ 其他医嘱
主要护理工作	□ 介绍病房环境、设施和设备 □ 入院护理评估 □ 入院宣教	□ 观察患者病情变化
病情变异记录	□ 无 □ 有，原因： 1. 2.	□ 无 □ 有，原因： 1. 2.
护士签名		
医师签名		

时间	住院第3~9天	住院第10天 （出院日）
主要诊疗工作	□ 上级医师查房 □ 复查血常规 □ 观察病情变化 □ 根据体检、辅助检查结果和既往资料，进行鉴别诊断和确定诊断 □ 根据其他检查结果进行鉴别诊断，判断是否合并其他疾病 □ 必要时给予祛铁治疗 □ 完成病程记录	□ 上级医师查房，进行评估，确定有无并发症情况，明确是否出院 □ 完成出院记录、病案首页、出院证明书等 □ 向患者交代出院后的注意事项，如返院复诊的时间、地点、发生紧急情况时的处理等
重点医嘱	**长期医嘱**（诊断明确即刻开始治疗）： □ 必要时给予祛铁治疗 □ 其他医嘱 **临时医嘱：** □ 复查血常规 □ 对症支持 □ 其他医嘱	**出院医嘱：** □ 出院带药 □ 定期门诊随访 □ 监测血清铁蛋白
主要护理工作	□ 观察患者病情变化	□ 协助患者办理出院手续
病情变异记录	□ 无　□ 有，原因： 1. 2.	□ 无　□ 有，原因： 1. 2.
护士签名		
医师签名		

（中华医学会血液学分会）

第 67 节　自身免疫性溶血性贫血临床路径

临床路径标准

一、适用对象

第一诊断为自身免疫性溶血性贫血（ICD-10：D59.101/D59.601）。

二、诊断依据

根据《血液病诊断和疗效标准》（第 3 版，张之南、沈悌，科学出版社，2008年）、《临床诊疗指南——血液病学分册》（中华医学会编著，人民卫生出版社，2006 年）。

1. 温抗体型自身免疫性溶血性贫血（AIHA）

（1）符合溶血性贫血的临床和实验室表现，如乏力、苍白、黄疸、脾大等临床症、状体征及血清间接胆红素增高、血清乳酸脱氢酶增高、结合珠蛋白降低、网织红细胞绝对值增高等实验室依据。

（2）抗人球蛋白试验（Coombs 直接试验）阳性。

（3）如广谱 Coombs 试验阴性（包括 IgG、IgM、C3），但临床表现符合，肾上腺皮质激素等免疫抑制治疗有效，又能除外其他溶血性贫血，可考虑为 Coombs 试验阴性自身免疫性溶血性贫血。

（4）需除外系统性红斑狼疮（SLE），类风湿关节炎（RA），溃疡性结肠炎（UC）等自身免疫性疾病或其他疾病如淋巴类肿瘤包括慢性淋巴细胞性白血病（CLL），淋巴瘤等；支原体，CMV 病毒感染引起的继发性自身免疫性溶血。

2. 冷凝集素综合征

（1）符合溶血性贫血的临床和实验室表现：寒冷环境下出现耳廓、鼻尖及手指发绀，加温后消失，可有贫血或黄疸的体征；实验室检查发现血清间接胆红素升高，反复发作者有含铁血黄素尿等。

（2）冷凝集素阳性。

（3）直接 Coombs 试验几乎均为补体 C3 型阳性。

（4）支原体、CMV 或 EBV 病毒抗体滴度。

3. 阵发性冷性血红蛋白尿症

（1）符合溶血性贫血的临床和实验室表现：如受凉后血红蛋白尿发作，发作时出现贫血且进展迅速，实验室检查显示血清间接胆红素升高，反复发作者有含铁血黄素尿等。

（2）冷热溶血试验阳性。

（3）直接 Coombs 试验为补体 C3 型阳性。

三、治疗方案的选择

根据《邓家栋临床血液学》（邓家栋，上海科学技术出版社，2001 年）、《临床诊疗指南——血液病学分册》（中华医学会编著，人民卫生出版社，2006 年）。

1. 肾上腺皮质激素（包括地塞米松针剂、甲泼尼龙针剂或泼尼松片剂）。

2. 其他免疫抑制剂（包括环磷酰胺、硫唑嘌呤等）。

3. 脾切除　适合于难治性自身免疫性溶血性贫血，且溶血反复发作者。

4. 输血　输血须谨慎，必要时输注 0.9%氯化钠溶液洗涤后的红细胞。

5. 其他治疗

（1）应用达那唑。

（2）静脉输注高剂量丙种球蛋白。

（3）血浆置换疗法。

（4）如能明确发病与感染相关者，可给予适当的抗感染治疗。

四、标准住院日

标准住院日 14 天内。

五、进入路径标准

1. 第一诊断必须符合自身免疫性溶血性贫血疾病编码（ICD-10：D59.101/D59.601）。

2. 当患者同时具有其他疾病诊断，但在住院期间不需要特殊处理，也不影响第一诊断的临床路径流程实施时，可以进入路径。

六、住院期间检查项目

1. 必需的检查项目

（1）血常规及分类、网织红细胞绝对值计数，血涂片红细胞形态学检查，尿常规或尿沉渣检查、便常规+隐血。

（2）肝功能、肾功能、电解质、血清乳酸脱氢酶测定，输血前病原学检查、红细胞沉降率、抗链球菌溶血素"O"试验（抗"O"试验）、C 反应蛋白、血型、自身免疫系统疾病相关抗体/抗原筛查，如 ANA、anti-dsDNA、ENA、LA、RF、抗心磷脂抗体等。

（3）血清乳酸脱氢酶测定，血清结合珠蛋白、血清总胆红素和直接/间接胆红素、尿胆原、尿胆素、尿含铁血黄素等。

（4）免疫球蛋白和补体定量、抗人球蛋白试验。

（5）骨髓细胞形态学检查。

（6）Ham 试验或 CD59、CD55 检测以排除阵发性睡眠性血红蛋白尿。

（7）胸部 X 线片、心电图、腹部 B 超。

2. 根据患者病情可选择的检查项目

（1）单价抗体检测红细胞膜附着的 IgG、IgA、IgM 和 C3。

（2）冷凝集素测定。

（3）冷热溶血试验，若阳性应行梅毒、病毒等检查。

（4）凝血功能、尿游离血红蛋白。

3. 发热或疑有感染者可选择病原微生物培养、影像学检查。

七、治疗开始时间

治疗开始于诊断后第 1 天。

八、治疗方案与药物选择

1. 糖皮质激素作为首选治疗

（1）常规起始剂量，泼尼松 1 mg/（kg·d）。

（2）视病情可选用短疗程较大剂量地塞米松或甲泼尼龙静脉给药。

2. 急症治疗 适用于严重贫血、溶血危象、需要紧急手术或分娩者。在静脉注射地塞米松或甲泼尼龙同时可采用：

（1）静脉输注丙种球蛋白：0.3~0.5 g/（kg·d）×5 d 或 1.0 g/（kg·d）×2 d。

（2）输注红细胞，有条件输注经 0.9% 氯化钠溶液洗涤后红细胞。

（3）血浆置换。

九、出院标准

1. 一般情况良好。

2. 没有需要住院处理的并发症和（或）合并症。

十、变异及原因分析

溶血危象、常规治疗无效、发生严重并发症等，则退出该路径。

临床路径表单

适用对象：第一诊断为自身免疫性溶血性贫血（ICD-10：D59.101/D59.601）

患者姓名：_____ 性别：_____ 年龄：_____ 门诊号：_____ 住院号：_____

住院日期：___年__月__日 出院日期：___年__月__日 标准住院日：<14 天

时间	住院第 1 天	住院第 2 天
主要诊疗工作	□ 询问病史及体格检查 □ 完成病历书写 □ 完善检查 □ 对症支持治疗 □ 病情告知，必要时向患者家属告知病重或知病危通知，并签署病重或病危通知书 □ 患者家属签署输血及骨髓穿刺知情同意书	□ 上级医师查房 □ 完成入院检查 □ 骨髓穿刺术（形态学检查） □ 继续对症支持治疗 □ 完成必要的相关科室会诊 □ 完成病历书写 □ 向患者及家属交代病情及其注意事项
重点医嘱	**长期医嘱：** □ 血液病护理常规 □ 一级护理 □ 饮食：根据患者情况 □ 视病情通知病重或病危 □ 患者既往疾病基础用药 □ 其他医嘱 **临时医嘱：** □ 检查血常规、白细胞分类计数、网织红细胞绝对值计数、尿常规、便常规+隐血 □ 检测肝功能、肾功能、电解质、红细胞沉降率、凝血功能、抗"O"试验、C反应蛋白、血型、输血前病原学检查、血型鉴定 □ 胸部 X 线片、心电图、腹部 B 超检查 □ 输注红细胞（有指征时） □ 血浆置换（必要时） □ 其他医嘱	**长期医嘱：** □ 患者既往疾病基础用药 □ 其他医嘱 **临时医嘱：** □ 血常规及网织红细胞计数 □ 骨髓穿刺：骨髓细胞形态学 □ 输注红细胞（有指征时） □ 自身免疫系统疾病筛查 □ 溶血相关检查：网织红细胞、血清乳酸脱氢酶和结合珠蛋白、胆红素、尿胆原、尿含铁血黄素；免疫球蛋白和补体、抗人球蛋白试验、冷凝集试验；单价抗体测红细胞膜附着的 IgG、A、M 和 C3；冷热溶血试验；Ham 试验及 CD59，CD55 筛选 □ 梅毒、病毒学等有关检查 □ 凝血功能 □ 病原微生物培养、影像学检查（必要时） □ 其他医嘱
主要护理工作	□ 介绍病房环境、设施和设备 □ 入院护理评估 □ 入院宣教	□ 观察患者病情变化
病情变异记录	□ 无 □ 有，原因： 1. 2.	□ 无 □ 有，原因： 1. 2.
护士签名		
医师签名		

时间	住院第 3~13 天	住院第 14 天 （出院日）
主要诊疗工作	☐ 上级医师查房 ☐ 复查血常规及网织红细胞，观察血红蛋白变化 ☐ 根据体检、辅助检查、骨髓检查结果和既往资料，进行鉴别诊断和确定诊断 ☐ 根据其他检查结果进行鉴别诊断，判断是否合并其他疾病 ☐ 开始治疗 ☐ 保护重要脏器功能 ☐ 注意观察皮质激素的不良反应，并对症处理 ☐ 完成病程记录	☐ 上级医师查房，进行评估，确定有无并发症情况，明确是否出院 ☐ 完成出院记录、病案首页、出院证明书等 ☐ 向患者交代出院后的注意事项，如返院复诊的时间、地点、发生紧急情况时的处理等
重点医嘱	**长期医嘱**（视情况可第一天起开始治疗）： ☐ 糖皮质激素：常规起始剂量［泼尼松 1 mg/（kg·d）］或短疗程较大剂量静脉给药 ☐ 丙种球蛋白 0.3~0.5 g/（kg·d）×5 d 或 1.0 g/（kg·d）×2 d（必要时） ☐ 达那唑 ☐ 重要脏器保护：抑酸、补钙等 ☐ 其他医嘱 **临时医嘱**： ☐ 复查血常规 ☐ 复查血生化、电解质 ☐ 输注红细胞（有指征时） ☐ 血浆置换（必要时） ☐ 对症支持 ☐ 其他医嘱	**出院医嘱**： ☐ 出院带药 ☐ 定期门诊随访 ☐ 监测血常规和网织红细胞
主要护理工作	☐ 观察患者病情变化	☐ 协助患者办理出院手续
病情变异记录	☐ 无 ☐ 有，原因： 1. 2.	☐ 无 ☐ 有，原因： 1. 2.
护士签名		
医师签名		

（中华医学会血液学分会）

第 68 节 血友病 A 临床路径

临床路径标准

一、适用对象

第一诊断为血友病 A（ICD-10：D66. x01）。

二、诊断依据

根据《血友病诊断和治疗专家共识》（2013 版）、《世界血友病联盟血友病诊断和治疗管理》（第 2 版，2013 年）、《血友病》（杨仁池，上海科学技术出版社，2007 年）、《血液病诊断和疗效标准》（第 3 版，张之南、沈悌，科学出版社，2008 年）。

1. 患者几乎均为男性（女性患者为纯合子，极罕见），有或无家族史，有家族史者符合 X 性联隐性遗传规律。

2. 关节、肌肉、深部组织及内脏出血，外伤或手术后延迟性出血为其特点，但也可自发性出血。反复出血可见关节畸形和假肿瘤。

3. 实验室检查

（1）凝血酶原时间（PT）、凝血酶时间（TT）和纤维蛋白原定量正常，活化部分凝血活酶时间（APTT）延长或正常低限，能被正常新鲜血浆纠正。血小板计数、出血时间、血块收缩正常。

（2）凝血因子Ⅷ活性（FⅧ：C）减少，FⅧ：C 在 5%~40% 为轻型，1%~5% 为中型，≤1% 为重型。

（3）血管性血友病因子（vWF）抗原和活性正常。

三、治疗方案的选择

根据《血友病诊断和治疗专家共识》（2013 版），《世界血友病联盟血友病诊断和治疗管理》（第 2 版，2013 年）、《血友病》（杨仁池，上海科学技术出版社，2007 年）、《血液病诊断和疗效标准》（第 3 版，张之南、沈悌，科学出版社，2008 年）。

1. 局部止血措施和注意事项 包括休息制动、局部冰敷、压迫包扎和抬高患肢、局部用止血粉、凝血酶或明胶海绵贴敷等。口腔出血可含服氨甲环酸。避免肌内注射、外伤和手术，如必须手术，需行凝血因子替代治疗。禁服阿司匹林或其他非甾体类抗炎药及所有影响血小板聚集的药物。

2. 替代疗法

（1）血浆源性人凝血因子Ⅷ和重组人凝血因子Ⅷ：因子Ⅷ半衰期 8~12 h，常需每日输注 2~3 次。重组人凝血因子Ⅷ，为人工合成，病毒等病原污染的可能性更低。

（2）冷沉淀物：含因子Ⅷ、纤维蛋白原等凝血因子，因子Ⅷ较新鲜血浆高 5～10 倍，用于无条件使用因子Ⅷ制剂者。

（3）新鲜血浆或新鲜冰冻血浆：含所有的凝血因子等血浆蛋白，仅用于无条件使用因子Ⅷ制剂和冷沉淀者。

（4）凝血酶原复合物浓缩剂：用于因子Ⅷ抑制物阳性者。

3. 去氨基-D-精氨酸血管加压素　用于轻型患者。

4. 小剂量肾上腺皮质激素　可改善毛细血管通透性，对控制血尿、加速急性关节积血的吸收有一定疗效，可短期与替代治疗合用。

5. 抗纤溶药物　常用6-氨基己酸和氨甲环酸，有肉眼血尿者禁用。

6. 重组活化的人凝血因子Ⅶ　适用于伴因子Ⅷ抑制物血友病 A 患者难以控制的出血发作。

四、标准住院日

标准住院日为 10 天内。

五、进入路径标准

1. 第一诊断必须符合血友病 A 疾病编码（ICD-10：D66. x01）。

2. 有关节、肌肉、软组织或内脏急性出血表现。

3. 当患者同时具有其他疾病诊断，但在住院期间不需要特殊处理，也不影响第一诊断的临床路径流程实施时，可以进入路径。

六、住院期间检查项目

1. 必需的检查项目

（1）血常规、尿常规、便常规+隐血。

（2）肝功能、肾功能、电解质、输血前检查、血型、凝血功能。

2. 根据患者情况可选择的检查项目

（1）FⅧ：C、vWF 抗原、因子Ⅸ活性检测（既往未确诊者进行此项检查）。

（2）因子Ⅷ抑制物筛选和滴度测定。

（3）胸部 X 线片、心电图、血肿、关节或脏器 B 超、关节平片或 MRI、颅脑或脏器 CT 等。

七、治疗开始时间

入院前血友病 A 诊断明确者入院后即刻开始。

八、治疗方案及药物选择

血友病急性出血时应立刻输注 FⅧ制剂，行替代治疗，以降低关节、组织和脏器功能受损的程度。

FⅧ制剂使用剂量可按如下公式计算：需要 FⅧ总量 =（希望达到的 FⅧ：C 水平%−当前血浆 FⅧ：C 水平%）×0.5×患者体重（kg）。

FⅧ的半衰期 8~12 h，要使血中 FⅧ保持在一定水平，需每 8~12 h 输注一次。具体替代治疗方案见表1。

表1　FⅧ替代治疗方案

出血部位	理想因子水平（%）	FⅧ剂量（U/kg）	疗程
关节	20~60	10~30	1~2 天
一般肌肉	20~60	15~25	1~2 天
深部肌肉	60~100	30~50	4~7 天
胃肠道	40~60	20~30	7~10 天
口腔黏膜	30~50	15~25	直至出血消退
鼻出血	30~50	15~25	直至出血消退
血尿	20~50	10~25	直至出血消退
中枢神经系统	60~100	30~50	7~10 天
腹膜后	50~100	25~50	7~10 天
损伤或手术	50~100	25~50	直至出血消退

九、出院标准

出血症状改善或消退。

十、变异及原因分析

出现 FⅧ因子抑制物、感染，需要手术干预，疗效不佳者退出此路径。

临床路径表单

适用对象：第一诊断为血友病 A（ICD-10：D66. x01）

患者姓名：_____ 性别：_____ 年龄：_____ 门诊号：_____ 住院号：_____

住院日期：___年__月__日 出院日期：___年__月__日 标准住院日：10 天

时间	住院第 1 天	住院第 2 天
主要诊疗工作	□ 询问病史及体格检查 □ 完成病历书写 □ 完善检查 □ 结合化验检查初步确定诊断 □ 对症支持治疗和替代治疗 □ 病情告知，必要时向患者家属告知病重或病危通知，并签署病重或病危通知书 □ 患者家属签署输血知情同意书	□ 上级医师查房 □ 继续完成入院检查 □ 继续对症支持和替代治疗 □ 完成必要的相关科室会诊 □ 完成上级医师查房记录等病历书写 □ 向患者及家属交代病情及其注意事项
重点医嘱	长期医嘱： □ 血液病护理常规 □ 一级护理 □ 饮食：根据患者情况 □ 视病情通知病重或病危 □ 患者既往疾病基础用药 □ 其他医嘱 临时医嘱： □ 检查血常规及分类、尿常规、便常规＋隐血 □ 检测肝功能、肾功能、电解质、凝血功能、血型、输血前检查、FⅧ：C 及 vWF 测定、因子Ⅸ活性，如有条件做 FⅧ因子抗体测定 □ 检查胸部 X 线片、心电图、关节、脏器或血肿的 B 超、X 线平片、CT、MRI 等 □ 输注浓缩 FⅧ因子或替代物（参见表 1） □ 冷沉淀 □ 新鲜血浆 □ 凝血酶原复合物 □ 肾上腺皮质激素 □ 抗纤溶药物 □ 局部止血治疗 □ 去氨基-D-精氨酸血管加压素 □ 其他医嘱	长期医嘱： □ 患者既往疾病基础用药 □ 其他医嘱 临时医嘱： □ 凝血分析 □ 输注浓缩 FⅧ因子或替代物（参见表 1） □ 冷沉淀 □ 新鲜血浆 □ 凝血酶原复合物 □ 去氨基-D-精氨酸血管加压素 □ 肾上腺皮质激素 □ 抗纤溶药物 □ 局部止血治疗 □ 其他医嘱
主要护理工作	□ 介绍病房环境、设施和设备 □ 入院护理评估 □ 入院宣教	□ 观察患者病情变化

待　续

时间	住院第 1 天	住院第 2 天
病情 变异 记录	□无　□有，原因： 1. 2.	□无　□有，原因： 1. 2.
护士 签名		
医师 签名		

时间	住院第 3~9 天	住院第 10 天 （出院日）
主要诊疗工作	□ 上级医师查房 □ 复查凝血功能、FⅧ因子 □ 观察出血变化 □ 根据体检、辅助检查结果和既往资料，进行鉴别诊断和确定诊断 □ 根据其他检查结果进行鉴别诊断，判断是否合并其他疾病 □ 继续对症支持和替代治疗 □ 保护重要脏器功能 □ 注意观察血制品的不良反应，并对症处理 □ 完成病程记录	□ 上级医师查房，进行评估，确定有无并发症情况，明确是否出院 □ 完成出院记录、病案首页、出院证明书等 □ 向患者交代出院后的注意事项，如返院复诊的时间、地点、发生紧急情况时的处理等
重点医嘱	**长期医嘱**（诊断明确即刻开始治疗）： □ 输注 FⅧ（参见表 1） □ 冷沉淀 □ 新鲜血浆 □ 凝血酶原复合物 □ 去氨基-D-精氨酸血管加压素 □ 肾上腺皮质激素 □ 抗纤溶药物 □ 局部止血治疗及护理 □ 其他医嘱 **临时医嘱：** □ 复查血常规 □ 复查血生化、凝血功能、FⅧ：C 水平 □ 对症支持 □ 其他医嘱	**出院医嘱：** □ 出院带药 □ 定期门诊随访 □ 监测凝血功能
主要护理工作	□ 观察患者病情变化	□ 协助患者办理出院手续
病情变异记录	□ 无　□ 有，原因： 1. 2.	□ 无　□ 有，原因： 1. 2.
护士签名		
医师签名		

（中华医学会血液学分会）

第 69 节　大动脉炎临床路径

临床路径标准

一、适用对象

第一诊断为大动脉炎（ICD-10：I77.604，M31.601，M31.4）。

二、诊断依据

根据《大动脉炎诊断及治疗指南》（中华医学会风湿病学分会，2011 年）。

1. 发病年龄≤40 岁　40 岁前出现症状或体征。

2. 肢体间歇性活动障碍　活动时一个或多个肢体出现逐渐加重的乏力和肌肉不适，尤以上肢明显。

3. 肱动脉搏动减弱　一侧或双侧肱动脉搏动减弱。

4. 血压差>10 mmHg　双侧上肢收缩压差>10 mmHg（1 mmHg＝0.133 kPa）。

5. 锁骨下动脉或主动脉杂音　一侧或双侧锁骨下动脉或腹主动脉闻及杂音。

6. 血管造影异常　主动脉一级分支或上下肢近端的大动脉狭窄或闭塞，病变常为局灶或节段性，且不是由动脉硬化、纤维肌发育不良或类似原因引起。

符合上述 6 项中的 3 项者可诊断本病，敏感度 90.5%，特异度 97.8%。

三、治疗方案的选择

根据《大动脉炎诊断及治疗指南》（中华医学会风湿病学分会，2011 年）。

1. 药物治疗

（1）控制感染：发病早期有感染因素存在时，应有效控制感染，高度怀疑结核感染者，应同时抗结核治疗。

（2）糖皮质激素。

（3）免疫抑制剂：常用的免疫抑制剂为环磷酰胺、甲氨蝶呤/硫唑嘌呤、吗替麦考酚酯和环孢素等。

（4）扩张血管，抗凝，改善血液循环，对高血压患者应积极控制血压。

2. 手术治疗

（1）经皮腔内血管成形术。

（2）外科手术治疗。

四、进入路径标准

1. 第一诊断必须符合外周性大动脉炎疾病编码（ICD-10：I77.604，M31.601，M31.4）。

2. 排除先天性主动脉狭窄、动脉粥样硬化、肾动脉纤维肌营养不良、血栓闭塞性脉管炎、白塞病、结节性多动脉炎等疾病所致的血管病变。

3. 当患者同时具有其他疾病诊断，但在住院期间不需要特殊处理也不影响第一诊断的临床路径流程实施时，可以进入路径。

五、住院期间检查项目

1. 必需的检查项目
（1）血常规、尿常规、便常规+隐血。
（2）肝功能、肾功能、红细胞沉降率、C 反应蛋白（CRP）。
（3）抗结核菌素试验。
（4）心电图、胸部 X 线片。
（5）彩色多普勒超声血管检查：主动脉及其主要分支；超声心动图检查。
2. 根据患者病情可选择检查项目
（1）血管造影；数字减影血管造影（DSA）。
（2）增强 CT 和磁共振成像（MRI）。

六、治疗方案与药物选择

1. 糖皮质激素　根据患者病情选择合适的剂量及疗程，一般口服泼尼松 1 mg/kg，维持 3~4 周后逐渐减量，每 10~15 天减量 5%~10%，减至 5~10 mg/d 后应长期维持一段时间，注意不良反应。

2. 免疫抑制剂　联合糖皮质激素能增加疗效，常用的药物为：①环磷酰胺：每日或隔日口服 2 mg/kg，或冲击治疗每 3~4 周 0.5~1.0 g/m^2；②甲氨蝶呤：每周 5~25 mg 静脉注射、肌内注射或口服；③硫唑嘌呤：每日口服 1~2 mg/kg。上述药物疗效不佳或不耐受者可使用其他免疫抑制剂，如吗替麦考酚酯、环孢素等。

3. 抗结核药物　高度怀疑结核感染的患者可同时加用抗结核治疗。

4. 抗凝药　包括阿司匹林 75~100 mg，每日 1 次，双嘧达莫 50 mg，每日 3 次，不耐受者可使用其他抗凝药物。

5. 生物制剂　包括依那西普、阿达木单抗、英夫利息单抗、托珠单抗等，可考虑应用于难治性大动脉炎患者。

6. 手术治疗　包括经皮腔内血管成形术和外科手术等。

七、出院标准

1. 病情活动度改善。
2. 组织器官缺血程度改善。
3. 没有需要住院处理的并发症和（或）合并症。

八、标准住院日

标准住院日 7~14 天。

临床路径表单

适用对象：第一诊断为大动脉炎（ICD-10：I77.604，M31.601，M31.4）

患者姓名： _____ 性别： _____ 年龄： _____ 门诊号： _____ 住院号： _____

住院日期：___年__月__日 出院日期：___年__月__日 标准住院日：7~14 天

时间	住院第 1 天	住院第 2~4 天	住院第 5 天
主要诊疗工作	□ 询问病史和体格检查 □ 完成病历书写 □ 观察患者肢体缺血的症状 □ 与其他血管病变进行鉴别 □ 完善常规检查	□ 上级医师查房 □ 明确下一步诊疗计划 □ 完成上级医师查房记录	□ 观察患者有无药物不良反应 □ 上级医师查房及诊疗评估 □ 完成查房记录 □ 对患者进行坚持治疗和疾病监测的宣教
重点医嘱	长期医嘱： □ 内科护理常规 □ 一/二级护理 □ 普通饮食/低盐普食/半流食 临时医嘱： □ 血、尿、便常规+隐血 □ 肝功能、肾功能、电解质、红细胞沉降率、血糖、血脂、C 反应蛋白、免疫球蛋白、感染性疾病筛查 □ 心电图、腹部超声、胸部X 线片、主动脉及其主要分支彩超检查 □ 药物治疗 □ PPD 试验	长期医嘱： □ 内科护理常规 □ 一/二级护理 □ 普通饮食/低盐普食/半流食 □ 阿司匹林 □ 激素 □ 免疫抑制剂 临时医嘱： □ 血管造影、增强 CT 血管重建或磁共振血管检查（必要时）	长期医嘱： □ 内科护理常规 □ 一/二级护理 □ 普通饮食/低盐普食/半流食 □ 阿司匹林 □ 激素 □ 免疫抑制剂 临时医嘱： □ 根据病情变化及检查异常结果复查 □ 请血管外科会诊（必要时）
主要护理工作	□ 协助患者及家属办理入院手续 □ 进行入院宣教和健康宣教（疾病相关知识） □ 制订护理计划 □ 根据医嘱完成相关辅助检查 □ 完成护理记录	□ 基本生活和心理护理 □ 观察患者病情变化	□ 基本生活和心理护理 □ 监督患者用药 □ 对患者进行疾病治疗与监测方面的宣教 □ 观察患者病情变化
病情变异记录	□ 无　□ 有，原因： 1. 2.	□ 无　□ 有，原因： 1. 2.	□ 无　□ 有，原因： 1. 2.
护士签名			
医师签名			

时间	住院第 6~11 天	住院第 12~14 天 （出院日）
主要诊疗工作	□ 观察患者病情变化 □ 上级医师查房及诊疗评估 □ 完成查房记录 □ 监测用药后有无不良反应 □ 对患者进行坚持治疗和疾病监测的宣教	□ 观察患者病情变化 □ 上级医师查房及诊疗评估 □ 完成查房记录 □ 监测用药后有无不良反应 □ 对患者进行坚持治疗和疾病监测的宣教 □ 完成上级医师查房记录、出院记录、出院证明书和病历首页的填写 □ 通知出院 □ 向患者及家属交代出院后注意事项，预约复诊时间 □ 如患者不能出院，在病程记录中说明原因和继续治疗的方案
重点医嘱	**长期医嘱：** □ 内科护理常规 □ 一/二级护理 □ 普通饮食/低盐普食/半流食 □ 阿司匹林 □ 激素 □ 免疫抑制剂 **临时医嘱：** □ 根据病情变化及检查异常结果复查：血常规、电解质、肝功能、肾功能、红细胞沉降率、C 反应蛋白	**出院医嘱：** □ 出院带药（根据具体情况） □ 门诊随诊 □ 4 周后门诊复诊
主要护理工作	□ 基本生活和心理护理 □ 监督患者用药 □ 对患者进行关节功能锻炼宣教 □ 填写护理记录	□ 基本生活和心理护理 □ 对患者进行坚持治疗和疾病监测的宣教 □ 帮助患者办理出院手续、交费等事宜 □ 饮食指导 □ 出院指导
病情变异记录	□ 无　□ 有，原因： 1. 2.	□ 无　□ 有，原因： 1. 2.
护士签名		
医师签名		

（中华医学会风湿免疫学分会）

第 70 节 抗中性粒细胞胞浆抗体相关性血管炎临床路径

临床路径标准

一、适用对象

第一诊断为抗中性粒细胞胞浆抗体相关性血管炎（ICD-10：M31.802）。

二、诊断依据

根据 2012 年 Chapel Hill 会议（CHCC）的血管炎分类标准，抗中性粒细胞胞浆抗体（ANCA）相关性血管炎（AAV）分为显微镜下多血管炎（MPA）、肉芽肿性多血管炎（GPA）和嗜酸性肉芽肿性多血管炎（EGPA）。

肉芽肿性多血管炎（GPA）：目前 GPA 的诊断标准采用 1990 年美国风湿病学会（ACR）分类标准，见表 1。符合 2 条或 2 条以上时可诊断为 GPA，诊断的敏感性和特异性分别为 88.2% 和 92.0%。

表 1　1990 年美国风湿病学会的肉芽肿性多血管炎分类标准

疾病部位	临床症状
鼻或口腔炎症	痛性或无痛性口腔溃疡，脓性或血性鼻腔分泌物
胸部 X 线片异常	胸部 X 线片示结节、固定浸润病灶或空洞
尿沉渣异常	镜下血尿（红细胞>5 个/高倍视野）或出现红细胞管型
病理性肉芽肿性炎性改变	动脉壁或动脉周围，或血管（动脉或微动脉）外区域有中性粒细胞浸润形成肉芽肿性炎性改变

显微镜下多血管炎（MPA）：MPA 目前尚无统一标准，以下情况有助于显微镜下多血管炎的诊断：①中老年，以男性多见。②具有起病的前驱症状。③肾脏损害表现：蛋白尿、血尿和（或）进行性肾功能不全等。④伴有肺部或者肺肾综合征的临床表现。⑤伴有关节、眼、耳、心脏、胃肠道等全身各器官受累表现。⑥P-ANCA阳性。⑦肾、肺活检有助于诊断。

嗜酸性肉芽肿性多血管炎（EGPA）：ACR-1990-分类标准。①支气管哮喘。②嗜酸粒细胞>10%。③单/多神经炎。④非固定性肺浸润影。⑤鼻窦炎。⑥活检：血管外嗜酸粒细胞浸润。

EGPA：4/6 项（敏感度：85.0%，特异度：99.7%）。

三、治疗方案的选择

根据《临床诊疗指南——风湿病学分册》（中华医学会风湿病学分会，人民卫生出版社，2005 年）等。

治疗可分为 3 期，即诱导缓解、维持缓解及控制复发。循证医学显示糖皮质激素加环磷酰胺联合治疗有显著疗效，特别是肾脏受累以及具有严重呼吸系统疾病的患者，应作为首选治疗方案。

四、标准住院日

标准住院日 14~21 天。

五、进入路径标准

1. 第一诊断必须符合抗中性粒细胞胞浆抗体相关性血管炎的疾病诊断。

2. 当患者同时具有其他疾病诊断，但在住院期间不需要特殊处理也不影响第一诊断的临床路径流程实施时，可以进入路径。

六、住院期间检查项目

1. 必需的检查项目

（1）血常规、尿常规+沉渣镜检、24 h 尿蛋白定量、便常规+隐血。

（2）肝功能、肾功能、电解质、血糖、红细胞沉降率、C 反应蛋白（CRP）、免疫球蛋白、抗中性粒细胞胞浆抗体、抗核抗体。

（3）心电图、胸部高分辨 CT、双肾 B 超。

2. 根据患者病情可选择的检查项目

（1）感染性疾病筛查（乙型病毒性肝炎、丙型病毒性肝炎、艾滋病、梅毒等）、补体、类风湿因子、血脂及肿瘤指标的筛查。

（2）肝、胆、胰、脾超声。

（3）肺功能。

（4）肾活检：如病情需要，可行肾穿刺。

七、选择用药

1. 糖皮质激素　活动期患者用泼尼松 1.0 mg/（kg·d），用 4~6 周，病情缓解后逐渐减量并以小剂量维持。对严重病例如中枢神经系统血管炎、肺泡出血、进行性肾衰竭、心肌受累等，可采用冲击疗法：甲泼尼龙 1.0 g/d，连用 3 天，第 4 天改口服泼尼松 1.0 mg/（kg·d），然后根据病情逐渐减量。

2. 免疫抑制剂　应根据病情选择不同的方法，主要应用环磷酰胺、硫唑嘌呤、霉酚酸酯、环孢素、甲氨蝶呤、来氟米特等（图 1）。

3. 植物药　包括雷公藤多苷，主要用于关节炎及肺间质病变等。

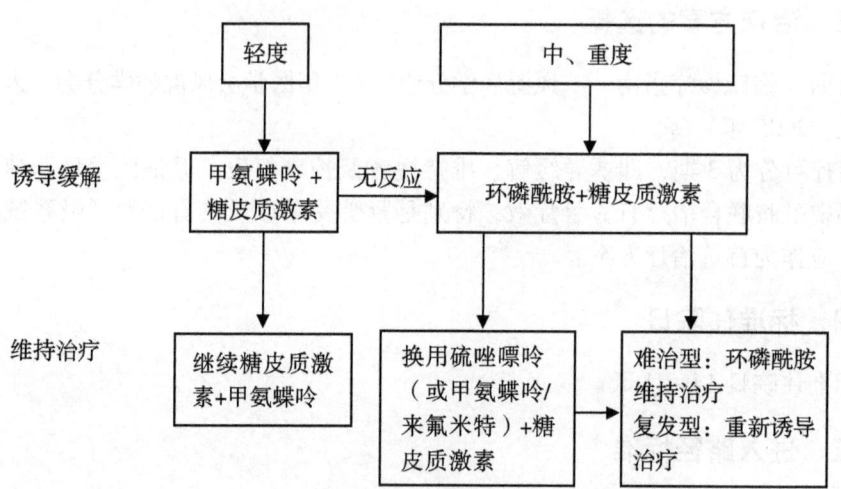

图1　抗中性粒细胞胞浆抗体相关性血管炎的治疗

4. 营养神经药物　主要用于周围神经病变，包括维生素 B_{12}、维生素 B_1 等。

5. 复方新诺明　对于病变局限于上呼吸道以及已用泼尼松和环磷酰胺控制病情者，可选用复发新诺明进行抗感染治疗。

6. 重症或顽固性患者可酌情使用生物制剂，如利妥昔单抗或肿瘤坏死因子抑制剂等。

7. 透析　肾衰竭的患者可选用透析治疗。

八、出院标准

1. 受损的重要脏器功能稳定，症状缓解。
2. 没有需要住院处理的并发症和（或）合并症。

九、变异及原因分析

1. 伴有合并症或其他并发症，需进一步诊断及治疗或转至其他相应科室诊治。
2. 对常规治疗效果差，需延长住院时间。

临床路径表单

适用对象：第一诊断为抗中性粒细胞胞浆抗体相关性血管炎（ICD-10：M31.802）

患者姓名：_____ 性别：_____ 年龄：_____ 门诊号：_____ 住院号：_____

住院日期：___年__月__日 出院日期：___年__月__日 标准住院日：14~21 天

时间	住院第 1 天	住院第 2~4 天	住院第 5~18 天
主要诊疗工作	□ 询问病史和体格检查 □ 完成病历书写 □ 完成初步的病情评估 □ 完善常规检查	□ 上级医师查房 □ 明确下一步诊疗计划 □ 观察患者临床症状的变化 □ 完成上级医师查房记录	□ 观察患者症状变化 □ 上级医师查房及诊疗评估 □ 完成查房记录 □ 对患者进行坚持治疗和预防复发的宣教
重点医嘱	**长期医嘱：** □ 内科护理常规 □ 一/二级护理 □ 普通饮食/糖尿病饮食/半流食 **临时医嘱：** □ 血常规、尿常规+沉渣、24 h 尿蛋白定量、便常规+隐血 □ 肝功能、肾功能、电解质、红细胞沉降率、血糖、C 反应蛋白、免疫球蛋白、抗核抗体、抗中性粒细胞胞浆抗体 □ 心电图、胸部高分辨 CT、双肾 B 超 □ 药物治疗	**长期医嘱：** □ 内科护理常规 □ 一/二级护理 □ 普通饮食/糖尿病饮食/半流食 □ 激素、免疫抑制剂	**长期医嘱：** □ 内科护理常规 □ 一/二级护理 □ 普通饮食/糖尿病饮食/半流食 □ 扩血管药物 **临时医嘱：** □ 根据病情变化及检查异常结果复查 □ 激素、免疫抑制剂及对症治疗
主要护理工作	□ 协助患者及家属办理入院手续 □ 进行入院宣教和健康宣教（疾病相关知识） □ 制订护理计划 □ 根据医嘱完成相关辅助检查 □ 完成护理记录	□ 基本生活和心理护理 □ 观察患者病情变化	□ 基本生活和心理护理 □ 监督患者用药 □ 观察患者病情变化
病情变异记录	□ 无 □ 有，原因： 1. 2.	□ 无 □ 有，原因： 1. 2.	□ 无 □ 有，原因： 1. 2.
护士签名			
医师签名			

时间	住院第 19~21 天 （出院日）
主要诊疗工作	□ 观察患者临床症状缓解情况 □ 上级医师查房及诊疗评估 □ 完成查房记录 □ 监测用药后有无不良反应 □ 对患者进行坚持治疗的宣教 □ 完成上级医师查房记录、出院记录、出院证明书和病历首页的填写 □ 通知出院 □ 向患者及家属交代出院后注意事项，预约复诊时间 □ 如患者不能出院，在病程记录中说明原因和继续治疗的方案
重点医嘱	出院医嘱： □ 出院带药（根据具体情况） □ 门诊随诊 □ 2 周后门诊复诊
主要护理工作	□ 基本生活和心理护理 □ 对患者进行生活注意事项宣教 □ 对患者进行坚持治疗的宣教 □ 帮助患者办理出院手续、交费等事宜 □ 饮食指导 □ 出院指导
病情变异记录	□ 无　□ 有，原因： 1. 2.
护士签名	
医师签名	

（中华医学会风湿免疫学分会）

第71节   系统性红斑狼疮临床路径

临床路径标准

一、适用对象

根据下列诊断标准，第一诊断为系统性红斑狼疮（SLE）编码（ICD-10：M32. 901)，且 SLE 病情活动性指数（SLEDAI）> 9。

二、诊断依据

根据美国风湿病学院 1982 年修订的 SLE 分类标准（表 1）。

表 1   系统性红斑狼疮诊断标准

标　准	定　义
1.　颊部红斑	遍及颊部的扁平或高出皮肤的固定性红斑，常不累及鼻唇沟部位
2.　盘状红斑	隆起的红斑上覆有角质性鳞屑和毛囊栓塞，旧病灶可有萎缩性瘢痕
3.　光过敏	日光照射引起皮肤过敏
4.　口腔溃疡	口腔或鼻咽部无痛性溃疡
5.　关节炎	非侵蚀性关节炎，累及 2 个或 2 个以上的周围关节，关节肿痛或渗液
6.　浆膜炎	（1）胸膜炎——胸痛、胸膜摩擦音或胸膜渗液 （2）心包炎——心电图异常、心包摩擦音或心包渗液
7.　肾脏病变	（1）持续蛋白尿：每日尿蛋白大于 0.5 g 或+++以上 （2）管型——可为红细胞、血红蛋白、颗粒管型或混合性管型
8.　神经系统异常	（1）抽搐——非药物或代谢紊乱，如尿毒症、酮症酸中毒或电解质紊乱所致 （2）精神异常——非药物或代谢紊乱，如尿毒症、酮症酸中毒或电解质紊乱所致
9.　血液学异常	（1）溶血性贫血伴网织红细胞增多 （2）白细胞计数减少，小于 4×10^9/L（4000/mm³），至少 2 次 （3）淋巴细胞小于 1.5×10^9/L（1500/mm³），至少 2 次 （4）血小板计数减少，小于 100×10^9/L（100 000/mm³）（除外药物影响）
10.　免疫学异常	（1）狼疮细胞阳性 （2）抗双链（ds）DNA 抗体阳性 （3）抗 Sm 抗体阳性 （4）梅毒血清试验假阳性或磷脂抗体阳性
11.　抗核抗体	免疫荧光抗核抗体滴度异常或相当于该法的其他试验滴度异常，排除药物诱发的"狼疮综合征"

11 项标准中有 4 项或 4 项以上符合者可诊断为 SLE。

以上标准是为 SLE 分类而制定的，SLE 的临床诊断不拘泥于此，但进入本临床路径者必须符合该标准。

按照上述分类标准符合 SLE 的患者，再根据 SLE 病情活动性指数（SLEDAI）（表 2）进一步评估疾病活动性，积分>9 者，进入本路径。

表 2　SLE 病情活动性指数积分表

项目	积分	项目	积分	项目	积分
癫痫	8	精神病	8	器质性脑病	8
视觉异常	8	脑神经病变	8	狼疮性头痛	8
脑血管意外	8	血管炎	8	关节炎	4
肌炎	4	管形尿	4	血尿	4
蛋白尿	4	脓尿	4	新发红斑	2
脱发	2	黏膜溃疡	2	胸膜炎	2
心包炎	2	低补体血症	2	DNA 抗体滴度增高	2
发热	1	血小板减少	1	白细胞减少	1

三、选择治疗方案的依据

根据《临床诊疗指南——风湿病学分册》（中华医学会风湿病学分会，人民卫生出版社，2005 年）等。

1. 一般治疗　患者宣教，避免过多的紫外光暴露，使用防紫外线用品（防晒霜等）。

2. 对症治疗　非甾体抗炎药等。

3. 药物治疗　包括糖皮质激素和免疫抑制剂等。

四、标准住院日

标准住院日 14~21 天。

五、进入路径标准

1. 第一诊断必须符合系统性红斑狼疮疾病编码（ICD-10：M32.901）。

2. 除外感染、恶性肿瘤和其他结缔组织病；系统性红斑狼疮合并类风湿关节炎、皮肌炎、多发性肌炎、系统性硬化症等其他结缔组织病需要额外处理时，不纳入本路径。

3. 达到住院标准　符合上述 SLE 诊断标准，且 SLEDAI 积分>9，并经临床医师判断需要住院治疗。

4. 当患者同时具有其他系统疾病诊断，如在住院期间病情平稳，不需特殊处理，或原治疗无需更改，不影响本临床路径流程实施时，可以进入本路径。

六、住院期间的检查项目

1. 必需的检查项目

（1）血常规、尿常规、便常规。

（2）肝功能、肾功能、电解质、血糖、红细胞沉降率、C 反应蛋白（CRP）、凝血功能、感染性疾病筛查（乙型病毒性肝炎、丙型病毒性肝炎、梅毒、艾滋病等）。

（3）抗核抗体谱、抗磷脂抗体谱、补体、免疫球蛋白等免疫学指标。

（4）胸部正侧位 X 线片、心电图、心脏彩超、腹部 B 超。

2. 根据患者病情选择项目

（1）狼疮性肾炎：尿沉渣、24 h 尿蛋白定量，必要时肾脏穿刺病理及荧光检查。

（2）中枢神经狼疮：有症状时可行腰穿测压及脑脊液相关检查、颅脑 MRI 等。

（3）狼疮性血小板减少症：抗血小板抗体、骨髓穿刺。

七、治疗方案与药物选择

SLE 目前还没有根治的办法，早期诊断和早期治疗，以避免或延缓组织脏器的病理损害。

1. SLEDAI 积分 10~14 者为中度活动型狼疮，代表有重要脏器累及且需要积极治疗。糖皮质激素的治疗要注意个体化，通常泼尼松剂量 0.5~1.0 mg/（kg·d）。需要联用的其他药物及免疫抑制剂主要包括：

（1）抗疟药：可控制皮疹、减轻光敏感和关节炎，可以与其他免疫抑制剂联合应用，常用羟氯喹 0.2~0.4 g/d。主要不良反应是眼底病变，用药超过 6 个月者，定期检查眼底。

（2）甲氨蝶呤：常用剂量 10~15 mg，每周 1 次。主要用于关节炎、肌炎、浆膜炎和皮肤损害为主的 SLE。常见不良反应有胃肠道反应、口腔黏膜糜烂、肝功能损害、骨髓抑制。

（3）硫唑嘌呤：常用剂量 50~100 mg/d。不良反应包括：骨髓抑制、胃肠道反应和肝功能损害等。少数对硫唑嘌呤极敏感者用药短期就可出现严重脱发和造血危象，引起严重粒细胞和血小板缺乏症，轻者停药后血象多在 2~3 周内恢复正常，重者则需按粒细胞缺乏或急性再障处理，以后不宜再用。

（4）来氟米特：可用以治疗狼疮肾炎，但是要注意肝损害。

（5）非甾体抗炎药（NSAIDs）：可用于控制关节炎。

2. SLEDAI 积分 ≥15 分的重度活动型狼疮，代表有重要脏器受累且病情重度活动，常常危及生命，需要积极治疗：

（1）糖皮质激素：重度 SLE 的首选药物。一般采用泼尼松每日 1 mg/kg，用药 4~6 周或疾病活动控制后 10~15 天开始逐步减量，至每日 5~10 mg 维持。对危及生命的重症患者，常规剂量激素效不佳者，特别是中枢神经系统狼疮，可采用甲泼尼龙 1.0 g/d 冲击，连续 3 天，停止冲击后即恢复常规给药，病情需要时重复使用。

激素主要的不良反应为库欣综合征、继发感染、糖尿病、高血压、精神异常，胃肠道出血、长期使用易导致股骨头无菌坏死，骨质疏松。

（2）环磷酰胺：适用于狼疮性肾炎、弥漫性血管炎及神经精神狼疮。不良反应为胃肠道反应、肝功异常、骨髓抑制、脱发、出血性膀胱炎及卵巢功能衰竭。

（3）霉酚酸酯：可用于 SLE 诱导缓解及维持巩固治疗。主要不良反应为继发感染。

（4）环孢素：适用于狼疮性肾炎、血液系统受累等，或用于上述药物无效的患者，注意其肾毒性，长期应用出现震颤、多毛、齿龈增生等。

（5）雷公藤多苷：对 SLE 病情有一定的控制作用，主要不良反应是抑制性腺，有生育要求患者慎用。

（6）硫唑嘌呤：可用于联合治疗及维持巩固治疗。

（7）甲氨蝶呤：可用于联合治疗及维持巩固治疗。

（8）抗疟药：可用于联合治疗及维持巩固治疗。

3. 几种特殊器官系统受累的治疗

（1）狼疮性肾炎：在使用激素的同时应积极应用环磷酰胺，一般冲击治疗 1 g，每月 1 次，或小剂量 [1~2 mg/（kg·d）]。急进性肾炎、迅速发展的肾功能不全，在没有感染时，可使用大剂量甲泼尼龙冲击治疗。

如环磷酰胺疗效不佳，或不耐受者，可选用环孢素、霉酚酸酯、FK506 等药物。

肾功能不全或慢性肾衰竭尿毒症患者免疫抑制剂应根据肾功能情况调整剂量，根据病情选择透析或肾移植。

（2）神经精神狼疮：弥漫性狼疮脑病最为危险。一旦诊断明确，在无禁忌证的情况下可用甲泼尼龙冲击治疗，同时联合免疫抑制剂，如环磷酰胺等。鞘内注射地塞米松单药或联合地塞米松联合甲氨蝶呤对狼疮脑病患者也有较好的疗效。

（3）狼疮性血小板减少症：系统性红斑狼疮患者如发生严重血小板减少伴有出血危险时，应给予积极治疗。如为慢性血小板降低且 SLE 整体稳定，血小板计数 50 ×10^9/L 左右可不做特殊治疗，继续观察。

控制病情活动，泼尼松每日 0.5~1.0 mg/kg，多数有效。危及生命的血小板减少可用甲泼尼龙冲击。

长春新碱静脉疗法，2 mg/m^2 体表面积，每周 1 次，一般不超过 4 次，多数病例有效。

4. 妊娠

（1）SLE 患者，病情稳定 12 个月以上，泼尼松每日 7.5~10.0 mg，无重要脏器功能不全，停用可能致畸的药物半年以上，可以允许妊娠。

（2）已怀孕患者，一定要请风湿科及产科医师共同监护、随访。

（3）羟氯喹等免疫抑制剂的使用需经风湿科医生指导。

八、出院标准

1. 病情稳定。

2. 没有需要住院治疗的合并症和（或）并发症。

临床路径表单

适用对象：第一诊断为系统性红斑狼疮（ICD-10：M32.901）

患者姓名：_____ 性别：_____ 年龄：_____ 门诊号：_____ 住院号：_____

住院日期：___年__月__日 出院日期：___年__月__日 标准住院日：4~6周

时间	住院第1~3天	住院第4~25/39天
主要诊疗工作	□ 询问病史及体格检查 □ 进行病情初步评估 □ 上级医师查房 □ 开化验单，完成病历书写	□ 上级医师查房 □ 核查辅助检查的结果是否有异常 □ 观察药物不良反应 □ 住院医师书写病程记录
重点医嘱	**长期医嘱：** □ 免疫内科护理常规 □ 一/二/三级护理（根据病情） □ 对症治疗 □ 糖皮质激素 □ 免疫抑制剂 **临时医嘱：**（检查项目） □ 血常规、尿常规、便常规 □ 肝、肾、脂全套，红细胞沉降率，CRP，感染性疾病筛查 □ 抗体、免疫球蛋白、补体等免疫指标 □ 胸正侧位X线片、心电图、心脏彩超、腹部B超 □ 有脏器受累者，做相关检查 □ 对症处理	**长期医嘱：** □ 免疫内科护理常规 □ 一/二/三级护理（根据病情） □ 对症治疗 □ 糖皮质激素 □ 免疫抑制剂 □ 必要时给予生物制剂 □ 针对药物不良反应用药 **临时医嘱：** □ 对症处理 □ 复查血常规、肝功能、肾功能 □ 抗体检查（必要时） □ 异常指标复查 □ 疑有感染者，做相关检查
主要护理工作	□ 介绍病房环境、设施和设备 □ 入院护理评估、护理计划 □ 随时观察患者情况 □ 静脉取血、用药指导 □ 进行风湿免疫病一般治疗的建议和教育 □ 协助患者完成实验室检查及辅助检查	□ 观察患者一般情况及病情变化 □ 观察治疗效果及药物反应 □ 疾病相关健康教育
病情变异记录	□ 无 □ 有，原因： 1. 2.	□ 无 □ 有，原因： 1. 2.
护士签名		
医师签名		

日期	出院前 1~3 天	出院日
主要诊疗工作	□ 上级医师查房 □ 评价治疗效果 □ 确定出院后治疗方案 □ 完成上级医师查房记录	□ 完成出院小结 □ 向患者交代出院后注意事项 □ 预约复诊日期
重点医嘱	**长期医嘱：** □ 免疫内科护理常规 □ 二/三级护理常规（根据病情） □ 根据病情及疗效调整激素和免疫抑制剂药物 **临时医嘱：** □ 血常规、红细胞沉降率、补体、抗体、肝功能、肾功能 □ 根据需要，复查有关检查	**出院医嘱：** □ 出院带药 □ 门诊随诊
主要护理工作	□ 观察患者一般情况 □ 注意皮肤黏膜病变变化 □ 观察疗效、各种药物作用和不良反应 □ 恢复期生活和心理护理 □ 出院准备指导	□ 帮助患者办理出院手续 □ 出院指导
病情变异记录	□ 无　□ 有，原因： 1. 2.	□ 无　□ 有，原因： 1. 2.
护士签名		
医师签名		

（中华医学会风湿免疫学分会）

第72节 系统性硬化症临床路径

临床路径标准

一、适用对象

第一诊断为系统性硬化症（ICD-10：M34）。

二、诊断依据

根据《系统性硬化病诊断及治疗指南》（中华医学会风湿病学分会，2012年），采用美国风湿病学会于1980年提出的分类标准，或美国风湿病学会/欧洲风湿病学联盟2013年制定的分类标准：

1. 美国风湿病学会于1980年提出的分类标准

（1）主要标准：近端肢体皮肤硬化（皮肤硬化超过掌指关节）。

（2）次要标准：①指端硬化。硬皮改变仅局限于手指。②指端有凹陷性瘢痕或指垫缺乏（缺血所致指端凹陷区或指垫组织的萎缩）。③双肺底纤维化，胸部X线示双肺呈线性网状纹理或线性结节密度增高影，以肺基底部最为明显，可呈弥漫性斑点样表现，称为"蜂窝"肺。并已明确不是因原发于肺部的疾病引起。

如具有主要标准或有两项及以上次要标准者即可确诊。

2. 美国风湿病学会/欧洲风湿病学联盟2013年制定的分类标准

表1 系统性硬化症诊断标准

主要条目	亚条目	权重/评分
双手手指及掌指关节近端皮肤增厚变硬（足以诊断）		9
手指皮肤增厚变硬（仅计算最高分）	手指肿胀	2
	指端硬化（MCP端远，但接近PIP）	4
指端损伤（仅计算最高分）	指端溃疡	2
	指端凹陷性瘢痕	3
毛细血管扩张		2
甲皱毛细血管异常		2
肺动脉高压或间质性肺病（最高分2分）	肺动脉高压	2
	间质性肺病	2
雷诺现象		3
系统性硬化相关自身抗体（最高3分）	抗着丝点抗体	3
	抗拓扑异构酶 I（抗 SCL-70）	
	或抗 RNA 聚合酶Ⅲ	

注：总分≥9分即可诊断系统性硬化；此标准需除外无手指皮肤增厚变硬的患者，并除外其他硬皮病样疾病（如肾硬化纤维化，全身硬斑病，嗜酸性筋膜炎，移植物抗宿主病，硬化性黏液性水肿，糖尿病硬肿症，糖尿病手关节病变，红斑肢痛症，卟啉症，硬化性苔藓）；MCP：掌指关节；PIP：近端指间关节

三、治疗方案的选择

根据《系统性硬化病诊治指南》（中华医学会风湿病学分会，2010 年）。

1. 一般治疗

（1）戒烟，加强营养，注意手足保暖和避免精神刺激。

（2）吸氧（存在呼吸困难时）。

2. 药物治疗　包括血管病变的治疗（钙离子拮抗剂，前列环素及其类似物，血管紧张素转换酶抑制剂等）、激素和免疫抑制剂、胃肠道对症药物（质子泵抑制剂、促动力药物、抗生素等）以及其他治疗药物。

四、标准住院日

标准住院日 14~21 天。

五、进入路径标准

1. 第一诊断必须符合系统性硬化症的疾病编码（ICD-10：M34）。

2. 当患者同时具有其他疾病诊断，但在住院期间不需要特殊处理也不影响第一诊断的临床路径流程实施时，可以进入路径。

六、住院期间检查项目

1. 必须的检查项目

（1）血常规、尿常规、便常规+隐血。

（2）肝功能、肾功能、电解质、肌酶谱、血糖、红细胞沉降率、C 反应蛋白（CRP）、免疫球蛋白、抗核抗体、抗双链 DNA 抗体、抗可提取核抗原抗体、抗 scl70 抗体、抗着丝点抗体。

（3）心电图、心脏超声、胸部 CT/高分辨率 CT（HRCT）。

2. 根据患者病情可选择检查项目

（1）感染性疾病筛查（乙型病毒性肝炎、丙型病毒性肝炎、艾滋病、梅毒等），尿沉渣、24 h 尿蛋白定量、补体、类风湿因子、血脂及肿瘤指标的筛查。

（2）消化道造影，腹部超声。

（3）肺功能。

（4）肌电图。

（5）皮肤活检、肾活检。

七、治疗方案和药物选择

1. 糖皮质激素　对早期发热、皮肤肿胀、炎性病变（关节炎、肌炎、浆膜炎、间质性肺炎等）、血液系统改变（白细胞减少、血小板减少等）有一定疗效，用药量及时间根据病情而定。

2. 免疫抑制剂 主要用于肺、心脏等重要脏器受累、关节炎及弥漫皮肤病变，包括环磷酰胺、硫唑嘌呤、霉酚酸酯、甲氨蝶呤、来氟米特等。

3. 植物药 包括雷公藤多苷，主要用于关节炎及肺间质病变等。

4. 扩血管药物

（1）用于指端血管病变（雷诺现象、指溃疡等）：钙离子拮抗剂，如硝苯地平、血管紧张素转化酶抑制剂等。

（2）肺动脉高压：包括钙离子拮抗剂（盐酸地尔硫䓬，急性血管扩张试验阳性时），5 型磷酸二酯酶抑制剂、波生坦等。

（3）肾危象：血管紧张素转化酶抑制剂，血压控制不住时可加用血管紧张素 II 受体阻滞剂等。

5. 抗血小板及抗凝药物 主要用于雷诺现象、皮肤溃疡或坏疽。包括阿司匹林、低分子肝素等。

6. 对症治疗 青霉胺、秋水仙碱等。消化道受累时应用质子泵抑制剂、促动力药及抗生素等，皮肤的局部治疗以及肾危象时的透析治疗。

八、出院标准

1. 受损的重要脏器功能稳定，症状缓解。
2. 没有需要住院处理的并发症和（或）合并症。

九、变异及原因分析

1. 伴有合并症或其他并发症，需进一步诊断及治疗或转至其他相应科室诊治。
2. 对常规治疗效果差，需延长住院时间。

临床路径表单

适用对象：第一诊断为系统性硬化症（ICD-10：M34）

患者姓名：_____ 性别：_____ 年龄：_____ 门诊号：_____ 住院号：_____

住院日期：___年__月__日 出院日期：___年__月__日 标准住院日：14~21 天

时间	住院第 1 天	住院第 2~4 天	住院第 5~18 天
主要诊疗工作	□ 询问病史和体格检查 □ 完成病历书写 □ 完成初步的病情评估 □ 完善常规检查	□ 上级医师查房 □ 明确下一步诊疗计划 □ 观察患者临床症状的变化 □ 完成上级医师查房记录	□ 观察患者症状变化 □ 上级医师查房及诊疗评估 □ 完成查房记录 □ 对患者进行坚持治疗和预防复发的宣教
重点医嘱	长期医嘱： □ 内科护理常规 □ 一/二级护理 □ 普通饮食/糖尿病饮食/半流食 临时医嘱：（检查项目） □ 血、尿、便常规+隐血 □ 肝功能、肾功能、电解质、肌酶谱、红细胞沉降率、血糖、C 反应蛋白、免疫球蛋白、抗核抗体、抗双链 DNA 抗体、抗可提取核抗原抗体、抗 SCL-70 抗体、抗着丝点抗体 □ 心电图、胸部 CT、超声心动图 □ 药物治疗	长期医嘱： □ 内科护理常规 □ 一/二级护理 □ 普通饮食/糖尿病饮食/半流食 □ 扩血管药物 □ 激素、免疫抑制剂及对症治疗	长期医嘱： □ 内科护理常规 □ 一/二级护理 □ 普通饮食/糖尿病饮食/半流食 □ 扩血管药物 临时医嘱： □ 根据病情变化及检查异常结果复查
主要护理工作	□ 协助患者及家属办理入院手续 □ 进行入院宣教和健康宣教（疾病相关知识） □ 制订护理计划 □ 根据医嘱完成相关辅助检查 □ 完成护理记录	□ 基本生活和心理护理 □ 观察患者病情变化	□ 基本生活和心理护理 □ 监督患者用药 □ 观察患者病情变化
病情变异记录	□ 无 □ 有，原因： 1. 2.	□ 无 □ 有，原因： 1. 2.	□ 无 □ 有，原因： 1. 2.
护士签名			
医师签名			

时间	住院第 19~21 天 （出院日）
主要诊疗工作	□ 观察患者临床症状缓解情况 □ 上级医师查房及诊疗评估 □ 完成查房记录 □ 监测用药后有无不良反应 □ 对患者进行坚持治疗的宣教 □ 完成上级医师查房记录、出院记录、出院证明书和病历首页的填写 □ 通知出院 □ 向患者及家属交代出院后注意事项，预约复诊时间 □ 如患者不能出院，在病程记录中说明原因和继续治疗的方案
重点医嘱	**出院医嘱：** □ 出院带药（根据具体情况） □ 门诊随诊 □ 2 周后门诊复诊
主要护理工作	□ 基本生活和心理护理 □ 对患者进行生活注意事项宣教 □ 对患者进行坚持治疗的宣教 □ 帮助患者办理出院手续、交费等事宜 □ 饮食指导 □ 出院指导
病情变异记录	□ 无　□ 有，原因： 1. 2.
护士签名	
医师签名	

（中华医学会风湿免疫学分会）

第73节　溃疡性结肠炎（中度）临床路径

临床路径标准

一、适用对象

第一诊断为溃疡性结肠炎（UC）（ICD-10：K51.-01），临床严重程度为中度，临床病程为慢性复发型。

二、诊断依据

根据《对我国炎症性肠病诊断治疗规范的共识意见》（中华医学会消化病学分会炎症性肠病协作组，2007年）、《美国胃肠病协会对于糖皮质激素、免疫调节剂和英夫利西单抗在炎症性肠病治疗中作用的报告》（*Gastroenterology*，2006年）。

1. 临床表现　有持续或反复发作的腹泻、黏液脓血便伴腹痛、里急后重和不同程度的全身症状。病程多在4~6周以上。可有关节、皮肤、眼、口及肝胆等肠外表现。

2. 结肠镜检查　病变多从直肠开始，呈连续性、弥漫性分布，表现为：

（1）黏膜血管纹理模糊、紊乱或消失、充血、水肿、易脆、出血及脓性分泌物附着，亦常见黏膜粗糙，呈细颗粒状。

（2）病变明显处可见弥漫性、多发性糜烂或溃疡。

（3）慢性病变者可见结肠袋囊变浅、变钝或消失，假息肉及桥形黏膜等。

3. 钡剂灌肠检查主要改变

（1）黏膜粗乱和（或）颗粒样改变。

（2）肠管边缘呈锯齿状或毛刺样，肠壁有多发性小充盈缺损。

（3）肠管短缩，袋囊消失呈铅管样。

4. 黏膜病理学检查　有活动期和缓解期的不同表现。

（1）活动期：①固有膜内有弥漫性、慢性炎症细胞及中性粒细胞、嗜酸粒细胞浸润。②隐窝有急性炎细胞浸润，尤其是上皮细胞间有中性粒细胞浸润及隐窝炎，甚至形成隐窝脓肿，可有脓肿溃入固有膜。③隐窝上皮增生，杯状细胞减少。④可见黏膜表层糜烂、溃疡形成和肉芽组织增生。

（2）缓解期：①中性粒细胞消失，慢性炎症细胞减少。②隐窝大小、形态不规则，排列紊乱。③腺上皮与黏膜肌层间隙增宽。④潘氏细胞化生。

5. 手术切除标本病理检查　可见肉眼及组织学上溃疡性结肠炎的上述特点。

在排除细菌性痢疾、阿米巴痢疾、慢性血吸虫病、肠结核等感染性结肠炎及结肠克罗恩病、缺血性结肠炎、放射性结肠炎、抗生素相关性肠炎（包括伪膜性肠炎）等疾病的基础上，可按下列标准诊断：

（1）具有上述典型临床表现者为临床疑诊，安排进一步检查。

（2）具备 1 项同时，具备 2 或 3 项中之任何一项，可拟诊为本病。

（3）如再加上 4 或 5 项中病理检查的特征性表现，可以确诊。

（4）初发病例、临床表现和结肠镜改变均不典型者，暂不诊断溃疡性结肠炎，须随访 3~6 个月，观察发作情况。

（5）结肠镜检查发现的轻度慢性直、乙状结肠炎不能与溃疡性结肠炎等同，应观察病情变化，认真寻找病因。

临床严重程度的判断：

（1）轻度：腹泻<4 次/天，便血轻或无，无发热、脉搏加快或贫血，红细胞沉降率正常。

（2）中度：介于轻度和重度之间。

（3）重度：腹泻>6 次/天，伴明显黏液血便，体温>37.5℃，脉搏>90 次/分，血红蛋白<100 g/L，红细胞沉降率>30 mm/1 h。

三、治疗方案的选择

根据《对我国炎症性肠病诊断治疗规范的共识意见》（中华医学会消化病学分会炎症性肠病协作组，2007 年）和《美国胃肠病协会对于糖皮质激素、免疫调节剂和英夫利西单抗在炎症性肠病治疗中作用的报告》（*Gastroenterology*，2006 年）。

中度溃疡性结肠炎活动期：

1. 氨基水杨酸类制剂　可选用柳氮磺胺吡啶（SASP）制剂，每日 4 g，分次口服；或用相当剂量的 5-氨基水杨酸（5-ASA）制剂。对于直肠或直乙状结肠病变为主的患者，可局部给予上述药物栓剂纳肛或灌肠治疗。

2. 糖皮质激素　对上述剂量氨基水杨酸制剂治疗反应不佳者应予糖皮质激素，按泼尼松 0.75~1.00 mg/（kg·d）（其他类型的全身作用激素的剂量相当上述泼尼松剂量折算）给药。对于直肠或直乙状结肠病变为主的患者，可局部给予糖皮质激素类药物灌肠治疗。达到缓解后开始逐步缓慢减量至停药（根据 2012 年炎症性肠病诊断治疗规范共识意见）。

四、进入路径标准

1. 第一诊断必须符合溃疡性结肠炎疾病编码（ICD-10：K51.-01）。

2. 符合需要住院的指征　临床严重程度为中度，即介于轻度与重度之间。轻度：腹泻<4 次/天，便血轻或无，无发热、脉搏加快或贫血，红细胞沉降率正常；重度：腹泻>6 次/天，伴明显黏液血便，体温>37.5℃，脉搏>90 次/分，血红蛋白<100 g/L，红细胞沉降率>30 mm/1 h。

3. 临床病程符合慢性复发型。

4. 当患者同时具有其他疾病诊断，但在住院期间不需要特殊处理，也不影响第一诊断的临床路径流程实施时，可以进入路径。

五、住院期间检查项目

1. 必需的检查项目

（1）血常规、尿常规、便常规+隐血。

（2）粪便培养、粪便找寄生虫。

（3）肝功能、肾功能、电解质、凝血功能、输血前检查（乙型病毒性肝炎、HCV 抗体、HIV 抗体、血型）、红细胞沉降率、C 反应蛋白。

（4）胸部 X 线片、心电图、立位腹平片、腹部 B 超。

（5）结肠镜检查并活检。

2. 不愿接受结肠镜检查或存在结肠镜检查禁忌证的患者，可选择结肠气钡双重造影检查。

3. 根据患者情况可选择的检查项目

（1）粪便查找阿米巴，粪便难辨梭菌毒素检测。

（2）粪便查找结核分枝杆菌、粪便查找霉菌。

（3）自身免疫系统疾病筛查（ANA、ANCA、ASCA）。

（4）病毒检测（CMV、EB、TORCH 等）。

（5）肿瘤标志物。

（6）胃镜、小肠镜、小肠造影或 CT 肠道成像。

（7）活检病理增加抗酸染色、CMV 包涵体和免疫组化。

六、治疗方案与药物选择

1. 氨基水杨酸制剂

（1）柳氮磺胺吡啶（SASP）：4 g/d，分 4 次服用。对磺胺类药物过敏者禁用，可选择 5-ASA 类药物。

（2）5-氨基水杨酸类药物（5-ASA）：3~4 g/d，分 3~4 次服用。

2. 糖皮质激素　根据结肠镜检查病变范围不同，可采用不同的剂型。

（1）直肠型、直乙型：可给予糖皮质激素保留灌肠。通常用氢化可的松琥珀酸钠 50~100 mg，保留灌肠，1~2 次/天。

（2）左半结肠、广泛型、全结肠型：对氨基水杨酸制剂反应不好时，可予糖皮质激素，泼尼松 0.75~1.0 mg/（kg·d），口服。注意观察皮质激素的不良反应并对症处理；防治脏器功能损伤，包括抑酸、补钙等。

3. 抗生素（根据病情，不能除外感染时使用）。

4. 肠道益生菌制剂。

5. 促肠黏膜修复药物。

6. 肠内肠外营养支持。

七、出院标准

少渣饮食情况下，便次、便血情况较入院有较好改善，体温基本正常。经糖皮质激素治疗 1 周后，如症状无明显改善，便血无减少或发热者则需退出该路径。

八、标准住院日

标准住院日 14~21 天。

临床路径表单

适用对象：第一诊断为溃疡性结肠炎（ICD-10：K51.-01）（中度、慢性复发型）

患者姓名：_____ 性别：_____ 年龄：_____ 门诊号：_____ 住院号：_____

住院日期：___年__月__日 出院日期：___年__月__日 标准住院日：17~18 天

日期	住院第 1 天	住院第 2 天
主要诊疗工作	□ 询问病史及体格检查 □ 完成病历书写 □ 开化验单 □ 初步拟定诊断 □ 对症支持治疗	□ 上级医师查房 □ 完成入院常规检查 □ 观察体温，大便次数、量、性状，饮食情况 □ 继续对症支持治疗 □ 申请必要的相关科室会诊 □ 完成上级医师查房记录等病历书写 □ 向患者及家属交代病情及其注意事项
重点医嘱	**长期医嘱：** □ 内科护理常规 □ 一/二级护理 □ 少渣饮食 □ 记录大便次数及便量 □ 维持原治疗方案/酌情调整 □ 其他医嘱 **临时医嘱：** □ 血常规、尿常规、便常规+隐血 □ 粪便培养、粪便查找寄生虫、粪便查找阿米巴、粪便查找结核菌、粪便查找真菌 □ 肝功能、肾功能、电解质、红细胞沉降率、C 反应蛋白、凝血功能、血型、乙型病毒性肝炎、HCV 抗体、HIV 抗体 □ ANCA、ASCA（有条件） □ 粪便难辨梭菌毒素（有条件） □ 胸部 X 线片、心电图、立位腹平片、腹部 B 超 □ 其他医嘱	**长期医嘱：** □ 患者既往基础用药 □ 发热患者不能除外感染时给予口服或静脉滴注抗生素治疗 □ 肠道益生菌制剂 □ 其他医嘱 **临时医嘱：** □ 便常规+隐血 □ 粪便培养、粪便找寄生虫 □ 其他医嘱
主要护理工作	□ 介绍病房环境、设施和设备 □ 入院护理评估 □ 入院宣教	□ 观察患者病情变化 □ 监测患者生命体征 □ 教会患者准确记录出入量 □ 饮食和生活习惯宣教
病情变异记录	□ 无 □ 有，原因： 1. 2.	□ 无 □ 有，原因： 1. 2.
护士签名		
医师签名		

日期	住院第 3~4 天	住院第 5~7 天
主要诊疗工作	□ 上级医师查房 □ 观察体温，大便次数、量、性状，饮食情况 □ 继续对症支持治疗 □ 完成必要的相关科室会诊 □ 完成病程记录 □ 向患者及家属签署结肠镜检查同意书	□ 上级医师查房 □ 观察肠道清洁情况 □ 继续对症支持治疗 □ 完成结肠镜检查 □ 完成结肠镜检查当日病程记录 □ 观察患者结肠镜检查后体温，症状，大便次数、性状和腹部体征
重点医嘱	**长期医嘱：** □ 患者既往基础用药 □ 抗生素治疗 □ 肠道益生菌制剂 □ 其他医嘱 **临时医嘱：** □ 便常规+隐血 □ 粪便培养、粪便找寄生虫 □ 对症支持 □ 便次无增多者，拟次日结肠镜检查 □ 肠道准备 □ 其他医嘱	**长期医嘱：** □ 患者既往基础用药 □ 抗生素治疗 □ 肠道益生菌制剂 □ 其他医嘱 **临时医嘱：** □ 对症支持 □ 结肠镜检查 □ 其他医嘱
主要护理工作	□ 观察患者病情变化 □ 观察患者肠道准备情况 □ 做好结肠镜检查前的宣教 □ 告知患者清洁肠道的重要性	□ 观察患者病情变化 □ 观察患者结肠镜检查后症状、大便次数、便量和性状 □ 注意监测结肠镜检查后的生命体征
病情变异记录	□ 无　□ 有，原因： 1. 2.	□ 无　□ 有，原因： 1. 2.
护士签名		
医师签名		

日期	住院第8~9天	住院第10~16天
主要诊疗工作	□ 上级医师查房 □ 观察体温，大便次数、量、性状，饮食情况 □ 根据临床、实验室检查结果、结肠镜结果和既往资料，进行鉴别诊断和确定诊断 □ 根据其他检查结果判断是否合并其他疾病 □ 注意观察药物治疗的不良反应，并对症处理 □ 完成病程记录	□ 上级医师查房 □ 观察体温，大便次数、量、性状，饮食情况 □ 根据临床、实验室检查结果判断治疗效果 □ 注意观察药物治疗的不良反应，并对症处理 □ 完成病程记录
重点医嘱	**长期医嘱**（结肠镜检查后酌情调整治疗）： □ 直肠型、直乙型： 　■ 柳氮磺胺吡啶1 g，每天4次或美沙拉嗪1 g，每天4次，口服 　■ 柳氮磺胺吡啶栓剂0.5 g置肛或美沙拉嗪灌肠液4 g，灌肠，分1~2次/天；或氢化可的松琥珀酸钠50~100 mg，灌肠，1~2次/天 □ 左半结肠型、广泛型、全结肠型： 　■ 柳氮磺胺吡啶1 g，每天4次或美沙拉嗪1 g，每天4次，口服 　■ 既往服用氨基水杨酸类药物效果不佳者，加用强的松0.75~1.00 mg/（kg·d） □ 抗生素治疗 □ 肠道益生菌制剂 □ 其他医嘱 **临时医嘱：** □ 复查血常规、尿常规 □ 复查便常规+隐血 □ 对症支持 □ 其他医嘱	**长期医嘱：** □ 直肠型、直乙型： 　■ 柳氮磺胺吡啶1 g，每天4次或美沙拉嗪1 g，每天4次，口服 　■ 柳氮磺胺吡啶栓剂0.5 g置肛或美沙拉嗪灌肠液4 g，灌肠，分1~2次/天；或氢化可的松琥珀酸钠50~100 mg，灌肠，1~2次/天 □ 左半结肠型、广泛型、全结肠型： 　■ 柳氮磺胺吡啶1 g每天四次或美沙拉嗪1 g，每天4次 　■ 既往服用氨基水杨酸类药物效果不佳者，加用泼尼松0.75~1.0 mg/（kg·d） □ 停用抗生素治疗 □ 肠道益生菌制剂 □ 其他医嘱 **临时医嘱：** □ 复查血常规、肝功能、肾功能、ESR、CRP □ 复查便常规+隐血 □ 对症支持 □ 其他医嘱
主要护理工作	□ 观察患者病情变化 □ 向患者讲解有关口服用药的注意事项	□ 观察患者病情变化 □ 向患者讲解有关口服用药的注意事项
病情变异记录	□ 无　□ 有，原因： 1. 2.	□ 无　□ 有，原因： 1. 2.
护士签名		
医师签名		

日期	住院第 17~18 天 （出院日）
主要 诊疗 工作	☐ 上级医师查房，进行评估，确定有无并发症情况，明确是否出院 ☐ 完成出院记录、病案首页、出院证明书等 ☐ 向患者交代出院后的注意事项，如饮食、药物用量与用法、返院复诊的时间、地点，发生紧急情况时的处理等
重点 医嘱	**出院医嘱：** ☐ 出院带药 ☐ 定期门诊随访 ☐ 监测血常规、便常规+隐血、肝功能、肾功能、尿常规
主要 护理 工作	☐ 指导患者办理出院手续 ☐ 做好出院后的用药及生活指导
病情 变异 记录	☐ 无　☐ 有，原因： 1. 2.
护士 签名	
医师 签名	

（中华医学会消化病学分会）

第 74 节　克罗恩病临床路径

临床路径标准

一、适用对象

第一诊断为克罗恩病（ICD-10：K50），行单肠段切除吻合术（ICD-9-CM-3：45.62/45.72-45.8）。

二、诊断依据

根据《临床诊疗指南——普通外科分册》（中华医学会编著，人民卫生出版社，2007 年）、《克罗恩病的诊断及治疗标准》（中华医学会 2000 年修订）。

1. 临床表现　慢性、反复发作性右下腹或脐周腹痛、腹泻、腹胀，可伴腹部肿块、肠瘘和肛门病变，以及发热、贫血、体重下降、发育迟缓等全身症状。

2. 体征　消瘦体质，脐周轻压痛，常伴肠鸣音亢进，偶可有炎性包块或外瘘口。

3. 辅助检查　钡剂小肠造影、钡剂灌肠或纤维结肠镜检查可明确诊断，超声内镜检查有助于确定病变范围和深度，确诊需要病理结果支持。CT 肠道或磁共振肠道成像、小肠胶囊内镜、小肠镜［根据《炎症性肠病诊断与治疗的共识意见（2012 年·广州）》（中华医学会消化病学分会炎症性肠病学组）］。

三、选择治疗方案的依据

根据《临床诊疗指南——普通外科分册》（中华医学会编著，人民卫生出版社，2007 年）、《克罗恩病的诊断及治疗标准》（中华医学会 2000 年修订）。

1. 基本治疗　包括营养支持、纠正代谢紊乱、心理支持及对症处理等。

2. 药物治疗　根据病情选择水杨酸制剂，病情重时改用免疫抑制剂或皮质类固醇激素，肠道继发感染时加用广谱抗生素。根据疾病活动严重程度及对治疗的反应选择治疗方案，轻度活动性可以选择氨基水杨酸类制剂，中度或重度活动性可以选择糖皮质激素、免疫抑制剂或生物制剂，肠道合并感染时加用广谱抗生素或环丙沙星和（或）甲硝唑［根据《炎症性肠病诊断与治疗的共识意见（2012 年·广州）》（中华医学会消化病学分会炎症性肠病学组）］。应注意：皮质类固醇激素不等于糖皮质激素，皮质类固醇激素包括糖皮质激素、盐皮质激素和性激素。

3. 必要时手术治疗。

四、标准住院日

标准住院日 9~18 天。

五、进入路径标准

1. 第一诊断必须符合克罗恩病疾病编码（ICD-10：K50）。

2. 当患者合并其他疾病，但住院期间不需要特殊处理也不影响第一诊断的临床路径流程实施时，可以进入路径。

六、术前准备检查项目

1. 必需的检查项目

（1）血常规+血型、尿常规、便常规+隐血。

（2）肝功能、肾功能、电解质、凝血功能、感染性疾病筛查（乙型病毒性肝炎、丙型病毒性肝炎、艾滋病、梅毒等）。

（3）红细胞沉降率、C 反应蛋白。

（4）心电图、胸部正位 X 线片。

2. 根据患者病情选择 肠镜（包括纤维结肠镜或小肠镜，可门诊完成）、腹部超声、消化道钡剂造影、CT、肺功能测定、超声心动图等。

七、选择用药

1. 口服药物 柳氮磺胺吡啶片（SASP），或水杨酸类制剂，免疫抑制剂，地塞米松或泼尼松（必要时）。

2. 灌肠剂 布地奈德、5-ASA 制剂。局部用药：氨基水杨酸类制剂（灌肠或栓剂）、激素如氢化可的松、布地奈德灌肠（2012 年共识意见）。

3. 抗生素 按照《抗菌药物临床应用指导原则》（卫医发〔2004〕285 号）执行。建议使用第二代头孢菌素或头孢曲松或头孢噻肟，可加用甲硝唑；明确感染患者，可根据药物敏感性试验结果调整抗生素。预防性用抗生素，时间为术前0.5 h，手术超过3 h 加用1 次抗生素；总预防性用药时间一般不超过24 h，个别情况可延长至48 h。

八、手术

手术日为入院后第4~7 天。

1. 麻醉方式 气管内插管全身麻醉和（或）硬膜外麻醉。

2. 术中用药 麻醉常规用药。

3. 输血 根据术前血红蛋白状况及术中出血情况而定。

4. 根据患者病情使用空肠营养管，吻合器，经外周静脉穿刺中心静脉置管（PICC）。

5. 病理学检查 切除标本解剖后作病理学检查，必要时行术中冰冻病理学检查。

九、术后住院恢复

术后住院恢复6~11 天。

1. 术后复查检查检验项目

（1）必须复查的检查项目：血常规、肝功能、肾功能、电解质。

（2）可选择的复查项目：C 反应蛋白，红细胞沉降率。

2. 术后用药

（1）抗生素：按照《抗菌药物临床应用指导原则》（卫医发〔2004〕285 号）选用药物。

（2）可选择用药：生长抑素、生长激素（必要时）。

3. 术后饮食指导。

4. 出院 1 个月内门诊复诊。

十、出院标准

1. 无发热，恢复肛门排气排便，可进半流食。

2. 没有需要住院处理的并发症和（或）合并症。

十一、变异及原因分析

1. 术前合并重度营养不良或合并腹盆腔脓肿、内瘘以及其他基础疾病影响手术的患者，不进入本路径。

2. 临床症状改善不明显，调整药物治疗，导致住院时间延长。

3. 复杂性病例以及需要多肠段切除，再次手术或复发性病例，不进入本路径。

4. 出现术后并发症（手术切口不愈合，吻合口瘘、术后早期炎性肠梗阻等），则转入相应临床路径。

临床路径表单

适用对象：第一诊断为克罗恩病（ICD-10：K50）；行单肠段切除吻合术（ICD-9-CM-3：45.62/45.72-45.8）

患者姓名：_____ 性别：_____ 年龄：_____ 门诊号：_____ 住院号：_____

住院日期：___年__月__日 出院日期：___年__月__日 标准住院日：9~18 天

时间	住院第 1 天	住院第 2 天	手术前日
主要诊疗工作	□ 询问病史和体格检查 □ 完成首次病程记录、住院病历 □ 开具检查检验单 □ 评估有无急性并发症（如大出血、穿孔等） □ 上级医师查房	□ 上级医师查房 □ 完成术前准备与术前评估 □ 完成必要的相关科室会诊 □ 根据各项检查检验结果，进行术前讨论，确定治疗方案	□ 上级医师查房并确定诊疗计划，完成上级医师查房记录，疑难病例需要全科讨论 □ 改善一般情况,完善术前准备 □ 请相应科室会诊 □ 向患者及家属交代围术期注意事项、签署各种医疗文书
重点医嘱	**长期医嘱：** □ 普通外科护理常规 □ 二级护理 □ 饮食（根据患者病情） □ 必要时 5-ASA 制剂、激素或免疫抑制剂 □ 对症处理 **临时医嘱：**（检查项目） □ 血常规+血型、尿常规、便常规+隐血，肝功能、肾功能、电解质、凝血功能、红细胞沉降率、C 反应蛋白、感染性疾病筛查 □ 心电图、胸部正位 X 线片 □ 必要时行肠镜（包括消化内镜检查）、腹部超声、消化道钡剂造影、CT □ 必要时行肺功能测定和超声心动图检查 □ 排除肠结核检查如结核菌素试验等	**长期医嘱：** □ 患者既往基础用药 □ 若有轻中度营养不良者，则予静脉肠外营养治疗 □ 其他相关治疗 **临时医嘱：** □ 相关专科医生的会诊单 □ 必要时术前营养支持 □ 复查有异常的检查	**长期医嘱：** □ 普通外科护理常规 □ 二级护理 □ 饮食（视情况） □ 必要时 5-ASA 制剂、激素或免疫抑制剂 □ 对症处理 **临时医嘱：** □ 既往基础用药 □ 拟明日在硬膜外麻醉或全麻下行病变肠段切除吻合术 □ 留置胃管、尿管 □ 常规皮肤准备 □ 术前麻醉辅助药 □ 预防性抗生素 □ 必要时行肠道准备 □ 药物过敏试验
主要护理工作	□ 环境介绍、护理评估 □ 制订护理计划 □ 静脉取血（明晨取血） □ 指导患者到相关科室进行检查 □ 饮食、心理、生活指导，服药指导 □ 造口的宣教	□ 饮食、心理指导 □ 静脉抽血 □ 术前指导	□ 饮食、心理指导 □ 静脉抽血 □ 术前指导 □ 术前准备：备皮、肠道准备 □ 告知患者及家属术前流程及注意事项 □ 术前手术物品准备 □ 造口的宣教

待　续

时间	住院第1天	住院第2天	手术前日
病情变异记录	□无　□有，原因： 1. 2.	□无　□有，原因： 1. 2.	□无　□有，原因： 1. 2.
护士签名			
医师签名			

时间	住院第 4~7 天（手术日）		住院第 5~8 天（术后第 1 天）
	术前与术中	术后	
主要诊疗工作	□ 送患者入手术室 □ 麻醉准备，监测生命体征 □ 施行手术 □ 保持各引流管通畅 □ 必要时冰冻病理检查	□ 完成术后各项处理 □ 住院医师完成常规病程记录书写 □ 完成手术记录、麻醉记录和术后当天的病程记录 □ 向患者及家属交代病情及术后注意事项	□ 上级医师查房 □ 监测术后病情，修订监测和治疗方案 □ 完成常规病程记录
重点医嘱	**长期医嘱：** □ 今日在硬膜外麻醉和（或）全麻下行病变肠段切除吻合术 □ 一级护理 □ 禁食 **临时医嘱：** □ 手术切开前 30 min 使用抗生素 □ 液体治疗 □ 相应治疗（视情况）	**长期医嘱：** □ 外科术后护理常规和肠外瘘术后护理常规 □ 一级护理 □ 禁食 □ 相关监护 □ 合理氧治疗 □ 记 24 h 出入量 □ 胃肠减压记量 □ 腹腔引流记量 □ 尿管接袋记量 □ 患者既往基础用药 **临时医嘱：** □ 液体治疗及纠正水、电解质失衡 □ 抗生素：手术时间长或污染重，可加用肠内、外营养治疗 □ 根据病情变化施行相关治疗	**长期医嘱：** □ 今日在硬膜外麻醉或全麻下行病变肠段切除吻合术 □ 一级护理 □ 相应监护和氧治疗 □ 记录 24 h 出入量 □ 记录相关引流量 □ 饮食指导 **临时医嘱：** □ 相关检验复查 □ 引流管管理和引流记量 □ 必要时造口记量 □ 必要时抗生素 □ 必要时制酸剂 □ 必要时生长抑素 □ 液体和营养治疗 □ 其他特殊医嘱
主要护理工作	□ 术晨按医嘱清洁肠道、留置胃管、尿管 □ 术前注射麻醉用药（酌情） □ 指导术前注射麻醉用药后注意事项 □ 术前护理、饮食指导 □ 安排陪送患者入手术室 □ 心理支持	□ 指导和协助体位与活动 □ 生活护理（一级护理） □ 饮食指导 □ 密切观察患者病情变化 □ 观察患者腹部体征及肠道功能恢复的情况 □ 管道护理及指导 □ 记录 24 h 出入量 □ 疼痛护理，皮肤护理 □ 营养支持护理 □ 伤口和造口护理 □ 心理支持（患者及家属） □ 康复指导（运动指导）	□ 指导体位和活动 □ 生活护理（一级护理） □ 密切观察患者病情变化 □ 观察患者腹部体征及肠道功能恢复的情况 □ 管道护理及指导 □ 记录 24 h 出入量 □ 疼痛护理，皮肤护理 □ 营养支持护理 □ 治疗护理 □ 造口护理（必要时） □ 心理支持（患者及家属）
病情变异记录	□ 无　□ 有，原因： 1. 2.	□ 无　□ 有，原因： 1. 2.	□ 无　□ 有，原因： 1. 2.
护士签名			
医师签名			

时间	住院第 6~9 天 （术后第 2 天）	住院第 7~13 天 （术后第 3~6 天）	住院第 10~18 天 （术后第 7~11 天，出院日）
主要诊疗工作	□ 上级医师查房 □ 监测术后恢复情况 □ 根据病情变化修订观察指标和治疗措施 □ 完成病历书写 □ 根据胃肠功能恢复情况指导、减少补液	□ 上级医师查房 □ 监测术后恢复情况 □ 根据病情变化修订观察指标和治疗措施 □ 完成病历书写 □ 根据胃肠功能恢复情况指导、减少补液	□ 上级医师查房 □ 手术效果、术后并发症、伤口愈合评估 □ 明确是否出院 □ 通知患者及其家属出院 □ 向患者及其家属交代出院后注意事项，预约复诊日期及拆线日期 □ 完成出院记录、病案首页、出院证明书 □ 将出院小结的副本交给患者或其家属
重点医嘱	长期医嘱： □ 二/三级护理 □ 饮食指导、液体和营养治疗（鼓励早期恢复饮食、减少输液） □ 记录相关引流量 临时医嘱： □ 引流管和伤口处理(视情况) □ 复查必要检验（视病情）	长期医嘱： □ 二/三级护理 □ 饮食指导、液体和营养治疗（鼓励早期恢复饮食、减少输液） □ 记录相关引流量 临时医嘱： □ 引流管和伤口处理(视情况) □ 复查必要检验（视病情）	临时医嘱： □ 根据患者全身状况决定检查项目 □ 拆线、换药 □ 出院带药
主要护理工作	□ 观察病情变化和康复情况 □ 指导体位与活动 □ 协助生活护理 □ 协助饮食指导 □ 营养支持护理 □ 伤口和造口护理（视病情）	□ 观察病情变化和康复情况 □ 指导体位与活动 □ 协助生活护理 □ 协助饮食指导 □ 营养支持护理 □ 伤口和造口护理（视病情）	□ 出院指导 □ 办理出院手续 □ 复诊时间 □ 服药指导 □ 康复指导 □ 疾病知识及后续治疗 □ 造口护理指导
病情变异记录	□ 无　□ 有，原因： 1. 2.	□ 无　□ 有，原因： 1. 2.	□ 无　□ 有，原因： 1. 2.
护士签名			
医师签名			

（中华医学会消化病学分会）

第 75 节　寻常型天疱疮临床路径

临床路径标准

一、适用对象

第一诊断为寻常型天疱疮（ICD-10：L10.0）。

二、诊断依据

根据《临床诊疗指南——皮肤病与性病分册》（中华医学会编著，人民卫生出版社，2006 年），《临床技术操作规范——皮肤病与性病分册》（中华医学会编著，人民军医出版社，2006 年），《皮肤病治疗学——最新询证治疗策略》（第 3 版，莱沃著，张建中译，人民卫生出版社，2011 年）。

1. 外观正常的皮肤发生松弛性水疱和大疱，Nikolsky 征阳性。
2. 常伴发口腔黏膜损害。
3. 病理表现为伴有棘层松解的表皮内水疱。
4. 直接免疫荧光发现 IgG 沉积于表皮细胞间。
5. 血清间接免疫荧光发现天疱疮抗体阳性。

三、选择治疗方案的依据

根据《临床诊疗指南——皮肤病与性病分册》（中华医学会编著，人民卫生出版社，2006 年），《临床技术操作规范——皮肤病与性病分册》（中华医学会编著，人民军医出版社，2006 年），《皮肤病治疗学——最新询证治疗策略》（第 3 版，莱沃著，张建中译，人民卫生出版社，2011 年）。

1. 糖皮质激素为首选药物。
2. 免疫抑制剂。
3. 大剂量静脉丙种球蛋白。
4. 血浆交换疗法。
5. 抗生素。
6. 支持疗法。
7. 创面处理。

四、标准住院日

标准住院日 21~28 天。

五、进入路径标准

1. 第一诊断必须符合寻常型天疱疮疾病编码（ICD-10：L10.0）。

2. 当患者同时具有其他疾病诊断时，但在住院期间不需要特殊处理也不影响第一诊断的临床路径流程实施时，可以进入路径。

六、住院期间的检查项目

1. 必需检查项目

（1）血常规、尿常规、便常规+隐血。

（2）肝功能、肾功能、电解质、血糖、血脂、免疫球蛋白、感染性疾病筛查（乙型病毒性肝炎、丙型病毒性肝炎、梅毒、艾滋病）。

（3）皮肤活组织病理学检查及直接免疫荧光检查、血清间接免疫荧光查天疱疮抗体及滴度。

（4）创面细菌培养及药物敏感性试验。

（5）胸部 X 线片、心电图。

2. 可选择的检查项目 肿瘤筛查：肿瘤抗原全套、B 超、内窥镜及其他影像学检查如 CT 或 MRI（胸腔、腹腔、盆腔、后腹膜等）。

七、治疗方案与药物选择

1. 糖皮质激素 为首选药物，可选择泼尼松/甲泼尼龙/地塞米松等，用量和用药时间视病情而定。

2. 免疫抑制剂 可选择硫唑嘌呤、环磷酰胺、甲氨蝶呤、环孢素和麦考酚酸酯等，用药时间视病情而定。

3. 大剂量静脉丙种球蛋白，用药时间为 3~5 天。

4. 利妥昔单抗（抗 CD20 单克隆抗体）等生物制剂 必要时可选择使用。

5. 血浆交换疗法，每周 1~2 次。

6. 局部药物 抗生素溶液和（或）软膏、糖皮质激素软膏等，用药时间视病情而定。

7. 其他选择用药

（1）辅助用药，为预防和治疗糖皮质激素不良反应的药物，如止酸、保护胃黏膜、降糖、降压药物等。

（2）抗生素：按照《抗菌药物临床应用指导原则》（卫医发〔2004〕285 号）执行，根据创面培养及药物敏感性试验结果选用，用药时间视病情而定。

（3）抗真菌药物：必要时使用，用药时间视病情而定。

8. 支持治疗 注意纠正低蛋白血症、保持水电解质和酸碱平衡，必要时静脉输注全血或人血白蛋白。

八、出院标准

1. 皮疹控制　无新发水疱、糜烂面好转无感染。
2. 糖皮质激素可改为口服。
3. 没有需要住院处理的并发症。

九、有无变异及原因分析

1. 对常规治疗效果差，需适当延长住院时间。
2. 继发严重感染者（如败血症等）。
3. 出现应用糖皮质激素、免疫抑制剂引起的并发症，需要进行相关的治疗。
4. 红斑性天疱疮、落叶性天疱疮、增殖性天疱疮也适用于本路径。
5. 伴恶性肿瘤或其他严重内脏疾病，可转至相应科室诊治。

临床路径表单

适用对象：第一诊断为寻常型天疱疮（ICD-10：L10.0）

患者姓名：_____ 性别：_____ 年龄：_____ 门诊号：_____ 住院号：_____

住院日期：___年__月__日 出院日期：___年__月__日 标准住院日：21~28 天

时间	住院第 1 天	住院第 2~6 天
主要诊疗工作	□ 询问病史及体格检查 □ 完成病历书写 □ 签署"告知及授权委托书"、"接受糖皮质激素治疗知情同意书"、"病危通知书"（重症者）	□ 上级医师查房，完善诊疗计划和抢救措施 □ 根据辅助检查的结果，完成病情评估并制订治疗计划 □ 签署"自费用品协议书"、"输血治疗同意书"（必要时） □ 观察生命体征及皮疹变化 □ 患者或其家属签署"接受化疗知情同意书"（必要时） □ 请相关科室会诊（必要时）
重点医嘱	长期医嘱： □ 皮肤科护理常规 □ 饮食：根据患者情况 □ 支持治疗（必要时） □ 局部治疗、口腔护理（有黏膜损害者） 临时医嘱： □ 血常规、尿常规、便常规、肝功能、肾功能、电解质、血糖、血脂、免疫球蛋白、感染性疾病筛查（乙型病毒性肝炎、丙型病毒性肝炎、梅毒、艾滋病） □ 皮肤病理活检及直接免疫荧光 □ 天疱疮抗体及滴度 □ 胸部 X 线片、心电图 □ 必要时肿瘤抗原及标志物全套、B 超、CT 或 MRI（重点胸腔、腹腔、后腹膜等）	长期医嘱： □ 糖皮质激素 □ 保护胃黏膜 □ 免疫抑制剂（必要时） □ 丙种球蛋白（必要时） □ 血浆交换疗法（必要时） □ 抗生素（必要时） 临时医嘱： □ 白蛋白/血浆（必要时）
主要护理工作	□ 进行疾病和安全宣教 □ 入院护理评估 □ 口腔护理 □ 制订护理计划，填写护理记录 □ 指导患者到相关科室进行检查	□ 随时观察患者病情变化 □ 创面及腔口护理 □ 病危者记录 24 h 出入液量
病情变异记录	□ 无 □ 有，原因： 1. 2.	□ 无 □ 有，原因： 1. 2.
护士签名		
医师签名		

时间	住院第 7~14 天	住院第 15~28 天（出院日）
主要诊疗工作	□ 上级医师查房 □ 注意观察生命体征及皮疹变化及时调整治疗方案 □ 观察并处理治疗药物的不良反应	□ 观察疗效，观察和处理药物的不良反应 □ 上级医师评估患者可否出院 □ 完成出院小结 □ 向患者及其家属交代出院后注意事项，预约复诊日期
重要医嘱	**长期医嘱：** □ 糖皮质激素调整剂量 □ 调整免疫抑制剂（必要时） □ 停用/调整抗生素（根据病情） □ 局部治疗 **临时医嘱：** □ 复查血、尿、便常规，肝功能、肾功能，电解质，血糖 □ 复查创面细菌培养及药物敏感性试验	**临时医嘱：** □ 出院带药
主要护理工作	□ 随时观察患者病情变化 □ 创面及腔口护理 □ 病危者记录 24 h 出入液量	□ 指导患者办理出院手续 □ 出院后疾病指导
病情变异记录	□ 无　□ 有，原因： 1. 2.	□ 无　□ 有，原因： 1. 2.
护士签名		
医师签名		

（中华医学会皮肤性病学分会）

4

内分泌、营养和代谢疾病
临床路径

第 76 节 Graves 病临床路径

临床路径标准

一、适用对象

第一诊断为 Graves 病［毒性弥漫性甲状腺肿（格雷夫斯病）］(ICD-10：E05.0)。

二、诊断依据

根据《中国甲状腺疾病诊治指南》（中华医学会内分泌学分会，2008 年）、《甲亢和其他病因甲状腺毒症诊治指南》（美国临床内分泌医师协会和美国甲状腺学会，2011 年）。

1. 症状 易激动、烦躁失眠、心悸、乏力、怕热、多汗、消瘦、食欲亢进、大便次数增多或腹泻等。

2. 体征 心率加快，甲状腺肿大（可伴血管杂音），手震颤，甲状腺相关眼病表现，胫前黏液性水肿或类杵状指等。

3. 实验室检查 血清促甲状腺激素（TSH）水平降低，血清游离甲状腺激素［FT_3 和（或）FT_4］、总甲状腺激素［TT_3 和（或）TT_4］水平增加，血清促甲状腺激素受体抗体（TRAb）阳性和（或）[131]I 摄取率升高。

三、选择治疗方案的依据

根据《中国甲状腺疾病诊治指南》（中华医学会内分泌学分会，2008 年）、《[131]I 治疗格雷夫斯甲亢指南》（中华医学会核医学分会，2014 年）、《甲亢和其他病因甲状腺毒症诊治指南》（美国临床内分泌医师协会和美国甲状腺学会，2011 年）。

1. 抗甲状腺药物治疗。

2. 甲状腺手术治疗。

3. [131]I 治疗。

四、标准住院日

标准住院日≤14 天。

五、进入路径标准

1. 第一诊断必须符合 Graves 病［毒性弥漫性甲状腺肿（格雷夫斯病）］疾病编码（ICD-10：E05.0）。

2. 当患者同时具有其他疾病诊断，但在住院期间不需要特殊处理也不影响第一

诊断的临床路径流程实施时，可以进入路径。

六、住院期间的检查项目

1. 必须的检查项目

（1）血常规、尿常规、便常规+隐血。

（2）肝功能、肾功能、血电解质、血糖、红细胞沉降率。

（3）血清 TSH、FT_4 或 TT_4、FT_3 或 TT_3。

（4）TRAb、抗甲状腺球蛋白抗体（TGAb）、抗甲状腺过氧化物酶抗体（TPO-Ab）。

（5）^{131}I 摄取率和（或）甲状腺发射型计算机断层显像（ECT）（妊娠和哺乳期妇女除外）。

（6）甲状腺超声。

（7）胸部 X 线片、心电图、超声心动图。

2. 根据患者病情可选择的检查项目

（1）如需评估有无 Graves 眼病，行突眼度、视力、视野、角膜检查，眼部 A 超或 B 超，眼眶 CT 或 MRI 检查。

（2）如需评估有无甲亢心脏病，行 24 h 动态心电图检查、血清脑钠肽和肘静脉压测定。

（3）如需评估有无气管压迫，行颈部数字摄片（DR）侧位片或颈部 CT 检查。

（4）如需评估有无其他自身免疫病，行 1 型糖尿病、原发性血管炎、自身免疫肝病等疾病相关抗体测定。

七、治疗方案与药物选择

1. 抗甲状腺药物　甲巯咪唑或丙硫氧嘧啶。

2. 其他治疗　β-受体阻滞剂等。

八、出院标准

1. 症状好转，病情改善。

2. 甲状腺功能（主要是 FT_4、FT_3）好转。

3. 治疗方案明确。

九、变异及原因分析

1. 病情复杂、临床表现不典型，造成诊断和治疗困难者。

2. 出现甲亢危象者。

3. 出现影响本病治疗效果的甲亢并发症，治疗效果不佳者。

4. 伴有其他系统合并症，需要特殊诊断治疗措施者。

5. 服用抗甲状腺药物后出现不良反应者。

临床路径表单

适用对象：第一诊断为 Graves 病（ICD-10：E05.0）

患者姓名：_____ 性别：_____ 年龄：_____ 门诊号：_____ 住院号：_____

住院日期：___年__月__日 出院日期：___年__月__日 标准住院日：≤14 天

时间	住院第 1 天	住院第 2~6 天	住院第 7~14 天 （出院日）
主要诊疗工作	□ 询问病史及体格检查 □ 完成病历书写 □ 完善检查与化验 □ 医师查房与病情评估 □ 初步确定治疗方案	□ 上级医师查房，明确诊断 □ 完成必要的相关科室会诊 □ 评估辅助检查结果，复查相关异常检查 □ 注意病情变化，调整治疗方案 □ 住院医师书写病程记录	□ 上级医师查房，治疗效果评估，明确是否出院 □ 确定出院后治疗方案 □ 完成出院记录、病案首页、出院证明书等 □ 向患者交代出院后的注意事项
重点医嘱	**长期医嘱：** □ 内科护理常规 □ 一/二/三级护理 □ 低碘饮食 □ β-受体阻滞剂（必要时） □ 并发症和合并症用药 **临时医嘱：**（检查项目） □ 血常规、尿常规、便常规+隐血、肝功能、肾功能、电解质、血糖、红细胞沉降率、TSH、FT_4 或 TT_4、FT_3 或 TT_3 □ TRAb、TGAb、TPOAb □ ^{131}I 摄取率和（或）甲状腺 ECT（妊娠和哺乳期妇女除外） □ 甲状腺超声、胸部 X 线片、心电图、超声心动图 □ 酌情行并发症的相关检查	**长期医嘱：** □ 内科护理常规 □ 一/二/三级护理 □ 低碘饮食 □ β-受体阻滞剂（必要时） □ 选用抗甲状腺药物 □ 并发症和合并症用药 **临时医嘱：** □ 根据病情补充或复查相关检测 □ 根据病情补充相关治疗	**出院医嘱：** □ 出院带药 □ 门诊随访
主要护理工作	□ 介绍病房环境、设施和设备 □ 入院护理评估，护理计划 □ 观察各种药物疗效和不良反应 □ 用药指导，协助患者完成实验室及辅助检查	□ 病情观察 □ 观察治疗反应 □ 疾病相关健康教育	□ 指导患者办理出院手续
病情变异记录	□ 无 □ 有，原因： 1. 2.	□ 无 □ 有，原因： 1. 2.	□ 无 □ 有，原因： 1. 2.
护士签名			
医师签名			

（中华医学会内分泌学分会）

第 77 节　1 型糖尿病临床路径

临床路径标准

一、适用对象

第一诊断为 1 型糖尿病（不伴急性并发症）（ICD-10：E10. 112 及 E10. 2-E10. 9）。

二、诊断依据

根据《临床治疗指南——内分泌及代谢性疾病分册》（中华医学会编著，人民卫生出版社，2005 年），《临床技术操作规范——内分泌及代谢性疾病分册》（中华医学会编著，人民军医出版社，2005 年），《中国 1 型糖尿病诊治指南》（中华医学会糖尿病学分会编著，人民卫生出版社，2012 年），《ISPAD 儿童及青少年糖尿病临床实践指南》（国际青少年糖尿病协会，2014 年）。

1. 达到糖尿病诊断标准。

2. 具备 1 型糖尿病特点

（1）通常儿童或青少年起病，部分成年起病，起病迅速，症状明显，中度至重度的临床症状，包括体重下降、多尿、烦渴、多饮、体型消瘦、酮尿或酮症酸中毒等。

（2）空腹或餐后的血清 C 肽水平低或缺乏；可出现免疫标记：胰岛素自身抗体（IAA）、胰岛细胞抗体（ICA）、谷氨酸脱羧酶抗体（GADA）、胰岛抗原抗体（IA-2A）、锌转运子 8 抗体（ZnT8A）等；依赖胰岛素治疗；可伴其他自身免疫性疾病。

3. 分型

（1）免疫介导（1A 型）。

（2）特发性（1B 型）。

三、选择治疗方案的依据

根据《临床治疗指南——内分泌及代谢性疾病分册》（中华医学会编著，人民卫生出版社，2005 年），《临床技术操作规范——内分泌及代谢性疾病分册》（中华医学会编著，人民军医出版社，2005 年），《中国 1 型糖尿病诊治指南》（中华医学会糖尿病学分会编著，人民卫生出版社，2012 年），ISPAD 儿童及青少年糖尿病临床实践指南（2014 年）。

1. 糖尿病宣传知识教育和自我管理指导［参照《中国糖尿病护理及教育指南》（中华医学会糖尿病学分会编著，2009 年）］。

2. 医学营养治疗［参照《中国糖尿病医学营养治疗指南》（中华医学会糖尿病学分会编著，人民卫生出版社，2013 年）］。

3. 运动指导［参照《中国糖尿病运动治疗指南》（中华医学会糖尿病学分会编著，中华医学会电子音像出版社，2012 年）］。

4. 评估低血糖风险　血糖监测［参照《中国血糖监测临床应用指南》（中华医学会糖尿病学分会，2011 年）］。

5. 身高、体重、尿酮体监测及并发症检测。

6. 胰岛素治疗及联合口服药物治疗。

四、进入路径标准

1. 第一诊断必须符合 1 型糖尿病（不伴急性并发症）疾病编码（ICD-10：E10. 112 及 E10. 2-E10. 9）。

2. 当患者同时具有其他疾病诊断，但在住院期间不需要特殊处理也不影响第一诊断的临床路径流程实施时，可以进入路径。

五、住院期间检查项目

1. 必需的检查项目

（1）血常规、尿常规+酮体、便常规。

（2）全天毛细血管血糖谱（三餐前、三餐后 2 h、睡前、必要时凌晨 0 点及 3 点等）。

（3）肝功能、肾功能、电解质、血脂、血气分析。

（4）胸部 X 线片、心电图、腹部 B 超。

（5）糖化血红蛋白（HbA1c）、糖化血清蛋白（GA）。

（6）并发症相关检查（新诊断糖尿病和病程超过 5 年定期复诊者）：尿微量白蛋白或尿白蛋白/肌酐比值、24 h 尿蛋白定量、评估肾小球滤过率估算值（eGFR）、眼底检查、糖尿病周围神经病变基本体格检查等。

（7）儿童及青少年患者应评估生长发育状况。

2. 根据患者病情可选的检查项目

（1）POCT 血酮检测、β 羟丁酸、血乳酸，胰岛 β 细胞自身抗体（ICA、GADA、IAA、IA-2A、ZnT8A 等），血糖基本控制后行混合餐 C 肽释放试验、精氨酸试验或胰高血糖素试验（病情允许时），动态血糖监测［血糖未达标和（或）血糖波动较大者］。

（2）相关免疫指标，自身抗体（抗甲状腺抗体等），内分泌腺体功能评估（甲状腺、肾上腺、性腺、甲状旁腺、垂体）。

（3）并发症相关检查：免散瞳眼底照相、神经传导速度、踝－肱指数（ABI）、超声心动图、劲动脉和下肢血管彩超。

六、选择用药

1. 胰岛素治疗方案选择及剂量调整

（1）餐前短效（或速效）和睡前中效（长效或长效类似物）胰岛素方案。

（2）三餐前短效和早晚餐前中效胰岛素方案。

（3）胰岛素泵持续皮下胰岛素注射。

2. 口服降糖药　在胰岛素规范治疗的基础上，必要时可联用二甲双胍、葡萄糖苷酶抑制剂（参照药品说明书使用）。

3. 对症治疗。

七、出院标准

1. 治疗方案确定，血糖控制达标或血糖趋于稳定。

2. 患者或监护人得到基本技能培训并学会自我血糖监测。

3. 基本完成相关并发症的检查。

4. 没有需要住院处理的并发症。

八、变异及原因分析

1. 出现急性并发症（酮症酸中毒、高渗性昏迷、低血糖昏迷、乳酸酸中毒等），则按相应路径或指南进行救治，退出本路径。

2. 合并妊娠或伴有增加控制血糖难度的并发症，延长住院时间，则按相应路径或指南进行治疗。

3. 若必须同时服用对血糖或降糖药物有影响的药物，或患者对胰岛素制剂、降糖药物有过敏情况时，导致住院时间延长、住院费用增加。

4. 如进入路径后，评估出现严重的糖尿病慢性并发症或合并感染时，导致住院时间延长、住院费用增加。

九、标准住院日

标准住院日一般≤4周。

临床路径表单

适用对象：第一诊断为 1 型糖尿病（ICD-10：E10.112 及 E10.2-E10.9）

患者姓名：_____ 性别：_____ 年龄：_____ 门诊号：_____ 住院号：_____

住院日期：___年__月__日 出院日期：___年__月__日 标准住院日：≤28 天

时间	住院第 1 天	住院第 2~10 天	住院第 10~28 天（出院日）
主要诊疗工作	□ 询问病史及体格检查 □ 完成病历书写 □ 开化验单 □ 上级医师查房与病情评估 □ 初步确定治疗方案 □ 监测血糖谱或行动态血糖监测	□ 上级医师查房 □ 完成相关科室会诊 □ 复查相关异常检查 □ 注意病情变化 □ 确定胰岛素注射方案，调整胰岛素剂量	□ 上级医师查房，明确是否出院 □ 完成出院记录、病案首页、出院证明书等，向患者交代出院后的注意事项和复诊日期
重点医嘱	**长期医嘱：** □ 内科/儿科护理常规 □ 一/二级护理（根据患者情况） □ 糖尿病饮食 □ 全天血糖谱 □ 初步设定多次胰岛素注射或胰岛素泵治疗的基础剂量及餐前胰岛素剂量 **临时医嘱：**（检查项目） □ 血常规、尿常规、便常规、尿酮体、肝功能、肾功能、电解质、血脂、血气分析、POCT 血酮检测、糖化血红蛋白、糖化血清蛋白、胰岛 β 细胞自身抗体 □ 并发症相关检查 □ 胸部 X 线片、心电图、腹部 B 超 □ 动态血糖监测（必要时）	**长期医嘱：** □ 同前 □ 血糖监测 □ 调整胰岛素剂量 □ 降糖药 **临时医嘱：** □ 混合餐 C 肽释放试验（必要时） □ 加测凌晨 0 点、3 点毛细血管血糖（必要时），并发症相关检查 □ 免疫指标、其他自身抗体、内分泌腺功能评估（必要时） □ 并发症的相关处理 □ 生长发育评估（儿童及青少年患者）	**出院医嘱：** □ 出院带药 □ 门诊随诊
主要护理工作	□ 介绍病房环境、设施和设备 □ 入院护理评估	□ 糖尿病及其并发症宣教 □ 胰岛素注射方法培训 □ 血糖监测培训 □ 低血糖相关知识培训 □ 营养及运动培训 □ 病情观察	□ 指导患者办理出院手续
病情变异记录	□ 无 □ 有，原因： 1. 2.	□ 无 □ 有，原因： 1. 2.	□ 无 □ 有，原因： 1. 2.
护士签名			
医师签名			

（中华医学会糖尿病学分会）

第 78 节　原发性甲状腺功能减退症临床路径

临床路径标准

一、适用对象

第一诊断为原发性甲状腺功能减退症（ICD-10：E03.802）。

二、诊断依据

根据《中国甲状腺疾病诊治指南》（中华医学会内分泌学分会编著，2008 年）、《成人甲状腺功能减退症临床实践指南》（美国临床内分泌医师协会和美国甲状腺学会，2012 年）。

1. 症状　怕冷、便秘、乏力、手足或全身肿胀感、易困、反应迟钝、记忆力减退等。

2. 体征　心率减慢、水肿、甲状腺肿大或无肿大。

3. 实验室检查　提示甲状腺功能异常。血清促甲状腺激素（TSH）水平高于正常参考值范围上限，甲状腺素（TT_4）和（或）游离甲状腺素（FT_4）水平低于正常参考值范围下限。

三、选择治疗方案的依据

根据《中国甲状腺疾病诊治指南》（中华医学会内分泌学分会编著，2008 年）、《成人甲状腺功能减退症临床实践指南》（美国临床内分泌医师协会和美国甲状腺学会，2012 年）。

1. 甲状腺功能减退替代药物　左甲状腺素钠片或干甲状腺片。

2. 血脂代谢异常治疗　低脂饮食，甲状腺功能基本正常后必要时可予以调脂药物治疗。

3. 少量心包积液治疗　除外结核性心包炎后，少量心包积液，可随着甲减的好转而逐渐消退。

4. 其他对症治疗。

四、标准住院日

标准住院日 ≤14 天。

五、进入路径标准

1. 第一诊断必须符合原发性甲状腺功能减退症疾病编码（ICD-10：E03.802）。

2. 当患者同时具有其他疾病诊断时，但住院期间不需要特殊处理，也不影响第一诊断的临床路径流程实施时，可以进入路径。

六、住院期间检查项目

1. 必须的检查项目
（1）血常规、尿常规、便常规、红细胞沉降率。
（2）肝功能、肾功能、血糖、血脂、肌酶谱、血电解质、血尿酸。
（3）胸部 X 线片、心电图、腹部超声、超声心动图。
（4）甲状腺功能及抗体测定、甲状腺超声。
2. 根据患者病情可选择的检查项目
（1）有甲状腺结节者可选择：甲状腺球蛋白、降钙素、甲状腺核素显像检查以及甲状腺结节的细针穿刺细胞学检查。
（2）疑为继发性甲减者可选择：鞍区磁共振平扫+动态增强及垂体功能检查。
（3）若有突眼，行眼部 A 超或 B 超或 CT，请眼科协助诊治。
（4）可选做血清催乳素。
（5）怀疑伴有其他自身免疫性疾病者可选择相应的抗体检查。
（6）需行有创诊治者，检测感染性指标（乙型病毒性肝炎、丙型病毒性肝炎、梅毒、艾滋病等）。

七、治疗方案与药物选择

1. 甲状腺功能减退替代药物　左甲状腺素钠片或干甲状腺片。
2. 对症治疗和防治并发症相关药物。

八、出院标准

1. 诊断明确，治疗方案明确。
2. 一般情况良好，没有需要住院处理的并发症和（或）合并症。

九、变异及原因分析

以下原因需退出路径：
1. 经检查确定为继发性甲状腺功能减退症者。
2. 甲状腺功能减退发生黏液性水肿危象者。
3. 甲状腺功能减退性心脏病（心力衰竭或大量心包积液者）。
4. 合并其他自身免疫性内分泌疾病，如 1 型糖尿病、甲状旁腺功能减退症或原发性肾上腺皮质功能减退等。
5. 合并其他非器官特异性自身免疫病且需要治疗者。
6. 激素替代治疗后出现快速心律失常、心功能不全、心肌缺血者。

临床路径表单

适用对象：第一诊断为原发性甲状腺功能减退症（ICD-10：E03.802）

患者姓名：_____ 性别：_____ 年龄：_____ 门诊号：_____ 住院号：_____

住院日期：___年__月__日 出院日期：___年__月__日 标准住院日：≤14 天

日期		住院第 1 天	住院第 2 天
主要诊疗工作		□ 询问病史及体格检查 □ 完成病历书写 □ 完善辅助检查 □ 医师查房，初步确定治疗方案 □ 向患者及其家属告知病情及诊治方案，签署相关知情同意书 □ 完成首次病程记录等病历书写 □ 必要时上级医师查房，明确诊断，指导治疗	□ 上级医师查房 □ 完善入院检查项目 □ 必要时进行相关科室会诊 □ 住院医师完成上级医师查房记录等病历书写 □ 向患者及家属介绍病情变化及相关检查结果
重点医嘱		**长期医嘱：** □ 内分泌科护理常规 □ 一/二/三级护理 □ 低脂饮食 □ 患者既往基础用药 **临时医嘱：** □ 血常规、尿常规、便常规、红细胞沉降率、肝功能、肾功能、血糖、血脂、心肌酶谱、血尿酸、电解质 □ 胸部 X 线片、心电图、腹部超声、超声心动图 □ 甲状腺功能及抗体测定、甲状腺超声 □ 其他医嘱	**长期医嘱：** □ 一/二/三级护理 □ 饮食 □ 患者既往基础用药 □ 根据甲状腺功能测定结果，给予左甲状腺素钠片或干甲状腺片 □ 其他医嘱 **临时医嘱：** □ 补充必要的检查 □ 必要时心内科会诊（怀疑甲减性心脏病或怀疑冠心病或心功能不全时） □ 眼科会诊（有突眼时） □ 其他医嘱
主要护理工作		□ 介绍病房环境、设施和设备 □ 入院护理评估，注意患者精神和体温，预防甲减危象	□ 宣教（甲状腺疾病知识） □ 观察病情变化 □ 按时评估病情，相应护理到位
病情变异记录		□ 无　□ 有，原因： 1. 2.	□ 无　□ 有，原因： 1. 2.
护士签名			
医师签名			

日期	住院第 3~6 天	住院第 7~14 天（出院日）
主要诊疗工作	□ 三级医师查房 □ 住院医师完成病程记录 □ 监测心率、心律、心功能变化 □ 复查异常化验结果	□ 上级医师查房，评估病情，明确是否出院 □ 完成出院记录、病案首页、出院证明书等 □ 向患者交代出院后的注意事项，如返院复诊的时间、地点，发生紧急情况时的处理等
重点医嘱	**长期医嘱：** □ 一/二/三级护理 □ 饮食 □ 左甲状腺素钠片或干甲状腺片 □ 其他医嘱 **临时医嘱：** □ 复查异常化验结果 □ 其他医嘱	**出院医嘱：** □ 出院带药 □ 定期门诊随访 □ 监测甲状腺功能、血脂、心电图
主要护理工作	□ 观察患者病情变化 □ 心理与生活护理 □ 指导患者生活护理	□ 出院带药服用指导 □ 特殊护理指导 □ 交代常见的药物不良反应，嘱其定期门诊复诊
病情变异记录	□ 无 □ 有，原因： 1. 2.	□ 无 □ 有，原因： 1. 2.
护士签名		
医师签名		

（中华医学会内分泌学分会）

S

精神和行为精神性疾病
临床路径

第79节　精神分裂症、分裂型障碍和妄想性障碍临床路径

临床路径标准

一、适用对象

第一诊断为精神分裂症（ICD-10：F20）、分裂型障碍（ICD-10：F21）、妄想性障碍（ICD-10：F22）。

二、诊断依据

根据《国际精神与行为障碍分类（第10版）》（刘平、汪向东，人民卫生出版社，1994年）。

1. 起病突然或渐缓，以阳性症状和（或）阴性症状为主要症状群，或以古怪行为以及异常思维和情感为特征。

2. 病程至少1个月。

3. 社会功能明显受损。

4. 无器质性疾病的证据。

三、选择治疗方案的依据

依据《临床诊疗指南——精神病学分册》（中华医学会编著，人民卫生出版社，2006年）、《精神分裂症防治指南》（中华医学会编著，舒良，北京大学医学出版社，2007年）选择治疗方案。

四、进入路径标准

1. 第一诊断必须符合精神分裂症疾病编码（ICD-10：F20）、分裂型障碍疾病编码（ICD-10：F21）、妄想性障碍疾病编码（ICD-10：F22）。

2. 当患者合并其他疾病，但住院期间不需要特殊处理也不影响第一诊断的临床路径流程实施时，可以进入路径。

五、住院期间的检查项目

1. 必需的检查项目

（1）血常规、尿常规、便常规。

（2）肝功能、肾功能、电解质、血糖、感染性疾病筛查（乙型病毒性肝炎、丙型病毒性肝炎、梅毒、艾滋病等）。

（3）胸部 X 线片、心电图、脑电图。

（4）心理测查：阳性和阴性症状量表（PANSS）、攻击风险因素评估量表、自杀风险因素评估量表、治疗中需处理的不良反应量表（TESS）、护士用住院患者观察量表（NOSIE）、日常生活能力量表（ADL）。

2. 根据患者病情进行选择的检查项目　血脂、心肌酶、超声心动图、腹部 B 超、颅脑 CT 或 MRI、内分泌检查、凝血功能检查、抗链 "O" 检测、抗核抗体检测、人格和情绪的评估量表等。

六、治疗方案与药物选择

1. 治疗方案

（1）进行系统的病史、治疗史采集及精神检查，制订治疗策略。

（2）抗精神病药物治疗。

（3）对伴有兴奋、冲动、自伤、伤人、外逃、自杀观念和行为木僵、拒食等症状的患者，为迅速控制病情，可单独采用或合并以下治疗方法：改良的快速神经阻滞剂化疗法（氟哌啶醇短期肌内注射疗法），联合苯二氮䓬类药物治疗（肌内注射或口服氯硝西泮、地西泮、劳拉西泮、阿普唑仑等药物），改良的无抽搐电休克治疗（MECT）。

2. 药物选择原则

（1）根据精神分裂症患者起病形式、临床症状的特征、既往用药史（品种、疗效、不良反应等）以及患者的经济承受能力，结合抗精神病药物的受体药理学、药代动力学和药效学特征，遵循个体化原则，选择最适合患者的抗精神病药物。

（2）对于既往所用药物的疗效好，因中断用药或减药过快所致病情恶化的再住院患者，原则上仍使用原药、恢复原有效剂量继续治疗。

（3）遵循单一抗精神病药物治疗的原则。除难治性病例外，原则上不联合使用 2 种或 2 种以上的抗精神病药物（抗精神病药物更换治疗期间的短期交叉状态除外），急性期可短期联合使用 2 种或 2 种以上的抗精神病药物。

（4）必要时可联合使用情感稳定剂和（或）抗抑郁药。

3. 药物种类　优先选用价格较低的第二代抗精神病药物，常用的第一代抗精神病药也可作为一线用药。氯氮平和硫利哒嗪为二线用药。

4. 药物剂量调节　遵循个体化原则。在治疗开始后的 1~2 周，将所用药物剂量增至有效治疗剂量。症状控制后的巩固治疗期，原则上应继续维持急性期的有效治疗剂量，巩固疗效，避免症状复发或病情反复。病情稳定后，确定最佳有效剂量。

七、出院标准

1. 阳性和阴性症状量表（PANSS 量表）评分与基线相比，减分率≥50%。

2. 基本配合医疗护理，生活基本能自理（病前生活不能自理者除外）。

3. 能主动或被动依从服药，患者家属能积极配合实施继续治疗方案。

八、标准住院日

标准住院日≤39 天。

九、变异及原因分析

1. 辅助检查异常，需要复查和明确异常原因，导致住院治疗时间延长和住院费用增加。

2. 住院期间病情加重，或出现并发症，需要进一步诊治，导致住院治疗时间延长和住院费用增加。

3. 既往合并有其他精神或躯体疾病，精神分裂症等精神病性障碍可能导致合并疾病加重而需要治疗，从而延长治疗时间和增加住院费用。

临床路径表单

适用对象：第一诊断为精神分裂症（ICD-10：F20）、分裂型障碍（ICD-10：F21）、妄想性障碍（ICD-10：F22）

患者姓名：_____ 性别：_____ 年龄：_____ 门诊号：_____ 住院号：_____

住院日期：___年__月__日 出院日期：___年__月__日 标准住院日：≤39 天

时间	住院第 1 天	住院第 2 天	住院第 3 天
主要诊疗工作	□ 病史采集，体格检查，精神检查 □ 开具医嘱 □ 化验检查、物理检查 □ 临床评估、风险评估 □ 生活功能评估 □ 初步诊断和治疗方案 □ 向患者及家属交代病情 □ 完成入院病历记录	□ 上级医师查房 □ 明确诊断 □ 确定治疗方案 □ 药物不良反应评估 □ 风险评估 □ 完成病程记录	□ 上级医师查房 □ 确定诊断 □ 确定治疗方案 □ 风险评估 □ 完成病程记录
重点医嘱	长期医嘱： □ 护理常规 □ 普通饮食 □ 药物治疗 临时医嘱： □ 检查血常规、尿常规、便常规 □ 检测肝功能、肾功能、电解质、血糖及感染性疾病筛查 □ 胸部 X 线片、心电图、脑电图检查 □ PANSS 量表、护士观察量表（NOSIE） □ 自杀风险因素评估量表、攻击风险因素评估量表、日常生活能力量表	长期医嘱： □ 护理 □ 普通饮食 □ 药物治疗 临时医嘱： □ 复查异常化验 □ 对症处理药物不良反应 □ 自杀风险因素评估量表、攻击风险因素评估表	长期医嘱： □ 护理 □ 普通饮食 □ 药物治疗 □ 处理药物不良反应 临时医嘱： □ 复查异常化验 □ 自杀风险因素评估量表、攻击风险因素评估表 □ 依据病情需要下达相应医嘱

待 续

时间	住院第 1 天	住院第 2 天	住院第 3 天
主要护理工作	□ 采集护理病史 □ 制订护理计划 □ 入院宣传教育 □ 护理量表 □ 评估病情变化 □ 观察睡眠和进食情况 □ 观察患者安全和治疗情况 □ 观察治疗效果和药物不良反应 □ 修改护理计划 □ 特级护理 □ 室内监护、安全检查 □ 床边查房、床旁交接班 □ 执行治疗方案 □ 保证入量 □ 清洁卫生 □ 睡眠护理 □ 心理护理	□ 护理量表 □ 评估病情变化 □ 观察睡眠和进食情况 □ 观察患者安全和治疗情况 □ 观察治疗效果和药物不良反应 □ 修改护理计划 □ 特级护理 □ 室内监护 □ 安全检查 □ 床边查房 □ 床旁交接班 □ 执行治疗方案 □ 保证入量 □ 清洁卫生 □ 睡眠护理 □ 心理护理	□ 护理量表 □ 评估病情变化 □ 观察睡眠和进食情况 □ 观察患者安全和治疗情况 □ 观察治疗效果和药物不良反应 □ 修改护理计划 □ 特级护理 □ 室内监护 □ 安全检查 □ 床边查房 □ 床旁交接班 □ 执行治疗方案 □ 保证入量 □ 清洁卫生 □ 睡眠护理 □ 心理护理
病情变异记录	□ 无　□ 有，原因： 1. 2.	□ 无　□ 有，原因： 1. 2.	□ 无　□ 有，原因： 1. 2.
是否退出路径	□ 否　□ 是，原因： 1. 2.	□ 否　□ 是，原因： 1. 2.	□ 否　□ 是，原因： 1. 2.
护士签名			
医师签名			

时间	住院第 4~7 天	住院第 8~14 天	住院第 15~21 天
主要诊疗工作	□ 临床评估 □ 药物不良反应评估 □ 风险评估 □ 确认检查结果完整并记录 □ 完成病程记录	□ 临床评估 □ 药物不良反应评估 □ 风险评估 □ 完成病程记录	□ 临床评估 □ 药物不良反应评估 □ 风险评估 □ 完成病程记录
重点医嘱	长期医嘱： □ 护理常规 □ 普通饮食 □ 药物治疗 □ 处理药物不良反应 临时医嘱： □ PANSS 量表 □ 护士观察量表（NOSIE） □ TESS 量表 □ 自杀风险因素评估量表、攻击风险因素评估表 □ 依据病情需要下达相应医嘱	长期医嘱： □ 护理 □ 普通饮食 □ 药物治疗 □ 处理药物不良反应 临时医嘱： □ PANSS 量表 □ 护士观察量表（NOSIE） □ TESS 量表 □ 自杀风险因素评估量表、攻击风险因素评估表 □ 依据病情需要下达相应医嘱	长期医嘱： □ 护理 □ 普通饮食 □ 药物治疗 □ 处理药物不良反应 临时医嘱： □ PANSS 量表 □ 护士观察量表（NOSIE） □ TESS 量表 □ 自杀风险因素评估量表、攻击风险因素评估表 □ 依据病情需要下达相应医嘱
主要护理工作	□ 护理量表 □ 评估病情变化 □ 观察睡眠和进食情况 □ 观察患者安全和治疗情况 □ 观察治疗效果和药物不良反应 □ 修改护理计划 □ 一级护理 □ 安全检查 □ 床旁交接班 □ 执行治疗方案 □ 工娱治疗 □ 行为矫正 □ 睡眠护理 □ 心理护理 □ 健康教育	□ 护理量表 □ 评估病情变化 □ 观察睡眠和进食情况 □ 观察患者安全和治疗情况 □ 观察治疗效果和药物不良反应 □ 修改护理计划 □ 一级护理 □ 安全检查 □ 床旁交接班 □ 执行治疗方案 □ 工娱治疗 □ 行为矫正 □ 睡眠护理 □ 心理护理 □ 健康教育	□ 护理量表 □ 评估病情变化 □ 观察睡眠和进食情况 □ 观察患者安全和治疗情况 □ 观察治疗效果和药物不良反应 □ 修改护理计划 □ 一级护理 □ 安全检查 □ 床旁交接班 □ 执行治疗方案 □ 工娱治疗 □ 行为矫正 □ 睡眠护理 □ 心理护理 □ 健康教育
病情变异记录	□ 无　□ 有，原因： 1. 2.	□ 无　□ 有，原因： 1. 2.	□ 无　□ 有，原因： 1. 2.
是否退出路径	□ 否　□ 是，原因： 1. 2.	□ 否　□ 是，原因： 1. 2.	□ 否　□ 是，原因： 1. 2.
护士签名			
医师签名			

时间	住院第 22~28 天	住院第 29~42 天	出院日（末次评估）
主要 诊疗 工作	□ 临床评估 □ 实验室检查 □ 心电检查 □ 药物不良反应评估 □ 风险评估 □ 完成病程记录	□ 临床评估 □ 药物不良反应评估 □ 风险评估 □ 完成病程记录	□ 出院风险评估、生活功能评估 □ 药物治疗方案 □ 向患者及家属介绍出院后注意事项
重点 医嘱	**长期医嘱：** □ 护理常规 □ 饮食 □ 药物治疗 □ 处理药物不良反应 **临时医嘱：** □ PANSS 量表 □ 护士观察量表（NOSIE） □ TESS 量表 □ 自杀风险因素评估量表、攻击风险评估表 □ 检查血常规、肝功能、肾功能、电解质、血糖、心电图 □ 依据病情需要下达相应医嘱	**长期医嘱：** □ 护理 □ 饮食 □ 药物治疗 □ 处理药物不良反应 **临时医嘱：** □ PANSS 量表 □ 护士观察量表（NOSIE） □ TESS 量表 □ 自杀风险因素评估量表、攻击风险评估表 □ 依据病情需要下达相应医嘱	**临时医嘱：** □ 日常生活能力量表（ADL） □ 自杀风险因素评估量表、攻击风险评估表 □ 出院
主要 护理 工作	□ 护理量表 □ 评估病情变化 □ 观察睡眠和进食情况 □ 观察患者安全和治疗情况 □ 观察治疗效果和药物不良反应 □ 修改护理计划 □ 一级护理 □ 安全检查 □ 床旁交接班 □ 执行治疗方案 □ 工娱治疗 □ 行为矫正 □ 睡眠护理 □ 心理护理 □ 健康教育	□ 护理量表 □ 评估病情变化 □ 观察睡眠和进食情况 □ 观察患者安全和治疗情况 □ 观察治疗效果和药物不良反应 □ 修改护理计划 □ 二级护理 □ 安全检查 □ 床旁交接班 □ 执行治疗方案 □ 工娱治疗 □ 行为矫正 □ 睡眠护理 □ 心理护理 □ 健康教育	□ 患者满意度调查 □ 出院护理指导
病情 变异 记录	□ 无 □ 有，原因： 1. 2.	□ 无 □ 有，原因： 1. 2.	□ 无 □ 有，原因： 1. 2.
是否 退出 路径	□ 否 □ 是，原因： 1. 2.	□ 否 □ 是，原因： 1. 2.	□ 否 □ 是，原因： 1. 2.
护士 签名			
医师 签名			

（中华医学会精神病学分会）

第80节 严重心境（情感）障碍临床路径

临床路径标准

一、适用对象

第一诊断为双相情感障碍（ICD-10：F31）、抑郁发作（ICD-10：F32）。

二、诊断依据

根据《国际精神与行为障碍分类（第10版）》（刘平、汪向东，人民卫生出版社，1994年）。

1. 双相情感障碍（ICD-10：F31）

（1）反复（至少2次）出现心境和活动水平明显紊乱的发作。心境和活动水平紊乱有时表现为心境高涨、精力和活动增加（躁狂或轻躁狂），有时表现为情绪低落、精力降低和活动减少（抑郁）。

（2）发作间期通常以完全缓解为特征。

（3）躁狂发作通常起病突然，持续时间2周至4、5个月不等（平均4个月）；抑郁持续时间较长（平均6个月）；除在老年期外，很少超过1年。

（4）无器质性疾病的证据。

2. 抑郁发作（ICD-10：F32）

（1）主要症状为情绪低落，兴趣和愉快感丧失，导致劳累感增加和活动减少的精力降低。常见的症状还包括稍做事情即觉明显的倦怠。

（2）病程2周以上。

（3）常反复发作。

（4）无器质性疾病的证据。

三、选择治疗方案的依据

依据《临床诊疗指南——精神病学分册》（中华医学会编著，人民卫生出版社，2006年）、《双相障碍防治指南》（中华医学会编著，沈其杰，北京大学医学出版社，2007年）、《抑郁障碍防治指南》（中华医学会编著，北京大学医学出版社，2007年）选择治疗方案。

四、进入路径标准

1. 第一诊断必须符合双相情感障碍疾病编码（ICD-10：F31）或抑郁发作疾病编码（ICD-10：F32）。

2. 当患者合并其他疾病，但住院期间不需要特殊处理也不影响第一诊断的临床路径流程实施时，可以进入路径。

五、住院期间的检查项目

1. 必需的检查项目

（1）血常规、尿常规、便常规。

（2）肝功能、肾功能、电解质、血糖、感染性疾病筛查（乙型病毒性肝炎、丙型病毒性肝炎、梅毒、艾滋病等）。

（3）胸部 X 线片、心电图、脑电图。

（4）心理测查：杨氏躁狂评定量表（YMRS）、汉密尔顿抑郁量表（HAMD-17）、攻击风险因素评估量表、自杀风险因素评估量表、治疗中需处理的不良反应量表（TESS）、护士用住院患者观察量表（NOSIE）、日常生活能力量表（ADL）。

2. 根据患者病情进行选择的检查项目　血脂、心肌酶、超声心动图、腹部超声、颅脑 CT 或 MRI、内分泌检查、凝血功能检查、抗链 "O" 检测、抗核抗体检测、人格和情绪的评估量表等。

六、治疗方案与药物选择

1. 治疗方案

（1）进行系统的病史、治疗史采集及精神检查，制订治疗方案。

（2）药物治疗：双相情感障碍一般遵循联合用药的原则，以心境稳定剂作为基础性治疗，再根据不同的临床相可分别联合使用抗精神病药物、抗抑郁药物或苯二氮䓬类药物治疗。抑郁发作主要为系统的抗抑郁药物治疗。

2. 选择原则　总原则是根据病情，结合备选药物的安全性、耐受性、有效性、经济性和服用的简易性进行选择。即遵循 STEPS 原则：安全性（safety）、耐受性（tolerability）、有效性（efficacy）、经济性（payment）、简易性（simplicity）。

（1）根据患者的起病形式、临床症状的特征、既往用药史（品种、疗效、不良反应等）以及患者的经济承受能力，结合心境稳定剂、抗精神病药物、抗抑郁药物的受体药理学、药代动力学和药效学特征，遵循个体化原则，选择最适合患者的药物。

（2）双相情感障碍患者联合使用抗抑郁药物以及苯二氮䓬类药物时，在患者病情稳定后（即抑郁症状、兴奋症状被控制后），应缓慢减药直至停药，继续以心境稳定剂或联合第二代抗精神病药巩固和维持治疗，以免诱发临床转相、快速循环或混合发作等不良后果。

（3）抑郁发作患者原则上提倡单一抗抑郁药物治疗的原则，避免同时使用作用于同一递质系统的 2 种或 2 种以上抗抑郁药物，以免引发 5-羟色胺综合征等严重不良反应。

（4）对伴有焦虑和睡眠障碍的抑郁发作患者，可联合使用苯二氮䓬类等抗焦虑药物，但不能同时使用 2 种或 2 种以上该类药物，并应当在睡眠障碍和焦虑症状缓解后逐渐停药，以免引发药物滥用和药物依赖。同时应当注意，大部分抗抑郁药物均有抗焦虑作用，因此无需长时间使用苯二氮䓬类等抗焦虑药物。

（5）对于既往所用药物的疗效好，因中断用药或减药过快所致病情恶化的再住院患者，原则上仍使用原药、恢复原有效剂量继续治疗。

3. 药物种类　包括心境稳定剂、第二代抗精神病药、抗抑郁药物和苯二氮䓬类药物。

（1）心境稳定剂：包括锂盐、丙戊酸盐、卡马西平、拉莫三嗪等。

（2）第二代抗精神病药：作为治疗双相情感障碍的联合用药。为避免药源性转郁发生，原则上不选用第一代抗精神病药，首选药源性转郁概率及价格较低的第二代抗精神病药。

（3）抗抑郁药物：抑郁发作时所有目前在临床实践中使用的抗抑郁药均可根据病情选用。对于双相情感障碍患者首选药源性转躁概率较低的抗抑郁剂，如选择性 5-羟色胺再摄取阻滞剂（SSRIs）类药物，尽量避免使用三环类抗抑郁药（TCAs）等。

（4）苯二氮䓬类药物：主要用于急性躁狂发作，以及伴有焦虑和严重睡眠障碍的重度抑郁患者，通过药物的镇静催眠作用控制患者的兴奋状态，改善睡眠和焦虑抑郁症状。常可选用氯硝西泮、劳拉西泮、地西泮等。

4. 药物剂量调节

（1）遵循个体化原则。原则上在治疗开始后的一周内将所选用的药物剂量快速增至推荐的有效治疗剂量。症状控制后的巩固治疗期，原则上应继续维持急性期的有效治疗剂量，巩固疗效，避免症状复发或病情反复。对于使用剂量较大的患者，在完成快速综合治疗方案，病情稳定后，确定最佳有效剂量。

（2）碳酸锂的常规剂量一般在 500~1500 mg/d，应以锂盐治疗过程中的不良反应和血锂浓度（0.4~1.2 mmol/L）作为调整剂量和判断锂中毒的依据。

（3）双相抑郁发作病情稳定后，应适时停用抗抑郁药物，以免引发药源性转相或循环加速。

（4）苯二氮䓬类药物用于镇静安眠或抗焦虑时，应当在症状改善后逐渐停药。

（5）对于双相情感障碍患者，凡采用药物联合治疗已取得预期疗效、需要减药或停药时，应首先缓慢减低或渐停非心境稳定剂，继续以心境稳定剂进行维持治疗，以巩固疗效，防止复发。

（6）根据患者病情轻重和病程长短，决定维持治疗的疗程。首次发作的患者，经治疗痊愈后，应继续治疗 8~12 个月；二次发作的患者，痊愈后，应继续治疗 12~18 个月；三次以上发作的患者，应维持治疗 3~5 年；长期反复发作未愈者，应长期乃至终生服药。不同维持治疗疗程中的药物剂量，应视病情轻重、按个体化原则决定。

七、出院标准

1. 双相躁狂发作杨氏躁狂评定量表（YMRS）评分与基线相比，减分率≥50%。

2. 双相抑郁发作汉密尔顿抑郁量表（HAMD-17）评分与基线相比，减分率≥50%。

3. 双相混合发作与双相快速循环发作同时使用 YMRS 和 HAMD-17 量表评分，总减分率与基线相比应≥50%。

4. 抑郁发作汉密尔顿抑郁量表（HAMD-17）评分，与基线相比减分率≥50%。

5. 严格检查未发现有残留自杀观念和自杀行为。

6. 自知力开始恢复。

7. 基本配合医疗护理，生活基本能自理（病前生活不能自理者除外）。

8. 能主动或被动依从服药，患者家属能积极配合实施继续治疗方案。

八、标准住院日

标准住院日≤39 天。

九、变异及原因分析

1. 辅助检查异常，需要复查和明确异常原因，导致住院治疗时间延长和住院费用增加。

2. 住院期间病情加重或出现并发症，需要进一步诊治，导致住院治疗时间延长和住院费用增加。

3. 既往合并有其他精神或躯体疾病，严重心境（情感）障碍可能导致合并疾病加重而需要治疗，从而延长治疗时间和增加住院费用。

临床路径表单

适用对象：第一诊断为双相情感障碍（ICD-10：F31）、抑郁发作（ICD-10：F32）

患者姓名：_____ 性别：_____ 年龄：_____ 门诊号：_____ 住院号：_____

住院日期：___年__月__日 出院日期：___年__月__日 标准住院日：≤39 天

时间	住院第 1 天	住院第 2 天	住院第 3 天
主要诊疗工作	□ 病史采集，体格检查，精神检查 □ 开立医嘱 □ 化验检查、物理检查 □ 临床评估、风险评估 □ 生活功能评估 □ 初步诊断和治疗方案 □ 向患者及家属交代病情 □ 完成入院病历记录	□ 上级医师查房 □ 明确诊断 □ 确定治疗方案 □ 药物不良反应评估 □ 风险评估 □ 完成病程记录	□ 上级医师查房 □ 确定诊断 □ 确定治疗方案 □ 风险评估 □ 完成病程记录
重点医嘱	长期医嘱： □ 护理常规 □ 普通饮食 □ 药物治疗 临时医嘱： □ 血常规、尿常规、便常规检查 □ 肝功能、肾功能、电解质、血糖检测、感染性疾病筛查 □ 胸部 X 线片、心电图、脑电图检查 □ YMRS 量表、HAMD-17 量表、护士观察量表（NOSIE） □ 自杀风险因素评估量表、攻击风险因素评估量表、日常生活能力量表	长期医嘱： □ 护理 □ 普通饮食 □ 药物治疗 临时医嘱： □ 复查异常检查结果 □ 对症处理药物不良反应 □ 自杀风险因素评估量表、攻击风险因素评估表	长期医嘱： □ 护理 □ 普通饮食 □ 药物治疗 □ 处理药物不良反应 临时医嘱： □ 复查异常检查结果 □ 自杀风险因素评估量表、攻击风险因素评估表 □ 依据病情需要下达相应医嘱

待 续

续　表

时间	住院第 1 天	住院第 2 天	住院第 3 天
主要护理工作	□ 采集护理病史 □ 制订护理计划 □ 入院宣教 □ 护理量表 □ 评估病情变化 □ 观察睡眠和进食情况 □ 观察患者安全和治疗情况 □ 观察治疗效果和药物不良反应 □ 修改护理计划 □ 特级护理 □ 室内监护、安全检查 □ 床边查房、床旁交接班 □ 执行治疗方案 □ 保证入量 □ 清洁卫生 □ 睡眠护理 □ 心理护理	□ 护理量表 □ 评估病情变化 □ 观察睡眠和进食情况 □ 观察患者安全和治疗情况 □ 观察治疗效果和药物不良反应 □ 修改护理计划 □ 特级护理 □ 室内监护 □ 安全检查 □ 床边查房 □ 床旁交接班 □ 执行治疗方案 □ 保证入量 □ 清洁卫生 □ 睡眠护理 □ 心理护理	□ 护理量表 □ 评估病情变化 □ 观察睡眠和进食情况 □ 观察患者安全和治疗情况 □ 观察治疗效果和药物不良反应 □ 修改护理计划 □ 特级护理 □ 室内监护 □ 安全检查 □ 床边查房 □ 床旁交接班 □ 执行治疗方案 □ 保证入量 □ 清洁卫生 □ 睡眠护理 □ 心理护理
病情变异记录	□ 无　□ 有，原因： 1. 2.	□ 无　□ 有，原因： 1. 2.	□ 无　□ 有，原因： 1. 2.
是否退出路径	□ 否　□ 是，原因： 1. 2.	□ 否　□ 是，原因： 1. 2.	□ 否　□ 是，原因： 1. 2.
护士签名			
医师签名			

时间	住院第 4~7 天	住院第 8~14 天	住院第 15~21 天
主要诊疗工作	□ 临床评估 □ 药物不良反应评估 □ 风险评估 □ 确认检查结果完整并记录 □ 完成病程记录	□ 临床评估 □ 药物不良反应评估 □ 风险评估 □ 完成病程记录	□ 临床评估 □ 药物不良反应评估 □ 风险评估 □ 完成病程记录
重点医嘱	长期医嘱： □ 护理常规 □ 普通饮食 □ 药物治疗 □ 处理药物不良反应 临时医嘱： □ YMRS 量表、HAMD-17 量表 □ 护士观察量表（NOSIE） □ TESS 量表 □ 自杀风险因素评估量表、攻击风险因素评估表 □ 依据病情需要下达相应医嘱	长期医嘱： □ 护理 □ 普通饮食 □ 药物治疗 □ 处理药物不良反应 临时医嘱： □ YMRS 量表、HAMD-17 量表 □ 护士观察量表（NOSIE） □ TESS 量表 □ 自杀风险因素评估量表、攻击风险因素评估表 □ 依据病情需要下达相应医嘱	长期医嘱： □ 护理 □ 普通饮食 □ 药物治疗 □ 处理药物不良反应 临时医嘱： □ YMRS 量表、HAMD-17 量表 □ 护士观察量表（NOSIE） □ TESS 量表 □ 自杀风险因素评估量表、攻击风险因素评估表 □ 依据病情需要下达相应医嘱
主要护理工作	□ 护理量表 □ 评估病情变化 □ 观察睡眠和进食情况 □ 观察患者安全和治疗情况 □ 观察治疗效果和药物不良反应 □ 修改护理计划 □ 一级护理 □ 安全检查 □ 床旁交接班 □ 执行治疗方案 □ 工娱治疗 □ 行为矫正 □ 睡眠护理 □ 心理护理 □ 健康教育	□ 护理量表 □ 评估病情变化 □ 观察睡眠和进食情况 □ 观察患者安全和治疗情况 □ 观察治疗效果和药物不良反应 □ 修改护理计划 □ 一级护理 □ 安全检查 □ 床旁交接班 □ 执行治疗方案 □ 工娱治疗 □ 行为矫正 □ 睡眠护理 □ 心理护理 □ 健康教育	□ 护理量表 □ 评估病情变化 □ 观察睡眠和进食情况 □ 观察患者安全和治疗情况 □ 观察治疗效果和药物不良反应 □ 修改护理计划 □ 一级护理 □ 安全检查 □ 床旁交接班 □ 执行治疗方案 □ 工娱治疗 □ 行为矫正 □ 睡眠护理 □ 心理护理 □ 健康教育
病情变异记录	□ 无　□ 有，原因： 1. 2.	□ 无　□ 有，原因： 1. 2.	□ 无　□ 有，原因： 1. 2.
是否退出路径	□ 否　□ 是，原因： 1. 2.	□ 否　□ 是，原因： 1. 2.	□ 否　□ 是，原因： 1. 2.
护士签名			
医师签名			

时间	住院第 22~28 天	住院第 29~42 天	出院日（末次评估）
主要诊疗工作	□ 临床评估 □ 实验室检查 □ 心电检查 □ 药物不良反应评估 □ 风险评估 □ 完成病程记录	□ 临床评估 □ 药物不良反应评估 □ 风险评估 □ 完成病程记录	□ 出院风险评估、生活功能评估 □ 药物治疗方案 □ 向患者及家属介绍出院后注意事项
重点医嘱	**长期医嘱：** □ 护理常规 □ 普通饮食 □ 药物治疗 □ 处理药物不良反应 **临时医嘱：** □ YMRS 量表、HAMD-17 量表 □ 护士观察量表（NOSIE） □ TESS 量表 □ 自杀风险因素评估量表、攻击风险评估表 □ 血常规、肝功能、肾功能、电解质、血糖、心电图 □ 依据病情需要下达相应医嘱	**长期医嘱：** □ 护理 □ 普通饮食 □ 药物治疗 □ 处理药物不良反应 **临时医嘱：** □ YMRS 量表、HAMD-17 量表 □ 护士观察量表（NOSIE） □ TESS 量表 □ 自杀风险因素评估量表、攻击风险评估表 □ 依据病情需要下达相应医嘱	**临时医嘱：** □ 日常生活能力量表（ADL） □ 自杀风险因素评估量表、攻击风险评估表 □ 出院
主要护理工作	□ 护理量表 □ 评估病情变化 □ 观察睡眠和进食情况 □ 观察患者安全和治疗情况 □ 观察治疗效果和药物不良反应 □ 修改护理计划 □ 一级护理 □ 安全检查 □ 床旁交接班 □ 执行治疗方案 □ 工娱治疗 □ 行为矫正 □ 睡眠护理 □ 心理护理 □ 健康教育	□ 护理量表 □ 评估病情变化 □ 观察睡眠和进食情况 □ 观察患者安全和治疗情况 □ 观察治疗效果和药物不良反应 □ 修改护理计划 □ 二级护理 □ 安全检查 □ 床旁交接班 □ 执行治疗方案 □ 工娱治疗 □ 行为矫正 □ 睡眠护理 □ 心理护理 □ 健康教育	□ 患者满意度调查 □ 出院护理指导
病情变异记录	□ 无　□ 有，原因： 1. 2.	□ 无　□ 有，原因： 1. 2.	□ 无　□ 有，原因： 1. 2.
是否退出路径	□ 否　□ 是，原因： 1. 2.	□ 否　□ 是，原因： 1. 2.	□ 否　□ 是，原因： 1. 2.

待　续

续　表

时间	住院第 22~28 天	住院第 29~42 天	出院日（末次评估）
护士签名			
医师签名			

（中华医学会精神病学分会）

第81节 使用乙醇所致的精神和行为障碍临床路径

临床路径标准

一、适用对象

第一诊断为使用乙醇所致的精神和行为障碍（ICD-10：F10）。

二、诊断依据

根据《国际精神与行为障碍分类（第10版）》（刘平、汪向东，人民卫生出版社，1994年）。

1. 具有确定的饮酒史以及有充分的理由断定患者的精神症状直接由饮酒或戒断引起。

2. 急性乙醇中毒与饮酒量密切相关，常在一次大量饮酒后急剧发生；但在某些脑器质因素基础上，少量饮酒可产生与饮用酒量不相符的严重急性中毒反应。

3. 慢性乙醇中毒则以长期饮酒为基础，各种临床综合征常在形成依赖之后逐渐出现，突然减少酒量或停饮能急剧产生症状。

4. 除精神症状之外，无论急性或慢性乙醇中毒，患者均有短暂或持续存在的躯体症状和体征以及中毒性神经系统损害表现。

三、选择治疗方案的依据

依据《临床诊疗指南——精神病学分册》（中华医学会编著，人民卫生出版社，2006年）选择治疗方案。

四、进入路径标准

1. 第一诊断必须符合使用乙醇所致的精神和行为障碍疾病编码（ICD-10：F10）。

2. 当患者合并其他疾病，但住院期间不需要特殊处理也不影响第一诊断的临床路径流程实施时，可以进入路径。

五、住院期间的检查项目

1. 必需的检查项目

（1）血常规、尿常规、便常规。

（2）肝功能、肾功能、电解质、血糖、感染性疾病筛查（乙型病毒性肝炎、丙型病毒性肝炎、梅毒、艾滋病等）。

（3）胸部 X 线片、心电图、脑电图、腹部 B 超、颅脑 CT 或 MRI。

（4）心理测查：阳性和阴性症状量表（PANSS）、攻击风险因素评估量表、自杀风险因素评估量表、治疗中需处理的不良反应量表（TESS）、护士用住院患者观察量表（NOSIE）、日常生活能力量表（ADL）。

2. 根据患者病情进行选择的检查项目　血脂、心肌酶、超声心动图、内分泌检查、凝血功能检测、抗链"O"检测、抗核抗体检测、人格和情绪的评估量表等。

六、治疗方案与药物选择

对于乙醇所致精神和行为障碍，尤其是慢性乙醇中毒的治疗多采用综合性疗法，其基本步骤在世界大多数国家均较接近。戒酒是治疗能否成功的关键步骤。一般应让戒酒者在住院条件下接受治疗，以断绝酒的来源。临床上应根据患者乙醇依赖和中毒的严重程度灵活掌握戒酒的进度，轻者可尝试一次性戒断，而对乙醇依赖严重的患者亦可采用递减法逐渐戒酒，避免出现严重的戒断症状以至危及生命。

1. 总体治疗方案

（1）进行系统的病史、治疗史采集及精神检查，制订治疗策略。

（2）戒酒治疗。

（3）营养支持治疗。

（4）精神症状的对症治疗。

2. 乙醇依赖的治疗

（1）单纯戒断综合征的治疗：建议使用苯二氮䓬类药物替代递减治疗。首次要足量，不要缓慢加药，这样不仅可抑制戒断症状，而且还能预防可能发生的震颤谵妄、戒断性癫痫发作。首选地西泮，肝功能损害严重者可选用奥沙西泮。应注意用药时间不宜太长，以免发生对苯二氮䓬类药物的依赖。

（2）震颤谵妄的治疗：苯二氮䓬类药物为首选，根据患者的兴奋程度和自主神经症状调整剂量，口服困难者可选择静脉注射。一般持续一周，直到谵妄消失。控制精神症状，可选用抗精神病药，如氟哌啶醇肌内注射，一般每天不超过 10 mg。

（3）营养支持对症治疗：包括纠正水、电解质及酸碱平衡紊乱，补充大剂量维生素，尤其是 B 族维生素等。应加强基础护理，防止二次损害的发生，以及针对抽搐、肝功能障碍、心功能障碍等的对症处理。

3. 急性乙醇中毒的治疗

（1）醉酒严重者可使用纳洛酮治疗，常用剂量为 0.4~0.8 mg，加 0.9%氯化钠溶液（生理盐水）或葡萄糖液稀释静注，必要时可重复给药，甚至连续静脉给药。也可肌内、皮下、舌下或气管内给药。

（2）极度兴奋躁动者可使用小剂量氟哌啶醇肌内注射治疗。

（3）对症及一般处理。包括纠正水、电解质及酸碱平衡紊乱，补液、保肝及加强护理等。

4. 乙醇所致精神病性障碍的治疗

（1）如有明确依赖综合征的患者，应先进行系统的戒酒治疗。

（2）对症处理：①抗精神病药物治疗：应选择对肝脏损伤较小的药物，治疗剂量低于普通精神病患者。②抗抑郁药物治疗：合并有治疗其他躯体疾病的药物时，应注意药物间相互作用。③失眠的治疗：可给予苯二氮䓬类药物对症处理，但应注意药物的成瘾性，宜短期服用。

七、出院标准

1. 乙醇戒断成功，伴随的精神行为症状消失。

2. 基本配合医疗护理，生活基本能自理（病前生活不能自理者除外）。

3. 能主动或被动依从服药，患者家属能积极配合实施继续治疗方案。

八、标准住院日

标准住院日≤25 天。

九、变异及原因分析

1. 辅助检查异常，需要复查和明确异常原因，导致住院治疗时间延长和住院费用增加。

2. 住院期间病情加重或出现并发症，需要进一步诊治，导致住院治疗时间延长和住院费用增加。

3. 既往合并有其他精神或躯体疾病，乙醇所致的精神和行为障碍可能导致合并疾病加重而需要治疗，从而延长治疗时间和增加住院费用。

临床路径表单

适用对象：第一诊断为使用乙醇所致的精神和行为障碍（ICD-10：F10）

患者姓名：_____ 性别：_____ 年龄：_____ 门诊号：_____ 住院号：_____

住院日期：___年__月__日 出院日期：___年__月__日 标准住院日：≤25 天

时间	住院第 1 天	住院第 2 天	住院第 3 天
主要诊疗工作	□ 病史采集，体格检查，精神检查 □ 开具医嘱 □ 实验室检查、物理检查 □ 临床评估、风险评估 □ 生活功能评估 □ 初步诊断和治疗方案 □ 向患者及家属交代病情 □ 完成入院病历记录	□ 上级医师查房 □ 明确诊断 □ 确定治疗方案 □ 药物不良反应评估 □ 风险评估 □ 完成病程记录	□ 上级医师查房 □ 确定诊断 □ 确定治疗方案 □ 风险评估 □ 完成病程记录
重点医嘱	**长期医嘱：** □ 护理常规 □ 普通饮食 □ 药物治疗 **临时医嘱：** □ 检查血常规、尿常规、便常规 □ 检测肝功能、肾功能、电解质、血糖、感染性疾病筛查 □ 胸部 X 线片、心电图、脑电图检查、腹部超声、颅脑 CT □ 护士观察量表（NOSIE） □ 自杀风险因素评估量表、攻击风险因素评估量表、日常生活能力量表	**长期医嘱：** □ 护理 □ 普通饮食 □ 药物治疗 **临时医嘱：** □ 复查异常检查结果 □ 对症处理药物不良反应 □ 自杀风险因素评估量表、攻击风险因素评估表	**长期医嘱：** □ 护理 □ 普通饮食 □ 药物治疗 □ 处理药物不良反应 **临时医嘱：** □ 复查异常检查结果 □ 自杀风险因素评估量表、攻击风险因素评估表 □ 依据病情需要下达相应医嘱

待 续

续　表

时间	住院第1天	住院第2天	住院第3天
主要护理工作	☐ 采集护理病史 ☐ 制订护理计划 ☐ 入院宣传教育 ☐ 护理量表 ☐ 评估病情变化 ☐ 观察睡眠和进食情况 ☐ 观察患者安全和治疗情况 ☐ 观察治疗效果和药物不良反应 ☐ 修改护理计划 ☐ 特级护理 ☐ 室内监护、安全检查 ☐ 床边查房、床旁交接班 ☐ 执行治疗方案 ☐ 保证入量 ☐ 清洁卫生 ☐ 睡眠护理 ☐ 心理护理	☐ 护理量表 ☐ 评估病情变化 ☐ 观察睡眠和进食情况 ☐ 观察患者安全和治疗情况 ☐ 观察治疗效果和药物不良反应 ☐ 修改护理计划 ☐ 特级护理 ☐ 室内监护 ☐ 安全检查 ☐ 床边查房 ☐ 床旁交接班 ☐ 执行治疗方案 ☐ 保证入量 ☐ 清洁卫生 ☐ 睡眠护理 ☐ 心理护理	☐ 护理量表 ☐ 评估病情变化 ☐ 观察睡眠和进食情况 ☐ 观察患者安全和治疗情况 ☐ 观察治疗效果和药物不良反应 ☐ 修改护理计划 ☐ 特级护理 ☐ 室内监护 ☐ 安全检查 ☐ 床边查房 ☐ 床旁交接班 ☐ 执行治疗方案 ☐ 保证入量 ☐ 清洁卫生 ☐ 睡眠护理 ☐ 心理护理
病情变异记录	☐ 无　☐ 有，原因： 1. 2.	☐ 无　☐ 有，原因： 1. 2.	☐ 无　☐ 有，原因： 1. 2.
是否退出路径	☐ 否　☐ 是，原因： 1. 2.	☐ 否　☐ 是，原因： 1. 2.	☐ 否　☐ 是，原因： 1. 2.
护士签名			
医师签名			

时间	住院第 4~7 天	住院第 8~14 天	住院第 15~21 天
主要 诊疗 工作	□ 临床评估 □ 药物不良反应评估 □ 风险评估 □ 确认检查结果完整并记录 □ 完成病程记录	□ 临床评估 □ 药物不良反应评估 □ 风险评估 □ 完成病程记录	□ 临床评估 □ 药物不良反应评估 □ 风险评估 □ 完成病程记录
重 点 医 嘱	长期医嘱： □ 护理常规 □ 普通饮食 □ 药物治疗 □ 处理药物不良反应 临时医嘱： □ 护士观察量表（NOSIE） □ TESS 量表 □ 自杀风险因素评估量表、攻击风险因素评估表 □ 依据病情需要下达相应医嘱	长期医嘱： □ 护理 □ 普通饮食 □ 药物治疗 □ 处理药物不良反应 临时医嘱： □ 护士观察量表（NOSIE） □ TESS 量表 □ 自杀风险因素评估量表、攻击风险因素评估表 □ 依据病情需要下达相应医嘱	长期医嘱： □ 护理 □ 普通饮食 □ 药物治疗 □ 处理药物不良反应 临时医嘱： □ 护士观察量表（NOSIE） □ TESS 量表 □ 自杀风险因素评估量表、攻击风险因素评估表 □ 依据病情需要下达相应医嘱
主 要 护 理 工 作	□ 护理量表 □ 评估病情变化 □ 观察睡眠和进食情况 □ 观察患者安全和治疗情况 □ 观察治疗效果和药物不良反应 □ 修改护理计划 □ 一级护理 □ 安全检查 □ 床旁交接班 □ 执行治疗方案 □ 工娱治疗 □ 行为矫正 □ 睡眠护理 □ 心理护理 □ 健康教育	□ 护理量表 □ 评估病情变化 □ 观察睡眠和进食情况 □ 观察患者安全和治疗情况 □ 观察治疗效果和药物不良反应 □ 修改护理计划 □ 一级护理 □ 安全检查 □ 床旁交接班 □ 执行治疗方案 □ 工娱治疗 □ 行为矫正 □ 睡眠护理 □ 心理护理 □ 健康教育	□ 护理量表 □ 评估病情变化 □ 观察睡眠和进食情况 □ 观察患者安全和治疗情况 □ 观察治疗效果和药物不良反应 □ 修改护理计划 □ 一级护理 □ 安全检查 □ 床旁交接班 □ 执行治疗方案 □ 工娱治疗 □ 行为矫正 □ 睡眠护理 □ 心理护理 □ 健康教育
病情 变异 记录	□ 无　□ 有，原因： 1. 2.	□ 无　□ 有，原因： 1. 2.	□ 无　□ 有，原因： 1. 2.
是否 退出 路径	□ 否　□ 是，原因： 1. 2.	□ 否　□ 是，原因： 1. 2.	□ 否　□ 是，原因： 1. 2.
护士 签名			
医师 签名			

时间	住院第 22~28 天	出院日（末次评估）
主要诊疗工作	□ 临床评估 □ 化验检查 □ 心电图检查 □ 药物不良反应评估 □ 风险评估 □ 完成病程记录	□ 出院风险评估、生活功能评估 □ 药物治疗方案 □ 向患者及家属介绍出院后注意事项
重点医嘱	**长期医嘱：** □ 护理常规 □ 普通饮食 □ 药物治疗 □ 处理药物不良反应 **临时医嘱：** □ 护士观察量表（NOSIE） □ TESS 量表 □ 自杀风险因素评估量表、攻击风险评估表 □ 血常规、肝功能、肾功能、电解质、血糖、心电图检查 □ 依据病情需要下达	**临时医嘱：** □ 日常生活能力量表（ADL） □ 自杀风险因素评估量表、攻击风险评估表 □ 出院
主要护理工作	□ 护理量表 □ 评估病情变化 □ 观察睡眠和进食情况 □ 观察患者安全和治疗情况 □ 观察治疗效果和药物不良反应 □ 修改护理计划 □ 一级护理 □ 安全检查 □ 床旁交接班 □ 执行治疗方案 □ 工娱治疗 □ 行为矫正 □ 睡眠护理 □ 心理护理 □ 健康教育	□ 患者满意度调查 □ 出院护理指导
病情变异记录	□ 无　□ 有，原因： 1. 2.	□ 无　□ 有，原因： 1. 2.
是否退出路径	□ 否　□ 是，原因： 1. 2.	□ 否　□ 是，原因： 1. 2.
护士签名		
医师签名		

（中华医学会精神病学分会）

6

神经系统疾病临床路径

第82节　阿尔茨海默病临床路径

临床路径标准

一、适用对象

第一诊断为阿尔茨海默病（ICD-10：G30.904）。

二、诊断依据

根据《中国痴呆与认知障碍诊治指南》［中华医学会神经病学分会痴呆与认知障碍学组、中国阿尔茨海默病协会，中华医学杂志，2011，91（9）：577-581；91（10）651-655；91（11）：735-741；91（13）：867-875；91（14）：940-945；91（15）：1013-1015；91（16）：1081-1083］、《美国国立老化研究所与阿尔茨海默病协会诊断指南写作组对阿尔茨海默病诊断指南的推荐和介绍》［中华神经科杂志，2012，45（5）：321-335］和国际工作组标准-2［Advancing research diagnostic criteria for Alzheimer's disease：the IWG-2 criteria，Lancet Neurol，2014，13（6）：614-629］，符合痴呆的诊断标准：慢性隐袭起病，数月或数年，认知功能障碍导致工作能力或日常生活功能受到影响。排除其他疾病导致的痴呆。影像学可能见到内侧、底部、外侧颞叶、顶叶的萎缩。

1. 一项或一项以上的认知功能障碍

（1）工作能力或日常生活功能受到影响。

（2）比以往的功能和执行力水平有所下降。

（3）无法用谵妄或主要精神障碍解释。

（4）通过联合以下两者来检测和诊断患者的认知损害：①来自患者和知情人的病史采集；②客观的认知评价——简单的精神状态检查或神经心理学测验。当常规的病史和简易精神状态检查（MMSE）结果不足以形成确凿的诊断时，应进行全面的神经心理学测验。

（5）包括以下至少一个和（或）两个领域以上的认知或行为损害：①学习并记住新信息的能力受损。症状包括：重复问题或谈话，乱放个人财物，忘记重要事件或约会，在一个熟悉的路线上迷路等。②推理能力和处理复杂任务的能力受损，判断力差。症状包括：理解力差，无法管理财务，决策制定能力差，无法规划复杂或连续的活动。③视空间功能受损。症状包括：不能识别面孔或常见物品，尽管视力很好仍不能通过直接观察找到物品，不能操作简单的工具，穿衣定向障碍等。④语言功能受损（说、读、写）。症状包括：说话时找词困难、犹豫不决，有语音或语义错语、拼写或书写错误。⑤人格、行为或举动改变。症状包括：异常的情绪波动如激动不安，动机缺乏，主观努力，淡漠，失去动力，回避社交，对以往活动的兴趣减低，失去同理心，强迫的或强迫观念行为，同社会相悖的行为等。神经系统检查没有其他异常发现。同时要符合阿尔茨海默病的特征性认知功能障碍，如记忆障碍是最突出的异常，可以有语言问题、视空间问题、推理判断问题。同时要鉴别路易体痴呆以及额颞叶痴呆的特征性表现。

2. 辅助检查　对所有首次就诊的患者进行辅助检查有助于揭示认知障碍的病因或发现伴随疾病，基因检测有助于提高诊断级别。

三、治疗方案及药物的选择依据

根据《中国痴呆与认知障碍诊治指南》［中华医学会神经病学分会痴呆与认知障碍学组、中国阿尔茨海默病协会，中华医学杂志，2011，91（9）：577-581；91（10）651-655；91（11）：735-741；91（13）：867-875；91（14）：940-945；91（15）：1013-1015；91（16）：1081-1083］制订治疗方案。

目前无特效治疗，采用综合治疗方案，药物治疗和护理照顾结合，药物治疗主要如下：

1. 胆碱酯酶抑制剂　多奈哌齐、卡巴拉汀、加兰他敏和石杉碱甲。

2. 兴奋性氨基酸受体拮抗剂　美金刚。

3. 非典型抗精神病药物　根据患者具体情况选用奥氮平、利培酮和喹硫平。

4. 抗抑郁焦虑药物　可根据患者具体情况选用抗抑郁及抗焦虑药物。

4. 其他　对症治疗。

四、进入路径时间

阿尔茨海默病是慢性变性疾病，短期住院时间 14~21 天。

五、进入路径标准

1. 第一诊断必须符合阿尔茨海默病疾病编码（ICD-10：G30.904）。

2. 当患者同时具有其他疾病诊断，但在住院期间不需要特殊处理也不影响第一诊断的临床路径流程实施时，可以进入路径。

六、进入路径所需的检查

1. 必需检查的项目

（1）全血细胞计数、红细胞沉降率、血电解质、血钙、血糖、肝功能、肾功能和甲状腺素（TSH）水平、甲状腺抗体、维生素 B_{12}、感染性疾病筛查（乙型病毒性肝炎、丙型病毒性肝炎、梅毒、艾滋病等）。

（2）认知功能检查：简易精神状态检查（MMSE）或全面的神经心理学测验。

（3）颅脑 CT。

2. 根据具体情况可选择的检查项目

（1）血和脑脊液自身免疫脑炎抗体检测（Hu-Yo-Ri，抗 NMDA 受体抗体等）。

（2）脑脊液（CSF）：常规、生化、细胞学、β 淀粉样蛋白、tau 蛋白（T·tau）、磷酸化 tau 蛋白（P-tau）、14-3-3 蛋白含量。

（3）基因检测：app/psn1/psn2 基因。

（4）脑电图（EEG）。

（5）颅脑 MRI。

（6）PET。

七、退出路径

既往其他系统疾病加重而需要治疗，或出现严重并发症，导致住院时间延长和住院费用增加，退出本路径。

临床路径表单

适用对象：第一诊断为阿尔茨海默病（ICD-10：G30.904）

患者姓名：_____ 性别：_____ 年龄：_____ 门诊号：_____ 住院号：_____

住院日期：___年__月__日 出院日期：___年__月__日 标准住院日：14~21 天

时间	住院第 1 天	住院第 2 天	住院第 3 天
主要诊疗工作	□ 询问病史及体格检查 □ 初步评估患者的认知功能和生活能力 □ 完善辅助检查 □ 作出初步诊断 □ 初步确定治疗方案 □ 完成首次病程记录和病历资料	□ 上级医师查房 □ 认知功能评估 □ 实施检查项目并评估检查结果 □ 根据患者病情制订治疗方案 □ 向患者及其家属告知病情、检查结果及治疗方案 □ 开始治疗	□ 上级医师查房 □ 进一步完善认知功能检查 □ 实施治疗方案
重点医嘱	长期医嘱： □ 神经科护理常规 □ 一/二级护理（根据病情） □ 药物 临时医嘱： □ 血常规、尿常规、便常规，肝功能、肾功能、电解质、血糖、血钙、血脂、红细胞沉降率、甲状腺功能、维生素 B_{12}、感染性疾病筛查（乙型病毒性肝炎、丙型病毒性肝炎、梅毒、艾滋病等） □ 心电图、简易精神状态检查（MMSE） □ 必要时预约脑电图、颅脑 MRI 和 PET 检查	长期医嘱： □ 神经科护理常规 □ 一/二级护理 □ 药物 临时医嘱（必要时）： □ 根据检查结果，选择肿瘤相关筛查，免疫及代谢指标筛查 □ 必要时可行腰椎穿刺检查：脑脊液生化、常规、细胞学，β 淀粉样蛋白、tau 蛋白（T·tau）、磷酸化 tau 蛋白（P-tau）、14-3-3 蛋白含量 □ 必要时基因检查：app/psn1/psn2 基因	长期医嘱： □ 神经科护理常规 □ 一/二级护理 □ 药物
医师签名			

时间	住院第 4~6 天	住院第 7~13 天	住院第 14~21 天（出院日）
主要诊疗工作	□ 上级医师查房 □ 简单认知功能、日常生活能力评估 □ 观察治疗后有病情有无变化	□ 通知患者及其家属出院准备并在次日办理出院手续 □ 向患者交代出院后注意事项，预约复诊日期 □ 如果患者不能出院，在"病程记录"中说明原因和继续治疗的方案	□ 通知患者及家属出院准备并在次日办理出院手续 □ 向患者交代出院注意事项 □ 开出院诊断书 □ 完成出院记录 □ 告知出院后注意事项及治疗方案
重点医嘱	长期医嘱： □ 神经科护理常规 □ 一/二级护理 □ 药物	长期医嘱： □ 神经科护理常规 □ 一/二级护理 □ 药物 临时医嘱： □ 复查异常化验指标 □ 辅助药物治疗 □ 通知患者明日出院	出院医嘱： □ 出院带药 □ 门诊随访

（中华医学会神经内科学分会）

第83节　吉兰-巴雷综合征临床路径

临床路径标准

一、适用对象

第一诊断为吉兰-巴雷综合征（ICD-10：G61.0）。

二、诊断依据

根据《中国吉兰-巴雷综合征诊治指南》[中华医学会神经病学分会神经肌肉病学组、中华医学会神经病学分会肌电图及临床神经电生理学组、中华医学会神经病学分会神经免疫学组，中华神经科杂志，2010，43（8）：583-586]制定标准：

1. 起病形式　常有前驱感染史，呈急性起病，进行性加重，多在2周左右达高峰。

2. 临床症状和体征　对称性肢体和延髓支配肌肉、面部肌肉无力，重症者可有呼吸肌无力，四肢腱反射减低或消失。可伴轻度感觉异常和自主神经功能障碍。

3. 辅助检查　脑脊液出现蛋白-细胞分离现象，电生理检查提示远端运动神经传导潜伏期延长、传导速度减慢、F波异常、传导阻滞、异常波形离散等。

4. 病程有自限性。

三、治疗方案的选择

根据《中国吉兰-巴雷综合征诊治指南》[中华医学会神经病学分会神经肌肉病学组、中华医学会神经病学分会肌电图及临床神经电生理学组、中华医学会神经病学分会神经免疫学组，中华神经科杂志，2010，43（8）：583-586]制订治疗方案。

1. 一般治疗　监测患者生命体征，注意呼吸功能管理，必要时机械辅助通气，加强护理及营养支持。

2. 免疫治疗

（1）免疫球蛋白静脉输注。

（2）血浆置换。

（3）皮质类固醇激素：根据具体情况选用。

3. 神经营养。

4. 对症治疗及预防并发症。

5. 康复治疗。

四、进入路径标准

1. 第一诊断必须符合吉兰-巴雷综合征疾病编码（ICD-10：G61.0）。

2. 当患者同时具有其他疾病诊断，但在住院期间不需要特殊处理也不影响第一诊断的临床路径流程实施时，可以进入路径。

五、住院期间检查项目

1. 必需的检查项目

（1）血常规、尿常规、便常规。

（2）肝功能、肾功能、电解质、血糖、红细胞沉降率、血气分析、感染性疾病筛查（乙型病毒性肝炎、丙型病毒性肝炎、梅毒、艾滋病等）。

（3）心电图、胸部 X 线片。

（4）腰椎穿刺：脑脊液常规、生物化学、细胞学检查。

2. 有条件可行的检查

（1）血清自身免疫指标（ANA、ENA、ANCA 等）、血清、脑脊液抗神经节苷脂抗体（GM1 抗体）及 Lyme 抗体、空肠弯曲菌抗体检测、肿瘤全套。

（2）肌电图+神经传导速度+F 波、H 反射。

六、出院标准

1. 病情平稳，神经功能缺损表现有所好转或基本恢复。

2. 并发症得到有效控制。

七、标准住院日

标准住院日 2~4 周。

八、变异及原因分析

1. 患者可能出现呼吸肌麻痹，需要呼吸机辅助呼吸，导致住院时间延长、费用增加。

2. 既往其他系统疾病加重而需要治疗，或出现严重并发症，导致住院时间延长和住院费用增加。

临床路径表单

适用对象：第一诊断为吉兰-巴雷综合征（ICD-10：G61.0）

患者姓名：_____ 性别：_____ 年龄：_____ 门诊号：_____ 住院号：_____

住院日期：___年__月__日 出院日期：___年__月__日 住院天数：2~4 周

时间	住院第 1 天
主要诊疗工作	☐ 询问病史及体格检查 ☐ 有呼吸肌麻痹者及时气管插管接呼吸机 ☐ 完善辅助检查 ☐ 评估既往肌电图结果及腰椎穿刺等结果（病程短于 1 周、腰椎穿刺正常者应复查；为未行肌电图检查者预约检查） ☐ 上级医师查房，初步确定治疗方案（有无呼吸肌麻痹） ☐ 向患者及其家属告知病情、检查结果及治疗方案，签署病重通知、腰椎穿刺检查和应用免疫球蛋白的知情同意书 ☐ 完成首次病程记录等病历书写 ☐ 上级医师查房，明确诊断，指导治疗 ☐ 完成上级医师查房记录 ☐ 必要时向患者及家属介绍病情变化及相关检查结果 ☐ 病情稳定者请康复科评估，并制订康复计划

| 重点医嘱 | **长期医嘱：**（无呼吸肌麻痹者）
☐ 神经科护理常规
☐ 一级护理
☐ 普通饮食
☐ 用药依据病情下达
临时医嘱：
☐ 血常规、尿常规、便常规
☐ 肝功能、肾功能、电解质、血糖、红细胞沉降率、血气分析、肿瘤全项、免疫五项+风湿三项、感染性疾病筛查
☐ 心电图、胸部 X 线片
☐ 肌电图+神经传导速度+F 波、H 反射
☐ 腰椎穿刺：脑脊液常规、生物化学、涂片找菌、脑脊液免疫球蛋白、穿刺细胞学病理检查
☐ 免疫球蛋白静脉注射
☐ 若无丙球或血浆置换条件者行激素治疗治疗 | **长期医嘱：**（有呼吸肌麻痹者）
☐ 神经科护理常规
☐ 特级护理
☐ 告知病危
☐ 气管插管
☐ 呼吸机辅助呼吸
☐ 心电图、血压、呼吸、SpO_2 监测
☐ 口腔护理，气管插管护理，深静脉置管术后护理
☐ 饮食：鼻饲饮食
☐ 记录出入量
☐ 留置导尿管
☐ 用药依据病情下达
临时医嘱：
☐ 同无呼吸肌麻痹患者
☐ 深部吸痰进行痰培养及药物敏感性试验
☐ 免疫球蛋白静脉注射
☐ 若无丙球或血浆置换条件者行大剂量甲基泼尼松冲击治疗 |

病情变异记录	☐ 无 ☐ 有，原因： 1. 2.
医师签名	

时间	住院第 2 天	住院第 3~5 天	住院第 6 天
主要诊疗工作	□ 上级医师查房 □ 书写病程记录 □ 继续观察病情变化，并及时与患者家属沟通 □ 患者复查抽血项目中异常的检查 □ 根据体温、胸部 X 线片、肺部检查情况及痰培养结果，确定是否加用抗生素及种类（有呼吸肌麻痹）	□ 上级医师查房 □ 根据患者病情调整治疗方案和检查项目 □ 完成上级医师查房记录 □ 向患者及家属介绍病情及相关检查结果 □ 相关科室会诊 □ 病情稳定者请康复科评估，并制订康复计划 **有呼吸肌麻痹者** □ 内科查体，联系外科气管切开	□ 上级医师查房 □ 根据患者病情调整治疗方案和检查项目 □ 肌力评估，神经科查体 □ 完成上级医师查房记录 □ 向患者及家属介绍病情及相关检查结果 □ 相关科室会诊 □ 康复治疗
重点医嘱	**长期医嘱：** □ 根据有无呼吸肌受累同第 1 天 □ 用药依据病情下达 **临时医嘱：** □ 免疫球蛋白静脉注射，无条件者用激素 **有呼吸肌麻痹者** □ 痰培养 □ 查血气 □ 内科会诊 □ 调整呼吸机参数	**长期医嘱：** □ 根据有无呼吸肌受累同第 1 天 □ 用药依据病情下达 **临时医嘱：** □ 免疫球蛋白静脉注射，无条件者用激素 □ 请康复科会诊 **有呼吸肌麻痹者** □ 气管切开 □ 痰培养 □ 查血气 □ 调整呼吸机参数	**长期医嘱：** □ 根据有无呼吸肌受累同第 1 天 □ 用药依据病情下达 **临时医嘱：** □ 免疫球蛋白静脉注射结束 □ 使用激素治疗者继续激素治疗 **有呼吸肌麻痹者** □ 痰培养 □ 查血气 □ 调整呼吸机参数
病情变异记录	□ 无 □ 有，原因： 1. 2.	□ 无 □ 有，原因： 1. 2.	□ 无 □ 有，原因： 1. 2.
医师签名			

时间	住院第 7~12 天	住院第 13~27 天	住院第 14~28 天（出院日）
主要诊疗工作	□ 上级医师查房、肌力评估 □ 根据患者具体病情调整治疗方案和检查项目 □ 完成上级医师查房记录 □ 向患者及家属介绍病情及相关检查结果 □ 相关科室会诊 □ 复查结果异常的实验室检查 □ 康复治疗	□ 上级医师查房、了解患者治疗反应、肌力评估 □ 通知患者及其家属出院准备 □ 向患者交代出院后注意事项，预约复诊日期 □ 如果患者不能出院，在"病程记录"中说明原因和继续治疗的方案	□ 再次向患者及家属介绍病出院后注意事项 □ 患者办理出院手续
重点医嘱	**长期医嘱：** □ 根据有无呼吸肌受累同第1 天 □ 用药依据病情下达 **临时医嘱：** □ 调整激素剂量 □ 复查异常实验室检查项目 **有呼吸肌麻痹者** □ 痰培养 □ 查血气 □ 调整呼吸机参数 □ 适时脱机拔管	**长期医嘱：** □ 依据病情下达 **临时医嘱：** □ 调整激素剂量 □ 通知明日出院	□ 出院带药
病情变异记录	□ 无　□ 有，原因： 1. 2.	□ 无　□ 有，原因： 1. 2.	□ 无　□ 有，原因： 1. 2.
医师签名			

（中华医学会神经内科学分会）

第 84 节　重症肌无力临床路径

临床路径标准

一、适用对象

第一诊断为重症肌无力（ICD-10：G70.0）。

二、诊断依据

根据《临床诊疗指南——神经病学分册》（中华医学会编著，人民卫生出版社，2007 年）：

1. 临床表现　主要为骨骼肌受累的波动性无力，即活动后加重，休息后改善，可呈"晨轻暮重"。

2. 辅助检查　新斯的明试验阳性；肌电图低频重复电刺激衰减 10% 以上，高频无递增；血清 AChR 抗体阳性或阴性。

3. 临床分型（Osserman）　Ⅰ眼肌型，ⅡA 轻度全身型，ⅡB 中度全身型，Ⅲ急性重症型，Ⅳ迟发重症型，Ⅴ肌萎缩型。

三、治疗方案的选择

根据《临床诊疗指南——神经病学分册》（中华医学会编著，人民卫生出版社，2007 年）：

1. 一般治疗　监测患者生命体征，维持呼吸功能，必要时机械辅助呼吸。

2. 胆碱酯酶抑制剂。

3. 肾上腺皮质激素。

4. 其他免疫抑制剂　适用于激素疗效欠佳或不能耐受者。

5. 静脉注射免疫球蛋白　用于危象期、胸腺切除术前准备或难治性重症肌无力辅助治疗。

6. 血浆置换（TPE）或双重滤过血浆置换（DFPP）　用于危象期、胸腺切除术前准备或难治性重症肌无力辅助治疗。

7. 胸腺切除术　根据具体情况选择手术治疗。

8. 并发症处理。

四、进入路径标准

1. 第一诊断必须符合重症肌无力疾病编码（ICD-10：G70.0）。

2. 当患者同时具有其他疾病诊断，但在住院期间不需要特殊处理也不影响第一

诊断的临床路径流程实施时，可以进入路径。

五、住院期间检查项目

1. 必需的检查项目

（1）血常规、尿常规、便常规。

（2）肝功能、肾功能、电解质、血糖、血脂、红细胞沉降率、血气分析、甲状腺功能、感染性疾病筛查（乙型病毒性肝炎、丙型病毒性肝炎、梅毒、艾滋病等）。

（3）胸腺 CT（平扫）、心电图。

（4）重频电刺激（低频、高频）。

2. 有条件者可完成的检查项目　抗乙酰胆碱（AChR）抗体等相关抗体检查、自身抗体检查、肌电图和神经传导。

六、治疗药物选择

1. 胆碱酯酶抑制剂　可选用溴吡斯的明、溴化新斯的明等。

2. 肾上腺糖皮质激素　各型重症肌无力均适用，可根据患者病情选用静脉制剂（甲泼尼松、地塞米松）或口服制剂（醋酸泼尼松、甲泼尼松等）。

3. 免疫抑制剂　可选用硫唑嘌呤、环磷酰胺、甲氨蝶呤、他克莫司等。

4. 大静脉注射免疫球蛋白。

5. 对症治疗和防治并发症的相关药物　补钙、补钾、胃黏膜保护剂等。

七、出院标准

1. 病情稳定，肌无力症状好转。

2. 并发症得到有效控制。

八、标准住院日

标准住院日为 2~4 周，变异及原因分析：

1. 住院期间合并感染（肺部、泌尿系、肠道等），导致住院时间延长、费用增加。

2. 使用糖皮质激素冲击疗法的患者，可能出现病情短期加重，导致住院时间延长、费用增加。

3. 发生重症肌无力危象的患者，转入相应临床路径。

4. 既往其他系统疾病加重而需要治疗，或出现严重并发症，导致住院时间延长和住院费用增加。

临床路径表单

适用对象：第一诊断为重症肌无力（ICD-10：G70.0）

患者姓名：_____ 性别：_____ 年龄：_____ 门诊号：_____ 住院号：_____

住院日期：___年__月__日　出院日期：___年__月__日　标准住院日：2~4 周

时间	住院第 1 天	住院第 2 天	住院第 3 天
主要诊疗工作	□ 询问病史及体格检查 □ 行疲劳试验、新斯的明试验 □ 评估患者的吞咽和呼吸功能 □ 完善检查 □ 作出初步诊断，进行 Osserman 分型 □ 告知该病禁用和慎用药物 □ 完成首次病程记录和病历资料	□ 上级医师查房，完成上级医师查房记录 □ 肌力检查 □ 实施检查项目并评估检查结果 □ 根据患者病情制订免疫治疗方案 □ 向患者及其家属告知病情、检查结果及治疗方案，签署应用激素或丙球或免疫抑制剂的知情同意书等	□ 上级医师查房，完成上级医师查房记录 □ 肌力检查 □ 胸腺 CT 读片有无胸腺异常，必要时请胸外科会诊
重点医嘱	**长期医嘱：** □ 神经科护理常规 □ 二级护理 □ 普通饮食 □ 胆碱酯酶抑制剂 **临时医嘱：** □ 血常规、尿常规、便常规 □ 肝功能、肾功能、电解质、血糖、血脂、红细胞沉降率、甲状腺功能、血气分析、免疫五项+风湿三项、感染性疾病筛查 □ 胸腺 CT，心电图 □ 肌电图+神经传导速度+重频电刺激（低频、高频） □ 有条件者行 AChR 抗体检查	**长期医嘱：** □ 神经科护理常规 □ 二级护理 □ 普通饮食 □ 胆碱酯酶抑制剂 □ 激素治疗 □ 免疫抑制剂 □ 辅助药物治疗 **临时医嘱：** □ 根据情况可选用丙种球蛋白静脉滴注	**长期医嘱：** □ 神经科护理常规 □ 二级护理 □ 普通饮食 □ 胆碱酯酶抑制剂 □ 调整激素 □ 免疫抑制剂 □ 辅助药物治疗 **临时医嘱：** □ 辅助药物治疗 □ 根据情况可选用丙种球蛋白静脉滴注
病情变异记录	□ 无　□ 有，原因： 1. 2.	□ 无　□ 有，原因： 1. 2.	□ 无　□ 有，原因： 1. 2.
医师签名			

时间	住院第 4~12 天	住院第 13~27 天	住院第 14~28 天 （出院日）
主要诊疗工作	☐ 上级医师查房，完成上级医师查房记录 ☐ 肌力检查 ☐ 观察有无激素应用后的病情恶化	☐ 通知患者及其家属出院准备 ☐ 向患者交代出院后注意事项，预约复诊日期 ☐ 如果患者不能出院，在"病程记录"中说明原因和继续治疗的方案	☐ 向患者交代出院注意事项 ☐ 通知出院处 ☐ 开出院诊断书 ☐ 完成出院记录 ☐ 告知出院后激素减量方案及相关免疫抑制剂治疗方案
重点医嘱	**长期医嘱：** ☐ 神经科护理常规 ☐ 二级护理 ☐ 普通饮食 ☐ 胆碱酯酶抑制剂 ☐ 调整激素 ☐ 免疫抑制剂 **临时医嘱：** ☐ 辅助药物治疗 ☐ 根据情况可选用丙种球蛋白静脉滴注	**长期医嘱：** ☐ 神经科护理常规 ☐ 二级护理 ☐ 普通饮食 ☐ 胆碱酯酶抑制剂 ☐ 调整激素 ☐ 免疫抑制剂 **临时医嘱：** ☐ 复查异常化验指标 ☐ 辅助药物治疗 ☐ 调整激素剂量 ☐ 监测血糖和餐后 2 h 血糖 ☐ 通知患者明日出院	**临时医嘱：** ☐ 出院带药 ☐ 门诊随诊
病情变异记录	☐ 无　☐ 有，原因： 1. 2.	☐ 无　☐ 有，原因： 1. 2.	☐ 无　☐ 有，原因： 1. 2.
医师签名			

（中华医学会神经内科学分会）

第 85 节　病毒性脑炎临床路径

临床路径标准

一、适用对象

第一诊断为病毒性脑炎（ICD-10：A86/G05.1）。

二、诊断依据

根据《临床诊疗指南——神经病学分册》（中华医学会编著，人民卫生出版社，2007 年）：

1. 急性或亚急性起病，多在病前 1~3 周有病毒感染史。

2. 主要表现为发热、头痛、癫痫发作、精神改变、意识障碍和（或）神经系统定位体征等脑实质受损征象。

3. 脑电图（EEG）显示局灶性或弥散性异常。

4. 颅脑 CT/MRI 检查可显示脑水肿、局灶性或弥漫性病变。

5. 腰椎穿刺检查脑脊液压力正常或升高，白细胞和蛋白质正常或轻度增高，糖和氯化物正常；无细菌、结核菌和真菌感染依据。

三、治疗方案的选择

根据《临床诊疗指南——神经病学分册》（中华医学会编著，人民卫生出版社，2007 年）：

1. 一般治疗　监测生命体征，加强护理及营养支持。

2. 抗病毒治疗　可选用阿昔洛韦、更昔洛韦等。

3. 糖皮质激素治疗　可选用甲基泼尼松龙、地塞米松、泼尼松等。

4. 抗癫痫治疗　可根据患者病情选用静脉/口服抗癫痫药物、肌松剂或麻醉药物治疗。

5. 对症支持治疗　呼吸循环支持、脱水降低颅内压、维持水电解质平衡等，控制体温，如合并其他感染，根据药物敏感性试验结果可使用抗生素。

四、标准住院日

轻症 2~3 周，重症或并发症严重者 3~8 周。

五、进入临床路径标准

1. 第一诊断必需符合病毒性脑炎疾病编码（ICD-10：A86/G05.1）。

2. 具有其他疾病诊断，但住院期间不需要特殊处理也不影响第一诊断临床路径流程。

六、住院期间检查项目

1. 必需的检查项目

（1）血常规、尿常规、便常规。

（2）肝功能、肾功能、电解质、血糖、凝血功能、红细胞沉降率、血气分析、感染性疾病筛查（乙型病毒性肝炎、梅毒、艾滋病等）。

（3）心电图和胸部 X 线片。

（4）脑电图。

（5）颅脑 CT。

（6）脑脊液常规、生物化学、细胞学。

2. 根据患者病情可选择的检查项目

（1）病原学方面（血和脑脊液 TORCH，血和脑脊液 EB 病毒抗体＋DNA、CMV-DNA及相关病毒 DNA 检查，根据病程复查病毒抗体滴度）。

（2）自身免疫学检查（血和脑脊液自身免疫脑炎抗体，包括 NMDA 受体抗体、LGI1 抗体、Hu-Yo-Ri 抗体等；血 ANA18 项、ENA）。

（3）其他感染因素，如结核抗体、TB-SPOT 等。

（4）并发其他感染患者行分泌物或排泄物细菌/真菌培养及药物敏感性试验。

（5）诊断有疑问者检测血液和尿液毒物。

（6）颅脑 CT 增强、MRI 平扫+增强。

（7）肺部 CT。

七、出院标准

1. 病情平稳，神经功能缺损表现有所好转或基本恢复。

2. 并发症得到有效控制。

八、退出路径

1. 患者病情加重，需呼吸机辅助呼吸，退出本路径进入相应疾病临床路径。

2. 患者病情加重，表现为癫痫持续发作，退出本路径进入相应疾病临床路径。

3. 患者病情加重，出现严重感染等并发症须进入 ICU 治疗，退出本路径，进入相应疾病路径。

4. 既往其他系统疾病加重而需要治疗，或出现严重并发症，导致住院时间延长和住院费用增加。

临床路径表单

适用对象：第一诊断为病毒性脑炎（ICD-10：A86/G05.1）

患者姓名：＿＿＿＿　性别：＿＿＿＿　年龄：＿＿＿＿　门诊号：＿＿＿＿　住院号：＿＿＿＿

住院日期：＿＿年＿月＿日　出院日期：＿＿年＿月＿日　标准住院日：轻症2~3
　　　周，重症或并发症严重者3~8周

时间	住院第1天 （急诊室到病房）	住院第2天	住院第3天
主要诊疗工作	□ 询问病史与体格检查 □ 完善病历 □ 医患沟通，交代病情 □ 监测并管理体温（必要时物理/药物控制体温） □ 气道管理：防治误吸，必要时经鼻插管及机械通气 □ 防治继发感染、应激性溃疡等并发症 □ 合理使用抗病毒药物 □ 合理使用抗癫痫药物 □ 合理使用脱水药物 □ 记录会诊意见	□ 上级医师查房，书写上级医师查房记录 □ 评价神经功能状态 □ 评估辅助检查结果 □ 继续防治并发症 □ 必要时多科会诊 □ 开始康复治疗 □ 记录会诊意见	□ 上级医师查房，书写上级医师查房记录 □ 评价神经功能状态 □ 继续防治并发症 □ 必要时会诊 □ 康复治疗
重点医嘱	**长期医嘱：** □ 神经内科疾病护理常规 □ 一级护理 □ 饮食（必要时放置胃管，予鼻饲） □ 监测生命体征 □ 抗病毒药物 □ 抗癫痫药物 □ 脱水药物 □ 基础疾病用药 □ 依据病情下达 **临时医嘱：** □ 血常规、尿常规、便常规，肝功能、肾功能、电解质、血糖、凝血功能、红细胞沉降率、血气分析，感染性疾病筛查 □ 心电图、胸部X线片/肺部CT、脑电图 □ 预约颅脑CT/MRI+增强 □ 安排诊断性腰椎穿刺，脑脊液常规、生物化学、细胞学等检查 □ 根据病情选择：病原学方面（血和脑脊液TORCH，血和脑脊液EB病毒抗体+DNA、CMV-DNA）自身免疫学检查（血和脑脊液NMDA受体抗体、Hu-Yo-Ri抗体；血ANA18项、ENA）；并发其他感染患者行分泌物或排泄物细菌/真菌培养及药物敏感性试验；诊断有疑问者检测血液和尿液毒物 □ 根据病情下达病危通知 □ 感染科会诊	**长期医嘱：** □ 神经内科疾病护理常规 □ 一级护理 □ 饮食（必要时放置胃管，予鼻饲） □ 监测生命体征 □ 抗病毒药物 □ 抗癫痫药物 □ 脱水药物 □ 基础疾病用药 □ 依据病情下达 **临时医嘱：** □ 复查异常化验 □ 依据病情需要下达	**长期医嘱：** □ 神经内科疾病护理常规 □ 一级护理 □ 饮食（必要时放置胃管，予鼻饲） □ 监测生命体征 □ 抗病毒药物 □ 抗癫痫药物 □ 脱水药物 □ 基础疾病用药 □ 依据病情下达 **临时医嘱：** □ 异常化验结果复查 □ 依据病情需要下达

待　续

时间	住院第 1 天 （急诊室到病房）	住院第 2 天	住院第 3 天
病情 变异 记录	□无　□有，原因： 1. 2.	□无　□有，原因： 1. 2.	□无　□有，原因： 1. 2.
医师 签名			

时间	第4~7天	第8~14天	第15~21天（出院日）
主要诊疗工作	□ 上级医师查房 □ 评估辅助检查结果 □ 评价神经功能状态 □ 继续防治并发症 □ 必要时相关科室会诊 □ 康复治疗	□ 上级医师查房 □ 评估辅助检查结果 □ 评价神经功能状态 □ 继续防治并发症 □ 必要时相关科室会诊 □ 康复治疗	**轻症者** □ 通知患者及其家属出院准备 □ 向患者交代出院后注意事项，预约复诊日期 □ 如果患者不能出院，在"病程记录"中说明原因和继续治疗的方案 **重症者** □ 各级医生查房 □ 评估辅助检查结果 □ 评价神经功能状态 □ 继续防治并发症 □ 必要时相关科室会诊 □ 康复治疗
重点医嘱	**长期医嘱：** □ 神经内科疾病护理常规 □ 一/二级护理 □ 饮食（必要时放置胃管，予鼻饲） □ 抗病毒药物 □ 抗癫痫药物 □ 脱水药物 □ 基础疾病用药 □ 依据病情下达 **临时医嘱：** □ 异常检查复查 □ 复查血常规、肾功能、血糖、电解质 □ 必要时复查EEG、颅脑CT/MR □ 依据病情需要下达	**长期医嘱：** □ 神经内科疾病护理常规 □ 一/二级护理 □ 饮食（必要时放置胃管，予鼻饲） □ 抗病毒药物 □ 抗癫痫药物 □ 脱水药物逐渐减量 □ 基础疾病用药 □ 依据病情下达 **临时医嘱：** □ 异常检查复查 □ 复查腰椎穿刺，脑脊液常规、生物化学、细胞学 □ 必要时复查EEG、颅脑CT/MR □ 依据病情需要下达	**轻症者** **出院医嘱：** □ 通知出院 □ 依据病情给予出院带药及建议 □ 出院带药 **重症者** □ 神经内科疾病护理常规 □ 一/二级护理 □ 饮食（必要时放置胃管，予鼻饲） □ 抗病毒药物 □ 抗癫痫药物 □ 脱水药物逐渐减量 □ 基础疾病用药 □ 依据病情下达 **临时医嘱：** □ 异常检查复查 □ 必要时复查EEG、颅脑CT/MR □ 依据病情需要下达
病情变异记录	□ 无　□ 有，原因： 1. 2.	□ 无　□ 有，原因： 1. 2.	□ 无　□ 有，原因： 1. 2.
医师签名			

时间	第3~4周	第5~6周	第7~8周
主要诊疗工作	□ 上级医师查房 □ 评估辅助检查结果 □ 评价神经功能状态 □ 继续防治并发症 □ 必要时相关科室会诊 □ 康复治疗 □ 病情允许者：通知患者及其家属出院准备并在次日办理出院手续；向患者交代出院后注意事项，预约复诊日期；如果患者不能出院，在"病程记录"中说明原因和继续治疗的方案	□ 上级医师查房 □ 评估辅助检查结果 □ 评价神经功能状态 □ 继续防治并发症 □ 必要时相关科室会诊 □ 康复治疗 □ 病情允许者：通知患者及其家属出院准备并在次日办理出院手续；向患者交代出院后注意事项，预约复诊日期；如果患者不能出院，在"病程记录"中说明原因和继续治疗的方案	□ 上级医师查房 □ 评估辅助检查结果 □ 评价神经功能状态 □ 继续防治并发症 □ 必要时相关科室会诊 □ 康复治疗 □ 病情允许者：通知患者及其家属出院准备并在次日办理入院手续；向患者交代出院后注意事项，预约复诊日期；如果患者不能出院，在"病程记录"中说明原因和继续治疗的方案
重点医嘱	**长期医嘱：** □ 神经内科疾病护理常规 □ 二/三级护理 □ 普通饮食 □ 抗病毒药物 □ 抗癫痫药物 □ 脱水药物逐渐减量 □ 基础疾病用药 □ 依据病情下达 **临时医嘱：** □ 异常检查复查 □ 必要时复查腰椎穿刺，脑脊液常规、生物化学、细胞学 □ 必要时复查 EEG、颅脑 CT/MR □ 依据病情下达 **出院医嘱：** □ 通知出院 □ 依据病情给予出院带药及建议 □ 出院带药	**长期医嘱：** □ 神经内科疾病护理常规 □ 二/三级护理 □ 普通饮食 □ 抗病毒药物 □ 抗癫痫药物 □ 基础疾病用药 □ 依据病情下达 **临时医嘱：** □ 异常检查复查 □ 必要时复查腰椎穿刺，脑脊液常规、生物化学、细胞学 □ 必要时复查 EEG、颅脑 CT/MR □ 依据病情下达 **出院医嘱：** □ 通知出院 □ 依据病情给予出院带药及建议 □ 出院带药	**长期医嘱：** □ 神经内科疾病护理常规 □ 二/三级护理 □ 普通饮食 □ 抗病毒药物 □ 抗癫痫药物 □ 基础疾病用药 □ 依据病情下达 **临时医嘱：** □ 异常检查复查 □ 必要时复查腰椎穿刺，脑脊液常规、生物化学、细胞学 □ 必要时复查 EEG、颅脑 CT/MR □ 依据病情下达 **出院医嘱：** □ 通知出院 □ 依据病情给予出院带药及建议 □ 出院带药
病情变异记录	□ 无 □ 有，原因： 1. 2.	□ 无 □ 有，原因： 1. 2.	□ 无 □ 有，原因： 1. 2.
医师签名			

（中华医学会神经内科学分会）

第 86 节　重症帕金森病临床路径

临床路径标准

一、适用对象

第一诊断为帕金森病（Parkinson disease，PD，ICD-10：G20.02）。

二、诊断依据

英国脑库 PD 诊断标准：

1. 纳入标准　运动迟缓（随意运动减少，进行性言语和重复动作幅度变小），至少符合下列表现之一：①肌强直；②4~6 Hz 静止性震颤；③姿势不稳（并非由视觉、前庭功能、小脑或本体觉障碍引起）。

2. 支持标准　①单侧起病；②存在静止性震颤；③进行性病程；④症状长期不对称，起病一侧症状最明显；⑤L-dopa 反应良好（70%~100%）；⑥L-dopa 诱导的舞蹈症；⑦对 L-dopa 有反应持续 5 年或以上；⑧临床病程 10 年以上。

3. 排除标准　①反复卒中史，帕金森样症状阶梯性加重；②反复头部外伤史；③明确脑炎病史；④症状出现是有镇静药物治疗史；⑤症状持续缓解；⑥3 年后仍表现为严格单侧症状；⑦核上性麻痹；⑧小脑症状；⑨早期严重的自主神经功能障碍；⑩早期严重的痴呆、记忆、语言和行为异常；⑪巴宾斯基征阳性；⑫影像学检查发现有小脑肿瘤或交通性脑积水；⑬大剂量 L-dopa 治疗无反应（排除吸收不良）；⑭1-甲基-4-苯基-1,2,3,6-四氢吡啶（MPTP）接触史。

Hoehn-Yahr 3~5 级的中晚期患者定义为重症帕金森病。

三、治疗方案的选择

根据《中国帕金森病治疗指南（第 3 版）》［中华医学会神经病学分会帕金森病及运动障碍学组，中华神经科杂志，2014，47（6）：428-433］确定治疗方案。

目前应用的治疗手段，无论是药物或手术治疗，只能改善患者的症状，并不能阻止病情的发展，更无法治愈。重症帕金森病的临床表现极其复杂，其中有疾病本身的进展，也有药物不良反应或运动并发症的因素参与其中。对中晚期帕金森病患者的治疗，一方面要继续力求改善患者的运动症状；另一方面要妥善处理一些运动并发症和非运动症状。

1. 一般治疗　应采用综合治疗，包括运动治疗、心理疏导、照料护理等，吞咽困难者应加强营养，必要时管饲喂养。肢体活动受限者应适当增加体疗或理疗，避免跌倒等。

2. 药物治疗

（1）抗胆碱能药：可选择苯海索。

（2）金刚烷胺。

（3）复方左旋多巴（苄丝肼左旋多巴、卡比多巴左旋多巴）：根据病情而逐渐增加剂量至疗效满意和不出现不良反应的适宜剂量维持，餐前 1 h 或餐后 1.5 h 服药。

（4）DR 激动剂：可选择普拉克索、罗匹尼罗、吡贝地尔。

（5）可选择的治疗：口服司来吉兰、恩他卡朋等；脑深部电刺激（DBS）手术。

3. 运动并发症治疗　调整药物种类、剂量及服药次数。

4. 姿势平衡障碍治疗。

5. 非运动症状治疗　根据患者情况可选择抗精神症状、调节自主神经功能、改善感觉障碍及睡眠的药物。

四、临床路径时间

重症帕金森病是慢性病，短期住院日为 14~21 天。

五、进入路径标准

1. 第一诊断必须符合帕金森病疾病编码（ICD-10：G20.02）。

2. Hoehn-Yahr 3~5 级的中晚期的帕金森病患者。

3. 患有其他疾病，但住院期间不需要特殊处理也不影响本临床路径流程实施患者。

六、住院期间检查项目

1. 必需检查项目

（1）血常规、尿常规、便常规。

（2）肝功能、肾功能、电解质、血糖、红细胞沉降率、血清肌酶、感染性疾病筛查（乙型病毒性肝炎、艾滋病、梅毒等）。

（3）心电图、胸部 X 线片。

2. 选择检查的项目

（1）肿瘤相关筛查：肿瘤抗原及标志物，选择行超声检查、胸腹 CT、MRI 检查、消化道钡餐或内窥镜检查。

（2）免疫及代谢指标筛查：自身免疫抗体、ANA、ENA、dsDNA、RF、维生素 B_{12}、叶酸、免疫球蛋白、补体、红细胞沉降率、抗链"O"检测、甲状腺功能。

（3）肌电图（常规、分段传导速度和重频刺激）、颈椎或腰椎 MRI。

（4）颅脑 MRI、PET、CT 等。

七、出院标准

1. 病情稳定，暂时排除其他疾病。

2. 没有需要住院治疗的并发症。

八、退出路径

当患者出现下述情况时，退出路径：

1. 发现合并其他严重疾病，如恶性肿瘤等，转入相应临床路径诊治。

2. 既往其他系统疾病加重而需要治疗，或发生严重并发症，需进一步治疗，由此延长住院时间，增加住院费用患者转入相应临床路径。

临床路径表单

适用对象：第一诊断为帕金森病（ICD-10：G12.02）

患者姓名：_____ 性别：_____ 年龄：_____ 门诊号：_____ 住院号：_____

住院日期：___年__月__日 出院日期：___年__月__日 标准住院日：14~21 天

时间	住院第 1 天	住院第 2 天	住院第 3 天
主要诊疗工作	□ 询问病史及体格检查 □ 评估患者的运动并发症 □ 完善辅助检查 □ 作出初步诊断 □ 初步确定治疗方案 □ 完成首次病程记录和病历资料	□ 上级医师查房 □ 运动障碍检查 □ 实施检查项目并评估检查结果 □ 根据患者病情制订治疗方案 □ 向患者及其家属告知病情、检查结果及治疗方案	□ 上级医师查房 □ 运动障碍检查
重点医嘱	**长期医嘱：** □ 神经科护理常规 □ 一/二级护理（根据病情） □ 药物 **临时医嘱：**（检查项目） □ 血常规、尿常规、便常规 □ 肝功能、肾功能、电解质、血糖、红细胞沉降率、甲状腺功能、自身免疫指标、感染性疾病筛查 □ 心电图、胸部 X 线片、颈椎或腰椎 MRI □ 必要时预约颅脑 MRI、PET/DAT	**长期医嘱：** □ 神经科护理常规 □ 一/二级护理 □ 药物 **临时医嘱**（必要时）： □ 根据检查结果，选择肿瘤相关筛查，免疫及代谢指标筛查 □ 呼吸肌受累者，必要时给予机械通气	**长期医嘱：** □ 神经科护理常规 □ 一/二级护理 □ 药物
病情变异记录	□ 无 □ 有，原因： 1. 2.	□ 无 □ 有，原因： 1. 2.	□ 无 □ 有，原因： 1. 2.
医师签名			

时间	住院第 4~6 天	住院第 7~13 天	住院第 14~21 天（出院日）
主要诊疗工作	□ 上级医师查房 □ 运动能力检查 □ 观察治疗后有病情有无变化	□ 通知患者及其家属做出院准备 □ 向患者交代出院后注意事项，预约复诊日期 □ 如果患者不能出院，在"病程记录"中说明原因和继续治疗的方案	□ 向患者交代出院注意事项 □ 出院 □ 开出院诊断书 □ 完成出院记录 □ 告知出院后注意事项及治疗方案
重点医嘱	长期医嘱： □ 神经科护理常规 □ 一/二级护理 □ 药物	长期医嘱： □ 神经科护理常规 □ 一/二级护理 □ 药物 临时医嘱： □ 复查异常化验指标 □ 辅助药物治疗 □ 通知患者明日出院	出院医嘱： □ 出院带药 □ 门诊随访
病情变异记录	□ 无　□ 有，原因： 1. 2.	□ 无　□ 有，原因： 1. 2.	□ 无　□ 有，原因： 1. 2.
医师签名			

（中华医学会神经内科学分会）

第87节 成人全面惊厥性癫痫持续状态临床路径

临床路径标准

一、适用对象

第一诊断为成人全面惊厥性癫痫持续状态（GCSE）（ICD-10：G40.309）。

二、诊断依据

根据《惊厥性癫痫持续状态监护与治疗（成人）中国专家共识》［中华医学会神经病学分会神经重症协作组，中华神经科杂志，2014，47（9）：661-666］。

经典癫痫持续状态定义为癫痫发作超过30 min或2次及其以上间断发作，发作间期无意识恢复。但GCSE按实际操作定义执行：

1. 发作超过5 min或2次及其以上发作。

2. 发作之间无意识恢复。

3. 表现为持续的肢体强直、阵挛或强直-阵挛，并伴有意识障碍（包括意识模糊、嗜睡、昏睡、昏迷）。

三、治疗方案的选择

根据《惊厥性癫痫持续状态监护与治疗（成人）中国专家共识》［中华医学会神经病学分会神经重症协作组，中华神经科杂志，2014，47（9）：661-666］制订治疗方案。

1. 一般措施

（1）生命支持：首先评估生命体征，如呼吸、心率、血压、体温、血氧。随即采取生命支持措施，如开放气道/氧治疗；开放静脉输液通路/0.9%氯化钠溶液输注；维持内环境稳定、温度控制、注意纠正电解质紊乱、低血糖和酸中毒等。

（2）实验室检查：血常规、血糖、电解质、肝功能、肾功能、血清肌酶、凝血功能、血气分析、心电图、胸部X线片/肺CT等。

（3）病因检查：根据病史和体格检查进行相应临床检查，以寻找GCSE病因，并予以病因治疗。

2. 终止GCSE措施　可选择劳拉西泮、地西泮、苯妥英钠、丙戊酸钠、咪达唑仑或丙泊酚静脉制剂终止GCSE。

3. 后续治疗　CSE终止后，首选同种抗癫痫药物（AEDs）静脉注射剂向肌内注射剂或口服剂过渡，可选择苯巴比妥、丙戊酸、左乙拉西坦、氯硝西泮、卡马西平、奥卡西平、托吡酯、拉莫三嗪、加巴喷丁等。注意药物种类或药物剂型的过渡参考血药浓度，以避免癫痫持续状态（SE）复发。

4. 病因治疗　对病因明确的 GCSE 患者，积极予以病因治疗。

5. 药物治疗期间，建议脑电及呼吸、心电监测，保障呼吸功能，必要时在机械通气前提下开始用药，可请麻醉科医师协助。

四、标准住院日

标准住院日为 7～14 天，难治性癫痫持续状态和需要病因治疗可适当延长住院时间。

五、进入路径标准

1. 第一诊断必须符合成人全面惊厥性癫痫持续状态疾病编码（ICD-10：G40. 309）。

2. 同时合并或伴有其他疾病，但住院期间不需特殊处理也不影响 GCSE 临床路径实施患者。

六、住院期间检查项目

1. 必需完成的检查项目　血常规、尿常规、便常规、血糖、肝功能、肾功能、血清肌酶、电解质、血气分析、凝血功能、脑电图、心电图、胸部 X 线片、颅脑 CT。

2. 根据患者病情可选择的检查项目　感染性疾病筛查（乙型病毒性肝炎、丙型病毒性肝炎、梅毒、艾滋病等）、颅脑 MRI、肺 CT、腰穿脑脊液检查、持续脑电图监测和 AEDs 血药浓度监测。

七、治疗药物选择

1. 静脉输注 AEDs 原则　快速达到治疗血药浓度，迅速终止癫痫持续状态，药物见前述。

2. 终止癫痫持续状态后可选择肌内注射或口服抗癫痫药物（见前述）。

3. 其他　结合患者临床具体情况选择相应药物。

八、出院标准

1. GCSE 终止，病情稳定。

2. 进一步治疗方案确定，神经功能评估完毕。

3. 没有需要住院治疗的并发症。

九、变异及原因分析

1. 住院期间病情加重，需呼吸机辅助呼吸，导致住院时间延长和住院费用增加。

2. 既往其他系统疾病加重而需要治疗，或出现严重并发症，导致住院时间延长和住院费用增加。

临床路径表单

适用对象：第一诊断为全身惊厥性癫痫持续状态（ICD-10：G40.309）

患者姓名：_____ 性别：_____ 年龄：_____ 门诊号：_____ 住院号：_____

住院日期：___年__月__日 出院日期：___年__月__日 标准住院日：7~14 天

时间	住院第 1 天
主要诊疗工作	□ 生命体征监护（呼吸、心率、血压、血氧、体温） □ 基础生命支持（气道开放/氧疗，开放静脉输液通路，物理降温） □ 初步确定静脉抗癫痫药物治疗方案 □ 纠正内环境紊乱：注意纠正电解质紊乱、低血糖和酸中毒等 □ 快速了解病史及查体 □ 查看既往辅助检查：影像学、脑电图、血药物浓度等 □ 初步诊断，包括 SE 发作类型、发作特点，查寻潜在病因及诱发因素 □ 开实验室检查单（血常规、血糖、电解质、肝功能、肾功能、血清肌酶、凝血功能、血气分析）及相关检查单（如颅脑 CT/心电图/胸部 X 线片等） □ 完成病程记录等病历书写 □ 难治性 SE 准备请麻醉科气管插管，有条件的转神经系统重症监护室（NICU），行床旁脑电图监测及呼吸机床旁准备 □ 发作控制后进行临床（尤其意识）和（或）脑电图的评价 □ 及时与家属沟通：交代病情、治疗目的、风险和诊疗计划
重点医嘱	**长期医嘱：** □ 神经科重症护理常规 □ 特级护理 □ 生命体征监护（呼吸、心率、血压、血氧、体温） **临时医嘱：** □ 生命支持（气道开放、给氧、开放静脉输液通路、物理降温） □ 静脉抗癫痫药物尽快终止 SE □ 迅速纠正内环境紊乱 □ 检查：血常规、血糖、肝功能、肾功能、血清肌酶、电解质、血气分析、凝血功能、心电图 □ 服抗癫痫药物者行血药浓度测定 □ 脑水肿者甘露醇脱水降低颅内压治疗 □ 补液：0.9%氯化钠溶液（生理盐水） □ 难治性 SE 有条件的转 NICU □ 难治性 SE 有条件的行脑电图实时监测 □ 难治性 SE 或在 NICU 呼吸衰减患者需气管插管，必要时机械通气
主要护理工作	□ 入院介绍及制度宣教 □ 入院护理评估（意识、生命体征、瞳孔、言语、肌力、外伤情况） □ 书写护理病历及药物剂量、疗效、皮肤情况 □ 记录发作情况（意识、生命体征、瞳孔、头眼偏向、四肢姿势、发作起始部位、持续时间、发作间隔；发作后立即评估定向力、言语、有无 Todd 麻痹及有无外伤、大小便失禁） □ 做好防御措施（床档保护套、准备通气措施如吸氧、压舌板、口咽通气道、面罩、吸痰、气管插管及呼吸机，抬高头位 30°） □ 做好发作护理：扶持患者侧卧，头偏向一侧以防误吸，发作后吸痰，大小便失禁后更换衣服床单 □ 协助做好检查前准备
病情变异记录	□ 无 □ 有，原因： 1. 2.
护士签名	
医师签名	

时间	住院第 2 天	住院第 3~4 天
主要诊疗工作	□ 上级医师查房，书写查房记录 □ 明确癫痫持续状态分类及病因诊断 □ 记录并分析发作特点 □ 根据患者病情、辅助检查结果等确认或修正治疗方案，进行药物调整，SE 控制后予以 AEDs 维持用药 □ 复查相关化验结果，及早发现和逆转药物不良反应 □ 不明原因患者必要时行腰椎穿刺检查 □ 发作不对称或病因不明者，行颅脑 CT □ 肺部感染患者根据病情查胸部 X 线片、血常规，予以抗生素治疗 □ 及时与家属沟通，介绍病情变化及相关检查结果	□ 上级医师查房，书写上级医师查房记录 □ 记录临床发作，发作终止后行意识及神经功能评估 □ 必要时修正诊断和治疗方案 □ 必要时行颅脑 MRI 和发作间期脑电图检查 □ 根据发作情况及检查结果进行药物调整 □ 逆转可能出现的药物不良反应 □ 及时与家属沟通，向家属介绍相关检查结果及下一步诊疗计划
重点医嘱	**长期医嘱：** □ 神经科护理常规 □ 一级护理 □ 尽早肠道营养 □ SE 控制后予以口服抗癫痫药物维持疗效 □ 肺部感染患者根据病情予以抗生素治疗 **临时医嘱（必要时）：** □ 颅脑影像学检查 □ 脑电图实时监测 □ 不明原因者行腰穿、脑脊液检查 □ 复查血常规、肝功能、肾功能、电解质、血糖、血气分析、凝血功能等 □ 胸部 X 线片/肺 CT 检查 □ 痰培养 □ 发热患者物理降温 □ 发作控制患者拟行脱机	**长期医嘱：** □ 神经科护理常规 □ 一/二级护理 □ 口服抗癫痫药物 **临时医嘱（必要时）：** □ 脑电图监测 □ 复查血常规、肝功能、肾功能、电解质、血糖、血气分析、凝血功能 □ 复查痰培养 □ 发热患者行物理降温 □ 发作控制患者拟行脱机
主要护理工作	□ 运用安全流程，进行安全护理 □ 记录发作情况（意识、生命体征、瞳孔、头眼偏向、四肢姿势、发作持续时间、发作间隔；发作后立即评估定向力、言语、四肢运动及有无损伤） □ 协助做好检查前准备 □ 书写护理记录	□ 做好安全护理 □ 记录发作情况 □ 书写护理记录 □ 针对具体情况做个体化调整
疾病变异记录	□ 无　□ 有，原因： 1. 2.	□ 无　□ 有，原因： 1. 2.
护士签名		
医师签名		

时间	住院第5~12天	住院第13天	住院第14天（出院日）
主要诊疗工作	□ 上级医师查房，完成病程记录和查房记录 □ 观察癫痫发作情况及病情变化，评价药物治疗效果以及是否需要调整药物 □ NICU患者脱机成功或意识好转，拟转普通病房 □ 向家属介绍相关检查结果和治疗效果，征求家属及患者意见后制订下一步诊疗计划	□ 上级医师查房，完成病程记录和查房记录 □ 根据发作类型调整抗癫痫药物，拟行出院，癫痫门诊随诊 □ 复查肝功能、肾功能、电解质、血常规 □ 书写病程记录及出院小结 □ 向患者及家属介绍病情及出院后注意事项 □ 转科患者书写转科记录	□ 向患者及家属介绍出院后注意事项 □ 患者办理出院手续，出院 □ 转科患者办理转科手续
重点医嘱	**长期医嘱：** □ 神经科护理常规 □ 一/二级护理饮食 □ 口服药物 **临时医嘱：** □ 转科（由NICU转普通病房者）	**长期医嘱：** □ 神经科护理常规 □ 一/二级护理 □ 口服药物 **临时医嘱：** □ 明日出院或转科	**出院医嘱：** □ 出院带药 □ 门诊随诊
主要护理工作	□ 做好安全护理 □ 督导服药，避免自行用药、减药及停药 □ 记录发作情况 □ 书写护理记录 □ 健康教育：针对具体情况做个体化指导	□ 做好出院指导 ■ 遵医嘱进行用药指导 ■ 选择适合的锻炼方法及工作，避免危险活动，防止意外伤害 ■ 指导定期癫痫门诊随访 □ 完成出院护理病历书写 □ 健康教育	□ 出院带药及服药指导 □ 特殊护理指导 □ 告知复诊时间和地点 □ 交代常见的药物不良反应，嘱其定期癫痫门诊复诊
病情变异记录	□ 无　□ 有，原因： 1. 2.	□ 无　□ 有，原因： 1. 2.	□ 无　□ 有，原因： 1. 2.
护士签名			
医师签名			

（中华医学会神经内科学分会）

第88节　三叉神经痛临床路径

临床路径标准

一、适用对象

第一诊断为三叉神经痛（ICD-10：G50.0），行微血管减压术（ICD-9-CM-3：04.4102）。

二、诊断依据

根据《临床诊疗指南——神经外科学分册》（中华医学会编著，人民卫生出版社，2012年），《临床技术操作规范——神经外科分册》（中华医学会编著，人民军医出版社，2007年），《神经外科学》（杨树源、只达石，人民卫生出版社，2008年）。

1. 临床表现

（1）疼痛局限于三叉神经感觉根分布区，多以单侧牙痛或颜面、下颌、鼻旁疼痛起病。

（2）在三叉神经的一支或多支的分布区出现刀割样、电击样或烧灼样剧烈疼痛，反复发作，突然出现，持续数秒或数分钟后骤停，可伴有同侧流涎、流泪、面肌反射性痉挛等。

（3）疼痛区常有扳击点，可因洗脸、刷牙、进餐、说话等机械性刺激诱发疼痛发作。

2. 辅助检查

（1）颅脑三维时间飞跃法MR血管成像（3D-TOF-MRA）检查能了解三叉神经根有无血管相邻。

（2）颅脑MRI或CT检查排除肿瘤。

三、选择治疗方案的依据

根据《临床诊疗指南——神经外科学分册》（中华医学会编著，人民卫生出版社，2012年），《临床技术操作规范——神经外科分册》（中华医学会编著，人民军医出版社，2007年），《神经外科学》（杨树源、只达石，人民卫生出版社，2008年）。

1. 三叉神经痛诊断明确。

2. 药物或神经阻滞治疗效果不佳。

3. 不能接受其他方法治疗的面部麻木。

4. 患者一般情况好，无严重高血压、糖尿病、冠心病、凝血功能障碍等严重器质性病变，能够耐受全麻手术。

5. 排除脑肿瘤等疾病引起的继发性三叉神经痛。

四、标准住院日

标准住院日 10~12 天。

五、进入路径标准

1. 第一诊断必须符合三叉神经痛疾病编码（ICD-10：G50.0）。

2. 有适应证，无禁忌证。

3. 当患者合并其他疾病，如果在住院期间不需特殊处理也不影响第一诊断的临床路径实施时，可以进入路径。

六、术前准备

术前准备 2~4 天。

1. 所必需的检查项目

（1）血常规、血型、尿常规。

（2）肝功能、肾功能、血电解质、血糖。

（3）凝血功能。

（4）感染性疾病筛查（乙型病毒性肝炎、丙型病毒性肝炎、艾滋病、梅毒）。

（5）心电图、胸部 X 线片。

2. 根据患者病情科选择　心、肺功能检查。

七、预防性抗生素选择与使用时机

1. 按照《抗菌药物临床应用指导原则》（卫医发〔2004〕285 号）选择用药。

2. 预防感染用药时间为术前 30 min。

八、手术日

手术日为入院第 3~4 天。

1. 麻醉方式　全麻。

2. 手术方式　微血管减压术。

3. 术中用品　Teflon 棉或其他材料、硬脑膜及颅骨修补材料。

4. 输血　一般不需要输血。

九、术后住院恢复

术后住院恢复 7 天。

1. 术后回病房平卧 6 h。

2. 术后 1 天切口换药，注意观察切口渗出情况。

3. 术后出现发热、头痛、颈项强直的患者，需要尽早行腰椎穿刺进行脑脊液检查。

4. 术后 7 天切口拆线。

十、出院标准

1. 患者术后恢复好，无头痛、发热。
2. 切口愈合良好。

十一、变异及原因分析

1. 部分患者受血性脑脊液刺激或对 Teflon 棉或其他材料有排异反应，术后会出现发热、头痛、颈项强直等情况，需要行腰椎穿刺，可能会导致住院时间延长与费用增加。

2. 少数患者显微血管减压术后原有疼痛不一定立刻消失，有可能恢复一段时间后逐渐减轻或消失。

临床路径表单

适用对象：第一诊断为三叉神经痛（ICD-10：G50.0）；行显微血管减压术（ICD-9-CM-3：04.4102）

患者姓名：_____ 性别：_____ 年龄：_____ 门诊号：_____ 住院号：_____

住院日期：___年__月__日 出院日期：___年__月__日 标准住院日：10~12天

时间	住院第1天	住院第2天	住院第3~4天（手术日）
主要诊疗工作	□ 询问病史与体格检查 □ 完成病历书写 □ 开具各项化验检查申请单	□ 上级医师查房，术者查房 □ 根据各项检查结果，完成术前准备与术前评估 □ 完成必要的相关科室会诊 □ 向患者及其家属交代围术期注意事项 □ 签署手术知情同意书、家属授权委托书、自费用品协议书、输血同意书、麻醉知情同意书等	□ 手术前再次确认患者姓名、性别、年龄和手术侧别 □ 手术 □ 完成术后病程记录和手术记录 □ 向患者及其家属交代手术情况及术后注意事项 □ 术者查房
重点医嘱	长期医嘱： □ 二级护理 □ 普通饮食 临时医嘱： □ 血常规、尿常规、血型、肝功能、肾功能、电解质、血糖、凝血功能 □ 感染性疾病筛查 □ 心电图、胸部X线片 □ 颅脑3D-TOF-MRA	长期医嘱： □ 二级护理 □ 普通饮食 临时医嘱： □ 拟明日在全麻下行三叉神经根显微血管减压术 □ 术前禁食、禁水 □ 头部备皮 □ 抗生素皮试 □ 其他特殊医嘱	长期医嘱： □ 一级护理 □ 吸氧 □ 禁食、禁水 □ 生命体征监测 □ 心电监护 □ 给予抗生素、激素等 临时医嘱： □ 根据病情需要下达相应医嘱
主要护理工作	□ 入院宣教 □ 观察患者一般状况 □ 观察血压、体温	□ 术前宣教及心理护理 □ 术前准备	□ 密切观察患者颅脑生命体征及病情变化 □ 术后心理护理及生活护理
病情变异记录	□ 无 □ 有，原因： 1. 2.	□ 无 □ 有，原因： 1. 2.	□ 无 □ 有，原因： 1. 2.
护士签名			
医师签名			

时间	住院第 4 天 （术后第 1 天）	住院第 5~9 天 （术后第 2~6 天）	至住院第 10~12 天 （术后第 7 天，出院日）
主要诊疗工作	□ 上级医师查房 □ 注意病情变化 □ 完成病程记录 □ 切口换药，注意观察切口渗出情况	□ 上级医师查房 □ 注意病情变化 □ 完成病程记录	□ 检查切口愈合情况，切口拆线与换药 □ 确定患者可以出院，通知患者及其家属出院 □ 向患者或家属交代出院后注意事项及复查日期 □ 完成出院记录 □ 开具出院诊断书
重点医嘱	**长期医嘱：** □ 一级护理 □ 半流饮食 □ 激素 **临时医嘱：** □ 切口换药 □ 根据病情需要，复查血常规或血生化	**长期医嘱：** □ 二级护理 □ 普通饮食 □ 根据病情及时停用激素等 **临时医嘱：** □ 根据病情需要下达	**临时医嘱：** □ 通知出院
主要护理工作	□ 观察患者颅脑生命体征 □ 观察病情变化 □ 观察切口情况 □ 术后心理护理及生活护理	□ 观察患者一般状况及切口情况 □ 术后心理护理及生活护理 □ 指导患者适当下床活动	□ 出院宣教 □ 帮助患者办理出院手续
病情变异记录	□ 无 □ 有，原因： 1. 2.	□ 无 □ 有，原因： 1. 2.	□ 无 □ 有，原因： 1. 2.
护士签名			
医师签名			

（中华医学会神经外科学分会）

第 89 节 小脑扁桃体下疝畸形临床路径

临床路径标准

一、适用对象

确诊为小脑扁桃体下疝畸形（ICD-10：Q07.0），可合并脊髓空洞。不包括寰枕脱位，行枕下中线入路减压术（ICD-9-CM-3：01.24）。

二、诊断依据

根据《临床诊疗指南——神经外科学分册》（中华医学会编著，人民卫生出版社，2012 年）。

1. 临床表现

（1）病情通常进展缓慢，多呈进行性加重，临床症状可与畸形程度不一致。

（2）神经根症状：枕项部疼痛，上肢麻木，肌萎缩，言语不清，吞咽困难等。

（3）上颈髓及延髓症状：如四肢乏力或瘫痪，感觉障碍，椎体束征阳性等。

（4）小脑症状：常见为眼球症状，小脑性共济失调等。

（5）如合并脑积水，可有颅内压增高症状，通常合并脊髓空洞。

2. 辅助检查

（1）枕颈部 MRI 检查：显示小脑扁桃体下降至枕大孔水平以下。

（2）颅脑 CT 或 MRI 可显示合并脑积水。

（3）颈部、胸部 MRI 了解是否合并脊髓空洞。

（4）颅颈交界区 X 线片、CT 和 MRI 是否合并颅底畸形。

三、治疗方案的选择及依据

根据《临床诊疗指南——神经外科学分册》（中华医学会编著，人民卫生出版社，2012 年）。

1. 明确诊断为小脑扁桃体下疝畸形，出现神经系统症状或病情进展者需手术治疗，手术首选枕下减压术。

2. 对于手术风险较大者（高龄、妊娠期、合并较严重内科疾病），需向患者或家属详细交代病情。

3. 对于严密观察保守治疗的患者，如出现因脑积水导致的严重颅内压增高征象，必要时予急诊手术。

四、标准住院日

标准住院日 15 天。

五、进入路径标准

1. 第一诊断必须符合小脑扁桃体下疝畸形疾病编码（ICD-10：Q07.0）。

2. 当患者同时具有其他疾病诊断时，但在住院期间不需要特殊处理也不影响第一诊断的临床路径流程实施时，可以进入路径。

六、住院期间检查项目

1. 术前 4 天必需检查的项目

（1）血常规、血型、尿常规。

（2）肝功能、肾功能、血电解质、血糖。

（3）凝血功能。

（4）感染性疾病筛查（乙型病毒性肝炎，丙型病毒性肝炎，艾滋病，梅毒）。

（5）胸部 X 线片、心电图。

（6）颈椎 MRI、颅脑 CT。

（7）肌电图、体感及运动诱发电位。

2. 根据患者病情可选检查项目

（1）必要时行心、肺功能检查。

（2）寰枢椎 CT。

（3）全脊柱 CT 或 MRI。

七、手术治疗方案和药物选择

1. 按照《抗菌药物临床应用指导原则》（卫医发〔2004〕285 号）选择用药。预防性用抗生素时间为术前 30 min。如置管引流，手术后应用抗生素 3~5 天。

2. 手术 手术为入院第 5 天。

（1）麻醉方式：全麻。

（2）手术方式：枕下中线入路寰枕减压术。

（3）手术中植入物：神经补片或人工脑膜。

（4）术中用药：激素。

3. 术后住院恢复治疗 10 天

（1）必须复查的检查项目：血和尿常规，肝功能、肾功能，血电解质，血糖，凝血功能，颈椎 MRI，颅脑 CT，肌电图、体感及运动诱发电位。

（2）术后用药：激素，视病情应用脱水药物和神经营养药物。

八、出院标准

1. 患者一般情况良好，饮食恢复，各项化验无明显异常，体温正常。

2. 复查颅脑 CT 及 MRI 显示枕下减压满意。

3. 切口愈合良好。

九、变异及原因分析

1. 术后继发硬脑膜外血肿、硬脑膜下血肿、脑内血肿等并发症，严重者需要再次开颅手术，导致住院时间延长与费用增加。

2. 术后切口感染、渗液和神经功能障碍等，导致住院时间延长与费用增加。

临床路径表单

适用对象：第一诊断为小脑扁桃体下疝畸形（ICD-10：Q07.0）；行枕下中线入路枕下减压术（ICD-9-CM-3：01.24）

患者姓名：_____ 性别：_____ 年龄：_____ 门诊号：_____ 住院号：_____

住院日期：____年__月__日 出院日期：____年__月__日 标准住院日：15 天

日期	住院第 1 天 （术前 4 天）	住院第 2 天 （术前 3 天）	住院第 3 天 （术前 2 天）	住院第 4 天 （术前 1 天）
主要诊疗工作	□ 病史采集，体格检查，完成病历书写 □ 预约影像学、电生理检查 □ 向患者家属交代手术可能达到的效果及手术风险	□ 上级医师查房，对患者病情及术前检查准备情况进行评估，必要时请相关科室会诊 □ 完善术前准备	□ 汇总辅助检查结果 □ 术者查房，根据患者病史、体征及辅助检查结果，明确诊断 □ 根据术前检查结果制订治疗方案	□ 术前讨论，决定术式、麻醉方式 □ 根据颅脑 CT 结果决定是否需要先行 V-P 分流术 □ 向患者家属交代术前讨论结果，签署知情同意书
重点医嘱	**长期医嘱：** □ 一级护理 □ 普通饮食 **临时医嘱：（检查项目）** □ 血常规、血型、尿常规、肝功能、肾功能、血电解质、血糖；凝血功能；感染性疾病筛查 □ 心电图、胸部 X 线片、颈椎 MRI、胸椎 MRI □ 进行颅脑 CT 及颈椎三维 CT 检查 □ 肌电图，体感及运动诱发电位 □ 必要时查肺功能、超声心动图、血气分析	**长期医嘱：** □ 一级护理 □ 普通饮食 **临时医嘱：** □ 必要时请相关科室会诊 □ 完善术前准备	**长期医嘱：** □ 一级护理 □ 普通饮食	**临时医嘱：** □ 术前禁食、禁水 □ 通知家属 □ 备皮剃头 □ 麻醉科访视 □ 抗生素皮试 □ 根据病情备血
主要护理工作	□ 观察患者一般状况 □ 观察神经系统状况 □ 完成入院宣教	□ 观察患者一般状况 □ 观察神经系统状况	□ 观察患者一般状况 □ 观察神经系统状况	□ 观察患者一般状况 □ 观察神经系统状况 □ 术前准备
病情变异记录	□ 无 □ 有，原因： 1. 2.	□ 无 □ 有，原因： 1. 2.	□ 无 □ 有，原因： 1. 2.	□ 无 □ 有，原因： 1. 2.
是否退出临床路径	□ 是 □ 否，原因： 1. 2.	□ 是 □ 否，原因： 1. 2.	□ 是 □ 否，原因： 1. 2.	□ 是 □ 否，原因： 1. 2.
护士签名				
医师签名				

时间	住院第 5 天（手术日）	住院第 6 天（术后第 1 天）	住院第 7 天（术后第 2 天）	住院第 8 天（术后第 3 天）
主要诊疗工作	□ 手术室内核对患者姓名、年龄、住院号、CT 号及 MRI 片号无误 □ 全麻下行枕下中线入路枕下骨减压+硬脑膜减张缝合术；合并寰枢椎脱位者，在此术式基础上再行髂骨植骨融合+钛板内固定术 □ 脊髓空洞明显，小脑扁桃体下疝不明显者，行空洞腹腔分流术 □ 术后带气管插管回 ICU 病房监护 □ 完成手术记录和术后记录 □ 医患沟通	□ 完成病程记录 □ 患者拔除气管插管后从 ICU 返回病房 □ 颈托固定头颈部，避免剧烈活动 □ 切口换药，复查血常规及血生化	□ 完成病程记录 □ 观察肢体活动	□ 完成病程记录 □ 预约术后影像学检查 □ 预约术后电生理检查 □ 观察切口情况 □ 改为普通饮食 □ 复查血常规、肝功能、肾功能+电解质
重点医嘱	长期医嘱： □ 一级护理 □ 禁食、禁水 □ 多参数心电监护 □ 吸氧，输液 □ 术中应用抗生素 □ 颈托固定	长期医嘱： □ 一级护理 □ 半流食 □ 颈托固定 □ 如置管引流，预防性应用抗生素 临时医嘱： □ 换药 □ 检测血常规、肝功能、肾功能+电解质	长期医嘱： □ 一级护理 □ 半流食	长期医嘱： □ 二级护理 □ 普通饮食 临时医嘱： □ 颈椎 MRI □ 肌电图、体感、运动诱发电位，颅脑 CT □ 检测血常规、肝功能、肾功能+电解质
主要护理工作	□ 观察患者一般状况 □ 观察神经系统状况 □ 观察记录患者意识、瞳孔、生命体征 □ 观察患者的肢体活动	□ 观察患者一般状况 □ 观察神经系统状况 □ 观察记录患者意识、瞳孔、生命体征 □ 观察肢体活动	□ 观察患者一般状况 □ 观察神经系统状况 □ 观察记录患者意识、瞳孔、生命体征 □ 观察肢体活动	□ 观察患者一般状况 □ 观察神经系统状况 □ 观察记录患者意识、瞳孔、生命体征 □ 观察肢体活动
病情变异记录	□ 无 □ 有，原因： 1. 2.	□ 无 □ 有，原因： 1. 2.	□ 无 □ 有，原因： 1. 2.	□ 无 □ 有，原因： 1. 2.
是否退出临床路径	□ 是 □ 否，原因： 1. 2.	□ 是 □ 否，原因： 1. 2.	□ 是 □ 否，原因： 1. 2.	□ 是 □ 否，原因： 1. 2.
护士签名				
医师签名				

时间	住院第 9 天 （术后第 4 天）	住院第 10 天 （术后第 5 天）	住院第 11 天 （术后第 6 天）	住院第 12 天 （术后第 7 天）
主要 诊疗 工作	□ 嘱患者戴颈托在床上坐起锻炼	□ 嘱患者戴颈托坐在床边功能锻炼	□ 嘱患者戴颈托下床活动 □ 完成病程记录，记录神经系统查体结果	□ 嘱患者戴颈托下床活动 □ 观察切口情况
重点医嘱	**长期医嘱：** □ 二级护理 □ 普通饮食	**长期医嘱：** □ 二级护理 □ 普通饮食	**长期医嘱：** □ 二级护理 □ 普通饮食 **临时医嘱：** □ 复查血常规、血生化	**长期医嘱：** □ 二级护理 □ 普通饮食
主要 护理 工作	□ 观察患者一般状况 □ 患者的营养状况	□ 观察患者一般状况 □ 患者的营养状况	□ 观察患者一般状况 □ 患者的营养状况	□ 观察患者一般状况 □ 患者的营养状况
病情 变异 记录	□ 无 □ 有，原因： 1. 2.	□ 无 □ 有，原因： 1. 2.	□ 无 □ 有，原因： 1. 2.	□ 无 □ 有，原因： 1. 2.
是否 退出 路径	□ 是 □ 否，原因： 1. 2.	□ 是 □ 否，原因： 1. 2.	□ 是 □ 否，原因： 1. 2.	□ 是 □ 否，原因： 1. 2.
护士 签名				
医师 签名				

时间	住院第 13 天 （术后第 8 天）	住院第 14 天 （术后第 9 天）	住院第 15 天 （术后第 10 天）
主要 诊疗 工作	□ 切口拆线	□ 神经系统查体，对比手术 　前后症状、体征变化 □ 汇总术后辅助检查结果 □ 评估手术效果	□ 确定患者可以出院 □ 向患者交代出院注意事 　项、复查日期 □ 通知出院处 □ 开出院诊断书 □ 完成出院记录
医 嘱	□ 换药 □ 切口拆线	□ 二/三级护理 □ 饮食	□ 出院通知 □ 出院带药
主要 护理 工作	□ 观察患者一般状况 □ 注意患者的营养状况	□ 观察观察患者一般状况 □ 注意患者的营养状况	□ 帮助患者办理出院手续
病情 变异 记录	□ 无　□ 有，原因： 1. 2.	□ 无　□ 有，原因： 1. 2.	□ 无　□ 有，原因： 1. 2.
是否 退出 路径	□ 是　□ 否，原因： 1. 2.	□ 是　□ 否，原因： 1. 2.	□ 是　□ 否，原因： 1. 2.
护士 签名			
医师 签名			

（中华医学会神经外科学分会）

第90节　脑挫裂伤临床路径

临床路径标准

一、适用对象

第一诊断为急性脑挫裂伤（ICD-10：S06.201）。行开颅血肿清除术加或不加大骨瓣减压术（ICD-10：01.242，01.244和01.248）。

二、诊断依据

参照《临床诊疗指南——神经外科学分册》（中华医学会编著，人民卫生出版社，2012年）。

1. 临床表现

（1）意识障碍：受伤当时立即出现。时间不等，可以从半小时到数月甚至持续昏迷或植物状态。

（2）生命体征改变：常较明显，发热38℃或更高，脉搏呼吸频率增加，血压正常或偏高，可能出现休克表现。

（3）局灶症状及体征：伤后立即出现与伤灶对应的相应神经功能障碍或体征，如损伤区所致的锥体束征、肢体抽搐或偏瘫、失语或脑干反应等。

（4）颅内压增高［>20 mmHg（1 mmHg=0.133 kPa）且持续大于5 min］，可有脑膜刺激征。

（5）头痛呕吐：患者清醒后头痛、头晕、恶心、呕吐，记忆力减退和定向力障碍。

（6）脑疝：在血肿或血肿周围水肿范围增大时，可出现一侧或双侧瞳孔散大、对光反射变弱或消失、呼吸深慢、脉搏宏大和血压升高等库欣（Cushing）反应，预示脑疝风险。

2. 辅助检查

（1）实验室检查含血常规，血气分析，出凝血功能，肝功能、肾功能等，可以含有脑脊液检查。

（2）影像检查含颅脑X线片、颅脑CT、必要时可以行脊柱MRI、躯干及肢体相关的X线或者CT检查。颅脑CT可以明确有脑部的局限出血灶，伴或不伴有颅骨骨折。

三、治疗方案的选择

参照《临床诊疗指南——神经外科学分册》（中华医学会编著，人民卫生出版社，2012 年）。

1. 昏迷患者给予呼吸和循环系统支持治疗和气道管理，如氧疗、无创机械通气或有创机械通气（含气管插管和气管切开）。

2. 休克患者需要抗休克同时寻找休克原因，争取病因治疗。

3. 如有条件，主张按照 2011 年版的中国医师协会神经外科医师分会和中国神经创伤专家委员会发表的《中国颅脑创伤颅内压监测专家共识》，实施有创的颅内压监测。

4. 实施降颅内压阶梯治疗

（1）保持气道通畅。

（2）镇静镇痛。

（3）良好体位，如抬高床头 ≥30° 且保持良好的颈静脉通畅。

（4）控制血压在基本正常范围。

（5）平衡出入量以保证良好的血容量，防止容量过高或过低。

（6）控制体温至少到正常体温，在有完善神经重症监护设施的单位，适用亚低温治疗。

（7）必要时脑脊液引流。

（8）渗透性治疗。

（9）短暂过度通气（一般不推荐）。

（10）巴比妥疗法降低脑代谢。

（11）以上措施无效时，进入步骤（6）。并建议以上措施在颅内压监测指导下进行。

5. 对于中、重型脑外伤患者（格拉斯哥昏迷评分 ≤12），尤其是入院清醒、2～3 天转昏迷的中、重型脑外伤患者，在排除颅内血肿增大或休克等原因外，可以考虑为危重病相关皮质激素分泌不足（critical illness-related corticosteroid insufficiency，CIRCI），主张给予相应激剂量的糖皮质激素治疗。

6. 以上措施不能很好控制颅内压且出现进行性意识障碍、神经功能损害，可能出现脑疝时，需开颅血肿清除加或不加去骨瓣减压术。手术风险大，可能带来并发症以及后续治疗，需要向家属交代。

四、进入路径标准

1. 第一诊断必须符合脑挫裂伤疾病编码（ICD-10：S06.201）。

2. 当患者同时具有其他疾病诊断，但在住院期间不需要特殊处理也不影响第一诊断的临床路径流程实施时，可以进入路径。

五、住院期间的检查项目

1. 必需的检查项目

（1）血常规、尿常规、便常规。

（2）肝及肾功能、电解质、血气分析、血型、血糖、凝血功能、感染性疾病筛查（乙型病毒性肝炎、丙型病毒性肝炎、梅毒、艾滋病等）。

（3）颅脑 CT、胸部 X 线片、心电图。

（4）如累及头面部，需要头面部薄层 CT 及三维重建；如累及颅底损伤，需要颅底薄层扫描及三维重建；胸部损伤，需要检查胸 CT；如累及四肢损伤，需要查四肢骨片；如累及腹部损伤，需要腹部 CT 及腹部超声；如累积骨盆骨折，需要检查骨盆 CT。

2. 根据患者病情进行的检查　颅内压监测，颅脑 MRI，头部灌注 CT，头、颈超声，头、颈、胸、腹多部位 CT，胸腹 B 超，腰椎穿刺和纤维支气管镜等有创性检查。

六、治疗方案与药物选择

1. 原发病治疗　维持呼吸循环稳定。有休克者，需要积极抗休克，并根据休克病因进行治疗。颅内压增高者，可先行颅内压监测基础上非手术的降颅内压治疗，但非手术疗法无效时，可根据神经影像、神经症状体征、颅内压值以及患者对非手术疗法的反应来决定手术时机、是否去除骨瓣外减压或者切除脑组织内减压。

2. 呼吸支持治疗　保持呼吸道通畅，氧疗、无创机械通气、病情加重时及时使用有创机械通气。

3. 渗透性药物治疗　可使用甘露醇、呋塞米、甘油果糖以及高渗盐水等。

4. CIRCI 患者，需要保护下丘脑垂体肾上腺轴，给予应激剂量糖皮质激素治疗，甲泼尼龙 40 mg，每天 1~2 次或地塞米松 5 mg，每天 1~2 次，而同时伴有低血钠的患者，首选氢化泼尼松 200 mg，每天 1 次或 100 mg，每天 2 次。

5. 抗酸药治疗　可首选西咪替丁或者泮托拉唑。

6. 抗癫痫药　如果长时间昏迷且血肿范围较大，或者患者有癫痫史，近期有发作者，可以预防使用抗癫痫药物。如果接受手术，应该在术前、术中、术后应用抗癫痫药。如果接受手术，应该在术前、术中、术后应用抗癫痫药。但是，在控制癫痫发作后需逐步减药。

7. 液体管理　以保持出入量平衡为标准，入量可以略高于出量。对症支持治疗。

8. 抗生素应用　合并脑脊液漏，或者手术需经过非清洁部位（如额窦），预计术中失血>400 ml，术时持续>4 h，均主张使用抗生素预防感染。倾向于使用已通过血脑屏障的第三代头孢。

9. 术后　即开始深静脉血栓形成预防如抬高下肢肢体，每日定期被动活动，穿弹力袜等。

七、出院标准

1. 症状明显缓解，无须使用渗透性治疗和输液治疗，且没有其他并发症。

2. 病情稳定。

八、标准住院日

病情复杂多变，14~28 天。

九、变异及原因分析

1. 术后继发血肿、急性脑水肿或大面积脑梗死等并发症，严重者需要二次手术，导致住院时间延长、费用增加。

2. 术后切口感染，下呼吸道感染和中枢神经系统感染术后渗液和神经功能障碍等，导致住院时间延长与费用增加。

3. 术后继发其他内、外科疾病需进一步诊治，导致住院时间延长。

临床路径表单

适用对象：第一诊断为脑挫裂伤（ICD-10：S06.201）；行开颅血肿清除术加或不加大骨瓣减压术（ICD-10：01.242，01.244，01.248）

患者姓名：_____ 性别：_____ 年龄：_____ 门诊号：_____ 住院号：_____

住院日期：____年__月__日 出院日期：____年__月__日 标准住院日：14~28 天

时间	住院第 1 天 （手术当日）	住院第 2 天 （术后第 1 天）
主要诊疗工作	□ 病史采集，体格检查，完成病历书写 □ 相关检查 □ 上级医师查看患者，制订治疗方案，完善术前准备 □ 向患者和（或）家属交代病情，签署手术知情同意书 □ 完善颅脑、胸腹及必要时全身多部位 X 线和 CT 检查，必要时行 MRI 检查 □ 相关口腔、耳、鼻、腹部、胸部外科会诊 □ 安排急诊手术 □ 必要时可以术中使用抗生素 □ 术后观察切口敷料情况；观察神经功能恢复情况 □ 观察血压、心率、呼吸、血氧饱和度及颅内压监测值的变化情况 □ 完成手术记录及术后记录 □ 向患者及其家属交代手术情况及术后注意事项 □ 监测颅内压，根据颅内压值行渗透性脱水治疗或者按阶梯降颅内压步骤治疗 □ 术后即开始预防深静脉血栓形成，如抬高下肢肢体，每日定期被动活动，穿弹力袜等	□ 临床观察神经功能恢复情况 □ 伤口换药，观察伤口敷料情况 □ 观察血压、心率、呼吸、血氧饱和度及颅内压监测值的变化情况 □ 颅内压监测，根据颅内压值行渗透性脱水治疗或者按阶梯降颅内压步骤治疗 □ 酌情实施胃肠内营养并每日评估营养状况（连续≥7 天） □ 止血治疗（连续 3 天） □ 抗酸治疗（连续≥7 天） □ 物理治疗防止血栓形成（持续） □ 复查术后颅脑 CT □ 根据手术前后、术中情况决定是否抗生素应用 □ 抗癫痫治疗（酌情） □ 复查血常规、血生化及肝功能、肾功能 □ 完成病程记录 □ 酌情应用抗生素
重点医嘱	**长期医嘱（术前）：** □ 术前禁食、禁水 **临时医嘱（术前）：** □ 备皮 □ 抗生素皮试 □ 急查血常规、凝血功能、肝功能、肾功能、血电解质、血糖、感染性疾病筛查 □ 颅脑 X 线片、CT 扫描 □ 心电图、胸部 X 线片	**长期医嘱（术后）：** □ 一级护理 □ 禁食、禁水 □ 生命体征监测 □ 颅内压监测 □ 液体治疗 **临时医嘱（术后）：** □ 根据病情需要下达相应医嘱	**长期医嘱：** □ 一级护理 □ 术后流食 □ 液体治疗 □ 生命体征监测 □ 颅内压监测 **临时医嘱：** □ 颅脑 CT □ 完成实验室检查取标本 □ 换药 □ 镇静、镇痛或抗癫痫等

待 续

续　表

时间	住院第 1 天 （手术当日）	住院第 2 天 （术后第 1 天）
主要护理工作	□ 入院护理评估及宣教、手术前宣教 □ 观察患者一般状况及神经系统状况 □ 下胃管、尿管 □ 观察记录患者意识、瞳孔、生命体征、颅内压变化 □ 完成术前准备 □ 遵医嘱给药 □ 术后心理护理及生活护理 □ 完成护理记录	□ 观察患者一般状况及神经系统功能恢复情况 □ 观察记录患者意识、瞳孔、生命体征、颅内压变化，引流管、胃管、尿管及颅内压探测管以及手术切口有无渗血、渗液 □ 遵医嘱给药 □ 预防并发症护理 □ 术后心理、基础护理 □ 遵医嘱留取实验室检查标本，监测指标变化 □ 完成护理记录
病情变异记录	□ 无　□ 有，原因： 1. 2.	□ 无　□ 有，原因： 1. 2.
护士签名		
医师签名		

时间	住院第3天 （术后第2天）	住院第4天 （术后第3天）	住院第5~8天 （术后第4~7天）
主要诊疗工作	□ 临床观察神经功能恢复情况 □ 颅内压监测 □ 根据颅内压值行渗透性脱水治疗或按阶梯降颅内压步骤治疗 □ 中重型脑外伤根据前述情况，如果诊断CIRCI，可以使用应激剂量糖皮质激素（持续≥7天） □ 完成病程记录 □ 拔除引流（酌情） □ 必要的液体治疗 □ 全胃肠内营养 □ 血常规、血生化及肝功能、肾功能 □ 伤口换药（根据有无引流） □ 必要时复查术后颅脑CT	□ 临床观察神经功能恢复情况 □ 颅内压监测 □ 根据颅内压值行渗透性脱水治疗或者按阶梯降颅内压步骤治疗 □ 完成病程记录 □ 必要的液体治疗 □ 全胃肠内营养 □ 如果使用抗菌素，酌情考虑调整（停、改或继续使用）抗生素 □ 必要时复查术后颅脑CT	□ 临床观察神经功能恢复情况 □ 颅内压监测 □ 根据颅内压值行渗透性脱水治疗或按阶梯降颅内压步骤治疗 □ 必要的液体治疗 □ 全胃肠内营养 □ 复查血常规、血生化及肝功能、肾功能，营养指标 □ 必要时复查颅脑CT、胸CT □ 术后7天拔除颅内压监测探头 □ 酌情调整抗癫痫药物或停药 □ 酌情考虑抗生素调整或停用 □ 完成病程记录
重点医嘱	长期医嘱： □ 普通饮食 □ 一级护理 临时医嘱： □ 根据病情需要下达相应医嘱 □ 实验室检查	长期医嘱： □ 普通饮食 □ 一级护理 临时医嘱： □ 根据病情需要下达相应医嘱	长期医嘱： □ 普通饮食 □ 一级护理 临时医嘱： □ 根据病情需要下达相应医嘱 □ 实验室检查
主要护理工作	□ 观察患者一般状况及神经系统功能恢复情况 □ 观察记录患者意识，瞳孔，生命体征，颅内压变化，胃管、尿管、引流管、颅内压探测管及手术切口有无渗血、渗液 □ 预防并发症护理 □ 完成用药 □ 完成实验室检查标本留取 □ 术后心理、基础护理 □ 协助患者进行肢体活动 □ 完成护理记录	□ 观察患者一般状况及神经系统功能恢复情况 □ 观察记录患者意识，瞳孔，生命体征，胃管，尿管，颅内压变化及手术切口有无渗血、渗液 □ 预防并发症护理 □ 完成用药 □ 术后心理、基础护理 □ 协助患者进行肢体活动 □ 根据患者病情需要完成护理记录	□ 观察患者一般状况及切口情况 □ 观察记录患者意识，瞳孔，生命体征，胃管，尿管，颅内压变化及手术切口有无渗血、渗液 □ 观察神经系统功能恢复情况 □ 预防并发症护理 □ 完成用药 □ 完成实验室检查标本留取 □ 协助患者进行肢体活动 □ 根据患者病情需要完成护理记录
病情变异记录	□ 无　□ 有，原因： 1. 2.	□ 无　□ 有，原因： 1. 2.	□ 无　□ 有，原因： 1. 2.
是否退出路径	□ 否　□ 是，原因： 1. 2.	□ 否　□ 是，原因： 1. 2.	□ 否　□ 是，原因： 1. 2.
医师签名			

时间	住院第 9~15 天 （术后第 8~14 天）	住院第 16~28 天 （出院日）
主要诊疗工作	□ 临床观察神经功能恢复情况 □ 必要的液体治疗 □ 全胃肠内营养 □ 可实施早期神经康复治疗 □ 相关实验室检查 □ 维持气道通畅 □ 酌情考虑抗生素调整或停用 □ 如果患者确诊为院内感染性肺炎或颅内感染，按照相关院内感染性肺炎或颅内感染规范进行治疗，病程顺延 13 天	□ 按照院内感染性肺炎或颅内感染规范进行治疗 □ 确定患者能否出院 □ 向患者交代出院注意事项、复查日期 □ 开具出院诊断证明 □ 可酌情指导患者出院或转康复科
重点医嘱	**长期医嘱：** □ 流食 □ 一级护理 **临时医嘱：** □ 实验室检查	**长期医嘱：** □ 流食 □ 二级护理 □ 通知出院
主要护理工作	□ 观察患者一般状况、胃管、尿管及切口情况 □ 观察神经系统功能恢复情况 □ 协助患者进行肢体活动 □ 遵医嘱给药 □ 完成实验室检查标本留取 □ 根据患者病情需要完成护理记录	□ 帮助患者办理出院手续
病情变异记录	□ 无 □ 有，原因： 1. 2.	□ 无 □ 有，原因： 1. 2.
护士签名		
医师签名		

（中华医学会神经外科学分会）

眼和附器疾病临床路径

第91节 原发性开角型青光眼临床路径

临床路径标准

一、适用对象

第一诊断为原发性开角型青光眼（ICD-10：H40.103）。

二、诊断依据

根据《原发性开角型青光眼临床诊断和治疗专家共识》（中华医学会眼科学分会，2014年），美国眼科学会2011版《原发性开角性青光眼临床诊断治疗指南》（preferred practice pattern，American Academy of Ophthalmology）。

1. 定义　原发性开角型青光眼（primary open angle glaucoma，POAG）是一种慢性、进行性的视神经病变，病理性高眼压是造成视神经损伤的重要因素之一。POAG的特征是获得性的视神经萎缩与视网膜神经节细胞及其轴突丢失，且无其他可能引起上述病变的眼部及全身疾患，眼压升高时房角始终保持开放。

2. 分类

（1）高眼压型：病理性高眼压［一般认为24 h眼压峰值超过21 mmHg（1 mmHg=0.133 kPa）］，眼底有青光眼的特征性损害（视网膜神经纤维层缺损或视盘形态改变）和（或）视野出现青光眼性损害，房角开放，并排除引起眼压升高的其他因素，诊断为POAG。

（2）正常眼压型：24 h眼压峰值不超过正常值上限（眼压≤21 mmHg），眼底有青光眼的特征性损害（视网膜神经纤维层缺损或视盘改变）和（或）视野出现青光眼性损害，房角开放，并排除其他疾病引起的眼底及视野变化，诊断为正常眼压型青光眼。

（3）高眼压症：眼压多次测量超过正常上限，但未发现青光眼性视网膜神经纤维层缺损和（或）视野的损害，房角为宽角，并排除了继发性青光眼或较厚角膜、检测技术等其他因素导致的假性高眼压，可诊断为高眼压症，但要定期随访眼底视盘、视网膜神经纤维层厚度和视野。眼压>25 mmHg且中央角膜厚度≤555 μm者具有较高的危险性，建议给予降眼压治疗。

三、治疗方案选择

根据《原发性开角型青光眼临床诊断和治疗专家共识》（中华医学会眼科学分会，2014年），及美国眼科学会2011版《原发性开角性青光眼临床诊断治疗指南》（preferred practice pattern，American Academy of Ophthalmology）。

1. 根据患者的眼压、视野和眼底损害程度，结合医院的条件和医师的经验，可选择药物、激光和滤过性手术或其他抗青光眼手术给予降低眼压治疗。

2. 降低眼压治疗时，应尽可能为患者设定个体化目标眼压。

3. 可应用的局部降眼压药物制剂　建议前列腺素类衍生物可作为 POAG 一线用药。①前列腺素类衍生物；②β-肾上腺素能受体阻滞剂；③α_2-肾上腺素能受体激动剂；④局部碳酸酐酶抑制剂；⑤拟胆碱能类药物。根据患者目标眼压的需要，选择单一或者联合药物治疗。单独用药不能达到目标眼压，可联合不同作用机制的药物治疗。

4. 激光治疗　选择性激光小梁成形术可作为部分开角型青光眼患者的首选治疗或作为辅助治疗。

5. 手术治疗

（1）对药物或激光治疗不能控制病情进展或不能耐受药物治疗的患者，应考虑滤过性手术治疗。手术方式包括小梁切除术、非穿透性小梁切除术、青光眼引流装置植入术、房水通道流通术。手术方式的选择应基于患者年龄、疾病程度、药物治疗反应等因素综合考虑以获得最大益处。

（2）根据患者年龄、眼部情况，术中、术后选择应用抗代谢药物（如丝裂霉素 C、5-氟尿嘧啶）可减少滤过手术失败风险。

（3）青光眼引流装置植入术适用于滤过性手术失败和（或）药物治疗无效的青光眼。

（4）睫状体光凝术是治疗各种难治性青光眼的安全而有效的手术方法之一。

6. 视神经保护治疗应引起关注。

7. 正常眼压性青光眼伴低颅压患者可考虑试行提高颅内压的物理治疗方法（如腹带加压，头高脚低位睡姿等）。

四、进入路径标准

1. 第一诊断必须符合原发性开角型青光眼的编码（ICD-10：H40.103）。

2. 当患者同时具有其他疾病诊断，但在门诊随诊或住院期间不需要特殊处理也不影响第一诊断的临床路径流程实施时，可以进入路径。

五、检查项目

1. 必要的检查项目

（1）眼压检查：在现有的各种眼压计及其测量方法的基础上，建议使用 Goldmann 压平眼压计或被公认的类似眼压计进行眼压测量。测量时应记录测量前使用降低眼压药物的情况。眼压异常时应除外影响眼压的其他因素。

（2）眼底检查：在使用直接眼底镜检查的基础上，建议采用裂隙灯前置镜检查法和眼底图像记录技术进行眼底检查，以观察并记录眼底变化。应重点观察并记录视盘的盘沿、视网膜神经纤维层及杯盘比的改变，视盘检查可采取国际公认的 ISNT

法则或我国首先提出的鼻侧最宽原则。

（3）视野检查：在现有各种视野检查方法的基础上，建议使用国际标准的计算机自动视野计进行视野检查，在分析视野检查结果时应注意其一致性和可靠性。

（4）前房角检查：先进行静态观察，在不改变前房角解剖状态的条件下区分房角宽窄，并采用Scheie分类法进行分级，后进行动态观察，确定房角开放、关闭和周边前粘连的程度和范围。记录房角检查结果时应注明动态与静态，建议按时钟方位对房角全周进行文字和画图描述，并记录虹膜周边部的形态（膨隆或后凹）和小梁网的色素分级，同时应记录检查时的眼压及用药情况。

2. 住院必须的检查项目（手术治疗）

（1）血常规、尿常规、便常规（不是必须项目）。

（2）肝功能、肾功能、电解质、血气分析、血型（不是必须项目）、血糖、凝血功能、感染性疾病筛查（乙型病毒性肝炎、丙型病毒性肝炎、梅毒、艾滋病等）。

（3）胸部X线片（全麻者）、心电图。目前只有全麻患者拍胸部X线片。

3. 根据患者病情选择取的检查 前节眼部CT（OCT），中央角膜厚度眼底立体照相。

六、治疗方案与药物选择

详见三、治疗方案的选择。

七、出院标准

1. 症状明显缓解。
2. 病情稳定。

八、标准住院日

标准住院日 7~14 天。

临床路径表单

适用对象：第一诊断为原发性开角型青光眼（ICD-10：H40.103）；行小梁切除术
（ICD-9-CM-3：12.6）

患者姓名：_____ 性别：_____ 年龄：_____ 门诊号：_____ 住院号：_____

住院日期：___年__月__日 出院日期：___年__月__日 标准住院日：5~7 天

时间	住院第 1 天	住院第 1~2 天	住院第 2~3 天（手术日）
主要诊疗工作	□ 询问病史及体格检查 □ 完成病历书写 □ 开具化验单 □ 上级医师查房与术前评估 □ 药物处理高眼压 □ 初步确定手术方式和日期 □ 眼科特殊检查：前房角镜检查，A 超、B 超，超声生物显微镜（UBM），视野检查	□ 上级医师查房 □ 完善术前检查和术前评估 □ 住院医师完成术前小结、术前讨论、上级医师查房记录等 □ 向患者及家属交代病情，签署手术同意书、自费用品协议书	□ 手术：眼压控制正常下尽快进行手术治疗 □ 术者完成手术记录 □ 住院医师完成术后病程 □ 上级医师查房 □ 向患者及家属交代病情及术后注意事项
重点医嘱	**长期医嘱：** □ 眼科二级护理常规 □ 普通饮食 □ 抗生素滴眼液 □ 高渗剂降眼压（甘露醇或甘油盐水） □ 口服碳酸酐酶抑制剂（醋甲唑胺） □ β-受体阻断剂 □ α-受体激动剂 □ 缩瞳剂 **临时医嘱：**（检查项目） □ 血、尿常规，肝功能、肾功能，凝血功能，感染性疾病筛查，心电图，胸部 X 线片 □ 眼部 A 超、B 超、UBM、视野（必要时） □ 眼压控制不满意，必要时前房穿刺	**长期医嘱：** □ 眼科二级护理常规 **临时医嘱：** □ 常规准备明日在局麻下行小梁切除术 □ 备皮洗眼 □ 术前 1 h 肌内注射止血针 □ 术前晚口服镇静药（必要时）	**长期医嘱：** □ 眼科二级护理常规 □ 普通饮食 □ 抗生素+激素眼水 □ 非甾体类消炎药水 □ 散瞳剂（必要时） □ 口服抗生素 □ 口服肾上腺糖皮质激素（必要时） □ 口服非甾体类消炎药（必要时） □ 口服止血药 **临时医嘱：** □ 今日在局麻下行小梁切除术
病情变异记录	□ 无　□ 有，原因： 1. 2.	□ 无　□ 有，原因： 1. 2.	□ 无　□ 有，原因： 1. 2.
护士签名			
医师签名			

时间	住院第3~4天 （术后第1天）	住院第4~5天 （术后第2天）	住院第5~7天 （术后第3~4天，出院日）
主要诊疗工作	□ 上级医师查房 □ 注意眼压、伤口、滤过泡、前房等情况 □ 住院医师完成常规病历书写	□ 上级医师查房 □ 注意眼压、伤口、滤过泡、前房等情况 □ 住院医师完成常规病历书写 □ 如果出现浅前房、脉络膜脱离或恶性青光眼，及时进行相应处理	□ 上级医师查房 □ 注意眼压、伤口、滤过泡、前房等情况 □ 根据术后伤口、前房、滤过泡情况决定术后出院时间 □ 完成出院记录、病案首页、出院诊断证明书等病历资料 □ 向患者交代出院后的后续治疗及相关注意事项，如复诊时间等
重点医嘱	**长期医嘱：** □ 同术后当日 **临时医嘱：** □ 如果滤过强、前房浅，必要时包扎、散瞳	**长期医嘱：** □ 根据并发症情况予相应治疗 □ 恶性青光眼：高渗剂，阿托品散瞳，复方托比卡安散瞳，口服激素，醋甲唑胺，眼局部抗炎治疗 □ 脉络膜脱离：阿托品散瞳，复方托比卡安散瞳，口服激素，眼局部抗炎治疗 **临时医嘱：** □ 出现并发症：局部注射 □ 如果滤过强、前房浅，可配戴治疗用绷带镜、包扎	**长期医嘱：** □ 出院带药 □ 抗生素+激素眼药 □ 非甾体类消炎药 □ 必要时散瞳剂 □ 门诊随诊
病情变异记录	□ 无 □ 有，原因： 1. 2.	□ 无 □ 有，原因： 1. 2.	□ 无 □ 有，原因： 1. 2.
护士签名			
医师签名			

（中华医学会眼科学分会）

第 92 节　糖尿病视网膜病变临床路径

临床路径标准

一、适用对象

第一诊断为糖尿病视网膜病变（ICD-10：E14.304+H36.001＊）。

二、诊断依据

根据《我国糖尿病视网膜病变临床诊疗指南》（中华医学会眼科学分会眼底病学组，2014 年）美国眼科学会 2012 版《糖尿病视网膜病变临床诊断治疗指南》（preferred practice pattern，American Academy of Ophthalmology）。

1. 糖尿病视网膜病变（diabetic retinopathy，DR）定义　DR 是糖尿病导致的视网膜微血管损害所引起的一系列典型病变，是一种影响视力甚至致盲的慢性进行性疾病。

2. 症状　闪光感及视力减退。

3. 分期与体征

（1）非增殖性糖尿病视网膜病变（non-proliferative diabetic retinopathy，NPDR）：微血管瘤、出血斑、硬性渗出、棉絮斑及血管病变。Ⅰ期~Ⅲ期。

（2）增殖性糖尿病视网膜病变（proliferative diabetic retinopathy，PDR）：除 NPDR 的体征外，出现新生血管增殖和（或）玻璃体出血。Ⅳ~Ⅵ期。

分期：①Ⅰ期（轻度非增生期）；②Ⅱ期；③Ⅲ期；④Ⅳ期；⑤Ⅴ期（纤维增殖期）：出现纤维膜，可伴视网膜前出血或玻璃体出血（对应我国 1985 年 DR 分期Ⅴ期）；⑥Ⅵ期（增生晚期）。

三、进入路径标准

1. 第一诊断必须符合糖尿病视网膜病变（ICD-10：E14.304+H36.001＊）重度 NPDR/PDR。

2. 激光光凝是治疗 DR 的有效措施。

3. 全视网膜光凝术（PRP）的理论依据　DR 的发病与视网膜缺血缺氧有关，视网膜缺血缺氧，释放血管增殖因子，促使视网膜和视乳头上新生血管形成，它们极易渗漏和出血，伴随新生血管和神经胶质增殖。PRP 后，形成广泛的脉络膜视网膜瘢痕，视网膜新陈代谢活力减退，对氧的需求减少，因而刺激新生血管形成的血管增殖因子相应减少；改变了血液供应分布，周边视网膜的血供减少，从而保证后极部的血液供应；此外较大范围的视网膜因光凝破坏而变薄，有利于来自脉络膜血循环的氧供应至视网膜内层，从而改善视网膜缺氧状态。

四、标准住院日

标准住院日 3 天。PRP 一般在门诊进行；如病情需要，也可住院治疗。

五、术前准备

术前准备 1 天。

1. 必需的检查项目 ①手术前全身常规查体：包括血压、血糖检测，40 岁以上患者需请内科会诊，并行心电图检查。②专科检查：检查裸眼和矫正的远、近视力，以及眼压、角膜、前房、瞳孔、虹膜及晶状体、眼底情况，并照彩色眼底相。

2. 根据患者病情可选择的检查项目 如果患者同时存在其他眼底病变，或医生对 DR 临床分期存在疑问，可行 FFA 检查以帮助诊断。

六、选择用药

术前可予消炎类眼药清洁结膜囊。

七、手术日

手术日为住院第 2 天。

1. 麻醉方式 一般采用爱尔凯因滴眼液眼球表面麻醉。对于合作差的患者，可球后注射 2% 利多卡因 2~3 ml。

2. 手术设备 一般采用氩离子激光机或氪离子激光机。

3. 术中用材料 眼科敷料、消毒剂、镜头纸、角膜接触镜（全视网膜镜、三面镜等）。

4. 术中用药 散瞳药（如复方托吡卡胺滴眼液等）、表面麻醉药（如爱尔凯因滴眼液等）、凝胶类眼药（用于眼球和角膜接触镜之间的润滑作用，如卡波姆滴眼液或阿托品眼用凝胶等）、消炎类眼药。

八、术后恢复

术后恢复 1 天。

1. 必需复查的检查项目 裸眼和矫正的远、近视力，眼压、角膜、前房、瞳孔、虹膜、晶状体、眼底情况。

2. 术后用药 消炎类眼药。如激光治疗过程中或治疗后眼底有新的出血，可以酌情加用止血药物。

九、出院标准

1. 血压、血糖控制良好，眼部情况稳定。

2. 眼底激光斑清晰，分布均匀，无新的活动性出血。

3. 无需要住院处理的并发症、合并症。

十、变异及原因分析

1. 完成单眼 PRP 一般需要 4 次，每次间隔 1 周左右（瀑式光凝一般 2 次完成）。

2. 完成双眼 PRP 一般先做 1 只眼，次日再做对侧眼，间隔 1 周左右重复进行。所以如果患者需要做双眼 PRP 则需要住院 4 天，第 1 天准备，第 2 天完成 1 只眼的激光治疗，第 3 天完成对侧眼的激光治疗，第 4 天观察，情况稳定则次日出院。

临床路径表单

适用对象：第一诊断为糖尿病视网膜病变（ICD-10：E14.304+H36.001*）；行全视网膜光凝术（ICD-9：14.34）

患者姓名：_____ 性别：_____ 年龄：_____ 门诊号：_____ 住院号：_____

住院日期：___年__月__日 出院日期：___年__月__日 标准住院日：3 天

时间	住院第 1 天	住院第 2 天（手术日）	住院第 3 天
主要诊疗工作	□ 询问病史及查体 □ 必要的相关科室会诊 □ 上级医师查房，术前讨论 □ 签署手术同意书 □ 完成病历书写	□ 眼球表面麻醉	□ 上级医师查房，确定出院 □ 评估切口情况 □ 完成病程记录 □ 完成出院记录、病案首页、出院证明书等 □ 向患者及其家属交代出院后的注意事项
重点医嘱	**长期医嘱：** □ 眼科护理常规 □ 三级护理 □ 饮食 □ 抗菌眼药水点眼 **临时医嘱：** □ 血压、血糖 □ 40 岁以上者请内科会诊，并行心电图检查 □ 裸眼和矫正视力 □ 眼压、角膜、前房、瞳孔、虹膜及晶状体、眼底情况 □ 照彩色眼底相 □ FFA 检查（必要时） □ 其他医嘱	**长期医嘱：** □ 抗生素眼液及促伤口修复眼液点眼 □ 口服抗生素 □ 口服止血药物（必要时） □ 其他医嘱 **临时医嘱：** □ 术前肌内注射止血药物 □ 术后应用止痛药（必要时）	**长期医嘱：** □ 抗生素眼液及促伤口修复眼液点眼 **临时医嘱：** □ 复查裸眼和矫正视力 □ 复查眼压、角膜、前房、瞳孔、虹膜及晶状体、眼底情况 **出院医嘱：** □ 出院带药 □ 定期门诊随访 □ 其他医嘱
主要护理工作	□ 入院宣教（环境、规章制度、饮食、治疗、检查、用药、疾病护理等） □ 入院护理评估 □ 执行医嘱、生命体征监测	□ 执行医嘱、生命体征监测、观察术眼情况 □ 眼部护理 □ 术后心理与生活护理	□ 执行医嘱 □ 出院指导：生活、饮食、用药等 □ 协助办理出院
病情变异记录	□ 无 □ 有，原因： 1. 2.	□ 无 □ 有，原因： 1. 2.	□ 无 □ 有，原因： 1. 2.
护士签名			
医师签名			

（中华医学会眼科学分会）

第 93 节 单纯性孔源性视网膜脱离临床路径

临床路径标准

一、适用对象

第一诊断为单纯性孔源性视网膜脱离（ICD-10：H33.001）。

行视网膜脱离复位巩膜扣带术（ICD-9-CM-3：14.4）（环扎加压术；环扎术；巩膜外加压术）。

二、诊断依据

根据《临床诊疗指南——眼科学分册》（中华医学会编著，人民卫生出版社，2007 年），《临床技术操作规范——眼科学分册》（中华医学会编著，人民军医出版社，2007 年），《眼科临床指南》（美国眼科学会编，中华医学会眼科学分会编译，人民卫生出版社，2013 年）。

1. 症状 视力突然下降伴视物遮挡。
2. 体征 眼底检查可见脱离的视网膜及视网膜裂孔。

三、治疗方案的选择

根据《临床诊疗指南——眼科学分册》（中华医学会编著，人民卫生出版社，2007 年），《临床技术操作规范——眼科学分册》（中华医学会编著，人民军医出版社，2007 年）。

视网膜脱离复位巩膜扣带术指征：

1. 视网膜脱离不合并严重的增生性玻璃体视网膜病变。
2. 视网膜脱离不合并后极部视网膜裂孔。
3. 视网膜脱离不伴有玻璃体视网膜牵引。
4. 视网膜脱离不合并脉络膜脱离。

四、标准住院日

标准住院日 8~14 天。

五、进入路径标准

1. 第一诊断必须符合单纯性孔源性视网膜脱离疾病编码（ICD-10：H33.001）。
2. 当患者同时具有其他疾病诊断，但在住院期间不需要特殊处理也不影响第一诊断的临床路径流程实施时，可以进入路径。

六、术前准备（术前评估）

术前准备（术前评估）1~3 天。

1. 必需的检查项目

（1）血常规、尿常规。

（2）肝功能、肾功能、血糖、凝血功能、感染性疾病筛查（乙型病毒性肝炎、丙型病毒性肝炎、艾滋病、梅毒等）。

（3）心电图，胸部 X 线片。

（4）眼部 A、B 超。

2. 根据患者病情需要可选择行眼底照像、光学相干断层扫描技术（OCT）及荧光素眼底血管造影术（FFA）等检查。

七、预防性抗生素选择与使用时机

1. 按照《2015 抗菌药物临床应用指导原则》执行，根据患者病情合理使用抗生素。

2. 选用抗生素滴眼液，局部预防性用药时间 1~3 天。

八、手术日

手术日为入院第 4~5 天。

1. 聚维酮碘消毒。

2. 麻醉方式　局部麻醉，可行局部麻醉联合神经安定镇痛。

3. 手术内固定物　硅胶或硅海绵。

4. 术中用药　利多卡因、罗派卡因或布比卡因。

5. 术中用耗品　巩膜缝线，冷凝用气，激光探头，消毒气体。

九、术后住院恢复

术后住院恢复 5~14 天。

1. 术后需要复查的项目　视力、眼压、结膜伤口、眼前节、视网膜相关检查，根据患者病情变化选择检查项目。

2. 选择用药

（1）抗生素：按照《2015 抗菌药物临床应用指导原则》执行，结合患者病情合理使用抗生素，用药时间为：术前及术后预防用药不超过 24 h。

（2）抗生素滴眼液。

（3）甾体激素滴眼液。

（4）散瞳剂。

十、出院标准

1. 眼压正常范围。

2. 裂孔封闭，视网膜复位。

3. 伤口愈合好。

十一、变异及原因分析

1. 术前评估为严重的增殖性玻璃体视网膜病变、巨大裂孔、多发裂孔、后部视网膜裂孔、视网膜存在玻璃体牵引需行玻璃体切割术；出现眼部（如结膜炎）或全身感染（感冒等）者，不进入路径。

2. 黄斑裂孔性视网膜脱离，或同时合并黄斑裂孔者不进入路径。

3. 复发性、牵拉性或渗出性视网膜脱离者，不进入路径。

4. 伴严重玻璃体积血、脉络膜脱离、先天性脉络膜缺损、脉络膜脱离等眼部异常，不进入路径。

5. 出现严重手术并发症（脉络膜驱逐性出血，巩膜穿孔，严重玻璃体积血，眼内炎等），转入相应路径。

6. 需行全麻手术者不进入路径。

临床路径表单

适用对象：第一诊断为单纯性孔源性视网膜脱离（ICD-10：H33.001）；行视网膜脱离复位巩膜扣带术（ICD-9-CM-3：14.4）

患者姓名：_____ 性别：_____ 年龄：_____ 门诊号：_____ 住院号：_____

住院日期：____年__月__日 出院日期：____年__月__日 标准住院日：5~8 天

时间	住院第 1 天	住院第 2 天	住院第 3 天
主要诊疗工作	□ 询问病史及体格检查，包括裂隙灯、三面镜和间接检眼镜检查 □ 完成病历书写 □ 开具实验室检查单 □ 上级医师查房与术前评估 □ 初步确定手术方式和日期 □ 术眼抗生素滴眼液清洁结膜囊	□ 上级医师查房 □ 完善术前检查和术前评估 □ 术眼完成眼科特殊检查：A、B 超 □ 如有必要，完成相关检查，如 FFA、OCT 等 □ 对侧眼检查并制订治疗方案 □ 裂隙灯和间接检眼镜检查 □ 术眼抗生素滴眼液清洁结膜囊	□ 完成必要的相关科室会诊 □ 调整全身用药，控制血压、血糖等 □ 裂隙灯和间接检眼镜检查 □ 住院医师完成术前小结和术前讨论，上级医师查房记录等 □ 签署手术同意书、自费用品协议书 □ 抗生素滴眼液清洁结膜囊
重点医嘱	长期医嘱： □ 眼科二级护理常规 □ 饮食 □ 抗生素滴眼液 □ 散瞳剂 临时医嘱： □ 检查血常规，尿常规，血糖，肝功能、肾功能，凝血功能，感染性疾病筛查 □ 检查心电图，胸部 X 线片 □ 眼 A、B 超 □ 眼底像（必要时）	长期医嘱： □ 眼科二级护理常规 □ 饮食 □ 抗生素滴眼液 □ 散瞳剂 临时医嘱： □ FFA，OCT（必要时）	临时医嘱： □ 常规准备明日在局麻下行视网膜脱离复位巩膜扣带术 □ 术前洗眼、备皮 □ 术前 1 h 充分散瞳 □ 术前口服镇静药 □ 术前 1 h 给予止血药
主要护理工作	□ 病区环境及医护人员介绍 □ 医院相关制度介绍 □ 入院评估 □ 执行医嘱 □ 饮食宣教 □ 观察生命体征 □ 介绍相关治疗、检查、用药等护理中应注意的问题 □ 体位介绍 □ 完成护理记录单书写	□ 指导患者尽快适应病区环境 □ 按医嘱执行护理治疗 □ 介绍有关疾病的护理知识 □ 介绍相关治疗、检查、用药等护理中应注意的问题 □ 饮食宣教 □ 观察生命体征 □ 完成护理记录单书写	□ 按医嘱执行护理治疗 □ 饮食宣教 □ 观察生命体征 □ 健康宣教：术前、术中注意事项 □ 执行手术前医嘱 □ 完成术前护理记录单书写
病情变异记录	□ 无 □ 有，原因： 1. 2.	□ 无 □ 有，原因： 1. 2.	□ 无 □ 有，原因： 1. 2.
护士签名			
医师签名			

时间	住院第 4~5 天[*] （手术日）	住院第 5~6 天 （术后第 1 天）
主要诊疗工作	□ 手术：有手术指征、无手术禁忌证者可行手术治疗 □ 术者完成手术记录 □ 住院医师完成术后病历书写 □ 上级医师查房 □ 向患者及家属交代病情及术后注意事项	□ 上级医师查房 □ 裂隙灯和间接检眼镜检查 □ 注意眼压、伤口、玻璃体、视网膜 □ 住院医师完成常规病历书写
重点医嘱	**长期医嘱：** □ 眼科术后二级护理常规 □ 饮食 □ 抗生素滴眼液 □ 激素滴眼液 □ 散瞳剂	**长期医嘱：** □ 同术后当日 □ 眼部换药，每天一次 **临时医嘱：** □ 如眼压高，应用降眼压药物 □ 如炎症反应重，可使用糖皮质激素
主要护理工作	□ 健康宣教：术后注意事项 □ 执行术后医嘱 □ 完成手术当日护理记录单书写 □ 观察动态病情变化，执行医嘱 □ 介绍术后正确体位 □ 介绍相关治疗、检查、用药等护理中应注意的问题	□ 执行术后医嘱 □ 观察动态病情变化，执行医嘱 □ 健康宣教：手术后相关注意事项，介绍有关患者康复锻炼方法 □ 术后用药知识宣教 □ 监测患者生命体征变化、术眼情况变化 □ 完成术后第一日护理记录单
病情变异记录	□ 无　□ 有，原因： 1. 2.	□ 无　□ 有，原因： 1. 2.
护士签名		
医师签名		

注：[*] 如入院前已按要求完成部分术前检查，则手术前准备时间可适当缩短

时间	住院第6~8天 （术后第2~3天）	住院第9~14天 （出院日）
主要诊疗工作	□ 上级医师查房 □ 裂隙灯和间接检眼镜检查 □ 注意眼压、伤口、玻璃体、视网膜 □ 住院医师完成常规病历书写 □ 如果眼压增高，或玻璃体混浊则进行相应处理	□ 上级医师查房 □ 裂隙灯和间接检眼镜检查 □ 注意眼压、伤口、玻璃体、视网膜 □ 住院医师完成常规病历书写 □ 根据术后伤口、玻璃体腔、视网膜情况，并发症是否控制等决定术后出院时间 □ 完成出院记录、病案首页、出院诊断证明书等病历材料 □ 向患者交代出院后的后续治疗及相关注意事项，如复诊时间等
重点医嘱	长期医嘱： □ 同术后当日 □ 根据并发症情况予相应治疗 □ 眼压增高：噻吗洛尔，酒石酸溴莫尼定、醋甲唑胺 □ 玻璃体混浊：碘制剂 临时医嘱： □ 炎症反应：局部抗炎治疗	长期医嘱： □ 出院带药 　抗生素滴眼液 　甾体激素滴眼液 　非甾体类抗炎滴眼液 　散瞳剂 □ 门诊随诊
主要护理工作	□ 执行术后医嘱 □ 观察动态病情变化，执行医嘱 □ 健康宣教：告知手术后相关注意事项，介绍康复锻炼方法 □ 术后用药知识宣教 □ 监测患者生命体征变化、术眼情况变化 □ 完成术后护理记录单	□ 执行术后医嘱、出院医嘱 □ 观察动态病情变化，执行医嘱 □ 进行出院指导：生活指导、饮食指导、用药指导 □ 监测患者生命体征变化、术眼情况变化 □ 完成术后相关护理记录单
病情变异记录	□ 无　□ 有，原因： 1. 2.	□ 无　□ 有，原因： 1. 2.
护士签名		
医师签名		

（中华医学会眼科学分会）

第94节　角膜白斑穿透性角膜移植术临床路径

临床路径标准

一、适用对象

第一诊断为角膜白斑（ICD-10：H17.801）。
行穿透性角膜移植术（ICD-9：11.64）。

二、诊断依据

根据《临床诊疗指南——眼科学分册》（中华医学会编著，人民卫生出版社，2007年）。
1. 症状　严重视力障碍。
2. 体征　瞳孔区角膜白色混浊。
手术前要仔细检查判断是否为角膜全层混浊，如角膜基质层混浊未达到后弹力层者，可以考虑行板层角膜移植或深板层角膜移植手术。
必要时可以进行眼前节光学相干断层扫描仪（anterior segment optical coherence tomography，AS-OCT）检查辅助判断角膜混浊的深度。

三、治疗方案的选择

根据《临床诊疗指南——眼科学分册》（中华医学会编著，人民卫生出版社，2007年）。
行穿透性角膜移植术（ICD-9：11.64）。

四、标准住院日

标准住院日7~10天。如果患者条件允许，住院时间可以低于上述住院天数。

五、进入路径标准

1. 第一诊断必须符合角膜白斑疾病编码（ICD-10：H17.801）。
2. 当患者同时具有其他疾病诊断，但在住院期间不需要特殊处理，也不影响第一诊断的临床路径流程实施时，可以进入路径。
患者同时具有其他疾病影响第一诊断的临床路径流程实施时均不适合进入临床路径。

六、术前准备（术前评估）1~3天

1. 必需的检查项目

（1）手术前全身常规检查：①血常规、尿常规；②肝功能、肾功能、生化全套检查、凝血功能、感染性疾病筛查（乙型病毒性肝炎、丙型病毒性肝炎、梅毒、艾滋病等）；③血压、心电图。

（2）专科检查：视力、眼压、泪道冲洗及裂隙灯检查、光感和光定位检查（红绿色觉检查），眼科眼轴和超声检查、眼前段照相。

2. 根据患者病情可选择的检查项目

（1）眼科超声生物显微镜（UBM）检查。

（2）视觉电生理检查。

（3）眼前节 OCT 检查。

注意：部分检查可以在门诊完成。

如有慢性泪囊炎需要先处理泪囊炎，痊愈后再择期行角膜移植手术。

完善术前检查，可疑其他病变的相关科室会诊。

七、预防性抗生素选择与使用时机

1. 按照《抗菌药物临床应用指导原则》（卫医发〔2004〕285 号）执行，根据患者病情合理使用抗生素。

2. 选用抗生素滴眼液，预防性用药时间 1~3 天。

八、手术日

手术日为入院第 1~4 天。

1. 麻醉方式　局部麻醉，必要时行心电监护。

2. 手术中用材料　同种异体供体角膜、黏弹剂、缩瞳剂、平衡盐溶液、手术刀具（建议一次性刀具）或飞秒激光—次性耗材、显微缝线。

九、术后住院恢复

术后住院恢复 5~10 天。

1. 围术期预防性全身使用抗生素预防感染 1~3 天。

2. 术后戴护目镜。

3. 术后应用糖皮质激素、抗生素以及抗免疫排斥滴眼液点眼，应用促进角膜伤口愈合的滴眼液点眼。

4. 术后观察切口对合情况，植片及缝线是否在位及眼内情况变化，如术后出现并发症，应对症处理，同时注意眼压。

十、出院标准

1. 一般情况良好。

2. 切口对合好无渗漏，缝线无松动，前房形成，眼压正常。

3. 没有需要继续住院处理的并发症和（或）合并症。

4. 需全身麻醉者不进入路径。

如果出现并发症，由主管医师决定患者是否需要继续住院处理。

十一、变异及原因分析

治疗过程中出现切口感染、愈合不良、切口渗漏、原发性供体衰竭或其他合并症者，需进行相关的诊断和治疗，可适当延长住院时间。

微小变异：因为医院检验项目的及时性，不能按照要求完成检查；因为节假日不能按照要求完成检查；患者短期不愿按照要求出院随访。

重大变异：出现因手术源性的感染需要进一步抢救治疗，医院与患者或家属发生医疗纠纷，患者要求离院或转院；不愿按照要求出院随访而导致入院时间明显延长。

需行全身麻醉手术者不进入本路径。

临床路径表单

一、临床路径医师表单

适用对象：第一诊断为角膜白斑（ICD-10：H17.801）；行穿透性角膜移植术（ICD-9：11.64）

患者姓名：_____ 性别：_____ 年龄：_____ 门诊号：_____ 住院号：_____

住院日期：___年__月__日 出院日期：___年__月__日 标准住院日：7~10 天

日期	住院第 1~3 天	住院第 1~4 天（手术日）
主要诊疗工作	□ 询问病史及体格和眼科查体 □ 冲洗泪道 □ 必要的相关科室会诊 □ 上级医师查房，术前讨论 □ 签署手术同意书 □ 完成病历书写	□ 手术
重点医嘱	长期医嘱： □ 眼科护理常规 □ 三级护理 □ 饮食（普通饮食/糖尿病饮食） □ 抗生素眼药水点眼 临时医嘱： □ 血常规、尿常规检查 □ 肝功能、肾功能、生化全套、凝血功能、感染性疾病筛查等 □ 血压、心电图检查 □ 冲洗泪道 □ 眼前段照相 □ 相关科室会诊 □ 其他医嘱	长期医嘱： □ 术后护理常规 □ 二级护理 □ 饮食（普通饮食/糖尿病饮食） □ 术后糖皮质激素、抗生素眼液及促伤口修复滴眼液点眼 □ 全身使用抗生素 □ 止血药物（必要时） □ 其他医嘱 临时医嘱： □ 术前肌内注射止血药物（必要时） □ 术后应用止疼药物（必要时）
主要护理工作	□ 入院宣教（环境、规章制度、饮食、治疗、检查、用药、疾病护理等） □ 入院护理评估 □ 执行医嘱、生命体征监测	□ 执行医嘱、生命体征监测、观察术眼情况 □ 眼部护理 □ 术后心理与生活护理
病情变异记录	□ 无 □ 有，原因： 1. 2.	□ 无 □ 有，原因： 1. 2.
护士签名		
医师签名		

日期	住院第 5~7 天	住院第 7~10 天 （出院日）
主要 诊疗 工作	□ 上级医师查房 □ 评估角膜植片及切口情况 □ 完成病程记录	□ 上级医师查房，确定是否出院 □ 完成出院记录、病案首页、出院证明书等 □ 向患者及家属交代出院后的注意事项
重 点 医 嘱	**长期医嘱：** □ 糖皮质激素、抗生素、促伤口修复眼液点眼 □ 其他医嘱 **临时医嘱：** □ 根据眼压情况使用降眼压药物 □ 其他医嘱	**出院医嘱：** □ 出院带药 □ 定期门诊随访，不适随诊 □ 其他医嘱
主要 护理 工作	□ 执行医嘱、观察术眼情况 □ 健康宣教：疾病相关知识 □ 术后心理与生活护理	□ 执行医嘱 □ 出院指导：生活、饮食、用药等 □ 协助办理出院
病情 变异 记录	□ 无　□ 有，原因： 1. 2.	□ 无　□ 有，原因： 1. 2.
护士 签名		
医师 签名		

二、临床路径护士表单

适用对象：第一诊断为角膜白斑（ICD-10：H17.801）；行穿透性角膜移植术（ICD-9：11.64）

患者姓名：_____ 性别：_____ 年龄：_____ 门诊号：_____ 住院号：_____

住院日期：___年__月__日 出院日期：___年__月__日 标准住院日：7~10 天

时间	住院第 1~3 天	住院第 4~6 天（围术期）	住院第 7~10 天
健康宣教	□ 介绍主管医生、责任护士 □ 介绍环境、设施 □ 介绍住院注意事项 □ 向患者宣教戒烟、戒酒的重要性，医院内禁止吸烟	□ 主管护士与患者沟通，了解并指导心理应对 □ 告知手术前后饮食、活动及探视注意事项及应对方式	□ 康复和锻炼 □ 饮食、休息、运动等事项指导 □ 正确指导患者出院用药 □ 遵医嘱定时复查
护理处置	□ 核对患者、佩戴腕带 □ 建立入院护理病历 □ 卫生处置：指导患者剪指甲、洗澡、更换病号服	□ 密切观察患者病情变化 □ 遵医嘱正确使用抗生素 □ 协助医生完善术前各项检查 □ 术前准备 □ 做好术后病情观察	□ 协助患者做好术后康复训练，病情指导 □ 全身及眼部抗生素应用后的病情观察 □ 协助办理出院手续 □ 做好复查门诊预约
基础护理	□ 三级护理 □ 晨、晚间护理 □ 患者安全管理	□ 二级护理 □ 晚间护理 □ 患者安全管理	□ 二级护理 □ 晨、晚间护理 □ 患者安全管理
专科护理	□ 指导患者正确点眼及用眼卫生 □ 宣教疾病知识、用药知识及特殊检查操作过程 □ 生命体征监测 □ 需要时填写跌倒及压疮防范表 □ 需要时请家属陪伴 □ 心理护理	□ 生命体征监测 □ 心理护理 □ 必要时吸氧 □ 遵医嘱正确给药 □ 指导患者咳嗽及眼部病情不适观察	□ 生命体征监测 □ 正确执行医嘱，观察术眼病情变化 □ 术后心理和生活护理，告知患者避免眼部外伤
重点医嘱	□ 详见医嘱执行单	□ 详见医嘱执行单	□ 详见医嘱执行单
病情变异记录	□ 无 □ 有，原因： 1. 2.	□ 无 □ 有，原因： 1. 2.	□ 无 □ 有，原因： 1. 2.
护士签名	白班　　小夜班	大夜班　　白班	小夜班　　大夜班

三、临床路径患者表单

适用对象：第一诊断为角膜白斑（ICD-10：H17.801）；行穿透性角膜移植术（ICD-9：11.64）

患者姓名：_____ 性别：_____ 年龄：_____ 门诊号：_____ 住院号：_____

住院日期：___年__月__日　出院日期：___年__月__日　标准住院日：7~10 天

时间	入院1~3天	住院第4~6天（围术期）	住院第7~10天（出院日）
医患配合	□ 配合询问病史、收集资料，请务必详细告知既往史、用药史、过敏史 □ 配合进行体格和眼科检查 □ 配合完善相关检查,如采血、留尿、心电图等 □ 有任何不适告知医生	□ 手术前了解手术及围术期治疗，缓解紧张情绪 □ 配合用药及治疗 □ 手术后戴护目镜 □ 有任何不适告知医生	□ 接受出院前指导 □ 知道复查程序 □ 获取出院诊断书
护患配合	□ 配合测量体温、脉搏、呼吸、血压、血氧饱和度、体重 □ 配合完成入院护理评估单（简单询问病史、过敏史、用药史） □ 接受入院宣教（环境介绍、病室规定、订餐制度、贵重物品保管等） □ 有任何不适告知护士	□ 配合测量体温、脉搏、呼吸，询问每日排便情况 □ 接受相关化验检查宣教，正确留取标本，配合检查 □ 有任何不适告知护士 □ 接受输液、服药治疗 □ 注意活动安全，避免坠床或跌倒 □ 配合执行探视及陪伴 □ 接受疾病及用药等相关知识指导	□ 接受出院宣教 □ 办理出院手续 □ 获取出院带药 □ 知道服药方法、作用、注意事项 □ 知道复印病历的方法
饮食	□ 普通饮食 □ 糖尿病饮食	□ 普通饮食 □ 糖尿病饮食	□ 普通饮食 □ 糖尿病饮食
排泄	□ 正常排尿、排便	□ 正常排尿、排便	□ 正常排尿、排便
活动	□ 适量活动	□ 适量活动	□ 适量活动

（中华医学会眼科学分会）

第95节 年龄相关性白内障临床路径

临床路径标准

一、适用对象

第一诊断为年龄相关性白内障（ICD-10：H25.901）。

行超声乳化白内障摘除术+人工晶体植入术（IOL）（ICD-9-CM-3：13.41+13.71）。

二、诊断依据

根据《临床诊疗指南——眼科学分册》（中华医学会编著，人民卫生出版社，2007年）。

1. 病史 渐进性视力下降。

2. 体格检查 晶体出现混浊；眼底模糊，红色反光黯淡。

三、治疗方案的选择依据

根据《临床技术操作规范——眼科学分册》（中华医学会编著，人民军医出版社，2007年）。

1. 诊断明确。

2. 视力低于0.5。

3. 征得患者及家属的同意。

四、标准住院日

标准住院日≤6天。

五、进入路径标准

1. 第一诊断必须符合年龄相关性白内障疾病编码（ICD-10：H25.901）。

2. 当患者同时具有其他疾病诊断，如住院期间不需特殊处理也不影响第一诊断临床路径流程的实施时，可以进入路径。

六、必需的检查项目

1. 眼压、泪道。

2. 感染性疾病筛查（乙型病毒性肝炎、丙型病毒性肝炎、艾滋病、梅毒）。

3. 心电图。

4. 血常规、尿常规、凝血功能、血生化（肝功能、肾功能、血糖）。

5. 裂隙灯+眼底检查、眼科 A 超和 B 超、角膜曲率。

6. 其他根据病情需要选择的检查项目 角膜内皮细胞计数、角膜地形图、角膜厚度、验光、视觉电生理检查、视功能、眼部光学相干断层扫描技术（OCT）、胸透或胸部 X 线片、血糖、血压。

七、术前用药

术前抗生素眼药水，4~6 次/天，用药 1~3 天。

八、手术日

1. 麻醉方式 表面麻醉或球后/球周阻滞麻醉。

2. 手术方式 超声乳化白内障摘除术+人工晶体植入术（IOL）。

3. 眼内植入物 人工晶体。

4. 术中用耗品 粘弹剂、一次性手术刀、缩瞳剂、眼内灌注液或平衡液、显微手术缝线。

5. 手术用设备 显微镜、超声乳化仪。

6. 输血 无。

九、术后 1~3 天必须复查的项目

1. 裂隙灯检查。

2. 视力。

3. 眼压。

4. 术后用药 抗生素眼药水+类固醇激素眼药水，必要时加用非甾体类消炎眼药水。

十、出院标准

1. 手术后反应较轻，病情稳定。

2. 切口闭合好，前房形成。

3. 眼压正常，裂隙灯检查无明显异常，人工晶体位置良好。

十一、有无变异及原因分析

1. 等待术前检验结果。

2. 术后炎症反应或并发症。

3. 患者其他原因。

临床路径表单

适用对象：第一诊断为年龄相关性白内障（ICD-10：H25.901）；行超声乳化白内障摘除术+人工晶体植入术（IOL）（ICD-9-CM-3：13.41+13.71）

患者姓名：_____ 性别：_____ 年龄：_____ 门诊号：_____ 住院号：_____

住院日期：___年__月__日 出院日期：___年__月__日 标准住院日：6 天

时间	术前 1~3 天	手术日	术后 1~3 天
主要诊疗工作	□ 询问病史 □ 体格检查 □ 交代病情 □ 完成"首次病程记录"和"住院病历" □ 核实各项检查结果正常 □ 上级医师查房与术前评估 □ 向患者及家属交代术前、术中和术后注意事项 □ 患者选择人工晶体（IOL） □ 选择手术用"粘弹剂" □ 签署"手术知情同意书"等	□ 术前再次确认患者姓名、性别、年龄和手术眼别 □ 实施手术 □ 完成"手术记录" □ 向患者及其家属交代手术后注意事项	□ 检查患者术眼 □ 上级医师查房，确定有无手术并发症 □ 更换敷料 □ 完成病程记录 □ 向患者及家属交代术后恢复情况 □ 评估患者是否可以出院
重点医嘱	长期医嘱： □ 眼科二/三级护理 □ 抗生素眼水点术眼（4 次/天） 临时医嘱： □ 血常规、尿常规检查 □ 感染性疾病筛查（包括乙型病毒性肝炎、丙型病毒性肝炎、艾滋病、梅毒） □ 凝血功能检查 □ 心电图 □ 眼科 A、B 超测角膜曲率 □ 其他可选眼科检查 □ 术前一天开"明日在表面麻醉或球后/球后阻滞麻醉下行左/右眼超声乳化+人工晶体植入手术"手术医嘱	长期医嘱： □ 眼科一/二级护理 临时医嘱： □ 术前 30 min 术眼滴"复方脱品酰胺"或其他散瞳药水 3 次 □ 进入手术室术前 15 min 术眼滴表麻药 3~4 次或球后/阻滞麻醉	长期医嘱： □ 眼科一/二级护理 □ 抗生素+类固醇激素眼药水 □ 非甾体类消炎眼药水 临时医嘱： □ 根据病情需要制订 □ 今日出院 □ 出院带药：抗生素+类固醇激素或非甾体类消炎眼药水 4 次/天，持续 2~3 周

待 续

续　表

时间	术前1~3天	手术日	术后1~3天
主要护理工作	□ 入院护理评估 □ 健康教育 □ 执行医嘱 □ 手术前物品准备 □ 手术前心理护理 □ 手术前患者准备 □ 执行医嘱 □ 术前冲洗泪道	□ 随时观察患者情况 □ 术后心理与基础护理 □ 执行医嘱 □ 术后健康教育	□ 随时观察患者病情 □ 执行医嘱
病情变异记录	□ 无　□ 有，原因： 1. 2.	□ 无　□ 有，原因： 1. 2.	□ 无　□ 有，原因： 1. 2.
是否退出路径	□ 否　□ 是，原因： 1. 2.	□ 否　□ 是，原因： 1. 2.	□ 否　□ 是，原因： 1. 2.
护士签名	白班　　　　小夜班	大夜班　　　　白班	小夜班　　　　大夜班
医师签名			

（中华医学会眼科学分会）

第 96 节 原发性闭角型青光眼临床路径

临床路径标准

一、适用对象

第一诊断原发性闭角型青光眼（ICD-10：H40.2）/原发性急性闭角型青光眼（ICD-10：H40.201）/原发性慢性闭角型青光眼（ICD-10：H40.202）。

二、诊断依据

根据《原发性急性闭角型青光眼临床路径》（2009 年），《临床诊疗指南——眼科学分册》（中华医学会编著，人民卫生出版社，2007 年），《我国原发性青光眼诊断和治疗专家共识》（中华医学会眼科学分会，2014 年）及美国眼科学会 2011 版《原发性闭角性青光眼临床诊断治疗指南》（preferred practice pattern，American Academy of Ophthalmology）。

1. 定义　原发性房角关闭所导致的急性或慢性眼压升高，伴有或不伴有青光眼性视盘改变和视野损害。根据临床表现可将原发性闭角性青光眼（PACG）分为急性和慢性两种类型。

2. 筛查　建议针对高龄、具有浅前房、窄房角解剖特征的人群进行以医院为基础的机会性筛查。前期文献已证实房角镜检查和超声生物显微镜（UBM）检查的一致性在 80% 以上。因此，这两种方法均可用于闭角型青光眼的筛查，建议优先考虑用房角镜，有条件的医院建议用房角镜联合 UBM 检查。

3. 分期　闭角型青光眼按 ISGEO 分类系统分为可疑原发性房角关闭（PACS）、原发性房角关闭（PAC）、原发性闭角型青光眼（PACG）；按房角关闭机制分类分为瞳孔阻滞型、非瞳孔阻滞型和多种机制混合型；按疾病过程的传统分类方法分为临床前期、先兆期、急性期、缓解期、慢性期。原发性慢性闭角型青光眼分为早期、进展期和晚期。完全失明的患眼为绝对期。

4. 激发试验　对闭角型青光眼患者采用改良的激发试验，即监测短期房角闭合状态（采用明暗光 UBM 或 3 min 暗适应对房角进行评估），随后以 1 h 的暗室试验判断眼压水平。改良后的闭角型青光眼激发试验以房角关闭及眼压升高两项指标为判断标准，从而决定是否对闭角型青光眼的高危眼进行及时处理。激发试验阳性可作为诊断依据，激发试验阴性不能排除 PACG。

三、治疗方案的选择

1. 小梁切除术　房角关闭超过 1/2 圆周。

2. 激光/手术周边虹膜切除术　房角关闭小于 1/2 圆周，无青光眼性视神经损害。

PACG 的手术治疗原则：

1. 周边虹膜切除术的手术适应证　急性或慢性前房角关闭、前房角粘连闭合范围累计<1800°、无视盘改变和视野损害者，可选择激光或手术方式行周边虹膜切开或切除术。

2. 滤过性手术的适应证　急性或慢性前房角关闭、前房角粘连闭合范围>1800°、药物无法控制的眼压或视神经损伤较重者，应选择滤过性手术，推荐复合式小梁切除术。

3. 对于房角关闭>180°。但仍有部分开放区，眼压升高，行滤过手术具有严重并发症风险的患者，可采取激光周边虹膜切开术；术后眼压仍高的患者可采用药物治疗。

4. 急性前房角关闭发作时，应给予局部和全身降眼压药物治疗，迅速降低眼压。若眼压无法控制或无下降趋势，可在手术前急诊进行前房穿刺术以降低眼压。

5. 原发性急性或慢性闭角型青光眼尚无任何青光眼体征的对侧眼，存在前房角关闭的可能时，应采用激光或手术方式行预防性周边虹膜切开或切除术。如存在非瞳孔阻滞因素，可进行激光周边虹膜成形术。

6. 滤过性手术联合白内障手术的手术指征　符合滤过性手术指征的白内障患者，白内障手术指征参照白内障手术适应证。

7. 单纯白内障手术的指征　符合白内障手术指征又需要做虹膜周边切除术的青光眼患者可采用单纯白内障摘除术。

四、进入路径标准

1. 第一诊断必须符合原发性闭角型青光眼（ICD-10：H40.2）/原发性急性闭角型青光眼（ICD-10：H40.201）/原发性慢性闭角型青光眼（ICD-10：H40.202）。

2. 当患者同时具有其他疾病诊断，但在门诊随诊或住院期间不需要特殊处理也不影响第一诊断的临床路径流程实施时，可以进入路径。

五、入院检查

1. 必要的检查项目　眼部常规检查：视力、眼压、前房、晶体、视盘情况，前房角镜检查。

2. 根据病情选择 A 超和 B 超、UBM、视野。

3. 如果有条件，应行 A 超检查测量眼轴长度或采用光学法（如 IOC Master 等）以发现小眼球的患者，需要特别注意手术风险及并发症。B 超为非必须选择的检查项目，但当眼底情况看不清时，术前应行 B 超检查。UBM 是房角检查的重要手段，尤其在角膜水肿不能缓解的情况下，可以提供房角关闭的范围和程度。如果是缓解期，角膜透明，可以做视野检查评估视神经损伤情况，为评估术后视力预后提供参考依据。

六、预防性抗生素选择与使用时机

1. 按照《抗菌药物临床应用指导原则》（卫医发〔2004〕285 号）执行，根据患者病情合理使用抗生素。

2. 选用抗生素滴眼液，预防性用药时间为 1~3 天。

七、手术治疗

1. 血常规、尿常规、便常规（不必须项目）。

2. 肝功能、肾功能、电解质、血气分析、血型（不必须项目）、血糖、凝血功能、感染性疾病筛查（乙型病毒性肝炎、丙型病毒性肝炎、梅毒、艾滋病等）。

3. 胸部 X 线片（目前只有全身麻醉患者做胸部 X 线片）、心电图。

4. 根据患者病情进行前节 OCT、眼底立体照相。

八、出院标准

1. 症状明显缓解。

2. 病情稳定。

九、标准住院日

标准住院日 1~2 周。

临床路径表单

适用对象：第一诊断为原发性闭角型青光眼（H40.201/H40.202），行小梁切除术（ICD-9-CM-3：12.64）

患者姓名：_____ 性别：_____ 年龄：_____ 门诊号：_____ 住院号：_____

住院日期：___年__月__日 出院日期：___年__月__日 标准住院日：5~7天

时间	住院第 1 天	住院第 1~2 天	住院第 2~3 天（手术日）
主要诊疗工作	□ 询问病史及体格检查 □ 完成病历书写 □ 开具化验单 □ 上级医师查房与术前评估 □ 药物处理高眼压 □ 初步确定手术方式和日期 □ 眼科特殊检查：前房角镜检查，A 超和 B 超，UBM，视野检查	□ 上级医师查房 □ 完善术前检查和术前评估 □ 住院医师完成术前小结、术前讨论、上级医师查房记录等 □ 向患者及家属交代病情，签署手术同意书、自费用品协议书	□ 手术：眼压控制正常情况下尽快进行手术治疗 □ 术者完成手术记录 □ 住院医完成术后病程 □ 上级医师查房 □ 向患者及家属交代病情及术后注意事项
重点医嘱	**长期医嘱：** □ 眼科二级护理常规 □ 普通饮食 □ 抗生素滴眼液 □ 高渗剂降眼压（甘露醇或甘油盐水） □ 口服碳酸酐酶抑制剂（醋甲唑胺） □ β-受体阻断剂 □ 受体激动剂 □ 缩瞳剂 **临时医嘱：** □ 血常规、尿常规 □ 肝功能、肾功能，凝血功能，感染性疾病筛查，心电图，胸部 X 线片 □ 眼部 A 超和 B 超、UBM、视野（必要时） □ 眼压控制不满意，必要时前房穿刺	**长期医嘱：** □ 同第一日 **临时医嘱：** □ 常规准备明日在局麻下行小梁切除术 □ 备皮洗眼 □ 术前 1 h 肌内注射止血针 □ 术前晚口服镇静药（必要时）	**长期医嘱：** □ 眼科术后二级护理常规 □ 普通饮食 □ 抗生素+激素眼水 □ 非甾体类消炎药水 □ 散瞳剂（必要时） □ 口服抗生素物 □ 口服肾上腺糖皮质激素（必要时） □ 口服非甾体类消炎药（必要时） □ 口服止血药 **临时医嘱：** □ 今日在局麻下行小梁切除术
病情变异记录	□ 无 □ 有，原因： 1. 2.	□ 无 □ 有，原因： 1. 2.	□ 无 □ 有，原因： 1. 2.
护士签名			
医师签名			

时间	住院第 3~4 天 （术后第 1 天）	住院第 4~5 天 （术后第 2 天）	住院第 5~7 天 （术后第 3~4 天，出院日）
主要诊疗工作	□ 上级医师查房 □ 注意眼压、伤口、滤过泡、前房等情况 □ 住院医师完成常规病历书写	□ 上级医师查房 □ 注意眼压、伤口、滤过泡、前房等情况 □ 住院医师完成常规病历书写 □ 如果出现浅前房、脉络膜脱离或恶性青光眼，及时进行相应处理	□ 上级医师查房 □ 注意眼压、伤口、滤过泡、前房等情况 □ 根据术后伤口、前房、滤过泡情况决定术后出院时间 □ 完成出院志、病案首页、出院诊断证明书等病历资料 □ 向患者交代出院后的后续治疗及相关注意事项，如复诊时间等
重点医嘱	长期医嘱： □ 同术后当日 临时医嘱： □ 如果滤过强、前房浅，必要时包扎、散瞳	长期医嘱： □ 根据并发症情况予相应治疗 □ 恶性青光眼：高渗剂，阿托品散瞳，复方托比卡安散瞳，口服激素，醋甲唑胺，眼局部抗炎治疗 □ 脉络膜脱离：阿托品散瞳，复方托比卡安散瞳，口服激素，眼局部抗炎治疗 临时医嘱： □ 出现并发症：局部注射 □ 如果滤过强，前房浅，可配戴治疗用绷带镜、包扎	长期医嘱： □ 出院带药 　抗生素+激素眼药 　非甾体类消炎药 　必要时散瞳剂 □ 门诊随诊
病情变异记录	□ 无　□ 有，原因： 1. 2.	□ 无　□ 有，原因： 1. 2.	□ 无　□ 有，原因： 1. 2.
护士签名			
医师签名			

（中华医学会眼科学分会）

第97节 老年性黄斑变性（渗出型）临床路径

临床路径标准

一、适用对象

第一诊断为渗出型老年性黄斑变性（ICD-10：H35.311）。

行玻璃体腔内注药术（ICD-9-CM-3：14.7901）。

二、诊断依据

根据《临床诊疗指南——眼科学分册》（中华医学会编著，人民卫生出版社，2007年），《临床技术操作规范——眼科学分册》（中华医学会编著，人民军医出版社，2007年）：

1. 症状　视力下降、中心暗影、视物变形等。
2. 体征　黄斑区玻璃膜疣、出血、渗出、水肿、瘢痕形成等。

三、治疗方案的选择

根据《中国年龄相关性黄斑变性临床路径》（中华医学会眼科学分会眼底病学组2013年制定）、《临床诊疗指南——眼科学分册》（中华医学会编著，人民卫生出版社，2007年），《临床技术操作规范——眼科学分册》（中华医学会编著，人民军医出版社，2007年），《眼科临床指南（PPP）》（美国眼科学会编）。

1. 玻璃体腔内抗血管生长因子（VEGF）注药术　适于湿性老年黄斑变性的脉络膜新生血管膜包括经典为主型、隐匿型，视网膜血管瘤样增生和息肉样脉络膜血管病变。

2. 光动力激光/热激光　适于息肉样脉络膜血管病变和远离中心凹的脉络膜新生血管膜。

3. 光动力激光/热激光联合玻璃体腔内注药术组合治疗　适于息肉样脉络膜血管病变和远离中心凹的脉络膜新生血管膜。

四、标准住院日

标准住院日2~4天。

五、进入路径标准

1. 第一诊断必须符合渗出型老年性黄斑变性疾病编码（ICD-10：H35.311）。
2. 当患者同时具有其他疾病诊断，但在住院期间不需要特殊处理也不影响第一

诊断的临床路径流程实施时，可以进入路径。

六、术前准备（术前评估）1~2天

1. 必需的检查项目

（1）血常规。

（2）感染性疾病筛查（乙型病毒性肝炎、丙型病毒性肝炎、艾滋病、梅毒等）。

2. 眼部常规检查　视力、眼压、裂隙灯、间接镜眼底检查、光学相干断层扫描（OCT）、自发荧光（AF）、彩色眼底照相。

3. 根据病情选择荧光素血管造影（FA）、吲哚菁绿血管造影（ICG）等检查。

七、预防性抗生素选择与使用时机

玻璃体腔抗 VEGF 治疗术前可以行抗生素滴眼剂滴眼，按照《抗菌药物临床应用指导原则》（卫医发〔2004〕285 号）执行，根据患者情况合理使用抗生素。选用抗生素滴眼液，预防性用药时间 1~3 天。

八、手术日

手术日为入院第 1~3 天。

1. 麻醉方式　表面麻醉。

2. 术内固定物　无。

3. 术中用药　麻醉常规用药。

九、术后住院恢复0~1天

1. 必须复查的检查项目　视力、眼压、裂隙灯（重点观察前房反应）、散瞳后间接镜眼底检查。

2. 抗生素应按照《抗菌药物临床应用指导原则》（卫医发〔2004〕285 号）执行，结合患者病情合理使用。

十、出院标准

1. 眼压平稳。

2. 无感染征象。

十一、变异及原因分析

1. 患者术前存在眼部感染，需药物治疗甚至手术处理，导致住院时间相应延长。

2. 出现手术并发症，如可疑眼内感染、视网膜脱离、白内障等，转入相应路径。

3. 第一诊断为渗出型老年性黄斑变性，又合并玻璃体出血或玻璃体黄斑交界面疾病，需行玻璃体切除者，不进入路径。

4. 需行全麻手术者不进入本路径。

临床路径表单

适用对象：第一诊断为渗出型老年性黄斑变性（ICD-10：H35.311）；行玻璃体腔内
注药术（ICD-9-CM-3：14.7901）

患者姓名：_____ 性别：_____ 年龄：_____ 门诊号：_____ 住院号：_____

住院日期：___年__月__日 出院日期：___年__月__日 标准住院日：2~4 天

时间	住院第 1 天	住院第 1~3 天	住院第 4 天
主要诊疗工作	□ 询问病史及体格检查 □ 完成病历书写 □ 开实验室检查单 □ 完善术前检查和术前评估 □ 上级医师查房 □ 住院医师完成术前小结、讨论、上级医师查房记录等 □ 向患者及家属交代病情，签署手术同意书、自费用品协议书 □ 眼科特殊检查：OCT、眼底像、FA、ICG、AF 等	□ 玻璃腔内注药术或激光光凝术或光动力激光术 □ 术者完成手术记录 □ 住院医师完成术后病程 □ 上级医师查房 □ 向患者及家属交代病情及术后注意事项	□ 完成出院记录、病案首页、出院诊断证明书等病历资料 □ 向患者交代出院后的后续治疗及相关注意事项，如复诊时间等
重点医嘱	**长期医嘱：** □ 眼科二级护理常规 □ 普通饮食 □ 抗生素滴眼液 **临时医嘱：** □ 血常规检查 □ 感染性疾病筛查 □ OCT、眼底像、FA、ICG、AF（必要时） □ 常规准备明日在局麻下行玻璃体腔内注药术 □ 冲双眼泪道 □ 冲洗患眼结膜囊	**长期医嘱：** □ 眼科术后二护理常规 □ 普通饮食 □ 抗生素滴眼液 **临时医嘱：** □ 今日在局麻下行玻璃体腔内注药术	**长期医嘱：** □ 出院带药：抗生素
主要护理工作	□ 病区环境介绍 □ 入院护理评估、介绍主管医护人员 □ 医院相关制度介绍 □ 饮食宣教、生命体征监测 □ 介绍相关治疗、检查，用药等应注意的问题 □ 心理与生活护理 □ 执行医嘱,完成护理记录单书写	□ 执行术后医嘱 □ 完成手术当日护理记录单书写 □ 观察动态病情变化，及时与医生沟通，执行医嘱 □ 健康宣教：术后相关注意事项 □ 术后心理与生活护理	□ 执行出院医嘱 □ 进行出院指导：生活指导、饮食指导、用药指导 □ 完成出院护理记录单
病情变异记录	□ 无 □ 有，原因： 1. 2.	□ 无 □ 有，原因： 1. 2.	□ 无 □ 有，原因： 1. 2.
护士签名			
医师签名			

（中华医学会眼科学分会）

第 98 节　眼眶爆裂性骨折临床路径

临床路径标准

一、适用对象

第一诊断为眼眶爆裂性骨折（ICD-10：H02.4，Q10.10）。

行眼眶爆裂性骨折修复术（ICD-9-CM-3：08.3）。

二、诊断依据

根据《临床诊疗指南——眼科学分册》（中华医学会编著，人民卫生出版社，2007 年），《眼科临床指南》（美国眼科学会编，中华医学会眼科学分会编译，人民卫生出版社，2013 年）。

1. 较明确的外伤史。

2. 患者表现为眼球内陷和（或）位移、眼球运动障碍、复视、眶下神经支配区感觉异常等。

3. 骨折发生早期，患者因眼眶组织血肿和水肿，可表现为眼球突出、上睑下垂和眼球运动障碍等。

4. CT 显示

（1）眶底骨折，软组织和（或）下直肌嵌顿于骨折处或疝入到上颌窦。

（2）眶内壁骨折，软组织和（或）内直肌移位疝出到筛窦。

（3）内下壁骨折，软组织和（或）眼外肌疝出到筛窦和上颌窦。

5. 鉴别诊断

（1）因神经系统疾病、其他眼部或全身性疾病所致的获得性上睑下垂。

（2）复合性眼眶骨折。

三、治疗方案的选择

根据《临床技术操作规范——眼科学分册》（中华医学会编著，人民军医出版社，2007 年）和《眼科手术学——理论与实践》（George L. Spaeth 著，谢立信译，人民卫生出版社，2005 年）。

1. 药物治疗　适用于 CT 扫描显示眼外肌无明显嵌顿，眶壁骨折和缺损较小，眼球内陷不明显的患者。

2. 手术治疗　大多数眼眶爆裂性骨折患者需要手术治疗。外伤后 2~3 周内实施的手术为早期手术，4 周以后为晚期手术，推荐早期手术。手术适应证：视觉障碍性复视持续存在；被动牵拉试验阳性，CT 扫描显示软组织和（或）眼外肌嵌顿或疝出；大于 2 mm 的眼球内陷或眼球位移。

3. 合并眼外伤的患者，先进行眼外伤处理，待眼球状态稳定后再行眼眶骨折修复术。

四、标准住院日

标准住院日 5~7 天。

五、进入路径标准

1. 第一诊断必须符合爆裂性眼眶骨折疾病编码（ICD-10：H02.4，Q10.10）。

2. 当患者同时具有其他疾病诊断，但在住院期间不需要特殊处理、不影响第一诊断的临床路径流程实施时，可以进入路径。

六、术前准备（术前评估）

术前准备（术前评估）1~2 天。

1. 必需的检查项目

（1）血常规、尿常规。

（2）肝功能、肾功能、凝血功能、感染性疾病筛查（乙型病毒性肝炎、丙型病毒性肝炎、艾滋病、梅毒等）。

（3）心电图、胸部 X 线片（全麻患儿）。

（4）眼眶 CT 扫描：水平位、冠状位及三维重建。

2. 眼部专科检查

（1）检查视力和矫正视力。

（2）检查眼球运动情况。

（3）复视分析。

（4）眼球突出度测量。

（5）被动牵拉试验。

（6）检查眶下神经支配区感觉。

3. 根据患者病情可选择超声心动图、计算机辅助设计等。

七、预防性抗生素选择与使用时机

按照《抗菌药物临床应用指导原则》（卫医发〔2004〕285 号）执行，结合患者病情合理使用抗生素。

八、手术日

手术日为入院第 2~3 天。

1. 麻醉方式　全麻。

2. 手术中使用材料　钛网、钛钉、多孔聚乙烯、可吸收网、羟基磷灰石材料、生物胶、人工骨膜等。

3. 术中用药　麻醉常规用药。

4. 术中根据患者病情可使用内窥镜系统、导航系统或内镜导航系统。

九、术后住院恢复 3~4 天

1. 必须复查的项目

（1）视力、瞳孔、瞳孔对光反射。

（2）眼睑位置、切口对合情况。

（3）眼球运动情况和复视情况。

（4）眼球位置。

（5）眶下神经支配区感觉。

（6）眼眶 CT（水平位、冠状位、三维重建）。

2. 术后用药

（1）头孢或喹诺酮类抗生素 1~2 天。

（2）糖皮质激素类 1~2 天。

十、出院标准

1. 伤口愈合好，无活动性出血及感染征象。

2. 没有需要住院处理的并发症和（或）合并症。

十一、变异及原因分析

1. 术前实验室检查异常，需要复查相关检查，导致住院时间延长。

2. 有影响手术的合并症，如眶尖综合征、眶上裂综合征、眶内水肿、结膜水肿、结膜脱垂和下睑内翻、外翻、退缩等，需要进行相关的诊断和治疗，导致住院时间延长、费用增加。

临床路径表单

适用对象：第一诊断为眼眶爆裂性骨折（ICD-10：H02.4，Q10.10）；行眼眶爆裂性骨折修复术（ICD-9-CM-3：08.3）

患者姓名：_____ 性别：_____ 年龄：_____ 门诊号：_____ 住院号：_____

住院日期：___年__月__日 出院日期：___年__月__日 标准住院日：5~7 天

时间	住院第 1 天	住院第 1~2 天	住院第 2~3 天（手术日）
主要诊疗工作	□ 询问病史及体格检查 □ 完成病历书写 □ 完善检查 □ 上级医师查房与术前评估 □ 初步确定手术方式和日期	□ 上级医师查房 □ 完成术前准备与术前评估 □ 根据体检行术前讨论，确定手术方案 □ 完成必要的相关科室会诊 □ 住院医师完成术前小结、上级医师查房记录等病历书写 □ 签手术知情同意书 □ 向患者及家属交代围术期注意事项	□ 手术 □ 术者完成手术记录 □ 住院医师完成术后病程 □ 上级医师查房 □ 向患者及家属交代病情及术后注意事项
重点医嘱	**长期医嘱：** □ 眼科三级护理 □ 普通饮食 **临时医嘱：** □ 血常规、尿常规、肝功能、肾功能、凝血功能、感染性疾病筛查 □ 需全麻者查胸部 X 线片、心电图 □ 超声心动图（必要时）	**长期医嘱：** □ 患者既往基础用药 **临时医嘱：** 术前医嘱： □ 常规准备明日在全麻下行眼眶爆裂性骨折修复术（植入材料消毒，计算机辅助手术设计） □ 术前禁食、禁水 □ 术前术眼结膜囊冲洗 □ 术前预防性使用抗生素和止血药	**长期医嘱：** □ 眼科术后二级护理 □ 普通饮食 □ 抗生素滴眼液点术眼 □ 抗生素眼膏涂术眼 □ 抗生素静脉滴注 □ 糖皮质激素静脉滴注 **临时医嘱：** □ 今日在全麻下行眼眶爆裂性骨折修复术 □ 伤口物理降温 □ 光感监测
主要护理工作	□ 病区环境及医护人员介绍 □ 入院护理评估 □ 医院相关制度介绍 □ 执行医嘱 □ 饮食宣教、生命体征监测 □ 介绍相关治疗、检查、用药等应注意的问题 □ 完成护理记录单书写	□ 指导患者尽快适应病区环境 □ 介绍有关疾病的护理知识 □ 介绍相关治疗、检查、用药等应注意的问题 □ 术前心理与生活护理 □ 健康宣教：术前术中注意事项 □ 执行手术前医嘱 □ 完成术前护理记录单书写	□ 观察生命体征变化 □ 伤口渗出 □ 监测术眼光感 □ 健康宣教：术后注意事项 □ 术后心理与生活护理 □ 执行术后医嘱 □ 完成手术当日护理记录单书写 □ 观察动态病情变化，执行医嘱 □ 介绍相关治疗、检查、用药等应注意的问题
病情变异记录	□ 无　□ 有，原因： 1. 2.	□ 无　□ 有，原因： 1. 2.	□ 无　□ 有，原因： 1. 2.
护士签名			
医师签名			

时间	住院第 3~5 天 （术后第 1~2 天）	住院第 5~6 天 （术后第 3 天）	住院第 7 天 （术后第 4 天，出院日）
主要诊疗工作	□ 上级医师查房，观察病情变化 □ 住院医师完成常规病历书写 □ 注意视力、瞳孔、眼球位置、眼球运动、复视和眶下神经支配区感觉 □ 观察有无视力下降、眼球运动受限及复视加重、下睑内、外翻、眶下神经支配区感觉麻木	□ 上级医师查房，进行手术及伤口评估，确定有无手术并发症，观察切口愈合情况，明确是否出院 □ 住院医师完成常规病历书写	□ 完成出院记录、病案首页、出院证明书 □ 向患者及家属交代出院后的注意事项，如返院复诊的时间、地点，发生紧急情况时的处理
重要医嘱	长期医嘱： □ 眼科术后二级护理 □ 普通饮食 □ 抗生素滴眼液点术眼 □ 抗生素眼膏涂术眼 □ 抗生素静脉滴注 □ 糖皮质激素静脉滴注 临时医嘱： □ 术眼常规换药 □ 术眼绷带包扎或伤口物理降温	长期医嘱： □ 眼科术后二级护理 □ 普通饮食 □ 抗生素滴眼液点术眼 □ 抗生素物眼膏涂术眼 □ 教会患者进行眼球运动训练 临时医嘱： □ 术眼常规换药	出院医嘱： □ 出院带药 　术眼抗生素滴眼液点眼 　术眼润眼凝胶涂眼 □ 术后 7~10 天拆除术眼下眼睑皮肤缝线（门诊） □ 术后复诊
主要护理工作	□ 执行术后长短期医嘱 □ 健康宣教：手术后相关注意事项，介绍有关患者康复锻炼方法（眼肌训练方法） □ 术后用药知识宣教 □ 监测患者生命体征变化、观察术眼：视力、眼球运动、复视、下睑位置和形态、肿胀程度 □ 执行医嘱，落实护理措施 □ 术后心理与生活护理 □ 完成术后护理记录单	□ 执行术后长短期医嘱 □ 监测患者生命体征变化、观察术眼：视力、眼球运动、复视、下睑位置和形态、肿胀程度 □ 执行医嘱，落实护理措施 □ 术后心理与生活护理 □ 完成术后护理记录单	□ 出院指导及注意事项 □ 执行医嘱、完成出院护理记录单
病情变异记录	□ 无　□ 有，原因： 1. 2.	□ 无　□ 有，原因： 1. 2.	□ 无　□ 有，原因： 1. 2.
护士签名			
医师签名			

（中华医学会眼科学分会）

8

心血管疾病临床路径

第99节　主动脉瓣重度狭窄临床路径

临床路径标准

一、适用对象

第一诊断为非风湿性主动脉瓣狭窄（ICD-10：I35.0；ICD-10：I35.2），狭窄程度为重度。

二、诊断依据

根据《临床诊疗指南——心血管内科分册》（中华医学会编著，人民卫生出版社，2009年）、全国高等医药院校教材《内科学》（第8版，人民卫生出版社，2013年）、2012年ESC和2014年AHA/ACC"瓣膜性心脏病管理指南"。

1. 临床症状　可有胸闷、心绞痛、晕厥，严重者出现心衰表现等。

2. 体征　可闻及主动脉瓣区Ⅲ/6级以上收缩期杂音。

3. 辅助检查　心电图、胸部X线片、超声心动图、心脏CT、心脏MRI和心导管检查等。

三、选择治疗方案的依据

根据《临床诊疗指南——心血管内科分册》（中华医学会编著，人民卫生出版社，2009年）、全国高等医药院校教材《内科学》（第8版，人民卫生出版社，2013年）、2012年ESC和2014年AHA/ACC"瓣膜病管理指南"。

1. 内科治疗

（1）一般治疗：减少体力活动，限制钠盐摄入，预防感染。

（2）心绞痛：试用硝酸酯类、β-受体阻滞剂和钙离子拮抗剂。

（3）心力衰竭：适当应用利尿剂。

（4）心律失常：心房纤颤应该尽早复律或控制心室率，频发房性早搏应予抗心律失常药物。

2. 经皮球囊主动脉瓣成形术或经皮主动脉瓣置换。

3. 外科治疗　人工瓣膜置换。

四、标准住院日

标准住院日7~14天。

五、进入路径标准

1. 第一诊断必须符合非风湿性主动脉瓣狭窄（ICD-10：I35.0；ICD-10：I35.2），

狭窄程度为重度。

2. 拟行经皮球囊主动脉瓣成形术或经皮主动脉瓣置换（简称介入治疗）者，有适应证，无禁忌证。

适应证包括：

（1）具有主动脉瓣狭窄症状，NYHA 功能 II 级或 II 级以上。

（2）自体退行性主动脉瓣病变狭窄：超声心动图测量平均压差≥40 mmHg，或主动脉射血峰值≥4.0 m/s，或主动脉瓣口面积<1.0 cm² （或 AVA 指数<0.6 cm²/m²）。

（3）心脏瓣膜团队（心内、心外、超声、放射、麻醉等）多学科讨论决定行介入治疗。

（4）患者知情同意进行介入治疗。

3. 当患者同时具有其他疾病诊断，但在住院期间不需要特殊处理也不影响第一诊断的临床路径流程实施时，可以进入路径。

六、住院期间的检查项目

1. 必需的检查项目（1~2 天）

（1）血常规、尿常规、便常规。

（2）血生化、凝血功能、心肌酶、脑钠肽前体（pro-BNP）/脑钠肽（BNP）。

（3）心电图、胸部 X 线片、经胸超声心动图。

2. 根据情况可选择的检查项目 血型、感染性疾病筛查（乙型病毒性肝炎、丙型病毒性肝炎、梅毒、艾滋病等）、CT 胸主动脉造影、冠状动脉影像学检查（CT 或造影）、肺功能、外周血管超声检查、颅脑磁共振或 CT、血气分析检查、经食管超声心动图等。

七、治疗方案与药物选择

1. 评估患者是单纯内科药物治疗、介入治疗还是需要外科手术治疗（进入外科手术路径）。

2. 单纯内科药物治疗

（1）心绞痛：试用硝酸酯类、β-受体阻滞剂和钙离子拮抗剂。

（2）心力衰竭：适当应用利尿剂。

（3）心律失常：复律可以选择胺碘酮等，控制心室率可以选择 β-受体阻断剂，非二氢吡啶类钙离子拮抗剂。

3. 介入治疗。

八、出院标准

1. 患者症状明显缓解，心功能 I～III 级。

2. 介入治疗，没有需要住院处理的并发症和（或）合并症。超声心动图证实瓣膜功能良好，无明显并发症。

九、变异及原因分析

1. 介入治疗围术期并发症   传导阻滞需要安装起搏器、脑卒中、瓣膜功能障碍、心功能不全、栓塞、出血、溶血、感染性心内膜炎、术后伤口感染、重要脏器功能不全等造成住院日延长和费用增加，如并发症严重需要专科治疗则退出路径。

2. 出现治疗不良反应，需要进行相关诊断和治疗。

3. 患者入院后已发生严重的肺部感染、心功能不全、脑梗死等，需进行积极对症治疗和检查，导致住院时间延长，增加住院费用等如并发症严重需要专科治疗则退出路径。

4. 当患者同时具有其他疾病诊断，住院期间病情发生变化，需要特殊处理，影响第一诊断的临床路径流程实施时，需要退出路径。

5. 患者需要进行外科手术处理主动脉瓣或其他病变时，退出路径。

6. 患者达到出院标准，但因为患者原因拒绝出院退出路径。

临床路径表单

适用对象：第一诊断为非风湿性主动脉瓣狭窄（ICD-10：I35.0；ICD-10：I35.2），狭窄
程度为重度

患者姓名：_____ 性别：_____ 年龄：_____ 门诊号：_____ 住院号：_____

住院日期：___年__月__日 出院日期：___年__月__日 标准住院日：≤7~14 天

时间	住院第 1~4 天	住院第 2~5 天	住院第 3~13 天
主要诊疗工作	□ 询问病史及体格检查 □ 上级医师查房 □ 初步的诊断和治疗方案 □ 住院医师完成住院记录、首次病程、上级医师查房等病历 □ 开具检查单	□ 上级医师查房 □ 继续完成化验检查 □ 完成必要的相关科室会诊 □ 调整心脏及重要脏器功能 **拟行介入治疗者：** □ 上级医师查房，术前评估和决定手术方案 □ 住院医师完成术前小结、术前讨论、上级医师查房记录等 □ 向患者和（或）家属交代围术期注意事项并签署手术知情同意书、自费用品协议书、输血同意书、委托书（患者本人不能签字时） □ 麻醉医师查房并与患者及（或）家属交代麻醉注意事项并签署麻醉知情同意书 □ 完成各项术前准备	□ 日常查房，完成病程记录 □ 上级医师查房：确定和调整治疗方案 □ 完成上级医师查房记录 □ 向家属及患者交代病情及下一步诊疗方案 **拟行介入治疗者：** □ 向家属交代病情、手术过程及术后注意事项 □ 术者完成手术记录 □ 完成术后病程 □ 上级医师查房 □ 严密观察穿刺部位出血、观察生命体征及有无术后并发症并做相应处理
重点医嘱	**长期医嘱：** □ 心内科一级护理常规 □ 普通饮食 □ 患者基础用药 □ 既往用药 **临时医嘱：**（检查项目） □ 血常规、尿常规、便常规 □ 凝血功能、生化、心肌酶、pro-BNP（BNP） □ 心电图、胸部 X 线片、超声心动图 □ 根据患者情况选择血型、感染性疾病筛查、颅脑磁共振或 CT、血气分析检查、、CT 胸主动脉造影、肺功能冠状动脉影像学检查（CT 或造影）、外周血管超声检查、经食道超声心动图	**长期医嘱：** 同前，根据病情调整 **临时医嘱：** □ 根据会诊科室要求开检查和化验单 □ 对症处理 **拟行介入治疗者：** □ 术前医嘱 □ 术前禁食、禁水 □ 术区备皮 □ 配血 □ 术中特殊用药 □ 其他特殊医嘱	**长期医嘱：** 同前，根据病情调整 **拟行介入治疗者：** □ 特级护理 □ 吸氧 □ 心电监护 □ 给予抗生素、抗血小板药物等 □ 其他特殊医嘱 **临时医嘱：** □ 检查心电图、胸部 X 线片、超声心动图 □ 其他特殊医嘱

待　续

时间	住院第 1~4 天	住院第 2~5 天	住院第 3~13 天
主要护理工作	□ 介绍病房环境、设施设备 □ 入院护理评估 □ 防止皮肤压疮护理	□ 观察患者病情变化 □ 防止皮肤压疮护理 □ 心理和生活护理 **拟行介入治疗者** □ 做好备皮等术前准备 □ 提醒患者术前禁食、禁水 □ 术前心理护理	□ 观察患者病情变化并及时报告医生 **拟行介入治疗者** □ 严密观察穿刺部位出血及有无其他并发症 □ 术后心理与生活护理
病情变异记录	□ 无　□ 有，原因： 1. 2.	□ 无　□ 有，原因： 1. 2.	□ 无　□ 有，原因： 1. 2.
护士签名			
医师签名			

时间	住院第 4~14 天
主要 诊疗 工作	□ 上级医师查房，评估患者是否达到出院标准，明确是否出院 □ 完成出院记录、病案首页、出院诊断证明书等所有病历 □ 向患者交代出院后的后续治疗及相关注意事项，预约复诊时间
重 点 医 嘱	出院医嘱： □ 出院带药 □ 定期复查 □ 不适随诊
主要 护理 工作	□ 指导患者办理出院手续 □ 出院宣教
病情 变异 记录	□ 无　□ 有，原因： 1. 2.
护士 签名	
医师 签名	

（中华医学会心血管内科学分会）

第100节 急性ST段抬高心肌梗死临床路径

临床路径标准

一、适用对象

第一诊断为急性ST段抬高心肌梗死（STEMI）（ICD-10：I21.0-I21.3）。

二、诊断依据

根据《急性ST段抬高型心肌梗死诊断和治疗指南》（中华医学会心血管病分会，2010年）、《中国经皮冠状动脉介入治疗指南》（中华医学会心血管病分会，2012年）、AHA/ACC及ESC相关更新指南。

1. 持续心肌缺血症状>30 min，含服硝酸甘油不缓解。

2. 新出现的缺血性心电图ST段抬高（相邻两个或两个以上导联ST段抬高≥0.1 mV）动态改变和（或）左束支阻滞。

3. 血清心肌损伤标志物（首选肌钙蛋白）增高和（或）动态改变，至少有1次数值超过参考值上限的99百分位（即正常上限）。

三、进入路径标准

1. 第一诊断必须符合急性心肌梗死疾病编码（ICD-10：I21.0-I21.3）。

2. 除外变异性心绞痛、主动脉夹层、急性肺栓塞、急性心包炎、急腹症或急性STEMI伴严重机械性并发症者。

3. 当患者同时具有其他疾病诊断时，如在住院期间不需特殊处理也不影响第一诊断的临床路径流程实施，可以进入路径。

四、检查项目

根据心肌缺血症状和ST段抬高心电图改变判定进行再灌注治疗，不应因等待其他检查结果而延误。

1. 再灌注治疗前检查的项目

（1）心电图。

（2）血清心肌损伤标志物（首选肌钙蛋白）和肌酸激酶，血常规。

（3）肝功能、肾功能，电解质，血糖，凝血功能。

（4）感染性疾病筛查（乙型病毒性肝炎、丙型病毒性肝炎、艾滋病、梅毒等）。

2. 住院期间检查项目（除再灌注治疗之前检查项目之外）

（1）必查项目：便常规+隐血，血脂，胸部X线片，超声心动图。

（2）可查项目：血气分析，脑钠肽（BNP）或 N 末端脑利钠肽前体（NT-pro-BNP），D-二聚体，C 反应蛋白或高敏 C 反应蛋白。

五、治疗方案的选择

根据《急性 ST 段抬高型心肌梗死诊断和治疗指南》（中华医学会心血管病分会，2010 年）、《中国经皮冠状动脉介入治疗指南》（中华医学会心血管病分会，2012 年）、AHA/ACC 及 ESC 相关更新指南。

1. 一般处理。

2. 再灌注治疗　患者、近亲属或法定监护人签署知情同意书。

（1）经皮冠状动脉介入治疗（PCI）

1）直接 PCI：心电图持续 ST 段抬高或新发左束支阻滞且发病时间<12 h，发病时间>12 h 但仍有心肌缺血症状或合并心力衰竭或心原性休克应尽早行 PCI。

2）溶栓后 PCI：溶栓成功后 3~24 h 内宜常规行旨在施行 PCI 的冠状动脉造影；溶栓失败宜考虑尽快行补救性 PCI。

3）择期 PCI：对出院前评估有心肌缺血症状和（或）心肌缺血客观证据的患者行择期 PCI。

急诊 PCI 指标：①首诊至实施直接 PCI 的时间≤90 min；②转诊患者应在首诊后 120 min 内实施直接 PCI。

（2）静脉溶栓

1）无溶栓禁忌证，发病<12 h 的 STEMI 患者，尤其是发病时间≤3 h 的患者。

2）无条件行急诊 PCI；不适宜或患者、近亲属或法定监护人拒绝行急诊 PCI。

3）PCI 可能延误再灌注时间者（首诊至实施直接 PCI 的时间>90 min；转诊患者在首诊后 120 min 内不能实施直接 PCI）。

4）静脉溶栓指标：①首诊至实施静脉溶栓的时间≤30 min；②尽可能使用特异性纤溶酶原激活剂。

3. 药物治疗　对于不适宜或拒绝再灌注治疗的 STEMI 患者给予药物治疗。对于拟接受或已接受再灌注治疗的 STEMI 患者，药物治疗是基础。

（1）无禁忌证均需尽早使用药物

1）抗血小板药物：双联抗血小板治疗（DAPT，阿司匹林+一种 $P2Y_{12}$ 受体抑制剂）。

2）抗凝剂：3~5 天。

3）β-阻滞剂。

4）血管紧张素转化酶抑制剂（ACEI）或血管紧张素受体阻滞剂（ARB）。

5）他汀类药物。

（2）根据患者具体情况使用药物：

1）镇静止痛药物：如吗啡。

2）硝酸酯类。

3）改善心肌代谢药物：如曲美他嗪。

4）胃黏膜保护药物：如质子泵抑制剂或 H_2 受体拮抗剂。

5）通便药物。

六、PCI 相关事项

PCI 时机见治疗方案的选择——经皮冠状动脉介入治疗部分。

1. 患者、近亲属或法定监护人签署知情同意书。

2. 麻醉方式　局部麻醉。

3. 手术内置物　冠状动脉内支架。

4. 根据患者具体情况可能需要使用血栓抽吸、血管内超声、光学相干断层成像、临时心脏起搏器或主动脉内气囊反搏等。

5. 术中用药　根据需要应用硝酸甘油、镇痛药物或血小板 GP IIb/IIIa 受体抑制剂等药物。

6. 术后观察患者症状、体征，穿刺部位检查，进行心电和血压监测。

7. 术后 24 h 内应检查心电图（尽早）和心肌损伤标志物。根据病情需要检查血常规、尿常规、大便潜血、肝功能、肾功能、电解质、血糖、凝血功能、超声心动图、胸部 X 线片、血气分析等。

8. 及时发现和处理并发症。根据病情需要复查以上项目或进行相应辅助检查。

七、住院时间

无并发症患者建议 5~7 天。

八、出院标准

1. 生命体征平稳。

2. 血液动力学稳定。

3. 心电稳定。

4. 心功能稳定。

5. 心肌缺血症状得到有效控制。

九、有无变异及原因分析

1. 冠状动脉造影后转外科行急诊冠状动脉旁路术（CABG）。

2. 等待择期 PCI。

3. 有严重合并症、病情危重不能出 CCU 或出院。

4. 等待择期 CABG。

5. 患者拒绝出院。

注：适用于 STEMI 发病<12 h 患者。

临床路径表单

适用对象：第一诊断为急性 ST 段抬高型心肌梗死（STEMI）（ICD-10：I21.0-I21.3）

姓名：_____ 性别：_____ 年龄：_____ 门诊号：_____ 住院号：_____

发病时间：___年__月__日__时__分　　到达急诊科时间：___年__月__日__时__分

溶栓开始时间：___年__月__日__时__分　PCI 开始时间：___年__月__日__时__分

住院日期：___年__月__日　　　　　　出院日期：___年__月__日

标准住院日：7 天　　　　　　　　　实际住院日：_____天

时间	急诊科（0~10 min）	急诊科（11~30 min）
主要诊疗工作	□ 完成病史采集与体格检查 □ 建立静脉通道 □ 心电和血压监测 □ 描记"12 导联"心电图，必要时需描记 18 导联心电图，评价初始心电图 □ 明确诊断，无禁忌立即服用阿司匹林+一种 P2Y$_{12}$受体拮抗剂（双联抗血小板药物，DAPT） □ 开始急救和常规治疗	□ 急请内科（或心血管内科）二线医师会诊（5 min 内到达）：复核诊断、组织急救治疗 □ 迅速评估"溶栓治疗"或"急诊 PCI"的适应证和禁忌证 □ 确定再灌注治疗方案 □ 对拟行"直接 PCI"者，尽快完成术前准备（药物、实验室检查、交代病情、签署知情同意书、通知术者和导管室、运送准备等） □ 对拟行"溶栓治疗"者，立即准备，签署知情同意书并尽早实施
重点医嘱	□ 描记心电图 □ 卧床、禁活动 □ 吸氧 □ 重症监护（持续心电、血压和血氧饱和度监测等） □ 开始急性心肌梗死急救和"常规治疗"	□ 急性心肌梗死护理常规 □ 特级护理、卧床、禁食 □ 给予抗血小板药物（DAPT） □ 镇静止痛（必要时）；硝酸酯类（必要时） □ 尽快准备和开始急诊"溶栓"治疗 □ 从速准备和开始急诊 PCI □ 实验室检查（再灌注治疗前应查项目） □ 血清心肌酶学和心肌损伤标志物测定（不必等结果）
主要护理工作	□ 建立静脉通道 □ 给予吸氧 □ 实施重症监护、做好除颤准备 □ 配合急救治疗（静脉/口服给药等） □ 静脉抽血准备 □ 完成护理记录 □ 指导家属完成急诊挂号、交费和办理"入院手续"等工作	□ STEMI 护理常规 □ 特级护理 □ 完成护理记录 □ 观察并记录溶栓治疗过程中的病情变化及救治过程 □ 配合监护和急救治疗 □ 配合急诊 PCI 术前准备 □ 做好急诊 PCI 患者转运准备
病情变异记录	□ 无　□ 有，原因： 1. 2.	□ 无　□ 有，原因： 1. 2.
护士签名	白班　　　　小夜班　　　　大夜班	白班　　　　小夜班　　　　大夜班
医师签名		

注：适用于 STEMI 发病<12 h 者

时间	急诊科（31~90 min）	住院第 1 天
主要诊疗工作	□ 做好患者"急诊室-导管室-CCU"间的安全转运准备 □ 密切观察并记录溶栓过程中的病情变化和救治情况 □ 尽早运送患者到导管室，实施"直接PCI"治疗 □ 密切观察并记录"直接 PCI"治疗中的病情变化和救治过程 □ 溶栓或介入治疗后患者安全运送至 CCU 继续治疗 □ 重症监护和救治 □ 若无血运重建治疗条件，尽快将患者转运至有血运重建条件的医院	□ 监护、急救和常规药物治疗 □ 密切观察，防治心肌梗死、溶栓和 PCI 并发症 □ 预防感染（必要时） □ 梗死范围和心功能评价 □ 危险性评估 □ 完成病历书写和病程记录 □ 急诊 PCI 相关文书 □ 上级医师查房 □ 实验室及辅助检查 □ 冠心病二级预防 □ 健康教育，心脏早期康复
重点医嘱	□ STEMI 护理常规 □ 特级护理 □ 持续重症监护（持续心电、血压等监测） □ 卧床 □ 吸氧 □ 准备溶栓或直接 PCI 中的救治 □ 实施溶栓治疗 □ 实施直接 PCI 治疗 □ 密切观察并记录溶栓治疗和直接 PCI 过程中的病情变化和救治过程	**长期医嘱：** □ STEMI 护理常规 □ 特级护理 □ 重症监护（多参数生理监护） □ 卧床 □ 吸氧 □ 病危通知或病重通知 □ 低盐、低脂（糖尿病）半流食 □ 心脏标志物动态监测 □ 抗血小板药物（DAPT） □ β-受体阻滞剂（无禁忌证尽早使用） □ ACEI，不能耐受者选用 ARB（无禁忌证尽早使用） □ 他汀类（无禁忌证尽早使用） □ 抗凝剂 □ 镇静止痛药物（必要时） □ 硝酸酯类药物（必要时） □ 改善心肌代谢药物（必要时） □ 保持大便通畅 □ 保护胃黏膜（必要时） **临时医嘱：** □ 心电图 □ 感染性疾病筛查或血脂等检查 □ 床旁胸部 X 线片 □ 床旁超声心动图

待 续

续　表

时间	急诊科（31~90 min）			住院第 1 天		
主要护理工作	☐ STEMI 护理常规 ☐ 特级护理 ☐ 完成护理记录 ☐ 配合溶栓治疗监护、急救和记录 ☐ 配合直接 PCI 观察、监护、急救和记录 ☐ 做好转运至 CCU 的准备			☐ STEMI 护理常规 ☐ 特级护理、护理记录 ☐ 实施重症监护 ☐ 配合急救和治疗 ☐ 维持静脉通道及口服药物 ☐ 抽血化验 ☐ 执行医嘱和生活护理 ☐ 二级预防教育		
病情变异记录	☐ 无　☐ 有，原因： 1. 2.			☐ 无　☐ 有，原因： 1. 2.		
护士签名	白班	小夜班	大夜班	白班	小夜班	大夜班
医师签名						

时间	住院第 2 天	住院第 3 天
主要诊疗工作	☐ 继续重症监护 ☐ 急性心肌梗死和介入或溶栓并发症预防和诊治 ☐ 病程记录 ☐ 上级医师查房	☐ 继续重症监护 ☐ 上级医师查房 ☐ 完成上级医师查房和病程记录 ☐ 继续和调整药物治疗 ☐ 确定患者是否可以转出 CCU
重点医嘱	**长期医嘱：** ☐ STEMI 护理常规 ☐ 特级/一级护理 ☐ 记录 24 h 出入量（一级护理时） ☐ 重症监护（多参数生理监护） ☐ 卧床或床上活动 ☐ 吸氧（酌情） ☐ 低盐、低脂（糖尿病）半流食 ☐ 药物治疗同前，依病情调整 ☐ 保持大便通畅 **临时医嘱：** ☐ 心电图 ☐ 心肌损伤标志物	**长期医嘱：** ☐ STEMI 护理常规 ☐ 一级护理 ☐ 床旁活动 ☐ 重症监护（多参数生理监护） ☐ 间断吸氧 ☐ 低盐、低脂（糖尿病）半流食或普食 ☐ 药物治疗同前，依病情调整 ☐ 保持大便通畅 **临时医嘱：** ☐ 心电图 ☐ 心肌损伤标志物
主要护理工作	☐ 配合急救和治疗 ☐ 生活与心理护理 ☐ 早期心脏康复和二级预防 ☐ 配合稳定患者转至普通病房	☐ 配合医疗工作 ☐ 生活与心理护理 ☐ 配合双心康复和二级预防宣教
病情变异记录	☐ 无 ☐ 有，原因： 1. 2.	☐ 无 ☐ 有，原因： 1. 2.
护士签名	白班　　　小夜班　　　大夜班	白班　　　小夜班　　　大夜班
医师签名		

注：出现并发症（如恶性心律失常、心力衰竭、低血压或心原性休克）应给予相应的检查与处理

时间	住院第 4~5 天	住院第 6 天	住院第 7 天
主要诊疗工作	□ 上级医师查房 □ 确定下一步治疗方案 □ 完成上级医师查房记录 □ STEMI "常规治疗" □ 防治并发症	□ 上级医师查房 □ 梗死面积、心功能、再次血运重建治疗评估 □ 如有指征完成择期 PCI □ 治疗效果、预后和出院评估 □ 康复和宣教 □ 如果患者可以出院：通知出院 □ 向患者交代出院后注意事项，预约复诊日期 □ 出院带药	如果患者可以出院： □ 通知出院处 □ 通知患者及家属出院 □ 向患者交代出院后注意事项，预约复诊日期 □ 将 "出院总结" 交给患者 □ 出院带药 □ 如患者不能出院：请在 "病程记录" 中说明原因和继续治疗和二级预防的方案
重点医嘱	长期医嘱： □ STEMI 护理常规 □ 二级护理 □ 室内或室外活动 □ 低盐、低脂(糖尿病)普食 □ 药物治疗同前，依病情调整 临时医嘱： □ 心电图 □ 心肌损伤标志物	长期医嘱： □ STEMI 护理常规 □ 二级护理 □ 室内或室外活动 □ 低盐、低脂(糖尿病)普食 □ 药物治疗同前，依病情调整 临时医嘱： □ 血、尿、便常规，凝血及生化检查 □ 心电图、超声心动图	出院医嘱： □ 改善生活方式 □ 低盐低脂普食 □ 适当运动 □ 控制高血压、高血脂、糖尿病等危险因素 □ 定期复查 □ 出院带药：抗血小板药物、β-受体阻滞剂、ACEI 或 ARB、他汀类药物及其他需要使用的药物
主要护理工作	□ 疾病恢复期心理与生活护理 □ 根据患者病情和危险性分层指导并监督患者恢复期的治疗与活动 □ 二级预防教育	□ 同前 □ 出院准备及出院指导 □ 二级预防教育 □ 心脏康复	□ 协助患者办理出院手续 □ 出院指导 □ 二级预防教育 □ 心脏康复
病情变异记录	□ 无　□ 有，原因： 1. 2.	□ 无　□ 有，原因： 1. 2.	□ 无　□ 有，原因： 1. 2.
护士签名	白班 / 小夜班 / 大夜班	白班 / 小夜班 / 大夜班	白班 / 小夜班 / 大夜班
医师签名			

（中华医学会心血管内科学分会）

第101节 严重心律失常临床路径

临床路径标准

一、适用对象

第一诊断为心律失常（ICD-10：I49.9），行永久心脏起搏器置入术（ICD9-CM-3：37.8001/3 7.8101/37.8201/37.8301），经导管消融和（或）接受置入型心律转复除颤器（ICD）治疗［ICD-9-CM-3：37.26+（37.34/37.94）］。

二、诊断依据

根据《临床诊疗指南——心血管分册》（中华医学会编著，人民卫生出版社，2009年）指南。严重心律失常包括：病窦综合征、高度或三度房室传导阻滞、心房颤动、持续性室性心动过速和心室颤动等。

（一）病态窦房结综合征

1. 包括一系列心律失常 窦性心动过缓、窦性停搏、窦房阻滞和慢快综合征。

2. 临床表现 心悸、胸闷、气短、乏力、黑矇、晕厥等。

3. 心电图和动态心电图表现

（1）严重的窦性心动过缓（心率<50次/分）。

（2）窦性停搏和（或）窦房阻滞。

（3）慢快综合征：阵发性心动过速（心房颤动、心房扑动、室上性心动过速）和心动过缓交替出现。

（4）持续心房颤动在电复律后无可维持的窦性心律。

（5）持久、缓慢的房室交界性逸搏节律，部分患者可合并房室阻滞和室内阻滞。

（6）活动后心率不提高或提高不足。

（二）高度或三度房室传导阻滞

1. 临床表现 胸闷、心悸、气短、头晕、黑矇、晕厥等。

2. 心电图表现可明确诊断。

（三）心房颤动

1. 临床表现 胸闷、心悸、气短、头晕、黑矇、晕厥等。

2. 记录到房颤发作心电图。

（四）持续性室性心动过速

1. 临床表现 胸闷、心悸、气短、头晕、黑矇、晕厥等。

2. 心电图表现

（1）异位激动起源于希氏束分叉以下。

（2）至少连续发生 3 次。

（3）频率 100~250 次/分的心动过速。

3. 持续性室速是指持续至少 30 s 或出现血流动力学障碍的室速。

4. 特发性室速是指经过详细的病史、体格检查，并经过心电图、X 线、超声心动图等检查排除了持续存在的明显器质性心脏病的患者所发生的室速。主要包括右心室流出道室速（亦称为腺苷敏感性室速）、特发性左心室室速（亦称为维拉帕米敏感性室速或分支性室速）以及左心室流出道室速。

（五）心室颤动

1. 既往基础疾病和诱因的诊断。

2. 体表心电图和动态心电图记录到心室颤动发作。

三、治疗方案的选择

严重心动过缓根据《ACCF/AHA/HRS 2012 年心脏节律异常器械治疗指南》[*Circulation*，2013，127（3）：e283-e352]、《ESC 2013 年心脏起搏和再同步治疗指南》[*Europace*，2013，15（8）：1070-1118] 和《临床技术操作规范——心电生理和起搏分册》（中华医学会编著，人民军医出版社，2009 年）等国内外治疗指南。

（一）病态窦房结综合征

1. 临时心脏起搏器置入术（必要时紧急使用）。

2. 永久心脏起搏器置入术　Ⅰ类适应证：

（1）病态窦房结综合征表现为有相关症状的心动过缓。

（2）由于某些疾病必须使用特定药物，而此药物可能引起或加重窦性心动过缓并产生相关症状者。

（3）因窦房结变时性不佳，运动时心率不能相应增快而引起症状者。

3. 一般治疗　提高心率（起搏器置入前），急救治疗，对症治疗。

（二）成人获得性房室传导阻滞

1. 临时心脏起搏器置入术（必要时紧急使用）。

2. 永久心脏起搏器置入术　Ⅰ类适应证：

（1）任何阻滞部位的三度和高度房室传导阻滞伴下列情况之一者：①有房室阻滞所致的症状性心动过缓（包括心力衰竭）。②需要药物治疗其他心律失常或其他疾病，而所用药物可导致症状性心动过缓。③虽无临床症状，但业已证实心室停搏≥3 s 或清醒状态时逸搏心率≤40/分。④无临床症状伴心房颤动和心动过缓，清醒状态时记录到 1 个或多个 5 s 或以上的心室停搏。⑤射频消融房室交界区导致的三度和高度房室传导阻滞。⑥心脏外科手术后发生的不可逆性房室传导阻滞。⑦神经肌源性疾病（肌发育不良、克塞综合征等）伴发的房室传导阻滞，无论有无症状。

（2）任何阻滞部位和类型的二度房室传导阻滞产生的症状性心动过缓。

（3）运动时出现的二度或三度房室传导阻滞，无心肌缺血的表现。

严重心动过速根据《AHA/ACC/HRS 2014 年心房颤动管理指南》（JACC，2014，

64：e1-e76）、《2014 年 EHRA/HRS/APHRS 室性心律失常专家共识》（Europace，2014，16：1257-1283）、《ACCF/AHA/HRS 2012 年心脏节律异常器械治疗指南》（Circulation，2013，127：e283-e352）、《ESC 2013 年心脏起搏和再同步治疗指南》（Europace，2013，15：1070-1118）和《临床技术操作规范——心电生理和起搏分册》（中华医学会编著，人民军医出版社，2009 年）等国内外治疗指南。

（三）心房颤动

1. 查找引起心房颤动的病因和诱因，并进行相应治疗。

2. 选用药物进行心室率控制或者节律控制，并防治血栓栓塞。

3. 导管消融　Ⅰ类适应证：症状性阵发性房颤，对一种抗心律失常药物治疗无效，在有经验的中心（>50 例/年），患者左心房结构正常或仅轻度扩大，左心室功能正常或轻度减低，无严重肺病时为Ⅰ类适应证。

4. 获得患者及家属有关病情以及相关抢救的知情同意。

（四）持续性室性心动过速和心室颤动

1. 查找引起室速/颤的病因，确定治疗方案。

2. 治疗诱因（包括缺血、电解质异常和药物中毒等）。

3. 导管消融。

4. 置入型心律转复除颤器（ICD）的器械治疗　Ⅰ类适应证：

（1）室颤所致心脏骤停的幸存者或血流动力学不稳定的持续下行室速，完全排除可逆的原因。

（2）器质性心脏病合并自发的持续性室速，无论血流动力学是否稳定。

（3）晕厥原因未明，但临床发作或电生理检查诱发血流动力学不稳定的持续性室速或室颤。

（4）心肌梗死至少 40 天后 LVEF≤35%，NYHA 心功能分级Ⅱ或Ⅲ级。

（5）非缺血性扩张型心肌病 LVEF≤35%，NYHA 心功能分级Ⅱ或Ⅲ级。

（6）心肌梗死至少 40 天后 LVEF≤30%，NYHA 心功能分级Ⅰ级。

（7）陈旧性心肌梗死导致的非持续性室速，LVEF≤40%，电生理检查诱发室颤或持续性室速。

5. 药物治疗（抗心律失常药物治疗）。

6. 获得患者及家属有关病情以及相关抢救的知情同意。

四、标准住院日

标准住院日 5~10 天。

五、进入路径标准

1. 第一诊断必须符合心律失常疾病编码（ICD-10：I49.9）。

2. 除外药物、电解质紊乱等可逆因素影响。

3. 除外全身其他疾病，如甲状腺功能低下引起的心动过缓、合并全身急性感染性疾病等。

4. 除外心脏急性活动性病变，如急性心肌炎、心肌缺血或心肌梗死。

5. 当患者同时具有其他疾病诊断，但在住院期间不需特殊处理也不影响第一诊断的临床路径流程实施时，可以进入路径。

六、首诊处理（急诊室）

（一）病态窦房结综合征

1. 临时心脏起搏器置入术（必要时紧急使用）。

（二）成人获得性房室传导阻滞

临时心脏起搏器置入术（必要时紧急使用）。

（三）心房颤动

1. 明确心房颤动的诊断。

2. 根据患者血流动力学状态、症状的严重程度、是否为高危栓塞人群以及是否考虑早期转复窦性心律而决定治疗策略。

（1）血液动力学不稳定者，尽快给予同步电复律；对于永久性房颤或复律不成功者尽早控制心室率。

（2）房颤持续时间≥48 h 或持续时间不明且血流动力学稳定者，予肝素抗凝治疗或经食道超声检查排除心房血栓后可通过注射药物（伊布利特、胺碘酮）或电复律，以后按常规接续华法林抗凝至少 4 周。

（3）对于 24 h≤房颤持续时间<48 h 且血流动力学稳定患者，予控制心室率并药物复律。

（4）房颤持续时间<24 h 且血液动力学稳定者，可以先控制心室率，部分房颤可以自动复律，症状难以耐受者可考虑静脉注射药物转复。

3. 初步筛查引起房颤的基础疾病，确定治疗方案

（1）伴有潜在病因的患者，如甲状腺功能亢进、感染、电解质紊乱等，在纠正病因后予以复律并进入"药物治疗流程"。

（2）急性心肌梗死导致房颤的患者，房颤终止后进入相关流程。

（3）符合房颤导管消融适应证的患者进入"经导管电生理检查及消融手术流程"。

（四）持续性室速

1. 明确持续性室速的诊断。

2. 明确患者血流动力学状态，确定终止室速的方式

（1）血流动力学不稳定，出现意识不清者，立即给予直流电复律，终止室速。

（2）血流动力学不稳定，但意识尚清楚者，给予静脉诱导麻醉后直流电复律。

（3）血流动力学稳定者，先静脉给予抗心律失常药物，如效果不好可择期麻醉后直流电复律。

3. 初步筛查引起室速的基础疾病，确定治疗方案

（1）存在电解质紊乱或药物毒性等诱因的患者，室速终止后给予补充电解质、

停药观察等治疗后进入"药物治疗流程"。

（2）急性心肌梗死导致室速的患者，室速终止后进入"急诊PCI手术流程"。

（3）一过性缺血导致室速的患者，室速终止后进入"择期PCI手术流程"。

（4）特发性室速患者进入"电生理检查+经导管消融手术流程"。

（5）伴有心肌病、心力衰竭等有ICD置入指征的室速患者，进入"ICD置入术手术流程"。

七、术前准备（术前评估）

术前准备1~3天。

必需的检查项目：

1. 血常规。

2. 肝功能、肾功能、电解质、心肌酶、血糖、凝血功能、感染性疾病筛查（乙型病毒性肝炎、丙型病毒性肝炎、艾滋病、梅毒等）。

3. 心电图、胸部X线片、超声心动图检查。

4. 房颤术前应进行相关检查排除心房血栓，首选食管超声，如因患者情况无法接受亦可进行CT或MRI替代。

八、选择用药

1. 根据基础疾病情况对症治疗。

2. 针对快速心律失常进行抗心律失常药物治疗（包括静脉和口服）。

3. 使用抗凝药物（如华法林）者如非必需，可术前停药3~4天，必要时改为低分子肝素皮下注射，术前12 h停用低分子肝素，控制INR在1.5以下；如为必需，可继续使用，但适当控制INR至较低的治疗水平。

4. 停用抗血小板药物（如阿司匹林等）7天以上。

5. 预防使用抗生素时间控制在术前0.5~2 h（参照《2012年抗菌药物临床应用专项整治活动方案》卫办医政发〔2012〕32号）。

九、手术

手术日为入院第2~4天。

1. 手术方式　根据患者病情选择永久心脏起搏器置入术、电生理检查+经导管消融术或ICD置入术。

2. 麻醉方式　局麻。

3. 手术内置物　脉冲发生器、电极导线。

4. 术中用药　局麻、镇静药物等。

5. 其他药物　急救及治疗心血管疾病的相关药物。

十、术后住院恢复

术后住院恢复4~7天。

1. 术后复查项目 心电图、胸部 X 线片、起搏器测试+程控；必要时复查 24 h 动态心电图、超声心动图。

2. 术后用药

预防使用抗生素时间不超过 24 h（参照《2012 年抗菌药物临床应用专项整治活动方案》卫办医政发〔2012〕32 号）。

3. 永久心脏起搏器和 ICD 术后注意事项

（1）术后平卧 12~24 h，沙袋局部压迫止血 6~8 h。

（2）密切观察切口，1~3 天换药 1 次，术后第 7 天拆线。

（3）持续心电监测 1~2 天，评估起搏器和 ICD 工作是否正常。

（4）已有临时起搏器置入者，置入永久起搏器术后，应及时撤除临时起搏导线，患肢制动，每日换药；术后酌情加用适量低分子肝素，预防长期卧床导致的深静脉血栓形成。

十一、出院标准

1. 起搏器和 ICD 工作正常。

2. 生命体征稳定。

3. 手术切口愈合良好。

十二、变异及原因分析

1. 出现操作相关并发症，如血、气胸，局部血肿，心脏压塞，导线脱位等。

2. 出现切口不愈合、感染等并发症。

3. 合并症（如高血压病、快速性心律失常）控制不佳。

临床路径表单

一、病态窦房结综合征和房室传导阻滞临床路径表单

适用对象：第一诊断为心律失常（ICD-10：I49.9）行永久心脏起搏器置入术（ICD-9-CM-3：37.8001/37.8101/37.8201/37.8301）

患者姓名：＿＿＿ 性别：＿＿＿ 年龄：＿＿＿ 门诊号：＿＿＿ 住院号：＿＿＿

住院日期：＿＿年＿月＿日 出院日期：＿＿年＿月＿日 标准住院日：5~10 天

时间	到达急诊 （适用于急诊临时起搏）	住院第 1~2 天	住院第 1~3 天
主要诊疗工作	□ 描记心电图，持续心电监测 □ 病史询问、体格检查 □ 血流动力学评估 □ 请心血管专科医师会诊 □ 制订治疗方案 □ 向患者家属交代病情和治疗措施，签署"临时起搏器置入术"知情同意书	□ 上级医师查房，确定诊疗方案 □ 明确适应证 □ 心律失常"常规治疗" □ 评价全身及心脏情况 □ 调整水电酸碱平衡 □ 改善心功能	□ 上级医师查房，确定治疗方案 □ 心律失常"常规治疗" □ 起搏器置入术前准备 □ 向患者及家属交代病情和治疗措施、签署"知情同意书"、"自费协议书" □ 选择适当的起搏装置
重点医嘱	**长期医嘱：** □ 预防应用抗生素（酌情） □ 持续心电监测 **临时医嘱：** □ 心电图、血常规、凝血功能、感染性疾病筛查 □ 拟局麻下临时起搏器置入术 □ 备皮 □ 建立静脉通路	**长期医嘱：** □ 心律失常护理常规 □ 二级护理 □ 饮食 □ 预防应用抗生素 □ 持续心电监测 **临时医嘱：** □ 心电图、Holter、血常规、凝血功能、肝功能、肾功能、电解质、心肌酶、血糖、感染性疾病筛查 □ 胸部 X 线片、超声心动图	**长期医嘱：** □ 心律失常护理常规 □ 二级护理 □ 饮食 □ 预防应用抗生素 □ 持续心电监测 **临时医嘱：** □ 心电图 □ 拟明日局麻下行起搏器置入术 □ 备皮 □ 建立静脉通路
主要护理工作	□ 协助患者或家属完成挂号、交费手续 □ 静脉取血 □ 建立静脉通路 □ 备皮	□ 协助患者或家属完成"入院手续" □ 静脉取血	□ 宣教 □ 心理和生活护理 □ 协助医师评估实验室检查 □ 备皮 □ 建立静脉通路、输液
病情变异记录	□ 无 □ 有，原因： 1. 2.	□ 无 □ 有，原因： 1. 2.	□ 无 □ 有，原因： 1. 2.
护士签名			
医师签名			

时间	住院第 2~4 天 （手术日）	住院第 5~6 天 （术后 1~2 天）	住院第 7~10 天 （术后 3~6 天，出院日）
主要诊疗工作	□ 置入永久起搏器 □ 监测生命体征 □ 预防感染 □ 监测起搏器工作情况 □ 观察切口情况 □ 预防并发症	□ 上级医师查房 □ 诊疗评估 □ 完成上级医师查房记录 □ 起搏器术后治疗 □ 预防手术并发症	□ 拆线或预约拆线时间 □ 观察切口情况 □ 通知出院处 □ 通知患者及家属出院 □ 向患者交代出院后注意事项 □ 预约复诊日期 □ 将"出院记录"副本交予患者 □ 如患者不能如期出院，在病程记录中说明原因和继续治疗的方案
重点医嘱	长期医嘱： □ 心律失常护理常规 □ 二级护理 □ 普通饮食 □ 持续心电监测 临时医嘱： □ 今日局麻下行起搏器置入术 □ 术前禁食 □ 预防性应用抗生素 □ 心电图	长期医嘱： □ 心律失常护理常规 □ 二级护理 □ 普通饮食 □ 持续心电监测 临时医嘱： □ 心电图 □ 24 h 动态心电图 □ 超声心动图 □ 换药 □ 胸部 X 线片 □ 起搏器测试+程控	出院医嘱： □ 出院带药 □ 门诊随诊 □ 拆线或预约拆线时间 □ 出院前心电图
主要护理工作	□ 宣教 □ 沙袋局部加压 6~8 h □ 术后平卧 12~24 h □ 心理和生活护理 □ 切口护理	□ 宣教 □ 心理和生活护理 □ 切口护理 □ 指导术后活动 □ 预防教育 □ 出院准备指导	□ 帮助患者或家属办理离院手续 □ 出院指导
病情变异记录	□ 无　□ 有，原因： 1. 2.	□ 无　□ 有，原因： 1. 2.	□ 无　□ 有，原因： 1. 2.
护士签名			
医师签名			

二、心房颤动介入治疗临床路径表单*

适用对象：第一诊断为心房颤动（ICD-10：I48）；行经导管行心内电生理检查及导
　　　　　管消融治疗（ICD-9-CM-3：37.34/37.26）

患者姓名：_____ 性别：_____ 年龄：_____ 病例号：_____

住院日期：___年__月__日　出院日期：___年__月__日　标准住院日：5~7 天

发病时间：___年__月__日__时__分　到达急诊时间：___年__月__日__时__分

日期	到达急诊（0~30 min）	到达急诊（0~60 min）
主要诊疗工作	□ 描记并分析 12 导联心电图 □ 询问病史 □ 完成体格检查 □ 完成血流动力学评估 □ 根据患者病情，向家属交代可能的风险、所需抢救措施（包括同步直流电转复及气管插管、动脉深静脉穿刺等）	□ 必要时请上级医师会诊 □ 如患者血流动力学不稳定，尽快予以同步直流电复律 □ 如血流动力学不稳定的永久性房颤或电复律未成功者，应当尽快开始控制心室率 □ 如血流动力学稳定，房颤持续时间<24 h 者可先控制心室率观察一段时间再决定是否复律治疗（部分房颤可自动复律） □ 如 48 h>房颤持续时间≥24 h 且血流动力学稳定者，可药物复律或控制心室率 □ 如房颤持续时间≥48 h 或时间不明且血流动力学稳定者，应当在经食道超声检查排除心房血栓后进行复律或常规抗凝 3 周后复律 □ 如房颤持续时间>1 周且血流动力学稳定者，应当常规抗凝 3 周后经食道超声排除心房血栓后进行复律治疗 □ 向家属交代病情，签署相关知情同意书
重点医嘱	**长期医嘱：** □ 心电、血压和血氧监测 **临时医嘱：** □ 描记 12 导联心电图 □ 血清心肌标志物测定 □ 血常规+电解质 □ 动脉血气分析（按需） □ 凝血功能	**长期医嘱：** □ 特级护理 □ 测量记录生命体征 □ 卧床、禁食、禁水 □ 心电、血压和血氧监测 □ 抗凝治疗（按需） □ 复律后维持窦律治疗（按需） **临时医嘱：** □ 吸氧（如需同步直流电转复） □ 静脉注射抗心律失常药物（按需） □ 静脉给予镇静麻醉类药物（如需电复律） □ 同步直流电复律（按需） □ 描记 12 导联心电图（转复后） □ 经食道超声检查（按需） □ 静脉应用抗心律失常药（直流电转复后按需或血流动力学稳定者首选）

待　续

日期	到达急诊（0~30 min）	到达急诊（0~60 min）
主要护理工作	□ 协助患者或家属完成挂号、交费等手续 □ 取血、并建立静脉通道，记录患者一般情况和用药	□ 特级护理 □ 准确记录治疗过程（时间、病情变化）
病情变异记录	□ 无　□ 有，原因： 1. 2.	□ 无　□ 有，原因： 1. 2.
护士签名		
医师签名		

注：*本流程只适用于需要电生理检查经导管消融、非危重抢救的室速患者；如确诊为缺血性心脏疾病引起的室速，应采用急性心肌梗死流程或择期 PCI 流程

日期	到达急诊（0~24 h）	住院第 1~2 天
主要诊疗工作	□ 评价病史及基础病，分析各项化验结果 □ 必要时联系收入相关病房 □ 电解质紊乱、感染等诱因（病因）或无手术指征采用"药物治疗流程" □ 符合导管消融适应证的房颤采用"EPS+RFCA 流程表"	□ 查找病因、危险分层 □ 确定下一步治疗方案 □ 完成病历书写 □ 向家属交代可能的风险，所需诊治方案，并获得家属的知情同意签字 □ 确定患者是否需要进行经导管电生理检查及消融术 □ 完善术前检查
重点医嘱	**长期医嘱：** □ 特级护理 □ 卧床 □ 心电、血压和血氧监测 □ 吸氧 □ 抗凝治疗（按需） □ 复律后维持窦律治疗（按需） **临时医嘱：** □ 口服/静脉抗心律失常药物 □ 针对异常化验指标进行复查	**长期医嘱：** □ 二级护理 □ 心电图、血压和血氧监测 □ 抗凝治疗 **临时医嘱：** □ 描记 12 导联心电图 □ Holter（按需） □ 心脏（UFCT 或 MRI）（按需） □ 抗心律失常药（按需） □ 经食道超声检查
主要护理工作	□ 特级护理 □ 准确记录治疗过程（时间、病情变化）	□ 入院宣教 □ 病房设施及相关规定介绍 □ 心理及生活护理
病情变异记录	□ 无 □ 有，原因： 1. 2.	□ 无 □ 有，原因： 1. 2.
护士签名		
医师签名		

日期	住院第 2~3 天（手术日）	住院第 4~5 天
主要诊疗工作	□ 术后观察血压、心率和心电图的变化以及有无心包填塞、气胸、血管并发症的发生，有并发症发生则及时处理 □ 术后伤口观察 □ 术后给予抗生素 □ EPS+RFCA 术后患者有置入永久起搏器指证，转入"永久起搏器植入术流程"	如果患者符合出院条件： □ 通知出院处 □ 通知患者及其家属出院 □ 将"出院总结"交给患者 □ 向患者交代出院后注意事项、定期复查项目和日期 □ 告知随访相关内容及联系方式 □ 如果患者不能出院，请在"病程记录"中说明原因和继续治疗
重点医嘱	长期医嘱： □ 今日行 EPS+RFCA 手术 □ EPS+RFCA 术后护理 □ 卧床 □ 心电、血压监测 □ 吸氧 □ 抗凝治疗 □ 预防性应用抗生素 2 天 临时医嘱： □ 继续调整抗心律失常药（按需） □ 描记 12 导联心电图 □ 超声心动图（必要时）	出院医嘱： □ 出院医嘱 □ 出院带药：抗凝治疗；继续使用抗心律失常药（按需） □ 定期复查
主要护理工作	EPS+RFCA 术中如 □ 穿刺静脉，术后加压包扎，沙袋压迫 2~4 h，平卧 4~6 h 后可下地活动	□ 帮助患者办理出院手续 □ 出院指导
病情变异记录	□ 无　□ 有，原因： 1. 2.	□ 无　□ 有，原因： 1. 2.
护士签名		
医师签名		

三、持续性室性心动过速临床路径表单*

适用对象：第一诊断为第一诊断为心律失常（ICD-10：I49.9）；行电生理检查+经导管消融术（EPS+RFCA）（ICD-9-CM-3: 37.26+（37.34/37.94））

患者姓名：_____ 性别：_____ 年龄：_____ 病例号：_____

住院日期：___年__月__日 出院日期：___年__月__日 标准住院日：6~10 天

发病时间：____年__月__日__时__分 达急诊时间：____年__月__日__时__分

时间	到达急诊（0~10 min）	到达急诊（0~30 min）	到达急诊（0~24 h）
主要诊疗工作	□ 描记 12 导联心电图 □ 评价心电图 □ 询问病史 □ 检查生命体征，体格检查 □ 完成血流动力学评估 □ 根据患者病情，向家属交代可能的风险、所需抢救措施（包括直流电转复及气管插管、动脉深静脉穿刺等），并获得家属知情同意签字	□ 请上级医师会诊 □ 如患者因血流动力学不稳定，出现意识丧失，则迅速给予直流电复律 □ 如果血流动力学尚稳定，未出现意识丧失，可等待会诊后决定治疗措施 □ 如患者出现休克症状，但意识尚清可给予镇静药物后电复律 □ 向家属交代病情，签署相关知情同意书	□ 评价病史及基础病，分析各项化验结果 □ 再次向家属交代病情和治疗措施，签署相关知情同意书 □ 准备收入相关病房 □ AMI/一过性缺血采用"PCI 流程表" □ 特发性室速采用"EPS+RFCA 流程表" □ 需要置入 ICD 采用"ICD 置入术流程表" □ 电解质紊乱、药物中毒等诱因或无手术指征采用"药物治疗流程" □ 密切观察患者心律情况
重点医嘱	**长期医嘱：** □ 吸氧 □ 心电、血压和血氧监测 **临时医嘱：** □ 描记 12 导联心电图 □ 血清心肌标志物测定 □ 血常规+电解质 □ 动脉血气分析（按需） □ 凝血功能	**长期医嘱：** □ 特级护理 □ 每小时测量记录生命体征 □ 卧床、禁食、禁水 □ 心电、血压和血氧监测 **临时医嘱：** □ 麻醉机吸氧（如需直流电转复） □ 静脉予麻醉药物（如需直流电复律） □ 直流电复律（按需） □ 描记 12 导联心电图(转复后) □ 静脉应用抗心律失常药（直流电转复后按需或血流动力学稳定者首选）	**长期医嘱：** □ 特级护理 □ 卧床 □ 心电、血压和血氧监测 □ 吸氧 **临时医嘱：** □ 口服/静脉抗心律失常药物 □ 针对异常检查结果进行复查
主要护理工作	□ 协助患者或家属完成挂号、交费等手续 □ 取血、并建立静脉通道，记录患者一般情况和用药	□ 特级护理 □ 准确记录治疗过程（时间、病情变化）	□ 特级护理 □ 准确记录治疗过程（时间、病情变化）

待 续

续　表

时间	到达急诊（0~10 min)	到达急诊（0~30 min)	到达急诊（0~24 h)
病情 变异 记录	□无　□有，原因： 1. 2.	□无　□有，原因： 1. 2.	□无　□有，原因： 1. 2.
护士 签名			
医师 签名			

注：*本流程只适用于 ICD 置入的患者、非危重抢救的室速患者；如确诊为缺血性心脏疾病引起的室速应采用急性心肌梗死流程或择期 PCI 流程

时间	住院第 1 天	住院第 2 天	住院第 3 天（术日）
主要诊疗工作	□ 上级医师查房 □ 分析病因、危险分层、监护强度、治疗效果评估 □ 确定下一步治疗方案 □ 完成病历书写 □ 向家属交代可能的风险，所需诊治方案，并获得家属的知情同意签字	□ 确定患者是否需要进行电生理检查+经导管消融术 □ 完成术前准备 □ 继续调整抗心律失常药	□ 术后 ECG □ 术后伤口观察 □ EPS+RFCA 术后患者有置入 ICD 指证，转入"ICD 置入术流程"
重点医嘱	**长期医嘱：** □ 二级护理 □ 心电、血压和血氧监测 **临时医嘱：** □ 描记 12 导联心电图 □ Holter（按需） □ 心脏（MRI）（按需） □ 抗心律失常药（按需）	**长期医嘱：** □ 二级护理 **临时医嘱：** □ 明日局麻下行 EPS+RFCA 术 □ 术区备皮 □ 术前晚可口服镇静药物 □ 继续调整抗心律失常药（按需）	**长期医嘱：** □ 今日行 EPS+RFCA 手术 □ EPS+RFCA 术后护理 □ 卧床 □ 心电、血压监测 □ 吸氧 **临时医嘱：** □ 继续调整抗心律失常药（按需） □ 描记 12 导联心电图
主要护理工作	□ 入院宣教 □ 病房设施及相关规定介绍 □ 心理及生活护理	□ 心理及生活护理 □ 指导患者相关治疗和检查活动	EPS+RFCA 术中如 □ 穿刺动脉，术后加压包扎，沙袋压迫 8 h，平卧 8~12 h，24 h 后解除包扎 □ 穿刺静脉，术后加压包扎，沙袋压迫 4 h，平卧 8~12 h 后可下地活动
病情变异记录	□ 无 □ 有，原因： 1. 2.	□ 无 □ 有，原因： 1. 2.	□ 无 □ 有，原因： 1. 2.
护士签名			
医师签名			

日期	住院第 4 天	住院第 5 天 （出院日）
主要 诊疗 工作	□ 术后伤口观察，换药等相关治疗 □ 安排术后相关检查	□ 确定行 EPS+RFCA 术的患者是否可以 出院
重 点 医 嘱	**长期医嘱：** □ 卧床 □ 心电、血压监测 **临时医嘱：** □ 换药一次（EPS+RFCA 术后 24 h 解除包 扎，局部听诊有无杂音） □ 继续使用抗心律失常药（按需）	**出院医嘱：** □ 出院医嘱 □ 出院带药：继续使用抗心律失常药（按需）
主要 护理 工作	□ 配合医师伤口换药	□ 办理出院
病情 变异 记录	□ 无　□ 有，原因： 1. 2.	□ 无　□ 有，原因： 1. 2.
护士 签名		
医师 签名		

四、持续性室性心动过速临床路径表单*

适用对象：第一诊断为心律失常（ICD-10：I49.9）行置入型心律转复除颤器（ICD）
治疗（ICD-9-CM-3：37.34/37.94）

患者姓名：_____ 性别：_____ 年龄：_____ 病例号：_____

住院日期：___年__月__日 出院日期：___年__月__日 标准住院日：6~10 天

发病时间：_____年__月__日__时__分 达急诊时间：_____年__月__日__时__分

时间	到达急诊（0~10 min）	到达急诊（0~30 min）	到达急诊（0~24 h）
主要诊疗工作	□ 描记 12 导联心电图 □ 评价心电图 □ 询问病史 □ 检查生命体征，体格检查 □ 完成血流动力学评估 □ 根据患者病情，向家属交代可能的风险、所需抢救措施（包括直流电转复及气管插管、动脉深静脉穿刺等），并获得家属的知情同意签字	□ 请上级医师会诊 □ 如患者因血流动力学不稳定，出现意识丧失，则迅速给予直流电复律 □ 如果血流动力学尚稳定，未出现意识丧失，可等待会诊后决定治疗措施 □ 如患者出现休克症状，但意识尚清可给予镇静药物后电复律 □ 向家属交代病情，签署相关知情同意书	□ 评价病史及基础病，分析各项化验结果 □ 再次向家属交代病情和治疗措施，签署相关知情同意书 □ 准备收入相关病房 □ AMI/一过性缺血采用"PCI 流程表" □ 特发性室速采用"EPS+RFCA 流程表" □ 需要置入 ICD 采用"ICD 置入术流程表" □ 电解质紊乱、药物中毒等诱因或无手术指征采用"药物治疗流程" □ 密切观察患者心律情况
重点医嘱	**长期医嘱：** □ 吸氧 □ 心电图、血压和血氧监测 **临时医嘱：** □ 描记 12 导联心电图 □ 血清心肌标志物测定 □ 血常规+电解质 □ 动脉血气分析 □ 凝血功能	**长期医嘱：** □ 特级护理 □ 每小时测量记录生命体征 □ 卧床、禁食、禁水 □ 心电图、血压和血氧监测 **临时医嘱：** □ 麻醉机吸氧（如需直流电转复） □ 静脉予麻醉药物（如需直流电复律） □ 直流电复律（按需） □ 描记 12 导联心电图（转复后） □ 静脉应用抗心律失常药（直流电转复后按需或血流动力学稳定者首选）	**长期医嘱：** □ 特级护理 □ 卧床 □ 心电图、血压和血氧监测 □ 吸氧 **临时医嘱：** □ 口服/静脉抗心律失常药物 □ 针对异常化验指标进行复查

续 表

时间	到达急诊（0~10 min）	到达急诊（0~30 min）	到达急诊（0~24 h）
主要护理工作	☐ 协助患者或家属完成挂号、交费等手续 ☐ 取血、并建立静脉通道，记录患者一般情况和用药	☐ 特级护理 ☐ 准确记录治疗过程（时间、病情变化）	☐ 特级护理 ☐ 准确记录治疗过程（时间、病情变化）
病情变异记录	☐ 无　☐ 有，原因： 1. 2.	☐ 无　☐ 有，原因： 1. 2.	☐ 无　☐ 有，原因： 1. 2.
护士签名			
医师签名			

注：* 本流程只适用于需要电生理检查经导管消融以及 ICD 置入的患者、非危重抢救的室速患者；如确诊为缺血性心脏疾病引起的室速应采用急性心肌梗死流程或择期 PCI 流程

时间	住院第 1 天	住院第 2 天	住院第 3 天 （术日）
主要诊疗工作	□ 上级医师查房 □ 分析病因、危险分层、监护强度、治疗效果评估 □ 制订下一步治疗方案 □ 完成病历书写 □ 向家属交代可能的风险，所需诊治方案，并获得家属的知情同意签字	□ 确定患者是否需要进行 ICD 置入术 □ 完成术前准备 □ 调整抗心律失常药	□ 术后心电图 □ 术后伤口观察 □ 术后预防性使用抗生素
重点医嘱	**长期医嘱：** □ 二级护理 □ 心电图、血压和血氧监测 **临时医嘱：** □ 描记 12 导联心电图 □ Holter（按需） □ 心脏 MRI（按需） □ 抗心律失常药（按需）	**长期医嘱：** □ 二级护理 **临时医嘱：** □ 明日全麻下 ICD 置入术 □ 术区备皮 □ 术前禁食、禁水 □ 术前晚可口服镇静药物 □ 调整抗心律失常药	**长期医嘱：** □ 全麻下 ICD 置入术后护理 □ 一级护理 □ 卧床 □ 心电、血压监测 □ 吸氧 **临时医嘱：** □ 调整抗心律失常药 □ 心电图
主要护理工作	□ 入院宣教 □ 病房设施及相关规定介绍 □ 心理及生活护理	□ 心理及生活护理 □ 指导患者相关治疗和检查活动	□ 行 ICD 置入术者，术后局部加压包扎至次日晨，卧床 24 h
病情变异记录	□ 无　□ 有，原因： 1. 2.	□ 无　□ 有，原因： 1. 2.	□ 无　□ 有，原因： 1. 2.
护士签名			
医师签名			

时间	住院第 4 天	住院第 5 天	住院第 6~9 天
主要诊疗工作	□ 术后伤口观察，换药等相关治疗 □ 安排术后相关检查	□ 行 ICD 置入患者进行术后检查（包括胸部 X 线片、Holter、术后 ICD 程控）	□ 住院第 6 天可评估 ICD 置入术的患者是否可以出院 □ 术后检查评估 □ 向患者及家属交代出院后注意事项，预约复诊时间 □ 将出院记录的副本交给患者 □ 准备出院带药 □ 如果患者不能出院，在病程记录中说明原因和继续治疗的方案
重点医嘱	长期医嘱： □ 全麻下 ICD 置入术后护理 □ 一级护理 □ 卧床 □ 心电、血压监测 □ 预防性给予抗生素 临时医嘱： □ 换药一次（行 ICD 置入者晨起解除加压包扎，局部换药） □ 继续调整抗心律失常药 □ 心电图	长期医嘱： □ 全麻下 ICD 置入术后护理 □ 一级/二级护理 临时医嘱： □ 调整抗心律失常药 □ 胸部 X 线片 □ Holter □ 术后 ICD 程控	出院医嘱： □ ICD 置入术的患者出院（或住院第 9 天拆线后出院） □ 继续使用抗心律失常药 □ 住院第 9 天伤口拆线、换药
主要护理工作	□ 配合医师伤口换药	□ 协助患者完成相关检查	□ 办理出院（住院第 7 天出院者，嘱患者第术后第 9 天来院拆线） □ 出院指导
病情变异记录	□ 无　□ 有，原因： 1. 2.	□ 无　□ 有，原因： 1. 2.	□ 无　□ 有，原因： 1. 2.
护士签名			
医师签名			

（中华医学会心血管内科学分会）

第 102 节 严重心力衰竭临床路径

临床路径标准

一、适用对象

第一诊断为严重心力衰竭（ICD-10：I50）。

二、诊断依据

根据《中国心力衰竭诊断和治疗指南 2014》（中华医学会心血管病学分会，2014 年）。

1. 临床表现 呼吸困难（端坐呼吸）。

2. 体征 肺部干湿性啰音。

3. 辅助检查 胸部 X 线片呈肺淤血或肺水肿表现，超声心动图提示心功能严重低下，利钠肽（BNP 或 NT-proBNP）多明显升高。

三、治疗方案的选择

根据《中国心力衰竭诊断和治疗指南 2014》（中华医学会心血管病学分会，2014 年）。

1. 一般治疗 取坐位，吸氧，心电、血压和指端氧饱和度监测。

2. 急救措施 根据病情使用吗啡。

3. 消除肺淤血、肺水肿的治疗措施 利尿剂和血管扩张剂的应用。

4. 稳定血流动力学的措施 合并显著低血压和（或）休克时可使用正性肌力药物、血管收缩药物。

5. 原发病的治疗 治疗病因和诱因。

6. 非药物治疗措施 必要时可给予无创或有创辅助通气、机械循环支持、血液超滤等治疗。

7. 病情稳定后的长期治疗。

四、进入路径标准

1. 第一诊断必须符合严重心力衰竭疾病编码（ICD-10：I50）。

2. 当患者同时具有其他疾病诊断，但在住院期间不需要特殊处理也不影响第一诊断的临床路径流程实施时，可以进入路径。

五、住院期间的检查项目

1. 必需的检查项目

（1）血常规。

（2）肝功能、肾功能、电解质、BNP 或 NT-proBNP、心肌损伤标志物、D-二聚体、血糖、动脉血气分析。

（3）心电图、床旁胸部 X 线片、超声心动图。

2. 依病情需要，可进行以下检查，包括（但不限于）：尿便常规、凝血功能、白蛋白、甲状腺功能。

六、出院标准

1. 症状缓解，可平卧。

2. 生命体征稳定。

3. 胸部 X 线片显示肺水肿、肺淤血征象明显改善或正常。

4. 原发病得到有效控制。

七、标准住院日

标准住院日 7~14 天。

八、变异及原因分析

1. 病情危重，需气管插管及人工呼吸机辅助呼吸。

2. 合并肾功能不全需血液超滤或血液透析。

3. 合并心肌缺血或心肌梗死需行冠脉造影和介入治疗。

4. 合并严重感染不易控制者。

5. 等待外科手术。

临床路径表单

适用对象：第一诊断为严重心力衰竭（ICD-10：I50）

患者姓名：_____ 性别：_____ 年龄：_____ 门诊号：_____ 住院号：_____

入院日期：___年__月__日　出院日期：___年__月__日　标准住院日：7~14 天

发病时间：___年__月__日__时__分　到达急诊时间：___年__月__日__时__分

时间	到达急诊科 30 min 内	到达急诊科 30~120 min
主要诊疗工作	□ 完成病史采集与体格检查 □ 描记 18 导联心电图并对其作出评价 □ 生命体征监测，完善检查 □ 对心衰作出初步诊断和病情判断 □ 向患者家属交代病情	□ 持续心电监测 □ 无创血压监测 □ 血氧饱和度监测 □ 完善检查 □ 进一步抢救治疗 □ 尽快收入监护病房住院治疗
重点医嘱	**长期医嘱：** □ 持续心电监测 □ 无创血压监测 □ 血氧饱和度监测 **临时医嘱：** □ 描记 18 导联心电图 □ 血常规、肝功能、肾功能、电解质、BNP/NT-proBNP、心肌损伤标志物、D-二聚体、血气分析 □ 静脉应用利尿剂	**长期医嘱：** □ 心力衰竭常规护理 □ 特级护理 □ 重症监护（持续心电、血压和血氧饱和度监测等） □ 吸氧 □ 卧床 □ 记录 24 h 出入量 **临时医嘱：** □ 调整血压药物 □ 快速房颤者纠正心律失常药物 □ 吗啡 3~5 mg 静脉注射（酌情） □ 拍床旁胸部 X 线片 □ 纠正水、电解质和酸碱平衡紊乱
主要护理工作	□ 协助患者或家属完成急诊挂号、交费 □ 静脉取血	□ 心衰护理常规 □ 特级护理
病情变异记录	□ 无　□ 有，原因： 1. 2.	□ 无　□ 有，原因： 1. 2.
护士签名		
医师签名		

时间	住院第 1 天	住院第 2 天	住院第 3~4 天
主要诊疗活动	□ 上级医师查房并完成上级医师查房记录 □ 制订下一步诊疗方案 □ 完成病历书写 □ 进一步完善检查 □ 对各系统功能做出评价 □ 密切观察生命体征 □ 病情允许加用 ACEI 及 β-受体阻滞剂	□ 上级医师查房并完成上级医师查房记录 □ 根据病情调整诊疗方案 □ 复查有关检查 □ 病情允许加用 ACEI 及 β-受体阻滞剂	□ 上级医师查房并完成三级医师查房记录 □ 根据病情调整诊疗方案 □ 心衰常规治疗 □ 复查电解质 □ 病情允许加用 ACEI 及 β-受体阻滞剂
重点医嘱	**长期医嘱：** □ 心力衰竭常规护理 □ 特级护理 □ 重症监护（持续心电、血压和血氧饱和度监测等） □ 吸氧 □ 卧床 □ 记录 24 h 出入量 **临时医嘱：** □ 利尿剂 □ 扩血管药 □ 升压药（必要时） □ 纠正水、电解质和酸碱平衡紊乱 □ 抗心律失常（必要时） □ 抗生素（必要时） □ 复查血气、电解质	**长期医嘱：** □ 心力衰竭常规护理 □ 特级护理 □ 重症监护（持续心电、血压和血氧饱和度监测等） □ 吸氧 □ 卧床 □ 记录 24 h 出入量 **临时医嘱：** □ 复查床旁胸部 X 线片（酌情） □ 复查电解质 □ 用药同前 □ 完善有关检查如尿常规、便常规、凝血功能、血糖、甲状腺功能等	**长期医嘱：** □ 心力衰竭常规护理 □ 特级护理 □ 重症监护（持续心电、血压和血氧饱和度监测等） □ 吸氧 □ 卧床 □ 记录 24 h 出入量 **临时医嘱：** □ 复查床旁胸部 X 线片（酌情） □ 复查电解质 □ 复查 BNP 或 NT-proBNP □ 用药同前，根据情况调整
主要护理工作	□ 心力衰竭常规护理 □ 特级护理	□ 心力衰竭常规护理 □ 特级护理	□ 心力衰竭常规护理 □ 特级护理
病情变异记录	□ 无　□ 有，原因： 1. 2.	□ 无　□ 有，原因： 1. 2.	□ 无　□ 有，原因： 1. 2.
护士签名			
医师签名			

时间	住院第 5~6 天	住院第 6~13 天	住院第 7~14 天（出院日）
主要诊疗工作	□ 上级医师查房并完成上级医师查房记录 □ 根据病情调整诊疗方案 □ 心衰竭常规治疗 □ 病情稳定者可转普通病房 □ 病情允许加用 ACEI 及 β-受体阻滞剂	□ 上级医师查房，根据病情调整诊疗方案，评估治疗效果，判断可否出院 □ 完成上级医师查房记录 □ 心衰竭常规治疗 □ 病情允许加用 ACEI 及 β-受体阻滞剂	□ 通知患者和家属 □ 通知住院处 □ 向患者交代出院后注意事项，预约复诊日期 □ 完成病历书写 □ 将出院记录副本交给患者 □ 如果患者不能出院，在病程记录中说明原因和继续治疗的方案
重点医嘱	长期医嘱： □ 心力衰竭常规护理 □ 一级/二级护理（转入普通病房后） □ 吸氧（必要时） □ 重症监护（持续心电、血压和血氧饱和度监测等） □ 卧床或床旁活动 □ 记录 24 h 出入量 临时医嘱： □ 复查床旁胸部 X 线片（酌情） □ 复查电解质 □ 利尿剂 □ 扩血管药（必要时） □ 升压药（必要时） □ 纠正水、电解质和酸碱平衡紊乱	长期医嘱： □ 心力衰竭常规护理 □ 二级护理 □ 卧床或床旁活动 □ 心衰常规治疗 临时医嘱： □ 复查床旁胸部 X 线片（酌情）	出院医嘱： □ 注意事项 □ 出院带药 □ 门诊随诊（随访计划）
主要护理工作	□ 心力衰竭常规护理 □ 一级护理 □ 根据病情可转入普通病房	□ 心力衰竭常规护理 □ 二级护理 □ 出院准备指导	□ 出院宣教 □ 协助办理出院手续
病情变异记录	□ 无　□ 有，原因： 1. 2.	□ 无　□ 有，原因： 1. 2.	□ 无　□ 有，原因： 1. 2.
护士签名			
医师签名			

（中华医学会心血管内科学分会）

第 103 节　风湿性二尖瓣狭窄临床路径

临床路径标准

一、适用对象

第一诊断为风湿性二尖瓣狭窄（ICD-10：I05.0）。

二、诊断依据

根据《临床诊疗指南——心血管内科分册》（中华医学会编著，人民卫生出版社，2009 年）、全国高等医药院校教材《内科学》（第 8 版，人民卫生出版社，2013 年）、2012 年 ESC 和 2014 年 AHA/ACC "瓣膜性心脏病管理指南"。

1. 临床表现　呼吸困难、咳嗽、咯血、声嘶和右心衰竭症状以及心律失常、急性肺水肿、肺部感染、血栓栓塞和感染性心内膜炎等并发症。

2. 体格检查　心尖区可闻及第一心音亢进和开瓣音、低调的隆隆样舒张中晚期杂音、可触及舒张期震颤。可有肺动脉高压和右心扩大的心脏体征。

3. 辅助检查　心电图、胸部 X 线、超声心动图等有相应表现。

三、选择治疗方案的依据

根据《临床诊疗指南——心血管内科分册》（中华医学会编著，人民卫生出版社，2009 年）、全国高等医药院校教材《内科学》（第 8 版，人民卫生出版社，2013 年）。2012 年 ESC 和 2014 年 AHA/ACC "瓣膜病管理指南"。

1. 内科治疗

（1）一般治疗：减少体力活动，限制钠盐摄入，适当应用利尿剂，避免和控制诱发病情加重的因素，如感染、贫血等。

（2）急性肺水肿处理：见急性左心衰临床路径。

（3）心房颤动和血栓栓塞的防治：抗凝、转复或控制心室率。

（4）抗风湿治疗。

（5）二尖瓣球囊扩张术。

2. 外科治疗　直视分离术和人工瓣膜置换术。

四、标准住院日

标准住院日通常 6~14 天。

五、进入路径标准

1. 第一诊断必须符合风湿性二尖瓣狭窄（ICD-10：I05.0）。

2. 只需要内科治疗，进行二尖瓣球囊扩张者，需要无禁忌证（需要外科手术治疗者，进入外科相关路径）。

3. 进行二尖瓣球囊扩张

（1）具有二尖瓣狭窄症状：二尖瓣口面积≤1.5 cm^2 或二尖瓣口面积>1.5 cm^2，症状不能用其他原因解释。

（2）无二尖瓣狭窄症状：二尖瓣口面积≤1.0 cm^2 或二尖瓣口面积≤1.5 cm^2 伴新发心房颤动。

4. 当患者同时具有其他疾病诊断，但在住院期间不需要特殊处理也不影响第一诊断的临床路径流程实施时，可以进入路径。

六、住院期间的检查项目

1. 必需的检查项目

（1）血常规、尿常规、便常规。

（2）红细胞沉降率、抗链"O"、C 反应蛋白（CRP）、血生物化学、凝血功能、心肌酶、pro-BNP（BNP）。

（3）心电图、胸部 X 线片、经胸超声心动图。

2. 根据情况可选择的检查项目　血型、感染性疾病筛查（乙型病毒性肝炎、丙型病毒性肝炎、梅毒、艾滋病等）、经食管超声心动图、心脏 CT 等。

七、治疗方案与药物选择

1. 评估患者是单纯内科药物治疗、二尖瓣球囊扩张还是需要外科手术治疗（进入外科手术路径）。

2. 单纯内科药物治疗

（1）抗风湿治疗。

（2）合并心房颤动患者：转复可以使用普罗帕酮、胺碘酮等；控制心室率可以使用 β-受体阻断剂，非二氢吡啶类钙离子拮抗剂和洋地黄类；抗凝可以使用华法林。

（3）合并慢性心力衰竭：可使用利尿剂和硝酸酯类药物等。

3. 二尖瓣球囊扩张术。

八、出院标准

1. 患者症状明显缓解，心功能Ⅰ～Ⅲ级。

2. 二尖瓣球囊扩张术者，没有需要住院处理的并发症和（或）合并症。超声心动图证实瓣膜功能良好，无明显并发症。

九、变异及原因分析

1. 二尖瓣球囊扩张术围术期并发症　脑卒中、瓣膜功能障碍、心功能不全、栓塞、心包压塞、出血、溶血、感染性心内膜炎、术后伤口感染、重要脏器功能不全等造成住院日延长和费用增加，如并发症严重需要专科治疗则退出路径。

2. 出现治疗相关不良反应时，需要进行相关诊断和治疗。

3. 患者入院后已发生严重的肺部感染、心功能不全、脑梗死等，需进行积极对症治疗和检查，导致住院时间延长，增加住院费用等，如并发症严重需要专科治疗则退出路径。

4. 当患者同时具有其他疾病诊断，住院期间病情发生变化，需要特殊处理，影响第一诊断的临床路径流程实施时，需要退出路径。

5. 患者需要进行外科手术处理二尖瓣时，退出路径。

6. 患者达到出院标准，但因为患者原因拒绝出院则退出路径。

临床路径表单

适用对象：第一诊断为风湿性二尖瓣狭窄（ICD-10：I05.0）

患者姓名：_____ 性别：_____ 年龄：_____ 门诊号：_____ 住院号：_____

住院日期：___年__月__日 出院日期：___年__月__日 标准住院日：6~14 天

时间	住院第 1~2 天	住院第 2~5 天
主要诊疗工作	□ 询问病史及体格检查 □ 上级医师查房 □ 初步的诊断和治疗方案 □ 住院医师完成住院记录、首次病程、上级医师查房等病历 □ 完善检查	□ 继续完成实验室检查 □ 完成必要的相关科室会诊 □ 调整心脏及重要脏器功能 □ 上级医师查房 **拟行二尖瓣球囊扩张术者：** □ 上级医师查房，术前评估和决定手术方案 □ 住院医师完成术前小结、术前讨论、上级医师查房记录等 □ 向患者和（或）家属交代围术期注意事项并签署手术知情同意书、自费用品协议书、输血同意书、委托书 □ 完成各项术前准备
重点医嘱	**长期医嘱：** □ 心内科一级护理常规 □ 饮食 □ 患者基础用药 □ 既往用药 **临时医嘱：** □ 血常规、尿常规、便常规 □ 检测红细胞沉降率、抗链 "O"、CRP、血生物化学、凝血功能、心肌酶、pro-BNP（BNP） □ 心电图、胸部 X 线片、超声心动图检查	**长期医嘱：**同前，根据病情调整 **临时医嘱：** □ 根据会诊科室要求开检查和化验单 □ 根据患者情况选择血型、感染性疾病筛查（乙型病毒性肝炎、丙型病毒性肝炎、梅毒、艾滋病等）、食道超声心动图、心脏 CT **拟行经皮二尖瓣球囊扩张术者：** □ 术前禁食、禁水，术区备皮 □ 准备术中特殊用药 □ 其他特殊医嘱
主要护理工作	□ 介绍病房环境、设施设备 □ 入院护理评估 □ 防止皮肤压疮护理	□ 观察患者病情变化 □ 心理和生活护理 **拟行经皮二尖瓣球囊扩张术者：** □ 做好备皮等术前准备，提醒患者术前禁食、禁水 □ 术前心理护理
病情变异记录	□ 无　□ 有，原因： 1. 2.	□ 无　□ 有，原因： 1. 2.
护士签名		
医师签名		

时间	住院第 3~13 天	住院第 4~14 天
主要诊疗工作	单纯内科治疗者 ☐ 日常查房，完成病程记录 ☐ 上级医师查房：确定和调整治疗方案 ☐ 完成上级医师查房记录 ☐ 向家属及患者交代病情及下一步诊疗方案 **行二尖瓣球囊扩张术者：** ☐ 向家属交代病情、手术过程及术后注意事项 ☐ 术者完成手术记录 ☐ 完成术后病程 ☐ 严密观察穿刺部位出血、肢体血运情况，注意有无手术并发症	☐ 上级医师查房，评估患者是否达到出院标准，明确是否出院 ☐ 完成出院记录、病案首页、出院诊断证明书等所有病历 ☐ 向患者交代出院后的后续治疗及相关注意事项，预约复诊时间
重点医嘱	**长期医嘱：** ☐ 特级护理常规 ☐ 饮食 ☐ 药物治疗（参考治疗方案） ☐ 其他医嘱 **行二尖瓣球囊扩张术者：** ☐ 伤口加压包扎 ☐ 穿刺肢体制动 ☐ 心电监护 **临时医嘱：** **行二尖瓣球囊扩张术者：** ☐ 心电图 ☐ 胸部 X 线片 ☐ 超声心动图检查	**出院医嘱：** ☐ 出院带药 ☐ 定期复查 ☐ 不适随诊
主要护理工作	☐ 观察患者病情变化并及时报告医生 **行二尖瓣球囊扩张术者：** ☐ 严密观察穿刺部位出血、渗血征象、观察穿刺点肢体血运情况 ☐ 术后心理与生活护理	☐ 指导患者办理出院手续 ☐ 出院宣教
病情变异记录	☐ 无　☐ 有，原因： 1. 2.	☐ 无　☐ 有，原因： 1. 2.
护士签名		
医师签名		

（中华医学会心血管内科学分会）

第104节　非ST段抬高型急性冠状动脉综合征介入治疗临床路径

临床路径标准

一、适用对象

第一诊断为不稳定性心绞痛（ICD-10：I20.0/20.1/20.9）或非ST段抬高型心肌梗死（ICD-10：I21.4）。

行冠状动脉内支架置入术（ICD-9-CM-3：36.06/36.07）。

二、诊断依据

根据《临床诊疗指南——心血管内科分册》（中华医学会编著，人民卫生出版社，2009年），《不稳定心绞痛及非ST段抬高性心肌梗死诊断与治疗指南》（中华医学会心血管病学分会，2007年）及ACC/AHA与ESC相关指南。

1. 临床发作特点　表现为运动或自发性胸痛，休息或含服硝酸甘油可迅速缓解，可持续时间较长并反复发作。

2. 心电图表现　胸痛发作时相邻两个或两个以上导联心电图ST段压低或抬高>0.1 mV，或T波倒置≥0.2 mV，胸痛缓解后ST-T变化可恢复。

3. 心肌损伤标志物不升高或未达到心肌梗死诊断水平，如心肌损伤标志物升高（心肌损伤标志物增高或增高后降低，至少有一次数值超过参考值上限的99百分位），则诊断为非ST段抬高型心肌梗死。

4. 临床类型

（1）初发心绞痛：病程在1个月内新发生的心绞痛，可表现为自发性与劳力性发作并存，疼痛分级在Ⅲ级以上。

（2）恶化劳力型心绞痛：既往有心绞痛史，近1个月内心绞痛恶化加重，发作次数频繁，时间延长或痛阈降低［即加拿大劳力型心绞痛分级（CCS Ⅰ~Ⅳ）至少增加1级，或至少达到Ⅲ级］。

（3）静息心绞痛：心绞痛发生在休息或安静状态，发作持续时间通常在20 min以上。

（4）梗死后心绞痛：指急性心肌梗死发病24 h后至1个月内发生的心绞痛。

（5）变异型心绞痛：休息或一般活动时发生的心绞痛，发作时心电图显示ST段一过性抬高，多数患者可自行缓解，仅有少数可演变为心肌梗死。

（6）非ST段抬高型心肌梗死：休息或轻微活动时发作的缺血性胸痛，持续时间通常超过15 min，可反复发作。

三、治疗方案的选择及依据

根据《临床诊疗指南——心血管内科分册》（中华医学会编著，人民卫生出版社，2009 年），《不稳定心绞痛及非 ST 段抬高性心肌梗死诊断与治疗指南》（中华医学会心血管病学分会，2007 年）及 ACC/AHA 与 ESC 相关指南。

1. 危险度分层　根据 TIMI 风险评分或患者心绞痛发作类型及严重程度、心肌缺血持续时间、心电图和心肌损伤标志物测定结果，分为低、中、高危 3 组。

2. 药物治疗　抗心肌缺血药物、抗血小板药物、抗凝药物、调脂药物。

3. 冠状动脉血运重建治疗　在强化药物治疗的基础上，中高危患者可优先选择经皮冠状动脉介入治疗（PCI）或冠状动脉旁路移植术（CABG）。

（1）PCI：有下列情况时，可于 2 h 内紧急冠状动脉造影，对于没有严重合并疾病、冠状动脉病变适合 PCI 者，实施 PCI 治疗：①在强化药物治疗的基础上，静息或小运动量时仍有反复的心绞痛或缺血发作；②心肌标志物升高（TNT 或 TNI）；③新出现的 ST 段明显压低；④心力衰竭症状或体征，新出现或恶化的二尖瓣反流；⑤血流动力学不稳定；⑥持续性室性心动过速。无上述指征的中高危患者可于入院后 12～48 h 内进行早期有创治疗。

（2）CABG：对于左主干病变、3 支血管病变 SYNTAX 积分高危，且伴有左室功能不全或糖尿病者可作为首选。

4. 主动脉内球囊反搏术　在强化药物治疗后仍有心肌缺血复发，在完成冠状动脉造影和血运重建前血流动力学不稳定的患者，可应用主动脉内球囊反搏术。

5. 保守治疗　对于低危患者，可优先选择保守治疗，在强化药物治疗的基础上，病情稳定后可进行负荷试验检查，择期冠状动脉造影和血运重建治疗。

6. 改善不良生活方式，控制危险因素。

四、标准住院日

标准住院日为 7～10 天。

五、进入路径标准

1. 第一诊断必须符合不稳定性心绞痛疾病编码（ICD-10：I20.0/20.1/20.9）或急性非 ST 段抬高型心肌梗死疾病编码（ICD-10：I21.4）。

2. 除外心肌梗死、主动脉夹层、急性肺栓塞、急性心包炎等疾病。

3. 如患有其他非心血管疾病，但在住院期间不需特殊处理（检查和治疗），也不影响第一诊断时，可以进入路径。

六、术前准备（术前评估）

术前准备（术前评估）0～3 天。

1. 必需的检查项目

（1）血常规、尿常规、便常规+隐血。

（2）肝功能、肾功能、电解质、血糖、血脂、血清心肌损伤标志物、凝血功能、感染性疾病筛查（乙型病毒性肝炎、丙型病毒性肝炎、艾滋病、梅毒等）。

（3）胸部 X 线片、心电图、超声心动图。

2. 根据患者具体情况可查

（1）血气分析、脑钠肽、D-二聚体、红细胞沉降率、C 反应蛋白或高敏 C 反应蛋白。

（2）24 h 动态心电图、心脏负荷试验。

（3）心肌缺血评估（低危、非急诊血运重建患者）。

七、选择用药

1. 双重抗血小板药物　常规联用阿司匹林+氯吡格雷。

2. 抗凝药物　低分子肝素或普通肝素等。

3. 抗心肌缺血药物　β-受体阻滞剂、硝酸酯类、钙离子拮抗剂等。

（1）β-受体阻滞剂：无禁忌证者 24 h 内常规口服。

（2）硝酸酯类：舌下含服硝酸甘油后静脉滴注维持，病情稳定后可改为硝酸酯类药物口服。

（3）钙拮抗剂：对使用足量 β-受体阻滞剂后仍有缺血症状或高血压者，如无禁忌证可应用非二氢吡啶类钙拮抗剂。

4. 镇静止痛药　硝酸甘油不能即刻缓解症状或出现急性肺充血时，可静脉注射吗啡。

5. 抗心律失常药物　有心律失常时应用。

6. 调脂药物　早期应用他汀类药物。

7. 血管紧张素转换酶抑制剂（ACEI）　用于左心室收缩功能障碍或心力衰竭、高血压以及合并糖尿病者。如无低血压等禁忌证，应在 24 h 时内口服。不能耐受者可选用 ARB 治疗。

8. 其他药物　伴随疾病的治疗药物等。

八、手术日

手术日为入院第 0~7 天（如需要进行手术）。

1. 麻醉方式　局部麻醉。

2. 手术方式　冠状动脉造影+支架置入术。

3. 手术内置物　冠状动脉内支架。

4. 术中用药　抗血栓药（肝素化，必要时可使用 GP Ⅱ b/Ⅲ a 受体拮抗剂）、血管活性药、抗心律失常药等。

5. 介入术后即刻需检查项目　生命体征检查、心电监测、心电图、穿刺部位的检查。

6. 必要时，介入术后住重症监护病房。

7. 介入术后第 1 天需检查项目 血常规、尿常规、心电图、心肌损伤标志物。必要时根据病情检查便常规+隐血、肝功能、肾功能、电解质、血糖、凝血功能、超声心动图、胸部 X 线片、血气分析等。

九、术后住院恢复

术后住院恢复 3~5 天，必须复查的检查项目：

1. 观察患者心肌缺血等不适症状，及时发现和处理并发症。

2. 继续严密观察穿刺部位出血、渗血情况。

十、出院标准

1. 生命体征平稳。

2. 血流动力学稳定。

3. 心肌缺血症状得到有效控制。

4. 无其他需要继续住院的并发症。

十一、变异及原因分析

1. 冠状动脉造影后转外科行急诊冠状动脉旁路移植术。

2. 等待二次 PCI 或择期冠状动脉旁路移植术。

3. 病情危重。

4. 出现严重并发症。

临床路径表单

适用对象：第一诊断为不稳定性心绞痛（ICD-10：I20.0/20.1/20.9）或非 ST 段抬高型心肌梗死（ICD-10：I21.4）

行冠状动脉内支架置入术（ICD-9-CM-3：36.06/36.07）

患者姓名：＿＿＿＿＿ 性别：＿＿＿＿ 年龄：＿＿＿＿ 门诊号：＿＿＿＿ 住院号：＿＿＿＿

住院日期：＿＿年＿月＿日 出院日期：＿＿年＿月＿日 标准住院日：7~10 天

发病时间：＿＿年＿月＿日＿时＿分 到达急诊科时间：＿＿年＿月＿日＿时＿分

时间	到达急诊科（0~10 min）	到达急诊科（0~30 min）
主要诊疗工作	□ 完成病史采集与体格检查 □ 描记"18 导联"心电图，评价初始 18 导联心电图 □ 明确诊断，立即口服阿司匹林及氯吡格雷（有禁忌证者除外） □ 开始常规治疗（参见不稳定性心绞痛诊断与常规治疗）	□ 心血管内科专科医师急会诊 □ 迅速危险分层，评估尽早血运重建治疗或保守治疗的适应证和禁忌证 □ 确定急诊冠状动脉造影及血运重建（直接 PCI 和急诊 CABG）治疗方案 □ 对于在急诊科未行早期有创治疗者，尽快将患者转入 CCU 继续治疗，再次评估早期血运重建的必要性及风险
重点医嘱	**长期医嘱：** □ 重症监护 □ 持续心电、血压和血氧饱和度监测等 □ 吸氧 **临时医嘱：** □ 描记"18 导联"心电图，胸部 X 线片 □ 血清心肌损伤标志物测定 □ 实验室检查：血常规+血型、尿常规+镜检、便常规+隐血、血脂、血糖、肝功能、肾功能、电解质、凝血功能 □ 感染性疾病筛查 □ 建立静脉通道 □ 其他特殊医嘱	**长期医嘱：** □ 不稳定性心绞痛护理常规 □ 一级护理或特级护理 □ 记录 24 h 出入量 □ 卧床 □ 重症监护（持续心电、血压和血氧饱和度监测等） □ 吸氧 □ 镇静止痛：吗啡（酌情） □ 静脉滴注硝酸甘油
主要护理工作	□ 协助患者或其家属完成急诊挂号、交费和办理"入院手续"等工作 □ 静脉取血	□ 不稳定性心绞痛护理常规 □ 特级护理
病情变异记录	□ 无 □ 有，原因： 1. 2.	□ 无 □ 有，原因： 1. 2.
护士签名		
医师签名		

时间	到达急诊科（0~60 min）	住院第 1 天（CCU）
主要诊疗工作	□ 对需要进行"急诊冠造和血运重建"治疗的高危患者 □ 向患者及家属交代病情和治疗措施 □ 签署"手术知情同意书" □ 行"急诊冠造和血运重建"治疗 □ 术前服用足量的抗血小板药物（阿司匹林及氯吡咯雷） □ 术前水化（肾功能不全者） □ 维持合适的血压、心率、心功能和重要脏器功能，能承受急诊造影及血运重建 □ 完成常规术前医嘱 □ 手术后将患者转入 CCU 或外科恢复室继续治疗	□ 监测血压、心率、尿量、呼吸、药物反应等情况 □ 观察穿刺点及周围情况；观察有无心电图变化；检查有无血色素下降及心肌损伤标志物升高 □ 上级医师查房：危险性分层，监护强度和治疗效果评估，制订下一步诊疗方案 □ 完成病历及上级医师查房记录 □ 不稳定性心绞痛常规药物治疗 □ 预防手术并发症 □ 对于在急诊科未行早期有创治疗者，再次危险分层，评价手术必要性及风险，对于中、高危患者应在入院后 12~48 h 内完成冠状动脉造影和血运重建
重点医嘱	**长期医嘱：** □ 不稳定性心绞痛护理常规 □ 一级护理或特级护理 □ 卧床 □ 重症监护（持续心电、血压和血氧饱和度监测等） □ 吸氧 □ 记录 24 h 出入量 □ 镇静止痛：吗啡（酌情） □ 静脉滴注硝酸甘油 □ 急诊血运重建治疗 **临时医嘱：** □ 备皮 □ 术前镇静 □ 足量使用抗血小板药物（阿司匹林+氯吡格雷）	**长期医嘱：** □ 不稳定性心绞痛护理常规 □ 一级护理或特级护理 □ 吸氧 □ 病危通知 □ 卧床或床旁活动 □ 流食或半流食 □ 重症监护（持续心电、血压和血氧饱和度监测等） □ 保持大便通畅 □ β-受体阻滞剂（无禁忌证者常规使用） □ ACEI［如无禁忌证（低血压、肺淤血或 LVEF≤0.40、高血压或糖尿病）者，应在 24 h内口服，不能耐受者可选用血管紧张素Ⅱ受体拮抗剂（ARB）治疗］ □ 硝酸酯类药物 □ 阿司匹林+氯吡格雷联合应用 □ 术后应用低分子肝素 2~8 天 □ 调脂治疗：他汀类药物 □ 钙拮抗剂（酌情） **临时医嘱：** □ 心电图 □ 动态监测心肌损伤标志物 □ 床旁胸部 X 线片 □ 床旁超声心动图
主要护理工作	□ 不稳定性心绞痛护理常规 □ 特级护理	□ 疾病恢复期心理与生活护理 □ 根据患者病情和危险性分层，指导并监督患者恢复期的治疗与活动
病情变异记录	□ 无　□ 有，原因： 1. 2.	□ 无　□ 有，原因： 1. 2.
护士签名		
医师签名		

时间	住院第 2 天（CCU）	住院第 3 天（CCU）
主要诊疗工作	☐ 继续重症监护 ☐ 观察穿刺点及周围情况 ☐ 观察有无心电图变化 ☐ 监测有无血色素下降及心肌损伤标志物升高 ☐ 上级医师查房：评估治疗效果，修订诊疗方案 ☐ 完成病历、病程记录、上级医师查房记录 ☐ 继续不稳定性心绞痛常规药物治疗 ☐ 对于保守治疗患者，随时评价进行急诊血运重建的必要性，并强化抗心肌缺血药物治疗	☐ 继续重症监护 ☐ 心电监测 ☐ 上级医师查房：评价心功能 ☐ 完成上级医师查房和病程记录 ☐ 继续和调整药物治疗 ☐ 确定患者是否可以转出 CCU ☐ 对于低危患者在观察期间未再发生心绞痛、心电图也无缺血改变，无左心衰竭的临床证据，留院观察 2~24 h 其间未发现心肌损伤标志物升高，可留院观察 24~48 h 后出院 ☐ 转出者完成转科记录
重点医嘱	**长期医嘱：** ☐ 不稳定性心绞痛护理常规 ☐ 一级护理或特级护理 ☐ 卧床 ☐ 床旁活动 ☐ 半流食或低盐、低脂普通饮食 ☐ 持续心电、血压和血氧饱和度监测等 ☐ 保持大便通畅 ☐ β-受体阻滞剂（无禁忌证者常规使用） ☐ ACEI 或 ARB 治疗（酌情） ☐ 硝酸酯类药物 ☐ 阿司匹林+氯吡格雷联合应用 ☐ 术后应用低分子肝素 2~8 天 ☐ 调脂治疗：他汀类药物 ☐ 钙拮抗剂（酌情） **临时医嘱：** ☐ 心电图 ☐ 心肌损伤标志物	**长期医嘱：** ☐ 不稳定性心绞痛护理常规 ☐ 一级护理或特级护理 ☐ 卧床 ☐ 床旁活动 ☐ 低盐、低脂普通饮食 ☐ 保持大便通畅 ☐ β-受体阻滞剂（无禁忌证者常规使用） ☐ ACEI 或 ARB 治疗（酌情） ☐ 硝酸酯类药物 ☐ 阿司匹林+氯吡格雷联合应用 ☐ 术后应用低分子肝素 2~8 天 ☐ 调脂治疗：他汀类药物 ☐ 钙拮抗剂（酌情） **临时医嘱：** ☐ 心电图 ☐ 心肌损伤标志物
主要护理工作	☐ 配合急救和诊疗 ☐ 生活与心理护理 ☐ 根据患者病情和危险性分层指导患者恢复期的康复和锻炼 ☐ 配合稳定患者由 CCU 转至普通病房	☐ 配合医疗工作 ☐ 生活与心理护理 ☐ 配合康复和二级预防宣教 ☐ 如果患者可以转出 CCU：办理转出 CCU 事项 ☐ 如果患者不能转出 CCU：记录原因
病情变异记录	☐ 无 ☐ 有，原因： 1. 2.	☐ 无 ☐ 有，原因： 1. 2.
护士签名		
医师签名		

时间	住院第 4~6 天 （普通病房第 1~3 天）	住院第 7~9 天 （普通病房第 4~6 天）	住院第 8~10 天 （出院日）
主要诊疗工作	□ 上级医师查房：心功能和治疗效果评估 □ 确定下一步治疗方案 □ 完成上级医师查房记录 □ 完成"转科记录" □ 完成上级医师查房记录 □ 血运重建术（PCI 或 CABG）患者术后治疗 □ 预防手术并发症	□ 上级医师查房与诊疗评估 □ 完成上级医师查房记录 □ 预防并发症 □ 再次血运重建治疗评估，包括 PCI、CABG □ 完成择期 PCI □ 心功能再评价 □ 治疗效果、预后和出院评估 □ 确定患者是否可以出院 □ 康复和宣教	如果患者可以出院： □ 通知出院处 □ 通知患者及其家属出院 □ 向患者交代出院后注意事项，预约复诊日期 □ 将"出院总结"交给患者 □ 如果患者不能出院，请在"病程记录"中说明原因和继续治疗 □ 二级预防的方案
重点医嘱	长期医嘱： □ 不稳定性心绞痛护理常规 □ 二级护理 □ 床旁活动 □ 低盐低脂普食 □ β-受体阻滞剂（无禁忌证者常规使用） □ ACEI 或 ARB 治疗（酌情） □ 口服硝酸酯类药物 □ 阿司匹林+氯吡格雷联用 □ 术后应用低分子肝素 2~8 天 □ 调脂治疗：他汀类药物 □ 钙拮抗剂（酌情）	长期医嘱： □ 不稳定性心绞痛护理常规 □ 二级护理 □ 室内或室外活动 □ 低盐、低脂普通饮食 □ β-受体阻滞剂（无禁忌证者常规使用） □ ACEI 或 ARB 治疗（酌情） □ 口服硝酸酯类药物 □ 阿司匹林+氯吡格雷联合应用 □ 调脂治疗：他汀类药物 □ 钙拮抗剂（酌情） 临时医嘱： □ 检查心电图、心脏超声、胸部 X 线片、肝功能、肾功能、电解质、血常规、尿常规、便常规及凝血功能	出院医嘱： □ 低盐、低脂饮食、适当运动、改善生活方式（戒烟） □ 控制高血压、高血脂、糖尿病等危险因素 □ 出院带药（根据情况）：他汀类药物、抗血小板药物、β-受体阻滞剂、ACEI、钙拮抗剂等 □ 定期复查
主要护理工作	□ 疾病恢复期心理与生活护理 □ 根据患者病情和危险性分层，指导并监督患者恢复期的治疗与活动 □ 二级预防教育	□ 疾病恢复期心理与生活护理 □ 根据患者病情和危险性分层，指导并监督患者恢复期的治疗与活动 □ 二级预防教育 □ 出院准备指导	□ 帮助患者办理出院手续、交费等事项 □ 出院指导
病情变异记录	□ 无 □ 有，原因： 1. 2.	□ 无 □ 有，原因： 1. 2.	□ 无 □ 有，原因： 1. 2.
护士签名			
医师签名			

（中华医学会心血管内科学分会）

9

脑血管疾病临床路径

第 105 节　脑出血临床路径

临床路径标准

一、适用对象

第一诊断为脑出血（ICD-10：I61）。

二、诊断依据

根据《中国脑出血诊治指南 2014》［中华医学会神经病学分会脑血管病学组编写，中华神经科杂志，2015，48（6）：435-444］。

1. 急性起病。

2. 伴有局灶症状和体征（少数为全面神经功能缺损），常伴有头痛、呕吐、血压升高及不同程度意识障碍。

3. 颅脑 CT 或 MRI 证实脑内出血病灶。

4. 排除非血管性脑部病因。

三、选择治疗方案的依据

根据《中国脑出血诊治指南 2014》［中华医学会神经病学分会脑血管病学组编写，中华神经科杂志，2015，48（6）：435-444］制订治疗方案：

1. 一般治疗　监测生命体征，维持呼吸循环稳定，监测控制体温。

2. 加强血压管理，避免血肿扩大。

3. 控制血糖水平。

4. 脑出血病因检查及治疗。

5. 防治并发症　控制脑水肿，降低颅内压，控制痫性发作，预防深静脉血栓。

6. 选择适宜药物治疗。

7. 必要时外科手术治疗。

8. 早期营养支持及康复治疗。

四、标准住院日

标准住院日 10~28 天。

五、进入路径标准

1. 第一诊断必须符合脑出血疾病编码（ICD-10：I61）。

2. 当患者同时具有其他疾病诊断，但在住院期间不需要特殊处理也不影响第一

诊断的临床路径流程实施时，可以进入路径。

六、住院后检查的项目

1. 必需完成的检查项目
（1）血常规、尿常规、便常规。
（2）肝功能、肾功能、电解质、血糖、血脂、心肌酶谱、凝血功能、感染性疾病筛查（乙型病毒性肝炎、丙型病毒性肝炎、梅毒、艾滋病等）。
（3）胸部 X 线片、心电图。
2. 根据具体情况可选择的检查项目
（1）超声心动图、血气分析。
（2）自身免疫抗体（ANA、ENA、ANCA 等）、肿瘤指标等。
（3）凝血因子系列、蛋白 C、蛋白 S、血小板聚集率。
（4）颅脑 CTA、MRI（包括 MRA、MRV、MRI T2* 序列）或 DSA。

七、选择用药

1. 脱水药物　可选用甘露醇、高渗盐水、甘油果糖、呋塞米（速尿）和白蛋白等。
2. 降压药物　根据患者血压情况选择静脉降压药物或口服降压药物。
3. 抗生素　遵循抗生素使用原则，根据患者情况及药物敏感性试验结果选择适宜抗生素。
4. 缓泻药。
5. 纠正水、电解质紊乱药物。
6. 止血药　应权衡利弊。
7. 其他药物　根据患者病情变化需要选择相应药物。

八、监测神经功能和生命体征

1. 生命体征监测。
2. NIH 卒中量表和 GCS 量表评分。

九、出院标准

1. 患者病情稳定。
2. 没有需要住院治疗的并发症。

十、变异及原因分析

1. 脑出血病情危重者需行手术治疗，转入相应路径。
2. 住院期间病情加重，需呼吸机辅助呼吸，导致住院时间延长和住院费用增加。
3. 既往其他系统疾病加重而需要治疗，或出现严重并发症，导致住院时间延长和住院费用增加。

临床路径表单

适用对象：第一诊断为脑出血（ICD-10：I61.9）

患者姓名：_____ 性别：_____ 年龄：_____ 门诊号：_____ 住院号：_____

住院日期：___年__月__日 出院日期：___年__月__日 标准住院日：10~28 天

时间	住院第 1 天（急诊室到病房或直接到卒中单元）	住院第 2 天	住院第 3 天
主要诊疗工作	□ 询问病史与体格检查（包括 NIHSS 评分、GCS 评分及 Bathel 评分） □ 完善病历 □ 医患沟通，交代病情 □ 监测并管理血压（必要时降压） □ 气道管理：防治误吸，必要时经鼻插管及机械通气 □ 完成或预约辅助检查 □ 控制体温，可考虑低温治疗、冰帽、冰毯 □ 防治感染、应激性溃疡等并发症 □ 合理使用脱水药物 □ 病情危重时积极考虑手术治疗 □ 记录会诊意见	□ 上级医师查房，书写上级医师查房记录 □ 评价神经功能状态 □ 评估辅助检查结果 □ 继续防治并发症 □ 必要时多科会诊 □ 康复治疗评估 □ 需手术者转神经外科 □ 记录会诊意见	□ 上级医师查房，书写上级医师查房记录 □ 评价神经功能状态 □ 继续防治并发症 □ 必要时会诊 □ 康复治疗 □ 需手术者转神经外科
重点医嘱	长期医嘱： □ 神经内科疾病护理常规 □ 一级护理 □ 低盐低脂饮食 □ 安静卧床 □ 监测生命体征 □ 依据病情下达 临时医嘱： □ 血常规、尿常规、便常规、肝功能、肾功能、电解质、血糖、血脂、心肌酶谱、凝血功能、血气分析、感染性疾病筛查、凝血因子系列、蛋白 C、蛋白 S、血小板聚集率等检查 □ 颅脑 CT、胸部 X 线片、心电图检查 □ 根据病情选择：颅脑 MRI，CTA、MRA 或 DSA、骨髓穿刺、血型（如手术） □ 根据病情下达病危通知 □ 神经外科会诊	长期医嘱： □ 神经内科疾病护理常规 □ 一级护理 □ 低盐低脂饮食 □ 安静卧床 □ 监测生命体征 □ 基础疾病用药 □ 依据病情下达 临时医嘱： □ 复查异常化验 □ 复查颅脑 CT（必要时） □ 依据病情需要	长期医嘱： □ 神经内科疾病护理常规 □ 一级护理 □ 低盐低脂饮食 □ 安静卧床 □ 监测生命体征 □ 基础疾病用药 □ 依据病情下达 临时医嘱： □ 异常实验室检查结果复查 □ 依据病情需要下达

时间	第 4~6 天	第 7~13 天	第 8~14 天（出院日）
主要诊疗工作	□ 各级医生查房 □ 评估辅助检查结果 □ 评价神经功能状态 □ 继续防治并发症 □ 必要时相关科室会诊 □ 康复治疗	□ 病情稳定患者可通知出院 　准备向患者交代出院后注 　意事项，预约复诊日期 □ 如果患者不能出院，在 　"病程记录"中说明原因 　和继续治疗的方案	□ 继续治疗直至病情稳定可 　以出院 □ 患者办理出院手续，出院

（中华医学会神经内科学分会）

第106节　高血压脑出血外科治疗临床路径

临床路径标准

一、适用对象

第一诊断为高血压脑出血（ICD-10：I61.902），行开颅血肿清除术（ICD-9-CM-3：01.24）。

二、诊断依据

根据《临床诊疗指南——神经外科学分册》（中华医学会编著，人民卫生出版社，2012年）、《临床技术操作规范——神经外科分册》（中华医学会编著，人民军医出版社，2007年）、《王忠诚神经外科学》（王忠诚，湖北科学技术出版社，2003年）、《神经外科学》（第2版，赵继宗，人民卫生出版社，2012年）。

1. 临床表现

（1）明确的高血压病史。

（2）急性颅内压增高症状：常出现剧烈头痛、头晕及呕吐，严重患者可出现意识障碍。

（3）神经系统症状：根据不同的出血部位，可以出现一些相应部位的对应症状，出现不同程度的偏瘫、偏身感觉障碍、偏盲、瞳孔改变等。

1）壳核出血：高血压脑出血最好发部位，先出现对侧肢体偏瘫，严重时可进展为昏迷甚至死亡。

2）丘脑出血：一般出现对侧半身感觉障碍，当内囊出血时也出现偏瘫症状。

3）小脑出血：由于出血对脑干的直接压迫，患者先出现昏迷而非先出现偏瘫。

4）脑叶出血：症状因血肿所在脑叶不同而有所差异，如额叶可出现对侧偏瘫，多发生于上肢，下肢和面部较轻；顶叶可出现对侧半身感觉障碍；枕叶可出现同侧眼痛和对侧同向偏盲；颞叶出血如发生在优势半球，可出现语言不流利和听力障碍。

2. 辅助检查

（1）颅脑CT：是高血压脑出血的首选检查，明确出血部位和体积，血肿呈高密度影。

（2）颅脑MRI：不作为首选检查，有助于鉴别诊断。

三、选择治疗方案的依据

根据《临床诊疗指南——神经外科学分册》（中华医学会编著，人民卫生出版社，2012年）、《临床技术操作规范——神经外科分册》（中华医学会编著，人民军

医出版社，2007 年）、《王忠诚神经外科学》（王忠诚，湖北科学技术出版社，2003
年）、《神经外科学》（第 2 版，赵继宗，人民卫生出版社，2012 年）。

1. 开颅血肿清除术手术适应证

（1）患者出现意识障碍，双侧瞳孔不等大等脑疝表现。

（2）幕上血肿量>30 ml，中线结构移位>5 mm，侧脑室受压明显。

（3）幕下血肿量>10 ml，脑干或第 4 脑室受压明显。

（4）经内科保守治疗无效，血肿量逐渐增加，无手术绝对禁忌证。

2. 禁忌证

（1）有严重心脏病或严重肝功能、肾功能不全等，全身情况差，不能耐受手
术者。

（2）脑疝晚期。

3. 手术风险较大者（高龄、妊娠期、合并较严重内科疾病），需向患者或家属
交代病情；如不同意手术，应当充分告知风险，履行签字手续，并予严密观察。

四、标准住院日

标准住院日≤21 天。

五、进入路径标准

1. 第一诊断必须符合高血压脑出血疾病编码（ICD-10：I61.902）。

2. 当患者同时具有其他疾病诊断，但在住院期间不需特殊处理、不影响第一诊
断的临床路径流程实施时，可以进入路径。脑疝晚期患者不进入路径。

六、住院期间的检查项目

1. 术前必需的检查项目

（1）血常规、尿常规、血型。

（2）凝血功能、肝功能、肾功能、血电解质、血糖、感染性疾病筛查（乙型病
毒性肝炎、丙型病毒性肝炎、艾滋病、梅毒等）。

（3）心电图。

（4）颅脑 CT 扫描。

2. 根据患者病情，必要时 DSA、MRI 进行鉴别诊断，完善胸部 X 线片等。

3. 术后检查项目依病情而定。

七、治疗方案与药物选择

1. 评估出血部位及病情严重程度。

2. 手术指证明确、排除禁忌者，行开颅血肿清除术或其他微创术式。

3. 降压药及抗生素治疗，酌情使用脱水药、抗癫痫药物及激素。

4. 定期手术切口换药，根据愈合情况适时拆线。

5. 术后根据患者病情，行气管切开术。

6. 其他治疗措施。

八、出院标准

1. 患者病情稳定，生命体征平稳。

2. 体温正常，与手术相关各项化验无明显异常。

3. 手术切口愈合良好。

4. 仍处于昏迷状态的患者，如生命体征平稳，经评估不能短时间恢复者，没有需要住院处理的并发症和（或）合并症，可以转院继续康复治疗。

九、变异及原因分析

1. 术中或术后继发手术部位或其他部位的颅内血肿、脑水肿、脑梗死等并发症，严重者需要二次手术，导致住院时间延长、费用增加。

2. 术后切口、颅内感染，出现严重神经系统并发症，导致住院时间延长、费用增加。

3. 术后继发其他内、外科疾病，如肺部感染、下肢深静脉血栓、应激性溃疡等，需进一步诊治，导致住院时间延长。

临床路径表单

适用对象：第一诊断为高血压脑出血（ICD-10：I61.902）；行开颅血肿清除术（ICD-9-CM-3：01.24）

患者姓名：_____ 性别：_____ 年龄：_____ 门诊号：_____ 住院号：_____

住院日期：___年__月__日 出院日期：___年__月__日 标准住院日：≤21 天

时间	住院第 1 天 （手术日）	住院第 2 天 （术后第 1 天）	住院第 3 天 （术后第 2 天）
主要诊疗工作	□ 病史采集，体格检查 □ 完成病历书写、相关检查 □ 制订治疗方案 □ 术前准备 □ 向患者和（或）家属交代病情，签手术知情同意书 □ 准备急诊手术 □ 临床观察神经系统功能情况	□ 临床观察生命体征变化及神经功能恢复情况 □ 复查头 CT，评价结果并行相应措施 □ 复查血生化及血常规 □ 根据病情考虑是否需要气管切开 □ 观察切口敷料情况,伤口换药 □ 完成病程记录	□ 临床观察生命体征变化及神经功能恢复情况 □ 观察切口敷料情况，手术切口换药 □ 如果有引流，观察引流液性状及引流量，若引流不多，应予以拔除 □ 完成病程记录
重点医嘱	长期医嘱： □ 一级护理 □ 术前禁食、禁水 □ 监测血压 临时医嘱： □ 血常规、血型，尿常规检查 □ 凝血功能、肝功能、肾功能、血电解质、血糖、感染性疾病筛查 □ 胸部 X 线片，心电图，颅脑 CT □ 心、肺功能检查（酌情）	长期医嘱： □ 一级护理 □ 术后流食或鼻饲肠道内营养 □ 监测生命体征 □ 脱水等对症支持治疗 临时医嘱： □ 颅脑 CT □ 血常规及血生化	长期医嘱： □ 一级护理 □ 术后流食或鼻饲肠道内营养 □ 监测生命体征 □ 脱水等对症支持治疗
主要护理工作	□ 入院宣教 □ 观察患者一般状况及神经系统状况 □ 观察记录患者意识、瞳孔、生命体征 □ 完成术前准备	□ 观察患者一般状况及神经系统状况 □ 观察记录患者意识、瞳孔、生命体征 □ 观察引流液性状及记量	□ 观察患者一般状况及神经系统功能恢复情况 □ 观察记录患者意识、瞳孔、生命体征 □ 观察引流液性状及记量
病情变异记录	□ 无 □ 有，原因： 1. 2.	□ 无 □ 有，原因： 1. 2.	□ 无 □ 有，原因： 1. 2.
是否退出路径	□ 否 □ 是，原因： 1. 2.	□ 否 □ 是，原因： 1. 2.	□ 否 □ 是，原因： 1. 2.
护士签名			
医师签名			

时间	住院第 4 天 （术后第 3 天）	住院第 5~10 天 （术后第 4~9 天）	住院第 11~21 天 （出院日）
主要诊疗工作	□ 临床观察生命体征变化及神经功能恢复情况 □ 观察切口敷料情况 □ 完成病程记录 □ 根据患者病情，考虑停用抗生素；有感染征象患者，根据药物敏感性试验结果调整药物	□ 临床观察生命体征变化及神经功能恢复情况 □ 观察切口敷料情况，手术切口换药 □ 完成病程记录 □ 复查头部 CT □ 复查实验室检查，如血常规、血生化、肝功能、肾功能	□ 确定患者能否出院 □ 向患者交代出院注意事项、复查日期 □ 通知出院处 □ 开出院诊断书 □ 完成出院记录
重点医嘱	**长期医嘱：** □ 一级护理 □ 根据病情更改饮食及增加肠道内营养 □ 监测生命体征 □ 脱水等对症支持治疗	**长期医嘱：** □ 一级护理 □ 根据病情更改饮食及增加肠道内营养 □ 监测生命体征 □ 脱水对症支持治疗 **临时医嘱：** □ 血常规、肝功能、肾功能、凝血功能 □ 颅脑 CT	□ 通知出院
主要护理工作	□ 观察患者一般状况及神经系统功能恢复情况 □ 观察记录患者意识、瞳孔、生命体征	□ 观察患者一般状况及神经系统功能恢复情况 □ 观察记录患者意识、瞳孔、生命体征	□ 帮助患者办理出院手续
病情变异记录	□ 无 □ 有，原因： 1. 2.	□ 无 □ 有，原因： 1. 2.	□ 无 □ 有，原因： 1. 2.
是否退出路径	□ 否 □ 是，原因： 1. 2.	□ 否 □ 是，原因： 1. 2.	□ 否 □ 是，原因： 1. 2.
护士签名			
医师签名			

注：术后治疗时间应根据患者具体病情调整

（中华医学会神经内科学分会）

第 107 节 脑梗死临床路径

临床路径标准

一、适用对象

第一诊断为急性脑梗死（ICD-10：I63）。

二、诊断依据

根据《中国急性缺血性脑卒中诊治指南 2014》［中华医学会神经病学分会脑血管病学组，中华神经科杂志，2015，48（4）：246-257］。

1. 急性起病。

2. 局灶神经功能缺损（一侧面部或肢体无力或麻木，语言障碍等），少数为全面神经功能缺损。

3. 症状或体征持续时间不限（当影像学显示有责任缺血性病灶时），或持续 24 h 以上（当缺乏影像学责任病灶时）。

4. 排除非血管性病因。

5. 脑 CT/MRI 排除脑出血。

三、治疗方案选择依据

《中国急性缺血性脑卒中诊治指南 2014》［中华医学会神经病学分会脑血管病学组，中华神经科杂志，2015，48（4）：246-257］。

1. 一般治疗 维持呼吸循环功能，监测控制体温、血压、血糖。

2. 改善脑血循环治疗 根据患者具体情况选择如溶栓、血管介入、抗血小板、抗凝、降纤、扩容等方法。

3. 神经保护剂 结合患者具体情况选择。

4. 中医中药 结合具体情况选择。

5. 并发症处理 监测控制脑水肿及颅内压增高，必要时选择手术；癫痫防治；感染及褥疮防治、深静脉血栓防治。

6. 早期营养支持及康复治疗。

7. 根据个体情况启动二级预防措施。

四、标准住院日

标准住院日 7~10 天。

五、进入路径标准

1. 第一诊断必须符合脑梗死疾病编码（ICD-10：I63）。

2. 当患者同时具有其他疾病诊断，但在住院期间不需要特殊处理也不影响第一诊断的临床路径流程实施时，可以进入路径。

六、住院后检查项目

1. 必需检查的项目

（1）血常规、尿常规、便常规。

（2）肝功能、肾功能、电解质、血糖、血脂、凝血功能、感染性疾病筛查（乙型病毒性肝炎、丙型病毒性肝炎、梅毒、艾滋病等）。

（3）胸部 X 线片、心电图。

（4）颈部动脉血管超声、经颅多普勒超声（TCD）。

（5）颅脑 CT。

2. 根据具体情况可选择的检查项目

（1）自身免疫抗体［抗核抗体（ANA）、可提取性核抗原（ENA）、抗中性粒细胞胞浆抗体（ANCA）等］、红细胞沉降率、同型半胱氨酸，纤维蛋白原水平、易栓检查、抗心磷脂抗体、维生素 B_{12}、叶酸。

（2）TCD 发泡试验。

（3）超声心动图、动态心电监测、腹部 B 超（肝、胆、胰、脾、肾）。

（4）颅脑磁共振：MRI、磁共振血管造影（MRA）、磁共振静脉血管成像（MRV）、灌注加权成像（PWI）。

（5）头颈 CT 血管造影（CTA）、CT 灌注成像（CTP）。

（6）数字减影血管造影（DSA）。

七、选择用药

根据《中国急性缺血性脑卒中诊治指南 2014》，结合患者具体情况选择治疗药物。

1. 溶栓治疗　可选择重组组织型纤溶酶原激活剂（rtPA）或尿激酶。

2. 抗血小板治疗　根据患者情况可选择阿司匹林/氯吡格雷。

3. 抗凝、降纤、扩容、神经保护、中药　可根据具体情况选择使用。

4. 降低颅内压　可选择甘露醇、甘油果糖、呋塞米、高渗盐水和白蛋白等。

5. 并发症治疗　根据患者具体情况选择抗感染、控制癫痫发作及预防深静脉血栓形成药物。

八、出院标准

1. 患者病情稳定。

2. 没有需要住院治疗的并发症。

九、退出路径

当患者出现以下情况时，退出路径：

1. 缺血性梗死病情危重，需要外科手术治疗时，退出本路径，进入相应疾病临床路径。

2. 当患者存在颈动脉狭窄，根据现行诊治指南需要外科或血管介入干预时，进入相应疾病临床路径。

3. 病情危重　意识障碍、呼吸循环衰竭，需要转入 ICU 或手术治疗

4. 既往其他系统疾病加重而需要治疗，或出现严重并发症，导致住院时间延长和住院费用增加。

临床路径表单

适用对象：第一诊断为急性脑梗死（ICD-10：I63）

患者姓名：_____ 性别：_____ 年龄：_____ 门诊号：_____ 住院号：_____

住院日期：___年__月__日　出院日期：___年__月__日　标准住院日：7~10 天

时间	住院第 1 天（急诊室到病房或直接到卒中单元）	住院第 2 天	住院第 3 天
主要诊疗工作	□ 询问病史 □ 体格检查（包括 NIHSS 评分、GCS 评分及 Bathel 评分、吞咽功能、营养评估） □ 完善病历书写 □ 护理及饮食医嘱 □ 医患沟通，交代病情 □ 监测并管理血压（必要时降压） □ 预防并发症：感染、应激性溃疡、压疮等 □ 抗血小板（或抗凝）治疗 □ 他汀类药物治疗、降血糖治疗 □ 健康宣教：饮食、戒烟	□ 上级医师查房，书写上级医师查房记录 □ 评价神经功能状态 □ 继续宣教：饮食、戒烟 □ 完成或预约辅助检查（三大常规、三全、红细胞沉降率，CRP，HCY，感染指标、胸部 X 线片、TCD、颈部血管超声、UCG）、头 MRI+DWI、腹部 B 超 □ 继续抗血小板（或抗凝）、他汀类药物治疗 □ 继续防治并发症 □ 康复治疗评估及治疗	□ 上级医师查房，书写上级医师查房记录 □ 评价神经功能状态 □ 宣教：饮食、戒烟 □ 完善辅助检查 □ 继续抗血小板（或抗凝）、他汀类药物治疗 □ 继续防治并发症 □ 继续康复治疗
重点医嘱	**长期医嘱：** □ 神经内科疾病护理常规 □ 一级护理 □ 低盐低脂饮食 □ 监测生命体征、血糖 □ 抗血小板（或抗凝）治疗 □ 他汀类药物治疗 **临时医嘱：** □ 血常规、肝功能、肾功能、电解质、血糖、血脂、心肌酶谱、凝血功能、血气分析、感染性疾病筛查、心电图等 □ 预约 TCD、颈部血管超声、UCG 辅助检查： □ 必要时预约颅脑 MRI+DWI、腹部超声	**长期医嘱：** □ 神经内科疾病护理常规 □ 一级护理 □ 低盐低脂饮食 □ 监测生命体征及血糖 □ 抗血小板（或抗凝） □ 他汀类药物治疗 □ 床旁康复治疗 **临时医嘱：** □ 辅助检查：生命体征监测 □ 必要时复查有异常值的检查 □ 康复科会诊	**长期医嘱：** □ 神经内科疾病护理常规 □ 一级护理 □ 低盐低脂饮食 □ 监测生命体征及血糖 □ 抗血小板（或抗凝）治疗 □ 他汀类药物治疗 □ 床旁康复治疗 **临时医嘱：** □ 必要时复查有异常值的检查 □ 必要时行 MRA、CTA、DSA 检查
病情变异记录	□ 无　□ 有，原因： 1. 2.	□ 无　□ 有，原因： 1. 2.	□ 无　□ 有，原因： 1. 2.
医师签名			

时间	第4~6天	第7~10天（出院日）
主要诊疗工作	□ 上级医师查房 □ 评估辅助检查结果 □ 评价神经功能状态 □ 继续防治并发症 □ 必要时相关科室会诊 □ 继续抗血小板（或抗凝）治疗 □ 继续他汀类药物治疗 □ 康复治疗	□ 通知病情稳定患者及其家属出院准备 □ 向患者交代出院后注意事项，预约复诊日期 □ 如果患者不能出院，在"病程记录"中说明原因和继续治疗的方案 □ 出院宣教：出院后继续规范脑卒中二级预防、控制危险因素、生活方式等
重点医嘱	**长期医嘱：** □ 神经内科疾病护理常规 □ 二/三级护理 □ 低盐低脂饮食 □ 抗血小板（或抗凝） □ 他汀类药物治疗 □ 床旁康复训练 **临时医嘱：** □ 异常检查复查 □ 复查血常规、肾功能、血糖、电解质	**长期医嘱：** □ 神经内科疾病护理常规 □ 二/三级护理 □ 低盐低脂饮食 □ 抗血小板（或抗凝） □ 他汀类药物治疗 □ 床旁康复训练 **临时医嘱：** □ 出院 □ 出院前神经系统功能评估（NIHSS，Bathel指数） □ 出院带药
病情变异记录	□ 无　□ 有，原因： 1. 2.	□ 无　□ 有，原因： 1. 2.
医师签名		

（中华医学会神经内科学分会）

第 108 节 急性创伤性硬脑膜下血肿临床路径

临床路径标准

一、适用对象

第一诊断为急性创伤性硬脑膜下血肿（ICD-10：S06.501）。

行硬脑膜下血肿清除术（ICD-9-CM-3：01.31004）、颅骨去骨瓣减压术（ICD-9-CM-3：01.24006）。

二、诊断依据

根据《临床诊疗指南——神经外科学分册》（中华医学会编著，人民卫生出版社，2012 年），《临床技术操作规范——神经外科分册》（中华医学会编著，人民军医出版社，2007 年），《神经外科学》（赵继宗，人民卫生出版社，2012 年）。

1. 临床表现

（1）有明确的外伤病史，创伤发生于 3 天内。

（2）临床症状较重，可迅速恶化，尤其是特急性血肿，伤后仅 1~2 h 即可出现双侧瞳孔散大、病理性呼吸的濒死状态。

（3）多数为原发性昏迷与继发性昏迷相重叠，或昏迷的程度逐渐加深。意识障碍的变化中有中间清醒或好转期者少见。

（4）颅内压增高的症状出现较早，其间呕吐和躁动比较多见，生命体征变化明显。

（5）脑疝症状出现较快，尤其是特急性硬脑膜下血肿，一侧瞳孔散大后不久，可出现对侧瞳孔亦散大，并出现去脑强直、病理性呼吸等症状。

（6）局灶症状较多见，偏瘫、失语可来自脑挫裂伤和（或）血肿压迫。

2. 辅助检查

（1）颅脑 CT：颅骨内板下可见新月形或半月形混杂密度或高密度阴影，特急性硬脑膜下血肿也可呈等密度阴影。单侧急性硬脑膜下血肿有中线移位，侧脑室受压；双侧急性硬脑膜下血肿无明显中线移位，但有双侧侧脑室受压。急性硬脑膜下血肿多伴有对冲性脑挫裂伤和（或）硬膜外血肿。

（2）颅脑 MRI：颅脑 CT 不能明确者，选用颅脑 MRI。

三、治疗方案的选择

根据《临床诊疗指南——神经外科学分册》（中华医学会编著，人民卫生出版社，2012 年），《临床技术操作规范——神经外科分册》（中华医学会编著，人民军医出版社，2007 年），《神经外科学》（赵继宗，人民卫生出版社，2012 年）。

1. 手术适应证

（1）有明显颅内压增高症状和体征。

（2）CT 扫描提示明显脑受压，中线移位>10 mm。

（3）幕上血肿量>40 ml、颞区血肿量>20 ml、幕下血肿量>10 ml。

（4）患者意识障碍进行性加重。

（5）颅内压监护压力>4.0 kPa（1 mmHg=0.133 kPa）。

2. 急性创伤性硬脑膜下血肿的手术风险较大，术后不可预知的因素或病情变化多，需与家属或患者充分沟通，交代病情；如果不同意手术，应履行签字手续，并予严密观察。

3. 对于少数血肿较小、病情较轻的患者，可行颅内压监护和（或）严密观察保守治疗，如出现病情加重的情况应及时复查颅脑 CT，视病情考虑急诊手术。

四、标准住院日

标准住院日 20 天。

五、进入路径标准

1. 第一诊断符合急性创伤性硬脑膜下血肿（ICD-10：S06.501）。

2. 为单纯急性创伤性硬脑膜下血肿，未合并急性脑疝、多发颅内血肿、弥漫性轴索损伤、脑干损伤等。

3. 病情评估符合手术适应证条件。

2. 患者同时伴有其他部位损伤或疾病诊断时，但在住院期间不需特殊处理也不影响第一诊断的临床路径流程实施时，可以进入路径。

六、住院期间的检查项目

1. 术前必需的检查项目

（1）血常规、血型、交叉配血试验。

（2）凝血功能及血小板检查。

（3）肝功能、肾功能、血电解质、血糖。

（4）感染性疾病筛查（乙型病毒性肝炎、丙型病毒性肝炎、艾滋病、梅毒等）。

（5）心电图、胸部 X 线片。

（6）颅脑 CT 扫描。

2. 其他根据病情需要而定（如躯体的 CT 扫描、X 线片等）。

七、治疗方案与药物选择

1. 手术方案

（1）麻醉方式：全身麻醉。

（2）手术方式：硬脑膜下血肿清除术、颅骨去骨瓣减压术。

（3）术中视情况置硬脑膜下引流。

2. 预防感染用药

（1）按照《抗菌药物临床应用指导原则》选择用药。

（2）预防感染用药时间为术前 30 min。

（3）手术时间超过 3 h，或失血量大（>1500ml），可手术中给予第 2 剂。

（4）有硬膜下引流管可延长至 48 h。

3. 术后住院恢复 19 天

（1）术后回监护室或病房，严密观察意识、瞳孔、生命体征、神经系统体征的变化。

（2）术后 6~12 h 复查颅脑 CT；分别于术后第 7、14 天复查颅脑 CT。

（3）术后复查血常规、肝功能、肾功能、血糖。

（4）术后酌情予甘露醇脱水、神经营养药物治疗。

（5）每 2~3 天切口换药一次。

（6）通常在术后 48~72 h 拔除引流管。

（7）术后 8 天头部切口拆线或酌情门诊拆线。

（8）切口拆线后仍需动态观察头部减压窗的压力变化以及头部 CT 结果。

（9）视病情予神经康复治疗。

八、出院标准

1. 患者一般情况良好，恢复正常饮食，各项化验无明显异常，体温正常。

2. 复查颅脑 CT 显示颅内血肿基本消失，无明显脑膨出和脑肿胀，切口愈合良好后，予以出院。

十一、变异及原因分析

1. 术后继发其他部位硬脑膜外血肿、硬脑膜下血肿、脑内血肿等并发症，严重者需要再次开颅手术。

2. 术后继发肺部感染，需细菌学检查指导下抗生素治疗，严重者需要气管切开。

3. 术后继发颅内感染，需细菌学检查指导下抗生素治疗，有可能导致住院时间延长。

4. 住院后伴发其他内、外科疾病需进一步明确诊断，导致住院时间延长。

临床路径表单

适用对象：第一诊断为急性创伤性硬脑膜下血肿（ICD-10：S06.501）；行硬脑膜下血肿清除术（ICD-9-CM-3：01.31004）、颅骨去骨瓣减压术（ICD-9-CM-3：01.24006）

患者姓名：_____ 性别：_____ 年龄：_____ 门诊号：_____ 住院号：_____

住院日期：___年__月__日 出院日期：___年__月__日 标准住院日：20 天

时间	住院第 1 天（手术前）	住院第 1 天（手术当天）	住院第 2 天（术后第 1 天）	住院第 3 天（术后第 2 天）
主要诊疗工作	□ 病史采集，体格检查，完成病历书写 □ 相关检查 □ 上级医师查看患者，制订治疗方案，完善术前准备 □ 向患者和（或）家属交代病情，签署手术知情同意书 □ 安排急诊手术	□ 安排全麻下硬脑膜下血肿清除术、颅骨去骨瓣减压术 □ 术后观察引流液性状及记量 □ 临床观察神经功能恢复情况 □ 完成手术记录及术后记录	□ 临床观察神经功能恢复情况 □ 观察切口敷料情况 □ 观察引流液性状及引流量 □ 完成病程记录	□ 临床观察神经功能恢复情况 □ 切口换药、观察切口情况 □ 观察引流液性状及引流量 □ 完成病程记录
重点医嘱	**长期医嘱：** □ 一级护理 □ 术前禁食、禁水 **临时医嘱：** □ 备皮（剃头） □ 抗生素皮试 □ 急查血常规、凝血功能、肝功能、肾功能、电解质、血糖，感染性疾病筛查 □ 颅脑 CT 扫描 □ 查心电图、胸部 X 线片或 CT	**长期医嘱：** □ 一级护理 □ 禁食、禁水 □ 麻醉前、术中用抗生素 □ 补液治疗	**长期医嘱：** □ 一级护理 □ 术后流食 □ 抗生素预防感染 □ 补液治疗 **临时医嘱：** □ 术后 12 h 内复查颅脑 CT	**长期医嘱：** □ 二级护理 □ 术后半流食 □ 继续补液治疗
主要护理工作	□ 入院宣教 □ 观察患者一般状况及神经系统状况 □ 观察并记录患者意识、瞳孔、生命体征 □ 完成术前准备	□ 观察患者一般状况及神经系统状况 □ 观察并记录患者意识、瞳孔、生命体征 □ 观察引流液性状，记录引流液的量	□ 观察患者一般状况及神经系统功能恢复情况 □ 观察并记录患者意识、瞳孔、生命体征 □ 观察引流液性状，记录引流液的量	□ 观察患者一般状况及神经系统功能恢复情况 □ 观察并记录患者意识、瞳孔、生命体征 □ 观察引流液性状，记录引流液量
病情变异记录	□ 无 □ 有，原因： 1. 2.	□ 无 □ 有，原因： 1. 2.	□ 无 □ 有，原因： 1. 2.	□ 无 □ 有，原因： 1. 2.

待 续

时间	住院第1天 （手术前）	住院第1天 （手术当天）	住院第2天 （术后第1天）	住院第3天 （术后第2天）
是否 退出 路径	□ 否 □ 是，原因： 1. 2.	□ 否 □ 是，原因： 1. 2.	□ 否 □ 是，原因： 1. 2.	□ 否 □ 是，原因： 1. 2.
护士 签名				
医师 签名				

时间	住院第 4 天 （术后第 3 天）	住院第 5 天 （术后第 4 天）	住院第 6~7 天 （术后第 5~6 天）	住院第 8 天 （术后第 7 天）
主要诊疗工作	□ 临床观察神经功能恢复情况 □ 复查颅脑 CT □ 根据 CT、引流等情况，拔除引流管 □ 完成病程记录	□ 临床观察神经功能恢复情况 □ 观察切口敷料情况 □ 完成病程记录 □ 查看实验室检查结果	□ 临床观察神经功能恢复情况 □ 切口换药，观察切口情况 □ 完成病程记录	□ 根据切口情况予以拆线或延期门诊拆线 □ 临床观察神经功能恢复情况 □ 视病情行神经康复治疗 □ 完成病程记录
重点医嘱	长期医嘱： □ 术后普食 □ 二级护理 临时医嘱： □ 复查血常规、肝功能、肾功能、凝血功能	长期医嘱： □ 术后普食 □ 二级护理	长期医嘱： □ 普食 □ 二级护理	长期医嘱： □ 普食 □ 二级护理
主要护理工作	□ 观察患者一般状况及神经系统功能恢复情况 □ 观察记录患者意识、瞳孔、生命体征	□ 观察患者一般状况及切口情况 □ 观察神经系统功能恢复情况 □ 患者下床活动	□ 观察患者一般状况及切口情况 □ 观察神经系统功能恢复情况 □ 患者下床活动	□ 帮助患者办理出院手续
病情变异记录	□ 无 □ 有，原因： 1. 2.	□ 无 □ 有，原因： 1. 2.	□ 无 □ 有，原因： 1. 2.	□ 无 □ 有，原因： 1. 2.
是否退出路径	□ 否 □ 是，原因： 1. 2.	□ 否 □ 是，原因： 1. 2.	□ 否 □ 是，原因： 1. 2.	□ 否 □ 是，原因： 1. 2.
护士签名				
医师签名				

时间	住院第 9~14 天 （术后第 8~13 天）	住院第 15~19 天 （术后第 14~18 天）	住院第 20 天 （术后第 19 天）
主要诊疗工作	□ 临床观察神经功能恢复情况 □ 复查颅脑 CT 或 MR □ 视病情行神经康复治疗 □ 完成病程记录	□ 临床观察神经功能恢复情况 □ 视病情行神经康复治疗	□ 临床观察神经功能恢复情况 □ 确定患者能否出院 □ 向患者交代出院注意事项、复查日期 □ 通知出院处 □ 开出院诊断书 □ 完成出院记录
重点医嘱	**长期医嘱：** □ 普食 □ 三级护理 **临时医嘱：** □ 复查血常规、肝功能、肾功能、凝血功能	**长期医嘱：** □ 普食 □ 三级护理	□ 通知出院
主要护理工作	□ 观察患者一般状况及神经系统功能恢复情况 □ 观察记录患者意识、瞳孔、生命体征	□ 观察患者一般状况及神经系统功能恢复情况 □ 观察记录患者意识、瞳孔、生命体征	□ 帮助患者办理出院手续
病情变异记录	□ 无 □ 有，原因： 1. 2.	□ 无 □ 有，原因： 1. 2.	□ 无 □ 有，原因： 1. 2.
是否退出路径	□ 否 □ 是，原因： 1. 2.	□ 否 □ 是，原因： 1. 2.	□ 否 □ 是，原因： 1. 2.
护士签名			
医师签名			

（中华医学会神经外科学分会）

第109节 颈内动脉重度狭窄（介入治疗）临床路径

临床路径标准

一、适用对象

第一诊断为颅外颈内动脉和或颈总动脉狭窄，拟行颈动脉狭窄支架成形术的患者。

二、诊断依据

根据《临床诊疗指南——神经外科学分册》（中华医学会编著，人民卫生出版社，2012年）、《临床技术操作规范——神经外科分册》（中华医学会编著，人民军医出版社，2007年）、《王忠诚神经外科学》（王忠诚，湖北科学技术出版社，2013年）、《神经外科学》（第2版，赵继宗，人民卫生出版社，2012年）。介入治疗指征参考中国颈动脉狭窄介入诊疗指导规范。

1. 诊断依据

（1）临床表现：颈动脉狭窄可引起缺血性卒中、短暂性脑缺血发作（TIA）及认知功能障碍等。其中缺血性症状主要表现为突发的偏瘫、偏身感觉障碍、失语、发作性黑矇等症状。颈内动脉狭窄引起的TIA症状通常呈现单一、刻板、短暂的特点，多数患者症状在10 min内缓解，影像学上无明确病灶，发作后不遗留永久性神经功能缺损；颈动脉狭窄也可以引起部分患者认知功能障碍，出现记忆力下降及行为紊乱，MMSE量表检查出现量表评分下降等。

（2）辅助检查

1）双功能超声：双功能超声将二维实时成像与多普勒流量分析结合起来评估靶血管，通过测量血流速度间接反映狭窄的程度，超声检查有助于分析斑块的性状，双功能超声技术作为一种无创、简易、廉价、相对准确的颈动脉狭窄评估手段。

2）磁共振血管成像（MRA）：MRA能够无创生成颈动脉图像，其中不使用对比剂的TOF法很适合于显著肾功能损害的患者，但容易夸张狭窄程度；使用对比剂的MRA通过放大流动血液与周围组织之间的相对信号强度，从而对颈动脉管径作出更准确的评估。采用颈部线圈的颈动脉高分辨磁共振管壁成像有助于评估狭窄斑块的性状，有助于提高介入治疗的安全性。

3）CT血管成像（CTA）：CTA可以显示从主动脉弓到Willis环的解剖形态，评估狭窄程度较准确，显示钙化病变有优势，但管壁钙化也会影响对狭窄程度评估的准确性，当严重狭窄剩余管腔直径接近CT系统的分辨率极限时，体积平均化也会影响检测的准确性。CT灌注成像（CTP）能够进一步分析颅内脑组织的缺血和代偿情况，有利于分析手术的必要性和安全性。

4）数字减影脑血管造影（DSA）：目前仍然被认为是诊断脑血管狭窄病变的"金标准"，特别是造影对颅内外血流代偿分析有很大的优势，但单纯的正侧位造影可能遗漏某些偏心性狭窄。

三、选择治疗方案的依据

1. 颅外颈动脉狭窄的介入治疗指征

（1）症状性（6个月内有过非致残性缺血性卒中或 TIA）并为责任病灶的颈动脉管径狭窄≥50%，预期围术期卒中或死亡率<6%。

（2）无症状颈动脉管径狭窄≥70%，预期围术期卒中或死亡率<3%。

（3）对于颈部解剖不利于 CEA 外科手术的患者应选择 CAS。

（4）对于 TIA 或轻微卒中的患者，如果存在手术禁忌证，应在此次发病后2周内完成 CAS；对于较大面积脑梗死保留部分神经功能的患者，应在发病至少2周后再进行 CAS 治疗。

（5）CEA 术后再狭窄，症状性狭窄≥50%或无症状性狭窄≥70%。

（6）如下患者应首选 CAS：年龄大于80岁，心排血量低（EF<30%），控制不良的心律失常，心功能不全，近期心肌梗死病史，不稳定心绞痛，严重 COPD，对侧颈动脉闭塞，串联病变，颈动脉夹层，继发于肌纤维发育不良的颈动脉狭窄等。

2. 颈动脉狭窄支架成形术的禁忌证

（1）绝对禁忌证：无症状颈动脉慢性完全性闭塞。

（2）相对禁忌证：①3个月内有过颅内出血。②2周内曾发生心肌梗死或大面积脑梗死。③伴有颅内动脉瘤，不能提前或同时处理。④胃肠道疾病伴有活动性出血。⑤难以控制的高血压。⑥对肝素以及抗血小板聚集药物有禁忌证。⑦严重的造影剂过敏。⑧重要脏器，如心、肺、肝和肾等严重功能不全者。⑨明显的意识障碍或神经功能受损严重（mRS≥3）。

四、标准住院日

标准住院日≤6天。

五、进入路径标准

1. 第一诊断必须符合颅外颈动脉狭窄（包括颈内动脉颅外段狭窄、颈总动脉分叉部狭窄或颈总动脉狭窄以及混合型）。

2. 当患者同时具有其他疾病诊断，但在住院期间不需特殊处理、不影响第一诊断的临床路径流程实施时，可以进入路径。

六、住院期间的检查项目

1. 必需的检查项目

（1）血常规、尿常规，血型。

（2）凝血功能、肝功能、肾功能、血电解质、血糖、感染性疾病筛查（乙型病毒性肝炎、丙型病毒性肝炎、艾滋病、梅毒等）。

（3）心电图、胸部 X 线片。

（4）颅脑 CT 和（或）颅脑 MRI。

（5）颈部血管双功能超声。

（6）全脑血管造影 DSA。

2. 可选择的检查项目

（1）心、肺功能，神经电生理检查和认知功能评定。

（2）血小板功能检测。

（3）动态心电图，阿托品试验（显著心动过缓）。

（4）经颅超声多普勒。

（5）MRI 颈动脉管壁成像。

（6）脑灌注检查（CT 灌注、MR 灌注、SPECT、PET、氙 CT）。

七、治疗方案与药物选择

（一）术前用药

手术前 3~5 天，需要给予双重抗血小板聚集的药物准备，常用的方案是阿司匹林 100~300 mg/d+氯吡格雷 75 mg/d。对于不能耐受的患者，需要用其他药物代替，对于药物抵抗的患者，可以增加剂量或使用替换药物。

不预防性使用抗生素。

（二）手术日为入院后≤3 天

1. 麻醉方式的选择　CAS 常规在局麻下进行，但以下情况可以全麻进行手术：

（1）患者意识或认知状况较差，或者精神高度紧张，不能很好配合手术治疗。

（2）病变复杂、预计手术难度大及操作时间较长，患者身体难以耐受长时间卧床者。

（3）病变部位为孤立系统，侧支循环代偿较差，球囊扩张时可能诱发脑缺血发作者。

（4）严重低灌注，为预防术后高灌注，准备术后深度镇静并严格控制血压者。

2. 手术入路的选择　常规股动脉入路可以完成手术，但双侧股动脉闭塞或入路条件较差不能选择时，可以考虑上肢动脉入路完成手术。

3. 器械的选择

（1）动脉鞘：可选择短鞘结合导引导管或直接长鞘。长动脉鞘可提供较大的支撑力，单纯诊断性血管造影时动脉鞘直径多选用 5~6F，CAS 手术时多使用 8~9F 动脉鞘。

（2）导丝：诊断性造影多使用 0.032~0.035″亲水涂层导丝，如果主动脉弓或颈总动脉迂曲明显，可以用 0.035~0.038″/260 cm 超硬加强导丝进行交换，将长鞘或者导引导管放置到位。目前，CAS 手术使用的扩张球囊或者支架多采用 0.014″微导丝进行导引。

（3）导管：多用途猪尾状导管用于主动脉弓造影，选择性造影导管除有多种头端设计，可根据解剖状况选用，长度 100~125 cm，125 cm 长的导管多用于引导导管的引领到位。

（4）保护装置：使用保护装置的目的是减少 CAS 操作过程中脱落斑块碎片或栓子进入颅内引起栓塞事件。目前使用的保护装置主要有三种：远端球囊保护装置，远端保护伞和近端球囊保护装置。

（5）扩张球囊：球囊扩张是 CAS 术的关键步骤之一，可根据颈内动脉的正常直径选择选择扩张球囊的大小，尽量选用足够长的球囊以免发生移位。支架植入后有显著的残余狭窄时可用新的球囊进行后扩。

（6）支架：颅外颈动脉支架均为自膨胀式，目前主要有编织和激光雕刻制作两种，编织的均为闭环，支架网丝较密，激光雕刻有开环和闭环结构，支架的选择应根据病变的解剖和病理形态特征确定，支架直径应略大于覆盖段血管的最大径，支架需完整覆盖狭窄病变。

4. CAS 术中监测

（1）肝素化和凝血功能监测：应该通过给予普通肝素达到适当的抗凝，并监测凝血功能状态，术中可检测 ACT。

（2）心电图和血压监测：CAS 可能导致许多围术期事件，包括心动过缓、低血压等。因此，持续的心电图和血压监测是常规必备的，有创的持续血压监测优于袖套加压式。

（3）神经功能状态监测：局麻手术时，应当持续监测患者的神经功能状态，尤其是意识水平、语言和运动功能。

5. 术中准备用药　肝素、替罗非班、鱼精蛋白、尿激酶、rtPA；阿托品、多巴胺、肾上腺素、尼卡地平、硝酸甘油等血管活性药物；抗血管痉挛药物。

6. 术后住院恢复时间≤3 天。

7. 术后的检查项目　颅脑 CT 扫描（或术后即刻 DynaCT）；必要时颅脑 MRI 检查，明确围术期有无新发卒中；如怀疑术后支架内急性血栓形成需检查颈部血管超声或 CTA 甚至 DSA 造影。必要时颅脑 CTP 检查，明确颅内血流动力学改善或是否存在高灌注情况，经颅超声多普勒也可用于高灌注的评估。

8. 术后用药　术后常规双抗血小板聚集 6 周、终生服用阿司匹林、长期服用他汀类药物稳定斑块。

八、出院标准

1. 患者病情稳定，生命体征平稳，没有新发的可能威胁生命的并发症。
2. 穿刺部位愈合好。

九、变异及原因分析

1. 术前检查发现明显伴发病，需要进一步检查评估或必要药物调整准备，无法按时进行手术者。

2. 术中或术后继发手术部位或其他部位的颅内血肿、脑水肿、脑梗死等并发症，严重者或其他情况需要二次手术，导致住院时间延长、费用增加。

3. 术后神经系统感染和神经血管损伤等，导致住院时间延长。

4. 术后并发穿刺点假性动脉瘤、动静脉瘘、腹膜后血肿等。

5. 术后继发其他内、外科疾病需进一步诊治，导致住院时间延长。

临床路径表单

适用对象：第一诊断为颈动脉狭窄行经脑颈动脉狭窄支架成形术

患者姓名：_____　性别：_____　年龄：_____　门诊号：_____　住院号：_____

住院日期：___年__月__日　出院日期：___年__月__日　标准住院日：≤6 天

时间	住院第 1 天	住院第 2 天	住院第 3 天
主要诊疗工作	□ 病史采集，体格检查 □ 上级医师查房，对患者病情及术前检查准备情况进行评估，必要时请相关科室会诊 □ 完成病历书写 □ 完善检查 □ 预约术前检查 □ 向患者家属交代手术可能达到的效果及手术风险	□ 汇总、评估术前检查结果 □ 术者查房，根据术前检查结果，行术前讨论，明确诊断，决定术式，制订治疗方案 □ 向患者和（或）家属交代病情，并签署手术知情同意书、麻醉知情同意书等 □ 完成病程记录	□ 手术室内核对患者信息无误 □ 局麻下行经股动脉颅内动脉瘤栓塞术 □ 完成手术记录和术后记录 □ 观察患者生命体征 □ 观察神经系统症状与体征 □ 观察股动脉穿刺点情况
重点医嘱	**长期医嘱：** □ 一级护理 □ 饮食 □ 监测血压 □ 必要时保证睡眠药物 □ 抗血小板聚集药物 **临时医嘱：** □ 血常规、血型、尿常规、凝血功能，肝功能、肾功能、血电解质、血糖 □ 胸部 X 线片，心电图，颅脑 CT 和（或）MRI（必要时） □ 颈部血管彩色多普勒超声 □ 预约 DSA 检查 □ 心脏彩色多普勒超声、肺功能（必要时） □ 脑灌注成像（必要时） □ 管壁成像（必要时） □ 血小板功能（必要时）	**长期医嘱：** □ 一级护理 □ 饮食 □ 术前禁食、禁水 □ 抗血小板聚集药物 □ 必要时给予保证睡眠药物 **临时医嘱：** □ 会阴备皮 □ 麻醉科会诊（必要时） □ 手术医嘱	**长期医嘱：** □ 一级护理 □ 禁食、禁水 □ 观察记录患者意识、瞳孔、生命体征 □ 必要时多参数心电监护 □ 观察动脉穿刺点情况 □ 足背动脉搏动 □ 必要时吸氧 □ 常规补液治疗 □ 抗血小板聚集药物 **临时医嘱：** □ 血常规、肾功能及电解质

待　续

时间	住院第 1 天	住院第 2 天	住院第 3 天
主要护理工作	□ 入院评估，完成首次护理文件记录及护理安全告知书签字 □ 遵医嘱给药 □ 观察患者一般状况 □ 观察神经系统状况 □ 协助完成手术前检查 □ 完成入院宣教及特殊检查前宣教工作	□ 观察患者一般状况 □ 观察神经系统状况 □ 遵医嘱给药并观察用药后反应 □ 遵医嘱完成手术前化验标本留取 □ 协助完成手术前检查 □ 心理护理及基础护理 □ 卧床大小便训练 □ 通知家属 □ 术前宣教及评估	□ 观察患者一般状况 □ 观察神经系统状况 □ 观察并记录患者意识、瞳孔、生命体征及股动脉穿刺点情况 □ 遵医嘱给药并观察用药后反应 □ 遵医嘱完成实验室检查 □ 预防并发症护理 □ 心理护理及基础护理 □ 护理风险评估 □ 术后宣教 □ 完成护理记录
病情变异记录	□ 无　□ 有，原因： 1. 2.	□ 无　□ 有，原因： 1. 2.	□ 无　□ 有，原因： 1. 2.
护士签名			
医师签名			

时间	住院第 4 天	住院第 5 天 （手术日）	住院第 6 天 （术后第 1 天）
主要诊疗工作	☐ 观察患者生命体征 ☐ 观察神经系统症状与体征 ☐ 观察动脉穿刺点情况 ☐ 穿刺点换药 ☐ 完成病程记录	☐ 观察评估患者病情 ☐ 神经系统查体，对比手术前后症状、体征变化 ☐ 评估手术效果 ☐ 确定患者可以出院 ☐ 通知家属 ☐ 完成病程记录	☐ 向患者交代出院注意事项、复查日期 ☐ 通知出院处 ☐ 开具出院诊断书 ☐ 完成出院记录
重点医嘱	**长期医嘱：** ☐ 一级护理 ☐ 普通饮食 ☐ 抗血小板聚集药物 ☐ 基础疾病用药	☐ 二级护理 ☐ 普通饮食 ☐ 观察并记录患者意识、瞳孔、生命体征 ☐ 抗血小板聚集药物 ☐ 出院通知 ☐ 出院带药	
主要护理工作	☐ 观察患者一般状况 ☐ 观察神经系统状况 ☐ 观察并记录患者意识、瞳孔、生命体征及股动脉穿刺点情况 ☐ 拆除股动脉穿刺处绷带 ☐ 预防并发症护理 ☐ 进行心理护理及基础护理 ☐ 协助患者功能锻炼 ☐ 完成护理记录 ☐ 心理护理及基础护理	☐ 观察患者一般状况及神经系统状况 ☐ 遵医嘱给药并观察用药后反应 ☐ 心理护理及基础护理 ☐ 遵医嘱通知患者及家属明日出院 ☐ 进行出院指导 ☐ 完成护理记录	☐ 完成出院指导 ☐ 帮助患者办理出院手续 ☐ 完成护理记录
病情变异记录	☐ 无 ☐ 有，原因： 1. 2.	☐ 无 ☐ 有，原因： 1. 2.	☐ 无 ☐ 有，原因： 1. 2.
护士签名			
医师签名			

（中华医学会神经外科学分会）

第110节　颈动脉狭窄≥70%手术治疗的临床路径

临床路径标准

一、适用对象

1. 第一诊断为颈内动脉狭窄或颈总动脉狭窄（ICD-10：I65.201/I65.202/I63.201/I63.202）。

2. 狭窄程度≥70%。

3. 行颈动脉内膜剥脱术。

二、诊断依据

根据《临床诊疗指南——神经外科学分册》（中华医学会编著，人民卫生出版社，2012 年），《临床技术操作规范——神经外科分册》（中华医学会编著，人民军医出版社，2007 年），《神经外科学》（第 2 版，赵继宗，人民卫生出版社，2012 年）。

1. 临床表现　无症状或颈动脉系统 TIA/脑梗死表现（主要表现为突然发作的麻木，感觉异常，上肢或下肢无力，中枢性面瘫和单眼突发视力丧失；优势半球病变伴不同程度的失语，非优势半球病变伴失用或体像障碍等；其他少见表现为意识障碍、共济失调、不随意运动及偏盲等）。

2. 辅助检查　颈动脉超声、经颅多普勒（TCD）、CT 血管造影（CTA）、MR 血管造影（MRA）、高分辨率磁共振成像（HRMRI）和 DSA 证实颈动脉存在明确的狭窄，且狭窄程度≥70%。

三、选择治疗方案的依据

根据《临床诊疗指南——神经外科学分册》（中华医学会编著，人民卫生出版社，2012 年），《临床技术操作规范——神经外科分册》（中华医学会编著，人民军医出版社，2007 年），《神经外科学》（第 2 版，赵继宗，人民卫生出版社，2012 年）。

1. 拟诊断为颈内动脉狭窄或颈总动脉狭窄者。

2. 颈动脉狭窄程度≥70%　无症状者，预期围术期卒中或死亡率应<3%；有轻、中度卒中或短暂缺血性发作者，预期围术期卒中或死亡率应<6%。

3. 有软性粥样硬化斑块或有溃疡形成者。

4. 手术方法是颈动脉内膜剥脱术。

5. 对于手术风险较大者（高龄、合并较严重的内科疾病者），要向患者或家属仔细交代病情，如不同意手术，应履行签字手续，并予以严密观察。

6. 对于严密观察保守治疗者，一旦出现颈动脉高度狭窄伴血流延迟、颈动脉狭窄伴血栓形成、TIA 频繁发作或颈部杂音突然消失，予以急诊手术。

四、标准住院日

标准住院日 10 天。

五、进入路径标准

1. 第一诊断必须符合颈内动脉狭窄或颈总动脉狭窄疾病编码（ICD-10：I65.201/I65.202/I63.201/I63.202）。

2. 颈动脉狭窄程度≥70%者。有手术适应证，无手术禁忌证。

3. 当患者合并其他疾病，但住院期间不需特殊处理，也不影响第一诊断的临床路径实施时，可以进入路径。

六、术前准备 3 天

1. 所必需的检查项目

（1）血常规、血型、尿常规。

（2）凝血功能、纤维蛋白原水平。

（3）肝功能、肾功能、血电解质、血糖、血脂。

（4）感染性疾病筛查（乙型病毒性肝炎，丙型病毒性肝炎，艾滋病，梅毒）。

（5）心电图。

（6）胸部 X 线片。

（7）心功能、肺功能。

（8）颅脑 MRI、MRA、CT。

（9）颈动脉超声、数字减影血管造影（DSA）和 TCD。

2. 根据患者病情可选择的检查项目

（1）实验室检查：同型半胱氨酸、抗凝血酶Ⅲ、蛋白 C、蛋白 S、抗"O"、抗核抗体、ENA、类风湿因子、CRP、ESR 等。

（2）超声心动图检查。

（3）影像学检查：CTA、MRA、高分辨 MR、灌注 CT 或灌注 MRI 等。

（4）精神智力评估。

七、术前药物治疗

抗血小板治疗：应用阿司匹林、氯吡格雷或噻氯匹定。

八、手术日为入院第 4 天

1. 麻醉方式　全身麻醉或局麻。

2. 手术方式　颈动脉内膜剥脱术。

3. 术中用药　麻醉常规用药。

4. 输血　视手术出血情况决定。

九、术后住院恢复 6 天

1. 必须复查的检查项目　颈动脉超声，血常规，凝血项，肝功能、肾功能，血电解质。

2. 术后用药　抗血小板药物，降脂药物，肝素抗凝（酌情使用）。

十、出院标准

1. 患者一般状态良好，饮食恢复。

2. 体温正常，各项化验无明显异常，切口愈合良好。

十一、变异及原因分析

1. 符合保守治疗者按相关路径进行。

2. 有手术禁忌证者按保守治疗或介入治疗相关路径进行。

3. 术中或术后继发脑缺血、脑出血、高灌注综合征、血流动力学不稳定、脑神经损伤、术区血肿形成和感染等并发症，导致住院治疗时间延长和住院费用增加。

4. 住院期间原发疾病加重或出现严重并发症，需转入 ICU 诊治，从而导致住院治疗时间延长和住院费用增加。

5. 住院期间出现脑出血或脑梗死等转入相应临床路径。

临床路径表单

适用对象：第一诊断为颈内动脉狭窄或颈总动脉狭窄（ICD-10：I65.201/I65.202/I63. 201/I63.202）

患者姓名：＿＿＿＿ 性别：＿＿＿＿ 年龄：＿＿＿＿ 门诊号：＿＿＿＿ 住院号：＿＿＿＿

住院日期：＿＿年＿月＿日 出院日期：＿＿年＿月＿日 标准住院日：10天

时间	住院第1天	住院第2天	住院第3天
主要诊疗工作	□ 询问病史，体格检查 □ 查看既往辅助检查：颅脑CT或MRI，颈动脉超声 □ 初步诊断，形成治疗方案 □ 向患者及家属交代病情 □ 开化验单及相关检查单 □ 神经功能状态评价 □ 完成首次病程记录和病历记录	□ 上级医师查房 □ 评估辅助检查结果，分析病因 □ 向患者及家属介绍病情 □ 根据病情确定治疗方案 □ 评价神经功能状态，心肺功能 □ 必要时相关科室会诊 □ 无手术指征者转入神经内科治疗	□ 术者查房 □ 根据术前检查结果，进行术前讨论，明确诊断，决定术式，制订治疗方案 □ 向患者和（或）家属交代病情，并签署手术知情同意书、麻醉知情同意书等
重点医嘱	**长期医嘱：** □ 神经外科护理常规 □ 二级护理 □ 既往基础用药 □ 抗血小板药物 □ 他汀类药物 **临时医嘱：**（检查项目） □ 血常规、尿常规、便常规，肝功能、肾功能、电解质、血糖、血脂、凝血功能，感染性疾病筛查 □ 纤维蛋白原水平 □ 胸部X线片、心电图、颅脑MRI或CT、颈动脉血管超声、TCD、DSA □ 根据情况可选择：超声心动图、同型半胱氨酸、抗凝血酶Ⅲ、蛋白C、蛋白S、抗"O"、抗核抗体、ENA、类风湿因子、CRP、ESR	**长期医嘱：** □ 神经外科护理常规 □ 二级护理 □ 既往基础用药 □ 抗血小板药 □ 他汀类药物 **临时医嘱：** □ 必要时复查异常的检查 □ 根据特殊病史选择相应检查 □ 相关科室会诊 □ 根据情况可选择CTA、MRA、HRMRI、CT灌注或功能MRI	**长期医嘱：** □ 一级护理 □ 术前禁食、禁水 □ 通知家属 **临时医嘱：** □ 备皮 □ 麻醉科会诊 □ 根据手术情况备血
主要护理工作	□ 入院宣教及护理评估 □ 正确执行医嘱 □ 观察患者病情变化	□ 正确执行医嘱 □ 观察患者病情变化	□ 正确执行医嘱 □ 观察患者病情变化
病情变异记录	□ 无 □ 有，原因： 1. 2.	□ 无 □ 有，原因： 1. 2.	□ 无 □ 有，原因： 1. 2.
护士签名			
医师签名			

时间	住院第 4 天 （手术日）	住院第 5 天 （术后第 1 天）	住院第 6 天 （术后第 2 天）
主要诊疗工作	□ 手术室内核对患者信息无误 □ 全身麻醉下颈动脉内膜剥脱术 □ 完成手术记录和术后记录	□ 完成病程记录 □ 观察患者病情 □ 警惕高灌注综合征 □ 切口换药 □ 复查血常规、凝血功能、肝功能、肾功能及血电解质	□ 完成病程记录 □ 观察患者病情 □ 警惕高灌注综合征
重点医嘱	长期医嘱： □ 一级护理 □ 禁食、禁水 □ 多参数心电监护 □ 吸氧 □ 抗血小板聚集治疗 □ 降血压治疗 临时医嘱： □ 观察记录患者意识、瞳孔、生命体征	长期医嘱： □ 一级护理 □ 流食 □ 多参数监护 □ 吸氧 □ 抗血小板聚集治疗 □ 降血压治疗 临时医嘱： □ 换药 □ 观察记录患者意识、瞳孔、生命体征 □ 观察患者的语言、四肢活动 □ 观察有颈部血肿形成 □ 血常规 □ 肝功能、肾功能及血电解质	长期医嘱： □ 一级护理 □ 半流食 □ 降血压治疗 □ 抗血小板聚集治疗 临时医嘱： □ 观察记录患者意识、瞳孔、生命体征
主要护理工作	□ 观察患者一般状况 □ 观察神经系统状况 □ 观察记录患者意识、瞳孔、生命体征 □ 观察患者的肢体活动	□ 观察患者一般状况 □ 观察神经系统状况 □ 观察记录患者意识、瞳孔、生命体征	□ 观察患者一般状况 □ 观察神经系统状况 □ 观察记录患者意识、瞳孔、生命体征
病情变异记录	□ 无　□ 有，原因： 1. 2.	□ 无　□ 有，原因： 1. 2.	□ 无　□ 有，原因： 1. 2.
护士签名			
医师签名			

时间	住院第 7 天 （术后第 3 天）	住院第 8 天 （术后第 4 天）	住院第 9~10 天 （术后第 5~6 天）
主要诊疗工作	□ 完成病程记录 □ 复查血常规 □ 复查肝功能、肾功能及血电解质 □ 预约颈动脉超声检查	□ 嘱患者下床活动	□ 向患者及家属介绍病愈出院后注意事项 □ 病情稳定患者办理出院手续 □ 转科患者办理转科手续
重点医嘱	长期医嘱： □ 一级护理 □ 半流食 □ 观察记录患者意识、瞳孔、生命体征 临时医嘱： □ 血常规 □ 肝功能、肾功能及血电解质 □ 颈动脉超声检查	长期医嘱： □ 神经外科护理常规 □ 二级护理 □ 普通饮食 □ 既往基础用药 □ 抗血小板药 □ 他汀类药物 临时医嘱： □ 测生命体征	出院医嘱： □ 出院带药
主要护理工作	□ 观察患者一般状况 □ 观察神经系统状况 □ 观察记录患者意识、瞳孔、生命体征	□ 观察患者一般状况 □ 观察神经系统状况 □ 观察记录患者意识、瞳孔、生命体征	□ 出院带药服用指导 □ 特殊护理指导 □ 告知复诊时间和地点 □ 交代常见的药物不良反应，嘱其定期门诊复诊
病情变异记录	□ 无　□ 有，原因： 1. 2.	□ 无　□ 有，原因： 1. 2.	□ 无　□ 有，原因： 1. 2.
护士签名			
医师签名			

（中华医学会神经外科学分会）

10

呼吸系统疾病临床路径

第 111 节　慢性阻塞性肺疾病临床路径

临床路径标准

一、适用对象

第一诊断为慢性阻塞性肺疾病急性加重期（AECOPD）（ICD-10：J44.001 或 J44.101）。

二、诊断依据

根据《慢性阻塞性肺疾病诊治指南（2013 年修订版）》（中华医学会呼吸病学分会慢性阻塞性肺疾病学组）。

1. 有慢性阻塞性肺疾病（COPD）病史。

2. 出现超越日常状况的持续恶化，并需改变基础 COPD 的常规用药者。

3. 通常在疾病过程中，患者短期内咳嗽、咳痰、气短和（或）喘息加重，痰量增多，呈脓性或黏脓性，可伴发热等炎症明显加重的表现。

三、治疗方案的选择

根据《慢性阻塞性肺疾病诊治指南（2013 年修订版）》（中华医学会呼吸病学分会慢性阻塞性肺疾病学组）。

1. 一般治疗　吸氧，休息。

2. 对症　止咳化痰、平喘。

3. 抗生素。

4. 呼吸支持。

四、标准住院日

标准住院日 10~22 天。

五、进入路径标准

1. 第一诊断必须符合慢性阻塞性肺疾病疾病编码（ICD-10 J44.101 或 ICD-10 J44.001）。

2. 当患者同时具有其他疾病诊断时，但在住院期间不需要特殊处理也不影响第一诊断的临床路径流程实施时，可以进入路径。

六、入院 1~3 天检查项目

1. 必需的检查项目

（1）血、尿、便常规。

（2）肝功能、肾功能、电解质、血气分析、凝血功能、D-二聚体（D-dimer）、红细胞沉降率、C反应蛋白（CRP）；术前免疫八项。

（3）痰涂片找细菌、真菌及抗酸杆菌，痰培养+药物敏感性试验，支原体抗体，衣原体抗体，结核抗体，军团菌抗体。

（4）胸部正侧位X线片、心电图、肺功能（通气+支气管舒张试验）。

2. 根据患者病情选择的检查项目

（1）超声心动图。

（2）肺部CT。

（3）腹部超声。

（4）下肢超声。

七、治疗方案

1. 评估病情严重程度。

2. 控制性氧疗。

3. 抗生素、支气管舒张剂、糖皮质激素治疗。

4. 机械通气（病情需要时）。

5. 其他治疗措施。

八、出院标准

1. 吸入支气管舒张剂不超过4 h一次。

2. 患者能进食和睡眠，睡眠不因呼吸困难而唤醒。

3. 患者能在室内活动。

4. 低氧血症稳定，高碳酸血症得到改善或稳定，动脉血气稳定12~24 h。

5. 患者临床稳定12~24 h。

6. 患者能理解吸入药物的规范使用。

九、有无变异及原因分析

1. 存在并发症，需要进行相关的诊断和治疗，考虑为变异因素，如并发症严重需要专科治疗则退出路径。

2. 出现治疗不良反应，需要进行相关诊断和治疗。

3. 病情加重，达到需要呼吸支持标准需要退出临床路径。

4. 当患者同时具有其他疾病诊断，住院期间病情发生变化，需要特殊处理，影响第一诊断的临床路径流程实施时，需要退出临床路径。

5. 患者达到出院标准，但因为患者原因拒绝出院者退出路径。

临床路径表单

适用对象：第一诊断为慢性阻塞性肺疾病急性加重期（ICD-10：J44.001 或 J44..101）

患者姓名：_____ 性别：_____ 年龄：_____ 门诊号：_____ 住院号：_____

住院日期：___年__月__日 出院日期：___年__月__日 标准住院日：10~22 天

时间	住院第 1 天	住院第 2~3 天	住院第 4~7 天
主要诊疗工作	□ 完成病史询问和体格检查 □ 初步评估病情严重程度，是否有指征行无创呼吸机辅助通气 □ 有气管插管指征患者，转入 ICU 继续治疗，退出路径，转入相应路径	□ 上级医师查房，病情严重程度分级 □ 评估辅助检查的结果 □ 根据患者病情调整治疗方案 □ 处理可能发生的并发症 □ 指导吸入装置的正确应用	□ 上级医师查房，治疗效果评估 □ 指导吸入装置的正确应用 □ 根据患者病情调整治疗方案 □ 完成三级医师查房纪录
重点医嘱	**长期医嘱：** □ AECOPD 护理常规 □ 特级/一/二/三级护理 □ 控制性氧疗 □ 持续心电、血压和血氧饱和度监测等（重症） □ 吸痰（必要时） □ 陪住（必要时） □ 记出入量（必要时） □ 无创正压通气（重症） □ 抗生素 □ 祛痰剂、止咳剂、支气管舒张剂 □ 糖皮质激素、抑酸剂或胃黏膜保护剂（必要时） □ 其他对症治疗 □ 基础疾病的相关治疗 **临时医嘱：** □ 血、尿、便常规 □ 血型、血气分析、肝功能、肾功能、电解质、血糖、心肌酶、红细胞沉降率、CRP、凝血功能、D-dimer、术前免疫八项、血脂 □ 痰涂片＋痰培养/药物敏感性试验 □ 支原体抗体、衣原体抗体、军团菌抗体、结核抗体 □ 肺功能（病情允许时）、胸部正侧位 X 线片、心电图 □ 超声心动图、BNP、肺 CT、腹部超声、下肢超声(必要时) □ 胸腔积液超声、胸腔穿刺、胸腔积液相关检查（必要时） □ 特殊病原菌检查（如真菌、结核菌等，必要时） □ 基础疾病的相关检查	**长期医嘱：** □ AECOPD 护理常规 □ 特级/一/二/三级护理 □ 控制性氧疗 □ 持续心电、血压和血氧饱和度监测等（重症） □ 吸痰（必要时） □ 陪住（必要时） □ 记出入量（必要时） □ 无创正压通气（重症） □ 抗生素 □ 祛痰剂、止咳剂、支气管舒张剂 □ 糖皮质激素、抑酸剂或胃黏膜保护剂（必要时） □ 吸入糖皮质激素、长效 β-受体激动剂、长效抗胆碱能药物（必要时） □ 低分子肝素（必要时） □ 其他对症治疗 □ 基础疾病的相关治疗 **临时医嘱：** □ 纠正水、电解质失衡 □ 血气分析（必要时） □ 重复异常的检查 □ 对于住院期间出现的异常症状根据需要安排进行相关检查 □ 如果出现治疗不良反应根据需要安排进行相关检查	**长期医嘱：** □ AECOPD 护理常规 □ 特级/一/二/三级护理 □ 控制性氧疗 □ 持续心电、血压和血氧饱和度监测等（重症） □ 吸痰（必要时） □ 陪住（必要时） □ 记出入量（必要时） □ 无创正压通气（重症） □ 抗生素 □ 祛痰剂、止咳剂、支气管舒张剂 □ 糖皮质激素(减量)、抑酸剂或胃黏膜保护剂（必要时） □ 吸入糖皮质激素、长效 β-受体激动剂、长效抗胆碱能药物（必要时） □ 低分子肝素（必要时） □ 其他对症治疗 □ 基础疾病的相关治疗 **临时医嘱：** □ 血常规、血气分析 □ 肝功能、肾功能+血电解质+血糖 □ 胸部正侧位 X 线片 □ 痰培养＋药物敏感性试验（重症或治疗无效时） □ 重复异常的检查 □ 对于住院期间出现的异常症状根据需要安排进行相关检查 □ 如果出现治疗不良反应根据需要安排进行相关检查

待　续

续　表

时间	住院第 1 天	住院第 2~3 天	住院第 4~7 天
主要护理工作	□ 介绍病房环境、设施和设备 □ 入院护理评估 □ 随时观察患者情况 □ 用药指导 □ 健康宣教、戒烟宣教 □ 指导氧疗、雾化吸入方法、吸入装置的使用	□ 观察患者病情变化 □ 教会患者有效的咳嗽排痰方法，教导陪护人员协助患者拍背排痰方法 □ 疾病相关的健康教育 □ 密切观察药物疗效及不良反应 □ 指导氧疗、雾化吸入方法、吸入装置的使用	□ 观察患者病情变化 □ 密切观察药物疗效及不良反应 □ 指导吸入装置的使用 □ 指导呼吸康复训练（缩唇呼吸、腹肌训练及体力训练） □ 恢复期心理与生活护理 □ 根据患者病情指导并监督患者恢复期的治疗与活动
病情变异记录	□ 无　□ 有，原因： 1. 2.	□ 无　□ 有，原因： 1. 2.	□ 无　□ 有，原因： 1. 2.
是否退出路径	□ 是　□ 否，原因： 1. 2.	□ 是　□ 否，原因： 1. 2.	□ 是　□ 否，原因： 1. 2.
护士签名	白班　｜小夜班｜大夜班	白班　｜小夜班｜大夜班	白班　｜小夜班｜大夜班
医师签名			

时间	住院第 8~9 天	住院第 10~22 天（出院日）
主要诊疗工作	☐ 上级医师查房：治疗效果评估；确定患者近期是否可以出院 ☐ 向患者及其家属交代家庭氧疗装置的配备要求及长期家庭氧疗方法	如果患者可以出院： ☐ 教导患者识别长期控制吸入用药及缓解症状吸入用药；检查患者应用吸入装置的正确性；交代患者长期家庭氧疗的重要性 ☐ 完成出院小结 ☐ 向患者交代出院后注意事项，预约复诊日期 ☐ 如果患者不能出院，请在病程记录中说明原因和继续治疗的方案
重点医嘱	**长期医嘱：** ☐ AECOPD 护理常规 ☐ 二/三级护理 ☐ 控制性氧疗 ☐ 抗生素，祛痰剂、止咳剂、支气管舒张剂；糖皮质激素（减量）、抑酸剂或胃黏膜保护剂（必要时） ☐ 吸入糖皮质激素、长效 β-受体激动剂 ☐ 无创正压通气（重症） ☐ 低分子肝素（必要时） ☐ 其他对症治疗，基础疾病的相关治疗 **临时医嘱：** ☐ 重复异常的检查 ☐ 对于住院期间出现的异常症状根据需要安排进行相关检查 ☐ 如果出现治疗不良反应根据需要安排进行相关检查	**长期医嘱：** ☐ 维持所开的长期医嘱 **临时医嘱：** ☐ 重复异常的检查 ☐ 血常规、血气分析 ☐ 肝功能、肾功能+血电解质+血糖 ☐ 胸部正侧位 X 线片 **出院医嘱：** ☐ 出院带药 ☐ 祛痰剂、止咳剂、支气管扩张剂 ☐ 吸入糖皮质激素/长效 β-受体激动剂 ☐ 长效抗胆碱能药物（必要时） ☐ 短效 β₂-受体激动剂/抗胆碱能药物 ☐ 抗生素 ☐ 其他内科疾病用药
主要护理工作	☐ 观察患者病情变化 ☐ 密切观察药物疗效及不良反应 ☐ 疾病恢复期心理与生活护理 ☐ 根据患者病情指导并监督患者恢复期的治疗与活动 ☐ 出院准备指导	☐ 出院注意事项（戒烟、避免烟尘吸入、坚持康复锻炼、注意保暖、加强营养） ☐ 教导患者应用含激素吸入用药后需漱口 ☐ 复诊计划，就医指征
病情变异记录	☐ 无 ☐ 有，原因：	☐ 无 ☐ 有，原因：
是否退出路径	☐ 是 ☐ 否，原因：	☐ 是 ☐ 否，原因：
护士签名	白班	小夜班	大夜班	白班	小夜班	大夜班
医师签名						

（中华医学会呼吸病学分会）

第 112 节　支气管哮喘临床路径

临床路径标准

一、适用对象

第一诊断为支气管哮喘（ICD-10：J45）。

二、诊断依据

根据《支气管哮喘防治指南》（中华医学会呼吸病学分会哮喘学组修订，2008年），《支气管哮喘防治指南（基层版）》（中华医学会呼吸病学分会哮喘学组，中华医学会全科医学分会，2013 年）。

1. 反复发作喘息、气急、胸闷或咳嗽，多与接触变应原、冷空气、物理、化学性刺激以及病毒性上呼吸道感染、运动等有关。

2. 发作时在双肺可闻及散在或弥漫性、以呼气相为主的哮鸣音。

3. 上述症状和体征可经治疗缓解或自行缓解。

4. 除外其他疾病所引起的喘息、气急、胸闷和咳嗽。

5. 临床表现不典型者，应至少具备以下 1 项试验阳性

（1）支气管激发试验或运动激发试验阳性。

（2）支气管舒张试验阳性 FEV_1 增加≥12%，且 FEV_1 增加绝对值≥200 ml。

（3）呼气流量峰值（PEF）日内（或 2 周）变异率≥20%。

符合 1、2、3、4 条者或 4、5 条者可确诊。

三、治疗方案的选择

根据《支气管哮喘防治指南》（中华医学会呼吸病学分会哮喘学组修订，2008年）《支气管哮喘防治指南（基层版）》（中华医学会呼吸病学分会哮喘学组，中华医学会全科医学分会，2013 年）。

1. 根据病情严重程度及治疗反应选择方案。

2. 必要时行气管插管和机械通气。

四、进入路径标准

1. 第一诊断必须符合支气管哮喘疾病编码（ICD-10：J45）。

2. 当患者同时具有其他疾病诊断，但在住院期间不需要特殊处理也不影响第一诊断的临床路径流程实施时，可以进入路径。

五、住院期间的检查项目

入院后第 1~3 天。

1. 必需的检查项目

（1）血常规、尿常规、便常规。

（2）肝功能、肾功能、电解质、血糖、血脂。

（3）红细胞沉降率、C 反应蛋白、免疫球蛋白、补体、D-二聚体、脑钠肽、心肌酶谱、出凝血检查。

（4）动脉血气分析。

（5）痰细胞学检查（细胞分类、找瘤细胞）、痰涂片细菌检查（普通、抗酸、真菌）、痰培养及药物敏感性试验。

（6）传染性疾病筛查（乙型病毒性肝炎、丙型病毒性肝炎、梅毒、艾滋病等）。

（7）胸部正侧位 X 线片、心电图、肺功能（病情允许时）。

2. 根据患者病情进行　心电及脉氧监护、动态肺功能检测、胸部 CT、超声心动图、血茶碱浓度、过敏原测定（皮肤点刺、血清特异性 IgE 等）、血细菌培养、病原学检查（支原体、衣原体、军团菌、病毒）、自身免疫抗体 [抗核抗体（ANA）、可提取性核抗原（ENA）、抗中性粒细胞胞浆抗体（ANCA）、ds-DNA、类风湿因子（RF）等]、呼吸气 NO 等。

六、治疗方案与药物选择

1. 一般治疗　氧疗；维持营养、水、电解质、酸碱平衡等；合并症及其他对症治疗，如祛痰治疗、心功能不全、应用胃黏膜保护药物等。

2. 支气管舒张剂　β_2-受体激动剂、抗胆碱能药物、茶碱类等药物。

3. 抗炎药物　糖皮质激素、抗白三烯药物等。

4. 抗过敏药　根据病情选用。

5. 根据病情严重程度及治疗反应调整药物和治疗方案。

6. 确定有感染或高度可能，可应用感染药物。

7. 非药物治疗，如严重哮喘发作需行气管插管和机械通气、有适应症患者的支气管热成型治疗、并发气胸的外科治疗等。

七、出院标准

1. 症状缓解。

2. 病情稳定。

3. 没有需要住院治疗的合并症和（或）并发症。

八、标准住院日

标准住院日 7~21 天。

临床路径表单

适用对象：第一诊断为支气管哮喘（ICD-10：J45）

患者姓名：_____ 性别：_____ 年龄：_____ 门诊号：_____ 住院号：_____

住院日期：___年__月__日 出院日期：___年__月__日 标准住院日：7~14 天

时间	住院第 1~3 天	住院期间
主要诊疗工作	☐ 询问病史及体格检查 ☐ 进行病情初步评估，病情严重度分级 ☐ 上级医师查房 ☐ 明确诊断，决定诊治方案 ☐ 开具化验单 ☐ 完成病历书写	☐ 上级医师查房 ☐ 核查辅助检查的结果是否有异常 ☐ 病情评估，维持原有治疗或调整药物 ☐ 观察药物不良反应 ☐ 指导吸入装置的正确应用 ☐ 住院医师书写病程记录
重点医嘱	长期医嘱： ☐ 支气管哮喘护理常规 ☐ 一/二/三级护理常规（根据病情） ☐ 氧疗（必要时） ☐ 支气管舒张剂 ☐ 糖皮质激素；胃黏膜保护剂（必要时）；抗生素（有感染证据） 临时医嘱： ☐ 血常规、尿常规、便常规；肝功能、肾功能、电解质、血糖、血脂；红细胞沉降率、CRP、血气分析、D-二聚体、脑钠肽、心肌酶谱、出凝血检查；动脉血气分析 ☐ 痰细胞学检查（细胞分类、查找瘤细胞）、痰涂片细菌检查（普通、抗酸、真菌）、痰培养及药物敏感性试验；传染性疾病筛查 ☐ 胸部正侧位 X 线片、心电图、肺功能（适时） ☐ 心电及脉氧监护、动态肺功能检测、胸部 CT、超声心动图、血茶碱浓度、过敏原测定（皮肤点刺、血清特异性 IgE 等）、血细菌培养、病原学检查（支原体、衣原体、军团菌、病毒）、自身免疫抗体（ANA、ENA、ANCA、ds-DNA、RF 等）、呼吸气 NO 等（必要时） ☐ 维持营养及水、电解质、酸碱平衡 ☐ 合并症及对症治疗	长期医嘱： ☐ 支气管哮喘护理常规 ☐ 二/三级护理常规（根据病情） ☐ 氧疗（必要时） ☐ 支气管舒张剂 ☐ 糖皮质激素 ☐ 胃黏膜保护剂（必要时） ☐ 抗生素（有感染证据） ☐ 根据病情调整药物 临时医嘱： ☐ 对症治疗 ☐ 复查血常规、血气分析（必要时） ☐ 异常指标复查
主要护理工作	☐ 介绍病房环境、设施和设备 ☐ 入院护理评估，护理计划 ☐ 观察患者情况 ☐ 静脉取血，用药指导 ☐ 进行戒烟、戒酒的建议和教育 ☐ 协助患者完成实验室检查及辅助检查	☐ 观察患者一般情况及病情变化 ☐ 观察疗效及药物反应 ☐ 疾病相关健康教育
病情变异记录	☐ 无　☐ 有，原因： 1. 2.	☐ 无　☐ 有，原因： 1. 2.
护士签名		
医师签名		

时间	出院前 1~3 天	住院第 7~14 天 （出院日）
主要 诊疗 工作	□ 上级医师查房，评估治疗效果 □ 确定出院后治疗方案 □ 完成上级医师查房纪录	□ 完成出院小结 □ 向患者交代出院后注意事项 □ 预约复诊日期
重 点 医 嘱	**长期医嘱：** □ 支气管哮喘护理常规 □ 二/三级护理常规（根据病情） □ 氧疗（必要时） □ 支气管舒张剂 □ 糖皮质激素 □ 胃黏膜保护剂（必要时） □ 抗生素（有感染证据） **临时医嘱：** □ 根据需要，复查有关检查	**出院医嘱：** □ 出院带药 □ 门诊随诊
主要 护理 工作	□ 观察患者一般情况 □ 观察疗效、各种药物作用和不良反应 □ 恢复期生活和心理护理 □ 出院准备指导	□ 帮助患者办理出院手续 □ 出院指导
病情 变异 记录	□ 无　□ 有，原因： 1. 2.	□ 无　□ 有，原因： 1. 2.
护士 签名		
医师 签名		

（中华医学会呼吸病学分会）

第113节　社区获得性肺炎临床路径

临床路径标准

一、适用对象

第一诊断为社区获得性肺炎（ICD-10：J15.901）。

二、诊断依据

诊断依据根据《社区获得性肺炎诊断和治疗指南》（中华医学会呼吸病学分会，2006年）。

1. 新近出现的咳嗽、咳痰或原有呼吸道疾病症状加重，并出现脓性痰，伴或不伴胸痛。

2. 发热。

3. 肺实变体征和（或）闻及湿性啰音。

4. 白细胞数量>$10×10^9$/L 或<$4×10^9$/L，伴或不伴细胞核左移。

5. 胸部影像学检查显示片状、斑片状浸润性阴影或间质性改变，伴或不伴胸腔积液。

满足以上 1~4 项中任何 1 项加第 5 项，并除外肺结核、肺部肿瘤、非感染性肺间质性疾病、肺水肿、肺不张、肺栓塞、肺嗜酸粒细胞浸润症及肺血管炎等后，可建立临床诊断。

三、肺炎严重程度评估

入院的社区获得性肺炎患者应进行病情严重程度评价，根据严重程度选择治疗地点和抗生素，并对预后进行预估。重症肺炎的诊断标准依照《社区获得性肺炎诊断和治疗指南》（中华医学会呼吸病学分会，2006年）。当患者出现下列征象中1项或以上者可诊断为重症肺炎，需密切观察，积极救治，有条件时，建议收住 ICU 治疗：①意识障碍；②呼吸频率≥30 次/分；③PaO_2<60 mmHg，PaO_2/FiO_2<300，需行机械通气治疗；④动脉收缩压<90 mmHg；⑤并发脓毒性休克；⑥胸部 X 线片显示双侧或多肺叶受累，或入院 48 h 内病变扩大≥50%；⑦少尿：尿量<20 ml/h，或<80 ml/4 h，或并发急性肾衰竭需要透析治疗。

四、进入路径标准

1. 第一诊断必须符合社区获得性肺炎疾病编码（ICD-10：J15.901）。

2. 当患者同时具有其他疾病诊断，但在治疗期间不需要特殊处理也不影响第一诊断的临床路径流程实施时，可以进入路径。

五、住院期间的检查项目

1. 建议必须检查项目
（1）血常规、尿常规、便常规。
（2）肝功能、肾功能、血糖、电解质、红细胞沉降率、C 反应蛋白（CRP）等。
（3）胸部正侧位 X 线片、心电图。
（4）呼吸道分泌物或血病原学检查及药物敏感性试验（在医院实验室条件允许且患者可配合的情况下）。
2. 根据患者情况进行 感染性疾病筛查（乙型病毒性肝炎、丙型病毒性肝炎、梅毒、艾滋病等）、血气分析、胸部 CT、D-二聚体、B 超、支气管镜、肺穿刺等有创性检查等。

六、治疗方案与药物选择

评估患者和特定病原体感染的危险因素，入院后尽快（4~8 h 内）给予抗生素。药物选择根据《社区获得性肺炎诊断和治疗指南》（中华医学会呼吸病学分会，2006年），结合患者病情合理使用抗生素。

1. 轻、中度肺炎患者 ①口服或静脉注射 β-内酰胺类/β-内酰胺酶抑制剂（如阿莫西林/克拉维酸、氨苄西林/舒巴坦）、第二代头孢菌素（如头孢呋辛等）、头孢噻肟或头孢曲松单用或联用大环内酯类。②口服或静脉注射呼吸喹诺酮类。

2. 重症肺炎患者
（1）当无铜绿假单胞菌感染危险因素时：①静脉注射 β-内酰胺类/β-内酰胺酶抑制剂（如阿莫西林/克拉维酸、氨苄西林/舒巴坦）或头孢曲松、头孢噻肟或厄他培南联合静脉注射大环内酯类。②静脉注射呼吸喹诺酮类联合氨基糖苷类。
（2）当有铜绿假单胞菌感染危险因素时：①具有抗假单胞菌活性的 β-内酰胺类抗生素（如头孢他啶、头孢吡肟、哌拉西林/他唑巴坦、头孢哌酮/舒巴坦、亚胺培南、美罗培南等）联合静脉注射大环内酯类，必要时还可同时联用氨基糖苷类。②具有抗假单胞菌活性的 β-内酰胺类抗生素联合静脉注射喹诺酮类。③静脉注射环丙沙星或左旋氧氟沙星联合氨基糖苷类。
3. 初始治疗 2~3 天后进行临床评估，根据患者病情变化调整抗生素。
4. 对症支持治疗 退热、止咳化痰、吸氧。

七、出院标准

1. 症状好转，体温正常超过 72 h。
2. 影像学提示肺部病灶明显吸收。

八、变异及原因分析

1. 治疗无效或者病情进展，需复查病原学检查并调整抗生素，导致住院时间延长。

2. 伴有影响本病治疗效果的合并症，需要进行相关诊断和治疗，导致住院时间延长。

3. 病情严重，需要呼吸支持者，归入其他路径。

九、标准住院日

住院时间 7~14 天。但社区获得性肺炎病情往往复杂多变，如出现并发症或合并症加重住院时间可至 14~28 天。

临床路径表单

适用对象：第一诊断为社区获得性肺炎（ICD-10：J15.901）

患者姓名：_____ 性别：_____ 年龄：_____ 门诊号：_____ 住院号：_____

住院日期：___年__月__日 出院日期：___年__月__日 标准住院日：7~14 天

时间	住院第 1~3 天	住院期间
主要诊疗工作	□ 询问病史及体格检查 □ 进行病情初步评估 □ 上级医师查房 □ 评估特定病原体的危险因素，进行初始经验性抗感染治疗 □ 开具化验单，完成病历书写	□ 上级医师查房 □ 核查辅助检查的结果是否有异常 □ 病情评估，维持原有治疗或调整抗生素 □ 观察药物不良反应 □ 住院医师书写病程记录
重点医嘱	**长期医嘱：** □ 呼吸内科护理常规 □ 一/二/三级护理（根据病情） □ 吸氧（必要时） □ 抗生素 □ 对症支持治疗 **临时医嘱：** □ 血常规、尿常规、便常规 □ 肝功能、肾功能、电解质、血糖、红细胞沉降率、CRP、 □ 病原学检查及药物敏感性试验 □ 胸正侧位 X 线片、心电图 □ 血气分析、胸部 CT、血培养、B 超、D-二聚体、感染性疾病筛查（必要时） □ 对症处理	**长期医嘱：** □ 呼吸内科护理常规 □ 一/二/三级护理（根据病情） □ 吸氧（必要时） □ 抗生素 □ 对症支持治疗 □ 根据病情调整抗生素 **临时医嘱：** □ 对症处理 □ 复查血常规 □ 复查胸部 X 线片检查（必要时） □ 异常指标复查 □ 复查病原学检查（必要时） □ 有创性检查（必要时）
护理工作	□ 介绍病房环境、设施和设备 □ 入院护理评估，护理计划 □ 随时观察患者情况 □ 静脉取血，用药指导 □ 进行戒烟、戒酒的建议和教育 □ 协助患者完成实验室检查及辅助检查	□ 观察患者一般情况及病情变化 □ 注意痰液变化 □ 观察治疗效果及药物反应 □ 疾病相关健康教育
病情变异记录	□ 无 □ 有，原因： 1. 2.	□ 无 □ 有，原因： 1. 2.
护士签名		
医师签名		

时间	出院前 1~3 天	出院日
主要 诊疗 工作	□ 上级医师查房 □ 评估治疗效果 □ 确定出院后治疗方案 □ 完成上级医师查房记录	□ 完成出院小结 □ 向患者交代出院后注意事项 □ 预约复诊日期
重 点 医 嘱	**长期医嘱：** □ 呼吸内科护理常规 □ 二/三级护理（根据病情） □ 吸氧（必要时） □ 抗生素 □ 对症治疗 □ 根据病情调整 **临时医嘱：** □ 复查血常规、胸部 X 线片（必要时） □ 根据需要，复查有关检查	**出院医嘱：** □ 出院带药 □ 门诊随诊
主要 护理 工作	□ 观察患者一般情况 □ 观察疗效、各种药物作用和不良反应 □ 恢复期生活和心理护理 □ 出院准备指导	□ 帮助患者办理出院手续 □ 出院指导
病情 变异 记录	□ 无　□ 有，原因： 1. 2.	□ 无　□ 有，原因： 1. 2.
护士 签名		
医师 签名		

（中华医学会呼吸病学分会）

第 114 节　肺血栓栓塞症临床路径

临床路径标准

一、适用对象

第一诊断为肺血栓栓塞症（ICD-10：I26.001/I26.901）。

二、诊断依据

根据《临床诊疗指南——呼吸病学分册》（中华医学会编著，人民卫生出版社，2009 年），《肺血栓栓塞症的诊断与治疗指南（草案）》（中华医学会呼吸病学分会，2001 年），《基于循证医学的抗栓治疗与血栓预防临床实践指南》（美国胸科医师学院，2012 年），《急性肺栓塞诊断和处理指南》（欧洲心脏病学会，2014 年）。

1. 存在肺血栓栓塞症和（或）深静脉血栓形成的危险因素，如手术、骨折、创伤、卧床、感染、恶性肿瘤等。

2. 临床表现可有呼吸困难、胸痛和咯血，重症患者可以出现晕厥、低血压、休克，甚至猝死等。

3. 下列检查一项或一项以上阳性，可以确诊

（1）CT 肺动脉造影（CTPA）：表现为肺动脉内的低密度充盈缺损，部分或完全包围在不透光的血流之间，或者呈完全充盈缺损。

（2）核素肺通气灌注扫描：呈肺段分布的肺灌注缺损，并与通气显像不匹配，即至少两个或更多叶段的局部灌注缺损而该部位通气良好或胸部 X 线片无异常。

（3）磁共振肺动脉造影（MRPA）：发现肺动脉内的低密度充盈缺损，部分或完全包围在不透光的血流之间，或者呈完全充盈缺损。

（4）选择性肺动脉造影：发现肺栓塞的直接征象，如肺血管内造影剂充盈缺损、伴或不伴轨道征的血流阻断。

（5）超声心动图：发现肺动脉近端的血栓。

4. 需排除以下疾病　肺动脉肉瘤、羊水栓塞、脂肪栓塞、空气栓塞、感染性血栓、肿瘤栓塞等。

三、治疗方案的选择

根据《临床诊疗指南——呼吸病学分册》（中华医学会编著，人民卫生出版社，2009 年），《肺血栓栓塞症的诊断与治疗指南（草案）》（中华医学会呼吸病学分会，2001 年），《基于循证医学的抗栓治疗与血栓预防临床实践指南》（美国胸科医师学院，2012 年），《急性肺栓塞诊断和处理指南》（欧洲心脏病学会，2014 年）。

1. 一般处理，血流动力学及呼吸支持。

2. 抗凝治疗。

3. 溶栓治疗。

4. 其他治疗措施 外科取栓、经静脉导管碎栓和抽吸血栓、置入腔静脉滤器等。

四、标准住院日

高危 10~14 天，中、低危 7~10 天。

五、进入路径标准

1. 第一诊断必须符合肺血栓栓塞症疾病编码（ICD-10：I26.001/I26.901）。

2. 当患者同时具有其他疾病诊断，但在住院期间不需要特殊处理也不影响第一诊断的临床路径流程实施时，可以进入路径。

3. 有明显影响肺血栓栓塞症常规治疗的情况，不进入肺血栓栓塞症临床路径。

六、入院后第 1~3 天

1. 必需的检查项目

（1）血常规、尿常规、便常规。

（2）肝功能、肾功能、电解质、血气分析、血型、凝血功能、D-二聚体（D-dimer）、感染性疾病筛查（乙型病毒性肝炎、丙型病毒性肝炎、梅毒、艾滋病等）。

（3）肌钙蛋白 T 或 I。

（4）肿瘤标志物。

（4）胸部 X 线片、心电图、超声心动图、双下肢静脉超声。

2. 下列相关检查之一可确诊 CT 肺动脉造影、核素肺通气灌注扫描、磁共振肺动脉造影、选择性肺动脉造影。但有时当一种检查方法不能确诊时，需要采用两种方法进行检查。

3. 根据患者病情，有条件的可选择脑钠肽（BNP）、免疫指标（包括心磷脂抗体）、蛋白 S、蛋白 C、抗凝血酶Ⅲ等。

七、选择用药

1. 溶栓治疗 尿激酶、链激酶、重组组织型纤溶酶原激活剂。

2. 抗凝治疗 肝素、低分子肝素、华法林等。

3. 呼吸循环支持治疗。

4. 抗感染治疗。

八、住院第 4~6 天

1. 复查血常规、凝血功能。

2. 复查 D-二聚体。

3. 复查心电图。

4. 异常指标复查。

5. 重症患者必要时复查 BNP、肌钙蛋白 T 或 I、血气分析。

九、住院第 7~10 天

1. 复查下肢静脉超声。

2. 危重患者复查心脏超声。

3. 凝血功能检查。

十、出院标准

1. 生命体征平稳。

2. 调节国际标准化比值达标（2.0~3.0）。

3. 没有需要继续住院处理的并发症。

十一、变异及原因分析

1. 治疗过程中出现并发症。

2. 伴有其他疾病，需要相关诊断治疗。

临床路径表单

一、肺血栓栓塞症（低危、中低危）临床路径表单

适用对象：第一诊断为肺血栓栓塞症（ICD-10：I26.001/I26.901）

患者姓名：_____ 性别：_____ 年龄：_____ 门诊号：_____ 住院号：_____

住院日期：___年__月__日 出院日期：___年__月__日 标准住院日：7~10 天

时间	住院第 1 天	住院第 2~6 天
主要诊疗工作	□ 询问病史及体格检查 □ 进行病情初步评估，病情严重度分级 □ 上级医师查房 □ 明确诊断，决定诊治方案 □ 开化验单，完成病历书写	□ 上级医师查房 □ 评估辅助检查的结果 □ 病情评估，根据患者病情调整治疗方案 □ 观察药物不良反应 □ 确认有无并发症 □ 住院医师书写病程记录
重点医嘱	**长期医嘱：** □ 呼吸内科护理常规 □ 一/二级护理（根据病情） □ 卧床休息 □ 吸氧（必要时） □ 心电、呼吸、血压、血氧监测（必要时） □ 抗凝治疗 **临时医嘱：**（检查项目） □ 血常规、尿常规、便常规、电解质、肝功能、肾功能、血糖、凝血功能、血型、血气分析、D-二聚体、感染性疾病筛查、肌钙蛋白 T 或 I、BNP、肿瘤标志物 □ 胸部 X 线片、心电图、超声心动图、双下肢静脉超声 □ CT 肺动脉造影、核素肺通气灌注扫描、磁共振肺动脉造影或选择性肺动脉造影 □ 有条件行：免疫指标、蛋白 S、蛋白 C、抗凝血酶Ⅲ、抗心磷脂抗体等	**长期医嘱：** □ 呼吸内科护理常规 □ 一/二级护理（根据病情） □ 卧床休息 □ 吸氧（必要时） □ 心电、呼吸、血压、血氧监测（必要时） □ 抗凝治疗 **临时医嘱：** □ 复查血常规、凝血功能、心电图、D-二聚体 □ 异常指标复查 □ 必要时复查 BNP、肌钙蛋白 T 或 I、血气分析
主要护理工作	□ 介绍病房环境、设施和设备 □ 入院护理评估，制订护理计划 □ 观察患者情况、监测生命体征 □ 观察各种药物疗效和不良反应 □ 静脉取血，用药指导 □ 协助患者完成实验室检查及辅助检查	□ 定时监测生命体征 □ 观察患者一般情况及病情变化 □ 观察疗效和药物反应 □ 疾病相关健康教育
病情变异记录	□ 无 □ 有，原因： 1. 2.	□ 无 □ 有，原因： 1. 2.
护士签名		
医师签名		

时间	出院前 1~3 天	住院第 7~10 天 （出院日）
主要诊疗工作	□ 上级医师查房，治疗效果评估 □ 进行病情评估，确定华法林是否达到治疗水平，确定是否符合出院标准、是否出院 □ 确定出院后治疗方案 □ 完成上级医师查房纪录	□ 完成出院小结 □ 向患者交代出院后注意事项 □ 预约复诊日期
重点医嘱	**长期医嘱：** □ 呼吸内科护理常规 □ 二/三级护理（根据病情） □ 卧床休息 □ 吸氧（必要时） □ 心电、呼吸、血压、血氧监测（必要时） □ 抗凝治疗 **临时医嘱：** □ 根据需要，复查有关检查	**出院医嘱：** □ 出院带药 □ 门诊随诊
主要护理工作	□ 观察患者一般情况 □ 观察疗效、各种药物作用和不良反应 □ 恢复期生活和心理护理 □ 出院准备指导	□ 告知复诊计划，就医指征 □ 帮助患者办理出院手续 □ 出院指导
病情变异记录	□ 无　□ 有，原因： 1. 2.	□ 无　□ 有，原因： 1. 2.
护士签名		
医师签名		

二、肺血栓栓塞症（中高危、高危）临床路径表单

适用对象：第一诊断为肺血栓栓塞症（ICD-10：I26.001/I26.901 伴有 R57.9 或 I95）

患者姓名：_____ 性别：_____ 年龄：_____ 门诊号：_____ 住院号：_____

住院日期：___年__月__日 出院日期：___年__月__日 标准住院日：10~14 天

时间	住院第 1~3 天	住院期间
主要诊疗工作	□ 询问病史及体格检查 □ 进行病情初步评估，病情严重度分级 □ 上级医师查房 □ 明确诊断，决定诊治方案 □ 开化验单，完成病历书写 □ 签署相关通知书、同意书等	□ 上级医师查房 □ 评估辅助检查的结果 □ 病情评估，根据患者病情调整治疗方案 □ 观察药物不良反应、确认有无并发症 □ 住院医师书写病程记录
重点医嘱	**长期医嘱：** □ 呼吸内科护理常规（根据病情） □ 特级护理 □ 告病危（重） □ 卧床休息 □ 氧疗、心电、呼吸、血压、血氧监测 □ 抗凝治疗 **临时医嘱：** □ 血、尿、便常规，电解质、肝功能、肾功能、凝血功能、血型、血气分析 D-dimer、感染性疾病筛查、BNP、肌钙蛋白 T 或 I，胸部 X 线片、心电图、超声心动图、双下肢静脉超声 □ CT 肺动脉造影或核素肺通气灌注扫描或磁共振肺动脉造影或选择性肺动脉造影 □ 有条件行：免疫指标、蛋白 S、蛋白 C、抗凝血酶Ⅲ、抗心磷脂抗体等 □ 溶栓治疗、导管取栓碎栓治疗、血栓摘除术 □ 血管活性药物（必要时）	**长期医嘱：** □ 特级护理 □ 卧床休息 □ 氧疗、心电、呼吸、血压、血氧监测 □ 抗凝治疗 **临时医嘱：** □ 复查血常规、凝血功能、心电图 □ 异常指标复查 □ 必要时复查 BNP、肌钙蛋白 T 或 I、血气分析
主要护理工作	□ 介绍病房环境、设施和设备 □ 入院护理评估，护理计划 □ 随时观察患者情况、监测生命体征 □ 观察各种药物疗效和不良反应 □ 静脉取血，用药指导 □ 协助患者完成实验室检查及辅助检查	□ 定时监测生命体征 □ 观察患者一般情况及病情变化 □ 观察疗效和药物反应 □ 疾病相关健康教育
病情变异记录	□ 无　□ 有，原因： 1. 2.	□ 无　□ 有，原因： 1. 2.
护士签名		
医师签名		

时间	出院前 1~3 天	住院第 10~14 天 （出院日）
主要诊疗工作	□ 上级医师查房，治疗效果评估 □ 进行病情评估，确定华法林是否达到治疗水平，确定是否符合出院标准、是否出院 □ 确定出院后治疗方案 □ 完成上级医师查房纪录	□ 完成出院小结 □ 向患者交代出院后注意事项 □ 预约复诊日期
重点医嘱	**长期医嘱：** □ 一/二/三级护理 □ 卧床休息 □ 吸氧、心电、呼吸、血压、血氧监测（必要时） □ 抗凝治疗 □ 根据病情调整 **临时医嘱：** □ 根据需要，复查有关检查	**出院医嘱：** □ 出院带药 □ 门诊随诊
主要护理工作	□ 观察患者一般情况 □ 观察疗效、各种药物作用和不良反应 □ 恢复期生活和心理护理 □ 出院准备指导	□ 告知复诊计划，就医指征 □ 帮助患者办理出院手续 □ 出院指导
病情变异记录	□ 无　□ 有，原因： 1. 2.	□ 无　□ 有，原因： 1. 2.
护士签名		
医师签名		

（中华医学会呼吸病学分会）

第 115 节　肺动脉高压临床路径

肺动脉高压一般病情比较复杂，疑诊患者需要比较多的检查确定类型，临床路径的变异较多。

临床路径标准

一、适用对象

第一诊断为肺动脉高压（ICD-10：I27.0；I27.2）。

二、诊断依据

根据《临床诊疗指南——呼吸病学分册》（中华医学会编著，人民卫生出版社，2008 年）。《肺动脉高压诊断和治疗指南》（欧洲呼吸学会，2009 年），《肺动脉高压诊断和治疗专家共识》（世界卫生组织工作组，2013 年）。

1. 结合临床表现和危险因素识别可疑的肺动脉高压的患者（超声心动图显示 sPAP≥50 mmHg）。

2. 对高危或疑诊患者行血流动力学检查，明确是否存在肺动脉高压，其血流动力学诊断标准为：在海平面，静息状态下，右心导管检查测肺动脉平均压（mean pulmonary artery pressure，mPAP）≥25 mmHg；如果针对第一大类肺动脉高压，同时还需要肺动脉楔压（pulmonary artery wedge pressure，PAWP）<15 mmHg，肺血管阻力≥3 wood 单位。

3. 对证实肺动脉高压患者进行病因学分析和临床归类。

4. 对肺动脉高压进行临床评估和功能评价。

三、选择治疗方案的依据

根据《临床诊疗指南——呼吸病学分册》（中华医学会编著，人民卫生出版社，2008 年），《肺动脉高压诊断和治疗指南》（欧洲呼吸学会，2009 年），《肺动脉高压诊断和治疗专家共识》（世界卫生组织工作组，2013 年）。

1. 治疗原发病。

2. 一般治疗

（1）活动和旅行。

（2）预防感染。

（3）避孕、绝经期后激素替代治疗。

（4）降低血液黏度。

（5）抗凝治疗。

（6）氧疗。

（7）纠正心衰治疗。

（8）心理治疗。

3. 药物治疗

（1）钙通道阻滞剂（calcium channel blockers，CCB）。

（2）前列环素类药物（prostanoids）。

（3）内皮素-1受体拮抗剂（endothelin-1 antagonists）。

（4）磷酸二酯酶抑制剂-5（phosphodiesterase-5，PDE-5）。

（5）可溶性鸟苷酸环化酶激动剂。

（6）Rho-激酶抑制剂。

（7）联合用药。

4. 介入及手术治疗

四、标准住院日

标准住院日为15~30天。

五、进入路径标准

1. 第一诊断必须符合肺动脉高压疾病编码（ICD-10：I27.0；I27.2）。

2. 当患者同时具有其他疾病诊断，但在住院期间不需要特殊处理，也不影响第一诊断的临床路径流程实施时，可以进入路径。

六、住院期间的诊疗项目

1. 必需的检查项目　血常规、尿常规、便常规、肝功能、肾功能、电解质、血气分析、凝血功能、D-二聚体（D-dimer）、红细胞沉降率、C反应蛋白（CRP）、感染性疾病筛查（乙型病毒性肝炎、丙型病毒性肝炎、梅毒、艾滋病等）、NBP或脑钠肽前体（NT-proBNP）、肌钙蛋白T或I，免疫指标（包括心磷脂抗体）、甲状腺功能、自身抗体检查，蛋白S、蛋白C、抗凝血酶Ⅲ等易栓症相关检查，肿瘤标志物，胸部正侧位X线片、心电图、超声心动图、双下肢静脉超声、肺功能（病情允许时）、通气灌注扫描、CT肺动脉造影，右心漂浮导管检查或同时行肺动脉造影检查。

2. 根据患者病情可选择　胸部高分辨率CT、磁共振肺动脉造影、心脏磁共振检查，腹部B超、甲状腺超声，结缔组织疾病相关检查（如唇腺活检、腮腺动态显像、肌肉或皮肤活检等），睡眠呼吸监测，急性血管活性试验。

3. 住院期间需要复查的项目　复查血常规、凝血功能，复查心电图，异常指标复查，重症患者必要时复查BNP、肌钙蛋白T或I、血气分析，危重患者复查心脏超声。

4. 住院期间选择用药

（1）抗凝治疗：肝素、低分子肝素、华法林等。

（2）血管活性药物应用。

呼吸循环支持治疗。

七、出院标准

1. 症状相对稳定，确定长期治疗方案。

2. 临床稳定 72 h 以上。

八、变异及原因分析

1. 存在并发症，需要进行相关的诊断和治疗，延长住院时间。

2. 病情严重，需要呼吸支持者，归入其他路径。

九、变异及原因分析

1. 治疗过程中出现并发症。

2. 伴有其他疾病，需要相关诊断治疗。

临床路径表单

适用对象：第一诊断为肺动脉高压（ICD-10：I27.9）

患者姓名：_____ 性别：_____ 年龄：_____ 门诊号：_____ 住院号：_____

住院日期：___年__月__日 出院日期：___年__月__日 标准住院日：15~30 天

时间	住院第 1~3 天	住院期间
主要诊疗工作	☐ 询问病史及体格检查 ☐ 进行病情初步评估，病情严重程度分级 ☐ 上级医师查房 ☐ 明确诊断，决定诊治方案 ☐ 开具化验单 ☐ 完成病历书写	☐ 上级医师查房 ☐ 评估辅助检查的结果 ☐ 根据患者病情调整治疗方案，处理可能发生的并发症 ☐ 观察药物不良反应 ☐ 指导吸入装置的正确应用 ☐ 住院医师书写病程记录
重点医嘱	**长期医嘱：** ☐ 呼吸内科护理常规 ☐ 一／二／三级护理常规（根据病情） ☐ 控制性氧疗（根据病情） ☐ 心电图、血氧饱和度监测（必要时） ☐ 血管活性药、利尿剂、抗凝剂（根据情况） ☐ 纠正酸碱失衡和电解质紊乱 ☐ 糖皮质激素、胃黏膜保护剂（必要时） **临时医嘱：** ☐ 血常规、尿常规、便常规，肝功能、肾功能、电解质、血气分析、红细胞沉降率、D-二聚体、C 反应蛋白、脑钠肽、凝血功能、自身抗体、甲状腺功能、感染性疾病筛查 ☐ 胸部 X 线片、心电图、超声心动图、心肌酶学、肺功能 ☐ 根据情况选择通气灌注扫描、CT 肺动脉造影或磁共振肺动脉造影、心脏磁共振、或胸部高分辨 CT、腹部 B 超、下肢静脉超声（必要时） ☐ 右心漂浮导管和肺动脉造影和急性血管试验（必要时） ☐ 维持水、电解质、酸碱平衡	**长期医嘱：** ☐ 呼吸内科护理常规 ☐ 一／二／三级护理常规（根据病情） ☐ 控制性氧疗（根据病情） ☐ 心电图、血氧饱和度监测（必要时） ☐ 血管活性药、利尿剂、抗凝剂 ☐ 纠正酸碱失衡和电解质紊乱 ☐ 糖皮质激素、胃黏膜保护剂（必要时） ☐ 根据病情调整药物 **临时医嘱：** ☐ 对症治疗 ☐ 复查血常规、血气分析（必要时） ☐ 异常指标复查 根据情况，选择结缔组织疾病的进一步检查
主要护理工作	☐ 介绍病房环境、设施和设备 ☐ 入院护理评估、制订护理计划 ☐ 指导氧疗、吸入治疗 ☐ 静脉取血、用药指导 ☐ 进行健康宣教 ☐ 协助患者完成实验室检查及辅助检查	☐ 观察患者一般情况及病情变化 ☐ 观察疗效及药物反应 ☐ 疾病相关健康教育
病情变异记录	☐ 无 ☐ 有，原因： 1. 2.	☐ 无 ☐ 有，原因： 1. 2.
护士签名		
医师签名		

时间	出院前 1~3 天	出院日
主要诊疗工作	□ 上级医师查房 □ 评估治疗效果 □ 确定出院日期及出院后治疗方案 □ 完成上级医师查房记录	□ 完成出院小结 □ 向患者交代出院后注意事项 □ 预约复诊日期
重点医嘱	**长期医嘱：** □ 基本同前 □ 根据病情调整 **临时医嘱：** □ 根据需要，复查有关项目	**出院医嘱：** □ 出院带药 □ 门诊随诊
主要护理工作	□ 观察患者一般情况 □ 观察疗效、各种药物作用和不良反应 □ 指导呼吸康复训练（根据需要） □ 恢复期心理与生活护理 □ 出院准备指导	□ 出院注意事项（戒烟、避免烟尘吸入、坚持康复锻炼、注意保暖、加强营养） □ 帮助患者办理出院手续 □ 出院指导
病情变异记录	□ 无　□ 有，原因： 1. 2.	□ 无　□ 有，原因： 1. 2.
护士签名		
医师签名		

（中华医学会呼吸病学分会）

11

消化系统疾病临床路径

第116节　失代偿肝硬化临床路径

临床路径标准

一、适用对象

第一诊断为失代偿肝硬化（ICD-10：K74）。

二、诊断依据

根据《临床诊疗指南——消化系统疾病分册》（中华医学会编著，人民卫生出版社，2005年），《实用内科学》（第12版，复旦大学上海医学院编著，人民卫生出版社，2005年），《乙型肝炎病毒相关肝硬化的临床诊断、评估和抗病毒治疗的综合管理》[中华消化杂志，2014，34（2）：77-84]及《2009年美国肝病学会肝硬化腹水的治疗指南》等国内、外临床诊疗指南。

1. 符合肝硬化诊断标准　肝组织病理学诊断或影像学诊断，参考肝脏弹性扫描检查；肝功能生化、凝血功能等检查评估肝脏功能，根据Child-Turcotte-Pugh评分，B级或C级为肝功能失代偿。

2. 出现肝硬化失代偿的标准　Child-Turcotte-Pugh评分为B级或C级，或按肝硬化五期分类法确定为失代偿肝硬化。满足如下其中一条标准：Child-Turcotte-Pugh评分为7分或以上；有腹水的体征和影像学结果，腹胀、腹部移动性浊音阳性或腹部超声或CT或MRI检查证实存在腹腔积液；有食道静脉破裂出血史。

三、选择治疗方案的依据

根据《临床诊疗指南——消化系统疾病分册》（中华医学会编著，人民卫生出版社，2005年），《实用内科学》（第12版，复旦大学上海医学院编著，人民卫生出版社，2005年），《乙型肝炎病毒相关肝硬化的临床诊断、评估和抗病毒治疗的综合管理》[中华消化杂志，2014，34（2）：77-84]及《2009年美国肝病学会肝硬化腹水的治疗指南》等国内、外临床诊疗指南。

1. 消除病因及诱因（如抗乙型病毒性肝炎/丙型病毒性肝炎病毒、戒酒、停用有损肝功的药物、限制过量钠盐摄入、营养状况欠佳等）。

2. 一般治疗（休息、控制水和钠盐的摄入）。

3. 药物治疗　原发病的治疗、利尿剂、人血白蛋白、降低门脉压力。

4. 放腹腔积液治疗。

5. 预防自发性腹膜炎。

6. 预防消化道大出血。

7. 预防肝肾综合征及肝性脑病。

四、标准住院日

病情复杂多变，变异度较大，为 14~21 天。

五、进入路径标准

1. 第一诊断必须符合肝硬化失代偿疾病编码（ICD-10：K74）。

2. 当患者同时具有其他疾病诊断，但在住院期间不需要特殊处理也不影响第一诊断的临床路径流程实施时，可以进入路径。

六、住院期间检查项目

1. 入院后 1~3 天必须完成的检查

（1）血常规、尿常规、便常规+隐血。

（2）肝功能、肾功能、电解质、血糖、血型、凝血功能、甲胎蛋白（AFP）、HBV 血清学标志、HCV 抗体。

（3）腹腔积液常规、生化检查。

（4）血清腹腔积液蛋白梯度（SAAG）= 血清白蛋白-腹腔积液白蛋白。

（5）腹部超声、胸正侧位 X 线片。

（6）肝纤维化扫描。

（7）胃镜：以了解有无食道静脉曲张及程度。

2. 根据患者具体情况可选择

（1）HBV DNA、HCV RNA、铜蓝蛋白、甲状腺功能、自身免疫性肝病检查。

（2）腹腔积液病原学检查，腹部 CT 或 MRI，肝脏血管彩色多普勒或血管造影，超声心动图检查。

（3）24 h 尿钠排出量或尿钠/钾比值。

（4）腹腔积液脱落细胞学检查。

（5）肌酐清除率，肾小球滤过率。

（6）数字连接试验。

（7）脑电图，脑诱发电位检查。

七、治疗方案与药物选择

1. 腹腔穿刺术

（1）目的　明确腹腔积液性质，辅助治疗。

（2）适应证　新发腹腔积液者；原有腹腔积液迅速增加原因未明者；疑似并发自发性腹膜炎者。

（3）术前准备　血常规、血型、凝血功能；除外合并明显出血倾向（如 DIC）。

（4）麻醉方式　局部麻醉。

2. 大量放腹腔积液（LVP）治疗

（1）适应证：紧张性腹腔积液；严格限盐、利尿后腹腔积液消除效果欠佳以及出现利尿剂相关并发症时。

（2）术前准备与腹腔穿刺术相同。

（3）麻醉方式：局部麻醉。

（4）放腹腔积液大于 4 L 时补充人血白蛋白，按每升腹腔积液补充人血白蛋白 8~10 g。

（5）行腹腔积液浓缩回输，减少蛋白丢失。

3. 保肝及利尿剂的应用

（1）针对肝硬化病因治疗。

（2）利尿剂：呋塞米联合应用安体舒通，比例为 40∶100，根据利尿效果调整剂量。

（3）补充血浆、白蛋白。

4. 预防自发性腹膜炎

（1）适应证：腹腔积液蛋白水平低，<1 g/dl；腹腔积液细胞数 > 100/μl；既往曾出现自发性腹膜炎。

（2）方案：诺氟沙星 400 mg 口服，每天 2 次，头孢曲松 1 g 静滴每天 1 次，疗程 7~10 天。

5. 预防食管静脉破裂出血

（1）适应证：胃镜提示有中度以上食道静脉曲张；既往有过食管静脉破裂出血史者。

（2）基本方案：健康宣教，避免坚硬食物，良好心态，保持大便通畅。普奈洛尔 10 mg 口服每天 1~3 次（根据心率调整）。

（3）重度曲张者可行胃镜下套扎术。

（4）经颈静脉肝内门体静脉内支架分流术（transjugular intrahepatic portosystem stent-shunt，TIPSS）：达到降低门脉高压后控制和预防食管胃底静脉曲张破裂出血，并可促进腹腔积液吸收。适应于：①食管、胃底静脉曲张破裂大出血，经保守治疗效果不佳者；②中至重度食管、胃底静脉曲张，随时有破裂出血危险者；③门脉高压所致的顽固性腹腔积液。

6. 预防肝肾综合征及肝性脑病

（1）适应证：有消化道出血者，有大量腹腔积液者，有肝功能失代偿，黄疸进行性加深，同时伴有凝血功能障碍者。

（2）基本方案：停用任何诱发氮质血症的药物，给予低蛋白、高糖饮食，减轻氮质血症及肝性脑病的发展。处理上消化道出血、避免大量排放腹腔积液、避免大剂量应用利尿剂、防治感染等。

（3）乳果糖 15~30 ml，每日 2~3 次，口服；利福昔明片 0.2 g，每日 4 次，口服。

八、出院标准

1. 腹胀症状缓解，腹围减小，体重稳步下降。

2. 对利尿剂反应佳，无严重电解质紊乱。

3. 影像学检查提示腹腔积液完全消退或剩余少量腹腔积液。

4. 消化道症状明显改善，生化学、凝血指标明显恢复。

5. 无活动性出血，无感染，无肝性脑病。

九、变异及原因分析

1. 顽固性腹腔积液，需进一步诊治，导致住院时间延长、费用增加。

2. 出现并发症（如消化道出血、原发性腹膜炎、肝性脑病、肝肾综合征等），需转入相应路径，且费用显著增加。

3. 结核性腹膜炎、布加综合征、肿瘤性病变等转入相应路径。

临床路径表单

适用对象：第一诊断为肝硬化失代偿（ICD-10：K74）

患者姓名：_____ 性别：_____ 年龄：_____ 门诊号：_____ 住院号：_____

住院日期：___年__月__日 出院日期：___年__月__日 标准住院日：14~21 天

时间	住院第 1 天	住院第 2 天
主要诊疗工作	□ 完成询问病史和体格检查 □ 完成入院病历及首次病程记录 □ 拟定检查项目 □ 制订初步治疗方案 □ 对患者进行有关肝硬化失代偿的宣教	□ 上级医师查房，明确下一步诊疗计划 □ 完成上级医师查房记录 □ 向患者及家属交代病情，并签署腹腔穿刺检查同意书 □ 对腹腔积液量不大或肥胖患者行超声腹腔积液定位 □ 腹腔穿刺术 □ 完成穿刺记录 □ 观察腹腔穿刺术后并发症（出血、血肿等）
重点医嘱	长期医嘱： □ 感染内科护理常规 □ 一级护理 □ 低盐饮食 □ 记录 24 h 液体出入量 □ 测体重+腹围每天一次 临时医嘱： □ 血、尿、便常规+隐血，肝功能、肾功能、电解质、血糖、血型、凝血功能、AFP、HBV、HCV；腹部超声、胸正侧位 X 线片 □ 必要时行：腹部 CT 或 MRI，胃镜，超声心动检查，24 h 尿钠排出量或尿钠/钾比值 □ 其他检查（酌情）	长期医嘱： □ 感染内科护理常规 □ 一级护理 □ 低盐饮食 □ 记录 24 h 液体出入量 □ 测体重+腹围每天一次；给予利尿剂 临时医嘱： □ 腹腔穿刺术， □ 腹腔积液常规、生化、SAAG，腹腔积液需氧菌及厌氧菌培养、细胞学检查（必要时） □ 白蛋白静脉滴注（必要时） □ 其他检查（酌情）
主要护理工作	□ 入院宣教 □ 健康宣教：疾病相关知识 □ 根据医生医嘱指导患者完成相关检查 □ 完成护理记录 □ 记录入院时患者体重和腹围	□ 基本生活和心理护理 □ 监督患者进行出入量及体重测量 □ 腹腔穿刺术后观察患者病情变化：意识变化、生命体征、穿刺点渗血及渗液情况，发现异常及时向医师汇报并记录 □ 正确执行医嘱 □ 认真完成交接班
病情变异记录	□ 无 □ 有，原因： 1. 2.	□ 无 □ 有，原因： 1. 2.
是否退出路径	□ 是 □ 否，原因： 1. 2.	□ 是 □ 否，原因： 1. 2.
护士签名		
医师签名		

时间	住院第 3~8 天	住院第 8~14 天	住院第 14~21 天
主要诊疗工作	□ 上级医师查房 □ 完成病历记录 □ 评价治疗疗效，调整治疗药物（无水肿者每天体重减轻 300~500 g，有下肢水肿者每天体重减轻 800~1000 g 时，无须调整药物剂量） □ 根据腹部血管彩超结果决定是否请相关科室会诊 □ 根据腹腔积液检测结果调整治疗方案（如加用抗感染治疗等）	□ 上级医师查房 □ 完成病历记录 □ 评价治疗疗效，若评价为难治性腹腔积液，可选择： ■ 系列性、治疗性腹腔穿刺术 ■ 转诊行 TIPS 治疗 ■ 转外科治疗	□ 上级医师查房，确定患者可以出院 □ 完成上级医师查房记录、出院记录、出院证明书和病历首页的填写 □ 通知出院 □ 向患者交代出院注意事项及随诊时间 □ 若患者不能出院，在病程记录中说明原因和继续治疗的方案
重点医嘱	长期医嘱： □ 感染内科护理常规 □ 一级护理 □ 低盐饮食 □ 记录 24 h 液体出入量 □ 测体重+腹围，每天一次 □ 利尿剂 临时医嘱： □ 根据病情需要下达 □ 酌情复查：24 h 尿钠排出量测定、尿钠/钾比值测定、肾功能、电解质测定	长期医嘱： □ 感染内科护理常规 □ 一级护理 □ 低盐饮食 □ 记录 24 h 液体出入量 □ 测体重+腹围，每天一次 □ 利尿剂 临时医嘱： □ 根据病情需要下达	出院医嘱： □ 今日出院 □ 低盐饮食 □ 出院带药 □ 嘱定期监测肾功能及血电解质 □ 门诊随诊
主要护理工作	□ 基本生活和心理护理 □ 监督患者进行出入量及体重测量 □ 正确执行医嘱 □ 认真完成交接班	□ 基本生活和心理护理 □ 监督患者进行出入量及体重测量 □ 正确执行医嘱 □ 认真完成交接班	□ 帮助患者办理出院手续、交费等事宜 □ 出院指导
病情变异记录	□ 无　□ 有，原因： 1. 2.	□ 无　□ 有，原因： 1. 2.	□ 无　□ 有，原因： 1. 2.
是否退出路径	□ 是　□ 否，原因： 1. 2.	□ 是　□ 否，原因： 1. 2.	□ 是　□ 否，原因： 1. 2.
护士签名			
医师签名			

（中华医学会感染病学分会）

第 117 节　轻症急性胰腺炎临床路径

临床路径标准

一、适用对象

第一诊断为轻症急性胰腺炎（ICD-10：K85.001/K85.101/K85.201/K85.301/K85.801/K85.802/K85.901）。

二、诊断依据

根据《临床诊疗指南——消化系统疾病分册》（中华医学会编著，人民卫生出版社，2005 年），《实用内科学》（第 12 版，复旦大学上海医学院编著，人民卫生出版社，2005 年），《临床消化病学》（姚希贤，天津科学技术出版社，1999 年）。符合以下三项中两项：

1. 临床表现　急性、突发、持续、剧烈的上腹部疼痛，常向背部放射。

2. 实验室检查　血清淀粉酶和（或）脂肪酶活性≥3 倍正常上限值。

3. 辅助检查　增强 CT/MRI 或腹部超声提示急性胰腺炎改变。

无脏器衰竭、无局部或全身并发症，Ranson 评分<3 分，急性生理与慢性健康评分（APACHE）Ⅱ<8 分，床旁急性胰腺炎严重度评分（BISAP）<3 分，修正 CT 严重指数（MCTSI）<4 分。

三、治疗方案的选择

根据《临床诊疗指南——消化系统疾病分册》（中华医学会编著，人民卫生出版社，2005 年），《实用内科学》（第 12 版，复旦大学上海医学院编著，人民卫生出版社，2005 年），《临床消化病学》（姚希贤，天津科学技术出版社，1999 年）。

1. 内科治疗

（1）监护、禁食、胃肠减压。

（2）维持水电解质平衡、营养支持治疗。

（3）药物治疗：抑酸治疗、抑制胰腺分泌药物、胰酶抑制剂；无感染征象的患者不建议使用抗生素；必要时谨慎使用镇静和镇痛药物。

2. 内镜治疗　对于胆源性胰腺炎，有条件的医疗机构可采用内镜治疗。

四、标准住院日

标准住院日 7~10 天。

五、进入路径标准

1. 第一诊断必须符合轻症急性胰腺炎疾病编码（ICD-10：K85.001/K85.101/

K85.201/K85.301/K85.801/K85.802/K85.901）。

2. 排除急性重症胰腺炎及有严重并发症的患者（合并心、肺、肾等脏器功能损害，合并胰腺脓肿、胰腺囊肿等）。

3. 排除其他急腹症　急性肠梗阻、消化性溃疡穿孔、胆石症和急性胆囊炎、肠系膜血管栓塞、心绞痛或心肌梗死者。

4. 当患者同时具有其他疾病诊断，但在住院期间不需要特殊处理也不影响第一诊断的临床路径流程实施时，可以进入路径。

六、住院期间检查项目

1. 必需的检查项目

（1）血常规、尿常规、便常规+隐血。

（2）肝功能、肾功能、三酰甘油、电解质、血糖、血淀粉酶、脂肪酶、C 反应蛋白（CRP）、凝血功能。

（3）血气分析。

（4）心电图、腹部超声、腹部及胸部 X 线片。

2. 根据患者病情可选择检查项目

（1）血型及 RH 因子，肿瘤标志物筛查（CA19-9、AFP、CEA），自身免疫标志物测定（ANA、ENA、IgG）。

（2）腹部 CT、核磁共振胰胆管造影（MRCP）、内镜下逆行性胰胆管造影（ERCP）、超声内镜（EUS）。

七、选择用药

1. 抑酸药（质子泵抑制剂、H_2 受体拮抗剂）。

2. 生长抑素及其类似物。

3. 抗生素　按照《抗菌药物临床应用指导原则》（卫医发〔2004〕285 号）执行，并结合患者的病情决定抗生素的选择与使用时间。

八、出院标准

1. 腹痛、腹胀缓解，开始进食。

2. 血淀粉酶稳定下降，或进食后无明显升高。

九、变异及原因分析

1. 患者由轻症急性胰腺炎转为重症急性胰腺炎，退出本路径。

2. 内镜治疗　对于怀疑或已证实的急性胆源性胰腺炎，在治疗中病情恶化者，可行胆管引流术或内镜下括约肌切开术，转入相应路径。

3. 血淀粉酶持续高水平，或进食后明显升高，CRP 持续高水平，导致住院时间延长。

临床路径表单

适用对象：第一诊断为轻症急性胰腺炎（ICD-10：K85.001/K85.101/K85.201/K85.301/
K85.801/K85.802/K85.901）

患者姓名：_____ 性别：_____ 年龄：_____ 门诊号：_____ 住院号：_____

住院日期：___年__月__日　出院日期：___年__月__日　标准住院日：7~10 天

时间	住院第 1 天	住院第 2~3 天	住院第 4 天
主要诊疗工作	☐ 询问病史和体格检查 ☐ 完成病历书写 ☐ 观察患者腹部症状和体征 ☐ 明确急性胰腺炎的诊断 ☐ 与其他急腹症鉴别 ☐ 完善常规检查	☐ 上级医师查房 ☐ 明确下一步诊疗计划 ☐ 观察患者腹部症状和体征 ☐ 完成上级医师查房记录	☐ 观察患者腹部症状和体征 ☐ 上级医师查房及诊疗评估 ☐ 完成查房记录 ☐ 对患者进行坚持治疗和预防复发的宣教 ☐ 注意患者排便情况
重点医嘱	**长期医嘱：** ☐ 消化内科护理常规 ☐ 一级护理 ☐ 禁食 ☐ 生命体征监测 ☐ 记录 24 h 液体出入量 ☐ 补液治疗，抑酸治疗 ☐ 抑制胰腺分泌药物或胰酶抑制剂 ☐ 如有感染征象给予抗生素药治疗 **临时医嘱：** ☐ 血常规、尿常规、便常规+隐血检查 ☐ 肝功能、肾功能、三酰甘油、电解质、血糖、CRP、血淀粉酶、脂肪酶、凝血功能、血气分析等检查 ☐ 心电图、腹部超声、胸腹部 X 线片检查 ☐ 可选择检查：血型及 RH 因子、肿瘤标志物筛查、自身免疫标志物测定，腹部 CT、MRCP、ERCP、EUS	**长期医嘱：** ☐ 消化内科护理常规 ☐ 一级护理 ☐ 禁食 ☐ 记录 24 h 液体出入量 ☐ 补液治疗，抑酸治疗 ☐ 抑制胰腺分泌药物或胰酶抑制剂 ☐ 如有感染征象给予抗生素药治疗 **临时医嘱：** ☐ 根据病情复查：血常规、BUN、Cr、血钙、血气分析、血淀粉酶、脂肪酶 ☐ 若 B 超提示胰周积液，且病情无缓解行腹部增强CT 扫描	**长期医嘱：** ☐ 消化内科护理常规 ☐ 二级护理 ☐ 记录 24 h 液体出入量 ☐ 禁食不禁水 ☐ 补液治疗，抑酸治疗 ☐ 抑制胰腺分泌药物或胰酶抑制剂 ☐ 急性胆源性胰腺炎给予抗生素治疗 **临时医嘱：** ☐ 根据病情变化及检查异常结果复查
主要护理工作	☐ 协助患者及家属办理入院手续 ☐ 进行入院宣教和健康宣教（疾病相关知识） ☐ 静脉抽血	☐ 基本生活和心理护理 ☐ 记录 24 h 液体出入量及排便次数 ☐ 静脉抽血	☐ 基本生活和心理护理 ☐ 监督患者用药 ☐ 对患者进行饮食宣教 ☐ 静脉抽血
病情变异记录	☐ 无　☐ 有，原因： 1. 2.	☐ 无　☐ 有，原因： 1. 2.	☐ 无　☐ 有，原因： 1. 2.
护士签名			
医师签名			

时间	住院第 5~7 天	住院第 8~10 天（出院日）
主要诊疗工作	□ 观察患者腹部症状和体征，注意患者排便情况 □ 上级医师查房及诊疗评估 □ 完成查房记录 □ 监测血淀粉酶下降至基本正常，腹痛缓解可酌情给予清流食 □ 对患者进行坚持治疗和预防复发的宣教 □ 观察进食后患者病情的变化	□ 观察患者腹部症状和体征，注意患者排便情况 □ 上级医师查房及诊疗评估，确定患者可以出院 □ 监测血淀粉酶下降至基本正常，腹痛缓解可酌情给予清流食 □ 对患者进行坚持治疗和预防复发的宣教 □ 观察进食后患者病情的变化 □ 完成上级医师查房记录、出院记录、出院证明书和病历首页的填写 □ 通知出院 □ 向患者及家属交代出院后注意事项，预约复诊时间 □ 如患者不能出院，在病程记录中说明原因和继续治疗的方案
重点医嘱	**长期医嘱：** □ 消化内科护理常规 □ 二级护理 □ 记录 24 h 液体出入量 □ 低脂低蛋白流质饮食 □ 酌情补液治疗 □ 抑酸治疗 □ 急性胆源性胰腺炎给予抗生素治疗 **临时医嘱：** □ 根据病情变化及检查异常结果复查血淀粉酶、脂肪酶、电解质	**出院医嘱：** □ 出院带药（根据具体情况） □ 门诊随诊 □ 1 个月后复查腹部超声
主要护理工作	□ 基本生活和心理护理 □ 监督患者用药 □ 对患者进行饮食宣教 □ 静脉抽血	□ 基本生活和心理护理 □ 对患者进行饮食宣教 □ 对患者进行坚持治疗和预防复发的宣教 □ 帮助患者办理出院手续、交费等事宜 □ 饮食指导 □ 出院指导
病情变异记录	□ 无　□ 有，原因： 1. 2.	□ 无　□ 有，原因： 1. 2.
护士签名		
医师签名		

第118节 非静脉曲张上消化道出血临床路径

临床路径标准

一、适用对象

第一诊断为非静脉曲张上消化道出血（ICD-10：K92.204，K92.208）。

二、诊断依据

根据国际共识会议组对于非静脉曲张性上消化出血处理共识意见［Ann Intern Med，2010，152（2）：101-113；胃肠病学杂志译文，2010，15（6）：348-352］；急性非静脉曲张性上消化道出血诊治指南（草案）［中华消化内镜杂志，2009，26（9）：449-452］；亚太地区非静脉曲张性上消化道出血共识［Gut，2011，60（9）：1170-1177］。

1. 有呕血和（或）黑便。

2. 有心悸、恶心、乏力或眩晕、昏厥和休克等表现。

3. 胃镜检查为无食管胃底静脉曲张并在上消化道发现有出血病灶。

三、选择治疗方案的依据

根据国际共识会议组对于非静脉曲张性上消化出血处理共识意见［Ann Intern Med，2010，152（2）：101-113；胃肠病学杂志译文，2010，15（6）：348-352］；急性非静脉曲张性上消化道出血诊治指南（草案）［中华消化内镜杂志，2009，26（9）：449-452］；亚太地区非静脉曲张性上消化道出血共识［Gut，2011，60（9）：1170-1177］。

1. 维持生命体征平稳，必要时输血。

2. 应用抑酸、止血药物。

3. 内镜等检查明确病因后，采取相应诊断病因的治疗（转出本路径，进入相应的临床路径或流程）。

四、标准住院日

标准住院日 3~4 天。

五、进入路径标准

1. 第一诊断必须符合非静脉曲张上消化道出血疾病编码（ICD-10：K92.204，K92.208）。

2. 有呕鲜血、呕吐咖啡渣样物、黑便等表现，怀疑非静脉曲张上消化道出血，同意胃镜检查且无胃镜检查禁忌者。

3. 当患者同时具有其他疾病诊断，但在住院期间不需要特殊处理，也不影响第一诊断的临床路径流程实施时，可以进入路径。

六、住院期间检查项目

1. 必需的检查项目

（1）血常规、尿常规、便常规+隐血。

（2）肝功能、肾功能、电解质、血型、凝血功能、感染指标筛查（乙型、丙型肝炎病毒，艾滋病，梅毒）。

（3）胸部 X 线片、心电图、腹部超声。

（4）胃镜检查。

2. 根据患者病情可选择的检查项目

（1）血气分析、肿瘤标志物、心肌酶谱、抗核抗体、ANCA 等自身抗体检查。

（2）DIC 相关检查。

（3）超声心动图。

（4）腹部 CT。

七、治疗方案与药物选择

1. 根据年龄、基础疾病、出血量、生命体征和血红蛋白变化情况估计病情严重程度。

2. 建立快速静脉通道，出血量大者考虑中心静脉插管，补充血容量。

3. 对有活动性出血或出血量较大的患者，必要时应置入胃管。

4. 输血指征

（1）收缩压 < 90 mmHg（1 mmHg = 0.133 kPa），或较基础收缩压降低 ≥ 30 mmHg，或心率>120 次/分。

（2）血红蛋白<70 g/L，高龄、有基础心脑血管疾病者输血指征可适当放宽。

5. 抑酸药物

（1）质子泵抑制剂（PPI）是最重要的治疗药物，有利于止血和预防出血。

（2）H_2 受体拮抗剂（H_2RA）仅用于出血量不大、病情稳定的患者。

6. 生长抑素 不推荐常规使用，必要时选用。

7. 止血药 不推荐常规使用，有凝血功能障碍者可选用。

8. 内镜检

（1）系上消化道出血病因的关键检查，须争取在出血后 48 h 内进行。

（2）有循环衰竭征象者，如心率>120 次/分，收缩压<90 mmHg 或基础收缩压降低>30 mmHg、血红蛋白<50 g/L 等。应先迅速纠正循环衰竭后，改善意识状况，再行内镜检查。

（3）危重患者内镜检查时应进行血氧饱和度和心电、血压监护。

（4）对内镜检查发现的病灶，如怀疑恶性可能，只要情况许可，应进行活组织检查以明确病灶性质。

八、出院标准

经内镜检查发现出血已经停止，全身情况允许时可出院继续观察。

1. 生命体征平稳，尿量正常。

2. 恢复饮食，无再出血表现。

九、变异及原因分析

1. 药物治疗无效，需要内镜止血导致住院时间延长，或需要其他治疗方式，如介入或手术治疗者，应转相应路径。

2. 因上消化道出血而诱发其他系统病变，如吸入性肺炎、肾衰竭、缺血性心脏病等，进入相关疾病的临床路径。

3. 因内镜检查而造成并发症（如穿孔、误吸），导致住院时间延长。

4. 活检病理不除外恶变，需转外科手术。

5. 入院后 72 h 内不能行胃镜检查者，或符合出院标准拒绝出院，应转出本路径。

临床路径表单

适用对象：第一诊断为非静脉曲张上消化道出血的患者（ICD-10：K92.204，K92.208）

患者姓名：_____ 性别：_____ 年龄：_____ 门诊号：_____ 住院号：_____

住院日期：___年__月__日 出院日期：___年__月__日 标准住院日：3～4 天

日期	住院第 1 天	住院第 2 天
主要诊疗工作	□ 询问病史及体格检查 □ 完成病历书写 □ 安排入院常规检查 □ 上级医师查房及病情评估 □ 根据病情决定是否内镜检查（必要时内镜下止血）和输血 □ 签署输血、内镜和抢救同意书 □ 仍有无法控制活动性出血，请相关科室（外科、放射科、ICU）会诊，必要时转入其他流程	□ 上级医师查房 □ 完成入院检查 □ 根据病情决定是否输血 □ 完成上级医师查房记录等病历书写 □ 完成内镜检查，必要时内镜下止血 □ 仍有活动性出血，无法控制者，须请相关科室（外科、放射科、ICU）会诊，必要时转入其他流程
重点医嘱	长期医嘱： □ 内科护理常规 □ 一级/特级护理 □ 病重/病危 □ 禁食、禁水，记出入量 □ 静脉输液（方案视患者情况而定） □ 静脉抑酸药 临时医嘱： □ 生长抑素（必要时） □ 止血药（必要时） □ 输血（必要时），吸氧（必要时） □ 监测中心静脉压（必要时），心电监护（必要时） □ 保留胃管记量（必要时） □ 需要检查的项目：血常规、尿常规、便常规+隐血，肝功能、肾功能、电解质、凝血功能、输血前检查（血型、Rh 因子，可经输血传播的乙型、丙型肝炎病毒，艾滋病，梅毒相关指标） □ 血气分析、心肌酶谱（必要时） □ DIC 相关检查（必要时） □ 超声心动图（必要时） □ 胃镜检查，必要时内镜下止血（或安排在住院第 2 天）	长期医嘱： □ 内科护理常规 □ 一级/特级护理 □ 病重 □ 禁食、禁水，记出入量 □ 静脉输液（方案视患者情况而定） □ 静脉抑酸药 临时医嘱： □ 生长抑素（必要时） □ 止血药（必要时） □ 输血医嘱（必要时） □ 吸氧（必要时） □ 监测中心静脉（必要时），心电监护（必要时） □ 保留胃管记量（必要时） □ 需要检查的项目：血常规、尿常规、便常规+隐血、肝功能、肾功能、电解质、凝血功能 □ 肿瘤标志物、抗核抗体、ANCA 等自身抗体检查（必要时） □ 胸部 X 线片、腹部超声 □ 腹部 CT（必要时）
主要护理工作	□ 介绍病房环境、设施和设备 □ 入院护理评估 □ 宣教（消化道出血和胃镜检查的知识）	□ 观察患者情况 □ 心理与生活护理

待　续

日期	住院第 1 天			住院第 2 天		
病情变异记录	□ 无 □ 有,原因: 1. 2.			□ 无 □ 有,原因: 1. 2.		
护士签名	白班	小夜班	大夜班	白班	小夜班	大夜班
医师签名						

日期	住院第 3~4 天 （出院日或转入相关流程）
主要诊疗工作	□ 已经完成内镜检查，病因已经明确，根据病因进入相关流程 □ 观察有无胃镜检查并发症 □ 上级医师查房，决定将患者转入其他疾病流程，制订后续诊治方案 □ 住院医师完成病程记录 □ 决定能否拔除胃管，允许患者进流食 □ 继续监测重要脏器功能 □ 仍有活动性出血，无法控制者，须请相关科室（外科、放射科、ICU）会诊，必要时转入其他流程
重点医嘱	**长期医嘱：** □ 内科护理常规 □ 二级护理 □ 病重 □ 静脉抑酸药 □ 既往用药 □ 开始进流食（出血已止者） □ 静脉输液（出血已止者可适当减少输液量） **临时医嘱：** □ 针对非静脉曲张上消化道出血的病因治疗（必要时） □ 止血药（必要时） □ 吸氧（必要时） □ 心电监护（必要时） □ 血常规、肝功能、肾功能、电解质（必要时） □ 出院带药
主要护理工作	□ 观察患者病情变化 □ 心理与生活护理 □ 指导患者饮食 □ 出院或转入相关流程治疗指导
病情变异记录	□ 无　□ 有，原因： 1. 2.

护士签名	白班	小夜班	大夜班
医师签名			

（中华医学会消化病学分会）

12

肌肉骨骼系统和
结缔组织疾病临床路径

第119节 严重类风湿关节炎临床路径

临床路径标准

一、适用对象

第一诊断为类风湿关节炎（ICD-10：M05 901）。

二、诊断依据

根据《临床诊疗指南——风湿病学分册》（中华医学会编著，人民卫生出版社，2005年）。

采用美国风湿病学会1987年修订的RA诊断标准。

1. 晨僵至少1 h，持续时间≥6周。

2. 3个或3个以上关节肿，持续时间≥6周。

3. 腕、掌指关节或近端指间关节肿，持续时间≥6周。

4. 对称性关节肿，持续时间≥6周。

5. 皮下结节。

6. 手部X线片改变。

7. 类风湿因子阳性。

确诊RA，至少需具备7项中的4项标准。

为了对早期RA及时诊断和干预，2009年欧洲风湿病协会（EULAR）与美国风湿病学会共同提出了新的类风湿关节炎诊断标准。

1. 受累关节数（0~5分）　1个中大关节0分；2~10个中大关节1分；1~3个小关节2分；4~10个小关节3分；>10个，至少1个为小关节5分。

2. 血清学抗体检测（0~3分）　类风湿因子（RF）或抗环瓜氨酸肽（CCP）抗体均阴性0分；RF或抗CCP至少1项低滴度阳性2分；RF或抗CCP至少1项高滴度阳性3分。

3. 滑膜炎持续时间（0~1分）　<6周0分；6周1分。

4. 急性期反应物（0~1分）　C反应蛋白（CRP）或红细胞沉降率（ESR）均正常0分；CRP或ESR增高1分。

以上4项累计最高评分6分或以上可以诊断RA。

三、病情活动度的判断

根据肿胀关节数、压痛关节数，红细胞沉降率、CRP、有无骨侵蚀破坏等指标可以判断RA的疾病活动度。病情活动指数（DAS28）较常用。

四、选择治疗方案的依据

根据《类风湿关节炎诊断及治疗指南》（中华医学会风湿病学分会，2010 年），《临床诊疗指南——风湿病学分册》（中华医学会编著，人民卫生出版社，2005 年）。

1. 非药物治疗

（1）对患者及其家属进行疾病知识的教育。

（2）指导患者进行功能锻炼。

2. 药物治疗　包括非甾体抗炎药、改善病情抗风湿药、糖皮质激素、生物制剂等。

五、标准住院日

标准住院日 14~21 天。

六、进入路径标准

1. 第一诊断必须符合类风湿关节炎疾病编码（ICD-10：M05 901）。

2. 达到住院标准　符合类风湿关节炎诊断标准，且为严重类风湿关节炎者：DAS28 ≥3.6；或伴有关节外表现，如血管炎、肺部、周围神经病变等，并经临床医师判断需要住院治疗。

3. 当患者同时具有其他疾病诊断，如在住院期间不需特殊处理也不影响第一诊断的临床路径流程实施时，可以进入路径。

七、住院期间的检查项目

1. 必需的检查项目

（1）血常规、尿常规、便常规。

（2）肝功能、肾功能、电解质、血糖、红细胞沉降率、CRP。

（3）抗体（包括类风湿因子、抗 CCP 抗体、抗核抗体、抗双链 DNA 抗体）、免疫球蛋白、补体等免疫学指标。

（4）胸部正侧位 X 线片、心电图、关节 X 线，腹部 B 超。

2. 根据患者病情选择

（1）感染性疾病筛查（乙型病毒性肝炎、丙型病毒性肝炎、梅毒、艾滋病等）。

（2）自身抗体系列。

（3）有心、肺部受累者：血气分析、肺功能检查、肺 CT、心脏彩超。

八、治疗方案与药物选择

根据《临床诊疗指南——风湿病学分册》（中华医学会编著，人民卫生出版社，2005 年）。

1. 非甾体类抗炎药（NSAIDs）　根据患者病情选择选择合适的药物及疗程。

2. 糖皮质激素　能迅速改善关节肿痛和全身症状。适应证为：①伴有血管炎等关节外表现的重症 RA；②不能耐受 NSAIDs 的 RA 患者作为"桥梁"治疗；③其他治疗方法效果不佳的 RA 患者；④根据病情对肿胀明显关节可关节腔注射长效皮质激素。

3. 改善病情抗风湿药（DMARDs）　一旦诊断，尽早使用。对于病情重，有多关节受累、伴有关节外表现或早期出现关节破坏等预后不良因素者应考虑 DMARDs 联合应用。常用的药物为：甲氨蝶呤、来氟米特、柳氮磺吡啶、硫酸羟氯喹等药物，环磷酰胺（主要用于合并血管炎或肺部表现者），用药前后应定期复查血常规，肝功能及其他有关项目。

4. 植物药　包括雷公藤、白芍总苷等。

5. 生物制剂　上述药物治疗疗效不佳的难治性患者可依据病情酌情考虑。包括肿瘤坏死因子抑制剂、白细胞介素 6 拮抗剂等。

九、出院标准

1. 明确诊断。

2. 治疗有效。

3. 没有需要住院治疗的合并症和（或）并发症。

十、变异及原因分析

1. 对于疑难病例，未达到类风湿关节炎诊断标准的关节炎待查者，如需关节镜检查，转入外科临床路径。

2. 对于难治性类风湿关节炎，且伴有影响本病治疗效果的合并症和（或）并发症，需要进行相关检查及治疗，导致住院时间延长。

3. 有手术治疗指征需外科治疗者，转入外科治疗路径。

临床路径表单

适用对象：第一诊断为类风湿关节炎（ICD-10：M05 901）

患者姓名：＿＿＿＿　性别：＿＿＿＿　年龄：＿＿＿＿　门诊号：＿＿＿＿　住院号：＿＿＿＿

住院日期：＿＿年＿月＿日　出院日期：＿＿年＿月＿日　标准住院日：14~21 天

时间	住院第 1~3 天	住院期间
主要 诊疗 工作	□ 询问病史及体格检查 □ 进行病情初步评估 □ 上级医师查房 □ 开化验单，完成病历书写	□ 上级医师查房 □ 核查辅助检查的结果是否有异常 □ 观察药物不良反应 □ 住院医师书写病程记录
重 点 医 嘱	**长期医嘱：** □ 免疫内科护理常规 □ 一/二/三级护理（根据病情） □ 对症治疗 **临时医嘱：** □ 血常规、尿常规、便常规 □ 肝功能、肾功能、电解质、血糖、红细胞沉降率、CRP □ 抗体、免疫球蛋白、补体等免疫指标 □ 胸正侧位 X 线片、心电图 □ 关节 X 线片、腹部超声 □ 必要时肺 CT、心脏彩超等关节外表现的相关检查 □ 药物治疗	**长期医嘱：** □ 免疫内科护理常规 □ 一/二/三级护理（根据病情） □ 对症治疗 □ 糖皮质激素、免疫抑制剂 □ 针对药物不良反应用药 **临时医嘱：** □ 对症处理 □ 复查血常规、肝功能、肾功能 □ 复查红细胞沉降率、CRP □ 异常指标复查
主要 护理 工作	□ 介绍病房环境、设施和设备 □ 入院护理评估、护理计划 □ 随时观察患者情况 □ 静脉取血、用药指导 □ 进行风湿免疫病一般治疗的建议和教育 □ 协助患者完成实验室检查及辅助检查	□ 观察患者一般情况及病情变化 □ 观察治疗效果及药物反应 □ 疾病相关健康教育
病情 变异 记录	□ 无　□ 有，原因： 1. 2.	□ 无　□ 有，原因： 1. 2.
护士 签名		
医师 签名		

日期	出院前 1~3 天	住院第 14~21 天（出院日）
主要诊疗工作	□ 上级医师查房 □ 评价治疗效果 □ 确定出院后治疗方案 □ 完成上级医师查房记录	□ 完成出院小结 □ 向患者交代出院后注意事项 □ 预约复诊日期
重点医嘱	**长期医嘱：** □ 免疫内科护理常规 □ 二/三级护理常规（根据病情） □ 根据病情及疗效调整抗风湿药物 **临时医嘱：** □ 血常规、红细胞沉降率、CRP、肝功能、肾功能 □ 根据需要，复查有关检查	**出院医嘱：** □ 出院带药 □ 门诊随诊
主要护理工作	□ 观察患者一般情况 □ 注意关节肿痛变化 □ 观察疗效、各种药物作用和不良反应 □ 恢复期生活和心理护理 □ 出院准备指导	□ 帮助患者办理出院手续 □ 出院指导
病情变异记录	□ 无　□ 有，原因： 1. 2.	□ 无　□ 有，原因： 1. 2.
护士签名		
医师签名		

（中华医学会风湿免疫学分会）

第 120 节　进行性结构性脊柱侧凸临床路径

临床路径标准

一、适用对象

第一诊断为脊柱侧凸的患者，结构性主弯在 25°~45°，且进行性加重，其中以青少年特发性脊柱侧凸（ICD-10：M41.1）最为常见，行支具矫正术。如需行侧凸后路矫形术（ICD-9-CM-3：81.05/81.08），请参见《青少年特发性脊柱侧凸临床路径》。

二、诊断依据

根据《临床诊疗指南——骨科学分册》（中华医学会编著，人民卫生出版社，2008 年）。

1. 病史　患者以青少年女性居多，主要以外观畸形就诊，可伴有腰背疼痛，严重者可影响心肺功能。需评价患者的健康状况及性成熟程度及家族中其他人员脊柱畸形的情况。

2. 体格检查

（1）畸形情况描述：侧弯类型，双肩高度，剃刀背方向及高度，胸廓外形，腰部对称情况，躯干偏移，C7~S1 距离，身高、坐高，脊柱活动度。

（2）病因查体：皮肤的色素沉着，背部有无毛发及囊性物，各个关节的活动性，完整的神经系统查体，测量双下肢绝对长度及相对长度，骨盆倾斜情况。

3. 辅助检查

（1）X 线检查：需要拍摄站立位脊柱正侧位像、卧位左右弯曲像。必要时加拍牵引像、支点弯曲像，腰骶部畸形拍 Ferguson 像。畸形部位脊柱 CT 及三维重建。X 线测量包括：端椎、顶椎、应用 Cobb 法测量侧弯度数、椎体旋转度的测定，Risser 征测量。

（2）有神经症状者可选择行 MRI、肌电图或其他神经电生理检查；必要时行脊髓造影、造影后 CT 等检查，以鉴别其他如先天性、神经-肌肉源性等原因引起的脊柱侧凸。

三、治疗方案的选择

根据《临床诊疗指南——骨科学分册》（中华医学会编著，人民卫生出版社，2008 年）。

1. 进行性结构性脊柱侧凸，结构性主弯在 25°~45°。

2. 不伴有严重的心肺功能异常，不伴有严重的矢状、冠状平衡失代偿。

3. 患者愿意配合治疗，并可耐受支具矫形外固定。

四、进入路径标准

1. 第一诊断必须符合进行性结构性脊柱侧凸，其中青少年特发性脊柱侧凸疾病编码（ICD-10：M41.1）。

2. 当患者同时具有其他疾病诊断，但在住院期间不需要特殊处理也不影响第一诊断的临床路径流程实施时，可以进入路径。

五、住院期间的检查项目

1. 必需的检查项目

（1）血常规、尿常规+镜检。

（2）肝功能、肾功能、电解质、凝血功能、感染性疾病筛查（乙型病毒性肝炎、丙型病毒性肝炎、梅毒、艾滋病）。

（2）胸部 X 线片、心电图、心肺功能检查。

（3）骨科 X 线检查：站立位脊柱正侧位像、卧位左右弯曲像、脊柱全长像、骨盆正位像。

2. 根据患者病情进行

（1）畸形部位脊柱 CT 扫描。

（2）MRI 检查。

（3）脊髓造影及造影后 CT 检查。

（4）神经电生理检查。

六、治疗方案

1. 根据患者畸形情况，取模制作矫形支具，佩戴后调整，拍摄 X 线片。

2. 起初建议 3~6 个月复查，后期稳定建议 6~12 个月复查。根据情况每 6~12 个月调整支具。

3. 如支具治疗期间，侧凸仍然呈进行性加重，侧凸度数>45°，建议手术治疗。请参见《青少年特发性脊柱侧凸临床路径》。

七、标准住院日

标准住院日 7~10 天。

临床路径表单

适用对象：第一诊断为进行性结构性脊柱侧凸（ICD-10: M41.992）；行支具矫正术

患者姓名：_____ 性别：_____ 年龄：_____ 门诊号：_____ 住院号：_____

住院日期：___年__月__日 出院日期：___年__月__日 标准住院日：7~10 天

时间	住院第 1 天	住院第 2 天
主要诊疗工作	□ 询问病史及体格检查 □ 初步的诊断和治疗方案 □ 完成病历书写 □ 完善检查	□ 上级医师查房与评估 □ 明确诊断 □ 完成上级医师查房记录 □ 进一步完善相关检查项目 □ 收集检查结果并评估病情 □ 请相关科室会诊
重点医嘱	**长期医嘱：** □ 骨科护理常规 □ 二级护理 □ 饮食：根据患者情况 □ 患者既往疾病基础用药 **临时医嘱：** □ 血常规、血型、尿常规 □ 凝血功能、电解质、肝功能、肾功能 □ 感染性疾病筛查 □ 胸部 X 线检查、心电图、肺功能、超声心动图 □ 站立位全脊柱正侧位像、卧位左右弯曲像 □ 全脊柱 CT+三维重建 □ 必要时行脊柱牵引像、支点弯曲像、Ferguson 像、Stagnara 像、脊髓造影、造影后 CT、MRI	**长期医嘱：** □ 骨科护理常规 □ 二级护理 □ 饮食：根据患者情况 □ 患者既往疾病基础用药 **临时医嘱：** □ 根据会诊科室要求安排检查
主要护理工作	□ 入院介绍（病房环境、设施等） □ 入院护理评估 □ 观察心肺功能、活动耐力	□ 观察患者病情变化 □ 心理和生活护理 □ 指导背肌功能锻炼 □ 指导正确坐、站及行走姿势
病情变异记录	□ 无　□ 有，原因： 1. 2.	□ 无　□ 有，原因： 1. 2.
护士签名		
医师签名		

时间	住院第 3~6 天	住院第 7~10 天
主要诊疗工作	□ 上级医师查房，决定使用外固定支具矫正 □ 完成上级医师查房记录 □ 预约支具室技师取模，制作支具 □ 向患者和（或）家属交代支具保守治疗目的，观察时间及注意事项等	□ 指导如何佩戴支具 □ 指导佩戴支具时间 □ 必要时调整支具 □ 防止骨凸部位压疮 □ 完成出院志、病案首页、出院诊断证明书等病历 □ 向患者交代出院后的注意事项，如复诊的时间、地点，发生紧急情况时的处理等
重点医嘱	**长期医嘱：** □ 骨科护理常规 □ 二级护理 □ 饮食：根据患者情况 **临时医嘱：** □ 支具制作	**出院医嘱：** □ 出院带药 □ 3~6 个月后门诊复查 □ 不适随访
主要护理工作	□ 宣教支具背带注意事项 □ 心理和生活护理	□ 指导患者办理出院手续 □ 出院宣教
病情变异记录	□ 无　□ 有，原因： 1. 2.	□ 无　□ 有，原因： 1. 2.
护士签名		
医师签名		

（中华医学会骨科学分会）

第 121 节　强直性脊柱炎临床路径

临床路径标准

一、适用对象

第一诊断为强直性脊柱炎（ICD-10：M45.991）。

二、诊断依据

1. 1984 年修订的纽约标准

（1）下腰背痛的病程至少持续 3 个月，疼痛随活动改善，但休息不减轻。

（2）腰椎在前后和侧屈方向活动受限。

（3）胸廓扩展范围小于同年龄和性别的正常值。

（4）双侧骶髂关节炎Ⅱ～Ⅳ级，或单侧骶髂关节炎Ⅲ～Ⅳ级。

具备 4 并附加 1～3 中的任何 1 条可确诊为强直性脊柱炎。

2. 2010 国际脊柱关节炎协会（Assessment of Spondylo Arthritis International Society，ASAS）关于中轴型和外周型脊柱关节炎分类标准

（1）外周型脊柱关节炎 2010 ASAS 分类标准

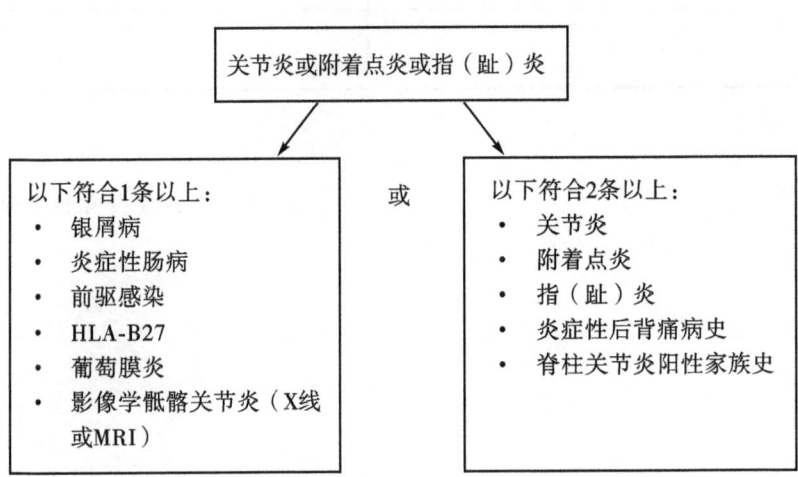

（2）中轴型脊柱关节炎 2010 ASAS 分类标准

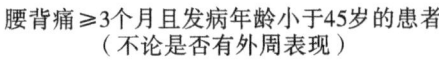

```
        ┌─────────────────────────────────────┐
        │  腰背痛≥3个月且发病年龄小于45岁的患者     │
        │    （不论是否有外周表现）                 │
        └─────────────────────────────────────┘
                         │ 符合以下任一方面即可诊断为SpA
                         ▼
┌──────────────────────┐        ┌──────────────────────┐
│ 影像学骶髂关节炎（X线或   │   或   │ HLA-B27加≥2个SpA特征    │
│ MRI）加≥1个SpA特征      │        │                       │
└──────────────────────┘        └──────────────────────┘

        ┌─────────────────────────────────┐
        │ SpA特征                           │
        │  • 炎性后背痛                      │
        │  • 关节炎                          │
        │  • 肌腱附着点炎（足跟）             │
        │  • 葡萄膜炎                        │
        │  • 指（趾炎）                      │
        │  • 银屑病                          │
        │  • Chron's病/溃疡性结肠炎           │
        │  • 对NSAID治疗反应良好              │
        │  • 有SpA家族史                     │
        │  • C反应蛋白升高                    │
        └─────────────────────────────────┘
```

注：SpA：脊柱关节炎

三、治疗方案的选择

强直性脊柱炎诊断及治疗指南（中华医学会风湿病学分会，2010 年）。

1. 非药物治疗

（1）对患者及其家属进行疾病知识的教育。

（2）合理和坚持进行体育锻炼。

（3）对肿痛关节或软组织给予必要的物理治疗。

2. 药物治疗　非甾体抗炎药、改善病情抗风湿药、生物制剂、糖皮质激素等。

四、进入路径标准

1. 第一诊断必须符合强直性脊柱炎疾病编码（ICD-10：M45.991）。

2. 当患者同时具有其他疾病诊断，但在住院期间不需要特殊处理也不影响第一诊断的临床路径流程实施时，可以进入路径。

五、住院期间的检查项目

1. 必需的检查项目

（1）血常规、尿常规、便常规+隐血。

（2）肝功能、肾功能、电解质、红细胞沉降率、C反应蛋白、血糖、感染性疾病筛查（乙型病毒性肝炎、丙型病毒性肝炎、结核、梅毒、艾滋病等）。

（3）HLA-B27、抗核抗体谱、免疫球蛋白及补体；类风湿因子、抗环瓜氨酸肽抗体。

（4）胸部X线片、心电图、腹部超声、腰椎正侧位X线片、胸椎正侧位X线片、颈椎正侧位X线片、骶髂关节X线片。

2. 根据患者病情进行 关节超声、CT和MRI。

六、治疗方案与药物选择

理想治疗包括非药物和药物治疗。

1. 非药物治疗 患者教育，功能锻炼，物理治疗。

2. 药物治疗

（1）非甾体类抗炎药（针对患者的具体情况选用一种NSAIDs药物）：对于有疾病活动，特别是有疼痛和晨僵的患者选用NSAIDs。

（2）改变病情药物（柳氮磺胺吡啶、甲氨蝶呤、沙利度胺等）：可根据患者病情及耐受性选用。

（3）生物制剂（依那西普、英夫利西单抗、阿达木单抗等）：使用两种、足量的NSAIDs治疗累计4周仍不能达到病情缓解的患者可选用肿瘤坏死因子拮抗剂。一种肿瘤坏死因子拮抗剂疗效不满意或不能耐受的患者可以选用另一种制剂。

（4）糖皮质激素：一般不主张口服或静脉全身应用皮质激素治疗强直性脊柱炎，顽固性持续性滑膜炎可局部应用。眼前色素膜炎可以选用扩瞳和激素滴眼。对于难治性虹膜炎可能需要全身用激素或免疫抑制剂治疗。

3. 如有外科治疗指证，退出本路径。

七、出院标准

1. 症状明显缓解。

2. 病情稳定。

3. 没有需要住院治疗的合并症和（或）并发症。

临床路径表单

适用对象：第一诊断为强直性脊柱炎（ICD-10：M45.991）

患者姓名：_____　性别：_____　年龄：_____　门诊号：_____　住院号：_____

住院日期：____年__月__日　出院日期：____年__月__日　标准住院日：7~10 天

时间	住院第 1~3 天	住院期间
主要诊疗工作	□ 询问病史与体格检查 □ 进行病情初步评估 □ 上级医师查房 □ 完善入院检查，完成病历书写 □ Bath 强直性脊柱炎疾病活动性指数（BASDAI）、Bath 强直性脊柱炎功能指数（BASFI）评分	□ 上级医师查房 □ 评估辅助检查的结果 □ 病情评估，并交代治疗可选方案，确定治疗方案 □ 观察药物不良反应 □ 住院医师书写病程记录
重点医嘱	**长期医嘱：** □ 风湿科护理常规 □ 非甾体抗炎药 □ 改善病情药物 **临时医嘱：**（检查项目） □ 血常规、尿常规、便常规 □ 肝功能、肾功能、电解质、血糖、红细胞沉降率、C 反应蛋白（CRP） □ HLA-B27、抗核抗体谱 □ 胸部 X 线片、心电图、腹部超声 □ 颈椎、胸椎、腰椎正侧位 X 线片、骶髂关节 X 线片 □ CT、MRI（必要时） □ 对症处理	**长期医嘱：** □ 风湿科护理常规 □ 非甾体抗炎药 □ 改善病情药物 **临时医嘱：** □ 复查血常规 □ 监测红细胞沉降率、CRP □ 复查异常指标
主要护理工作	□ 介绍病房环境、设施和设备 □ 入院护理评估、护理计划 □ 随时观察患者情况 □ 静脉取血、用药指导 □ 进行健康教育 □ 协助患者完成实验室检查及辅助检查	□ 注意观察关节肿痛情况 □ 观察治疗效果及药物反应 □ 疾病相关健康教育
病情变异记录	□ 无　□ 有，原因： 1. 2.	□ 无　□ 有，原因： 1. 2.
护士签名		
医师签名		

时间	出院前 1~3 天	出院日
主要诊疗工作	□ 上级医师查房 □ 评估治疗效果 □ 确定出院后治疗方案 □ 完成上级医师查房记录 □ BASFI、BASDAI 评分	□ 完成出院小结 □ 向患者交代出院后注意事项 □ 预约复诊日期
重点医嘱	**长期医嘱：** □ 风湿科护理常规 □ 二级护理（根据病情） □ 根据病情调整药物剂量 **临时医嘱：** □ 复查血常规、红细胞沉降率、CRP □ 根据需要，复查有关检查	**出院医嘱：** □ 出院带药 □ 门诊随诊
主要护理工作	□ 观察患者一般情况 □ 观察疗效、各种药物作用和不良反应 □ 恢复期生活和心理护理 □ 出院准备指导	□ 帮助患者办理出院手续 □ 出院指导
病情变异记录	□ 无　□ 有，原因： 1. 2.	□ 无　□ 有，原因： 1. 2.
护士签名		
医师签名		

（中华医学会风湿免疫学分会）

第 122 节　急性骨髓炎临床路径

临床路径标准

一、适用对象

第一诊断为急性骨髓炎（ICD-10 M86.0）。

二、诊断依据

根据王岩主译《坎贝尔骨科手术学（第 1 卷）》（第 11 版，人民军医出版社，2011 年）、《矫形外科学》（第 2 版，过邦辅，科学技术文献出版社，2004 年）。

1. 急性起病，寒战高热，重者可有昏迷与感染性休克。

2. 局部剧痛，皮温增高，压痛明显，邻近关节痛性活动受限。

3. 白细胞计数及中性粒细胞分类增高，红细胞沉降率、C 反应蛋白（CRP）升高。

4. 早期 X 线表现为阴性，后期可见局部骨质破坏或骨膜反应。

5. 血培养或局部穿刺检出病原菌，或穿刺抽出脓性液体。

三、治疗方案的选择

根据王岩主译《坎贝尔骨科手术学（第 1 卷）》（第 11 版，人民军医出版社，2011 年）、《矫形外科学》（第 2 版，过邦辅，科学技术文献出版社，2004 年）。

1. 抗生素治疗。应早期、足量、联合应用抗生素治疗

2. 手术治疗，切开引流。

四、标准住院日

标准住院日 9~16 天。

五、进入路径标准

1. 第一诊断必须符合急性骨髓炎疾病编码（ICD-10 M86.0）。

2. 当患者同时具有其他疾病诊断，但在住院期间不需要特殊处理也不影响第一诊断的临床路径流程实施时，可以进入路径。

六、住院期间的检查项目

1. 必需的检查项目

（1）血常规、尿常规、红细胞沉降率、CRP。

（2）肝功能、肾功能、电解质、血型、血糖、凝血功能、感染性疾病筛查（乙型病毒性肝炎、丙型病毒性肝炎、梅毒、艾滋病等）。

（3）病原学检查及药物敏感性试验。

（4）局部 X 线片。

（5）胸部 X 线片、心电图。

2. 根据患者病情可进行以下检查项目

（1）血培养（寒战高热时）。

（2）分层穿刺，细菌培养（脓肿形成或需明确诊断、寻找病原菌时）。

（3）CT 检查（需明确有无骨膜下脓肿）。

七、治疗方案与药物选择

1. 支持治疗　患肢制动，解热镇痛，补液。

2. 抗生素治疗　应早期、足量、联合应用抗生素，根据经验选择抗生素，抗生素的抗菌谱应包括最可能的病原菌（金黄色葡萄球菌、乙型链球菌、革兰阴性杆菌等），获得病原菌结果后可根据药物敏感性试验调整抗生素种类。

3. 手术治疗　有脓肿形成或抗生素治疗无效时应进行手术切开引流。如发现髓腔内有脓液，应在骨皮质上开窗，引流脓液。

八、出院标准

1. 症状明显缓解。

2. 病情稳定。

九、变异及原因分析

1. 入径后病情发生变化，无法按此路径相关流程进行治疗，应退出路径。

2. 存在合并症，需要进行相关诊断和治疗，并影响急性骨髓炎的诊治流程，应退出路径。

3. 术后出现手术并发症，需要延长治疗时间或者再次手术，应退出路径。

4. 达到出院标准，但因患者原因拒绝出院者应退出路径。

临床路径表单

适用对象：第一诊断为急性骨髓炎（ICD-10 M86.0）；行切开引流术

患者姓名：＿＿＿＿ 性别：＿＿＿＿ 年龄：＿＿＿＿ 门诊号：＿＿＿＿ 住院号：＿＿＿＿

住院日期：＿＿＿年＿月＿日 出院日期：＿＿＿年＿月＿日 标准住院日：≤16 天

时间	住院第 1 天	住院第 2 天 （术前准备日）	住院第 3 天（手术日）
主要诊疗工作	□ 询问病史及体格检查 □ 上级医师查房 □ 初步的诊断和治疗方案 □ 完成病历书写 □ 尽快完成各项术前检查 □ 必要时请相关科室会诊	□ 上级医师查房与手术前评估 □ 收集检查结果并评估病情 □ 确定诊断和手术方案 □ 决定手术并做术前准备 □ 完成上级医师查房记录 □ 向患者及家属交代围术期注意事项并签署手术知情同意书、输血同意书、委托书 □ 麻醉医师查房并与患者及家属交代麻醉注意事项并签署麻醉知情同意书	□ 手术 □ 术中留取标本送细菌培养及药物敏感性试验 □ 向患者和（或）家属交代手术过程概况及术后注意事项 □ 术后医嘱 □ 术者完成手术记录 □ 完成术后病程 □ 上级医师查房 □ 麻醉医师查房
重点医嘱	**长期医嘱：** □ 骨科护理常规 □ 二级护理 □ 饮食：根据患者情况 □ 患者既往疾病基础用药 **临时医嘱：必需的检查项目** □ 血常规、血型、尿常规 □ 凝血功能、肝功能、肾功能 □ 感染性疾病筛查 □ 胸部 X 线片、心电图 □ 局部 X 线片 □ 细菌培养（脓肿形成时） □ 血培养（高热寒战时） □ CT（需明确诊断时）	**长期医嘱：** 同前 **临时医嘱：** □ 明日在椎管内/全身麻醉下行切开引流术 □ 术前禁食、禁水 □ 术前抗生素皮试 □ 术前备导尿包及抗生素 □ 术区备皮 □ 术前灌肠（必要时） □ 配血（必要时）	**长期医嘱：** □ 骨科术后护理常规 □ 一级护理 □ 6 h 后普通饮食 □ 患肢抬高 □ 留置引流管并计引流量 □ 抗生素应用 **临时医嘱：** □ 补液 □ 胃黏膜保护剂（必要时） □ 止吐、镇痛等对症处理 □ 急查血常规 □ 输血（必要时）
主要护理工作	□ 入院介绍 □ 入院护理评估 □ 观察患肢血运、肿胀情况 □ 皮肤护理 □ 心理和生活护理	□ 遵医嘱完成术前准备 □ 提醒患者术前禁食、禁水 □ 术前心理护理	□ 观察患者生命体征 □ 观察患肢血运、肿胀情况 □ 观察伤口渗出及引流情况 □ 术后心理与生活护理
病情变异记录	□ 无 □ 有，原因： 1. 2.	□ 无 □ 有，原因： 1. 2.	□ 无 □ 有，原因： 1. 2.
护士签名			
医师签名			

时间	住院第4天（术后第1天）	住院第5天（术后第2天）	住院第6天（术后第3天）
主要诊疗工作	□ 上级医师查房 □ 完成病程记录 □ 观察伤口、引流量、体温、生命体征情况等并作出相应处理	□ 上级医师查房 □ 完成病程记录 □ 观察体温变化 □ 伤口换药，观察皮缘血运、伤口渗出情况 □ 观察引流量及引流液性状 □ 拍摄局部X线片 □ 指导患者适当功能锻炼	□ 上级医师查房 □ 完成病程记录 □ 观察体温变化 □ 伤口换药（必要时） □ 观察引流量及引流液性状 □ 指导患者适当功能锻炼
重点医嘱	长期医嘱： □ 骨科术后护理常规 □ 一级护理 □ 普通饮食 □ 患肢抬高 □ 留置引流管并记录引流量 □ 抗生素应用 临时医嘱： □ 复查血常规、红细胞沉降率、CRP □ 补液 □ 输血（必要时） □ 镇痛等对症处理	长期医嘱： □ 骨科术后护理常规 □ 二级护理 □ 普通饮食 □ 患肢抬高 □ 留置引流管并记录引流量 □ 抗生素应用 临时医嘱： □ 复查血常规（必要时） □ 补液 □ 输血（必要时） □ 伤口换药，继续引流 □ 拍摄局部X线片 □ 镇痛等对症处理	长期医嘱： □ 骨科术后护理常规 □ 二级护理 □ 普通饮食 □ 患肢抬高 □ 留置引流管并记录引流量 □ 抗生素应用 临时医嘱： □ 复查血常规、红细胞沉降率、CRP □ 补液 □ 伤口换药（必要时） □ 镇痛等对症处理
主要护理工作	□ 观察病情，重点监测体温 □ 记录引流量 □ 观察敷料渗出情况 □ 观察肢体肿胀情况及血运 □ 术后心理与生活护理	□ 观察病情，重点监测体温 □ 记录引流量 □ 观察敷料渗出情况 □ 观察肢体肿胀情况及血运 □ 术后心理与生活护理	□ 观察病情，重点监测体温 □ 记录引流量 □ 观察敷料渗出情况 □ 观察肢体肿胀情况及血运 □ 术后心理与生活护理
病情变异记录	□ 无 □ 有，原因： 1. 2.	□ 无 □ 有，原因： 1. 2.	□ 无 □ 有，原因： 1. 2.
护士签名			
医师签名			

时间	住院第7天 （术后第4天）	住院第8天 （术后第5天）	住院第9~16天 （出院日）
主要诊疗工作	□ 上级医师查房 □ 完成病程记录 □ 观察体温变化 □ 伤口换药（必要时） □ 观察引流量及引流液性状 □ 视情况拔除引流 □ 指导患者适当功能锻炼	□ 上级医师查房 □ 完成病程记录 □ 观察体温变化 □ 伤口换药（必要时） □ 指导患者适当功能锻炼	□ 上级医师查房，进行手术及伤口评估，确定有无手术并发症和切口愈合不良情况，明确是否出院 □ 完成出院志、病案首页、出院诊断证明书等病历 □ 向患者交代出院后的康复锻炼及注意事项，如复诊的时间、地点，发生紧急情况时的处理等
重点医嘱	**长期医嘱：** □ 骨科术后护理常规 □ 二级护理 □ 普通饮食 □ 患肢抬高 □ 抗生素应用（根据病原学结果调整用药） **临时医嘱：** □ 补液 □ 伤口换药（必要时） □ 拔除引流（引流量少时） □ 镇痛等对症处理	**长期医嘱：** □ 骨科术后护理常规 □ 二级护理 □ 普通饮食 □ 患肢抬高 □ 抗生素应用 **临时医嘱：** □ 复查血常规、红细胞沉降率、CRP □ 伤口换药（必要时）	**出院医嘱：** □ 出院带药 □ 日后拆线换药（根据伤口愈合情况 □ 1个月后门诊复查 □ 不适随诊
主要护理工作	□ 观察病情，重点监测体温 □ 记录引流量 □ 观察敷料渗出情况 □ 观察肢体肿胀情况及血运 □ 术后心理与生活护理	□ 观察病情，重点监测体温 □ 记录引流量 □ 观察敷料渗出情况 □ 观察肢体肿胀情况及血运 □ 术后心理与生活护理	□ 协助患者办理出院手续 □ 出院宣教
病情变异记录	□ 无　□ 有，原因： 1. 2.	□ 无　□ 有，原因： 1. 2.	□ 无　□ 有，原因： 1. 2.
护士签名			
医师签名			

（中华医学会骨科学分会）

13

泌尿生殖系统疾病临床路径

第 123 节　新月体肾炎临床路径

临床路径标准

一、适用对象

第一诊断为急进性肾炎，新月体肾炎（ICD-10：N01.7）。

二、诊断依据

根据《临床诊疗指南——肾脏病学分册》（中华医学会编著，人民卫生出版社，2011 年）、《临床技术操作规范——肾脏病学分册》（中华医学会编著，人民军医出版社，2009 年）。

1. 临床上表现为急进性肾炎综合征，即在肾炎综合征（血尿、蛋白尿、水肿、高血压）基础上，短期内出现少尿、无尿，肾功能急剧下降。

2. 病理　光镜表现为 50% 以上的肾小球有大新月体形成。

3. 分型

（1）Ⅰ型为抗肾小球基底膜（GBM）抗体型：血清抗 GBM 抗体阳性，免疫荧光表现为 IgG 及 C_3 沿肾小球毛细血管袢呈线样沉积。可以合并肺出血（Goodpasture 综合征）。部分合并血清抗中性粒细胞胞浆抗体（ANCA）阳性。

（2）Ⅱ型称免疫复合物型：免疫荧光表现为 IgG（或 IgA、或 IgM）、C3、C1q 等呈颗粒状或团块状沉积于肾小球系膜区及毛细血管壁。

（3）Ⅲ型为寡免疫复合物型：免疫荧光表现为无或很少量免疫复合物沉积，多数 ANCA 阳性。

三、选择治疗方案的依据

根据《临床诊疗指南——肾脏病学分册》（中华医学会编著，人民卫生出版社，2011 年）、《临床技术操作规范——肾脏病学分册》（中华医学会编著，人民军医出版社，2009 年）。

1. 血浆置换（ICD-9-CM-3：99.07）　可采用单膜或双重滤过血浆置换，如采用单膜血浆置换，通常每日或隔日置换 1~2 个血浆容量，一般连续治疗 3~6 次，或至血清抗 GBM 抗体转阴或伴有威胁生命的肺出血停止。

2. 糖皮质激素冲击治疗　甲泼尼龙每次 7~15 mg/kg（每次 0.5~1.0 g），每日或隔日一次静脉滴注（30~60 min 内完成），每 3 次为一疗程；根据病情治疗 1~2 个疗程。

3. 维持性免疫抑制治疗　泼尼松 1 mg/（kg·d），4~6 周逐渐减量。同时口服或静脉应用环磷酰胺等免疫抑制剂治疗。

4. 肾脏替代治疗　严重肾功能受损者可给予肾脏替代治疗。

5. 大剂量免疫球蛋白冲击治疗　在细胞毒药物及糖皮质激素使用存在禁忌证或严重药物不良反应、存在感染者可给予丙种球蛋白 0.4 g∕（kg·d）静脉滴注，疗程 3~5 天。

6. 对症治疗　给予营养支持，维持水、电解质及酸碱平衡等。

四、进入路径标准

1. 第一诊断必须符合急进性肾炎综合征，病理诊断为新月体肾炎疾病编码（ICD-10：N01.7）。

2. 当患者同时具有其他疾病诊断，但在住院期间不需要特殊处理也不影响第一诊断的临床路径流程实施时，可以进入路径。

五、住院期间的检查项目

住院后 1~7 天（工作日）。

1. 必需的检查项目

（1）血常规（嗜酸细胞+网织红细胞计数+血型）、尿常规、便常规。

（2）肾功能和电解质。

（3）肝功能、血糖、血脂、凝血功能（PT、APTT、FIB）。

（4）24 h 尿蛋白定量、尿红细胞位相。

（5）抗 GBM 抗体、ANCA、抗核抗体（ANA）谱、免疫球蛋白、补体、C 反应蛋白（CRP）、血红蛋白沉降率（ESR）、抗链球菌溶血素 O（ASO）、类风湿因子（RF）。

（5）感染性疾病筛查（乙型病毒性肝炎、丙型病毒性肝炎、艾滋病、梅毒等）。

（6）胸部 X 线片、心电图、腹部超声（双肾、肝、胆、脾、胰）。

（7）如无禁忌，必须行肾脏穿刺活检。

2. 根据患者病情进行

（1）肺部 CT。

（2）超声心动图。

（3）冷球蛋白、血和尿免疫固定电泳、血和尿轻链定量、肿瘤标志物。

（4）病原学检查及药物敏感性试验。

六、治疗方案与药物选择

1. 根据病情，积极纠正水、电解质、酸碱紊乱，必要时肾脏替代治疗。

2. 肾穿刺术前停用抗凝药物，术后酌情使用止血药。

3. 血浆置换　Ⅰ型新月体肾炎、Goodpasture 综合征和Ⅲ型急进性肾炎伴肺出血可作为首选治疗。

（1）可以选用单膜血浆置换（PE）或双重滤过血浆置换（DFPP）。

（2）单膜血浆置换量：根据计算的患者血浆量，每次置换1~2倍体积的血浆容量。血浆量计算公式：血浆量（L）＝体重×（1－血细胞比容）×0.065。

（3）置换液：新鲜冰冻血浆首选；不能获得时可以选择5%白蛋白溶液、0.9%氯化钠溶液（生理盐水）等。

（4）抗凝剂：普通肝素或低分子肝素。

（5）疗程：每日或隔日一次，通常3~6次，或至血中抗GBM抗体转阴。

（6）监测指标：治疗期间监测抗GBM抗体滴度、血小板计数、凝血指标。如果置换液使用非血浆制品，或使用双重滤过血浆置换方法，需监测临床出血表现及血纤维蛋白原、白蛋白水平。

（7）血浆置换必须同时配合糖皮质激素与免疫抑制剂治疗。

4. 糖皮质激素冲击治疗及维持性免疫抑制治疗。

5. 必要时抗感染治疗。

6. 大剂量免疫球蛋白冲击治疗。

7. 加强支持治疗。

七、肾活检

在入院第2~7个工作日之内。

1. 麻醉方式　局麻。

2. 术前准备　术前停用一切抗凝药物（包括具有活血化瘀作用的中药），复查凝血功能正常。

3. 术中用药　麻醉常规用药。

4. 输血　视病情而定。

5. 病理　行免疫荧光、光镜及电镜检查。

八、出院标准

1. 肺出血停止，胸部X线片显示肺出血基本吸收；无低氧血症。

2. 肾功能稳定。

3. 没有需要住院处理的并发症和（或）合并症。

九、标准住院日

标准住院日14~21天。

十、变异及原因分析

1. 有严重肾外合并症或严重急性肾损伤并发症，需要在住院期间处理。

2. 新出现其他系统合并症，需要住院治疗。

3. 出现治疗相关的并发症，需要住院期间处理。

临床路径表单

适用对象：第一诊断为急进性肾炎，新月体肾炎（ICD-10：N01.7）

患者姓名：_____ 性别：_____ 年龄：_____ 门诊号：_____ 住院号：_____

住院日期：___年__月__日 出院日期：___年__月__日 标准住院日：14~21 天

时间	住院第 1 天	住院第 2 天
主要诊疗工作	□ 询问病史及体格检查 □ 完成病历书写 □ 上级医师查房 □ 及时处理各种临床危重情况（如严重水、电解质、酸碱失衡等） □ 初步确定是否需要肾脏替代，并制订诊疗方案 □ 向患方交代病情 □ 中心静脉置管	□ 上级医师查房 □ 完成必要的相关科室会诊 □ 确定是否需要肾活检 □ 签署各种必要的知情同意书、自费用品协议书、输血同意书、临时中心静脉置管同意书、肾脏替代同意书等（根据情况） □ 观察病情变化，及时与患方沟通 □ 对症支持治疗
重点医嘱	**长期医嘱：** □ 肾脏病护理常规 □ 一级护理 □ 优质蛋白饮食 □ 记出入液量 **临时医嘱：** □ 甲泼尼龙 0.5~1.0 g 静脉滴注 □ 开具中心静脉置管术医嘱 □ 急查肾功能和电解质，胸部 X 线片 □ 血常规（嗜酸和网织细胞计数+血型）、尿常规、便常规等检查 □ 肝功能、血糖、血脂、血型、凝血功能（PT、APTT、FIB）、感染性疾病筛查（乙型病毒性肝炎、丙型病毒性肝炎、艾滋病、梅毒等） □ 抗 GBM 抗体、ANCA、ANA 谱、免疫球蛋白、补体、CRP、ASO、RF、ESR □ 心电图、腹部超声检查（双肾、肝、胆、脾、胰）	**长期医嘱：** □ 肾脏病护理常规 □ 一级护理 □ 患者既往基础用药 □ 记录出入液量 □ 药物治疗 **临时医嘱：** □ 甲泼尼龙 0.5~1.0 g 静脉滴注 □ 开具血浆置换医嘱（根据情况） □ 开具肾脏替代医嘱（根据情况） □ 监测肾功能、电解质 □ 监测抗 GBM 抗体滴度、血小板计数、凝血指标 □ 其他特殊医嘱 □ 必要时查肺部 CT、超声心动图、冷球蛋白、血和尿免疫固定电泳、血和尿轻链定量、肿瘤标志物 □ 病原学检查及药物敏感性试验
主要护理工作	□ 入院宣教 □ 介绍病房环境、设施和设备 □ 入院护理评估	□ 宣教 □ 预防感染
病情变异记录	□ 无 □ 有，原因： 1. 2.	□ 无 □ 有，原因： 1. 2.
护士签名		
医师签名		

时间	住院第 3~7 天	住院第 8~14 天	住院第 15~21 天（出院日）
主要诊疗工作	□ 继续强化血浆置换治疗 □ 继续激素冲击治疗 □ 肺出血、肺部感染治疗 □ 必要时肾脏穿刺 □ 必要时使用其他药物等 □ 必要时继续肾脏替代治疗，每次治疗前后评估是否可停止 □ 肾外合并症、并发症的治疗	□ 继续强化血浆置换治疗，监测抗 GBM 抗体浓度 □ 监测肾功能、电解质、血气、凝血指标 □ 上级医师查房，评估一般情况、肺出血、肾功能变化，以及对治疗的反应 □ 评估血浆置换与免疫抑制剂治疗的不良反应并处理 □ 必要时继续肾脏替代治疗	□ 肺出血停止、胸部 X 线片显示肺出血基本吸收；无低氧血症 □ 血浆置换连续治疗 3~6 次，或至血清抗 GBM 抗体转阴或肺出血停止 □ 继续维持性激素及环磷酰胺治疗 □ 评估肾功能，决定继续或停止肾脏替代治疗 □ 如果肾功能不能恢复，与患者共同制订长期肾脏替代治疗方式 □ 没有需要住院处理的并发症和（或）合并症 □ 病情平稳后出院
重点医嘱	**长期医嘱：** □ 肾脏病护理常规 □ 一级护理 □ 患者既往基础用药 □ 记录出入液量 □ 药物治疗 **临时医嘱：** □ 甲泼尼龙 0.5~1.0 g 静脉滴注 □ 监测电解质、肾功能 □ 监测抗 GBM 抗体滴度、血小板计数、凝血指标、补体、尿常规 □ 其他特殊医嘱	**长期医嘱：** □ 肾脏病护理常规 □ 一/二级护理 □ 患者既往基础用药 □ 记录出入液量 □ 泼尼松 1 mg/kg，口服 □ 环磷酰胺口服，或静脉使用 **临时医嘱：** □ 监测电解质、肾功能 □ 监测抗 GBM 抗体滴度、血小板计数、凝血指标 □ 其他特殊医嘱	**长期医嘱：** □ 肾脏病护理常规 □ 二/三级护理 □ 患者既往基础用药 □ 记录出入液量 □ 药物治疗 **临时医嘱：** □ 监测血常规、电解质、肾功能、抗 GBM 抗体滴度、补体、尿常规 □ 其他特殊医嘱 □ 出院医嘱
主要护理工作	□ 观察患者病情变化 □ 心理与生活护理 □ 预防感染	□ 观察患者病情变化 □ 心理与生活护理 □ 预防感染	□ 观察患者病情变化 □ 心理与生活护理 □ 出院指导
病情变异记录	□ 无　□ 有，原因： 1. 2.	□ 无　□ 有，原因： 1. 2.	□ 无　□ 有，原因： 1. 2.
护士签名			
医师签名			

（中华医学会肾脏病学分会）

第 124 节　肾病综合征临床路径

临床路径标准

一、适用对象

第一诊断为肾病综合征（ICD-10：N04.903）。

二、诊断依据

根据《临床诊疗指南——肾脏病学分册》（中华医学会编著，人民卫生出版社，2011 年）、《临床技术操作规范——肾脏病学分册》（中华医学会编著，人民军医出版社，2009 年）。

1. 大量蛋白尿（尿蛋白>3.5 g/d）。

2. 低蛋白血症（血清白蛋白<30 g/L）。

3. 水肿。

4. 高脂血症。

前两项是诊断肾病综合征的必要条件。临床上只要满足上述两项必要条件，肾病综合征的诊断即成立。肾病综合征可为原发性和继发性。排除继发性肾病综合征后才能诊断为原发性肾病综合征（ICD-10：N04.802）。

肾病综合征并非独立疾病，在肾脏穿刺活检基础上完善病理类型的诊断尤为重要。成人原发性肾病综合征中常见的病理类型依次为膜性肾病（MN）（ICD-10：N04.201）、局灶节段性肾小球硬化（FSGS）（ICD-10：N04.101）、微小病变性肾病（MCD）（ICD-10：N04.001）、膜增生性肾小球肾炎（MPGN）（ICD-10：N04.301）和 IgA 肾病（ICD-10：N02.801）等。

三、治疗方案的选择

根据《临床诊疗指南——肾脏病学分册》（中华医学会编著，人民卫生出版社，2011 年）、《临床技术操作规范——肾脏病学分册》（中华医学会编著，人民军医出版社，2009 年）、《中国成人肾病综合征免疫抑制治疗专家共识》（中国成人肾病综合征免疫抑制治疗专家组，2014 年）。

1. 病因治疗　有继发性病因者应积极治疗原发病。

2. 对症支持治疗　适当利尿消肿，营养支持，维持水、电解质及酸碱平衡等。

3. 糖皮质激素治疗　泼尼松 1 mg/kg 每日顿服（最大剂量 60 mg），维持 6~8 周。达到缓解后，缓慢减量，小剂量维持。

4. 免疫抑制剂治疗　足量泼尼松治疗效果不佳或根据肾活检病理类型可加用免

疫抑制剂，包括口服或静脉应用环磷酰胺、吗替麦考酚酯、环孢素、他克莫司等。

5. 预防并发症的治疗　抗凝和抗血小板黏附治疗；降脂治疗；降压治疗；补钙；预防感染等。

四、标准住院日

标准住院日 7~14 天。

五、进入路径标准

1. 第一诊断必须符合肾病综合征（ICD-10：N04.903）。

2. 当患者同时具有其他疾病诊断时，但住院期间不需要特殊处理，也不影响第一诊断的临床路径流程实施时，可以进入路径。

六、住院期间检查项目

1. 必需的检查项目

（1）血常规、尿常规、便常规。

（2）肝功能、肾功能、电解质、血糖、血脂、出凝血功能［凝血酶原时间（PT）、活化部分凝血活酶时间（APTT）、纤维蛋白原（FIB）等］。

（3）24 h 尿蛋白定量、尿沉渣、尿红细胞位相。

（4）感染性疾病筛查（乙型病毒性肝炎、丙型病毒性肝炎、结核、艾滋病、梅毒等）。

（5）抗核抗体（ANA）、抗双链 DNA 抗体（ds-DNA）、抗 Sm 抗体、ENA 多肽抗体谱、免疫球蛋白（IgG、IgA、IgM）、补体 C_3 和 C_4、C 反应蛋白（CRP）、抗链球菌溶血素 O（ASO）、类风湿因子（RF）、红细胞沉降率（ESR）等。

（6）肿瘤标志物、血和尿免疫固定电泳、尿本-周蛋白。

（7）胸部 X 线片，心电图。

（8）腹部超声（肝、胆、胰、脾、双肾、输尿管、膀胱、男性加前列腺，女性加妇科）。

（9）如无禁忌，行肾脏穿刺活检。

2. 根据患者病情可选择的检查项目

（1）冷球蛋白、血和尿轻链定量、骨穿刺。

（2）超声心动图、胸和腹部 CT、全身扁骨 X 线片。

（3）眼科检查、耳鼻喉科检查。

七、治疗方案与药物选择

1. 治疗发现的继发病因，如糖尿病、系统性红斑狼疮、多发性骨髓瘤、实体瘤等的相应药物治疗。

2. 适当利尿，纠正水、电解质、酸碱紊乱等对症支持。

3. 肾穿刺术前停用抗凝、抗血小板药物，术后酌情使用止血药。

4. 糖皮质激素和免疫抑制剂治疗。

5. 减少尿蛋白、保护肾功能药　血管紧张素酶抑制剂（ACEI）、血管紧张素受体拮抗剂（ARB）；降脂药物；肾穿刺术后 10~14 天根据病情加用抗凝或抗血小板药物；必要时抗感染治疗。

八、肾活检

在入院第 2~7 个工作日之内（如需肾活检）。

1. 麻醉方式　局麻。

2. 术前准备　术前停用一切抗凝药物（包括具有活血化瘀作用的中药），复查凝血功能正常；血小板计数>$80×10^9$/L；血压控制在 140/90 mmHg 以下。

3. 术中用药　麻醉常规用药。

4. 肾脏病理　行光镜、免疫荧光及电镜检查，根据病情必要时增加特殊染色（刚果红、胶原染色等）。

九、出院标准

1. 临床症状改善。

2. 没有需要住院处理的并发症和（或）合并症。

十、变异及原因分析

1. 有严重肾外合并症如感染、急性肾损伤、血栓栓塞等并发症，需要在住院期间处理。

2. 新出现其他系统合并症，需要住院治疗。

3. 出现治疗相关的并发症，需要住院期间治疗处理。

临床路径表单

适用对象：第一诊断为肾病综合征（ICD-10：N04.903）

患者姓名：_____ 性别：_____ 年龄：_____ 门诊号：_____ 住院号：_____

住院日期：____年__月__日 出院日期：____年__月__日 标准住院日：7~14 天

时间	住院第 1 天	住院第 2 天
主要诊疗工作	□ 询问病史及体格检查 □ 完成病历书写 □ 上级医师查房 □ 完善检查验单 □ 及时处理各种临床危重情况（如严重水、电解质、酸碱失衡，高血压等） □ 向患方交代病情注意事项	□ 上级医师查房，根据初步的检查结果制订下一步诊疗方案 □ 积极寻找可能存在的继发性病因 □ 完成必要的相关科室会诊 □ 确定是否需要行肾活检 □ 签署各种必要的知情同意书、自费用品协议书等（根据情况） □ 观察病情变化，及时与患方沟通 □ 对症支持治疗，根据情况调整基础用药
重点医嘱	**长期医嘱：** □ 肾脏病护理常规 □ 一级护理 □ 优质蛋白饮食 □ 记录出入液量、测血压 □ 既往基础用药 **临时医嘱：** □ 血常规、尿常规、便常规 □ 肝功能、肾功能、电解质、血糖、血脂、出凝血功能、感染性疾病筛查、抗核抗体、抗 dsDNA 抗体、抗 Sm 抗体、ENA 多肽抗体谱，补体 C_3、C_4，免疫球蛋白、RF、CRP、ESR、ASO □ 24 h 尿蛋白定量、尿沉渣检查、尿红细胞位相 □ 肿瘤标志物、血和尿免疫固定电泳、血和尿轻链定量 □ 胸部 X 线片、心电图、腹部超声检查（双肾、肝、胆、脾、胰）	**长期医嘱：** □ 肾脏病护理常规 □ 一级护理 □ 患者既往基础用药 □ 记录出入液量 □ 药物治疗 **临时医嘱：** □ 监测肾功能、电解质 □ 监测血、尿常规 □ 其他特殊医嘱 □ 必要时查超声心动图、胸和腹部 CT 等
主要护理工作	□ 入院宣教 □ 介绍病房环境、设施和设备 □ 入院护理评估	□ 宣教 □ 预防感染
病情变异记录	□ 无 □ 有，原因： 1. 2.	□ 无 □ 有，原因： 1. 2.
护士签名		
医师签名		

时间	住院第 3~7 天	住院第 8~10 天	住院第 11~14 天（出院日）
主要诊疗工作	□ 继续寻找继发病因 □ 继续对症支持治疗 □ 无禁忌时肾脏穿刺 □ 必要时使用其他药物等 □ 肾外合并症、并发症的治疗	□ 上级医师查房，根据检查结果及肾脏穿刺病理结果明确诊断 □ 排除继发病因和活动性感染者，根据病理类型给予相应糖皮质激素和免疫抑制剂治疗 □ 继续对症支持治疗 □ 肾外合并症、并发症的治疗	□ 评估患者水肿、肾功能等情况 □ 评估尿蛋白定量、血白蛋白水平 □ 没有需要住院处理的并发症和（或）合并症 □ 病情平稳后出院 □ 完成出院记录、病案首页、出院证明书等
重点医嘱	**长期医嘱：** □ 肾脏病护理常规 □ 一级护理 □ 患者既往基础用药 □ 记出入液量 □ 药物治疗 **临时医嘱：** □ 肾活检后护理常规 □ 监测电解质、肾功能 □ 监测血、尿常规、凝血指标 □ 必要时行冷球蛋白、血和尿轻链定量、骨穿、扁骨平片	**长期医嘱：** □ 肾脏病护理常规 □ 一/二级护理 □ 患者既往基础用药 □ 记录出入液量 □ 泼尼松 1 mg/kg 晨顿服 **临时医嘱：** □ 监测血、尿常规 □ 监测电解质、肾功能 □ 其他特殊医嘱	**长期医嘱：** □ 肾脏病护理常规 □ 二/三级护理 □ 患者既往基础用药 □ 记录出入液量 □ 药物治疗 **临时医嘱：** □ 监测血、尿常规、电解质、肝功能、肾功能 □ 出院带药医嘱
主要护理工作	□ 观察患者病情变化 □ 心理与生活护理 □ 预防感染	□ 观察患者病情变化 □ 心理与生活护理 □ 预防感染	□ 观察患者病情变化 □ 心理与生活护理 □ 预防感染 □ 出院指导
病情变异记录	□ 无　□ 有，原因： 1. 2.	□ 无　□ 有，原因： 1. 2.	□ 无　□ 有，原因： 1. 2.
护士签名			
医师签名			

（中华医学会肾脏病学分会）

第 125 节　终末期肾脏病临床路径

临床路径标准

一、适用对象

第一诊断为终末期肾脏病（ICD-10：N18.0），行自体动脉-静脉内瘘成型术（ICD-9-CM-3：39.27），腹膜透析导管置管术（ICD-9-CM-3：54.981）。

二、诊断依据

根据中华医学会肾脏病学分会编著的《临床诊疗指南——肾脏病学分册》（中华医学会编著，人民卫生出版社，2011 年）、《临床技术操作规范——肾脏病学分册》（中华医学会编著，人民军医出版社，2009 年）进行诊断。

1. 有或无慢性肾脏病史。

2. 实验室检查　肾小球滤过率或 eGFR 小于 15 ml/（min · 1.73 m^2），残余肾功能每周 Kt/V 小于 2.0。

三、选择治疗方案的依据

根据中华医学会肾脏病学分会编著的《临床诊疗指南——肾脏病学分册》（中华医学会编著，人民卫生出版社，2011 年）、《临床技术操作规范——肾脏病学分册》（中华医学会编著，人民军医出版社，2009 年）进行治疗。

1. 血液透析　有腹膜透析绝对禁忌证，需要建立血液透析通路。对于糖尿病肾病、伴严重心血管并发症等患者，可酌情提早建立血管通路。

2. 腹膜透析　无腹膜透析禁忌证，建立腹膜透析通路。其余同血液透析。

3. 征得患者或其代理人的同意，自愿选择。

四、标准住院日

术前准备标准住院日 10~14 天。

五、进入路径标准

1. 第一诊断必须符合疾病编码（ICD-10：N18.0）。

2. 当患者同时具有其他疾病诊断，但在住院期间不需要特殊处理也不影响第一诊断的临床路径流程实施时，可以进入路径。

六、术前准备

术前准备 2~7 天（工作日）。

1. 必需的检查项目

（1）血常规、尿常规、便常规。

（2）肝功能、肾功能、电解质、血糖、血脂、血型、出凝血功能、感染性疾病筛查（乙型病毒性肝炎、丙型病毒性肝炎、艾滋病、梅毒等）、铁代谢、免疫反应性甲状旁腺激素（iPTH）。

（3）胸部 X 线片、心电图、超声心动图。

（4）双上肢动脉、深静脉彩超（血液透析）。

（5）腹膜透析需行腹部 B 超（尤其是有腹膜手术史的患者），排除腹腔粘连。

2. 根据患者病情，必要时行浅静脉 DSA、MRA 或 CTA。

七、选择用药

抗生素按照《抗菌药物临床应用指导原则》（卫医发〔2004〕285 号）执行，预防性使用抗生素。

八、手术日

为入院第 3~8 天（视病情决定）。

1. 麻醉方式　局部麻醉。

2. 术中用药　常规局部麻醉用药，肝素，0.9%氯化钠溶液。

3. 输血　视术中出血情况。

九、住院日

血液透析通路术后住院恢复 2~6 天，腹膜透析术后 7~10 天。术后用药：根据患者情况选择抗生素，按照《抗菌药物临床应用指导原则》（卫医发〔2004〕285 号）执行，用药时间 1~2 天。

十、出院标准

1. 伤口愈合好。

2. 无需要继续住院诊治的手术并发症/合并症。

3. 指导患者学会内瘘的保养（血液透析）。

4. 指导和培训患者学会透析连接、换液和腹膜出口的保护。

十一、变异及原因分析

1. 有紧急透析指征的慢性肾脏病患者，需要紧急透析，不进入本路径。

2. 达到慢性肾脏病 5 期，但尿量不少、营养良好、没有症状，预计 1 年内不会进入透析者，不进入本路径。

3. 出现手术并发症，需要进行相关的诊断和治疗。

4. 伴有合并症时，需要进行相关的诊断和治疗。

临床路径表单

适用对象：第一诊断为终末期肾脏病（ICD-10：N18.0）；行自体动脉-静脉内瘘成型术（ICD-9-CM-3：39.27）；放置腹膜透析导管（ICD-9-CM-3：54.981）

患者姓名：_____ 性别：_____ 年龄：_____ 门诊号：_____ 住院号：_____

住院日期：___年__月__日 出院日期：___年__月__日 标准住院日：10~14 天

时间	住院第 1 天	住院第 2~7 天	住院第 3~8 天 （手术日）
主要诊疗工作	□ 询问病史及体格检查 □ 完成病历书写 □ 上级医师查房与术前评估 □ 初步确定内瘘建立部位和日期 □ 向患者及其家属或委托人交代病情	□ 上级医师查房 □ 完成术前准备与术前评估 □ 根据彩超检查结果确定手术方案 □ 完成必要的相关科室会诊 □ 完成病历书写 □ 签署手术知情同意书、自费用品协议书 □ 向患者及家属交代围术期注意事项	□ 手术 □ 术者完成手术记录 □ 住院医师完成术后病程记录 □ 上级医师查房 □ 向患者及家属交代病情及术后注意事项
重点医嘱	**长期医嘱：** □ 肾脏病护理常规 □ 二级护理 □ 低盐、优质低蛋白、低磷、低嘌呤饮食 □ 患者既往的基础用药 **临时医嘱：** □ 血常规、尿常规、便常规 □ 肝功能、肾功能、电解质、血糖、血脂、血型、凝血功能、感染性疾病筛查、铁代谢、iPTH □ 胸部 X 线片、心电图、超声心动图 □ 双上肢动脉、深静脉彩超 □ 浅静脉 DSA、MRA 或 CTA（必要时）	**长期医嘱：** □ 肾脏病护理常规 □ 二级护理 □ 低盐、优质低蛋白、低磷、低嘌呤饮食 □ 患者既往基础用药 **临时医嘱：** □ 术前医嘱 ■ 常规准备明日在局麻下行上肢动脉-静脉内瘘成型术或腹膜透析置管术。 ■ 药品及物品准备 □ 备术前抗生素 □ 其他特殊医嘱	**长期医嘱：** □ 自体动脉-静脉内瘘成型术后护理常规 □ 一级或二级护理 □ 低盐优质低蛋白低磷低嘌呤饮食 □ 明日恢复因手术停用的药物 □ 抗生素 **临时医嘱：** □ 其他特殊医嘱
主要护理工作	□ 介绍病房环境、设施和设备 □ 入院护理评估	□ 宣教、备皮等术前准备 □ 腹膜透析装置的连接、换液、无菌操作及伤口护理等	□ 观察患者病情变化 □ 术后心理与生活护理
病情变异记录	□ 无 □ 有，原因： 1. 2.	□ 无 □ 有，原因： 1. 2.	□ 无 □ 有，原因： 1. 2.
护士签名			
医师签名			

时间	住院第 4~9 天 （术后第 1 天）	住院第 5~10 天 （术后第 2 天）	住院第 10~14 天 （出院日）
主要诊疗工作	□ 上级医师查房，注意病情变化 □ 住院医师完成病历书写 □ 注意观察体温、血压、动脉静脉内瘘部位血管杂音等	□ 上级医师查房 □ 住院医师完成病历书写 □ 换药	□ 上级医师查房，进行手术及伤口评估，确定有无手术并发症和切口愈合不良情况，明确是否出院 □ 完成出院记录、病案首页、出院证明书等 □ 向患者交代出院后的注意事项
重点医嘱	**长期医嘱：** □ 自体动脉-静脉内瘘成型术或腹膜透析置管术术后护理常规 □ 一/二级护理 □ 低盐、优质低蛋白、低磷、低嘌呤饮食 □ 患者既往基础用药 **临时医嘱：** □ 止痛（根据情况） □ 给予抗生素（根据情况）	**长期医嘱：** □ 自体动脉-静脉内瘘成型术或腹膜透析置管术术后护理常规 □ 二级护理 □ 低盐、优质低蛋白、低磷、低嘌呤饮食 □ 患者既往基础用药 **临时医嘱：** □ 换药	**出院医嘱：** □ 出院带药 □ 门诊随诊 □ 拆线
重点护理工作	□ 观察患者病情 □ 术后心理与生活护理 □ 指导术后患者功能锻炼	□ 观察患者病情 □ 术后心理与生活护理 □ 指导术后患者功能锻炼	□ 指导患者办理出院手续
病情变异记录	□ 无　□ 有，原因： 1. 2.	□ 无　□ 有，原因： 1. 2.	□ 无　□ 有，原因： 1. 2.
护士签名			
医师签名			

（中华医学会肾脏病学分会）

第126节　重度子宫内膜异位症临床路径

临床路径标准

一、适用对象

第一诊断符合下列 3 项中的 2 项：

1. 第一诊断为子宫内膜异位症（ICD-10：N80.001）。

2. 术中根据美国生育学业会（AFS）制定的评分标准，诊断Ⅲ期以上子宫内膜异位症。

3. 深部浸润型子宫内膜异位症（DIE）。

行卵巢肿瘤剥除术或盆腔病灶切除术或输卵管卵巢切除术或全子宫切除术和盆腔粘连松解术（ICD-9-CM-3：65.22/65.24/65.25/65.29/65.4/65.6/68.3/68.4/68.5/54.59/54.4）。

二、诊断依据

根据《临床诊疗指南——妇产科学分册》（中华医学会编著，人民卫生出版社，2007 年）或根据全国高等学校五年制本科临床医学专业卫生部规划教材《妇产科学》（第 8 版，谢章、苟文丽，人民卫生出版社出版，2013 年）诊断。

1. 症状　痛经、慢性盆腔痛、不孕、月经异常等。

2. 妇科检查　附件区粘连包块或宫骶韧带有触痛性结节，活动度差。

3. 辅助检查　盆腔 B 超，阴道 B 超、CT、MRI 及血 CA125 等提示。

4. 确诊依据　组织病理学。

三、治疗方案的选择

1. 手术目的　缩减和去除病灶，减轻和控制疼痛，治疗和促进生育，预防和减少复发。

2. 手术方式

（1）卵巢肿瘤剥除术。

（2）盆腔子宫内膜异位病灶切除术。

（3）全子宫切除术。

（4）全子宫加双侧附件切除术。

（5）上述术式+粘连分离术。

3. 手术途径　经腹、经腹腔镜。

四、进入路径标准

1. 第一诊断符合适应对象标准的子宫内膜异位症。

2. 符合手术适应证，无手术禁忌证。

3. 当患者同时具有其他疾病诊断，但在住院期间不需要特殊处理也不影响第一诊断的临床路径流程实施时，可以进入路径。

五、术前准备（术前评估）

术前准备（术前评估）：住院第 2~4 天。

1. 必须的检查项目

（1）血常规、尿常规、便常规。

（2）肝功能、肾功能、电解质、血糖、血型、凝血功能。

（3）感染性疾病筛查（乙型病毒性肝炎、丙型病毒性肝炎、艾滋病、梅毒等）。

（4）宫颈细胞学筛查：新柏氏液基细胞学检测（TCT）或巴氏涂片。

（5）盆腔超声、心电图、胸部 X 线片。

2. 根据病情需要选择的检查项目　血清肿瘤标志物，腹部超声，盆腔 CT 或 MRI 检查，肠镜，肠道造影，泌尿系 B 超或造影，膀胱镜，肾脏功能评估以及心、肺功能测定等。

六、预防性抗生素选择与使用时机

抗生素使用：按照《抗菌药物临床应用指导原则》（卫医发〔2004〕285 号）执行，并根据患者的病情决定抗生素的选择与使用时间。

七、手术日

手术日：住院第 3~5 天。

1. 麻醉方式　全身麻醉或腰硬联合麻醉。

2. 术中用药　麻醉常规用药、止血药物和其他必需用药。

3. 输血　视术中情况而定。

4. 病理　术后石蜡切片，必要时术中冰冻切片。

八、术后恢复

术后恢复：住院第 9~14 天。

1. 必须复查的检查项目　血常规、尿常规等。

2. 术后用药　根据情况予镇痛、止吐、补液、维持水电解质平衡治疗以及其他支持治疗等。

3. 抗生素使用　按照《抗菌药物临床应用指导原则》（卫医发〔2004〕285 号）执行，并根据患者的病情决定抗生素的选择与使用时间。

九、出院标准

1. 患者一般情况良好，体温正常，完成复查项目。
2. 伤口愈合好。
3. 没有需要住院处理的并发症和（或）合并症。

十、标准住院日

标准住院日≤14 天。

十一、变异及原因分析

1. 因实验室检查异常需要复查，导致术前住院时间延长。
2. 有影响手术的合并症，需要进行相关的诊断和治疗。需要进行相关的诊断和治疗，或者病情复杂需要其他科室会诊协助治疗。
3. 因手术并发症需要进一步治疗。

临床路径表单

适用对象：第一诊断为子宫内膜异位症（ICD-10：N80.001）；行卵巢肿瘤剥除术或盆腔病灶切除术或输卵管卵巢切除术或全子宫切除术和盆腔粘连松解术（ICD-9-CM-3：65.22/65.24/65.25/65.29/65.4/65.6/68.3/68.4/68.5/54.59/54.4）

患者姓名：_____ 性别：_____ 年龄：_____ 门诊号：_____ 住院号：_____

住院日期：___年__月__日 出院日期：___年__月__日 标准住院日：≤14 天

时间	住院第 1 天	住院第 2~4 天	住院第 3~5 天（手术日）
主要诊疗工作	□ 询问病史及体格检查 □ 完成病历书写 □ 开具检查单 □ 上级医师查房与术前评估 □ 初步确定手术方式和日期	□ 上级医师查房 □ 完成术前准备与术前评估 □ 术前讨论，确定手术方案 □ 完成必要的相关科室会诊 □ 完成术前小结、上级医师查房记录等病历书写 □ 向患者及家属交代病情、围术期注意事项 □ 签署手术知情同意书、自费用品协议书、输血同意书	□ 手术 □ 手术标本常规送石蜡组织病理学检查 □ 术者完成手术记录 □ 完成术后病程记录 □ 术中更改手术方式者，签署并请交代及更改手术同意书 □ 向患者及家属交代病情、术中情况及术后注意事项
重点医嘱	长期医嘱： □ 妇科二级护理常规 □ 饮食 临时医嘱： □ 患者既往基础用药 □ 血常规、尿常规、便常规、肝功能、肾功能、电解质、血糖、凝血功能、血型、感染性疾病筛查 □ 宫颈 TCT 或巴氏涂片 □ 盆腔超声、胸部 X 线片、心电图 □ 必要时行血清肿瘤标志物，腹部超声，盆腔 CT 或 MRI，肠道造影，泌尿系 B 超或造影，肠镜，膀胱镜，肾脏功能评估以及心、肺功能测定等	长期医嘱： □ 妇科二级护理常规 □ 饮食 □ 患者既往基础用药 临时医嘱： □ 术前医嘱：常规准备明日在全身麻醉或腰硬联合麻醉下经腹腔镜或开腹行探查术 □ 手术野皮肤准备 □ 配血 400 ml □ 术前禁食、禁水 □ 阴道准备 □ 肠道准备 □ 抗生素 □ 导尿包 □ 必要时术前输尿管插管 □ 其他特殊医嘱	长期医嘱： □ 禁食、禁水 □ 一级护理 □ 引流（酌情处理） □ 留置尿管 □ 会阴冲洗 □ 抗生素 临时医嘱： □ 今日在全身麻醉或腰硬联合麻醉下经腹腔镜或经开腹行探查术 □ 心电监护、吸氧（必要时） □ 补液、维持水电平衡 □ 酌情使用止吐、止痛药物 □ 其他特殊医嘱
主要护理工作	□ 入院宣教 □ 介绍病房环境、设施和设备 □ 入院护理评估	□ 宣教、备皮等术前准备 □ 通知患者晚 22 时后禁食、禁水	□ 观察患者病情变化 □ 术后心理与生活护理
病情变异记录	□ 无 □ 有，原因： 1. 2.	□ 无 □ 有，原因： 1. 2.	□ 无 □ 有，原因： 1. 2.
护士签名			
医师签名			

时间	住院第 4~6 天 （术后第 1 天）	住院第 5~9 天 （术后第 2~4 天）	住院第 10~14 天 （出院日）
主要诊疗工作	□ 上级医师查房 □ 观察病情变化 □ 完成常规病历书写 □ 注意引流量 □ 注意观察生命体征等 □ 可拔除导尿管	□ 上级医师查房 □ 完成常规病历书写 □ 根据引流情况明确是否拔除引流管 □ 拔除导尿管	□ 上级医师查房，进行手术及伤口评估，明确是否出院 □ 完成出院记录、病案首页、出院证明书等 □ 向患者交代出院后的注意事项 □ 根据石蜡病理结果交代出院注意事项
重点医嘱	**长期医嘱：** □ 一级护理 □ 流质饮食 □ 抗生素 □ 可停留置导尿 **临时医嘱：** □ 换药 □ 酌情使用止吐、止痛药物 □ 补液、维持水和电解质平衡 □ 其他特殊医嘱	**长期医嘱：** □ 二级护理 □ 半流质饮食或者普通饮食（根据情况） □ 停引流记量 □ 停留置导尿 □ 停用抗生素 **临时医嘱：** □ 换药 □ 复查相关检验（血、尿常规等）	**出院医嘱：** □ 全休 6 周 □ 禁性生活及盆浴 6 周 □ 出院带药
主要护理工作	□ 观察患者情况 □ 术后心理与生活护理 □ 指导术后患者功能锻炼	□ 观察患者情况 □ 术后心理与生活护理 □ 指导术后患者功能锻炼	□ 指导患者术后康复 □ 出院宣教 □ 协助患者办理出院手续
病情变异记录	□ 无　□ 有，原因： 1. 2.	□ 无　□ 有，原因： 1. 2.	□ 无　□ 有，原因： 1. 2.
护士签名			
医师签名			

（中华医学会妇产科学分会）

第 127 节　女性重度盆腔器官脱垂临床路径

临床路径标准

一、适用对象

第一诊断符合下列三项其中之一：

1. POP-Q 分期Ⅲ~Ⅳ度、有症状的Ⅱ度阴道前壁膨出（膀胱膨出）（ICD-10：N81.101）。

2. POP-Q 分期Ⅲ~Ⅳ度、有症状的Ⅱ度阴道后壁膨出（直肠膨出、肠膨出）（ICD-10：N81.601）。

3. POP-Q 分期Ⅲ~Ⅳ度、有症状的Ⅱ度子宫脱垂（ICD-10：N81.252）及阴道穹隆脱垂（ICD-10：N99.351）。

二、诊断依据

根据全国高等学校五年制本科临床医学专业卫生部规划教材《妇产科学》（第 8 版，谢章、苟文丽，人民卫生出版社，2013 年）诊断。

1. 病史　腰骶部酸痛或下坠感、可伴有尿频、排尿困难及便秘，阴道血性分泌物及脓性分泌物。

2. 妇科检查提示阴道内前后壁组织或子宫颈及宫体可脱出阴道口外。

三、选择治疗方案的依据

手术的主要目的是缓解症状，恢复正常的解剖位置和脏器功能，有满意的性功能并能够维持效果。对脱垂超出处女膜的有症状的患者可考虑手术治疗。根据患者不同年龄、生育要求及全身健康状况，治疗应个体化。

手术方式：

1. 阴道前壁修补术。

2. 阴道后壁修补术。

3. 经阴道子宫切除术。

4. 曼式手术（阴道前后壁修补术、主韧带缩短、宫颈部分截除术）。

5. 阴道全封闭术/阴道半封闭术。

6. 盆腔重建手术（子宫骶骨固定术、高位骶韧带悬吊术、骶棘韧带悬吊术、植入网片的盆底重建术等）。

四、进入路径标准

1. 第一诊断必须符合上述三项诊断之一。

2. 符合手术适应证，无手术禁忌证。

3. 当患者同时具有其他疾病诊断，但在住院期间不需要特殊处理、不影响第一诊断的临床路径流程实施时，可以进入路径。

五、术前准备（术前评估）

术前准备（术前评估）：住院第 2~4 天。

1. 必需的检查项目

（1）血常规、尿常规，必要时便常规检查。

（2）肝功能、肾功能、血生化、血型、Rh 因子、凝血功能、感染性疾病筛查（乙型病毒性肝炎、丙型病毒性肝炎、梅毒、艾滋病）。

（3）宫颈涂片。

（4）胸部 X 线片、心电图。

（5）妇科 B 超。

2. 根据患者年龄及病情可选择的检查项目

（1）1 h 尿垫实验。

（2）尿动力检查。

（3）肺功能检查、超声心动图。

（4）血气分析。

（5）腹腔其他器官超声检查。

（6）盆腔核磁检查。

（7）直肠肛管侧压等。

（8）根据内科、外科并发症情况酌情相关科室会诊。

六、预防性抗生素选择与使用时机

抗生素使用：按照《抗菌药物临床应用指导原则》（卫医发〔2004〕285 号）执行，并根据患者的病情决定抗生素的选择与使用时间，建议使用喹诺酮类抗生素。

七、手术日

手术日：住院第 3~5 天，内科合并症未纠正者可酌情延长时间。

1. 麻醉方式　静吸复合全身麻醉/硬膜外麻醉/腰麻。

2. 术中用药　麻醉常规用药。

3. 输血　视术中情况而定。

4. 病理　石蜡切片、免疫组化。

八、术后恢复

术后恢复：住院第 6~14 天，发生手术并发症者可酌情延长时间。

1. 必须复查的检查项目　血常规，必要时检测电解质、肝功能、肾功能等。

2. 术后用药　酌情镇痛、止吐、补液、维持水和电解质平衡治疗。

3. 拔除导尿管后了解患者排尿状况，必要时需测残余尿量。

4. 观察阴道引流量及性质，适时拔除。

5. 抗生素使用　按照《抗菌药物临床应用指导原则》（卫医发〔2004〕285 号）执行，并根据患者的病情决定抗生素的选择与使用时间，建议使用喹诺酮类抗生素。

6. 围术期管理　术后抗感染治疗、术后伤口处理，手术并发症（出血、贫血、伤口愈合不良、感染、肠梗阻、应激性溃疡、下肢静脉血栓等）及内外科合并症（糖尿病、高血压、冠心病等）。

九、出院标准

1. 患者一般情况良好，体温正常，完成复查项目。

2. 伤口愈合好。

3. 没有需要住院处理的并发症和（或）合并症。

十、标准住院日

标准住院日 7~14 天。

十一、变异及原因分析

1. 有影响手术的合并症，需要进行相关的诊断和治疗，相应延长住院时间。

2. 术中、术后并发症需对症处理及进一步治疗。

临床路径表单

适用对象：第一诊断为盆腔器官脱垂（ICD-10: N81.900），行阴道前、后壁修补术/阴式子宫切除术/曼式手术/阴道封闭术/盆底重建手术

患者姓名：_____ 性别：_____ 年龄：_____ 门诊号：_____ 住院号：_____

住院日期：___年__月__日　出院日期：___年__月__日　标准住院日：≤14 天

时间	住院第 1 天	住院第 2~4 天	住院第 3~5 天（手术日）
主要诊疗工作	□ 询问病史及体格检查 □ 完成病历书写 □ 开具检查单 □ 上级医师查房与术前评估 □ 初步确定手术方式和日期	□ 上级医师查房 □ 完成术前准备与术前评估 □ 术前讨论，确定手术方案 □ 完成必要的相关科室会诊 □ 完成术前小结、上级医师查房记录等病历书写 □ 向患者及家属交代病情、围术期注意事项 □ 签署手术知情同意书、自费用品协议书、输血同意书	□ 手术 □ 手术标本常规送石蜡组织病理学检查 □ 术者完成手术记录 □ 完成术后病程记录 □ 术中更改手术方式者，签署并请交代及更改手术同意书 □ 向患者及家属交代病情、术中情况及术后注意事项
重点医嘱	**长期医嘱：** □ 妇科二级护理常规 □ 普通饮食 □ 患者既往基础用药 **临时医嘱：**（检查项目） □ 血常规、尿常规、便常规、肝功能、肾功能、凝血功能、血型、Rh 因子、感染性疾病筛查 □ 宫颈 TCT 或巴氏涂片 □ 盆腔超声、胸部 X 线片、心电图 □ 必要时行肺功能测定、超声心动图、1 h 尿垫试验、尿动力检查、盆腔 MRI、肝胆 B 超检查、血气分析	**长期医嘱：** □ 妇科二级护理常规 □ 普通饮食 □ 患者既往基础用药 **临时医嘱：** □ 术前医嘱：常规准备明日在全身麻醉/硬膜外/腰麻下行阴道前后壁修补术/阴式子宫切除术/曼式手术/阴道封闭术/盆腔重建手术 □ 手术野皮肤准备 □ 配血 400 ml □ 术前禁食、禁水 □ 阴道准备 □ 肠道准备 □ 抗生素 □ 导尿包 □ 其他特殊医嘱	**长期医嘱：** □ 禁食、禁水 □ 一级护理 □ 引流（酌情处理） □ 留置尿管计量。 □ 会阴冲洗 □ 抗生素 **临时医嘱：** □ 今日全身麻醉/硬膜外/腰麻下行阴道前后壁修补术/阴式子宫切除术/曼式手术/阴道封闭术/盆腔重建手术 □ 心电监护、吸氧（必要时） □ 补液、维持水和电解质平衡 □ 酌情使用止吐、止痛药物 □ 其他特殊医嘱
主要护理工作	□ 入院宣教 □ 介绍病房环境、设施和设备 □ 入院护理评估	□ 宣教、备皮等术前准备 □ 通知患者晚 22 时后禁食、禁水	□ 观察患者病情变化 □ 术后心理与生活护理
病情变异记录	□ 无　□ 有，原因： 1. 2.	□ 无　□ 有，原因： 1. 2.	□ 无　□ 有，原因： 1. 2.

待　续

续　表

时间	住院第 1 天	住院第 2~4 天	住院第 3~5 天（手术日）
是否退出路径	□ 是　□ 否，原因： 1. 2.	□ 是　□ 否，原因： 1. 2.	□ 是　□ 否，原因： 1. 2.
护士签名			
医师签名			

时间	住院第 4~8 天 (术后第 1 天)	住院第 5~9 天 (术后第 2~4 天)	住院第 10~14 天 (出院日)
主要诊疗工作	□ 上级医师查房 □ 观察病情变化 □ 完成常规病历书写 □ 注意观察生命体征等 □ 可拔除导尿管	□ 上级医师查房 □ 完成常规病历书写 □ 拔除导尿管 □ 拔除阴道引流	□ 上级医师查房，进行手术及伤口评估，明确是否出院 □ 完成出院记录、病案首页、出院证明书等 □ 向患者交代出院后的注意事项
重点医嘱	长期医嘱： □ 一级护理 □ 流质饮食 □ 抗生素 □ 可停留置导尿 临时医嘱： □ 换药 □ 酌情使用止吐、止痛药物 □ 补液、维持水和电解质平衡 □ 测残余尿量 □ 其他特殊医嘱	长期医嘱： □ 二级护理 □ 半流质或者普通饮食（根据情况） □ 停引流记量 □ 停留置导尿 临时医嘱： □ 换药 □ 测残余尿量 □ 复查相关检验（血常规等）	出院医嘱： □ 全休 6 周 □ 禁性生活及盆浴 3 个月 □ 出院带药
主要护理工作	□ 观察患者情况 □ 术后心理与生活护理 □ 指导术后患者功能锻炼	□ 观察患者情况 □ 观察排尿及排气情况 □ 术后心理与生活护理 □ 指导术后患者功能锻炼	□ 指导患者术后康复 □ 出院宣教 □ 协助患者办理出院手续
病情变异记录	□ 无 □ 有，原因： 1. 2.	□ 无 □ 有，原因： 1. 2.	□ 无 □ 有，原因： 1. 2.
是否退出路径	□ 否 □ 是，原因： 1. 2.	□ 否 □ 是，原因： 1. 2.	□ 否 □ 是，原因： 1. 2.
护士签名			
医师签名			

（中华医学会妇产科学分会）

14

妊娠、分娩和产褥期疾病
临床路径

第128节 产后出血临床路径

临床路径标准

一、适用对象

第一诊断为阴道分娩后，子宫收缩乏力引起的产后即时出血（ICD-10：O72.101）。

二、诊断依据

根据《产后出血预防与处理指南》[中华医学会妇产科学分会产科学组编著，中华妇产科杂志，2014，49（9）：641-646]：胎儿娩出后24 h内，出血量≥500 ml。

客观检测出血量：称重法；容积法；面积法；休克指数法。

三、治疗方案的选择

原则：寻找并针对病因，迅速止血，补充血容量纠正休克，防治感染。

1. 一般处理 建立双静脉通路维持血液循环，积极补充血容量；进行呼吸管理，保持气道通畅，必要时给氧；监测出血量和生命体征；留置尿管，记录尿量；交叉配血；进行基础的实验室检查（血常规、凝血功能、肝功能、肾功能检查等）并行动态监测。

2. 子宫收缩乏力 去除诱因，按摩子宫，应用子宫收缩剂，宫腔填塞。

四、标准住院日

标准住院日5~7天。

五、进入路径标准

第一诊断必须符合阴道分娩后，子宫收缩乏力引起的产后即时出血疾病编码（ICD-10：O72.101）。

六、入院常规检查

1. 必需的检查项目

（1）血常规、尿常规。

（2）凝血功能检测、肝功能、肾功能、电解质。

（3）ABO+Rh血型、感染性疾病筛查（乙型病毒性肝炎、丙型病毒性肝炎、艾滋病、梅毒等）（孕期未查者）。

（4）产科超声。

（5）心电监护。

2. 根据患者病情可选择的项目 动脉血气分析，心电图，胸部正、侧位 X 线片等。

七、药物选择与使用时机

1. 扩容相关药物 按照"先晶后胶"原则以晶体或胶体溶液扩充血容量。

2. 子宫收缩剂 应用缩宫素、前列腺素类药物等促进子宫收缩。

3. 纠正贫血 视贫血严重程度口服/经静脉补充铁剂，必要时积极输注新鲜全血。

4. 纠正凝血功能异常 积极输注新鲜冰冻血浆、纤维蛋白原或凝血酶原复合物、凝血因子、血小板等。

5. 预防性使用抗生素 按照《抗菌药物临床应用指导原则（2015 年版）》（国卫办医发〔2015〕43 号附件）执行，并结合患者的病情选择抗生素。

八、住院恢复 5~7 天

1. 必须复查的检查项目 血常规、凝血功能检测。

2. 产后用药

（1）预防性使用抗生素：按照《抗菌药物临床应用指导原则（2015 年版）》（国卫办医发〔2015〕43 号附件）执行。

（2）子宫收缩剂：应用缩宫素、前列腺素制剂等预防，治疗产后出血。

（3）纠正贫血药物：视贫血严重程度口服或经静脉补充铁剂。

九、出院标准

1. 体温正常，重度贫血已纠正。

2. 子宫复旧佳，无压痛，阴道出血量少。

3. 复查盆腔 B 超未见异常。

4. 外阴/腹部伤口愈合良好。

5. 肠道功能恢复。

十、变异及原因分析

本路径针对阴道分娩产后宫缩乏力引起的即时出血，若为其他原因晚期产后出血则不进入本临床路径。

临床路径表单

适用对象：第一诊断为产后即时出血（ICD-10：072.101）

患者姓名：_____ 性别：_____ 年龄：_____ 门诊号：_____ 住院号：_____

住院日期：___年__月__日 出院日期：___年__月__日 标准住院日：5~7 天

时间	住院第 1~2 天	住院第 3~4 天	住院第 5~7 天
主要诊疗工作	□ 询问病史、查体、完成初步诊断 □ 完善检查 □ 完成病历书写 □ 上级医师查房与病情评估 □ 向产妇及家属交代病情，签署相关医疗文书 □ 寻找并针对病因迅速止血，补充血容量纠正休克，防治感染	□ 医师查房（体温、脉搏、血压、乳房、子宫收缩、宫底高度、阴道出血量及性状、会阴等改变），确定有无感染 □ 完成日常病程记录和上级医师查房记录 □ 复查血常规、凝血功能检测	□ 医师查房，确定子宫复旧及会阴切口、哺乳等情况 □ 完成日常病程记录、上级医师查房记录及出院记录 □ 复查血常规、凝血功能检测 □ 开出院医嘱 □ 通知产妇及家属，交代出院后注意事项
重点医嘱	**长期医嘱：** □ 特级/一级护理 □ 暂禁食、禁水/流质饮食/普通饮食 □ 抗生素治疗（必要时） □ 心电监护 **临时医嘱：** □ 血常规、尿常规 □ 凝血功能检测、肝功能、肾功能、电解质 □ 感染性疾病筛查（孕期未查者） □ 产科超声 □ 动脉血气分析、心电图、胸部 X 线片 □ 缩宫素药物 □ 晶体及胶体溶液 □ 血液制品（新鲜全血、血浆、血小板） □ 促凝血药物 □ 血型 ABO+Rh，交叉配血	**长期医嘱：** □ 阴道分娩/剖宫产后常规护理 □ 免糖免奶半流质饮食/普通饮食 □ 观察宫底及阴道出血情况 □ 会阴清洁，每天两次 □ 乳房护理 □ 抗生素治疗（必要时） □ 促子宫收缩药物（必要时）	**出院医嘱：** □ 复查血常规、凝血功能检测 □ 出院带药 □ 门诊随诊

待　续

时间	住院第 1~2 天	住院第 3~4 天	住院第 5~7 天
主要护理工作	□ 会阴部清洁并备皮 □ 分娩后心理护理 □ 测体温、脉搏 4 次/天	□ 会阴清洁，每天两次 □ 会阴切口护理 □ 观察产妇情况 □ 指导产妇哺乳 □ 产后心理、生活护理 □ 健康教育 □ 测体温 2 次/天 □ 观察子宫收缩、宫底高度、阴道出血量及性状 □ 新生儿护理	□ 出院指导 □ 新生儿护理指导 □ 出院手续指导及出院教育
病情变异记录	□ 无　□ 有，原因： 1. 2.	□ 无　□ 有，原因： 1. 2.	□ 无　□ 有，原因： 1. 2.
护士签名			
医师签名			

（中华医学会妇产科学分会）

第 129 节　胎盘早剥临床路径

临床路径标准

一、适用对象

第一诊断为胎盘早剥（ICD-10：O45.901）。

二、诊断依据

根据《胎盘早剥的临床诊断与处理规范（第 1 版）》（2012 中华医学会妇产科学分会产科学组）。

正常位置胎盘于妊娠 20 周之后至胎儿娩出之前的任何时期，从子宫壁部分或全部分离。

三、治疗方案的选择依据

1. 一旦诊断，尽快终止妊娠。
2. 严密监测母儿安危，纠正休克及凝血功能障碍。

四、标准住院日

标准住院日≤10 天。

五、进入路径标准

第一诊断必须符合胎盘早期剥离疾病编码（ICD-10：O45.901）。

六、入院常规检查

明确诊断及入院常规检查 0~2 天。

1. 必需的检查项目
（1）血常规、尿常规。
（2）肝功能、肾功能、凝血功能检测、血型和交叉配血。
（3）感染性疾病筛查（乙型病毒性肝炎、丙型病毒性肝炎、艾滋病、梅毒等，孕期未查者）。

2. 根据患者病情可选择项目　超声和胎心监护、心电图、胎儿脐动脉 S/D 比值等。

七、药物选择与使用时机

1. 预防性使用抗生素　按照《抗菌药物临床应用指导原则（2015 年版）》（国

卫办医发〔2015〕43号附件）执行，并结合患者的病情选择抗生素。

2. 扩容治疗的液体。

3. 纠正凝血功能障碍药物。

八、终止妊娠的方式

按照《胎盘早剥的临床诊断与处理规范（第1版）》（2012中华医学会妇产科学分会产科学组）执行。

九、手术日

手术日为入院0~3天。

1. 麻醉方式　硬膜外或腰硬联合，必要时全麻或局麻。

2. 手术方式　根据病情选择子宫下段或古典式剖宫产术。

3. 术中用药　缩宫素、抗生素、止血药等。

4. 输血　必要时输血。

十、产后住院恢复

产后住院恢复5~7天。

1. 必须复查的项目　血常规、弥散性血管内凝血（DIC）全项。

2. 产后用药

（1）预防性使用抗生素：按照《抗菌药物临床应用指导原则（2015年版）》（国卫办医发〔2015〕43号附件）执行。

（2）子宫收缩剂：应用缩宫素、前列腺素制剂等预防或治疗产后出血。

十一、出院标准

1. 生命体征平稳，无感染迹象。

2. 没有需要住院处理的并发症和（或）合并症。

十二、变异及原因分析

1. 本路径为胎盘早剥，若因发生严重产后出血导致生命体征不稳定、胎盘植入、子宫切除、产后感染等需改变治疗方案或延长住院天数者退出路径。

2. 实施本路径时，若期待治疗未终止妊娠，即退出路径。

3. 有感染者退出路径。

4. 由于病情严重程度不同，故标准住院天数存在变异可能。

临床路径表单

适用对象：第一诊断为胎盘早剥（ICD-10：O45.901）

患者姓名：_____ 性别：_____ 年龄：_____ 门诊号：_____ 住院号：_____

住院日期：___年__月__日 出院日期：___年__月__日 标准住院日：7~10 天

时间	住院第 1~4 天	住院第 5~7 天	住院第 7~10 天（出院日）
主要诊疗工作	□ 询问病史、查体、完成初步诊断 □ 完善检查 □ 完成病历书写 □ 上级医师查房与病情评估 □ 向孕妇及家属交代病情、签署相关医疗文书 □ 预防感染 □ 扩容治疗，纠正休克 □ 纠正凝血功能障碍 □ 胎心监护 □ 尽快终止妊娠	□ 医师查房（体温、脉搏、血压、乳房、子宫收缩、宫底高度、阴道出血量及性状、会阴等改变），确定有无感染 □ 完成日常病程记录和上级医师查房记录	□ 医师查房，确定子宫复旧及会阴切口、哺乳等情况 □ 完成日常病程记录、上级医师查房记录及出院记录 □ 开出院医嘱 □ 通知产妇及家属，交代出院后注意事项
重点医嘱	**长期医嘱：** □ 产前常规护理 □ 一级护理 □ 禁食、禁水 □ 抗生素治疗（必要时） **临时医嘱：** □ 血常规、尿常规，凝血功能检测、肝功能、肾功能、交叉配血 □ 血型、感染性疾病筛查（孕期未查者） □ 产科超声 □ 心电图、胎儿脐动脉 S∕D 比值（必要时） □ 胎心监护	**长期医嘱：** □ 分娩后常规护理 □ 普通饮食 □ 观察宫底及阴道出血情况 □ 会阴清洁，每天两次 □ 乳房护理 □ 抗生素治疗（必要时） □ 促子宫收缩药物（必要时） **临时医嘱：** □ 血常规，凝血功能检测	**出院医嘱：** □ 出院带药 □ 门诊随诊

待 续

时间	住院第 1~4 天	住院第 5~7 天	住院第 7~10 天（出院日）
主要护理工作	□ 会阴部清洁并备皮 □ 心理护理 □ 测体温、脉搏，每天四次	□ 会阴清洁，每天两次 □ 会阴切口护理 □ 观察产妇情况 □ 指导产妇哺乳 □ 产后心理、生活护理 □ 健康教育 □ 测体温，每天两次 □ 观察子宫收缩、宫底高度、阴道出血量及性状 □ 新生儿护理	□ 出院指导 □ 新生儿护理指导 □ 出院手续指导及出院教育
病情变异记录	□ 无　□ 有，原因： 1. 2.	□ 无　□ 有，原因： 1. 2.	□ 无　□ 有，原因： 1. 2.
护士签名			
医师签名			

（中华医学会妇产科学分会）

第 130 节　产褥感染临床路径

临床路径标准

一、适用对象

第一诊断为阴道分娩的产褥感染（ICD-10：O85/O86）入院者（第一次入院），行保守治疗。

二、诊断依据

根据《临床诊疗指南——妇产科学分册》（中华医学会编著，人民卫生出版社，2007 年）。

1. 症状　不同部位的感染有相应的症状。

（1）发热：少数有寒战、高热。

（2）疼痛：局部伤口痛、下腹部痛或下肢痛伴行走不便，肛门坠痛。

（3）恶露不净有异味。

2. 体征

（1）局部感染：会阴侧切或腹部伤口红肿、触痛或有脓液。

（2）子宫内膜炎、肌炎：子宫复旧差，有轻触痛，恶露混浊并有臭味。

（3）子宫周围结缔组织炎、盆腔腹膜炎和弥漫性腹膜炎：下腹一侧或双侧有压痛、反跳痛、肌紧张，肠鸣音减弱或消失，偶可触及与子宫关系密切的包块。

3. 辅助检查

（1）血常规、尿常规。

（2）C 反应蛋白，降钙素原。

（3）血培养及药物敏感性试验：有条件加做厌氧菌培养。

（4）宫颈管或切口分泌物行细菌培养及药物敏感性试验。

（5）B 超。

（6）尿细菌培养，药物敏感性试验。

三、选择治疗方案的依据

根据《临床诊疗指南——妇产科学分册》（中华医学会编著，人民卫生出版社，2007 年）。

1. 一般处理　测量血压、体温、脉搏、呼吸，适当物理降温，必要时半卧位，严重感染者行心电监护。

2. 抗感染治疗　致病菌常为需氧菌与厌氧菌的混合感染，建议联合用药。

（1）经验治疗首选青霉素类或头孢类药物，同时加用甲硝唑。

（2）青霉素类和头孢类药物过敏患者，可选用大环内酯类抗生素，必要时选用喹诺酮或氨基糖苷类抗生素（应用时需停止哺乳）。

（3）根据细菌培养和药物敏感性试验结果及病情变化，适当调整抗生素。

3. 引流通畅。

四、标准住院日

标准住院日 7~10 天。

五、进入路径标准

1. 第一诊断符合阴道分娩的产褥感染疾病编码（ICD-10：O85/O86）。

2. 当患者合并其他疾病，如全身感染、盆腔脓肿等住院期间需要特殊处理者，不进入路径。

六、入院常规检查

1. 必需的检查项目

（1）血常规、尿常规。

（2）红细胞沉降率、肝功能、肾功能、C 反应蛋白、降钙素原、血型。

（3）感染性疾病筛查（乙型病毒性肝炎、丙型病毒性肝炎、艾滋病、梅毒等）。

（4）盆腔、腹腔 B 超，心电图，胸部 X 线片。

（5）宫颈管、切口分泌物或外周血细菌培养及药物敏感性试验。

（6）尿细菌培养，药物敏感性试验。

2. 根据患者病情选择

（1）电解质及酸碱平衡、血糖、凝血功能、D-二聚体、便常规。

（2）肾、输尿管、膀胱超声。

（3）盆腔/腹部 CT 或 MRI。

七、抗生素选择与使用时间

抗生素使用：按照《抗菌药物临床应用指导原则（2015 年版）》（国卫办医发〔2015〕43 号附件）执行，并根据患者的病情决定抗生素的选择与使用时间，应当联合用药，并根据细菌培养和药物敏感性试验结果调整抗生素，一般疗程在10 天内。

八、治疗开始时间

治疗开始于入院当日。

九、出院标准

1. 患者一般情况良好，感染已控制，体温正常，子宫复旧改善。

2. 静脉抗生素疗程结束，感染征象得到控制。

3. 没有需要住院处理的并发症和（或）合并症。

十、变异及原因分析

1. 因诊断不明确导致住院时间延长。

2. 因产褥感染导致的严重并发症需要进一步治疗。

临床路径表单

适用对象：第一诊断为产褥感染（ICD-10：O85/O86）

患者姓名：_____ 性别：_____ 年龄：_____ 门诊号：_____ 住院号：_____

住院日期：___年__月__日 出院日期：___年__月__日 标准住院日：7~10 天

时间	住院第 1~3 天	住院第 4~9 天	住院第 7~10 天（出院日）
主要诊疗工作	□ 询问病史、查体、完成初步诊断 □ 完善检查 □ 完成病历书写 □ 上级医师查房与病情评估 □ 向孕妇及家属交代病情、签署相关医疗文书 □ 积极寻找病因，选择适当的抗生素 □ 监测生命体征，适当物理降温 □ 抗感染治疗 □ 支持治疗 □ 引流通畅	□ 医师查房（体温、脉搏、血压、乳房、子宫收缩、宫底高度、阴道出血量及性状、会阴等改变） □ 完成日常病程记录和上级医师查房记录	□ 医师查房，确定子宫复旧及会阴切口、哺乳等情况 □ 完成日常病程记录、上级医师查房记录及出院记录 □ 开出院医嘱 □ 通知产妇及家属，交代出院后注意事项
重点医嘱	**长期医嘱：** □ 常规护理 □ 产褥感染护理常规 □ 特级/一/二级护理 □ 饮食 □ 抗生素治疗 **临时医嘱：** □ 血常规、尿常规 □ 红细胞沉降率、肝功能、肾功能、C 反应蛋白、降钙素原 □ 血型、感染性疾病筛查（孕期未查者） □ 盆腔/腹腔/泌尿系统 B 超、心电图、胸部 X 线片 □ 宫颈管、切口分泌物或外周血细菌培养及药物敏感性试验 □ 心电监护（必要时） □ CT 或 MRI（必要时）	**长期医嘱：** □ 产后常规护理 □ 饮食 □ 观察宫底及阴道出血情况 □ 会阴清洁，每天两次 □ 乳房护理 □ 抗生素治疗 □ 促子宫收缩药物（必要时）	**出院医嘱：** □ 出院带药 □ 门诊随诊

待 续

时间	住院第 1~3 天	住院第 4~9 天	住院第 7~10 天（出院日）
主要护理工作	□ 会阴部清洁 □ 心理护理 □ 测体温、脉搏，每天四次	□ 会阴清洁，每天两次 □ 会阴切口护理 □ 观察产妇情况 □ 指导产妇哺乳 □ 产后心理、生活护理 □ 健康教育 □ 测体温，每天两次 □ 观察子宫收缩、宫底高度、阴道出血量及性状	□ 出院指导 □ 出院手续指导及出院教育
病情变异记录	□ 无　□ 有，原因： 1. 2.	□ 无　□ 有，原因： 1. 2.	□ 无　□ 有，原因： 1. 2.
护士签名			
医师签名			

（中华医学会妇产科学分会）

第 131 节　阴道产钳助产临床路径

临床路径标准

一、适用对象

第一诊断符合第二产程延长（ICD-10：O63.101）、胎儿窘迫（ICD-10：O36.801）和需要缩短第二产程，行阴道产钳助产术（ICD-9-CM-3：72.0-O72.2）。

二、选择治疗方案的依据

根据《临床诊疗指南——妇产科学分册》（中华医学会编著，人民卫生出版社，2007 年）。

1. 第二产程延长。
2. 胎儿窘迫。
3. 缩短第二产程　因产妇病情需缩短第二产程者。
4. 患者及家属知情同意。

三、标准住院日

标准住院日≤5 天。

四、进入路径标准

第一诊断符合第二产程延长（ICD-10：O63.101）、胎儿窘迫（ICD-10：O36.801）和需要缩短第二产程，行阴道产钳助产术（ICD-9-CM-3：72.0-O72.2）。

五、术前准备

1. 必需的检查项目
（1）血常规、尿常规、凝血功能。
（2）血型、感染性疾病筛查（乙型病毒性肝炎、丙型病毒性肝炎、艾滋病、梅毒等）（孕期未查者）。
2. 根据患者病情可选择项目　肝功能、肾功能、电解质、心电图、B 超等。

六、选择用药

1. 抗生素　按照《抗菌药物临床应用指导原则（2015 年版）》（国卫办医发〔2015〕43 号附件）执行，并根据患者的病情决定抗生素的选择与使用时间。建议使用抗生素（结扎脐带后给药）。

2. 宫缩剂。

七、手术日

1. 手术于分娩时施行。
2. 麻醉方式　阴部神经阻滞麻醉。

八、术后住院恢复

术后住院恢复 3~5 天。

1. 必须复查的检查项目　血常规。
2. 根据患者病情选择的检查项目　尿常规等。
3. 术后用药　抗生素使用按照《抗菌药物临床应用指导原则（2015 年版）》（国卫办医发〔2015〕43 号附件）执行，并根据患者的病情决定抗生素的选择与使用时间。

九、出院标准

1. 一般情况良好，体温正常。
2. 子宫复旧良好。
3. 会阴切口无红肿。
4. 阴道出血量少。

十、变异及原因分析

1. 本路径以阴道分娩方式终止妊娠，若产钳失败改为剖宫产则退出本临床路径。
2. 因手术并发症需要进一步治疗者退出本路径。

临床路径表单

适用对象：第一诊断符合第二产程延长（ICD-10: 063.101）、胎儿窘迫（ICD-10: 036.801）
和需要缩短第二产程，行阴道产钳助产术（ICD-9-CM-3: 72.0-072.2）

患者姓名：_____ 性别：_____ 年龄：_____ 门诊号：_____ 住院号：_____

住院日期：___年__月__日 出院日期：___年__月__日 标准住院日：4~5 天

时间	住院第 1~2 天	住院第 3~4 天（产后第 1~2 天）	产后第 3 天（出院日）
主要诊疗工作	□ 询问病史、查体、完成初步诊断 □ 完善检查 □ 完成病历书写 □ 上级医师查房与分娩方式评估 □ 向孕妇及家属交代产钳助产术相关事项、签署相关医疗文书 □ 观察产程进展，胎儿监护 □ 实施产钳助产并接生	□ 医师查房（体温、脉搏、血压、乳房、子宫收缩、宫底高度、阴道出血量及性状、会阴等改变），确定有无感染 □ 完成日常病程记录和上级医师查房记录	□ 医师查房，确定子宫复旧及会阴切口、哺乳等情况 □ 完成日常病程记录、上级医师查房记录及出院记录 □ 开出院医嘱 □ 通知产妇及家属，交代出院后注意事项
重点医嘱	**长期医嘱：** □ 产前常规护理，一级护理 □ 饮食 □ 抗生素治疗（必要时） **临时医嘱：** □ 血常规、尿常规、凝血功能 □ 血型、感染性疾病筛查（孕期未查者） □ 心电图、B 超、肝功能、肾功能、电解质、C 反应蛋白（必要时） □ 胎心监护	**长期医嘱：** □ 阴道分娩后常规护理 □ 饮食 □ 观察宫底及阴道出血情况 □ 会阴清洁，每天两次 □ 乳房护理 □ 抗生素治疗（必要时） □ 促子宫收缩药物（必要时）	**出院医嘱：** □ 出院带药 □ 门诊随诊
主要护理工作	□ 会阴部清洁并备皮 □ 阴道分娩心理护理 □ 测体温、脉搏，每天四次	□ 会阴清洁，每天两次 □ 会阴切口护理 □ 观察产妇情况 □ 指导产妇哺乳 □ 产后心理、生活护理 □ 健康教育 □ 测体温，每天两次 □ 观察子宫收缩、宫底高度、阴道出血量及性状 □ 新生儿护理	□ 出院指导 □ 新生儿护理指导 □ 出院手续指导及出院教育
病情变异记录	□ 无　□ 有，原因： 1. 2.	□ 无　□ 有，原因： 1. 2.	□ 无　□ 有，原因： 1. 2.
护士签名			
医师签名			

（中华医学会妇产科学分会）

第 132 节 前置胎盘（不伴出血）分娩临床路径

临床路径标准

一、适用对象

第一诊断为前置胎盘（不伴出血）（ICD-10：O44.003）无剖宫产史、无胎盘植入、本次妊娠需要剖宫产终止妊娠者。

二、诊断依据

诊断依据：《前置胎盘的临床诊断与处理指南》［中华医学会妇产科学分会产科学组编著，中华妇产科杂志，2013，48（2）：148-150］。

诊断标准：妊娠 28 周后，胎盘附着于子宫下段，其下缘达到或覆盖宫颈内口，低于胎先露部。

三、治疗方案的选择依据

1. 期待疗法。
2. 终止妊娠　计划性剖宫产。
3. 产后处理。

四、标准住院日

标准住院日≤10 天。

五、进入路径标准

第一诊断必须符合前置胎盘（不伴出血）疾病编码（ICD-10：O44.003），且无剖宫产史、无胎盘植入、本次妊娠需要剖宫产终止妊娠者。

六、入院常规检查

明确诊断及入院常规检查 1~3 天。

1. 必需的检查项目

（1）血常规、尿常规。

（2）肝功能、肾功能、凝血功能、血型和交叉配血。

（3）感染性疾病筛查（乙型病毒性肝炎、丙型病毒性肝炎、艾滋病、梅毒等，孕期未查者）。

（4）心电图。

（5）产科超声（需注意观察胎盘有无植入可能）和胎心监护。

2. 根据患者病情可选择的项目　胎儿脐动脉 S/D 比值、便常规、电解质、C 反应蛋白、盆腔 MRI 等。

七、药物选择与使用时机

1. 预防性使用抗生素　按照《抗菌药物临床应用指导原则（2015 年版）》（国卫办医发〔2015〕43 号附件）执行，并结合患者的病情选择抗生素。

2. 子宫收缩抑制剂。

3. 糖皮质激素促胎肺成熟。

4. 纠正贫血药物。

八、手术日

手术日为入院 1~3 天。

1. 麻醉方式　硬膜外或腰硬联合，必要时全麻或局麻。

2. 手术方式　根据病情选择子宫下段或古典式剖宫产术。

3. 术中用药　子宫收缩剂、抗生素、止血药等。

4. 输血　必要时输血。

九、产后住院恢复

产后住院恢复 5~7 天。

1. 必需复查的检查项目　血常规。

2. 产后用药

（1）预防性使用抗生素　按照《抗菌药物临床应用指导原则（2015 年版）》（国卫办医发〔2015〕43 号附件）执行。

（2）子宫收缩剂。

十、出院标准

1. 伤口愈合好，生命体征平稳，无感染迹象。

2. 没有需要住院处理的并发症和（或）合并症。

十一、变异及原因分析

1. 本路径为前置胎盘（不伴出血）（ICD-10：O44.003）无剖宫产史、无胎盘植入、本次妊娠需要剖宫产终止妊娠者，不符合入径标准的均退出路径。

2. 实施本路径时，若期待治疗未终止妊娠，即退出路径。

临床路径表单

适用对象：第一诊断为前置胎盘（不伴出血）（ICD-10：O44.003）

患者姓名：_____ 性别：_____ 年龄：_____ 门诊号：_____ 住院号：_____

住院日期：___年__月__日 出院日期：___年__月__日 标准住院日：7~10 天

时间	住院第 1~4 天	住院第 5~7 天	住院第 7~10 天 （出院日）
主要诊疗工作	□ 询问病史、查体、完成初步诊断 □ 完善检查 □ 完成病历书写 □ 上级医师查房与病情评估 □ 向孕妇及家属交代阴道分娩注意事项、签署相关医疗文书 □ 符合期待治疗者行期待治疗 □ 抑制宫缩 □ 促胎肺成熟治疗 □ 预防感染，纠正贫血 □ 胎心监护 □ 适时终止妊娠	□ 医师查房（体温、脉搏、血压、乳房、子宫收缩、宫底高度、阴道出血量及性状、会阴等改变），确定有无感染 □ 完成日常病程记录和上级医师查房记录	□ 医师查房，确定子宫复旧及会阴切口、哺乳等情况 □ 完成日常病程记录、上级医师查房记录及出院记录 □ 开出院医嘱 □ 通知产妇及家属，交代出院后注意事项
重点医嘱	**长期医嘱：** □ 产前常规护理 □ 一/二级护理 □ 饮食 □ 抗生素治疗（必要时） **临时医嘱：** □ 血常规、尿常规、凝血功能、肝功能、肾功能、交叉配血 □ 血型、感染性疾病筛查（孕期未查者） □ 心电图、超声 □ 盆腔 MRI（必要时） □ 胎心监护	**长期医嘱：** □ 分娩后常规护理 □ 饮食 □ 观察宫底及阴道出血情况 □ 会阴清洁，每天 2 次 □ 乳房护理 □ 抗生素治疗（必要时） □ 促子宫收缩药物（必要时）	**出院医嘱：** □ 出院带药 □ 门诊随诊

待　续

续　表

时间	住院第1~4天	住院第5~7天	住院第7~10天（出院日）
主要护理工作	□ 会阴部清洁并备皮 □ 阴道分娩心理护理 □ 测体温、脉搏，每天4次	□ 会阴清洁，每天2次 □ 会阴切口护理 □ 观察产妇情况 □ 指导产妇哺乳 □ 产后心理、生活护理 □ 健康教育 □ 测体温，每天2次 □ 观察子宫收缩、宫底高度、阴道出血量及性状 □ 新生儿护理	□ 出院指导 □ 新生儿护理指导 □ 出院手续指导及出院教育
病情变异记录	□ 无　□ 有，原因： 1. 2.	□ 无　□ 有，原因： 1. 2.	□ 无　□ 有，原因： 1. 2.
护士签名			
医师签名			

（中华医学会妇产科学分会）

第133节　妊娠期特发性急性脂肪肝临床路径

临床路径标准

一、适用对象

第一诊断为妊娠期特发性急性脂肪肝（ICD-10：O26.605）。

二、诊断依据

根据《妇产科学》（第3版，沈铿、马丁，人民卫生出版社，2015年）。

1. 临床表现

（1）多数于妊娠晚期32~38周发病，一般为初产妇。

（2）起病急骤，大多突发恶心、呕吐，伴上腹痛等，有些患者严重口渴。

（3）发病1周左右出现黄疸，呈进行性加重。

（4）重症可有腹腔积液及高血压、水肿等，常并发少尿、胃肠道出血及弥散性血管内凝血，也可出现意识障碍、昏迷等肝性脑病症状，大多于产后数日内死亡。

（5）常合并不同程度妊娠高血压或子痫前期。

（6）可有肝内血肿及肝破裂。

（7）低血糖，凝血功能异常。

2. 辅助检查　血常规、血清胆红素、尿胆红素、血淀粉酶、肝功能、肾功能、血清白蛋白、血糖、弥散性血管内凝血（DIC）全项、腹部B超、腹部CT。

三、治疗方案的选择

根据《妇产科学》（第3版，沈铿、马丁，人民卫生出版社，2015年）。

1. 综合治疗　调整饮食，纠正低血糖，保肝，给予维生素，输入红细胞、新鲜血浆、纤维蛋白原纠正凝血功能，治疗并发症。

2. 一旦确诊，及早终止妊娠。

四、标准住院日

标准住院日7~15天。

五、进入路径标准

1. 第一诊断必须符合妊娠合并急性脂肪肝疾病编码（ICD-10：O26.605）。

2. 当患者同时具有其他疾病诊断，但在住院期间不需特殊处理也不影响第一诊断的临床路径流程实施时，可以进入路径。

六、入院常规检查

1. 必需的检查项目

（1）血常规、尿常规。

（2）血淀粉酶、弥散性血管内凝血（DIC）全项、肝功能、肾功能、电解质、血糖、白蛋白、总蛋白。

（3）ABO+Rh 血型、感染性疾病筛查（乙型病毒性肝炎、丙型病毒性肝炎、艾滋病、梅毒等）（孕期未查者）。

（4）腹部 B 超。

2. 根据患者病情可选择项目　腹部 CT。

七、药物选择与使用时机

1. 预防性使用抗生素　按照《抗菌药物临床应用指导原则（2015 年版）》（国卫办医发〔2015〕43 号附件）执行，并结合患者的病情选择抗生素。

2. 保肝药物。

3. 维生素 K。

4. 纠正凝血功能障碍。

5. 纠正低蛋白血症。

6. 糖皮质激素。

八、终止妊娠方式的选择

1. 经阴道分娩　有阴道分娩条件，估计短时间内可阴道分娩者。

2. 剖宫产分娩　短期内无经阴道分娩条件者。

九、手术日

手术日为入院 0~3 天。

1. 麻醉方式　硬膜外或腰硬联合，凝血功能异常时全麻或局麻。

2. 手术方式　子宫下段剖宫产术。

3. 术中用药　缩宫素、抗生素、止血药等。

4. 输血　必要时输血。

5. 纠正凝血功能异常　输入新鲜冰冻血浆、纤维蛋白原、凝血酶原复合物等。

十、术后恢复

术后恢复 5~7 天。

1. 必须复查的检查项目　血常规、DIC 全项、肝功能、肾功能、电解质、血糖、白蛋白。

2. 产后用药

（1）预防性使用抗生素：按照《抗菌药物临床应用指导原则（2015 年版）》

（国卫办医发〔2015〕43号附件）执行。

（2）子宫收缩剂：应用缩宫素预防、治疗产后出血，禁用麦角新碱。

（3）纠正贫血药物：视贫血严重程度口服/经静脉补充铁剂。

十一、出院标准

1. 体温正常。

2. 子宫复旧佳，阴道出血量少。

3. 无感染，生命体征平稳。

十二、变异及原因分析

1. 本路径针对妊娠合并急性脂肪肝，实施本路径时，若发生严重并发症需转诊上一级医院或重症监护病房者，或治疗过程中出现感染及其他合并症者，则退出此路径，进入相关路径。

2. 由于病情严重程度及治疗效果不同，则入院至出院时间不确定，标准住院天数存在变异可能。

临床路径表单

适用对象：第一诊断为妊娠期特发性急性脂肪肝（ICD-10：O26.605）

患者姓名：_____ 性别：_____ 年龄：_____ 门诊号：_____ 住院号：_____

住院日期：___年__月__日 出院日期：___年__月__日 标准住院日：7~15 天

时间	住院第 1~4 天	住院第 5~7 天	住院第 7~15 天 （出院日）
主要诊疗工作	□ 询问病史、查体、完成初步诊断 □ 完善检查 □ 完成病历书写 □ 上级医师查房与病情评估 □ 向孕妇及家属交代病情、签署相关医疗文书 □ 预防感染 □ 纠正凝血功能障碍 □ 糖皮质激素 □ 胎儿监护 □ 尽快终止妊娠	□ 医师查房（体温、脉搏、血压、乳房、子宫收缩、宫底高度、阴道出血量及性状、会阴等），确定有无感染 □ 完成日常病程记录和上级医师查房记录	□ 医师查房，确定子宫复旧及会阴切口、哺乳等情况 □ 完成日常病程记录、上级医师查房记录及出院记录 □ 开出院医嘱 □ 通知产妇及家属，交代出院后注意事项
重点医嘱	长期医嘱： □ 产前常规护理 □ 一级护理 □ 禁食、禁水 □ 抗生素治疗（必要时） 临时医嘱：（检查项目） □ 血常规、尿常规、血淀粉酶、DIC 全项、肝功能、肾功能、电解质、血糖、白蛋白、交叉配血 □ 血型、感染性疾病筛查（孕期未查者） □ 腹部 B 超，腹部 CT（必要时） □ 胎心监护	长期医嘱： □ 分娩后常规护理 □ 饮食 □ 观察宫底及阴道出血情况 □ 会阴清洁，每天两次 □ 乳房护理 □ 抗生素治疗（必要时） □ 促子宫收缩药物（必要时）	出院医嘱： □ 出院带药 □ 门诊随诊

待　续

时间	住院第 1~4 天	住院第 5~7 天	住院第 7~15 天 （出院日）
主要 护理 工作	□ 会阴部清洁并备皮 □ 心理护理 □ 测体温、脉搏，每天四次	□ 会阴清洁，每天两次 □ 会阴切口护理 □ 观察产妇情况 □ 指导产妇哺乳 □ 产后心理、生活护理 □ 健康教育 □ 测体温，每天两次 □ 观察子宫收缩、宫底高度、阴道出血量及性状 □ 新生儿护理	□ 出院指导 □ 新生儿护理指导 □ 出院手续指导及出院教育
病情 变异 记录	□ 无　□ 有，原因： 1. 2.	□ 无　□ 有，原因： 1. 2.	□ 无　□ 有，原因： 1. 2.
护士 签名			
医师 签名			

（中华医学会妇产科学分会）

第 134 节 妊娠合并心脏病临床路径

临床路径标准

一、适用对象

第一诊断为妊娠合并心脏病（妊娠≥37 周，心功能Ⅰ～Ⅱ级非发绀型的先天性心脏病，ICD-10：O99.403）。

二、诊断依据

第一诊断为妊娠合并心脏病（妊娠≥37 周，心功能Ⅰ～Ⅱ级非发绀型的先天性心脏病）。

三、治疗方案的选择

1. 一般处理 避免过劳及情绪激动，保证充分休息，高蛋白、高维生素、低盐及低脂肪饮食。

2. 预防感染，纠正贫血，治疗心律失常，防治并发症。

四、标准住院日

标准住院日 7～10 天。

五、进入路径标准

第一诊断必须符合妊娠合并心脏病（妊娠≥37 周，心功能Ⅰ～Ⅱ级非发绀型的先天性心脏病，ICD-10：O99.403）。

六、入院常规检查

1. 必需的检查项目

（1）血常规、尿常规。

（2）凝血功能、肝功能、肾功能、电解质检测。

（3）ABO+Rh 血型、感染性疾病筛查（乙型病毒性肝炎、丙型病毒性肝炎、艾滋病、梅毒等）（孕期未查者）。

（4）心肌酶谱、脑钠肽（BNP）、动脉血气分析。

（5）心电图、超声心动图。

（6）胎儿监护、胎儿超声、脐血流。

2. 根据患者病情可选择项目 胸部 X 线检查（必要时）。

七、药物选择与使用时机

1. 预防性使用抗生素　按照《抗菌药物临床应用指导原则（2015 年版）》（国卫办医发〔2015〕43 号附件）执行，并结合患者的病情选择抗生素。

2. 预防心力衰竭。

3. 纠正贫血。

八、终止妊娠方式的选择

严密监护下经阴道分娩，适当放宽助产指征。

九、手术日

手术日为入院 1~3 天。

1. 麻醉方式　硬膜外或腰硬联合，必要时全麻或局麻。

2. 手术方式　子宫下段剖宫产术。

3. 术中用药　缩宫素、抗生素、止血药、利尿剂、强心药等。

4. 输血　必要时输血。

十、术后恢复

术后恢复 5~7 天。

1. 心电监护。

2. 必需复查的检查项目　血常规、凝血功能、心肌酶谱及脑钠肽检测。

3. 产后用药

（1）预防性使用抗生素：按照《抗菌药物临床应用指导原则（2015 年版）》（国卫办医发〔2015〕43 号附件）执行。

（2）子宫收缩剂：应用缩宫素预防/治疗产后出血，禁用麦角新碱。

（3）纠正贫血药物：视贫血严重程度口服/经静脉补充铁剂。

十一、出院标准

1. 无感染，生命体征平稳。

2. 子宫复旧佳，阴道出血量少。

十二、变异及原因分析

1. 本路径针对妊娠合并心脏病（足月妊娠，≥37 周，心功能 Ⅰ~Ⅱ级非发绀型的先天性心脏病），实施本路径时，若发生严重并发症需转诊上一级医院或重症监护病房者，或治疗过程中出现感染及其他合并症者，则退出此路径，进入相关路径。

2. 由于心脏疾病病情严重程度及治疗效果不同，入院至出院时间不确定，标准住院天数存在变异可能。

临床路径表单

适用对象：第一诊断为妊娠合并心脏病（ICD-10：O99.403）

患者姓名：_____ 性别：_____ 年龄：_____ 门诊号：_____ 住院号：_____

住院日期：___年__月__日 出院日期：___年__月__日 标准住院日：7~10 天

时间	住院第 1~4 天	住院第 5~7 天	住院第 7~10 天（出院日）
主要诊疗工作	□ 询问病史、查体、完成初步诊断 □ 完善检查 □ 完成病历书写 □ 上级医师查房与病情评估 □ 向孕妇及家属交代病情、签署相关医疗文书 □ 预防感染，纠正贫血 □ 治疗心律失常，防治妊娠期其他并发症 □ 胎儿监护 □ 适时终止妊娠	□ 医师查房（体温、脉搏、血压、乳房、子宫收缩、宫底高度、阴道出血量及性状、会阴等改变），确定有无感染 □ 完成日常病程记录和上级医师查房记录	□ 医师查房，确定子宫复旧及会阴切口、哺乳等情况 □ 完成日常病程记录、上级医师查房记录及出院记录 □ 开出院医嘱 □ 通知产妇及家属，交代出院后注意事项
重点医嘱	长期医嘱： □ 产前常规护理 □ 一/二级护理 □ 饮食 □ 抗生素治疗（必要时） 临时医嘱： □ 血常规、尿常规、凝血功能、肝功能、肾功能、电解质检查，血型、感染性疾病筛查（孕期未查者） □ 心肌酶谱、脑钠肽、动脉血气分析 □ 心电图、超声心动图、产科超声检查 □ X 线检查（必要时） □ 胎心监护 □ 强心利尿药物 □ 心电监护	长期医嘱： □ 分娩后常规护理 □ 饮食 □ 观察宫底及阴道出血情况 □ 会阴清洁，每天 2 次 □ 乳房护理 □ 抗生素治疗（必要时） □ 促子宫收缩药物（必要时）	出院医嘱： □ 出院带药 □ 门诊随诊

待 续

续　表

时间	住院第 1~4 天	住院第 5~7 天	住院第 7~10 天（出院日）
主要护理工作	□ 会阴部清洁并备皮 □ 心理护理 □ 测体温、脉搏，每天四次	□ 会阴清洁，每天两次 □ 会阴切口护理 □ 观察产妇情况 □ 指导产妇哺乳 □ 产后心理、生活护理 □ 健康教育 □ 测体温，每天两次 □ 观察子宫收缩、宫底高度、阴道出血量及性状 □ 新生儿护理	□ 出院指导 □ 新生儿护理指导 □ 出院手续指导及出院教育
病情变异记录	□ 无　□ 有，原因： 1. 2.	□ 无　□ 有，原因： 1. 2.	□ 无　□ 有，原因： 1. 2.
护士签名			
医师签名			

（中华医学会妇产科学分会）

第 135 节　妊娠期高血压疾病临床路径

临床路径标准

一、适用对象

第一诊断为晚发型重度子痫前期（大于孕 34 周）（ICD-10：O14.101-102）。

二、诊断依据

参考《妊娠期高血压疾病诊治指南（2015）》［中华医学会妇产科学分会妊娠期高血压疾病学组，中华妇产科杂志，2015，50（10）：721-728］。

三、治疗方案的选择

根据《妊娠期高血压疾病诊治指南（2015）》［中华医学会妇产科学分会妊娠期高血压疾病学组，中华妇产科杂志，2015，50（10）：721-728］。

1. 一般处理　注意休息，取左侧卧位，保证摄入充足的蛋白质和热量，保证充足睡眠。

2. 降压治疗。

3. 解痉治疗。

4. 必要时扩容治疗，利尿。

5. 镇静治疗。

四、标准住院日

标准住院日 7~10 天。

五、进入路径标准

1. 第一诊断必须符合妊娠高血压疾病编码（ICD-10：O14.101-102）。

2. 当患者同时具有其他疾病诊断，但在住院期间不需特殊处理也不影响第一诊断的临床路径流程实施时，可以进入路径。

六、入院常规检查

1. 必需的检查项目

（1）血常规、尿常规、24 h 尿蛋白检测。

（2）凝血功能、肝功能、肾功能、电解质、血脂检测。

（3）ABO+Rh 血型、感染性疾病筛查（乙型病毒性肝炎、丙型病毒性肝炎、艾滋病、梅毒等）（孕期未查者）。

（4）心电图，眼底检查，腹部超声，产科超声，胎心监护。

2. 根据患者病情可选择项目 自身免疫疾病相关指标、心肌酶、脑钠肽（BNP）检测，动脉血气分析，X线检查，颅脑 CT 或 MRI 检查。

七、药物选择与使用时机

1. 预防性使用抗生素 按照《抗菌药物临床应用指导原则（2015 年版）》（国卫办医发〔2015〕43 号附件）执行，并结合患者的病情选择抗生素。

2. 降压药物。

3. 解痉治疗。

4. 扩容剂。

5. 利尿剂。

6. 镇静剂。

7. 纠正贫血及凝血功能障碍。

具体药物使用参见《妊娠期高血压疾病诊治指南（2015）》［中华医学会妇产科学分会妊娠期高血压疾病学组，中华妇产科杂志，2015，50（10）：721-728］。

八、终止妊娠时机

妊娠 34 周重度子痫前期患者存在终止妊娠的指征，胎儿成熟者可酌情终止；胎儿不成熟者，酌情争取促胎肺成熟后终止妊娠。

九、终止妊娠方式

无产科剖宫产指征，原则上考虑阴道试产，若短期内不能经阴道分娩，危急母胎安全，可考虑放宽剖宫产指征。

十、手术日为入院 0~3 天

1. 麻醉方式 硬膜外或腰硬联合，必要时全麻或局麻。

2. 手术方式 子宫下段剖宫产术。

3. 术中用药 宫缩剂、抗生素、降压药及镇静药等。

4. 输血 必要时输血。

十一、术后恢复 5~7 天

1. 必须复查的检查项目 血常规、尿常规、凝血功能、肝功能、肾功能检测。

2. 产后用药

（1）预防性使用抗生素：按照《抗菌药物临床应用指导原则（2015 年版）》（国卫办医发〔2015〕43 号附件）执行。

（2）子宫收缩剂：应用缩宫素预防/治疗产后出血，禁用麦角新碱。

（3）降压药物：同前。

（4）纠正贫血药物：视贫血严重程度口服/经静脉补充铁剂。

十二、出院标准

1. 无感染，生命体征平稳。

2. 子宫复旧好，阴道出血量少。

十三、变异及原因分析

1. 本路径针对晚发型重度子痫前期（大于孕34周），实施本路径时，若发生严重并发症需转诊上一级医院或重症监护病房者，或治疗过程中出现感染及其他合并症者，退出此路径，进入相关路径。

2. 由于疾病病情严重程度及治疗效果不同，入院至出院时间不确定，标准住院天数存在变异可能。

临床路径表单

适用对象：第一诊断为妊娠期高血压疾病（ICD-10：O14.101-102）

患者姓名：＿＿＿＿　性别：＿＿＿＿　年龄：＿＿＿＿　门诊号：＿＿＿＿　住院号：＿＿＿＿

住院日期：＿＿年＿月＿日　出院日期：＿＿年＿月＿日　标准住院日：7~10 天

时间	住院第 1~4 天	住院第 5~7 天	住院第 7~10 天（出院日）
主要诊疗工作	□ 询问病史、查体、完成初步诊断 □ 完善检查 □ 完成病历书写 □ 上级医师查房与病情评估 □ 向孕妇及家属交代病情、签署相关医疗文书 □ 降压、解痉、扩容、利尿、镇静治疗 □ 纠正贫血 □ 胎心监护 □ 适时终止妊娠	□ 医师查房（体温、脉搏、血压、乳房、子宫收缩、宫底高度、阴道出血量及性状、会阴等改变），确定有无感染 □ 完成日常病程记录和上级医师查房记录	□ 医师查房，确定子宫复旧及会阴切口、哺乳等情况 □ 完成日常病程记录、上级医师查房记录及出院记录 □ 开出院医嘱 □ 通知产妇及家属，交代出院后注意事项
重点医嘱	**长期医嘱：** □ 产前常规护理 □ 一/二级护理 □ 禁食、禁水/饮食 □ 抗生素治疗（必要时） **临时医嘱：** □ 血常规、尿常规、24 h 尿蛋白检测 □ 凝血功能检测、肝功能、肾功能、电解质、血清白蛋白、血脂 □ 血型、感染性疾病筛查（孕期未查者） □ 心电图、眼底检查、腹部超声、产科超声 □ 自身免疫疾病相关指标、心肌酶、BNP、动脉血气分析、X 线检查、超声心动图、颅脑 CT 或 MRI（必要时） □ 胎儿监护 □ 降压、解痉药物 □ 心电监护	**长期医嘱：** □ 分娩后常规护理 □ 饮食 □ 观察宫底及阴道出血情况 □ 会阴清洁，每天两次 □ 乳房护理 □ 抗生素治疗（必要时） □ 促子宫收缩药物（必要时）	**出院医嘱：** □ 出院带药 □ 门诊随诊
主要护理工作	□ 会阴部清洁并备皮 □ 心理护理 □ 测体温、脉搏，每天 4 次	□ 会阴清洁，每天 2 次 □ 会阴切口护理 □ 观察产妇情况 □ 指导产妇哺乳 □ 产后心理、生活护理 □ 健康教育 □ 测体温，每天 2 次 □ 观察子宫收缩、宫底高度、阴道出血量及性状 □ 新生儿护理	□ 出院指导 □ 新生儿护理指导 □ 出院手续指导及出院教育

待　续

续　表

时间	住院第 1~4 天	住院第 5~7 天	住院第 7~10 天（出院日）
病情变异记录	□无　□有，原因： 1. 2.	□无　□有，原因： 1. 2.	□无　□有，原因： 1. 2.
护士签名			
医师签名			

（中华医学会妇产科学分会）

第 136 节   新生儿败血症临床路径

临床路径标准

一、适用对象

第一诊断为新生儿败血症（ICD-10：A41.900）。

二、诊断依据

根据《实用新生儿学》（第 4 版，邵肖梅，人民卫生出版社，2011 年）、《诸福棠实用儿科学》（第 8 版，胡亚美、江载芳、申昆玲，人民卫生出版社，2015 年）。

1. 临床表现   包括体温不稳定、少吃、少哭、少动、黄疸、呕吐、腹泻、腹胀、皮肤硬肿、呼吸暂停等。

2. 实验室检查

（1）白细胞总数增加或减少，未成熟中性粒细胞增加，C 反应蛋白、血清降钙素原升高，血小板降低。

（2）血培养出现阳性结果。

临床表现加血培养阳性结果可确诊；具有临床表现、血培养阴性但其他非特异检查符合≥2 条可诊断临床败血症。

三、治疗方案的选择

根据《实用新生儿学》（第 4 版，邵肖梅，人民卫生出版社，2011 年）、《诸福棠实用儿科学》（第 8 版，胡亚美、江载芳、申昆玲，人民卫生出版社，2015 年）。

1. 抗感染治疗。

2. 对症支持治疗。

四、进入路径标准

1. 第一诊断必须符合新生儿败血症（ICD-10：A41.900）。

2. 当患者同时具有其他疾病诊断，但在住院期间不需要特殊处理也不影响第一诊断的临床路径流程实施时，可以进入路径。

五、住院期间的检查项目

1. 必需的检查项目

（1）血常规、尿常规、便常规，需要随病情变化而复查。

（2）C 反应蛋白、血清降钙素原，监测血气分析、电解质、血糖，需要随病情变化而复查。

（3）血培养，必要时复查。

（4）腰椎穿刺，脑脊液检查，排除化脓性脑膜炎。

六、治疗方案与药物选择

1. 抗感染治疗 收集标本送检培养后，及时使用抗生素。根据患儿情况初步判断可能的病原，经验性选用抗生素。一旦有药物敏感性试验结果，及时进行相应调整。败血症的抗生素疗程7~14天。

2. 支持对症治疗 扩容、输注血浆、应用血管活性药物。在肠内足量喂养之前给予胃肠外营养。

3. 监测血压、心率、经皮血氧饱和度、尿量、凝血功能，及时发现感染性休克、弥散性血管内凝血（DIC）等并发症的早期征象。

七、出院标准

病情恢复，血培养转阴，其他非特异性指标恢复正常，抗生素疗程已完成。

八、标准住院日

标准住院日7~14天。

临床路径表单

适用对象：第一诊断为新生儿败血症（ICD-10：A41.900）

患者姓名：_____ 性别：_____ 年龄：_____ 门诊号：_____ 住院号：_____

住院日期：___年__月__日 出院日期：___年__月__日 标准住院日：7~14 天

时间	住院第 1 天	住院第 2 天	住院第 3 天
主要诊疗工作	□ 询问病史及体格检查 □ 病情告知 □ 家属谈话，签署知情同意书 □ 送检相关检查 □ 开始经验性抗生素治疗	□ 上级医师查房，明确诊断 □ 注意是否出现感染性休克、DIC、化脓性脑膜炎等并发症	□ 上级医师查房 □ 注意败血症的各种并发症
重点医嘱	**长期医嘱：** □ 新生儿护理常规 □ 心肺监护 □ 开始经验性抗生素治疗 □ 根据患儿情况，酌情开奶 **临时医嘱：** □ 血常规、尿常规、便常规 □ 血气分析、C 反应蛋白 □ 血培养 □ 血清胆红素、肝功能、肾功能、电解质	**长期医嘱：** □ 新生儿护理常规 □ 监测胆红素水平 □ 营养支持，根据喂养耐受情况酌情增加奶量 **临时医嘱：** □ 复查血常规 □ 复查 C 反应蛋白	**长期医嘱：** □ 新生儿护理常规 □ 营养支持，根据喂养耐受情况酌情增加奶量 **临时医嘱：** □ 复查血常规 □ 复查 C 反应蛋白
主要护理工作	□ 入院宣教 □ 注意出入量情况 □ 注意监测生命体征 □ 注意喂养耐受情况	□ 注意外周循环状况 □ 注意黄疸变化情况 □ 注意患儿喂养情况 □ 注意生命体征的变化	□ 注意外周循环状况 □ 注意黄疸变化情况 □ 注意患儿喂养情况 □ 注意生命体征的变化
病情变异记录	□ 无 □ 有，原因： 1. 2.	□ 无 □ 有，原因： 1. 2.	□ 无 □ 有，原因： 1. 2.
护士签名			
医师签名			

时间	住院第 4~7 天	住院第 8~15 天 （出院日）
主要 诊疗 工作	□ 密切观察患儿病情 □ 明确血培养结果，根据药物敏感性试验 　调整抗生素	□ 上级医师查房，同意其出院 □ 完成出院小结 □ 出院宣教
重 点 医 嘱	**长期医嘱：** □ 新生儿护理常规 □ 营养支持，根据喂养耐受情况酌情增加 　奶量 **临时医嘱：** □ 完善感染检查 □ 监测胆红素，必要时复查血培养、血常规	**临时医嘱：** □ 通知出院 □ 出院带药
主要 护理 工作	□ 注意外周循环状况 □ 注意患儿生命体征变化 □ 注意喂养情况	□ 出院宣教
病情 变异 记录	□ 无　□ 有，原因： 1. 2.	□ 无　□ 有，原因： 1. 2.
护士 签名		
医师 签名		

（中华医学会儿科学分会）

第137节 新生儿呼吸窘迫综合征临床路径

临床路径标准

一、适用对象

第一诊断为新生儿呼吸窘迫综合征（ICD-10：J80.x00）。

二、诊断依据

根据《实用新生儿学》（第4版，邵肖梅，人民卫生出版社，2011年）、《诸福棠实用儿科学》（第8版，胡亚美、江载芳、申昆玲，人民卫生出版社，2015年）。

1. 生后不久出现呼吸急促、呼气性呻吟、吸气性三凹征、青紫，且病情进行性加重。

2. 患儿多为早产儿，但足月儿尤其是择期剖宫产儿也可以发病。

3. 胸部X线片显示两肺透亮度普遍降低、充气不良，可见均匀散在的细颗粒和网状阴影、支气管充气征；如病情加重，两肺透亮度更低，心影和隔缘模糊，甚至呈白肺。

三、治疗方案的选择

根据《实用新生儿学》（第4版，邵肖梅，人民卫生出版社，2011年）、《诸福棠实用儿科学》（第8版，胡亚美、江载芳、申昆玲，人民卫生出版社，2015年）。

1. 外源性肺表面活性物质治疗。

2. 呼吸支持　持续气道正压通气（CPAP）或机械通气。

3. 对症支持治疗。

四、进入路径标准

1. 第一诊断必须符合新生儿呼吸窘迫综合征（ICD-10：J80.x00）。

2. 当患者同时具有其他疾病诊断，但在住院期间不需要特殊处理也不影响第一诊断的临床路径流程实施时，可以进入路径。

五、住院期间的检查项目

1. 必需的检查项目

（1）血常规、尿常规、便常规。

（2）监测血气分析、电解质、血糖，需要随病情变化而复查。

（3）胸部X线片，需要随病情变化而复查。

（4）心脏超声。

2. 需要与肺部感染相鉴别，检查痰培养、血培养。

六、治疗方案与药物选择

1. 肺表面活性物质治疗　诊断明确者尽早给药，一般每次 $100 \sim 200$ mg/kg。超低出生体重儿可以考虑预防性使用。若 12 h 后，所需吸入氧浓度仍超过 50%，可考虑给第二剂。

2. 呼吸支持

（1）持续气道正压通气（CPAP）：尽早使用，可从产房就开始。

（2）机械通气：如 CPAP 后仍呼吸困难，或 PaO_2 低于正常，或 $PaCO_2$ 高于 60 mmHg，或反复呼吸暂停，应改为机械通气。气管插管要熟练，速度快，动作轻巧。机械通气参数要尽可能低，根据血气分析调节参数，防止发生气漏或过度通气。

3. 监测经皮血氧饱和度，及时调整吸入氧浓度，减少高氧性损伤，监测其他生命体征。

4. 静脉营养和支持治疗　达到足量肠内喂养前需要胃肠外营养支持，在血培养结果回报前应给予抗生素治疗。

5. 应当注意的早产儿并发症　包括动脉导管开放（PDA）、肺部感染、气胸、早产儿视网膜病、脑室内出血。

七、出院标准

1. 病情恢复，自主呼吸平稳，血气分析和胸部 X 线片正常或好转，不需要呼吸支持，无呼吸暂停。

2. 早产儿体重 $1800 \sim 2000$ g，室温中体温正常，能够经口喂养。

八、标准住院日

根据不同胎龄差异较大，平均 $21 \sim 28$ 天。

临床路径表单

适用对象：第一诊断为新生儿呼吸窘迫综合征（ICD-10：J80.x00）

患者姓名：_____ 性别：_____ 年龄：_____ 门诊号：_____ 住院号：_____

住院日期：___年__月__日 出院日期：___年__月__日 标准住院日：21~28 天

时间	住院第 1 天	住院第 2 天	住院第 3 天
主要诊疗工作	□ 询问病史及体格检查 □ 病情告知 □ 如患儿病情重，尽快给予呼吸支持，及时通知上级医师 □ 家属谈话，签署用氧和机械通气知情同意书 □ 根据呼吸情况、血气分析、胸部 X 线片程度，选择呼吸支持方法	□ 上级医师查房，明确诊断 □ 根据血气分析、胸部 X 线片情况，调整呼吸机参数 □ 注意防治 RDS 并发症，如病情重，缺氧明显，要考虑发生持续肺动脉高压、气漏	□ 上级医师查房 □ 早产儿 RDS 要注意动脉导管开放、脑室内出血等 □ 注意呼吸道感染
重点医嘱	**长期医嘱：** □ 新生儿/早产儿护理常规 □ 根据需要选择暖箱或辐射抢救台 □ 根据患儿呼吸情况，选择呼吸支持方法 □ 心肺监护 □ 预防性抗生素应用 **临时医嘱：** □ 血常规、尿常规、便常规 □ 血气分析 □ 胸部 X 线片 □ 血清胆红素、肝功能、肾功能、电解质 □ 监测血糖 □ 使用肺表面活性物质	**长期医嘱：** □ 新生儿/早产儿护理常规 □ 调整呼吸机参数 □ 营养支持 **临时医嘱：** □ 复查血气分析 □ 复查胸部 X 线片 □ 监测胆红素	**长期医嘱：** □ 新生儿/早产儿护理常规 □ 调整呼吸机参数 **临时医嘱：** □ 复查血气分析、胸部 X 线片 □ 痰培养 □ 监测胆红素 □ 头颅和心脏超声
主要护理工作	□ 入院宣教 □ 气道护理：注意无菌操作 □ 注意出入量情况 □ 注意血氧饱和度变化	□ 气道护理：气道分泌物 □ 注意黄疸变化情况 □ 注意患儿喂养情况 □ 注意血氧饱和度变化	□ 气道护理：注意气道分泌物，无菌操作 □ 注意患儿喂养情况 □ 注意血氧饱和度变化
病情变异记录	□ 无 □ 有，原因： 1. 2.	□ 无 □ 有，原因： 1. 2.	□ 无 □ 有，原因： 1. 2.
护士签名			
医师签名			

时间	住院第4~14天	住院第3~4周 （出院日）
主要诊疗工作	□ 明确机械通气指征，检查呼吸情况 □ 完善机械通气相关检查 □ 根据呼吸情况、血气分析、胸部X线片，改变呼吸支持方法 □ 观察早产儿的各种并发症 □ 根据消化系统情况逐步开始胃肠道喂养	□ 上级医师查房，同意其出院 □ 完成出院小结 □ 出院宣教
重点医嘱	**长期医嘱：** □ 入新生儿重症监护室（NICU） □ 心电监护 □ 根据患儿情况适时开奶并逐步增加奶量 □ 根据临床和实验室结果调整抗生素 **临时医嘱：** □ 呼吸支持 □ 呼吸监测 □ 禁食后增加补液 □ 置管医嘱 □ 呼吸道管理医嘱 □ 监测胆红素水平 □ 完善感染的相关检查 □ 血气分析、胆红素、血常规、电解质、血糖 □ 肝功能、肾功能 □ 痰培养	**临时医嘱：** □ 通知出院 □ 出院带药
主要护理工作	□ 注意呼吸变化情况 □ 注意气道分泌物 □ 注意患儿生命体征变化 □ 气道护理	□ 出院宣教
病情变异记录	□ 无　□ 有，原因： 1. 2.	□ 无　□ 有，原因： 1. 2.
护士签名		
医师签名		

（中华医学会儿科学分会）

15

先天性畸形、变形和
染色体异常临床路径

第 138 节　儿童先天性动脉导管未闭临床路径

临床路径标准

一、适用对象

第一诊断为儿童先天性动脉导管未闭（ICD-10：Q25.001），行非体外循环下结扎或切断缝合术（ICD-10-CM-3：38.8501-38.8503，且不包括：39.6），年龄在 18 岁以下的患者。

二、诊断依据

根据《临床诊疗指南——心血管外科学分册》（中华医学会编著，人民卫生出版社，2009 年）。

1. 病史　可有反复呼吸道感染、乏力、发育迟缓、发现心脏杂音等，轻者可无症状。病程早期常有上呼吸道感染病史，中期可有心悸、气短，晚期可有发绀、杵状指（趾）等表现。

2. 体征　听诊可有胸骨左缘第 2 肋间连续性机械性杂音，粗糙、传导广、伴震颤，婴幼儿期或晚期病例常仅有收缩期杂音。可伴有周围血管征。

3. 辅助检查　心电图、胸部 X 线片、超声心动图等。

（1）心电图：正常或左心室肥厚表现，大分流量时双心室肥厚表现，晚期右心室肥厚心电图表现。

（2）胸部 X 线片：肺血增多，左心室或左、右心室增大，肺动脉段突出，主动脉结增宽。

（3）超声心动图：主肺动脉分叉与降主动脉之间异常通道分流即可确诊。

4. 鉴别诊断　注意与主-肺动脉间隔缺损、冠状动静脉瘘、主动脉窦瘤破裂进行鉴别。

三、治疗方案的选择

根据《临床技术操作规范——心血管外科学分册》（中华医学会编著，人民军医出版社，2009 年）。

四、标准住院日

标准住院日 10～14 天。

五、进入路径标准

1. 第一诊断必须符合儿童先天性动脉导管未闭疾病编码（ICD-10：Q25.001）。

2. 当患儿同时具有其他疾病诊断，只要住院期间不需要特殊处理也不影响第一诊断的临床路径流程实施时，可以进入路径。

六、术前准备（术前评估）

术前准备 1~2 天。

1. 必需的检查项目

（1）血常规、尿常规。

（2）肝功能、肾功能、血型、凝血功能、感染性疾病筛查（乙型病毒性肝炎、丙型病毒性肝炎、梅毒、艾滋病等）。

（3）心电图、胸部 X 线片、超声心电图。

（4）血压、经皮氧饱和度。

2. 根据情况可选择的检查项目　便常规、心肌酶、24 h 动态心电图、肺功能检查、血气分析、心脏增强 CT 等。

七、预防性抗生素选择与使用时机

抗生素预防性使用按照《抗菌药物临床应用指导原则》（卫医发〔2004〕285 号）执行，并根据患者的病情决定抗生素的选择与使用时间。可使用二代头孢类抗菌素，术前 0.5~1.0 h 静脉注射。

八、手术日

一般在入院 7 天内。

1. 麻醉方式　全身麻醉。

2. 手术植入物　缺损补片材料、胸骨固定钢丝等。

3. 术中用药　麻醉常规用药。

4. 输血及血液制品　视术中情况而定。

九、术后住院恢复

术后住院恢复时间≤9 天。

1. 基本治疗方案

（1）机械通气（术后 24 h 内）。

（2）24 h 心电监护。

（3）止血药物（术后 24 h 内）。

（4）扩血管降血压：硝普钠、卡托普利。

（5）抗生素使用：按照《抗菌药物临床应用指导原则》（卫医发〔2004〕285 号）执行，并根据患者的病情决定抗生素的选择与使用时间。可使用二代头孢类抗生素，可使用头孢呋辛钠，儿童平均一日剂量为 60 mg/kg，严重感染可用到 100 mg/kg，分 3~4 次给予。肾功能不全患者按照肌酐清除率制订给药方案：肌酐清除率>20 ml/min 者，每日 3 次，每次 0.75~1.50 g；肌酐清除率 10~20 ml/min 者，每次 0.75 g，一日 2 次；肌酐清除率<10 ml/min 者，每次 0.75 g，一日 1 次。如出现术后感染，可结合药物敏感性试验结果选择抗生素。

（6）强心、利尿：地高辛、米力农、呋塞米。

（7）氧疗（鼻导管或面罩），雾化吸入。

2. 必须复查的检查项目　心电图、胸部 X 线片、超声心动图。

十、出院标准

1. 患者一般情况良好，体温正常，完成复查项目。

2. 切口愈合好，引流管拔除，伤口无感染。

3. 没有需要住院处理的并发症。

十一、变异及原因分析

1. 存在除动脉导管未闭的其他并发症，需要处理干预。

2. 患儿入院时已发生严重的肺部感染、心功能不良，需进行积极对症治疗和检查，导致住院时间延长，增加住院费用等。

3. 患儿家属方面的原因等。

临床路径表单

适用对象：第一诊断为儿童先天性动脉导管未闭（ICD-10：Q25.001）；行非体外循环下结扎或切断缝合术（ICD-10-CM-3：38.8501－38.8503，且不包括：39.6）

患者姓名：_____ 性别：_____ 年龄：_____ 门诊号：_____ 住院号：_____

住院日期：___年__月__日 出院日期：___年__月__日 标准住院日：10~14天

时间	住院第1天	住院第2~4天	住院第5~7天（手术日）
主要诊疗工作	□ 询问病史及体格检查 □ 病情告知 □ 如患儿病情重，应当及时通知上级医师 □ 完成入院病历	□ 上级医师查房 □ 完善术前准备 □ 询问送检项目报告，有异常者应当及时向上级医师汇报，并予以相应处置 □ 注意预防并发症 □ 与家长沟通，讲解手术风险及可能并发症 □ 对症治疗 □ 签署手术知情同意书、输血同意书	□ 注意预防并发症 □ 手术治疗 □ 术后监护 □ 完成手术记录、病程记录 □ 向患者及家属交代病情及术中基本情况
重点医嘱	长期医嘱： □ 心外科护理常规 □ 三级护理 □ 饮食 □ 健康宣教 临时医嘱：（检查项目） □ 血常规、尿常规，肝功能、肾功能、血型＋配血、凝血功能、感染性疾病筛查，心电图、胸部X线片、超声心动图 □ 测血压、血管饱合度	长期医嘱 □ 心外科护理常规 临时医嘱： □ 拟明日行非体外循环下动脉导管结扎或切断缝合术 □ 禁食 □ 开塞露 □ 备血 □ 置胃管 □ 给予抗生素	长期医嘱： □ 术后医嘱 □ 特级护理 □ 心电、血压监测 □ 胸部引流 □ 呼吸机 □ 湿化、呼吸道护理 临时医嘱： □ 吸氧、补液 □ 对症治疗 □ 必要时复查血气分析，复查胸部X线片、心电图、血常规 □ 给予抗生素
主要护理工作	□ 入院宣教 □ 入院护理评估	□ 护理评估 □ 生活护理	□ 观察患者情况 □ 记录生命体征 □ 记录24 h出入量 □ 术后康复指导
病情变异记录	□ 无 □ 有，原因： 1. 2.	□ 无 □ 有，原因： 1. 2.	□ 无 □ 有，原因： 1. 2.
护士签名			
医师签名			

时间	住院第6~8天 （术后第1天）	住院第7~13天 （术后2~6天）	住院第10~14天 （出院日）
主要诊疗工作	□ 医师查房 □ 清醒后拔除气管插管 □ 转回普通病房 □ 观察切口有无血肿，渗血 □ 拔除胸腔引流管（根据引流量） □ 拔除尿管	□ 医师查房 □ 安排相关复查并分析检查结果 □ 观察切口情况	□ 检查切口愈合情况并拆线 □ 确定患者可以出院 □ 向患者交代出院注意事项、复查日期 □ 通知出院处 □ 开出院诊断书 □ 完成出院记录
重点医嘱	**长期医嘱：** □ 一级护理 □ 半流食 □ 氧气吸入 □ 心电、无创血压及经皮血氧饱和度监测 □ 预防性给予抗生素 □ 强心、利尿、补钾治疗 **临时医嘱：** □ 心电图 □ 大换药 □ 复查血常规及相关指标 □ 其他特殊医嘱	**长期医嘱：** □ 饮食 □ 二级护理（视病情恢复定） □ 停监测 □ 停抗生素（视病情恢复定） **临时医嘱：** □ 拔除深静脉置管并行留置针穿刺（视病情恢复定） □ 复查胸部X线片、心电图、超声心动图以及血常规、肝功能、肾功能、电解质 □ 大换药	**临时医嘱：** □ 通知出院 □ 出院带药 □ 拆线换药
主要护理工作	□ 观察患者情况 □ 记录生命体征 □ 记录24 h出入量 □ 术后康复指导	□ 患者一般状况及切口情况 □ 鼓励患者下床活动，利于恢复 □ 术后康复指导	□ 帮助患者办理出院手续 □ 康复宣教
病情变异记录	□ 无 □ 有，原因： 1. 2.	□ 无 □ 有，原因： 1. 2.	□ 无 □ 有，原因： 1. 2.
护士签名			
医师签名			

（中华医学会小儿外科学分会）

第 139 节　房间隔缺损临床路径

临床路径标准

一、适用对象

第一诊断为房间隔缺损（继发孔型）（ICD-10：Q21. 102）行房间隔缺损直视修补术（ICD-9-CM-3：35. 51/35. 61/35. 71），年龄在 18 岁以下的患者。

二、诊断依据

根据《临床诊疗指南——心血管外科学分册》（中华医学会编著，人民卫生出版社，2009 年）。

1. 病史　可有心脏杂音，活动后心悸、气促等。
2. 体征　可以出现胸骨左缘 2~3 肋间收缩期柔和杂音，第二心音固定分裂等。
3. 辅助检查　心电图、胸部 X 线片、超声心动图等。

三、治疗方案的选择

根据《临床技术操作规范——心血管外科学分册》（中华医学会编著，人民军医出版社，2009 年）。

房间隔缺损（继发孔型）直视修补术（ICD-9-CM-3：35. 51/35. 61/35. 71）。

四、标准住院日

标准住院日≤15 天。

五、进入路径标准

1. 第一诊断必须符合房间隔缺损（继发孔型）疾病编码（ICD-10：Q21. 102）。
2. 有适应证，无禁忌证。
3. 不合并中度以上肺动脉高压的患者。
4. 当患者同时具有其他疾病诊断，但在住院期间不需要特殊处理也不影响第一诊断的临床路径流程实施时，可以进入路径。

六、术前准备（术前评估）

术前评估 3 天。
1. 必需的检查项目
（1）血常规、尿常规。

（2）肝功能、肾功能、电解质、血型、凝血功能、感染性疾病（乙型病毒性肝炎、丙型病毒性肝炎、梅毒、艾滋病等）筛查。

（3）心电图、胸部 X 线片、超声心动图。

2. 根据情况可选择的检查项目　便常规、心肌酶、24 h 动态心电图、肺功能检查、血气分析、心脏增强 CT 等。

七、预防性抗生素选择与使用时机

抗生素使用按照《抗菌药物临床应用指导原则》（卫医发〔2004〕285 号）执行，并根据患者的病情决定抗生素的选择与使用时间。可使用二代头孢类抗生素，术前 0.5~1.0 h 静脉注射。

八、手术日

手术日一般在入院 7 天内。

1. 麻醉方式　全身麻醉。

2. 体外循环辅助。

3. 手术植入物　缺损补片材料、胸骨固定钢丝等。

4. 术中用药　麻醉和体外循环常规用药。

5. 输血及血液制品　视术中情况而定。

九、术后住院恢复

术后住院恢复 3~10 天。

1. 术后转监护病房，持续监测治疗。

2. 病情平稳后转回普通病房。

3. 必须复查的检查项目：血常规、血电解质，心电图、胸部 X 线片。必要时查超声心动图、肝功能、肾功能等。

4. 抗生素使用　按照《抗菌药物临床应用指导原则》（卫医发〔2004〕285 号）执行，并根据患者的病情决定抗生素的选择与使用时间。可使用二代头孢类抗生素，如头孢呋辛钠，儿童平均一日剂量为 60 mg/kg，严重感染可用到 100 mg/kg，分 3~4 次给予。肾功能不全患者按照肌酐清除率制订给药方案：肌酐清除率>20 ml/min 者，每日 3 次，每次 0.75~1.50 g；肌酐清除率 10~20 ml/min 者，每次 0.75 g，每日 2 次；肌酐清除率<10 ml/min 者，每次 0.75 g，每日 1 次。如出现术后感染，可结合药物敏感性试验结果选择抗生素。

十、出院标准

1. 患者一般情况良好，体温正常，完成复查项目。

2. 引流管拔除，切口愈合无感染。

3. 没有需要住院处理的并发症。

十一、变异及原因分析

1. 围术期并发症等可造成住院日延长或费用超出参考费用标准。

2. 手术耗材的选择　由于病情不同，使用不同的内置物和耗材，导致住院费用存在差异。

3. 医师认可的变异原因分析。

4. 其他患者方面的原因等。

临床路径表单

适用对象：第一诊断为房间隔缺损（继发孔型）（ICD-10：Q21.102）行房间隔缺损
直视修补术（ICD-9-CM-3：35.51/35.61/35.71）

患者姓名：_____ 性别：_____ 年龄：_____ 门诊号：_____ 住院号：_____

住院日期：___年__月__日　出院日期：___年__月__日　标准住院日：≤15 天

时间	住院第 1~2 天	住院第 2~3 天	住院第 3~5 天（手术日）
主要诊疗工作	□ 病史询问，体格检查 □ 完成入院病历书写 □ 安排相关检查 □ 上级医师查房	□ 汇总检查结果 □ 完成术前准备与术前评估 □ 术前讨论，确定手术方案 □ 完成术前小结、上级医师查房记录等病历书写 □ 向患者及家属交代病情及围术期注意事项 □ 签署手术知情同意书、自费用品协议书、输血同意书	□ 气管插管，建立深静脉通路 □ 手术 □ 术后转入监护病房 □ 术者完成手术记录 □ 完成术后病程记录 □ 向患者家属交代手术情况及术后注意事项
重点医嘱	长期医嘱： □ 先天性心脏病护理常规 □ 二级护理 □ 普通饮食 □ 患者既往基础用药 临时医嘱： □ 血常规、尿常规；血型、凝血功能、电解质、肝功能、肾功能、感染性疾病筛查；胸部 X 线片、心电图、超声心动图	长期医嘱： □ 强心、利尿、补钾治疗 临时医嘱： □ 拟于明日在全麻体外循环下行房间隔缺损修补术 □ 备皮 □ 备血 □ 血型 □ 术前晚灌肠 □ 术前禁食、禁水 □ 术前镇静药（酌情） □ 其他特殊医嘱	长期医嘱： □ 心脏体外循环直视术后护理 □ 禁食 □ 持续血压、心电及血氧饱和度监测 □ 呼吸机辅助呼吸 □ 预防性使用抗生素 临时医嘱： □ 床旁胸部 X 线片 □ 其他特殊医嘱
主要护理工作	□ 入院宣教（环境、设施、人员等） □ 入院护理评估（营养状况、性格变化等）	□ 术前准备（备皮等） □ 术前宣教（提醒患者按时禁水等）	□ 观察患者病情变化 □ 定期记录重要监测指标
病情变异记录	□ 无　□ 有，原因： 1. 2.	□ 无　□ 有，原因： 1. 2.	□ 无　□ 有，原因： 1. 2.
护士签名			
医师签名			

时间	住院第 4~6 天 （术后第 1 天）	住院第 5~10 天 （术后第 2~6 天）	住院第 11~15 天 （术后第 7~11 天）
主要诊疗工作	□ 医师查房 □ 观察切口有无血肿，渗血 □ 拔除胸腔引流管（根据引流量） □ 拔除尿管	□ 医师查房 □ 安排相关复查并分析检查结果 □ 观察切口情况	□ 检查切口愈合情况并拆线 □ 确定患者可以出院 □ 向患者交代出院注意事项复查日期 □ 通知出院处 □ 开出院诊断书 □ 完成出院记录
重点医嘱	长期医嘱： □ 一级护理 □ 半流饮食 □ 氧气吸入 □ 心电、无创血压及血氧饱和度监测 □ 预防性使用抗生素 □ 强心、利尿、补钾治疗 临时医嘱： □ 心电图检查 □ 大换药 □ 复查血常规及相关指标 □ 其他特殊医嘱	长期医嘱： □ 二级护理（酌情） □ 普通饮食 □ 停监测（酌情） □ 停抗生素（酌情） 临时医嘱： □ 拔除深静脉置管并行留置针穿刺（酌情） □ 复查胸部 X 线片、心电图、超声心动图以及血常规，血生化全套 □ 大换药	临时医嘱： □ 通知出院 □ 出院带药 □ 拆线换药
主要护理工作	□ 观察患者情况 □ 记录生命体征 □ 记录 24 h 出入量 □ 术后康复指导	□ 患者一般状况及切口情况 □ 鼓励患者下床活动，利于恢复 □ 术后康复指导	□ 帮助办理出院手续 □ 康复宣教
病情变异记录	□ 无　□ 有，原因： 1. 2.	□ 无　□ 有，原因： 1. 2.	□ 无　□ 有，原因： 1. 2.
护士签名			
医师签名			

（中华医学会小儿外科学分会）

第 140 节 儿童室间隔缺损临床路径

临床路径标准

一、适用对象

第一诊断为室间隔缺损（ICD-10：Q21.0），行室间隔缺损直视修补术（ICD-9-CM-3：35.53/35.62/35.72），年龄在 18 岁以下的患者。

二、诊断依据

根据《临床诊疗指南——心血管外科学分册》（中华医学会编著，人民卫生出版社，2009 年）

1. 病史　可有反复呼吸道感染，生长发育迟缓，发现心脏杂音等。
2. 体征　可有胸骨左缘 3~4 肋间全收缩期粗糙杂音等。
3. 辅助检查　心电图、胸部 X 线片、超声心动图等。

三、治疗方案的选择

根据《临床技术操作规范——心血管外科学分册》（中华医学会编著，人民军医出版社，2009 年）。

室间隔缺损直视修补术（ICD-9-CM-3：35.53/35.62/35.72）。

四、标准住院日

标准住院日为 11~21 天。

五、进入路径标准

1. 第一诊断必须符合室间隔缺损疾病编码（ICD-10：Q21.0）。
2. 有适应证，无禁忌证。
3. 不合并重度肺动脉高压的患者。
4. 当患者同时具有其他疾病诊断，但在住院期间不需要特殊处理也不影响第一诊断的临床路径流程实施时，可以进入路径。

六、术前准备（术前评估）

术前准备 2~3 天。
1. 必需的检查项目
（1）血常规、尿常规。

（2）肝功能、肾功能、电解质、血型、凝血功能、感染性疾病（乙型病毒性肝炎、丙型病毒性肝炎、梅毒、艾滋病等）筛查。

（3）心电图、胸部 X 线片、超声心动图。

2. 根据情况可选择的检查项目：如便常规、心肌酶、24 h 动态心电图、肺功能检查、心脏增强 CT 等。

七、预防性抗生素选择与使用时机

抗生素使用按照《抗菌药物临床应用指导原则》（卫医发〔2004〕285 号）执行，并根据患者的病情决定抗生素的选择与使用时间。可使用二代头孢类抗生素，术前 0.5~1.0 h 静脉注射。

八、手术日

手术日为入院第 3~5 天。

1. 麻醉方式　全身麻醉。

2. 体外循环辅助。

3. 手术植入物　缺损补片材料、胸骨固定钢丝等。

4. 术中用药　麻醉和体外循环常规用药。

5. 输血及血液制品　视术中情况而定。

九、术后住院恢复

术后住院恢复 8~15 天。

1. 术后转监护病房，持续监测治疗。

2. 病情平稳后转回普通病房。

3. 必须复查的检查项目　血常规、血电解质、肝功能、肾功能、胸部 X 线片、心电图、超声心动图。

4. 抗生素使用　按照《抗菌药物临床应用指导原则》（卫医发〔2004〕285 号）执行，并根据患者的病情决定抗生素的选择与使用时间。可使用二代头孢类抗生素，如头孢呋辛钠，儿童平均一日剂量为 60 mg/kg，严重感染可用到 100 mg/kg，分 3~4 次给予。肾功能不全患者按照肌酐清除率制订给药方案：肌酐清除率 >20 ml/min 者，每日 3 次，每次 0.75~1.50 g；肌酐清除率 10~20 ml/min 者，每次 0.75 g，每日 2 次；肌酐清除率 <10 ml/min 者，每次 0.75 g，每日 1 次。如出现术后感染，可结合药物敏感性试验结果选择抗生素。

十、出院标准

1. 患者一般情况良好，体温正常，完成复查项目。

2. 切口愈合好，引流管拔除，伤口无感染。

3. 没有需要住院处理的并发症。

十一、变异及原因分析

1. 围术期并发症等造成住院日延长和费用增加。

2. 手术耗材的选择　由于病情不同，使用不同的内置物和耗材，导致住院费用存在差异。

3. 医师认可的变异原因分析。

4. 其他患者方面的原因等。

临床路径表单

适用对象：第一诊断为室间隔缺损（ICD-10：Q21.0）行室间隔缺损直视修补术
（ICD-9-CM-3：35.53/35.62/35.72）

患者姓名：_____ 性别：_____ 年龄：_____ 门诊号：_____ 住院号：_____

住院日期：___年__月__日 出院日期：___年__月__日 标准住院日：11~21 天

时间	住院第 1 天	住院第 2 天	住院第 3~5 天（手术日）
主要诊疗工作	□ 病史询问，体格检查 □ 完成入院病历书写 □ 安排相关检查 □ 上级医师查房	□ 汇总检查结果 □ 完成术前准备与术前评估 □ 术前讨论，确定手术方案 □ 完成术前小结、上级医师查房记录等病历书写 □ 向患者及家属交代病情及围术期注意事项 □ 签署手术知情同意书、自费用品协议书、输血同意书	□ 气管插管，建立深静脉通路 □ 手术 □ 术后转入重症监护病房 □ 术者完成手术记录 □ 完成术后病程记录 □ 向患者家属交代手术情况及术后注意事项
重点医嘱	长期医嘱： □ 先心病护理常规 □ 二级护理 □ 饮食 □ 患者既往基础用药 临时医嘱： □ 血常规、尿常规 □ 血型、凝血功能、电解质、肝功能、肾功能、感染性疾病筛查 □ 胸部 X 线片、心电图、超声心动图 □ 肺功能（必要时） □ 冠状动脉造影（必要时）	长期医嘱： □ 强心、利尿、补钾治疗 临时医嘱： □ 拟于明日在全麻体外循环下行室间隔缺损修补术 □ 备皮 □ 备血 □ 术前晚灌肠 □ 术前禁食、禁水 □ 术前镇静药（酌情） □ 其他特殊医嘱	长期医嘱： □ 心脏体外循环直视术后护理 □ 禁食 □ 持续血压、心电及血氧饱和度监测 □ 呼吸机辅助呼吸 □ 预防性使用抗生素 临时医嘱： □ 床旁心电图、胸部 X 线片 □ 其他特殊医嘱
主要护理工作	□ 入院宣教（环境、设施、人员等） □ 入院护理评估（营养状况、性格变化等）	□ 术前准备（备皮等） □ 术前宣教（提醒患者按时禁水等）	□ 随时观察患者病情变化 □ 记录生命体征 □ 记录 24 h 出入量 □ 定期记录重要监测指标
病情变异记录	□ 无 □ 有，原因： 1. 2.	□ 无 □ 有，原因： 1. 2.	□ 无 □ 有，原因： 1. 2.
护士签名			
医师签名			

日期	住院第 4~6 日 （术后第 1 天）	住院第 5~10 日 （术后第 2~6 天）	住院第 11~15 日 （术后第 7~11 天）
主要诊疗工作	☐ 医师查房 ☐ 清醒后拔除气管插管 ☐ 转回普通病房 ☐ 观察切口有无血肿，渗血 ☐ 拔除胸腔引流管（根据引流量） ☐ 拔除尿管	☐ 医师查房 ☐ 安排相关复查并分析检查结果 ☐ 观察切口情况	☐ 检查切口愈合情况并拆线 ☐ 确定患者可以出院 ☐ 向患者交代出院注意事项复查日期 ☐ 通知出院处 ☐ 开出院诊断书 ☐ 完成出院记录
重点医嘱	长期医嘱： ☐ 一级护理 ☐ 半流饮食 ☐ 氧气吸入 ☐ 心电、无创血压及血氧饱和度监测 ☐ 预防性给予抗生素 ☐ 强心、利尿、补钾治疗 临时医嘱： ☐ 心电图 ☐ 大换药 ☐ 复查血常规及相关指标 ☐ 其他特殊医嘱	长期医嘱： ☐ 二级护理（酌情） ☐ 普通饮食 ☐ 停监测（酌情） ☐ 停抗生素（酌情） 临时医嘱： ☐ 拔除深静脉置管并行留置针穿刺（酌情） ☐ 复查胸部 X 线片、心电图、超声心动图以及血常规，血生化 ☐ 大换药	临时医嘱： ☐ 通知出院 ☐ 出院带药 ☐ 拆线换药
主要护理工作	☐ 观察患者情况 ☐ 记录生命体征 ☐ 记录 24 h 出入量 ☐ 术后康复指导	☐ 患者一般状况及切口情况 ☐ 鼓励患者下床活动，利于恢复 ☐ 术后康复指导	☐ 帮助患者办理出院手续 ☐ 康复宣教
病情变异记录	☐ 无　☐ 有，原因： 1. 2.	☐ 无　☐ 有，原因： 1. 2.	☐ 无　☐ 有，原因： 1. 2.
护士签名			
医师签名			

（中华医学会小儿外科学分会）

第 141 节　法洛四联症临床路径

临床路径标准

一、适用对象

第一诊断为法洛四联症（ICD-10：Q21.3），行法洛四联症根治术（ICD-9-CM-3：35.81）。

二、诊断依据

根据《临床诊疗指南——心血管外科学分册》（中华医学会编著，人民卫生出版社，2009 年）。

1. 病史　可有不同程度发绀、呼吸困难、行动受限、喜蹲踞、晕厥等。

2. 体征　可有唇、甲发绀，杵状指（趾），肺动脉听诊区第二心音减弱甚至消失，可闻及胸骨左缘收缩期喷射性杂音等。

3. 辅助检查　血常规、心电图、胸部 X 线片、超声心动图、心导管和心血管造影等。

三、选择治疗方案的依据

根据《临床技术操作规范——心血管外科学分册》（中华医学会编著，人民军医出版社，2009 年）。

行法洛四联症根治术。

四、标准住院日

标准住院日为≤21 天。

五、进入路径标准

1. 第一诊断必须符合法洛四联症疾病编码（ICD-10：Q21.3）。

2. 有适应证，无禁忌证。

3. 无肺动脉闭锁及严重的左、右肺动脉发育不良；无重要冠状动脉分支横跨，影响右心室流出道补片扩大；无异常粗大的体肺侧支。

4. 年龄大于 6 个月或体重大于 6 kg。

5. 当患者同时具有其他疾病诊断，但在住院期间不需要特殊处理也不影响第一诊断的临床路径实施时，可以进入路径。

六、术前准备（术前评估）

术前准备≤7天。

1. 必需的检查项目

（1）血常规、尿常规。

（2）肝功能测定、肾功能测定、血电解质、血型、凝血功能、感染性疾病（乙型病毒性肝炎、丙型病毒性肝炎、梅毒、艾滋病等）筛查。

（3）心电图、胸部X线片、超声心动图。

2. 根据患者病情可选择的检查项目　便常规、心肌酶、心功能测定〔如B型脑钠肽（BNP）测定、B型钠尿肽前体（PRO-BNP）测定等〕、24 h动态心电图、肺功能检查、血气分析、心脏CT、心脏MR、心导管及造影检查等。

七、预防性抗生素选择与使用时机

抗生素使用按照《抗菌药物临床应用指导原则》（卫医发〔2004〕285号）执行，并根据患者的病情决定抗生素的选择与使用时间。建议使用第一、第二代头孢菌素。如可疑感染，需做相应的微生物学检查，必要时做药物敏感性试验。

八、手术日

手术日一般在入院7天内。

1. 麻醉方式　全身麻醉。

2. 体外循环辅助。

3. 手术植入物　补片材料、带瓣补片材料、胸骨固定钢丝等。

4. 术中用药　麻醉和体外循环常规用药。

5. 输血及血液制品　视术中情况而定。输血前需行血型鉴定、抗体筛选和交叉合血。

九、术后住院恢复时间

术后住院恢复≤14天。

1. 术后早期持续监测治疗，观察生命体征。

2. 必须复查的检查项目　血常规、血电解质、肝功能、肾功能，心电图、胸部X线片、超声心动图。

3. 抗生素　按照《抗菌药物临床应用指导原则》（卫医发〔2004〕285号）执行，并根据患者的病情决定抗生素的选择与使用时间。如可疑感染，需做相应的微生物学检查，必要时做药物敏感性试验。

4. 根据病情需要进行支持治疗及可能出现的重要脏器并发症的防治。

十、出院标准

1. 患者一般情况良好，完成复查项目。

2. 引流管拔除，切口愈合无感染。

3. 没有需要住院处理的并发症。

十一、变异及原因分析

1. 围术期并发症等造成住院日延长或费用增加。

2. 手术耗材的选择　由于病情不同，使用不同的内置物和耗材，导致住院费用存在差异。

3. 医师认可的变异原因分析。

4. 其他患者方面的原因等。

临床路径表单

适用对象：第一诊断为法洛四联症（ICD-10：Q21.3）；行法洛四联症根治术（ICD-9-CM-3: 35.81）

患者姓名：_____ 性别：_____ 年龄：_____ 门诊号：_____ 住院号：_____

住院日期：___年__月__日 出院日期：___年__月__日 标准住院日：≤21 天

时间	住院第 1~2 天	住院第 2~6 天	住院第 3~7 天（手术日）
主要诊疗工作	□ 询问病史 □ 体格检查 □ 完成入院病历书写 □ 安排相关检查 □ 上级医师查房	□ 汇总检查结果 □ 完成术前准备与术前评估 □ 术前讨论，确定手术方案 □ 完成术前小结、上级医师查房记录等病历书写 □ 向患者及家属交代病情及围术期注意事项 □ 签署手术知情同意书、自费用品协议书、输血同意书	□ 气管插管，建立深静脉通路 □ 手术，术后转入监护病房 □ 术者完成手术记录 □ 完成术后病程记录 □ 向患者家属交代手术情况及术后注意事项 □ 上级医师查房 □ 麻醉医师查房 □ 观察生命体征及有无术后并发症并作相应处理
重点医嘱	**长期医嘱：** □ 先天性心脏病护理常规 □ 二级护理 □ 普通饮食 □ 吸氧 1 h，每天三次 **临时医嘱：**（检查项目） □ 血常规、尿常规 □ 肝功能、肾功能、血电解质、血型、凝血功能、感染性疾病筛查 □ 心电图、胸部 X 线片、超声心动图 □ 经皮血氧饱和度检测 □ 测四肢血压	**临时医嘱：** □ 拟于明日在全麻体外循环下行法洛四联症根治术 □ 备皮 □ 备血 □ 血型 □ 术前晚灌肠（酌情） □ 术前禁食、禁水 □ 5%葡萄糖溶液静脉滴注（酌情） □ 术前镇静药（酌情） □ 其他特殊医嘱	**长期医嘱：** □ 心脏体外循环直视术后护理 □ 禁食 □ 持续血压、心电及血氧饱和度监测 □ 呼吸机辅助呼吸 □ 预防性使用抗生素 □ 留置引流管并记录引流量 □ 保留尿管并记录尿量 **临时医嘱：** □ 血常规、血气分析 □ 床旁胸部 X 线平片 □ 补液；给予血管活性药 □ 输血及或补晶体、胶体液（必要时） □ 其他特殊医嘱
主要护理工作	□ 入院宣教（环境、设施、人员等） □ 入院护理评估（营养状况、性格变化等）	□ 术前准备（备皮等） □ 术前宣教（提醒患者按时禁水等）	□ 观察患者病情变化 □ 定期记录重要监测指标
病情变异记录	□无 □有，原因： 1. 2.	□无 □有，原因： 1. 2.	□无 □有，原因： 1. 2.
护士签名			
医师签名			

时间	住院第 3~8 日 （术后第 1 天）	住院第 4~20 日 （术后第 2 天至出院前）	住院第 9~21 日 （术后第 7~14 天）
主要诊疗工作	□ 上级医师查房 □ 住院医师完成病程记录 □ 观察体温、生命体征情况、有无并发症等并作出相应处理 □ 观察切口有无血肿，渗血 □ 拔除胸腔引流管（根据引流量） □ 拔除尿管（酌情）	□ 医师查房 □ 安排相关复查并分析检查结果 □ 观察切口情况	□ 检查切口愈合情况 □ 确定患者可以出院 □ 向患者交代出院注意事项复查日期 □ 通知出院处 □ 开出院诊断书 □ 完成出院记录
重点医嘱	长期医嘱： □ 特级或一级护理 □ 半流饮食 □ 氧气吸入 □ 心电、血压及血氧饱和度监测 □ 预防性使用抗生素 □ 强心、利尿、补钾治疗 临时医嘱： □ 心电图检查 □ 输血及（或）补晶体、胶体液（必要时） □ 止痛等对症处理 □ 给予血管活性药 □ 换药 □ 复查血常规及相关指标 □ 其他特殊医嘱	长期医嘱： □ 二级护理（酌情） □ 普通饮食 □ 停监测（酌情） □ 停抗生素（酌情） 临时医嘱： □ 拔除深静脉置管并行留置针穿刺（酌情） □ 复查心电图、胸部 X 线片、超声心动图以及血常规、血电解质 □ 换药 □ 其他特殊医嘱	临时医嘱： □ 通知出院 □ 出院带药 □ 切口换药
主要护理工作	□ 观察患者情况 □ 记录生命体征 □ 记录 24 h 出入量 □ 术后康复指导	□ 患者一般状况及切口情况 □ 鼓励患者下床活动，促进恢复 □ 术后康复指导	□ 帮助患者办理出院手续 □ 康复宣教
病情变异记录	□ 无　□ 有，原因： 1. 2.	□ 无　□ 有，原因： 1. 2.	□ 无　□ 有，原因： 1. 2.
护士签名			
医师签名			

（中华医学会小儿外科学分会）

第 142 节　儿童先天性肺动脉瓣狭窄临床路径

临床路径标准

一、适用对象

第一诊断为儿童先天性非发绀型肺动脉瓣狭窄（ICD-10：Q22.101），行直视肺动脉瓣膜切开术或（和）右室流出道疏通术（ICD-9-CM-3：35.13，35.25，35.26，35.34，35.35，35.96），年龄 1~18 岁的患者。

二、诊断依据

根据《临床诊疗指南——心血管外科学分册》（中华医学会编著，人民卫生出版社，2009 年）。

1. 病史　轻度狭窄可无症状，中重度狭窄出现活动受限、气促、易疲劳甚至猝死。
2. 体征　肺动脉区听诊可闻及收缩期杂音。
3. 辅助检查　心电图、胸部 X 线片、超声心动图等。

三、治疗方案的选择

根据《临床技术操作规范——心血管外科学分册》（中华医学会编著，人民军医出版社，2009 年）。

直视肺动脉瓣膜切开术或（和）右心室流出道疏通术。

四、标准住院日

标准住院日为 10~14 天。

五、进入路径标准

1. 第一诊断必须符合儿童先天性肺动脉瓣狭窄疾病编码（ICD-10：Q22.101）。
2. 有手术适应证，无禁忌证。
3. 无发绀，超声心动图显示无心房水平右向左分流。
4. 当患儿同时具有其他疾病诊断，但住院期间不需要特殊处理也不影响第一诊断的临床路径流程实施时，可以进入路径。

六、术前准备（术前评估）

术前准备 1~3 天。
1. 必需的检查项目

（1）血常规、尿常规。

（2）肝功能、肾功能、血型、凝血功能、感染性疾病（乙型病毒性肝炎、丙型病毒性肝炎、梅毒、艾滋病等）筛查。

（3）心电图、胸部 X 线片、超声心电图。

（4）血压、经皮血氧饱和度。

2. 根据情况可选择的检查项目　便常规、心肌酶、24 h 动态心电图、肺功能检查、血气分析、心脏增强 CT 等。

七、预防性抗生素选择与使用时机

抗生素预防性使用按照《抗菌药物临床应用指导原则》（卫医发〔2004〕285号）执行，并根据患者的病情决定抗生素的选择与使用时间。可使用二代头孢类抗生素，术前 0.5~1.0 h 静脉注射。

八、手术日

手术日一般在入院 3~6 天。

1. 麻醉方式　全身麻醉。

2. 手术植入物　补片材料、胸骨固定钢丝等。

3. 术中用药　麻醉常规用药。

4. 输血及血液制品　视术中情况而定。

九、术后住院恢复

术后住院恢复≤9 天。

1. 基本治疗方案

（1）机械通气（24 h 内）。

（2）24 h 心电监护。

（3）止血（24 h 内）。

（4）改善心功能：米力农，β-受体阻滞剂。

（5）抗生素使用：按照《抗菌药物临床应用指导原则》（卫医发〔2004〕285号）执行，并根据患者的病情决定抗生素的选择与使用时间。可使用二代头孢类抗生素，可使用头孢呋辛钠，儿童平均一日剂量为 60 mg/kg，严重感染可用到 100 mg/kg，分 3~4 次给予。肾功能不全患者按照肌酐清除率制订给药方案：肌酐清除率>20 ml/min 者，每日 3 次，每次 0.75~1.50 g；肌酐清除率 10~20 ml/min 者，每次 0.75 g，每日 2 次；肌酐清除率<10 ml/min 者，每次 0.75 g，每日 1 次。如出现术后感染，可结合药物敏感性试验结果选择抗生素。

（6）氧疗（鼻导管或面罩），雾化吸入。

2. 必须复查的检查项目　心电图、胸部 X 线片、超声心动图。

十、出院标准

1. 体温正常，创口愈合良好。

2. 发绀、气促改善或消失，经皮氧饱和度90%以上，心脏杂音减轻。

3. 胸部X线片、超声心动图提示无胸腔、心包积液，跨瓣压差、心房水平及三尖瓣反流程度明显减轻，心电图无心律失常。

十一、变异及原因分析

1. 存在除肺动脉狭窄的其他并发症，需要处理干预。

2. 患儿入院时已发生严重的肺部感染、心功能不良，需积极对症治疗和检查，导致住院时间延长，增加住院费用等。

3. 患者其他方面的原因等。

临床路径表单

适用对象：第一诊断为肺动脉狭窄（ICD-10: Q22.101），行直视肺动脉瓣膜切开术和（或）右室流出道疏通术（ICD-9-CM3: 35.13, 35.25, 35.26, 35.34, 35.35, 35.96）

患者姓名：_____ 性别：_____ 年龄：_____ 门诊号：_____ 住院号：_____

住院日期：___年__月__日　出院日期：___年__月__日　标准住院日：10~21 天

时间	住院第 1 天	住院第 2~4 天	住院第 3~5 天（手术日）
主要诊疗工作	□ 询问病史及体格检查 □ 病情告知 □ 如患儿病情重，应当及时通知上级医师 □ 完成入院病历	□ 上级医师查房 □ 完善术前准备 □ 询问送检项目报告，并予以相应处置 □ 注意预防并发症 □ 与家长沟通，讲解手术风险及可能并发症 □ 对症治疗 □ 签署手术知情同意书、输血同意书	□ 注意预防并发症 □ 手术治疗 □ 术后监护 □ 完成手术记录、病程记录 □ 向患者及家属交代病情及术中基本情况
重点医嘱	**长期医嘱：** □ 心外科护理常规 □ 普通饮食 □ 三级护理 □ 健康宣教 **临时医嘱：** □ 血常规、尿常规 □ 肝功能、肾功能、血型+配血、凝血功能、感染性疾病筛查 □ 心电图、胸部 X 线片、超声心动图 □ 测血压、血氧饱和度（SpO_2）	**长期医嘱：** □ 心外科常规护理 **临时医嘱：** □ 拟明日行直视下肺动脉瓣膜切开术和（或）右心室流出道疏通术 □ 禁食 □ 开塞露 □ 备血 □ 置胃管 □ 给予抗生素	**长期医嘱：** □ CICU 监护常规 □ 特级护理 □ 心电、血压、中心静脉压监测 □ 呼吸机 □ 呼吸道护理、湿化，必要时雾化 □ 强心、利尿治疗；给予抗生素 □ 肝功能异常者保肝治疗 □ 必要时胸腔引流 □ 肺顺应性测定，每 4 h 一次（酌情） **临时医嘱：** □ 对症治疗 □ 胸部 X 线片、床边超声 □ 必要时复查血气 □ 必要时行气道检查
主要护理工作	□ 入院宣教 □ 入院护理评估	□ 护理评估 □ 生活护理	□ 观察患者情况记录生命体征 □ 记录 24 h 出入量 □ 术后康复指导
病情变异记录	□ 无　□ 有，原因： 1. 2.	□ 无　□ 有，原因： 1. 2.	□ 无　□ 有，原因： 1. 2.
护士签名			
医师签名			

时间	住院第 4~6 天 （术后第 1 天）	住院第 5~13 天 （术后 2~8 天）	住院第 10~21 天 （出院日）
主要诊疗工作	□ 医师查房 □ 清醒后拔除气管插管 □ 转回普通病房 □ 观察切口有无血肿，渗血 □ 拔除尿管	□ 医师查房 □ 安排相关复查并分析检查结果 □ 观察切口情况	□ 检查切口愈合情况并拆线（根据切口愈合情况） □ 确定患者可以出院 □ 向患者交代出院注意事项、复查日期 □ 通知出院处 □ 开出院诊断书 □ 完成出院记录
重点医嘱	**长期医嘱：** □ 一级护理 □ 半流饮食 □ 氧气吸入 □ 心电图、无创血压及经皮血氧饱和度监测 □ 预防性给予抗生素 **临时医嘱：** □ 心电图 □ 大换药 □ 复查血常规及相关指标 □ 其他特殊医嘱	**长期医嘱：** □ 普通饮食 □ 二级护理（视病情恢复定） □ 停监测（视病情恢复定） □ 停抗生素（视病情恢复定） **临时医嘱：** □ 拔除深静脉置管并行留置针穿刺（视病情恢复定） □ 复查胸部 X 线片、心电图、超声心动图以及血常规、肝功能、肾功能 □ 大换药	**临时医嘱：** □ 通知出院 □ 出院带药 □ 拆线换药
主要护理工作	□ 观察患者情况 □ 记录生命体征 □ 记录 24 h 出入量 □ 术后康复指导	□ 患者一般状况及切口情况 □ 鼓励患者下床活动，促进恢复 □ 术后康复指导	□ 帮助患者办理出院手续 □ 康复宣教
病情变异记录	□ 无　□ 有，原因： 1. 2.	□ 无　□ 有，原因： 1. 2.	□ 无　□ 有，原因： 1. 2.
护士签名			
医师签名			

（中华医学会小儿外科学分会）

第 143 节　儿童完全性房室隔缺损临床路径

临床路径标准

一、适用对象

第一诊断为完全性房室隔缺损（ICD-10：Q21.205），行完全性房室隔缺损修补术（ICD-9-CM-3：35.5402），年龄在 18 岁以下的患者。

二、诊断依据

根据《临床诊疗指南——心血管外科学分册》（中华医学会编著，人民卫生出版社，2009 年）。

1. 病史　可有反复呼吸道感染，生长发育迟缓，发现心脏杂音等。
2. 体征　可有胸骨左缘 3~4 肋间全收缩期射血性杂音等。
3. 辅助检查　心电图、胸部 X 线片、超声心动图等。

三、治疗方案的选择

根据《临床技术操作规范——心血管外科学分册》（中华医学会编著，人民军医出版社，2009 年）。

完全性房室隔缺损直视修补术（ICD-9-CM-3：35.5402）。

四、标准住院日

标准住院日为 11~15 天。

五、进入路径标准

1. 第一诊断必须符合完全性房室隔缺损疾病编码（ICD-10：Q21.205）。
2. 有适应证，无禁忌证。
3. 当患儿同时具有其他疾病诊断，但在住院期间不需要特殊处理也不影响第一诊断的临床路径流程实施时，可以进入路径。

六、术前准备（术前评估）

术前准备 2~3 天。

1. 必需的检查项目
（1）血常规、尿常规。
（2）肝功能、肾功能、电解质、血型、凝血功能、感染性疾病（乙型病毒性肝炎、丙型病毒性肝炎、梅毒、艾滋病等）筛查。
（3）心电图、胸部 X 线片、超声心动图。
2. 根据情况可选择的检查项目　便常规、心肌酶、24 h 动态心电图、肺功能检查、心脏增强 CT 等。

七、预防性抗生素选择与使用时机

抗生素使用按照《抗菌药物临床应用指导原则》（卫医发〔2004〕285 号）执行，并根据患者的病情决定抗生素的选择与使用时间。可使用二代头孢类抗生素，术前 0.5~1.0 h 静脉注射。

八、手术日

手术日为入院第 3~4 天。

1. 麻醉方式　全身麻醉。
2. 体外循环辅助。
3. 手术植入物　缺损补片材料、胸骨固定钢丝等。
4. 术中用药　麻醉和体外循环常规用药。
5. 输血及血液制品　视术中情况而定。

九、术后住院恢复

术后住院恢复时间 8~14 天。

1. 术后转监护病房，持续监测治疗。
2. 病情平稳后转回普通病房。
3. 必须复查的检查项目　血常规、血电解质、肝功能、肾功能、胸部 X 线片、心电图、超声心动图。
4. 抗生素使用　按照《抗菌药物临床应用指导原则》（卫医发〔2004〕285 号）执行，并根据患儿的病情决定抗生素的选择与使用时间。可使用二代头孢类抗生素，如头孢呋辛钠，儿童平均一日剂量为 60 mg/kg，严重感染可用到 100 mg/kg，分 3~4 次给予。肾功能不全患者按照肌酐清除率制订给药方案：肌酐清除率>20 ml/min 者，每日 3 次，每次 0.75~1.50 g；肌酐清除率 10~20 ml/min 者，每次 0.75 g，每日 2 次；肌酐清除率<10 ml/min 者，每次 0.75 g，每日 1 次。如出现术后感染，可结合药物敏感性试验结果选择抗生素。

十、出院标准

1. 患者一般情况良好，体温正常，完成复查项目。
2. 切口愈合好，引流管拔除，伤口无感染。
3. 没有需要住院处理的并发症。

十一、变异及原因分析

1. 围术期并发症等造成住院日延长和费用增加。
2. 手术耗材的选择　由于病情不同，使用不同的内置物和耗材，导致住院费用存在差异。
3. 医师认可的变异原因分析。
4. 其他患者方面的原因等。

临床路径表单

适用对象：第一诊断为完全性房室隔缺损（ICD-10：Q21.205）；行完全性房室隔缺损
修补术（ICD-9-CM-3：35.5402）

患者姓名：_____ 性别：_____ 年龄：_____ 门诊号：_____ 住院号：_____

住院日期：___年__月__日　出院日期：___年__月__日　标准住院日：11~21 天

时间	住院第 1 天	住院第 2~4 天	住院第 4~6 天（手术日）
主要诊疗工作	□ 病史询问，体格检查 □ 完成入院病历书写 □ 安排相关检查 □ 上级医师查房	□ 汇总检查结果 □ 完成术前准备与术前评估 □ 术前讨论，确定手术方案 □ 完成术前小结、上级医师查房记录等病历书写 □ 向患者及家属交代病情及围术期注意事项 □ 签署手术知情同意书、自费用品协议书、输血同意书	□ 气管插管，建立深静脉通路 □ 手术 □ 术后转入重症监护病房 □ 术者完成手术记录 □ 完成术后病程记录 □ 向患者家属交代手术情况及术后注意事项
重点医嘱	**长期医嘱：** □ 先天性心脏病护理常规 □ 二级护理 □ 普通饮食 □ 患者既往基础用药 **临时医嘱：** □ 血常规、尿常规 □ 血型、凝血功能、电解质、肝功能、肾功能、感染性疾病筛查 □ 胸部 X 线片、心电图、超声心动图 □ 肺功能（必要时） □ 冠状动脉造影（必要时）	**长期医嘱：** □ 强心、利尿、补钾治疗 **临时医嘱：** □ 拟于明日在全麻体外循环下行室间隔缺损修补术 □ 备皮 □ 备血 □ 术前晚灌肠 □ 术前禁食、禁水 □ 术前镇静药（酌情） □ 其他特殊医嘱	**长期医嘱：** □ 心脏体外循环直视术后护理 □ 禁食 □ 持续血压、心电及血氧饱和度监测 □ 呼吸机辅助呼吸 □ 预防性给予抗生素 **临时医嘱：** □ 床旁心电图、胸部 X 线片 □ 其他特殊医嘱
主要护理工作	□ 入院宣教（环境、设施、人员等） □ 入院护理评估（营养状况、性格变化等）	□ 术前准备（备皮等） □ 术前宣教（提醒患者按时禁水等）	□ 随时观察患者病情变化 □ 记录生命体征 □ 记录 24 h 出入量 □ 定期记录重要监测指标
病情变异记录	□ 无　□ 有，原因： 1. 2.	□ 无　□ 有，原因： 1. 2.	□ 无　□ 有，原因： 1. 2.
护士签名			
医师签名			

日期	住院第 4~6 日 （术后第 1 天）	住院第 5~10 日 （术后第 2~6 天）	住院第 11~21 日 （术后第 7~11 天）
主要诊疗工作	□ 医师查房 □ 清醒后拔除气管插管 □ 转回普通病房 □ 观察切口有无血肿，渗血 □ 拔除胸腔引流管（根据引流量） □ 拔除尿管	□ 医师查房 □ 安排相关复查并分析检查结果 □ 观察切口情况	□ 检查切口愈合情况并拆线 □ 确定患者可以出院 □ 向患者交代出院注意事项复查日期 □ 通知出院处 □ 开出院诊断书 □ 完成出院记录
重点医嘱	长期医嘱： □ 一级护理 □ 半流饮食 □ 氧气吸入 □ 心电、无创血压及血氧饱和度监测 □ 预防性使用抗生素 □ 强心、利尿、补钾治疗 临时医嘱： □ 心电图 □ 大换药 □ 复查血常规及相关指标 □ 其他特殊医嘱	长期医嘱： □ 二级护理（酌情） □ 普通饮食 □ 停监测（酌情） □ 停抗生素（酌情） 临时医嘱： □ 拔除深静脉置管并行留置针穿刺（酌情） □ 复查胸部 X 线片、心电图、超声心动图以及血常规，血生化 □ 大换药	临时医嘱： □ 通知出院 □ 出院带药 □ 拆线换药
主要护理工作	□ 观察患者情况 □ 记录生命体征 □ 记录 24 h 出入量 □ 术后康复指导	□ 患者一般状况及切口情况 □ 鼓励患者下床活动，利于恢复 □ 术后康复指导	□ 帮助患者办理出院手续 □ 康复宣教
病情变异记录	□ 无　□ 有，原因： 1. 2.	□ 无　□ 有，原因： 1. 2.	□ 无　□ 有，原因： 1. 2.
护士签名			
医师签名			

（中华医学会小儿外科学分会）

第 144 节　完全性肺静脉异位引流
（肺静脉连接完全异常）临床路径

临床路径标准

一、适用对象

第一诊断为完全性肺静脉异位引流（ICD-10：Q26.200）行完全性肺静脉异位引流矫治术（ICD-9-CM-3：35.8202），年龄在 18 岁以下的患者。

二、诊断依据

根据《临床诊疗指南——心血管外科学分册》（中华医学会编著，人民卫生出版社，2009 年）。

1. 病史　可有心脏杂音，活动后心悸、气促等。
2. 体征　可以出现胸骨左缘 2~3 肋间收缩期柔和杂音，第二心音固定分裂等。
3. 辅助检查　心电图、胸部 X 线片、超声心动图、心脏大血管 64 排 CTA 等。

三、治疗方案的选择

根据《临床技术操作规范——心血管外科学分册》（中华医学会编著，人民军医出版社，2009 年）。完全性肺静脉异位引流矫治术（ICD-9-CM-3：35.8202）。

四、标准住院日

标准住院日≤30 天。

五、进入路径标准

1. 第一诊断必须符合完全性肺静脉异位引流疾病编码（ICD-10：Q26.200）。
2. 有适应证，无禁忌证。
3. 当患者同时具有其他疾病诊断，但在住院期间不需要特殊处理也不影响第一诊断的临床路径流程实施时，可以进入路径。

六、术前准备（术前评估）

术前准备≤3 天。
1. 必需的检查项目
（1）血常规、尿常规。
（2）肝功能、肾功能、电解质、血型、凝血功能、感染性疾病（乙型病毒性肝炎、丙型病毒性肝炎、梅毒、艾滋病等）筛查。
（3）心电图、胸部 X 线片、超声心动图。
2. 根据情况可选择的检查项目　便常规、心肌酶、24 h 动态心电图、肺功能检查、血气分析、心脏增强 CT 等。

七、预防性抗生素选择与使用时机

抗生素使用按照《抗菌药物临床应用指导原则》（卫医发〔2004〕285 号）执行，并根据患者的病情决定抗生素的选择与使用时间。可使用二代头孢类抗生素，如头孢呋辛钠，术前 0.5~1.0 h 静脉注射。

八、手术日

手术日一般在入院 7 天内。

1. 麻醉方式　全身麻醉。
2. 体外循环辅助。
3. 手术植入物　缺损补片材料、胸骨固定钢丝等。
4. 术中用药　麻醉和体外循环常规用药。
5. 输血及血液制品　视术中情况而定。

九、术后住院恢复

术后住院恢复 7~14 天。

1. 术后转监护病房，持续监测治疗。
2. 病情平稳后转回普通病房。
3. 必须复查的检查项目　血常规、血电解质，心电图、胸部 X 线片。必要时查超声心动图、肝功能、肾功能等。
4. 抗生素使用　按照《抗菌药物临床应用指导原则》（卫医发〔2004〕285 号）执行，并根据患者的病情决定抗生素的选择与使用时间。可使用二代头孢类抗生素，如头孢呋辛钠，儿童平均一日剂量为 60 mg/kg，严重感染可用到 100 mg/kg，分 3~4 次给予。肾功能不全患者按照肌酐清除率制订给药方案：肌酐清除率 >20 ml/min 者，每日 3 次，每次 0.75~1.50 g；肌酐清除率 10~20 ml/min 者，每次 0.75 g，每日 2 次；肌酐清除率 <10 ml/min 者，每次 0.75 g，每日 1 次。如出现术后感染，可结合药物敏感性试验结果选择抗生素。

十、出院标准

1. 患者一般情况良好，体温正常，完成复查项目。
2. 引流管拔除，切口愈合无感染。
3. 没有需要住院处理的并发症。

十一、变异及原因分析

1. 围术期并发症等可造成住院日延长或费用超出参考费用标准。
2. 手术耗材的选择　由于病情不同，使用不同的内置物和耗材，导致住院费用存在差异。
3. 医师认可的变异原因分析。
4. 患者其他方面的原因等。

临床路径表单

适用对象：第一诊断为完全性肺静脉异位引流（ICD-10：Q26.200）行完全性肺静脉异位引流矫治术（ICD-9-CM-3：35.51/35.61/35.71）

患者姓名：_____ 性别：_____ 年龄：_____ 门诊号：_____ 住院号：_____

住院日期：___年__月__日 出院日期：___年__月__日 标准住院日：≤30天

时间	住院第1~2天	住院第3~5天	住院第5~7天（手术日）
主要诊疗工作	□ 病史询问，体格检查 □ 完成入院病历书写 □ 安排相关检查 □ 上级医师查房	□ 汇总检查结果 □ 完成术前准备与术前评估 □ 术前讨论，确定手术方案 □ 完成术前小结、上级医师查房记录等病历书写 □ 向患者及家属交代病情及围术期注意事项 □ 签署手术知情同意书、自费用品协议书、输血同意书	□ 气管插管，建立深静脉通路 □ 手术 □ 术后转入监护病房 □ 术者完成手术记录 □ 完成术后病程记录 □ 向患者家属交代手术情况及术后注意事项
重点医嘱	长期医嘱： □ 先天性心脏病护理常规 □ 二级护理 □ 普通饮食 □ 患者既往基础用药 临时医嘱：（检查项目） □ 血常规、尿常规 □ 血型、凝血功能、电解质、肝功能、肾功能、感染性疾病筛查 □ 胸部X线片、心电图、超声心动图、心脏大血管64排CT血管造影	长期医嘱： □ 强心、利尿、补钾治疗 临时医嘱： □ 拟于明日在全麻体外循环下行房间隔缺损修补术 □ 备皮 □ 备血 □ 血型 □ 术前晚灌肠 □ 术前禁食、禁水 □ 术前镇静药（酌情） □ 其他特殊医嘱	长期医嘱： □ 心脏体外循环直视术后护理 □ 禁食 □ 持续血压、心电及血氧饱和度监测 □ 呼吸机辅助呼吸 □ 预防性使用抗生素 临时医嘱： □ 床旁胸部X线片 □ 其他特殊医嘱
主要护理工作	□ 入院宣教（环境、设施、人员等） □ 入院护理评估（营养状况、性格变化等）	□ 术前准备（备皮等） □ 术前宣教（提醒患者按时禁水等）	□ 观察患者病情变化 □ 定期记录重要监测指标
病情变异记录	□ 无 □ 有，原因： 1. 2.	□ 无 □ 有，原因： 1. 2.	□ 无 □ 有，原因： 1. 2.
护士签名			
医师签名			

时间	住院第 7~8 日 （术后第 1 天）	住院第 8~14 日 （术后第 2~7 天）	住院第 15~30 日 （术后第 7~14 天）
主要诊疗工作	□ 医师查房 □ 观察切口有无血肿，渗血或延迟关胸	□ 医师查房 □ 安排相关复查并分析检查结果 □ 观察切口情况 □ 拔除引流管	□ 检查切口愈合情况并拆线 □ 确定患者可以出院 □ 向患者交代出院注意事项复查日期 □ 通知出院处 □ 开出院诊断书 □ 完成出院记录
重点医嘱	**长期医嘱：** □ 病危 □ 鼻饲流质 □ 呼吸机辅助呼吸 □ 心电、有创血压及血氧饱和度监测 □ 预防性给予抗生素 □ 强心、利尿、补钾治疗 **临时医嘱：** □ 心电图 □ 大换药 □ 复查血常规及相关指标 □ 其他特殊医嘱	**长期医嘱：** □ 病危（酌情） □ 饮食根据患者病情而定 □ 停监测（酌情） □ 停抗生素（酌情） **临时医嘱：** □ 复查胸部 X 线片、心电图、超声心动图以及血常规，血生化全套 □ 大换药	**临时医嘱：** □ 通知出院 □ 出院带药 □ 拆线换药
主要护理工作	□ 观察患者情况 □ 记录生命体征 □ 记录 24 h 出入量 □ 术后康复指导	□ 患者一般状况及切口情况 □ 鼓励患者下床活动，利于恢复 □ 术后康复指导	□ 帮助办理出院手续 □ 康复宣教
病情变异记录	□ 无　□ 有，原因： 1. 2.	□ 无　□ 有，原因： 1. 2.	□ 无　□ 有，原因： 1. 2.
护士签名			
医师签名			

（中华医学会小儿外科学分会）

第 145 节　完全性大动脉转位临床路径

临床路径标准

一、适用对象

第一诊断为完全性大动脉转位（ICD-10：Q20.302）；行大动脉转换术（Switch 术）（ICD-9-CM-3：35.8402）。

二、诊断依据

根据《临床诊疗指南——心血管外科学分册》（中华医学会编著，人民卫生出版社，2009 年）。

1. 病史　可有不同程度发绀、呼吸急促等充血性心力衰竭的表现。

2. 体征　面色及全身发绀，心前区轻微膨隆、可有肝脏增大等，听诊有收缩期杂音，较柔和，第 2 心音单一。

3. 辅助检查　血常规、心电图、胸部 X 线片、超声心动图、心脏大血管 CT 血管造影（CTA）、心导管和心血管造影等。

三、选择治疗方案的依据

根据《临床技术操作规范——心血管外科学分册》（中华医学会编著，人民军医出版社，2009 年）。行大动脉转换术（Switch 术）。

四、标准住院日

标准住院日为≤21 天。

五、进入路径标准

1. 第一诊断必须符合完全性大动脉转位疾病编码（ICD-10：Q20.302）。

2. 有适应证，无禁忌证。

3. 无左心室流出道狭窄及单心室；无肺动脉瓣和右心室流出道狭窄或主动脉瓣下严重狭窄、严重的冠状动脉畸形；左心发育良好，左心室压力必须超过右心室压力的 60%。

4. 当患者同时具有其他疾病诊断，但在住院期间不需要特殊处理也不影响第一诊断的临床路径实施时，可以进入路径。

六、术前准备（术前评估）

术前准备≤7 天。

1. 必需的检查项目

（1）血常规、尿常规。

（2）肝功能测定、肾功能测定、血电解质、血型、凝血功能、感染性疾病（乙型病毒性肝炎、丙型病毒性肝炎、梅毒、艾滋病等）筛查。

（3）心电图、胸部 X 线片、超声心动图、心脏大血管 CTA。

2. 根据患者病情可选择的检查项目　便常规、心肌酶、心功能测定［如 B 型脑钠肽（BNP）测定、B 型脑钠肽前体（pro-BNP）测定等］、24 h 动态心电图、肺功能检查、血气分析、心脏 CT、心脏 MR、心导管及造影检查等。

七、预防性抗生素选择与使用时机

抗生素使用按照《抗菌药物临床应用指导原则》（卫医发〔2004〕285 号）执行，并根据患者的病情决定抗生素的选择与使用时间。建议使用第一、第二代头孢菌素。如可疑感染，需做相应的微生物学检查，必要时做药物敏感性试验。术前 0.5 ~2.0 h 静脉注射。

八、手术

手术日一般在入院 7 天内。

1. 麻醉方式　全身麻醉。

2. 体外循环辅助。

3. 手术植入物　补片材料、带瓣补片材料、胸骨固定钢丝等。

4. 术中用药　麻醉和体外循环常规用药。

5. 输血及血液制品　视术中情况而定。输血前需行血型鉴定、抗体筛选和交叉合血。

九、术后住院恢复

术后住院恢复≤14 天。

1. 术后早期持续监测治疗，观察生命体征。

2. 必须复查的检查项目　血常规、血电解质、肝功能、肾功能，心电图、胸部 X 线片、超声心动图。

3. 抗生素　按照《抗菌药物临床应用指导原则》（卫医发〔2004〕285 号）执行，并根据患者的病情决定抗生素的选择与使用时间。如可疑感染，需做相应的微生物学检查，必要时做药物敏感性试验。

4. 根据病情需要进行支持治疗及可能出现的重要脏器并发症的防治。

十、出院标准

1. 患者一般情况良好，完成复查项目。

2. 引流管拔除，切口愈合无感染。

3. 没有需要住院处理的并发症。

十一、变异及原因分析

1. 围术期并发症等造成住院日延长或费用增加。

2. 手术耗材的选择　由于病情不同，使用不同的内置物和耗材，导致住院费用存在差异。

3. 医师认可的变异原因分析。

4. 患者其他方面的原因等。

临床路径表单

适用对象：第一诊断为完全性大动脉转位（ICD-10：Q20.302）；行大动脉转换术（Switch 术）（ICD-9-CM-3: 35.8402）

患者姓名：_____ 性别：_____ 年龄：_____ 门诊号：_____ 住院号：_____

住院日期：___年__月__日　出院日期：___年__月__日　标准住院日：≤28 天

时间	住院第 1~2 天	住院第 1~6 天	住院第 2~7 天（手术日）
主要诊疗工作	□ 询问病史 □ 体格检查 □ 完成入院病历书写 □ 安排相关检查 □ 上级医师查房	□ 汇总检查结果 □ 完成术前准备与术前评估 □ 术前讨论，确定手术方案 □ 完成术前小结、上级医师查房记录等病历书写 □ 向患者及家属交代病情及围术期注意事项 □ 签署手术知情同意书、自费用品协议书、输血同意书	□ 气管插管，建立深静脉通路 □ 手术，术后转入监护病房 □ 术者完成手术记录 □ 完成术后病程记录 □ 向患者家属交代手术情况及术后注意事项 □ 上级医师查房 □ 麻醉医师查房 □ 观察生命体征及有无术后并发症并作相应处理
重点医嘱	**长期医嘱：** □ 先天性心脏病护理常规 □ 二级护理 □ 普通饮食 □ 强心、利尿、补钾药（酌情） **临时医嘱：** □ 血常规、尿常规 □ 肝功能、肾功能、血电解质、血型、凝血功能、感染性疾病筛查 □ 心电图、胸部 X 线片、超声心动图 □ 经皮血氧饱和度检测 □ 测四肢血压	**临时医嘱：** □ 拟于明日在全麻体外循环下行大动脉转换术（Switch 术）备皮 □ 备血 □ 血型 □ 术前晚灌肠（酌情） □ 术前禁食、禁水 □ 5% 葡萄糖溶液静脉滴注（酌情） □ 术前镇静药（酌情） □ 其他特殊医嘱	**长期医嘱：** □ 心脏体外循环直视术后护理 □ 禁食 □ 持续血压、心电及血氧饱和度监测 □ 呼吸机辅助呼吸 □ 预防性使用抗生素 □ 留置引流管并记录引流量 □ 保留尿管并记录尿量 **临时医嘱：** □ 血常规、血气分析 □ 床旁胸部 X 线片 □ 给予补液，血管活性药 □ 输血及或补晶体、胶体液（必要时） □ 其他特殊医嘱
主要护理工作	□ 入院宣教（环境、设施等） □ 入院护理评估（营养状况、性格变化等）	□ 术前准备（备皮等） □ 术前宣教（提醒患者按时禁水等）	□ 观察患者病情变化 □ 定期记录重要监测指标
病情变异记录	□ 无　□ 有，原因： 1. 2.	□ 无　□ 有，原因： 1. 2.	□ 无　□ 有，原因： 1. 2.
护士签名			
医师签名			

时间	住院第 3~8 日 （术后第 1 天）	住院第 4~20 日 （术后第 2 天至出院前）	住院第 9~28 日 （术后第 7~14 天）
主要诊疗工作	□ 上级医师查房 □ 住院医师完成病程记录 □ 观察体温、生命体征情况、有无并发症等并作出相应处理 □ 观察切口有无血肿、渗血 □ 拔除胸腔引流管（根据引流量） □ 拔除尿管（酌情）	□ 医师查房 □ 安排相关复查并分析检查结果 □ 观察切口情况	□ 检查切口愈合情况 □ 确定患者可以出院 □ 向患者交代出院注意事项复查日期 □ 通知出院处 □ 开出院诊断书 □ 完成出院记录
重点医嘱	**长期医嘱：** □ 特级/一级护理 □ 半流饮食 □ 氧气吸入 □ 心电、血压及血氧饱和度监测 □ 预防性使用抗生素 □ 强心、利尿、补钾治疗 **临时医嘱：** □ 心电图 □ 输血及（或）补晶体、胶体液（必要时） □ 止痛等对症处理 □ 血管活性药 □ 换药 □ 复查血常规及相关指标 □ 其他特殊医嘱	**长期医嘱：** □ 二级护理（酌情） □ 普通饮食 □ 停监测（酌情） □ 停抗生素（酌情） **临时医嘱：** □ 拔除深静脉置管并行留置针穿刺（酌情） □ 复查心电图、胸部 X 线片、超声心动图以及血常规、血电解质 □ 换药 □ 其他特殊医嘱	**临时医嘱：** □ 通知出院 □ 出院带药 □ 切口换药
主要护理工作	□ 观察患者情况 □ 记录生命体征 □ 记录 24 h 出入量 □ 术后康复指导	□ 患者一般状况及切口情况 □ 鼓励患者下床活动，促进恢复 □ 术后康复指导	□ 帮助患者办理出院手续 □ 康复宣教
病情变异记录	□ 无　□ 有，原因： 1. 2.	□ 无　□ 有，原因： 1. 2.	□ 无　□ 有，原因： 1. 2.
护士签名			
医师签名			

（中华医学会小儿外科学分会）

第 146 节　先天性胆管扩张症临床路径

临床路径标准

一、适用对象

第一诊断为先天性胆管扩张症（胆总管囊肿）（ICD-10：Q44.4/Q44.504）。行扩张胆总管切除、胆道重建术（ICD-9-CM-3：51.6301）。

二、诊断依据

根据《临床诊疗指南——小儿外科学分册》（中华医学会编著，人民卫生出版社，2005 年）、《临床技术操作规范——小儿外科学分册》（中华医学会编著，人民军医出版社，2005 年）、《小儿肝胆外科学》（董蒨，人民卫生出版社，2005 年）及《小儿腹部外科学》（第 2 版，王果，人民卫生出版社，2011 年）。

1. 腹痛、黄疸及腹部肿块为本病的 3 个典型症状，临床上常以其中 1~2 种表现就诊。除三个主要症状外，可伴发热、恶心和呕吐。

2. 影像学检查　B 超检查见肝脏下方显示界限清楚的低回声区，并可查明肝内胆管扩张的程度和范围及是否合并胆管内结石。CT 检查可明确胆总管扩张的程度、位置，胆总管远端狭窄的程度以及有无肝内胆管扩张，扩张的形态及部位等，有助术式的选择。近年来，磁共振胰胆管造影（MRCP）及 CT 三维重建技术可以全面真实立体地反映肝内外胆管的影像。经内镜逆行胰胆管造影（ERCP）亦可用于检查。先天性胆管扩张症可表现为囊肿型或梭状型。

3. 实验室检查　大多数患儿症状发作时血、尿及粪的检查呈阻塞性黄疸所见。可有不同程度的急性肝功能不良的表现，如碱性磷酸酶、氨基转移酶升高。合并囊肿内感染者可见血常规增高等炎症的改变。血、尿淀粉酶升高提示可能存在胰胆管合流异常伴发胰淀粉酶逆流入血液中或有胰腺炎。

三、选择治疗方案的依据

根据《临床诊疗指南——小儿外科学分册》（中华医学会编著，人民卫生出版社，2005 年）、《临床技术操作规范——小儿外科学分册》（中华医学会编著，人民军医出版社，2005 年）、《小儿肝胆外科学》（董蒨，人民卫生出版社，2005 年）及《小儿腹部外科学》（第 2 版，王果，人民卫生出版社，2011 年）。

行扩张胆总管切除、胆道重建术（ICD-9-CM-3：51.6301）。

四、标准住院日

标准住院日为 10~12 天。

五、进入路径标准

1. 第一诊断必须符合先天性胆管扩张症（胆总管囊肿）疾病编码（ICD-10：Q44.4/Q44.504）。

2. 患儿一般情况可耐受手术。

3. 当患儿合并其他疾病，但住院期间不需特殊处理，也不影响第一诊断的临床路径实施时，可以进入路径。

4. 因本病发生胆管穿孔或严重感染等，已行胆管或胆囊外引流术者不进入路径。

六、术前准备（术前评估）

术前准备为 3 天。

1. 必需的检查项目

（1）实验室检查　血常规、C 反应蛋白、血型鉴定、尿常规、便常规、生化全套、血淀粉酶、尿淀粉酶、血凝常规、肝炎全套和血气分析等。

（2）胸部 X 线片（正位）、心电图、超声心动图（心电图异常者）。

（3）腹部 B 超。

（4）上腹部 CT。

2. 根据患者病情进行的检查项目　MRCP 或增强 CT 及三维重建，有条件者可选择 ERCP 检查。

七、预防性抗生素选择与使用时机

1. 按照《抗菌药物临床应用指导原则》（卫医发〔2004〕285 号），并结合患儿病情决定选择。

2. 推荐药物治疗方案（使用《国家基本药物》的药物）。

3. 预防性用药时间为 1 天，术前因感染已应用抗生素或术中发现胆管或胰腺有炎症者不在此列。

八、手术

手术日为入院第 4 天。

1. 麻醉方式　气管插管全身麻醉。

2. 预防性抗生素的给药方法　二代头孢类（如头孢呋辛）或三代头孢类（如头孢曲松或头孢哌酮）抗生素静脉滴注，切开皮肤前 30 min 开始给药，手术延长到 3 h 以上或大量失血时，补充一个剂量（用头孢曲松时无须追加剂量）。

3. 手术方式　开放经腹或腹腔镜下扩张胆总管、胆囊切除、肝总管-空肠 Roux-Y 吻合。

4. 术中胆道造影　可选择术中胆道造影。部分肝内胆管的囊性扩张或狭窄需行适当的肝门部甚至肝内胆管成形术，以确保防止术后并发症的出现。

5. 术中处理　距 Treirz 韧带 15~20 cm 可用常规手法或应用切割闭合吻合器横断空肠。封闭远端肠腔，行结肠后肝总管空肠端侧吻合；将近端空肠与远端 25~30 cm 处行端侧吻合。

6. 输血　视术中和术后情况而定。

九、术后住院恢复

术后住院恢复 6~8 天。

1. 必须复查的检查项目　血常规、C 反应蛋白、生化全套、淀粉酶。

2. 术后抗生素　二代头孢类（如头孢呋辛）、三代头孢类（如头孢曲松或头孢哌酮）及甲硝唑，用药时间一般为 3~5 天。

3. 术后 4~5 天确认腹腔引流管无引流物流出可拔出。

4. 术后 4 天可行 CT 检查，了解腹腔内情况，有无胰腺水肿、腹腔积液等。

十、出院标准

1. 一般情况好，无发热，消化道功能恢复好。

2. 切口愈合良好，腹腔引流管拔除后愈合良好，无瘘管形成。

3. 无其他需要住院处理的并发症。

十一、变异及原因分析

1. 合并肝内胆管扩张的患儿。

2. 术前合并其他基础疾病影响手术的患儿，需要进行相关的诊断和治疗。

3. 为进一步明确诊断，术中须常规抽取胆囊或扩张胆管内胆汁，检测淀粉酶水平、细菌培养加药物敏感性试验；行术中胆管造影显示的肝内胆管及胰胆管共同通道可能的病理变化可以作为下一步具体手术处理方案的参考。

4. 注意肝内胆管及胰胆共同通道相关病变的处理。

5. 有并发症（严重肝功能损害、黄疸、胆管穿孔、急性胰腺炎及胆管出血或恶变等）的先天性胆管扩张症，则转入相应临床路径。

临床路径表单

适用对象：第一诊断为先天性胆管扩张症（胆总管囊肿）（ICD-10：Q44.4/Q44.504）
行扩张胆总管切除、胆道重建术（ICD-9-CM-3：51.6301）

患者姓名：_____ 性别：_____ 年龄：_____ 门诊号：_____ 住院号：_____
住院日期：___年__月__日 出院日期：___年__月__日 标准住院日：10~12天

时间	住院第1天	住院第2天	住院第3天
主要诊疗工作	□ 询问病史与体格检查 □ 上级医师查房与术前评估 □ 确定诊断和手术日期 □ 与患儿家属沟通病情并予以指导 □ 完成患儿病情评估表	□ 确定所有检查结果符合诊断和手术条件，异常者分析处理后复查 □ 签署输血知情同意书	□ 向患者监护人交代病情，签署手术知情同意书 □ 麻醉科医师探望患者并完成麻醉前书面评估 □ 完成手术准备
重点医嘱	**长期医嘱：** □ 二级护理 □ 无渣低脂饮食 **临时医嘱：** □ 血常规、尿常规、C反应蛋白、血型鉴定、便常规 □ 生化全套、血气分析、血凝常规、血淀粉酶或尿淀粉酶 □ 心电图、胸部X线片、超声 □ 上腹部CT □ 上腹部增强CT+三维重建（必要时） □ MRCP（必要时） □ 超声心动图（必要时） □ ERCP（必要时）	**长期医嘱：** □ 二级护理 □ 无渣低脂半流质 □ 给予广谱抗生素（必要时） □ 给予维生素K_1（必要时） □ 给予保肝药物（必要时）	**临时医嘱：** □ 明晨术前禁食、备皮 □ 拟明日全麻下行扩张胆总管、胆囊切除、肝总管-空肠Roux-Y吻合术 □ 开塞露或灌肠通便 □ 带预防性抗生素，术前插胃管、导尿管各1根，接尿袋1只 □ 备血
主要护理工作	□ 入院宣教：介绍责任护士、床位医生、病房环境、设施和设备 □ 入院护理评估 □ 动静脉取血（明晨取血） □ 指导患者到相关科室进行检查	□ 饮食护理 □ 观察有无发热、腹痛、黄疸 □ 观察腹部体征	□ 手术前皮肤准备 □ 手术前物品准备 □ 手术前心理护理 □ 明晨禁食、禁水
病情变异记录	□ 无 □ 有，原因： 1. 2.	□ 无 □ 有，原因： 1. 2.	□ 无 □ 有，原因： 1. 2.
护士签名			
医师签名			

时间	住院第 4 天 （手术日）	住院第 5 天 （术后第 1 天）	住院第 6 天 （术后第 2 天）
主要诊疗工作	□ 完成扩张胆总管、胆囊切除、肝总管–空肠 Roux-Y 吻合术 □ 完成术后医嘱和检查 □ 上级医师查房 □ 向患者家属交代手术后注意事项 □ 确定有无手术并发症 □ 确定有无麻醉并发症（麻醉科医师随访和书面评价）	□ 上级医师查房 □ 仔细观察患儿腹部体征变化，腹腔引流情况伤口有无出血等，对手术进行评估	□ 上级医师查房 □ 仔细观察患儿腹部体征变化，腹腔引流情况，伤口情况
重点医嘱	长期医嘱： □ 禁食 □ 一级护理 □ 置监护病房 □ 心电监护，血压，氧分压 □ 胃肠减压，记量 □ 留置导尿，记量 □ 腹腔引流，接袋，记量 □ 甲硝唑静脉滴注 □ 广谱抗生素 □ 保肝、抑酸、化痰等 临时医嘱： □ 血常规、C 反应蛋白 □ 生化全套、血气分析、淀粉酶（必要时） □ 按体重和出入量补液和电解质 □ 必要时按需输血	长期医嘱： □ 禁食 □ 转入普通病房 □ 一级护理 □ 甲硝唑静脉滴注 □ 广谱抗生素 □ 心电监护，血压，氧分压 □ 胃肠减压，计量 □ 如有腹腔引流，接袋，记量 □ 保肝、抑酸、化痰等 临时医嘱： □ 按体重和出入量补液和电解质 □ 停导尿	长期医嘱： □ 禁食 □ 一级护理 □ 甲硝唑静脉滴注 □ 广谱抗生素 □ 心电监护，血压，氧分压 □ 胃肠减压，记量 □ 如有腹腔引流，接袋，记量 □ 保肝、抑酸、化痰等 临时医嘱： □ 按体重和出入量补液和电解质 □ 切口换药
主要护理工作	□ 观察患者生命体征、腹部体征 □ 手术后心理与生活护理 □ 伤口护理 □ 引流管护理 □ 疼痛护理指导及镇痛泵（必要时）	□ 观察患者生命和腹部体征 □ 手术后心理与生活护理 □ 引流管护理 □ 药物不良反应观察和护理 □ 疼痛护理指导及镇痛泵使用 □ 按医嘱拔除尿管	□ 观察患者生命体征 □ 手术后心理与生活护理 □ 引流管护理 □ 观察排便、排气情况 □ 伤口护理 □ 疼痛护理指导及镇痛泵使用
病情变异记录	□ 无　□ 有，原因： 1. 2.	□ 无　□ 有，原因： 1. 2.	□ 无　□ 有，原因： 1. 2.
护士签名			
医师签名			

时间	住院第7天 （术后第3天）	住院第8~9天 （术后第4~5天）	住院第10~12天 （术后第6~8天，出院日）
主要诊疗工作	□ 上级医师查房，确定有无手术并发症和手术切口感染 □ 仔细观察患儿腹部体征变化，腹腔引流情况，伤口情况 □ 消化道恢复功能情况	□ 上级医师查房，确定有无手术并发症和手术切口感染 □ 了解上腹部CT情况，拔除腹腔引流管	□ 上级医师查房，确定有无手术并发症和手术切口感染 □ 了解所有化验报告 □ 请示上级医师给予出院 □ 出院医嘱 □ 完成出院病程录、出院小结 □ 通知患者及其家属，交代出院后注意事项，预约复诊日期
重点医嘱	长期医嘱： □ 禁食 □ 二级护理 临时医嘱： □ 按体重和出入量补液和电解质 □ 复查上腹部CT	长期医嘱： □ 流质/半流质 □ 二级护理 临时医嘱： □ 停胃肠减压 □ 血常规、C反应蛋白、肝功能、肾功能、淀粉酶 □ 拔除腹腔引流（如有）	长期医嘱： □ 低脂饮食 □ 二级护理 临时医嘱： □ 复查超声 □ 术后7天拆线
主要护理工作	□ 随时观察患者情况 □ 手术后心理与生活护理 □ 按医嘱拔除镇痛泵管	□ 随时观察患者情况 □ 手术后心理与生活护理 □ 指导并监督患者手术后活动 □ 饮食护理 □ 按医嘱拔除胃管	□ 对患儿家属进行出院准备指导和出院宣教 □ 帮助患儿家属办理出院手续
病情变异记录	□ 无　□ 有，原因： 1. 2.	□ 无　□ 有，原因： 1. 2.	□ 无　□ 有，原因： 1. 2.
护士签名			
医师签名			

（中华医学会小儿外科学分会）

第 147 节　先天性巨结肠临床路径

临床路径标准

一、适用对象

第一诊断为先天性巨结肠（ICD-10：Q43.1），行手术治疗（ICD-9-CM-3：48.4101~48.4103）。

二、诊断依据

根据《临床诊疗指南——小儿外科学分册》（中华医学会编著，人民卫生出版社，2005 年），《临床技术操作规范——小儿外科学分册》（中华医学会编著，人民军医出版社，2005 年）。

1. 出生后出现便秘症状且日益加重。
2. 钡灌肠显示有肠管狭窄、移行和扩张的表现，24 h 后结肠仍有钡剂残留。
3. 直肠肛管抑制反射（PAIR）消失。
4. 直肠活检提示先天性巨结肠病理改变。

其中 1 为必备，2、3、4 具备两项可确诊。

三、治疗方案的选择

根据《小儿外科学》（第 5 版，蔡威、孙宁、魏光辉，人民卫生出版社，2014 年）。

1. 经肛门结肠拖出术。
2. 腹腔镜辅助或开腹经肛门结肠拖出术。
3. 开腹巨结肠根治术。

四、进入路径标准

1. 第一诊断必须符合先天性巨结肠疾病编码（ICD-10：Q43.1）。
2. 符合短段型、普通型、长段型巨结肠诊断的病例，进入临床路径。
3. 当患者同时具有其他疾病诊断，但在住院期间不需要特殊处理也不影响第一诊断的临床路径实施时，可以进入路径。

五、术前准备

术前准备 7~14 天。

1. 必需的检查项目（计算检查费用）
（1）血常规、尿常规、便常规。

（2）肝功能、肾功能、电解质、血气分析、血型、血糖、凝血功能、感染性疾病（乙型病毒性肝炎、丙型病毒性肝炎、梅毒、艾滋病等）筛查。

（3）胸部 X 线片、心电图。

2. 根据患者病情进行　B 超等检查。

3. 进行充分的肠道准备

（1）每日结肠灌洗 1~2 次。

（2）术前清洁灌肠。

（3）术前 3 日开始口服肠道抗生素。

六、手术

手术日为入院第 8~15 天。

1. 麻醉方式　气管插管全身麻醉，可加骶管麻醉。

2. 手术方式　短段型及普通型巨结肠行经肛门结肠拖出术；长段型行腹腔镜辅助或开腹经肛门结肠拖出术。

3. 输血　视术中和术后情况而定。

七、术后住院恢复

术后住院恢复 6~8 天。

1. 术后必须复查的检查项目　血常规、C 反应蛋白、血气分析、肝功能、肾功能、电解质。

2. 术后用药　抗生素使用按照《抗菌药物临床应用指导原则》（卫医发〔2004〕285 号）执行。

八、出院标准

1. 一般情况良好。

2. 便秘症状消失。

3. 伤口愈合良好，无出血、感染、瘘等。

4. 无其他需要住院处理的并发症。

临床路径表单

适用对象：第一诊断为先天性巨结肠行根治性手术治疗

患儿姓名：_____ 性别：_____ 年龄：_____ 门诊号：_____ 住院号：_____

住院日期：___年__月__日　出院日期：___年__月__日　标准住院日：10~14 天

日期	住院第 1 天	住院第 2~5 天	住院第 3~6 天（术前第 1 天）
主要诊疗工作	□ 询问病史与体格检查，开具医嘱，完成病历书写 □ 入院后常规谈话 □ 营养评估，营养评分<3 分需请营养专科会诊 □ 危急值分析及处理（Hb≤60 g/L，血 K^+<2.5 mmol/L，Na^+<120 mmol/L）	□ 查房与术前评估 □ 评估检查结果是否符合诊断和手术条件 □ 检查结果异常者分析、处理后复查	□ 术前全面评估，了解结肠灌洗情况 □ 向患儿监护人交代病情，签署手术知情同意书 □ 签署输血知情同意书 □ 麻醉医师探望患儿并签署麻醉知情同意书 □ 完成手术准备
重点医嘱	**长期医嘱** □ 小儿外科常规护理 □ 二级护理 □ 无渣饮食 □ 结肠回流灌洗 **临时医嘱** □ 血常规 □ 血型 □ 尿常规 □ 便常规+隐血 □ 凝血功能 □ 肝功能、肾功能 □ 感染性疾病筛查 □ 血气分析+电解质 □ C 反应蛋白 □ 大便细菌培养 □ 心电图 □ 胸部 X 线片	**临时医嘱** □ 甲硝唑片，口服，一天三次 □ 磺胺甲噁唑（SMZ）片，口服，一天两次	**临时医嘱** □ 定于明日在全麻下行无神经节细胞症根治术 □ 术前留置胃管 □ 术前禁饮食 □ 术前备皮 □ 今晚结肠回流灌洗 □ 明晨清洁灌肠 □ 术前半小时使用抗生素

日期	住院第 4~7 天 （手术日）	住院第 5~8 天 （术后第 1 天）	住院第 6~9 天 （术后第 2~3 天）
主要诊疗工作	□ 按手术分级及手术授权完成手术 □ 完成手术记录和术后记录 □ 开具术后医嘱 □ 向监护人交代手术中情况和术后注意事项 □ 查房确定有无手术和麻醉并发症 □ 麻醉医师随访、术后评估 □ 术后常规疼痛评估：4~7 分应及时处理并记录，≥ 7 分及时请麻醉医师会诊并处理和记录	□ 仔细观察患儿腹部体征变化 □ 对手术进行评估，确定有无手术并发症 □ 疼痛评估：使用疼痛泵后疼痛评分>4 需分析原因，必要时请麻醉医师会诊 □ 检查结果异常者分析、处理后复查（备选） □ 危急值分析及处理	□ 仔细观察患儿腹部体征变化，肛门有无出血 □ 对手术进行评估，确定有无手术并发症 □ 评价检查结果 □ 疼痛评估 □ 危急值分析及处理
重点医嘱	**长期医嘱** □ 按全麻下行无神经节细胞症根治术后常规护理 □ 置监护病房 □ 一级护理 □ 吸氧 □ 持续心电监护 □ 口腔护理 □ 静脉镇痛泵护理 □ 留置胃管并记量 □ 留置尿管并记量 □ 腹腔引流管护理并记量 □ 留置肛管护理 □ 抗生素使用按《抗菌药物分级指导原则选用抗生素》 **临时医嘱** □ 按体重记量术后至次日上午 8 点液体及电解质的需求量 □ 静脉营养支持	**长期医嘱** □ 转入普通病房 □ （非经腹手术）可饮水（备选） □ 红外线治疗（备选） **临时医嘱** □ 血常规 □ C 反应蛋白 □ 血气分析+电解质 □ 拔胃管（备选） □ 拔尿管（备选） □ 停心电监护（备选） □ 停吸氧（备选） □ 0.1% 聚维酮碘消毒液（备选） □ 中换药（备选） □ 按体重和出入量补充液体和电解质 □ 其他特殊医嘱（如退热药物）	**长期医嘱** □ 可饮水（备选） □ 流质饮食（备选） □ 半流质饮食（备选） **临时医嘱** □ 血常规（备选） □ C 反应蛋白（备选） □ 肝功能、肾功能（备选） □ 血气分析+电解质（备选） □ 停用静脉镇痛泵 □ 拔肛门油砂胶管（备选） □ 拔肛门直肠肌鞘夹层引流管（备选） □ 停心电监护（备选） □ 中换药（备选） □ 按体重和出入量补充液体和电解质 □ 其他特殊医嘱（如退热药物）

日期	住院第 7~12 天 （术后第 4~6 天）	住院第 10~13 天 （出院前 1 天）	住院第 11~14 天 （出院日）
主要诊疗工作	□ 评估手术效果及患儿恢复情况 □ 确定有无手术并发症和切口感染 □ 疼痛评估 □ 如果初步评估出现 □ 手术并发症（如吻合口瘘），需请专科主任医师查房并再次评估，确认后执行先天性巨结肠二级临床路径 ■ 是　需执行先天性巨结肠二级临床路径 ■ 否　继续执行本临床路径	□ 评估手术效果，确定是否预出院 □ 确定有无手术并发症和切口感染 □ 营养评估，评分>3 分需在营养专科随访 □ 疼痛评估 □ 完成预出院准备 □ 术后随访指导及人工扩肛指导	□ 评估手术效果和检查结果是否符合出院标准，确定能否出院 □ 交代出院后注意事项 □ 预约门诊复诊日期
重点医嘱	**临时医嘱** □ 中换药 □ 按体重和出入量补充液体和电解质 □ 执行无神经节细胞症合并吻合口瘘的二级临床路径（备选）	**长期医嘱** □ 普通饮食 □ 临时医嘱 □ 中换药 □ 血常规 □ 血气分析+电解质 □ C 反应蛋白 □ 停止静脉输液 □ 购买人工扩肛器 □ 拟于明日出院 □ 出院带药	**临时医嘱** □ 今日出院

（中华医学会小儿外科学分会）

第 148 节　食管闭锁临床路径

临床路径标准

一、适用对象

第一诊断为先天性食管闭锁 Gross Ⅲ型，即食管闭锁伴食管气管瘘的病例（ICD-10：Q39.100），新生儿初诊病例。

二、诊断依据

1. 病史　新生儿期发病，典型表现为唾液吞咽困难并难以清除，部分病例表现为出生后呛咳、窒息、发绀，部分产前诊断发现胎儿胃泡小或羊水过多。

2. 体征　口腔内及嘴角大量白色泡沫样痰，呈"蟹吐泡"样，部分病例可见发绀，双肺可闻及干、湿啰音，腹部无明显异常体征。经鼻或经口置入胃管均受阻。部分病例可合并先天性心脏病、先天性肛门闭锁等直肠肛门畸形以及多指（趾）等肢体畸形。

3. 辅助检查

（1）胸、腹部联合 X 线片：可见充气膨胀的食管盲端，胃肠道广泛充气的肠管。部分病例因合并先天性肠闭锁腹部可呈"双泡征"或"三泡征"。

（2）食管造影（水溶性造影剂）：见闭锁近端膨胀的食管盲端。

三、进入路径标准

1. 第一诊断必须符合疾病编码（ICD-10：Q39.100）。

2. 当患者同时具有其他疾病诊断，但在住院期间不需要特殊处理也不影响第一诊断的临床路径实施时，可以进入路径。

3. 长段缺失型食管闭锁或食管气管瘘不伴食管闭锁的患者不进入此路径。

四、住院期间的检查项目

1. 必需的检查项目

（1）血常规、尿常规、便常规。

（2）肝功能、肾功能、凝血功能、血气分析、电解质。

（3）血型检测和梅毒、艾滋病、肝炎等传染性疾病筛查。

（4）胸、腹部联合 X 线片，心超，心电图。

（5）腹部 B 超（肝、脾、泌尿系统等重要脏器）。

（6）食管造影（水溶性造影剂）。

2. 根据患者病情进行的检查项目

（1）染色体核型检查。

（2）合并直肠肛门畸形病例：需补充"倒立正侧位 X 线"、腰骶椎 MRI 平扫等影像学检查。

（3）合并多指（趾）等肢体畸形病例：需补充患侧肢体的 X 线检查。

五、治疗方案的选择

明确诊断Ⅲ型食管闭锁的患儿需行经胸（或胸腔镜辅助）食管气管瘘缝合+食管闭锁矫正术（CM-3：33.4202+42.4105）。

1. 预防性抗生素选择与使用时机　按照《抗菌药物临床应用指导原则》（卫医发〔2004〕285 号）执行，围术期可根据患者情况予使用预防性抗生素。

2. 手术日　手术日为入院后 1~2 天。

（1）麻醉方式：静脉+气管插管全身麻醉。

（2）预防性抗生素：可选用第二代或者第三代头孢菌素，并联合抗厌氧菌药物（如甲硝唑）。

（3）手术方式：经胸（或胸腔镜辅助）食管气管瘘缝合+食管闭锁矫正术（CM-3：33.4202+42.4105）。

（4）手术内置物：可使用吻合器、Hemlock 夹等置入物。

（5）输血：必要时。

3. 术后必须复查的检查项目

（1）血常规、肝功能、肾功能、凝血功能、血气分析、电解质。

（2）胸部 X 线片、食管造影（水溶性造影剂）。

六、出院标准

1. 一般情况良好，生命体征平稳。

2. 胃纳良好，奶量已增加至与体重匹配的足量，无需额外补液支持。

3. 伤口愈合良好。

4. 复查相关检查项目，在正常范围。

5. 各种感染均已治愈。

七、标准住院日

标准住院日为 4~21 天。

八、变异及原因分析

1. 有影响手术的重大合并症，需要进行相关的诊断及治疗，如复杂先天性心脏病、早产儿、极低体重儿、ABO 溶血等。

2. 合并肠闭锁、高位无肛等肠道畸形需分期手术。

3. 出现严重术后并发症，如食管瘘、食管气管瘘复发、胸腔积液、脓胸，重症感染等。

4. 出现其他意外并发症，如重症肺部感染、坏死性小肠结肠炎（NEC）、无肛结肠造瘘后脱垂或塌陷或者肠梗阻等。

临床路径表单

适用对象：第一诊断为食管闭锁伴食管气管瘘（ICD-10：Q39.100）；行食管气管瘘缝合+食管闭锁矫正术（CM-3：33.4202+42.4105 ）

患者姓名：_____ 性别：_____ 年龄：_____ 门诊号：_____ 住院号：_____

住院日期：___年__月__日　出院日期：___年__月__日　标准住院日：≤28 天

时间	住院第 1 天 术前	住院第 2 天 术前	住院第 3 天 手术日（术后医嘱）
重点医嘱	**长期医嘱：** □ 儿外科护理常规 □ 一级护理 □ 禁食 □ 半卧位 □ 置暖箱 □ 心电监护 □ 吸痰护理 □ 静脉给予抗生素 □ 留置胃管 **临时医嘱：** □ 血常规、尿常规、便常规 □ 肝功能、肾功能、凝血全套 □ 血气分析、电解质 □ 梅毒及艾滋病等传染性疾病筛查 □ 血型测定 □ 胸、腹部联合 X 线片 □ 超声心动图、心电图 □ 腹部 B 超 □ 食管造影（水溶性造影剂） □ 补液支持	**长期医嘱：** □ 儿外科护理常规 □ 一级护理 □ 禁食 □ 半卧位 □ 置暖箱 □ 心电监护 □ 吸痰护理 □ 静脉给予抗生素 □ 留置胃管 **临时医嘱：** □ 明日在麻醉下行食管气管瘘缝合+食管闭锁矫正术 □ 备血	**长期医嘱：** □ 儿外科护理常规 □ 一级护理 □ 半卧位 □ 置暖箱 □ 心电监护 □ 吸痰护理 □ 胃肠减压 □ 禁食 □ 呼吸机管理 □ 胸腔引流护理 □ 静脉给予抗生素 **临时医嘱：** □ 血常规、肝功能、肾功能、凝血功能、血气分析 □ 补液支持 □ 白蛋白支持（必要时） □ 床旁胸部 X 线片
病情变异记录	□ 无　□ 有，原因： 1. 2.	□ 无　□ 有，原因： 1. 2.	□ 无　□ 有，原因： 1. 2.
护士签名			
医师签名			

时间	住院第4~6天 （术后第1~3天）	住院第7天 （术后第4天）	住院第8~10天 （术后第5~7天）
重点医嘱	**长期医嘱：** □ 儿外科护理常规 □ 一级护理 □ 半卧位 □ 置暖箱 □ 心电监护 □ 吸痰护理 □ 胃肠减压 □ 禁食 □ 呼吸机管理 □ 胸腔引流护理 □ 静脉给予抗生素 **临时医嘱：** □ 静脉营养支持	**长期医嘱：** □ 儿外科护理常规 □ 一级护理 □ 半卧位 □ 置暖箱 □ 心电监护 □ 吸痰护理 □ 胃肠减压 □ 禁食 □ 胸腔引流护理 □ 静脉抗生素 **临时医嘱：** □ 换药 □ 静脉营养支持	**长期医嘱：** □ 儿外科护理常规 □ 一级护理 □ 半卧位 □ 置暖箱 □ 心电监护 □ 吸痰护理 □ 静脉给予抗生素 □ 胃肠减压 □ 禁食 **临时医嘱：** □ 床旁胸部X线片 □ 血常规、肝功能、肾功能、血气分析 □ 静脉营养支持
病情变异记录	□ 无　□ 有，原因： 1. 2.	□ 无　□ 有，原因： 1. 2.	□ 无　□ 有，原因： 1. 2.
护士签名			
医师签名			

时间	住院第 11~14 天 （术后第 8~10 天）	住院第 15~21 天 （术后第 11~17 天）	住院第 22~28 天 （术后第 18~24 天）
重点医嘱	**长期医嘱：** □ 儿外科护理常规 □ 一级护理 □ 半卧位 □ 置暖箱 □ 心电监护 □ 静脉给予抗生素 □ 鼻饲糖牛奶 **临时医嘱：** □ 食管造影（水溶性造影剂） □ 补液支持	**长期医嘱：** □ 儿外科护理常规 □ 一级护理 □ 半卧位 □ 置暖箱 □ 心电监护 □ 糖牛奶口服 **临时医嘱：** □ 补液支持	**长期医嘱：** □ 儿外科护理常规 □ 一级护理 □ 半卧位 □ 置暖箱 □ 心电监护 □ 糖牛奶口服 **临时医嘱：** □ 糖牛奶口服 □ 出院
病情变异记录	□ 无　□ 有，原因： 1. 2.	□ 无　□ 有，原因： 1. 2.	□ 无　□ 有，原因： 1. 2.
护士签名			
医师签名			

备注：

1. 院内感染（是/否）：＿＿＿＿＿＿院内感染名称：＿＿＿＿＿＿＿＿＿

2. 延长住院时间原因：＿＿＿＿＿＿＿＿＿＿＿＿＿＿＿＿＿＿＿

3. 退径（是/否）：＿＿＿＿＿＿退径原因：＿＿＿＿＿＿＿＿＿＿＿

4. 其他特殊事项及原因：＿＿＿＿＿＿＿＿＿＿＿＿＿＿＿＿＿＿

（中华医学会小儿外科学分会）

第 149 节　肠闭锁临床路径

临床路径标准

一、适用对象

第一诊断为先天性小肠闭锁的病例（ICD-10：Q41.900），新生儿初诊病例。

二、诊断依据

1. 病史　新生儿期发病，典型表现为生后反复胆汁性呕吐，无胎粪排出。部分病例产前诊断发现"双泡征""三泡征"或者胎儿肠管扩张伴或不伴羊水过多或偏多。

2. 体征　胸部无明显异常体征。腹胀或无腹胀（中低位小肠闭锁或高位小肠闭锁），腹软，无压痛，无肠型。胃肠减压引流出大量黄绿色液体，肛指检查见油灰样胎粪或黏液。

3. 辅助检查　胸、腹部联合 X 线平片：腹部可呈"双泡征"或"三泡征"（高位小肠闭锁），或者小肠多发宽大气液平，结肠无充气（低位小肠闭锁）。

三、进入路径标准

1. 第一诊断必须符合疾病编码（ICD-10：Q41.900）。

2. 当患者同时具有其他疾病诊断，但在住院期间不需要特殊处理或不影响第一诊断的临床路径实施时，可以进入路径。

四、住院期间的检查项目

1. 必需的检查项目

（1）血常规、尿常规、便常规。

（2）肝功能、肾功能、凝血功能、血气分析、电解质。

（3）血型检测和梅毒、艾滋病、肝炎等传染性疾病筛查。

（4）胸、腹部联合 X 线片，心超，心电图。

（5）腹部 B 超（肝、脾、泌尿系统等重要脏器）。

2. 根据患者病情进行的检查项目

（1）上消化道造影。

（2）钡剂灌肠检查。

五、治疗方案选择的依据

明确诊断先天性小肠闭锁的病例，需行剖腹探查+小肠吻合术（CM-3：54.1101

+45.9101）。

1. 术前准备 1~2 天　预防性抗生素选择与使用：按照《抗菌药物临床应用指导原则》（卫医发〔2004〕285 号）执行，围术期可根据患者情况预防性使用抗生素。

2. 手术日　为入院后 1~2 天。

（1）麻醉方式：静脉+气管插管全身麻醉。

（2）预防性抗生素：可选用第二代或者第三代头孢菌素，并联合抗厌氧菌药物（如甲硝唑）。

（3）手术方式：剖腹探查+小肠吻合术（CM-3：54.1101+45.1901）。

（4）手术内置物：可使用吻合器、空肠营养管。

（5）输血：必要时。

3. 术后治疗

（1）必须复查的检查项目：血常规、肝功能、肾功能、血气分析、电解质。

（2）术后禁食、胃肠减压、静脉抗生素、生命体征监护。

4. 肠功能恢复前肠外营养支持。

5. 肠功能恢复后开始肠内营养。

六、出院标准

1. 一般情况良好，生命体征平稳。

2. 胃纳良好，奶量已增加至与体重匹配的足量，无需额外补液支持。

3. 伤口愈合良好。

4. 复查相关检查项目，在正常范围。

5. 各种感染均已治愈。

七、标准住院日

标准住院日为 14~21 天。

八、变异及原因分析

1. 有影响手术的重大合并症，需要进行相关的诊断及治疗，如复杂性先天心脏病、早产儿、极低体重儿、ABO 溶血等。

2. 合并食管闭锁，无肛门等其他畸形需分期手术。

3. 术中发现多发性肠闭锁，apple-peel 型肠闭锁或合并肠穿孔伴胎粪性腹膜炎而行肠造瘘者，或存在短肠综合征。

4. 出现严重术后并发症，如吻合口瘘，吻合口狭窄，粘连性肠梗阻等。

5. 出现其他意外并发症，如重症肺部感染、坏死性小肠结肠炎（NEC）等。

临床路径表单

适用对象：第一诊断为先天性小肠闭锁（ICD-10：Q41.900）行剖腹探查+小肠吻合术
（CM-3：54.1101+45.9101）

患者姓名：_____ 性别：_____ 年龄：_____ 门诊号：_____ 住院号：_____

住院日期：_____年__月__日 出院日期：_____年__月__日 标准住院日：≤21 天

时间	住院第 1 天 术前	住院第 2 天 手术日（术后医嘱）	住院第 3 天 术后第 1 天
重点医嘱	**长期医嘱：** □ 儿外科护理常规 □ 一级护理 □ 禁食 □ 心电监护 □ 胃肠减压 □ 置暖箱 **临时医嘱：** □ 血常规、尿常规、便常规 □ 肝功能、肾功能、凝血全套 □ 血气分析、电解质 □ 梅毒及艾滋病等传染性疾病筛查 □ 血型测定 □ 胸、腹部联合 X 线片 □ 超声心动图、心电图 □ 腹部 B 超 □ 补液支持 □ 明日在麻醉下行剖腹探查+小肠吻合术 □ 备血	**长期医嘱：** □ 儿外科护理常规 □ 一级护理 □ 禁食 □ 心电监护 □ 胃肠减压 □ 置暖箱 □ 静脉给予抗生素 □ 留置导尿 **临时医嘱：** □ 血常规、肝功能、肾功能、凝血功能、血气分析 □ 补液支持 □ 白蛋白（必要时）	**长期医嘱：** □ 儿外科护理常规 □ 一级护理 □ 半卧位 □ 置暖箱 □ 心电监护 □ 静脉给予抗生素 □ 胃肠减压 □ 禁食 **临时医嘱：** □ 静脉营养
病情变异记录	□ 无 □ 有，原因： 1. 2.	□ 无 □ 有，原因： 1. 2.	□ 无 □ 有，原因： 1. 2.
护士签名			
医师签名			

时间	住院第 4~8 天 （术后第 2~6 天）	住院第 9 天 （术后第 7 天）	住院第 10~16 天 （术后第 8~14 天）
重点医嘱	**长期医嘱：** □ 儿外科护理常规 □ 一级护理 □ 半卧位 □ 置暖箱 □ 禁食 **临时医嘱：** □ 静脉营养支持 □ 换药	**长期医嘱：** □ 儿外科护理常规 □ 一级护理 □ 糖水喂养 **临时医嘱：** □ 拆线 □ 静脉营养支持 □ 血常规、肝功能、肾功能、电解质、血气分析	**长期医嘱：** □ 儿外科护理常规 □ 一级护理 □ 糖牛奶 **临时医嘱：** □ 补液支持（必要时） □ 择期出院
病情变异记录	□ 无　□ 有，原因： 1. 2.	□ 无　□ 有，原因： 1. 2.	□ 无　□ 有，原因： 1. 2.
护士签名			
医师签名			

备注：

1. 院内感染（是/否）：_____院内感染名称：_____

2. 延长住院时间原因：_____

3. 退径（是/否）：_____退径原因：_____

4. 其他特殊事项及原因：_____

（中华医学会小儿外科学分会）

第 150 节　肛门闭锁临床路径

临床路径标准

一、适用对象

第一诊断为先天性肛门闭锁（ICD-10：Q42.301）。

二、诊断依据

正常肛穴处无肛门，可自会阴部瘘道、尿道、阴道或舟状窝瘘口处排出少量胎便或气体，伴有不同程度的腹胀。

三、进入路径标准

1. 第一诊断必须符合先天性肛门闭锁（ICD-10：Q42.301）。

2. 当患者同时具有其他疾病诊断，但在住院期间不需要特殊处理或不影响第一诊断的临床路径流程实施时，可以进入路径。

四、住院期间的检查项目

1. 必需的检查项目

（1）血常规、尿常规。

（2）肝功能、肾功能、心肌酶、血气离子分析、血型、凝血功能、感染性疾病（乙型病毒性肝炎、丙型病毒性肝炎、梅毒、艾滋病等）筛查、炎症指标测定。

（3）腹部倒立侧位片。

（4）腹部站立正位侧卧位片。

（5）心脏超声。

（6）肾脏超声。

（7）胸部 X 线片、心电图。

2. 根据患者病情进行的检查项目

（1）逆行泌尿系造影（高中位无肛畸形患者必查项目）。

（2）骶尾骨正侧位片。

（3）盆腔 MRI。

五、治疗方案的选择

术前给予禁食、补液、完善相关检查，充分评估畸形类型及伴发畸形。根据患儿腹部体征尽早手术，术后根据情况逐渐恢复进食。

手术方案选择如下：

1. 低位男孩肛门闭锁，常常合并会阴部瘘口，可行一期会阴肛门成形术。

2. 位置较低的直肠尿道瘘（球部瘘），可行一期后矢状路肛门成形术。

3. 位置较高的中高位无肛畸形可先行结肠造瘘术，再择期行腹腔镜辅助下肛门成形术或后矢状路肛门成形术；条件允许的情况下可行一期腹腔镜辅助下肛门成形术。

4. 女孩肛门闭锁常常合并舟状窝瘘，如可维持排便，可在 3 个月后再行手术。

六、出院标准

1. 可自如排便。

2. 无腹胀。

3. 无切口感染等术后并发症。

4. 直肠尿道瘘患者经造影检查尿道瘘已愈合。

5. 无其他影响患儿生存或健康的严重并发症。

七、标准住院日

由于先天性肛门闭锁类型较多，住院时间变化较大，7~28 天。

临床路径表单

适用对象：第一诊断为先天性肛门闭锁（ICD-10：Q42.301）

患者姓名：_____ 性别：_____ 门诊号：_____ 住院号：_____

住院日期：___年__月__日 出院日期：___年__月__日 标准住院日：7~28 天

日期	住院（第 1~3 天） 术前	住院第 4 天 （手术日）	住院第 3~14 天 （术后恢复阶段）
主要诊疗工作	临时医嘱： 必选项目： □ 血常规、尿常规、便常规 □ 肝功能、肾功能、心肌酶、血气离子分析、血型、凝血功能、感染性疾病筛查（乙型病毒性肝炎、丙型病毒性肝炎、梅毒、艾滋病等）、C 反应蛋白（CRP）等炎症指标测定 □ 腹部倒立侧位片 □ 腹部站立正位侧卧位片 □ 心脏超声 □ 肾脏超声 □ 胸部 X 线片、心电图 可选的检查项目： □ 逆行泌尿系造影（高中位无肛必查项目） □ 骶尾骨正侧位片 □ 盆腔 MRI □ 完成入院病历书写 □ 完成首次病程的书写 □ 完成首次上级医师查房 □ 完成入院常规签字 □ 完成术前评估与讨论	临时医嘱： 必选项目： □ 完成术前准备（备皮、备血、术前预防性抗生素、维生素 K 或止血药） □ 完成手术（肛门成形术或结肠造瘘术） □ 术后医嘱开立（止血药、抗生素、补液） □ 完成术前讨论、术前小结、手术告知书签字 □ 完成手术记录及术后记录	临时医嘱： 必选项目： □ 血常规、CRP、肝功能、肾功能、心肌酶 □ 中高位合并尿道瘘患者需行排泄性泌尿系造影（术后 2 周） □ 评估术后恢复情况 □ 判断是否可以出院 □ 进行出院指导 □ 预约复查
重点医嘱	长期医嘱： □ 一级护理 □ 禁食、禁水 □ 胃肠减压 □ 补液	长期医嘱： □ 一级护理 □ 根据情况决定是否进食及进食时间 □ 如需禁食多日应用胃肠外营养（TPN）	长期医嘱： □ 一级护理 □ 根据情况决定是否进食及进食时间 □ 如需禁食多日需应用 TPN □ 中高位合并尿道瘘者可应用抗生素 □ 肛周或造瘘口灯烤等特殊护理

（中华医学会小儿外科学分会）

第 151 节　胆道闭锁临床路径

临床路径标准

一、适用对象

第一诊断为胆道闭锁（ICD-10：Q44.203）。行胆道探查、肝门空肠吻合术（ICD-9-CM-3：51.9803/51.3901）。

二、诊断依据

1. 临床特征　新生儿期开始大便灰白、黄疸持续无法消褪。

2. 影像学检查　超声显示肝脏大小及肝门部有无囊肿、纤维块，同位素肝胆显像亦可用于辅助检查。

3. 实验室检查　血胆红素升高，直接胆红素为主（直接胆红素占总胆红素 50%～80%），谷氨酰转肽酶升高（>300 IU/L），多伴有氨基转移酶升高、白蛋白偏低、凝血功能异常。

4. 手术胆道探查和胆道造影是诊断的“金标准”。

三、进入路径标准

1. 第一诊断必须符合胆道闭锁疾病编码（ICD-10：Q44.203）。

2. 患儿一般情况良好，肝功能处于代偿状态，可耐受手术。

3. 当患者合并其他疾病，但住院期间不需特殊处理，也不影响第一诊断的临床路径实施时，可以进入路径。

4. 因本病发生肝衰竭，严重出血、腹腔积液或严重感染等，或行胆道探查排除胆道闭锁以及等候肝移植患儿不进入路径。

四、住院期间的检查项目

1. 必需的检查项目

（1）实验室检查：血常规、血型、C 反应蛋白、尿常规、肝功能、肾功能、凝血功能、感染性疾病筛查［肝炎筛查、优生四项（TORCH）检查］、血电解质、血气分析、血脂分析、肝纤维化指标。

（2）胸部 X 线正位片、心电图、超声心动图（心电图异常者）。

（3）超声。

2. 根据患者情况可选择　同位素肝胆显像、肝脏穿刺活检或磁共振胰胆管造影（MRCP）检查。

五、治疗方案的选择

行胆道探查肝门部纤维块切除、肝门空肠吻合术（ICD-9-CM-3：51.9803/51.3901）。

1. 预防性抗生素选择与使用时机。

（1）按照《抗菌药物临床应用指导原则》（卫医发〔2004〕285号）以及《中国大陆地区胆道闭锁诊断与治疗（专家共识）》［中华小儿外科杂志，2013，9（9）：700-705］，并结合患儿病情决定选择。

（2）推荐药物治疗方案（使用《国家基本药物》的药物）。

（3）术前预防性用药时间为1天，术前因感染已应用抗生素不在此列。

2. 手术日　为入院第4天（也可门诊完成检查缩短入院等候手术时间）。

（1）麻醉方式：气管插管全身麻醉。

（2）预防性抗生素的给药方法：三代头孢类（如头孢哌酮或头孢曲松）抗生素素静脉滴注，切开皮肤前30 min开始给药，手术延长到3 h以上或大量失血时，补充一个剂量（用头孢曲松时无须追加剂量）。

（3）手术方式：开放或腹腔镜探查肝门部、胆囊及肝脏，必要时可经胆囊注入造影剂，确认肝内胆管无法显影，经腹或腹腔镜辅助下完整切除肝左、右动脉之间纤维块，行肝门空肠Roux-en-Y吻合，直线切割吻合器完成肠管的切割与吻合。

（4）输血：视术中和术后情况而定。

3. 术后处理

（1）必须复查的检查项目：血常规、C反应蛋白、血电解质、肝功能、肾功能、凝血全套。

（2）术后抗生素：三代头孢类（如头孢哌酮或头孢曲松）及甲硝唑，用药时间至术后30天。术后使用三代头孢仍有发热，细菌感染指标偏高，可使用碳青霉烯类抗生素，必要时使用抗真菌感染药物。

（3）术后可能需要补充血制品，如白蛋白类。

（4）可根据情况酌情考虑使用激素减轻胆道水肿并退黄，激素剂量参照《中国大陆地区胆道闭锁诊断与治疗（专家共识）》［中华小儿外科杂志，2013，9（9）：700-705］。

（5）出院前检查：复查肝功能、凝血指标及血常规，腹腔积液，患者复查B超等。

六、出院标准

1. 一般情况好，无发热，消化道功能恢复好。

2. 切口愈合良好，引流管拔除后愈合良好，无瘘形成。

3. 感染指标基本正常，无其他需要住院处理的并发症。

七、标准住院日

标准住院日34天（部分检查可门诊完成，术后静脉抗生素部分也可选择门诊注射）。

八、变异及原因分析

1. 术前合并其他基础疾病影响手术的患者，需要进行相关的诊断和治疗。

2. 有并发症（术后严重肝功能损害、严重低蛋白血症、大出血或吻合口漏等）的胆道闭锁，则转入相应临床路径。

临床路径表单

适用对象：第一诊断为胆道闭锁（ICD-10：Q44.203）行肝门部纤维块切除、肝门部空肠吻合手术（ICD-9-CM-3：51.9803/51.3901）

患者姓名：_____ 性别：_____ 年龄：_____ 门诊号：_____ 住院号：_____

住院日期：___年__月__日　出院日期：___年__月__日　标准住院日：34 天

时间	住院第 1 天	住院第 2 天	住院第 3 天
主要诊疗工作	□ 询问病史与体格检查 □ 上级医师查房与术前评估 □ 确定诊断和手术日期 □ 与患儿家属沟通病情并予以指导	□ 确定所有检查结果符合诊断和手术条件，异常者分析处理后复查 □ 签署输血知情同意书	□ 向患者监护人交代病情，签署"手术知情同意书" □ 麻醉科医师探望患者并完成麻醉前书面评估 □ 完成手术准备
重点医嘱	**长期医嘱：** □ 二级护理 □ 人工喂养或母乳 **临时医嘱：** □ 血、尿常规、C 反应蛋白、血型、便常规 □ 肝功能、肾功能、血气分析、血电解质、凝血功能、血淀粉酶或尿淀粉酶 □ 心电图、胸部 X 线片 □ 超声 □ 核素显像（必要时） □ 超声心动图（必要时）	**长期医嘱：** □ 二级护理 □ 人工喂养或母乳 □ 给予广谱抗生素（必要时） □ 给予维生素 K_1（必要时）	**临时医嘱：** □ 明晨禁食 □ 拟明日全麻下行胆道探查、肝门空肠吻合术 □ 开塞露或灌肠通便 □ 带预防性抗生素，胃管、导尿管各 1 根，集尿袋 1 只 □ 备血
主要护理工作	□ 入院宣教：介绍责任护士、床位医生、病房环境、设施和设备 □ 入院护理评估 □ 动静脉取血（明晨取血） □ 指导患者到相关科室进行检查	□ 饮食护理 □ 观察有无发热、腹痛、黄疸 □ 观察腹部体征	□ 手术前皮肤准备 □ 手术前物品准备 □ 手术前心理护理 □ 明晨禁食、禁水
病情变异记录	□ 无　□ 有，原因： 1. 2.	□ 无　□ 有，原因： 1. 2.	□ 无　□ 有，原因： 1. 2.
护士签名			
医师签名			

时间	住院第 4 天 （手术日）	住院第 5 天 （术后第 1 天）	住院第 6 天 （术后第 2 天）
主要诊疗工作	□ 完成胆道探查、肝门空肠吻合术 □ 完成术后医嘱和检查 □ 上级医师查房 □ 向患者家属交代手术后注意事项 □ 确定有无手术并发症 □ 确定有无麻醉并发症（麻醉科医师随访和书面评价）	□ 上级医师查房 □ 仔细观察患儿腹部体征变化，腹腔引流情况（如有），伤口有无出血等等，对手术进行评估	□ 上级医师查房 □ 仔细观察患儿腹部体征变化，腹腔引流情况，伤口情况
重点医嘱	**长期医嘱：** □ 禁食 □ 一级护理 □ 置监护病房 □ 心电监护、血压、动脉血氧饱和度 □ 记录出入量 □ 胃肠减压接负压吸引 □ 留置导尿管、计尿量 □ 如有腹腔引流，接袋，记引流量 □ 甲硝唑静脉滴注 □ 给予广谱抗生素 □ 抑酸剂静脉注射 **临时医嘱：** □ 血常规、C 反应蛋白 □ 血电解质、血气分析、肝功能、肾功能、凝血全套（必要时） □ 按体重和出入量补液和电解质 □ 必要时按需输血	**长期医嘱：** □ 禁食 □ 转入普通病房 □ 二级护理 □ 甲硝唑静脉滴注 □ 广谱抗生素 □ 心电监护，血压，动脉血氧饱和度 □ 记录出入量 □ 胃肠减压接负压吸引 □ 留置导尿管，记录尿量 □ 如有腹腔引流，接袋，记录引流量 □ 抑酸剂静脉注射 **临时医嘱：** □ 按体重和出入量补液和电解质	**长期医嘱：** □ 禁食 □ 二级护理 □ 甲硝唑静脉滴注 □ 广谱抗生素 □ 心电监护、血压、动脉血氧饱和度 □ 记录出入量 □ 胃肠减压接负压吸引 □ 留置导尿管 □ 如有腹腔引流，接袋 □ 抑酸剂静脉注射 **临时医嘱：** □ 按体重和出入量补液和电解质
主要护理工作	□ 观察患者生命体征、腹部体征 □ 手术后心理与生活护理 □ 伤口护理 □ 引流管护理 □ 疼痛护理指导及镇痛泵（必要时）	□ 观察患者生命和腹部体征 □ 手术后心理与生活护理 □ 引流管护理 □ 药物不良反应观察和护理 □ 疼痛护理指导及镇痛泵使用	□ 观察患者生命体征 □ 手术后心理与生活护理 □ 引流管护理 □ 观察排便、排气情况 □ 伤口护理 □ 疼痛护理指导及镇痛泵使用
病情变异记录	□ 无 □ 有，原因： 1. 2.	□ 无 □ 有，原因： 1. 2.	□ 无 □ 有，原因： 1. 2.
护士签名			
医师签名			

时间	住院第 7 天 （术后第 3 天）	住院第 8~13 天 （术后第 4~10 天）	住院第 14~34 天 （术后第 10~30 天，出院日）
主要诊疗工作	□ 上级医师查房，确定有无手术并发症和手术切口感染 □ 仔细观察患儿腹部体征变化，腹腔引流情况，伤口情况 □ 观察消化道恢复功能情况	□ 上级医师查房，确定有无手术并发症和手术切口感染 □ 静脉使用激素患儿可根据大便情况适当延长住院时间	□ 上级医师查房，确定有无手术并发症和手术切口感染 □ 了解所有化验报告 □ 请示上级医师给予出院 □ 出院医嘱 □ 完成出院病程录、出院小结 □ 通知患者及其家属，交代出院后注意事项，预约复诊日期
重点医嘱	**长期医嘱：** □ 禁食 □ 二级护理 □ 如有腹腔引流，接袋，记引流量 □ 甲硝唑静脉滴注 □ 广谱抗生素 □ 抑酸剂静脉注射 **临时医嘱：** □ 按体重和出入量补液和电解质 □ 停留置导尿	**长期医嘱：** □ 适量饮水过渡至人工喂养（推荐中链脂肪酸奶粉）或母乳 □ 二级护理 □ 甲硝唑静脉滴注 □ 广谱抗生素 □ 静脉使用激素患儿继续使用抑酸剂 **临时医嘱：** □ 停胃肠减压 □ 血常规、C 反应蛋白 □ 选择使用激素 □ 拔除腹腔引流（如有）	**长期医嘱：** □ 低脂饮食 □ 二级护理 □ 甲硝唑静脉滴注 □ 广谱抗生素 □ 静脉使用激素患儿继续使用抑酸剂 **临时医嘱：** □ 术后 12、28 天复查肝功能、凝血全套及血常规 □ 选择使用激素 □ 术后 1~14 天拆线
主要护理工作	□ 随时观察患者情况 □ 手术后心理与生活护理 □ 按医嘱拔除尿管、镇痛泵管	□ 随时观察患者情况 □ 手术后心理与生活护理 □ 指导并监督患者手术后活动 □ 饮食护理 □ 按医嘱拔除胃管	□ 对患儿家属进行出院准备指导和出院宣教 □ 帮助患儿家属办理出院手续
病情变异记录	□ 无　□ 有，原因： 1. 2.	□ 无　□ 有，原因： 1. 2.	□ 无　□ 有，原因： 1. 2.
护士签名			
医师签名			

备注：

1. 院内感染（是/否）：_____院内感染名称：_____

2. 延长住院时间原因：_____

3. 退径（是/否）：_____退径原因：_____

4. 其他特殊事项及原因：_____

（中华医学会小儿外科学分会）

第 152 节　肾盂输尿管连接部梗阻性肾积水临床路径

临床路径标准

一、适用对象

第一诊断为肾盂输尿管连接部梗阻性肾积水（ICD-10：N13.000）。

二、诊断依据

根据《小儿外科学》（第 5 版，蔡威、孙宁、魏光辉，人民卫生出版社，2014 年）、《临床诊疗指南——小儿外科学分册》（中华医学会编著，人民卫生出版社，2005 年）。

1. 临床表现　多数新生儿及婴儿以无症状腹部肿块就诊，年龄较大儿童可出现上腹部或脐周腹痛伴恶心、呕吐。患儿可出现血尿，偶见尿路感染，或孕检、生后体检超声发现，无临床症状。

2. 体格检查　积水严重的患儿患侧腹部可触及肿块，多呈张力较高的囊性包块，表面光滑而无压痛，少数质地柔软，偶有波动感。部分大龄患儿可有肾区叩痛。经超声检查发现的患儿可没有阳性体征。

3. 辅助检查

（1）超声显示患肾的肾盂肾盏扩张，但同侧输尿管和膀胱形态正常。

（2）静脉尿路造影（IVU）显示肾盂肾盏扩张，造影剂突然终止于肾盂输尿管连接部，输尿管不显影，或部分显影但无扩张。

（3）如有条件可行肾核素扫描检查，进一步明确肾功能和梗阻肾引流情况。

（4）逆行肾盂输尿管造影用于肾盂输尿管显影不佳病例，可明确积水程度、病变部位、显示远端输尿管通畅情况。

（5）CT 和 MRI 可用于积水较重及复杂病例检查。

（6）有尿路感染史者需行排尿性膀胱尿道造影以排除膀胱输尿管反流。

三、治疗方案的选择

根据《小儿外科学》（第 5 版，蔡威、孙宁、魏光辉，人民卫生出版社，2014 年）、《临床诊疗指南——小儿外科学分册》（中华医学会编著，人民卫生出版社，2005 年）。

行开放或经腹腔镜离断式肾盂输尿管成形术（ICD-9-CM-3：55.87）。

四、进入路径标准

1. 第一诊断必须符合肾盂输尿管连接部梗阻性肾积水疾病编码（ICD-10：N13.000）。

2. 当患者合并其他疾病，但住院期间不需特殊处理，也不影响第一诊断的临床路径实施时，可以进入路径。

五、住院期间的检查项目

1. 必需的检查项目

（1）实验室检查：血常规、C反应蛋白、血型、尿常规、肝功能、肾功能、电解质、凝血功能、感染性疾病（乙型病毒性肝炎抗体、艾滋病、梅毒、结核抗体）筛查。

（2）心电图、胸部X线正位片。

（3）泌尿系统超声。

（4）静脉尿路造影（IVU）。

2. 根据患者病情可选择的检查项目

（1）超声心动图（心电图异常者）。

（2）排尿性膀胱尿道造影（有尿路感染者）。

（3）CT或MRI。

（4）利尿性肾图。

（5）逆行肾盂输尿管造影。

六、预防性抗生素选择与使用时机

按照《抗菌药物临床应用指导原则》（卫医发〔2004〕285号）执行，并结合患者的病情决定抗生素的选择与使用时间。

七、手术

手术日为入院第3~5天。

1. 麻醉方式　气管插管全身麻醉。

2. 手术方式　开放或经腹腔镜离断式肾盂输尿管成形术（ICD-9-CM-3：55.87）。

3. 预防性抗生素　静脉输入，切开皮肤前30 min开始给药。

4. 手术内置物　双J管或支架管（必要时）。

八、术后住院恢复

术后住院恢复7~10天。

1. 术后需要复查的项目　根据患者病情决定。

2. 术后用药　抗生素使用按照《抗菌药物临床应用指导原则》（卫医发〔2004〕285号）执行，并结合患者的病情决定抗生素的选择与使用时间。

九、出院标准

1. 一般情况良好，饮食良好，排便正常。

2. 伤口愈合良好，排尿通畅，无腰腹痛等不适。

3. 没有需要住院处理的并发症。

十、标准住院日

病情多变，标准住院日为 10~15 天。

十一、变异及原因分析

1. 围术期并发症等造成住院日延长和费用增加。

2. 存在其他系统的先天畸形或不能耐受手术的患儿，转入相应的路径治疗。

临床路径表单

适用对象：第一诊断为肾盂输尿管连接部梗阻性肾积水（ICD-10：N13.000）行离断式肾盂输尿管成形术（ICD-9-CM-3: 55.87）

患者姓名：_____ 性别：_____ 年龄：_____ 门诊号：_____ 住院号：_____

住院日期：___ 年__ 月__ 日 出院日期：___ 年__ 月__ 日 标准住院日：10~14 天

时间	住院第 1~3 天	住院第 3~5 天 （手术日）	住院第 4~6 天 （术后第 1 天）
主要诊疗工作	□ 询问病史与体格检查 □ 完成病历书写 □ 完成各项检查 □ 评估检查结果 □ 上级医师查房与手术前评估 □ 向患者家属人交代病情，签署"手术知情同意书""手术麻醉知情同意书"	□ 上级医师查房 □ 手术（肾盂成形术）	□ 上级医师查房，对手术进行评估 □ 注意有无手术后并发症（尿外渗、肠道损伤、出血等）、肾造瘘管、输尿管支架管、导尿通畅情况
重点医嘱	长期医嘱： □ 二级护理 □ 普通普食 临时医嘱： □ 血常规、尿常规、便常规、血型、凝血功能、肝功能、肾功能、感染性疾病筛查 □ 心电图,胸部 X 线片（正位） □ 泌尿系统超声 □ IVU 或利尿性肾图（必要时） □ 超声心动图，CT 或 MRI，排尿性膀胱尿道造影，逆行肾盂输尿管造影	长期医嘱： □ 今日行肾盂成形术 □ 一级护理 □ 禁食 □ 支架管护理（必要时） □ 导尿管护理 □ 肾造瘘管护理（必要时） □ 留置导尿接无菌袋 □ 抗生素 □ 镇静剂（必要时）	长期医嘱： □ 二级护理 □ 饮水或半流食 □ 支架管护理（必要时） □ 肾造瘘管护理（必要时） □ 导尿管护理 □ 留置导尿接无菌袋 □ 抗生素
主要护理工作	□ 入院宣教：介绍病房环境、设施和设备、安全教育 □ 入院护理评估 □ 静脉采血 □ 指导患者家长带患者进行心电图、胸部 X 线片等检查	□ 手术后生活护理 □ 观察各引流管是否通畅及色量 □ 疼痛护理及镇痛泵使用（必要时） □ 复查电解质血清蛋白	□ 观察患儿情况 □ 手术后生活护理 □ 观察各引流管是否通畅及色量 □ 疼痛护理及镇痛泵使用（必要时）
病情变异记录	□ 无 □ 有，原因： 1. 2.	□ 无 □ 有，原因： 1. 2.	□ 无 □ 有，原因： 1. 2.
护士签名			
医师签名			

时间	住院第5~7天 （术后第2天）	住院第6~8天 （术后第3天）	住院第7~11天 （术后4~6天）	住院第10~15天 （出院日）
主要诊疗工作	□ 上级医师查房，对手术进行评估 □ 注意有无术后并发症、导尿通畅情况，支架管引流情况	□ 上级医师查房，对手术进行评估 □ 注意有无手术后并发症、导尿通畅情况，支架管引流情况	□ 注意有无术后并发症、导尿通畅情况及支架管引流情况 □ 拔除导尿管及支架管、肾造瘘管	□ 注意有无尿路梗阻、尿外渗、尿路感染症状 □ 向家长交代出院后注意事项 □ 完成出院小结等 □ 术后7天拆线
重点医嘱	长期医嘱： □ 二级护理 □ 普通普食 □ 支架管护理(必要时) □ 导尿管护理 □ 肾造瘘管护理（必要时） □ 留置导尿接无菌袋 □ 给予抗生素 临时医嘱： □ 复查血常规、尿常规（必要时） □ 复查电解质、血清蛋白（必要时）	长期医嘱： □ 二级护理 □ 普通普食 □ 支架管护理(必要时) □ 肾造瘘管护理（必要时） □ 导尿管护理 □ 留置导尿接无菌袋 □ 抗生素	长期医嘱： □ 二级护理 □ 普通普食 □ 口服抗生素 临时医嘱： □ 停导尿管护理 □ 停支架管护理 □ 停肾造瘘管护理	出院医嘱： □ 定期复诊，复查影像学检查 □ 口服抗生素
主要护理工作	□ 观察患儿情况 □ 手术后生活护理 □ 疼痛护理及镇痛泵使用（必要时） □ 观察各引流管是否通畅及色量	□ 观察患儿情况 □ 手术后生活护理 □ 观察各引流管是否通畅及色量 □ 按医嘱拔镇痛泵管（必要时）	□ 观察患儿情况 □ 手术后生活护理 □ 观察各引流管是否通畅及色量 □ 宣教、示范导尿管护理及注意事项	□ 指导家长办理出院手续等事项 □ 出院宣教
病情变异记录	□ 无 □ 有，原因： 1. 2.	□ 无 □ 有，原因： 1. 2.	□ 无 □ 有，原因： 1. 2.	□ 无 □ 有，原因： 1. 2.
护士签名				
医师签名				

（中华医学会小儿外科学分会）

第 153 节　尿道下裂临床路径

临床路径标准

一、适用对象

第一诊断为尿道下裂（ICD-10：Q54）。行尿道成形术（ICD-9-CM-3：58.4501）

二、诊断依据

根据《临床诊疗指南——小儿外科学分册》（中华医学会编著，人民卫生出版社，2005 年），《临床技术操作规范——小儿外科学分册》（中华医学会编著，人民军医出版社，2005 年）。

1. 病史　生后发现尿道外口位置异常。

2. 典型体征及查体　尿道外口位置异常，阴茎下弯于腹侧，背侧包皮多，呈头巾状。

三、治疗方案的选择

1. 阴茎伸直术。
2. 尿道成形术。

四、进入路径标准

1. 第一诊断必须符合尿道下裂疾病编码（ICD-10：Q54）。

2. 已排除隐睾、性别畸形，可进行尿道成形手术矫治的患儿进入路径。

3. 当患儿同时具有其他疾病诊断，但在住院期间不需要特殊处理也不影响第一诊断的临床路径流程实施时，可以进入路径。

五、住院期间的检查项目

1. 必需的检查项目

（1）血常规及血型、尿常规、便常规。

（2）肝功能、肾功能、心肌酶、血清离子（钾、钠、氯）、凝血功能、感染性疾病（病毒性肝炎、梅毒、艾滋病等）筛查、性激素、免疫功能。

（3）胸部 X 线片、心电图。

2. 根据患者病情进行　心脏彩超，泌尿系彩超检查，染色体及 SRY 基因检测。

六、治疗方案选择

1. 阴茎伸直、尿道成形术。

2. 抗生素使用　按照《抗菌药物临床应用指导原则》（卫医发〔2004〕285号）执行，并结合患者的病情决定抗生素的选择与使用时间。

七、出院标准

1. 一般情况良好。
2. 没有需要住院处理的并发症。

八、标准住院日

标准住院日 14~21 天。

临床路径表单

本病尚无全国统一的表单。

（中华医学会小儿外科学分会）

第154节 肾母细胞瘤（Ⅰ~Ⅱ期）临床路径

临床路径标准

一、适用对象

第一诊断为肾母细胞瘤（Ⅰ~Ⅱ期）（ICD-10：C64.0+M8960/3）。行肾切除术（ICD-9：55.51）。

二、诊断依据

根据《临床诊疗指南——小儿外科学分册》（中华医学会编著，人民卫生出版社，2005年）、《临床技术操作规范——小儿外科学分册》（中华医学会编著，人民军医出版社，2005年）、《小儿外科学》（第5版，蔡威，人民卫生出版社，2014年）。

1. 临床表现　腹部肿块，可伴腹痛、血尿、高血压。

2. 体格检查　上腹季肋部或腰区肿块；表面光滑，中等硬度，无压痛，可有一定活动性。

3. 辅助检查　腹部超声、胸腹部增强CT三维成像检查明确肿瘤来自肾脏，并符合Ⅰ~Ⅱ期肿瘤，静脉尿路造影和MRI亦可用于检查。

4. 手术情况　术中探查和完整切除情况符合Ⅰ~Ⅱ期肿瘤。

三、治疗方案的选择

根据《临床诊疗指南——小儿外科学分册》（中华医学会编著，人民卫生出版社，2005年）、《临床技术操作规范——小儿外科学分册》（中华医学会编著，人民军医出版社，2005年）、《小儿外科学》（第5版，蔡威，人民卫生出版社，2014年）。

行肾切除术（ICD-9：55.51）。

四、标准住院日

标准住院日为14天。

五、进入路径标准

1. 第一诊断必须符合肾母细胞瘤疾病编码（ICD-10：C64.0+M8960/3），术前评估属Ⅰ~Ⅱ期病例。

2. 当患者合并其他疾病，但住院期间不需特殊处理，也不影响第一诊断的临床路径实施时，可以进入路径。

3. 术前评估属Ⅲ、Ⅳ、Ⅴ期者不进入路径　肿瘤巨大、区域淋巴结受累、术前肿瘤破裂入游离腹腔、肿瘤已侵入肾静脉或下腔静脉形成瘤栓、有远处转移、估计肿瘤无法完全切除或术中肿瘤有破溃危险等。

六、术前准备（术前评估）

术前准备日为1~5天。必需的检查项目如下。

1. 实验室检查：血常规、血型、尿常规、便常规、凝血功能、血电解质、血气分析、肝功能、肾功能、乳酸脱氢酶（LDH）、铁蛋白、感染性疾病筛查，根据病情选择血神经元特异性烯醇化酶（NSE）、尿24 h尿香草扁桃酸（VMA）、血甲胎蛋白（AFP）等项目。

2. 胸部X线片、心电图、超声心动图。

3. 腹部超声、CT（腹部增强+三维重建，肺部增强）。

4. 必要时行骨穿和核素骨扫描。

七、预防性抗生素选择与使用时机

1. 按照《抗菌药物临床应用指导原则》（卫医发〔2004〕285号），并结合患儿病情决定选择。

2. 推荐药物治疗方案（使用《国家基本药物》的药物）。

八、手术

手术日为入院第6天。

1. 麻醉方式　气管插管全身麻醉。

2. 术中抗生素给药方法　静脉输入，切开皮肤前30 min开始给药，手术延长3 h以上或大量失血，补充药物剂量（用头孢曲松时无须追加剂量）。

3. 手术方式　肾切除术+区域淋巴结活检。

4. 手术内置物　无。

5. 输血　必要时。

九、术后住院恢复

术后住院恢复为7~9天。

1. 必须复查的检查项目　血常规、尿常规。

2. 术后抗生素应用　按照《抗菌药物临床应用指导原则》（卫医发〔2004〕285号），并根据患儿病情合理使用抗生素，用药时间一般不超过3天。

3. 化疗　根据手术中冰冻病理结果，手术当日可给予更生霉素化疗，术后5~7天，根据石蜡切片病理结果，选择化疗方案。

十、出院标准

1. 一般情况良好。

2. 进食良好，无腹胀，大、小便正常。

3. 伤口愈合良好。

十一、变异及原因分析

1. 术后病理提示为"透明细胞样肉瘤"或"恶性肾横纹肌样瘤"致使治疗方案变更，围术期并发症或化疗不良反应，造成住院时间延长或费用增加。

2. 术中探查示区域淋巴结受累，或术中肿瘤破溃，或肿瘤无法完整切除，提示患儿已不属 Ⅰ～Ⅱ 期病例，则转入相应临床路径。

临床路径表单

适用对象：第一诊断为肾母细胞瘤（Ⅰ～Ⅱ期）（ICD-10：C64.0+M8960/3），行肾切除术（ICD-9：55.51）

患者姓名：_____ 性别：_____ 年龄：_____ 门诊号：_____ 住院号：_____

住院日期：___年__月__日 出院日期：___年__月__日 标准住院日：14 天

时间	住院第 1 天	住院第 2~4 天	住院第 5 天 （术前日）
主要诊疗工作	□ 询问病史，体格检查 □ 书写病历 □ 上级医师查房 □ 完善相关检查 □ 与家属沟通病情	□ 完善相关检查 □ 上级医师查房 □ 术前评估 □ 分析异常结果，处理后复查	□ 完善术前准备 □ 向患者监护人交代病情，签署"手术同意书" □ 签署输血同意书 □ 麻醉科医师探望患者完成麻醉术前评估
重点医嘱	长期医嘱： □ 二级护理 □ 普通普食 临时医嘱： □ 血常规、血型、尿常规、便常规 □ 肝功能、肾功能、凝血检查、血气分析、电解质 □ 甲胎蛋白（AFP）、神经元特异性烯醇化酶（NSE）、香草扁桃酸（VMA）、乳酸脱氢酶（LDH）（必要时） □ 感染性疾病筛查 □ 心电图、胸部 X 线片 □ 超声心电图（必要时）	长期医嘱： □ 二级护理 □ 普通饮食 临时医嘱： □ 超声 □ CT（腹部增强三维重建、胸部增强） □ 骨髓穿刺（必要时） □ 核素骨扫描（必要时） □ 核素分肾功能（必要时） □ MRI（必要时）	长期医嘱： □ 二级护理 □ 普通饮食 临时医嘱： □ 拟明日在麻醉下行患侧肾切除术 □ 备血 □ 备胃管和腹带入手术室 □ 备抗生素入手术室 □ 术前晚温盐水灌肠
主要护理工作	□ 入院宣教：介绍医护人员、病房环境、设施 □ 入院护理评估 □ 动静脉取血	□ 指导患者到相关科室完成辅助检查	□ 腹部皮肤准备 □ 术前肠道准备 □ 术前物品准备 □ 术前心理护理
病情变异记录	□ 无 □ 有，原因： 1. 2.	□ 无 □ 有，原因： 1. 2.	□ 无 □ 有，原因： 1. 2.
护士签名			
医师签名			

时间	住院第 6 天 （手术日）	住院第 7 天 （术后第 1 天）	住院第 8 天 （术后第 2 天）
主要诊疗工作	□ 手术 □ 完成术后医嘱和检查 □ 上级医师查房 □ 向患者家属交代手术中情况和术后注意事项 □ 确定有无手术和麻醉并发症 □ 书写手术记录 □ 书写术后首次病程记录 □ 麻醉科医师随访和书面评价	□ 上级医师查房 □ 仔细观察生命体征 □ 仔细观察患儿腹部体征 □ 对手术进行评估	□ 上级医师查房 □ 仔细观察生命体征 □ 仔细观察腹部体征 □ 对手术进行评估，确定有无手术并发症
重点医嘱	**长期医嘱：** □ 今日在麻醉下行患肾切除术+腹膜后淋巴结活检 □ 一级护理 □ 禁食 □ 胃肠减压 □ 持续心电监护 □ 留置导尿，计录尿量 □ 广谱抗生素 □ 止血药物 **临时医嘱：** □ 按体重和出入液量补充液体和电解质 □ 必要时按需输血 □ 更生霉素化疗 □ 切除标本家长过目并送病理	**长期医嘱：** □ 一级护理 □ 禁食 □ 持续心电监护 □ 胃肠减压 □ 留置导尿，计录尿量 □ 广谱抗生素 □ 止血药物 **临时医嘱：** □ 复查血常规、C 反应蛋白、电解质、血气分析 □ 按体重和出入液量补充液体和电解质	**长期医嘱：** □ 二级护理 □ 禁食 □ 胃肠减压 □ 留置导尿，计录尿量 □ 广谱抗生素 □ 停止血药物 **临时医嘱：** □ 按体重和出入液量补充液体和电解质 □ 长春新碱（VCR）化疗
主要护理工作	□ 观察生命体征，腹部体征 □ 手术后心理与生活护理 □ 引流管护理和记录引流量 □ 疼痛护理及镇痛泵使用（必要时）	□ 观察生命体征，腹部体征 □ 手术后心理与生活护理 □ 引流管护理和记录引流量 □ 疼痛护理及镇痛泵使用（必要时）	□ 观察生命体征，腹部体征 □ 手术后心理与生活护理 □ 引流管护理和记录引流量 □ 观察排大便情况 □ 疼痛护理及镇痛泵使用（必要时）
病情变异记录	□ 无 □ 有，原因： 1. 2.	□ 无 □ 有，原因： 1. 2.	□ 无 □ 有，原因： 1. 2.
护士签名			
医师签名			

时间	住院第9天 （术后第3天）	住院第10天 （术后第4天）
主要诊疗工作	□ 上级医师查房 □ 仔细观察生命体征 □ 仔细观察腹部体征 □ 对手术进行评估，确定胃肠道功能恢复情况，有无手术并发症	□ 上级医师查房 □ 观察腹部体征和伤口情况
重点医嘱	**长期医嘱：** □ 二级护理 □ 停胃肠减压 □ 停留置导尿 □ 流质饮食 □ 停广谱抗生素 **临时医嘱：** □ 伤口换药 □ 按体重和出入液量补充液体和电解质	**长期医嘱：** □ 二级护理 □ 半流质饮食 **临时医嘱：** □ 复查血常规、C反应蛋白、肝功能、肾功能、电解质
主要护理工作	□ 观察患儿情况 □ 术后心理与生活护理 □ 饮食护理 □ 按医嘱拔除胃管、镇痛泵管	□ 观察患儿情况 □ 术后心理和生活护理 □ 指导并监督患者术后活动
病情变异记录	□ 无　□ 有，原因： 1. 2.	□ 无　□ 有，原因： 1. 2.
护士签名		
医师签名		

时间	住院第 11~13 天 （术后第 5~7 日）	住院第 14 天 （术后第 8 天，出院日）
主要诊疗工作	□ 上级医师查房 □ 观察腹部体征 □ 分析病理结果，确定肿瘤分型分期，制订化疗方案	□ 上级医师查房 □ 仔细观察腹部体征 □ 观察化疗反应 □ 检查伤口 如果患者可以出院： □ 通知患者及其家属出院 □ 交代出院后注意事项及术后随访事宜，预约复诊日期及拆线日期（术后 10 天） □ 告知化疗后注意事项，转儿童肿瘤内科化疗，肿瘤门诊随访，定期复查血常规和定期化疗
重点医嘱	长期医嘱： □ 二级护理 □ 半流质饮食/普食 临时医嘱： □ 给予化疗方案制订的化疗	临时医嘱： □ 定期复查，规范化疗 □ 出院带药
主要护理工作	□ 观察患儿情况 □ 术后心理护理 □ 化疗药物不良反应观察	□ 对患儿家属进行出院准备指导和出院宣教 □ 帮助患儿家属办理出院 □ 化疗后的心理辅导和注意事项宣教
病情变异记录	□ 无　□ 有，原因： 1. 2.	□ 无　□ 有，原因： 1. 2.
护士签名		
医师签名		

（中华医学会小儿外科学分会）

第 155 节　后尿道瓣膜临床路径

临床路径标准

一、适用对象

第一诊断为后尿道瓣膜（Q64.201）。行小儿膀胱镜下后尿道瓣膜电切术。

二、诊断依据

《实用小儿泌尿外科学》（黄澄如，人民卫生出版社，2006 年）。

1. 临床表现　小儿排尿费力及尿滴沥，甚至急性尿潴留。

2. 体格检查　主要有泌尿系统的阳性体征。

3. 辅助检查　常规术前检查，尿动力学检查，静脉肾盂造影（IVP）及排尿造影，泌尿系彩超、排尿彩超及 CT 尿路造影（CTU）、磁共振水成像。

三、选择治疗方案的依据

《实用小儿泌尿外科学》（黄澄如，人民卫生出版社，2006 年）。

行小儿膀胱镜下后尿道瓣膜电切术。

四、标准住院日

标准住院日 14 天。

五、进入路径标准

1. 第一诊断必须符合后尿道瓣膜。

2. 当患者合并其他疾病，但住院期间不需特殊处理，也不影响第一诊断的临床路径实施时，可以进入路径。

3. 因合并疾病需住院处理，不进入路径。

六、术前准备

术前准备为 3~5 天。

1. 必需的检查项目

（1）实验室检查：血常规、C 反应蛋白、血型、尿常规、便常规+隐血、肝功能、肾功能、血电解质、血气分析、凝血功能、感染性疾病筛查。

（2）胸部 X 线（正位）片、心电图。

2. 尿动力学检查，IVP 及排尿造影，泌尿系彩超及 CTU，磁共振水成像。

七、预防性抗生素选择与使用时机

1. 按照《抗菌药物临床应用指导原则》（卫医发〔2004〕285 号），并结合患儿病情决定选择。

2. 推荐药物治疗方案（使用《国家基本药物》的药物）。

3. 患儿多重耐药或长期泌尿系感染不在此列。

八、手术

手术日为入院后 5 天。

1. 麻醉方式　气管插管全身麻醉。

2. 预防性抗生素的给药方法　可选择二代头孢类（如头孢呋辛）等静脉输入，术前 30 min 开始给药，如有明显感染高危因素，可再用一次或数次，一般不超过 2 天。

3. 手术方式　小儿膀胱镜下后尿道瓣膜电切术。

4. 手术内置物　无。

5. 输血　必要时。

九、术后住院恢复

术后住院恢复为 10 天。

1. 必须复查的检查项目　血常规、尿常规、便常规，泌尿系彩超。

2. 术后用药　抗生素的使用按照《抗菌药物临床应用指导原则》（卫医发〔2004〕285 号）执行。

十、出院标准

1. 尿管术后 7 天左右拔除，小儿排尿无异常时。

2. 没有需要处理的并发症。

十一、变异及原因分析

1. 有影响手术的合并症，需要进行相关的诊断和治疗。

2. 存在其他系统的先天畸形，不能耐受手术的患儿，转入相应的路径治疗。

临床治疗路径

适用对象：第一诊断为后尿道瓣膜（Q64.201）；小儿膀胱镜下后尿道瓣膜电切术

患者姓名：_____ 性别：_____ 年龄：_____ 门诊号：_____ 住院号：_____

住院日期：____年__月__日 出院日期：____年__月__日 标准住院日：14 天

日期	住院第 1 天	住院第 2 天
主要诊疗工作	□ 询问病史与体格检查 □ 完成首次病程记录和大病史采集 □ 开具常规检查、化验单 □ 上级医师查房 □ 完成上级医师查房记录 □ 必要时多普勒超声检查 □ 维持水、电解质平衡	□ 查体及查阅检查单，确定患儿有无泌尿系感染 □ 向患儿家长交代病情
重点医嘱	长期医嘱： □ 二级护理 □ 普通普食 临时医嘱：（检查项目） □ 血常规+C 反应蛋白、血型、尿常规、便常规+隐血、肝功能、肾功能 □ 凝血常规、输血前常规 □ 血电解质、血气分析 □ 感染性疾病筛查 □ 心电图、胸部 X 线片（正位），超声心动（必要时） □ 泌尿系彩超，IVP 及排尿造影，泌尿系 CTU，尿动力检查，磁共振水成像	长期医嘱： □ 二级护理 □ 普通普食
主要护理工作	□ 介绍病房环境、设施和设备 □ 入院护理评估 □ 护理计划 □ 静脉采血 □ 指导患儿家长带患儿到相关科室进行心电图、胸部 X 线片等检查	□ 随时观察患儿情况 □ 手术后生活护理 □ 夜间巡视
病情变异记录	□ 无 □ 有，原因： 1. 2.	□ 无 □ 有，原因： 1. 2.
护士签名		
医师签名		

日期	住院第3天	住院第4天	住院第5天（手术日）
主要诊疗工作	□ 完善泌尿系彩超检查及IVP、排尿造影 □ 完成日常病程记录 □ 向家长交代病情	□ 完善尿动力检查及CTU检查，磁共振水成像 □ 完成日常病程记录 □ 向患儿家长交代病情 □ 确定诊断和手术时间 □ 向患儿家长交代手术前注意事项	□ 手术 □ 术者完成手术记录 □ 完成手术日病程记录 □ 上级医师查房 □ 向患儿家长交代病情
重点医嘱	长期医嘱： □ 二级护理 □ 普通普食 临时医嘱： □ 无特殊	长期医嘱： □ 二级护理 □ 少量饮水 □ 补充液体和电解质，必要时肠外营养全合一制剂 临时医嘱： □ 乳酸林格液补充胃肠减压丧失液量（必要时）	□ 一级护理 □ 禁食 □ 胃肠减压 □ 心电、经皮氧监护 □ 头罩吸氧（4 h） □ 急查血常规、血气分析、血电解质（必要时） □ 补充液体和电解质 □ 抗生素：头孢二代（术前30 min用）
主要护理工作	□ 随时观察患儿情况 □ 手术后生活护理 □ 夜间巡视	□ 随时观察患儿情况 □ 手术后生活护理 □ 夜间巡视	□ 随时观察患儿情况 □ 手术后生活护理 □ 夜间巡视
病情变异记录	□ 无　□ 有，原因： 1. 2.	□ 无　□ 有，原因： 1. 2.	□ 无　□ 有，原因： 1. 2.
护士签名			
医师签名			

日期	住院第6天 （术后第1天）	住院第7天 （术后第2天）	住院第8天 （术后第3天）
主要诊疗工作	□ 上级医师查房，对手术进行评估 □ 完成日常病程记录 □ 确认胃肠减压引流液性质及肠蠕动恢复情况可进饮食 □ 评估营养状况， □ 向家长交代病情	□ 上级医师查房 □ 完成日常病程记录 □ 确认肠蠕动恢复情况，允许时可予全量饮食 □ 复查血、尿、便常规，了解术后感染情况 □ 向家长交代病情	□ 上级医师查房 □ 完成日常病程记录 □ 向家长交代病情
重点医嘱	**长期医嘱：** □ 一级护理 □ 禁食、胃肠减压 □ 心电图、血压、血氧饱和度监护 □ 抗生素：头孢二代等 **临时医嘱：** □ 补充液体和电解质 □ 肠外营养全合一制剂（必要时）	**长期医嘱：** □ 二级护理 □ 流质饮食	**长期医嘱：** □ 二级护理 □ 普通普食
主要护理工作	□ 随时观察患儿情况 □ 手术后生活护理 □ 夜间巡视	□ 随时观察患儿情况 □ 手术后生活护理 □ 夜间巡视	□ 随时观察患儿情况 □ 手术后生活护理 □ 夜间巡视
病情变异记录	□ 无 □ 有，原因： 1. 2.	□ 无 □ 有，原因： 1. 2.	□ 无 □ 有，原因： 1. 2.
护士签名			
医师签名			

日期	住院第 9 天 （术后第 4 天）	住院第 10 天 （术后第 5 天）	第 11 天 （术后第 6 天）
主要诊疗工作	□ 上级医师查房 □ 完成日常病程记录 □ 复查血、尿、便常规，了解术后感染情况 □ 向家长交代病情	□ 上级医师查房 □ 完成日常病程记录 □ 向家长交代病情	□ 上级医师查房 □ 完成日常病程记录 □ 向家长交代病情
重点医嘱	长期医嘱： □ 二级护理 □ 普通普食	长期医嘱： □ 二级护理 □ 普通普食	长期医嘱： □ 二级护理 □ 普通普食
主要护理工作	□ 随时观察患儿情况 □ 手术后生活护理 □ 夜间巡视	□ 随时观察患儿情况 □ 手术后生活护理 □ 夜间巡视	□ 随时观察患儿情况 □ 手术后生活护理 □ 夜间巡视
病情变异记录	□ 无　□ 有，原因： 1. 2.	□ 无　□ 有，原因： 1. 2.	□ 无　□ 有，原因： 1. 2.
护士签名			
医师签名			

日期	住院第 12 天 （术后第 7 天）	住院第 13 天 （术后第 8 天）	第 14 天 （术后第 9 天）
主要诊疗工作	□ 上级医师查房 □ 完成日常病程录 □ 复查血、尿、便常规，了解术后感染情况 □ 向家长交代病情 □ 拔除尿管	□ 上级医师查房 □ 完成日常病程录 □ 了解所有化验报告 □ 了解患儿排尿情况 □ 决定患儿是否可以出院 **如果可以出院：** □ 完成"出院小结"、病史首页 □ 通知家长明天出院 □ 向家长交代出院的注意事项，预约复诊日期	**如果该患儿可以出院：** □ 向家长交代出院的注意事项，预约复诊日期 □ 将出院小结交于家长 **如果该患儿需继续住院：** □ 上级医师查房，确定进食及排便情况，作相应处理 □ 完成日常病程记录
重点医嘱	**长期医嘱：** □ 二级护理 □ 普通普食	**长期医嘱：** □ 二级护理 □ 普通普食 **临时医嘱：** □ 明日出院	**出院医嘱：** □ 定期复查 **在院医嘱：** □ 二级护理 □ 普通普食
主要护理工作	□ 随时观察患儿情况 □ 手术后生活护理 □ 夜间巡视	□ 随时观察患儿情况 □ 手术后生活护理 □ 夜间巡视	□ 随时观察患儿情况 □ 手术后生活护理 □ 夜间巡视
病情变异记录	□ 无　□ 有，原因： 1. 2.	□ 无　□ 有，原因： 1. 2.	□ 无　□ 有，原因： 1. 2.
护士签名			
医师签名			

（中华医学会小儿外科学分会）

第 156 节　神经源性膀胱临床路径

临床路径标准

一、适用对象

第一诊断为神经源性膀胱（ICD-10：N 31.901）。行回肠浆肌层膀胱扩容术。

二、诊断依据

《实用小儿泌尿外科学》（黄澄如，人民卫生出版社，2006 年）。

1. 临床表现　小儿尿潴留及尿失禁症状、便秘及大便失禁症状以及伴随下肢功能畸形。

2. 体格检查　主要有泌尿系统及下肢运动系统的阳性体征。

3. 辅助检查　常规术前检查，尿动力学检查，腰骶椎磁共振，泌尿系彩超及 CT。

三、选择治疗方案的依据

《实用小儿泌尿外科学》（黄澄如，人民卫生出版社，2006 年）。

行回肠浆肌层膀胱扩容术。

四、标准住院日

标准住院日 30 天。

五、进入路径标准

1. 第一诊断必须符合神经源性膀胱。

2. 当患者合并其他疾病，但住院期间不需特殊处理，也不影响第一诊断的临床路径实施时，可以进入路径。

3. 因合并疾病需住院处理，不进入路径。

六、术前准备

术前准备为 7~10 天。

1. 必需的检查项目

（1）实验室检查：血常规、C 反应蛋白、血型、尿常规、便常规+隐血、肝功能、肾功能、血电解质、血气分析、凝血功能、感染性疾病筛查。

（2）胸部 X 线正位片、心电图。

2. 尿动力学检查，腰骶椎磁共振，泌尿系彩超及 CT。

七、预防性抗生素选择与使用时机

1. 按照《抗菌药物临床应用指导原则》（卫医发〔2004〕285 号），并结合患儿病情决定选择。

2. 推荐药物治疗方案（使用《国家基本药物》的药物）。

3. 患儿多重耐药或长期泌尿系感染不在此列。

八、手术

手术日为入院后 10 天。

1. 麻醉方式　气管插管全身麻醉。

2. 预防性抗生素的给药方法　可选择二代头孢类（如头孢呋辛）等静脉滴注，切开皮肤前 30 min 开始给药，如有明显感染高危因素，可再用一次或数次，一般不超过 2 天。

3. 手术方式　行回肠浆肌层膀胱扩容术。

4. 手术内置物　无。

5. 输血　必要时。

九、术后住院恢复

术后住院恢复为 20 天。

1. 必须复查的检查项目　血常规、尿常规、便常规、泌尿系彩超。

2. 术后用药　抗生素的使用按照《抗菌药物临床应用指导原则》（卫医发〔2004〕285 号）执行。

十、出院标准

1. 伤口愈合好　局部无红肿、无皮下积液。

2. 膀胱造瘘管及尿管拔除，患儿自主排尿可。

3. 没有需要处理的并发症。

十一、变异及原因分析

1. 有影响手术的合并症，需要进行相关的诊断和治疗。

2. 存在其他系统的先天畸形，不能耐受手术的患儿，转入相应的路径治疗。

临床治疗路径

适用对象：第一诊断为神经源性膀胱（N 31.901）；行回肠代膀胱扩容术

患者姓名：_____ 性别：_____ 年龄：_____ 门诊号：_____ 住院号：_____

住院日期：____年__月__日 出院日期：____年__月__日 标准住院日：30 天

日期	住院第 1 天	住院第 2 天
主要诊疗工作	□ 询问病史与体格检查 □ 完成首次病程记录和大病史采集 □ 开具常规检查、化验单 □ 上级医师查房 □ 完成上级医师查房记录 □ 维持水、电解质平衡	□ 查体及查阅检查单，确定患儿有无泌尿系感染 □ 向患儿家长交代病情
重点医嘱	**长期医嘱：** □ 二级护理 □ 普通普食 **临时医嘱：**（检查项目） □ 血常规+C 反应蛋白、血型、尿常规、便常规+隐血、肝功能、肾功能 □ 凝血常规、输血前常规 □ 血电解质、血气分析 □ 感染性疾病筛查 □ 心电图、胸部 X 线片（正位），超声心动（必要时） □ 泌尿系彩超，腰骶椎 MRI，泌尿系 CT，尿动力检查	**长期医嘱：** □ 二级护理 □ 普通普食
主要护理工作	□ 介绍病房环境、设施和设备 □ 入院护理评估 □ 护理计划 □ 静脉采血 □ 指导患儿家长带患儿到相关科室进行心电图、胸部 X 线片等检查	□ 随时观察患儿情况 □ 手术后生活护理 □ 夜间巡视
病情变异记录	□ 无 □ 有，原因： 1. 2.	□ 无 □ 有，原因： 1. 2.
护士签名		
医师签名		

日期	住院第 3 天	住院第 4 天	住院第 5 天
主要诊疗工作	□ 完善泌尿系彩超检查 □ 完成日常病程记录 □ 向家长交代病情	□ 完善尿动力检查 □ 完成日常病程记录 □ 向家长交代病情	□ 完善 CT 检查，必要时增强 □ 完成日常病程记录 □ 向家长交代病情
重点医嘱	**长期医嘱：** □ 二级护理 □ 普食 **临时医嘱：** □ 无特殊	**长期医嘱：** □ 二级护理 □ 普食 **临时医嘱：** □ 无特殊	**长期医嘱：** □ 二级护理 □ 普食 **临时医嘱：** □ 无特殊
主要护理工作	□ 随时观察患儿情况 □ 手术后生活护理 □ 夜间巡视	□ 随时观察患儿情况 □ 手术后生活护理 □ 夜间巡视	□ 随时观察患儿情况 □ 手术后生活护理 □ 夜间巡视
病情变异记录	□ 无　□ 有，原因： 1. 2.	□ 无　□ 有，原因： 1. 2.	□ 无　□ 有，原因： 1. 2.
护士签名			
医师签名			

日期	住院第 6 天	住院第 7 天	住院第 8 天
主要诊疗工作	□ 完善逆行膀胱造影检查 □ 完成日常病程记录 □ 向家长交代病情	□ 完善腰骶椎磁共振成像检查 □ 完成日常病程记录 □ 向家长交代病情	□ 综合评估检查结果 □ 完成日常病程记录 □ 向家长交代病情
重点医嘱	长期医嘱： □ 二级护理 □ 普食 临时医嘱： □ 无特殊	长期医嘱： □ 二级护理 □ 普食 临时医嘱： □ 无特殊	长期医嘱： □ 二级护理 □ 普食 临时医嘱： □ 无特殊
主要护理工作	□ 随时观察患儿情况 □ 手术后生活护理 □ 夜间巡视	□ 随时观察患儿情况 □ 手术后生活护理 □ 夜间巡视	□ 随时观察患儿情况 □ 手术后生活护理 □ 夜间巡视
病情变异记录	□ 无　□ 有，原因： 1. 2.	□ 无　□ 有，原因： 1. 2.	□ 无　□ 有，原因： 1. 2.
护士签名			
医师签名			

日期	住院第 9 天	住院第 10 天 （手术日）
主要诊疗工作	□ 上级医师查房，对手术及切口进行评估 □ 完成日常病程录 □ 确认术前准备工作 □ 确定诊断和手术时间 □ 向患儿家长交代手术前注意事项	□ 手术 □ 术者完成手术记录 □ 完成手术日病程记录 □ 上级医师查房 □ 向患儿家长交代病情
重点医嘱	**长期医嘱：** □ 二级护理 □ 少量饮水 □ 补充液体和电解质，必要时肠外营养全合一制剂 **临时医嘱：** □ 乳酸林格液补充胃肠减压丧失液量（必要时）	□ 一级护理 □ 禁食 □ 胃肠减压 □ 心电、经皮氧监护 □ 头罩吸氧（4 h） □ 急查血常规、血气分析、血电解质（必要时） □ 补充液体和电解质 □ 抗生素：二代头孢（术前 30 min 用） □ 尿管，膀胱造瘘管及周围引流管护理
主要护理工作	□ 随时观察患儿情况 □ 手术后生活护理 □ 夜间巡视	□ 随时观察患儿情况 □ 手术后生活护理 □ 夜间巡视
病情变异记录	□ 无　□ 有，原因： 1. 2.	□ 无　□ 有，原因： 1. 2.
护士签名		
医师签名		

日期	住院第 11 天 （术后第 1 天）	住院第 12 天 （术后第 2 天）	住院第 13 天 （术后第 3 天）
主要诊疗工作	☐ 上级医师查房，对手术及切口进行评估 ☐ 完成日常病程记录 ☐ 确认胃肠减压引流液性质及肠蠕动恢复情况 ☐ 评估营养状况，应用肠外营养 ☐ 向家长交代病情	☐ 上级医师查房，对手术及切口进行评估 ☐ 完成日常病程记录 ☐ 确认胃肠减压引流液性质及肠蠕动恢复情况 ☐ 向家长交代病情	☐ 上级医师查房，确认是否可转入普通病房 ☐ 完成日常病程记录 ☐ 确认胃肠减压引流液性质及肠蠕动恢复情况 ☐ 向家长交代病情
重点医嘱	**长期医嘱：** ☐ 一级护理 ☐ 禁食、胃肠减压 ☐ 心电、血压、血氧饱和度监护 ☐ 抗生素：二代头孢等 **临时医嘱：** ☐ 补充液体和电解质 ☐ 肠外营养全合一制剂（必要时）	**长期医嘱：** ☐ 一级护理 ☐ 禁食、胃肠减压 ☐ 心电、血压、血氧饱和度监护 ☐ 补充液体和电解质，必要时肠外营养全合一制剂 **临时医嘱：** ☐ 乳酸林格液补充胃肠减压丧失液量（必要时）	**长期医嘱：** ☐ 二级护理 ☐ 禁食、胃肠减压 ☐ 补充液体和电解质，必要时肠外营养全合一制剂 **临时医嘱：** ☐ 乳酸林格液补充胃肠减压丧失液量（必要时） ☐ 伤口换敷料
主要护理工作	☐ 随时观察患儿情况 ☐ 手术后生活护理 ☐ 夜间巡视	☐ 随时观察患儿情况 ☐ 手术后生活护理 ☐ 夜间巡视	☐ 随时观察患儿情况 ☐ 手术后生活护理 ☐ 夜间巡视
病情变异记录	☐ 无　☐ 有，原因： 1. 2.	☐ 无　☐ 有，原因： 1. 2.	☐ 无　☐ 有，原因： 1. 2.
护士签名			
医师签名			

日期	住院第 14 天 （术后第 4 天）	住院第 15 天 （术后第 5 天）
主要诊疗工作	□ 上级医师查房，对手术及切口进行评估 □ 完成日常病程记录 □ 确认胃肠减压引流液性质及肠蠕动恢复情况，允许时可停用胃肠减压 □ 向家长交代病情	□ 上级医师查房 □ 完成日常病程记录 □ 确认肠蠕动恢复情况，允许时可予半量饮食 □ 向家长交代病情
重点医嘱	**长期医嘱：** □ 二级护理 □ 禁食、禁水 □ 补充液体和电解质，必要时肠外营养全合一制剂 **临时医嘱：** □ 乳酸林格液补充胃肠减压丧失液量（必要时）	**长期医嘱：** □ 二级护理 □ 流质饮食 □ 酌情补液
主要护理工作	□ 随时观察患儿情况 □ 手术后生活护理 □ 夜间巡视	□ 随时观察患儿情况 □ 手术后生活护理 □ 夜间巡视
病情变异记录	□ 无　□ 有，原因： 1. 2.	□ 无　□ 有，原因： 1. 2.
护士签名		
医师签名		

日期	住院第 16 天 （术后第 6 天）	住院第 17 天 （术后第 7 天）	第 18 天 （术后第 8 天）
主要诊疗工作	□ 上级医师查房 □ 完成日常病程记录 □ 确认肠蠕动恢复情况，允许时可予全量饮食 □ 复查血、尿、便常规，了解术后感染情况 □ 向家长交代病情	□ 上级医师查房 □ 完成日常病程记录 □ 了解所有化验报告 □ 确认肠蠕动恢复情况，确认饮食完成情况 □ 确认伤口恢复情况	□ 上级医师查房 □ 完成日常病程记录 □ 了解所有化验报告 □ 确认肠蠕动恢复情况，确认饮食完成情况 □ 确认伤口恢复情况
重点医嘱	**长期医嘱：** □ 二级护理 □ 普食	**长期医嘱：** □ 二级护理 □ 普食	**长期医嘱：** □ 二级护理 □ 普食
主要护理工作	□ 随时观察患儿情况 □ 手术后生活护理 □ 夜间巡视	□ 随时观察患儿情况 □ 手术后生活护理 □ 夜间巡视	□ 随时观察患儿情况 □ 手术后生活护理 □ 夜间巡视
病情变异记录	□ 无　□ 有，原因： 1. 2.	□ 无　□ 有，原因： 1. 2.	□ 无　□ 有，原因： 1. 2.
护士签名			
医师签名			

日期	住院第 19 天 （术后第 9 天）	住院第 20 天 （术后第 10 天）	第 21 天 （术后第 11 天）
主要诊疗工作	□ 上级医师查房 □ 完成日常病程记录 □ 确认肠蠕动恢复情况，允许时可予全量饮食 □ 复查血、尿、便常规，了解术后感染情况 □ 向家长交代病情	□ 上级医师查房 □ 完成日常病程录 □ 了解所有化验报告 □ 确认肠蠕动恢复情况，确认饮食完成情况 □ 确认伤口恢复情况 □ 间断拆线	□ 上级医师查房 □ 完成日常病程录 □ 了解所有化验报告 □ 确认肠蠕动恢复情况，确认饮食完成情况 □ 确认伤口恢复情况
重点医嘱	长期医嘱： □ 二级护理 □ 普食	长期医嘱： □ 二级护理 □ 普食	长期医嘱： □ 二级护理 □ 普食
主要护理工作	□ 随时观察患儿情况 □ 手术后生活护理 □ 夜间巡视	□ 随时观察患儿情况 □ 手术后生活护理 □ 夜间巡视	□ 随时观察患儿情况 □ 手术后生活护理 □ 夜间巡视
病情变异记录	□ 无　□ 有，原因： 1. 2.	□ 无　□ 有，原因： 1. 2.	□ 无　□ 有，原因： 1. 2.
护士签名			
医师签名			

日期	住院第 22 天 （术后第 12 天）	住院第 23 天 （术后第 13 天）	第 24 天 （术后第 14 天）
主要诊疗工作	☐ 上级医师查房 ☐ 完成日常病程记录 ☐ 确认肠蠕动恢复情况 ☐ 复查血、尿、便常规，了解术后感染情况 ☐ 向家长交代病情 ☐ 间断拆线（剩余） ☐ 拔除尿管	☐ 上级医师查房 ☐ 完成日常病程记录 ☐ 了解所有化验报告 ☐ 确认伤口恢复情况	☐ 上级医师查房 ☐ 完成日常病程记录 ☐ 了解所有化验报告 ☐ 确认伤口恢复情况
重点医嘱	长期医嘱： ☐ 二级护理 ☐ 普食	长期医嘱： ☐ 二级护理 ☐ 普食	长期医嘱： ☐ 二级护理 ☐ 普食
主要护理工作	☐ 随时观察患儿情况 ☐ 手术后生活护理 ☐ 夜间巡视	☐ 随时观察患儿情况 ☐ 手术后生活护理 ☐ 夜间巡视	☐ 随时观察患儿情况 ☐ 手术后生活护理 ☐ 夜间巡视
病情变异记录	☐ 无　☐ 有，原因： 1. 2.	☐ 无　☐ 有，原因： 1. 2.	☐ 无　☐ 有，原因： 1. 2.
护士签名			
医师签名			

日期	住院第 25 天 （术后第 15 天）	住院第 26 天 （术后第 16 天）	第 27 天 （术后第 17 天）
主要诊疗工作	□ 上级医师查房 □ 完成日常病程记录 □ 确认肠蠕动恢复情况 □ 复查血、尿、便常规，了解术后感染情况 □ 向家长交代病情	□ 上级医师查房 □ 完成日常病程记录 □ 了解所有化验报告 □ 夹闭膀胱造瘘管	□ 上级医师查房 □ 完成日常病程记录 □ 了解所有化验报告 □ 确认伤口恢复情况
重点医嘱	长期医嘱： □ 二级护理 □ 普食	长期医嘱： □ 二级护理 □ 普食	长期医嘱： □ 二级护理 □ 普食
主要护理工作	□ 随时观察患儿情况 □ 手术后生活护理 □ 夜间巡视	□ 随时观察患儿情况 □ 手术后生活护理 □ 夜间巡视	□ 随时观察患儿情况 □ 手术后生活护理 □ 夜间巡视
病情变异记录	□ 无　□ 有，原因： 1. 2.	□ 无　□ 有，原因： 1. 2.	□ 无　□ 有，原因： 1. 2.
护士签名			
医师签名			

日期	住院第 28 天 （术后第 18 天）	住院第 29 天 （术后第 19 天）	第 30 天 （术后第 20 天，出院日）
主要诊疗工作	□ 上级医师查房 □ 完成日常病程记录 □ 了解所有化验报告 □ 确认肠蠕动恢复情况 □ 排尿无异常可拔除膀胱造瘘管	□ 上级医师查房 □ 完成日常病程记录 □ 了解所有化验报告 □ 确认伤口恢复情况，排尿情况 □ 决定患儿是否可以出院 **如果可以出院：** □ 完成"出院小结"、病史首页 □ 通知家长明天出院，向家长交代出院的注意事项，预约复诊日期	**如果该患儿可以出院：** □ 向家长交代出院的注意事项，预约复诊日期 □ 将出院小结交给家长 **如果该患儿需继续住院：** □ 上级医师查房，确定进食及排便情况，作相应处理 □ 完成日常病程记录
重点医嘱	**长期医嘱：** □ 二级护理 □ 普食	**长期医嘱：** □ 二级护理 □ 普食 **临时医嘱：** □ 明日出院	**出院医嘱：** □ 定期复查 **在院医嘱：** □ 二级护理 □ 普食
主要护理工作	□ 随时观察患儿情况 □ 手术后生活护理 □ 夜间巡视	□ 随时观察患儿情况 □ 手术后生活护理 □ 夜间巡视	**如果该患儿可以出院：** □ 帮助办理出院手续 □ 将出院小结交给家长 **如果该患儿需继续住院：** □ 随时观察患儿情况 □ 手术后生活护理 □ 夜间巡视
病情变异记录	□ 无　□ 有，原因： 1. 2.	□ 无　□ 有，原因： 1. 2.	□ 无　□ 有，原因： 1. 2.
护士签名			
医师签名			

（中华医学会小儿外科学分会）

第 157 节　腹膜后神经母细胞瘤（Ⅰ~Ⅱ期）临床路径

临床路径标准

一、适用对象

第一诊断为神经母细胞瘤（Ⅰ~Ⅱ期）（ICD-10：D36.153）。行腹膜后肿瘤切除术（ICD-9：54.4003）。

二、诊断依据

根据《临床诊疗指南——小儿外科学分册》（中华医学会编著，人民卫生出版社，2005 年）、《临床技术操作规范——小儿外科学分册》（中华医学会编著，人民军医出版社，2005 年）、《小儿外科学》（第 5 版，蔡威，人民卫生出版社，2014 年）。

1. 临床表现　腹部肿块，可伴腹痛，可有儿茶酚胺代谢（VMA/HVA）异常及相应并发症状或血管活性物质增多导致的相应并发症。

2. 体格检查　上腹部肿块，表面光滑，质硬，无压痛。

3. 辅助检查　腹部超声、胸部、腹部、盆腔增强 CT，建议三维成像检查明确肿瘤位置并符合Ⅰ~Ⅱ期肿瘤，MRI 可用于检查周围组织浸润及转移。选择性行 PET/CT 检查。

4. 手术情况　术中探查和完整切除符合Ⅰ~Ⅱ期肿瘤。

5. 术后病理证实切缘阴性或仅有镜下残留。

三、治疗方案的选择

根据《临床诊疗指南——小儿外科学分册》（中华医学会编著，人民卫生出版社，2005 年）、《临床技术操作规范——小儿外科学分册》（中华医学会编著，人民军医出版社，2005 年）、《小儿外科学》（第 5 版，蔡威，人民卫生出版社，2014 年）。

行腹膜后肿瘤切除术（ICD-9：54.4003）

四、标准住院日

标准住院日 14 天。

五、进入路径标准

1. 第一诊断必须符合神经母细胞瘤疾病编码（ICD-10：D36.153），术前评估属Ⅰ~Ⅱ期病例，可行手术切除。

2. 患者合并其他疾病，但住院期间不需特殊处理，也不影响第一诊断的临床路径实施时，可以进入路径。

3. 术前评估属Ⅲ、Ⅳ、ⅣS期者不进入路径　肿瘤巨大、区域淋巴结受累、术前发现骨髓转移、骨转移或其他位置有远处转移、发现基于影像学定义的危险因子、估计肿瘤无法切除等；或术中术后出现严重并发症，如大出血，乳糜漏等情况需要进一步治疗。

六、术前准备（术前评估）

术前准备为 1~5 天。必需的检查项目如下。

1. 实验室检查　血常规、血型、尿常规、便常规、凝血功能、血电解质、血气分析、肝功能、肾功能、VMA/HVA、神经元特异性烯醇化酶（NSE）、碱性磷酸酶（LDH）、铁蛋白、感染性疾病筛查，根据病情可选择甲胎蛋白（AFP）、绒毛膜促性腺激素（HCG）等项目。

2. 胸部 X 线片、心电图、超声心动图。

3. 腹部超声、CT（腹部增强+三维重建，肺部增强，盆腔增强）。

4. 骨髓穿刺涂片，神经母细胞瘤微量肿瘤病灶（MRD）检测。

5. 必要时行核素骨扫描或 PET/CT 检查。

6. 肿瘤 N-myc 扩增检查。

7. 根据具体实施条件，推荐检测 DNA 倍性，1p 缺失和 11q 缺失。

七、预防性抗生素选择与使用时机

1. 按照《抗菌药物临床应用指导原则》（卫医发〔2004〕285 号），并结合患儿病情决定选择。

2. 推荐药物治疗方案（使用《国家基本药物》的药物）。

八、手术

手术日为入院第 6 天（遇法定假日顺延）。

1. 麻醉方式　气管插管全身麻醉。

2. 术中抗生素给药方法　静脉输入，切开皮肤前 30 min 开始给药，手术延长到 3 h 以上或大量失血，补充一个剂量（用头孢曲松时无须追加剂量）。

3. 手术方式　腹膜后肿瘤切除术。

4. 手术内置物　无。

5. 输血　必要时。

九、术后住院恢复

术后住院恢复 7~9 天。

1. 必须复查的检查项目　血常规、尿常规，血电解质或其他检测异常项目。

2. 术后抗生素应用　按照《抗菌药物临床应用指导原则》（卫医发〔2004〕285

号），并根据患儿病情合理使用抗生素，用药时间一般不超过 3 天。

3. 化疗　术后 7~10 天，根据石蜡切片病理结果，选择化疗方案。

十、出院标准

1. 一般情况良好。

2. 进食良好，无腹胀，大、小便正常。

3. 伤口愈合良好。

十一、变异及原因分析

1. 术后病理提示为"原始神经外胚层肿瘤（PNET）"或"恶性畸胎瘤"等其他腹膜后恶性肿瘤致使治疗方案变更，围术期并发症或化疗不良反应，造成住院时间延长或费用增加。

2. 术中探查示区域淋巴结受累，周围血管、器官、组织受侵犯，或肿瘤无法完整切除，提示患儿已不属 I ~ II 期病例，则转入相应临床路径。

临床路径表单

适用对象：第一诊断为神经母细胞瘤（Ⅰ～Ⅱ期）（ICD-10：D36.153）；行腹膜后肿瘤切除术（ICD-9：54.4003）

患者姓名：_____ 性别：_____ 年龄：_____ 门诊号：_____ 住院号：_____

住院日期：____年__月__日 出院日期：____年__月__日 标准住院日：14 天

时间	住院第 1 天	住院第 2~4 天	住院第 5 天（术前日）
主要诊疗工作	□ 询问病史，体格检查 □ 书写病历 □ 上级医师查房 □ 完善相关检查 □ 与家属沟通病情	□ 完善相关检查 □ 上级医师查房 □ 术前评估 □ 分析异常结果，处理后复查	□ 完善术前准备 □ 向患者监护人交代病情，签署"手术同意书" □ 签署输血同意书 □ 麻醉科医师探望患者完成麻醉术前评估
重点医嘱	**长期医嘱：** □ 二级护理 □ 普食 **临时医嘱：** □ 血常规、血型、尿常规、便常规 □ 肝功能、肾功能、凝血检查、血气分析、电解质 □ VMA、NSE、LDH □ 感染性疾病筛查 □ 心电图、胸部 X 线片 □ 超声心电图（必要时）	**长期医嘱：** □ 二级护理 □ 普食 **临时医嘱：** □ 超声 □ CT（腹部增强三维重建、胸部增强，盆腔增强） □ 骨髓穿刺涂片，MRD 检测 □ 核素骨扫描 □ 核素分肾功能（必要时） □ MRI（必要时）	**长期医嘱：** □ 二级护理 □ 普食 **临时医嘱：** □ 拟明日在麻醉下行肿瘤切除术 □ 禁食 □ 备血 □ 备胃管和腹带入手术室 □ 备抗生素入手术室 □ 术前晚温盐水灌肠
主要护理工作	□ 入院宣教：介绍医护人员、病房环境、设施 □ 入院护理评估 □ 动静脉取血	□ 指导患者到相关科室完成辅助检查	□ 腹部皮肤准备 □ 术前肠道准备 □ 术前物品准备 □ 术前心理护理
病情变异记录	□ 无 □ 有，原因： 1. 2.	□ 无 □ 有，原因： 1. 2.	□ 无 □ 有，原因： 1. 2.
护士签名			
医师签名			

时间	住院第 6 天 （手术日，遇法定假日顺延）	住院第 7 天 （术后第 1 天）	住院第 8 天 （术后第 2 天）
主要诊疗工作	□ 手术 □ 完成术后医嘱和检查 □ 上级医师查房 □ 向患者家属交代手术中情况和术后注意事项 □ 确定有无手术和麻醉并发症 □ 书写手术记录 □ 书写术后首次病程记录 □ 麻醉科医师随访和书面评价	□ 上级医师查房 □ 仔细观察生命体征 □ 仔细观察患儿腹部体征 □ 对手术进行评估	□ 上级医师查房 □ 仔细观察生命体征 □ 仔细观察腹部体征 □ 对手术进行评估，确定有无手术并发症
重点医嘱	**长期医嘱：** □ 今日在麻醉下行腹膜后肿瘤切除术 □ 一级护理 □ 禁食 □ 胃肠减压 □ 腹腔引流 □ 持续心电监护 □ 留置导尿，记尿量 □ 广谱抗生素 □ 止血药物 **临时医嘱：** □ 按体重和出入液量补充液体和电解质 □ 必要时按需输血 □ 切除标本家长过目并送病理	**长期医嘱：** □ 一级护理 □ 禁食 □ 持续心电监护 □ 胃肠减压 □ 留置导尿，记尿量 □ 广谱抗生素 □ 止血药物 **临时医嘱：** □ 复查血常规、C 反应蛋白、电解质、血气分析 □ 按体重和出入液量补充液体和电解质	**长期医嘱：** □ 二级护理 □ 禁食 □ 胃肠减压 □ 留置导尿，记尿量 □ 广谱抗生素 □ 停止血药物 **临时医嘱：** □ 按体重和出入液量补充液体和电解质
主要护理工作	□ 观察生命体征，腹部体征 □ 手术后心理与生活护理 □ 引流管护理和记录引流量 □ 疼痛护理及镇痛泵使用（必要时）	□ 观察生命体征，腹部体征 □ 手术后心理与生活护理 □ 引流管护理和记录引流量 □ 疼痛护理及镇痛泵使用（必要时）	□ 观察生命体征，腹部体征 □ 手术后心理与生活护理 □ 引流管护理和记录引流量 □ 观察排大便情况 □ 疼痛护理及镇痛泵使用（必要时）
病情变异记录	□ 无　□ 有，原因： 1. 2.	□ 无　□ 有，原因： 1. 2.	□ 无　□ 有，原因： 1. 2.
护士签名			
医师签名			

时间	住院第 9 天 （术后第 3 天）	住院第 10 天 （术后第 4 天）
主要诊疗工作	□ 上级医师查房 □ 仔细观察生命体征 □ 仔细观察腹部体征 □ 对手术进行评估，确定胃肠道功能恢复情况，有无手术并发症	□ 上级医师查房 □ 观察腹部体征和伤口情况
重点医嘱	**长期医嘱：** □ 二级护理 □ 停胃肠减压 □ 停留置导尿 □ 流质饮食 □ 停广谱抗生素 **临时医嘱：** □ 伤口换药 □ 按体重和出入液量补充液体和电解质	**长期医嘱：** □ 二级护理 □ 半流质 □ 拔出腹腔引流管（根据引流量决定） **临时医嘱：** □ 复查血常规、C 反应蛋白、肝功能、肾功能、电解质
主要护理工作	□ 观察患儿情况 □ 术后心理与生活护理 □ 饮食护理 □ 按医嘱拔除胃管、镇痛泵管	□ 观察患儿情况 □ 术后心理和生活护理 □ 指导并监督患者术后活动
病情变异记录	□ 无　□ 有，原因： 1. 2.	□ 无　□ 有，原因： 1. 2.
护士签名		
医师签名		

时间	住院第 11~13 天 （术后第 5~7 日）	住院第 14 天 （术后第 8 天，出院日）
主要诊疗工作	□ 上级医师查房 □ 观察腹部体征 □ 分析病理结果，确定肿瘤分型分期，制定进一步治疗方案，初步拟订化疗方案	□ 上级医师查房 □ 仔细观察腹部体征 □ 观察化疗反应 □ 检查伤口 **如果患者可以出院：** □ 通知患者及其家属出院 □ 交代出院后注意事项及术后随访事宜，预约复诊日期及拆线日期（术后 10 天） □ 儿童肿瘤科化疗，肿瘤门诊随访，定期复查血常规和定期化疗
重点医嘱	**长期医嘱：** □ 二级护理 □ 半流质/普食	**临时医嘱：** □ 定期复查，规范化疗 □ 出院带药
主要护理工作	□ 观察患儿情况 □ 术后心理护理 □ 化疗药物不良反应观察	□ 对患儿家属进行出院准备指导和出院宣教 □ 帮助患儿家属办理出院 □ 化疗后的心理辅导和注意事项宣教
病情变异记录	□ 无　□ 有，原因： 1. 2.	□ 无　□ 有，原因： 1. 2.
护士签名		
医师签名		

（中华医学会小儿外科学分会）

第158节　苯丙酮尿症临床路径

临床路径标准

一、适用对象

第一诊断为苯丙酮尿症（PKU）（ICD-10：E70.101）。

二、诊断依据

中华医学会儿科分会内分泌遗传代谢学组及中华预防医学会出生缺陷预防与控制专业委员会新生儿筛查学组《高苯丙氨酸血症的诊治共识》［中华儿科杂志，2014年，52（6）：420-425］、中华人民共和国卫生部《苯丙酮尿症和先天性甲状腺功能减低症诊治技术规范（2010版）》［中国儿童保健杂志，2011，19（2）：190-191］。

1. 临床特点　头发黄，皮肤白，鼠臭味，智能发育落后。

2. 血苯丙氨酸（Phe）浓度>120 μmol/L（>2 mg/dl）及苯丙氨酸/酪氨酸（Phe/Tyr）>2.0。

3. 苯丙氨酸羟化酶基因（*PAH*）突变。

4. 尿蝶呤谱及红细胞二氢蝶啶还原酶（DHPR）活性正常。

三、治疗方案的选择

《高苯丙氨酸血症的诊治共识》［中华儿科杂志，2014，52（6）：420-425］。

1. 治疗指征　血 Phe>360 mol/L。

2. 低或无 Phe 特殊饮食。

3. 对症处理。

四、进入路径标准

1. 第一诊断必须符合苯丙酮尿症疾病编码（ICD-10：E70.101）。

2. 当患者合并其他疾病，但不需要特殊处理、也不影响第一诊断的临床路径实施时可以进入路径。

五、住院期间的检查项目

1. 必需检查项目

（1）血氨基酸分析。

（2）尿蝶呤谱。

（3）血依赖细胞膜二氢吡啶受体（DHPR）活性测定。

（4）*PAH* 基因分析。

2. 可选择的检查项目

（1）四氢生物蝶呤（BH4）负荷试验。

（2）颅脑 MRI。

（3）智能测试。

六、治疗方案与药物选择

1. 无 Phe 饮食配伍母乳或天然低蛋白辅食。

2. 对症处理。

七、必须复查的检查项目

血 Phe 浓度。

八、出院标准

1. 完成检查项目。

2. 血 Phe 浓度下降接近理想范围。

九、标准住院日

标准住院日 5 天。

临床路径表单

适用对象：第一诊断为苯丙酮尿症（ICD-10：E70.101）

患者姓名：_____ 性别：_____ 年龄：_____ 门诊号：_____ 住院号：_____

住院日期：___年__月__日 出院日期：___年__月__日 标准住院日：5 天

时间	住院第 1 天	住院第 2~3 天	住院第 4 天	住院第 5 天（出院日）
主要诊疗工作	□ 完成病历书写 □ 上级医师查房 □ 开具常规化验单 □ 开具必需检查项目 □ 制定食谱	□ 上级医师查房 □ 完成病程录 □ 完成必需检查 □ 无或低 Phe 饮食	□ 上级医师查房 □ 根据检测结果诊断 □ 调整食谱 □ 基因分析	□ 出院小结 □ 随访计划包括血 Phe 监测及发育评估
重点医嘱	**长期医嘱：** □ 儿内科护理常规 □ 二级护理 □ 普通饮食 **临时医嘱：** □ 常规检测项目 □ 血串联质谱分析 □ 尿蝶呤谱分析 □ DHPR 活性测定 □ BH4 负荷试验（必要时）	**长期医嘱：** □ 无 Phe 特殊饮食或配伍普通饮食	**长期医嘱：** □ 无 Phe 特殊饮食或配伍普通饮食 **临时医嘱：** □ 血 Phe 测定 □ 家系 *PAH* 基因分析	出院医嘱： □ 饮食配伍 □ 内分泌遗传代谢门诊随访
主要护理工作	□ 入院护理常规 □ 喂养指导 □ 执行医嘱	□ 完成检测 □ 饮食配伍及喂养 □ 记录不良反应	□ 执行医嘱 □ 饮食喂养纪录 □ 不良反应报告 □ 标本采集	□ 协助办理出院 □ 培训家长采血
病情变异记录	□ 无 □ 有，原因： 1. 2.	□ 无 □ 有，原因： 1. 2.	□ 无 □ 有，原因： 1. 2.	
护士签名				
医师签名				

（中华医学会儿科学分会）

第159节 四氢生物蝶呤缺乏症临床路径

临床路径标准

一、适用对象

第一诊断为四氢生物蝶呤（BH4）缺乏症（ICD-10：E70.1）。

二、诊断依据

根据中华医学会儿科学分会内分泌遗传代谢学组及中华预防医学会出生缺陷预防与控制专业委员会新生儿筛查学组《高苯丙氨酸血症的诊治共识》[中华儿科杂志，2014，52（6）：420-425]、中华人民共和国卫生部《苯丙酮尿症和先天性甲状腺功能减低症诊治技术规范（2010版）[中国儿童保健杂志，2011，19（2）：190-191]。

1. 典型特点　除PKU特点外，表现为肌张力低下。

2. 血苯丙氨酸（Phe）浓度>120 μmol/L（>2 mg/dl）及苯丙氨酸/酪氨酸（Phe/Tyr）>2.0。

3. 6-丙酮酰四氢蝶呤合成酶（PTPS）缺乏最多见，二氢蝶啶还原酶（DHPR）缺乏少见。

4. 尿蝶呤谱异常或血依赖细胞膜二氢吡啶受体（DHPR）活性减低。

5. 四氢生物蝶呤（BH4）负荷试验可阳性。

6. 相关基因突变。

三、治疗方案的选择

《高苯丙氨酸血症的诊治共识》[中华儿科杂志，2014，52（6）：420-425]。

1. 四氢生物蝶呤（BH4）。

2. 低/无苯丙氨酸特殊饮食。

3. 神经递质前质。

4. 叶酸（DHPR缺乏）。

5. 对症处理。

四、进入路径标准

1. 第一诊断必须符合四氢生物蝶呤缺乏症疾病编码（ICD-10：E70.1）。

2. 当患者同时具有其他疾病诊断，但在住院期间不需要特殊处理也不影响第一诊断的临床路径流程实施时，可以进入路径。

五、住院期间的检查项目

1. 必需的检查项目
（1）血氨基酸分析。
（2）尿蝶呤谱。
（3）血 DHPR 活性。
（4）基因突变分析。
2. 可选择的检查项目
（1）BH4 负荷试验。
（2）颅脑 MRI。
（3）智能测试。

六、必须复查的检查项目

血苯丙氨酸浓度。

七、出院标准

1. 完成检查项目。
2. 无药物不良反应。
3. 血 Phe 浓度下降正常。

八、标准住院日

标准住院日为 5 天。

临床路径表单

适用对象：第一诊断为四氢生物蝶呤缺乏症（ICD-10：E70.1）

患者姓名：_____ 性别：_____ 年龄：_____ 门诊号：_____ 住院号：_____

住院日期：___年__月__日　出院日期：___年__月__日　标准住院日：5 天

时间	住院第 1 天	住院第 2~3 天	住院第 4 天	住院第 5 天（出院日）
主要诊疗工作	□ 完成病例书写 □ 上级医师查房 □ 开具常规化验单 □ 开具必需检测项目	□ 上级医师查房 □ 完成必需检测项目 □ 制定初步食谱	□ 上级医师查房 □ 根据检测结果诊断 □ 制定药物治疗方案 □ 基因检测	□ 出院小结 □ 随访计划包括血 Phe 监测及发育评估及不良发应
重点医嘱	**长期医嘱：** □ 儿内科疾病护理常规 □ 二级护理 □ 普通饮食 **临时医嘱：** □ 常规检测项目 □ 血氨基酸分析 □ 尿蝶呤谱分析 □ DHPR 活性测定 □ BH4 负荷试验（必要时）	**长期医嘱：** □ 无 Phe 特殊饮食或配伍普通饮食	**长期医嘱：** □ BH4 或无 Phe 特殊饮食 □ 美多芭或息宁 □ 5-羟色氨酸 □ 亚叶酸钙（DHPR 缺乏） **临时医嘱：** □ 血 Phe 测定 □ 家系基因检测	**出院医嘱：** □ 药物剂量 □ 内分泌遗传代谢门诊随访
主要护理工作	□ 入院护理常规 □ 正常饮食喂养 □ 执行医嘱	□ 完成检测 □ 饮食喂养记录 □ 不良反应记录	□ 按医嘱给药 □ 记录不良反应 □ 血标本采集 □ 家系 DNA 采集	□ 协助办理出院 □ 培训家长采血
病情变异记录	□ 无　□ 有，原因： 1. 2.	□ 无　□ 有，原因： 1. 2.	□ 无　□ 有，原因： 1. 2.	
护士签名				
医师签名				

（中华医学会儿科学分会）

第 160 节　发育性髋关节脱位（闭合复位）临床路径

临床路径标准

一、适用对象

1. 第一诊断为发育性髋关节脱位（ICD-10：Q65.0-Q65.1）。

2. 年龄在 18 个月以下，6 个月以上。

3. 行髋关节闭合复位+髋关节腔造影+内收肌松解+人类位石膏固定术（ICD-9-CM-3：79.75+8.26+83.12+93.53）。

二、诊断依据

根据《实用小儿骨科学》（第 2 版，潘少川，人民卫生出版社，2005）和《坎贝尔手术学（第 2 卷）》（第 11 版，Canale ST、Beaty JH 著，周勇刚译，人民军医出版社，2009 年）。

行髋关节闭合复位+髋关节腔造影+内收肌松解+人类位石膏固定术。

三、治疗方案的选择

根据《实用小儿骨科学》（第 2 版，潘少川，人民卫生出版社，2005）和《坎贝尔手术学（第 2 卷）》（第 11 版，Canale ST、Beaty JH 著，周勇刚译，人民军医出版社，2009 年）。

行髋关节闭合复位+髋关节腔造影+内收肌松解+人类位石膏固定术。

四、标准住院日

标准住院日为 7~12 天，若住院前已完成部分术前准备，住院日可适当缩短。

五、入院标准

1. 确诊为发育性髋关节脱位，年龄>6 个月。

2. 再脱位等的情况一旦发现立即入院治疗。

3. 年龄小于 6 个月的患儿 Pavlik 吊带治疗失败，可酌情入院治疗。

六、进入临床路径标准

1. 第一诊断必须符合发育性髋关节脱位（ICD-10：Q65.0-Q65.1）。

2. 患儿年龄在 6 个月以上，18 个月以下。

3. 当患儿合并其他疾病，但住院期间不需特殊处理，也不影响第一诊断的临床路径实施时。

七、术前准备

术前准备为 1~10 天。

1. 必需的检查项目

（1）血常规、血型、凝血功能、肝功能、肾功能、感染性疾病（乙型病毒性肝炎、丙型病毒性肝炎、梅毒、艾滋病等）筛查。

（2）胸部 X 线正位片、心电图。

（3）双侧髋关节正位+蛙位片。

2. 根据患者情况可选择的检查项目　骨盆 CT 平扫+三维重建、髋关节 MRI 平扫。

3. 术前可行双下肢悬吊牵引 7 天左右。

八、预防性抗生素选择与使用时机

按照《抗菌药物临床应用指导原则》（卫医发〔2004〕285 号）执行，髋关节闭合复位无需使用抗生素。

九、术前谈话要点

1. 不接受手术治疗的可能后果

（1）股骨头不能复位，双下肢不等长，跛行等症状持续存在。

（2）青春期可能出现骨性关节炎，导致髋关节疼痛。

2. 可供选择的其他治疗方法　继续观察，等待行切开复位、截骨矫形治疗。但手术损伤较大，相应的合并症较多。

3. 术中、术后可能出现的情况

（1）麻醉意外。

（2）闭合复位失败，需要改行切开复位方式。

（3）术中损伤股动脉、静脉，导致大出血。

（4）术后再脱位。

（5）术后可能出现股骨头坏死。

（6）石膏固定过紧，出现下肢骨筋膜室综合征。

十、手术日

手术日为入院第 3~7 天。

1. 麻醉方式　气管插管全麻+骶管麻醉。

2. 手术方式　髋关节闭合复位+髋关节腔造影+内收肌松解+人类位石膏固定术。

3. 手术内置物　无。

4. 术中用药　造影剂碘普罗胺。

5. 输血　无需。

十一、术后住院恢复

术后住院恢复日为 1~2 天。

1. 必须复查的检查项目　骨盆正位 X 线片。

2. 术后用药　无需。

十二、出院标准

1. 精神、饮食良好，无发热。

2. 石膏固定牢固，肢端血运好。

3. 术后复查 X 线证实股骨头复位良好。

4. 没有需要住院处理的并发症和（或）合并症。

十三、术后常见并发症及处理

1. 术后股骨头坏死。

2. 术后再脱位。

3. 皮肤压疮。

4. 骨筋膜室综合征。

十四、随访指导

1. 出院 3~4 周后复查骨盆正位片；2~3 个月入院更换石膏。

2. 注意观察肢端血运。

3. 维持外固定石膏的完整性。

4. 出现以下紧急情况需及时返院或就近医院治疗：石膏松脱；肢体血运不佳等。

十五、变异及原因分析

1. 闭合复位失败，需要改行切开复位；安全角<20°；造影揭示股骨头骺与髋臼间隙异常增大。

2. 术后复查骨盆正位片提示再脱位，需再次手术复位。

3. 住院期间患儿可能出现感冒、咳嗽等情况。术前准备时间会延长。

临床路径表单

一、临床路径一级管理表单

适用对象：第一诊断为发育性髋脱位（ICD-10：Q65.0-Q65.1）；行髋关节闭合复位+髋
关节腔造影+内收肌松解+人类位石膏固定术（ICD-9-CM-3：79.75+8.26+
83.12+93.53）

患者姓名：_____ 性别：_____ 年龄：_____ 门诊号：_____ 住院号：_____

住院日期：___年__月__日 出院日期：___年__月__日 标准住院日：7~10 天

时间	第 1 天（入院）	入院第 2~4 天
主要诊疗工作	**主管医师** □ 初次评估，评估包括生理（营养、疼痛等）、心理、社会和经济因素，同时包括询问病史与体格检查 □ 开具医嘱，完成病历书写 □ 完善术前检查 □ 双下肢悬吊牵引 **专科主治医师** □ 查房与再评估，确定诊断 □ 制订诊疗计划 □ 入院谈话及书面知情同意	□ 专科主治医师查房与术前评估 □ 专科主任医师、主治医师共同完成术前小结/讨论 □ 进一步完善术前检查 □ 等待术前检查结果 □ 继续双下肢悬吊牵引 □ 完成 CT 及 MRI 检查（必要时）
重点医嘱	**长期医嘱：** □ 二级护理 □ 普通饮食 **临时医嘱：** □ 血常规、血型、凝血功能、肝功能、肾功能，感染性疾病筛查 □ 双侧髋关节正位+蛙位 □ 胸部 X 线正位片，心电图 □ 髋关节 CT 平扫+三维重建（必要时） □ 髋关节 MRI 平扫（必要时）	**长期医嘱：** □ 二级护理 □ 普通饮食 □ 双下肢悬吊牵引 □ 观察肢端血运
主要护理工作	□ 入院宣教（环境、人员、跌倒、安全） □ 专科宣教：防反流窒息，臀部及下肢护理 □ 入院评估（一般情况、营养、疼痛、压疮、跌倒风险评估） □ 专科评估，功能康复评估 □ 专科护理活动：执行抽血检查，协助完成心电图、X 线检查，悬吊牵引皮肤护理	□ 按照预约时间完成 CT、MRI 检查 □ 因检查予镇静的患儿，行跌倒风险评估 □ 饮食指导，防反流窒息 □ 皮肤护理：牵引部位皮肤，背部受压皮肤 □ 排泄护理 □ 营养评估（与同龄、同性别儿童比较，<25%或>75%），报告医生再评估
病情变异记录	□ 无 □ 有，原因： 1. 2.	□ 无 □ 有，原因： 1. 2.

时间	入院第 5~7 天 （术前准备日）	入院第 8~10 天 （手术日）
主要诊疗工作	□ 专科主治医师完成书面手术知情同意 □ 麻醉医师完成麻醉前书面评估，书面知情同意 □ 完成手术前做准备 □ 专科主治医师再次术前全面评估	□ 完成手术 □ 向患儿家属交代手术过程情况以及术后注意事项 □ 完成手术记录和术后首次病程记录 □ 完成术后医嘱 □ 观察患者术后一般情况 □ 评估手术效果 □ 病情分组再评估，如复位失败则转入二级路径（可选）
重点医嘱	**长期医嘱:** □ 二级护理 □ 普通饮食 □ 双下肢悬吊牵引 □ 观察肢端血运 **临时医嘱:** □ 拟明天几点送至手术室行手术 □ 术前禁食、禁水，术区备皮 □ 碘普罗胺 1 支带入手术室 □ 申请术中骨盆正位 X 线片 □ 术前补液	**长期医嘱:** □ 二级护理 □ 术后 8 h 后普食 □ 注意患肢血运活动情况 □ 石膏护理 □ 静脉给予补液支持 **临时医嘱:** □ 静脉补液 □ 镇痛
主要护理工作	□ 专科评估：牵引部位皮肤有无压痕或破损 □ 常规术前准备（生命体征监测、体重测量、术中用药等） □ 术前宣教（提醒患者按时禁食、禁水等） □ 专科护理活动：留置针置管风险告知、静脉输液、清洁皮肤、石膏护理宣教	□ 术后评估（一般情况、腹部体征、穿刺部位情况、术侧肢体） □ 术后宣教：全身麻醉术后饮食指导，康复指导 □ 专科护理活动：测量生命体征；疼痛评估，疼痛≥3 分，报告医生再评估；疼痛>6 分，请麻醉师会诊；静脉输液；石膏护理；抬高患肢，观察肢端血运；观察皮肤有无破损，皮肤破损的处理
病情变异记录	□ 无　□ 有，原因： 1. 2.	□ 无　□ 有，原因： 1. 2.

时间	入院第 10~12 天	入院第 10~12 天
主要诊疗工作	□ 专科主任医师查房，确定有无出院指征 □ 完成常规病程记录 □ 观察患儿足趾血运情况 □ 观察伤口渗血情况 □ 观察皮肤有无破损 □ 复查骨盆正位 X 线片 □ 病情分组再评估，如再脱位则转入二级路径（可选）	□ 专科主任医师、主治医师查房，再次确认可否出院 □ 完成住院志、病案首页、出院小结等 □ 向家属交代复诊时间
重点医嘱	**长期医嘱：** □ 二级护理 □ 普通饮食 □ 静脉给予补液支持（包括营养，止血等） **临时医嘱：** □ 骨盆正位 X 线片 □ 预约 MRI 检查	**临时医嘱：** □ 今日出院
主要护理工作	□ 饮食指导 □ 疼痛评估：疼痛<3 分，每天评估一次 □ 静脉输液 □ 协助完成骨盆正位 X 线片检查 □ 石膏护理 □ 出院宣教 □ 拟明日出院	□ 出院宣教：随访、用药、康复指导 □ 办理出院手续 □ 预约复诊
病情变异记录	□ 无　□ 有，原因： 1. 2.	□ 无　□ 有，原因： 1. 2.

二、临床路径二级管理表单

适用对象：第一诊断为发育性髋脱位（ICD-10：Q65.0-QQ65.1）；行髋关节闭合失败，
改行开放复位+石膏固定术（ICD-9-CM-3：79,85+93,53）。

患者姓名：_____ 性别：_____ 年龄：_____ 门诊号：_____ 住院号：_____

住院日期：___年__月__日 出院日期：___年__月__日 标准住院日：4 天

时间	第 1 天（手术日）	第 2 天（术后第 1 天）
主要诊疗工作	□ 完成手术 □ 术中向家长解释更改手术方式的原因 □ 向患儿家属交代手术过程情况 □ 完成手术记录 □ 完成术后医嘱 □ 观察患者术后一般情况 □ 评估手术效果	□ 专科主任医师查房 □ 完成常规病程记录 □ 观察患儿术后一般情况 □ 观察切口情况 □ 石膏情况 □ 观察引流情况
重点医嘱	**长期医嘱：** □ 一级护理 □ 流质饮食 □ 心电、血氧监测 □ 观察下肢血运 □ 注意石膏护理 □ 静脉给予补液支持（包括营养，止血等） □ 头孢二代抗生素 □ 引流管记量 **临时医嘱：** □ 静脉补液 □ 必要时给予镇痛等对症处理	**长期医嘱：** □ 二级护理 □ 饮食自备 □ 静脉给予补液支持（包括营养，止血等） □ 引流管记量 □ 头孢二代抗生素 □ 观察下肢血运 □ 注意石膏护理 **临时医嘱：** □ 解热、阵痛等对症治疗 □ 血常规 □ 血气分析
主要护理工作	□ 术后评估（一般情况、腹部体征、穿刺部位情况、术侧肢体） □ 术后宣教：全身麻醉术后饮食指导，康复指导 □ 专科护理活动：心电、血氧监测、监护生命体征；疼痛评估，疼痛≥3 分，报告医生再评估；疼痛>6 分，请麻醉师会诊；静脉输液；石膏护理；抬高患肢，观察肢端血运；观察皮肤不无破损，皮肤破损的处理；引流管护理	□ 饮食指导 □ 疼痛评估：疼痛<3 分，每天评估一次 □ 静脉输液 □ 执行抽血检查 □ 石膏护理 □ 引流管护理
病情变异记录	□ 无 □ 有，原因： 1. 2.	□ 无 □ 有，原因： 1. 2.

时间	第 3 天（出院前 1 天）	第 4 天（出院日）
主要诊疗工作	□ 专科主任医师查房、确定有无出院指征 □ 完成常规病程记录 □ 观察患儿术后一般情况 □ 观察切口情况 □ 石膏情况 □ 伤口换药，拔除引流管 □ 复查骨盆 X 线片	□ 专科主任医师、主治医师查房，再次确定手术并发症和伤口愈合情况，明确是否出院 □ 完成住院志、病案首页、出院小结等 □ 向家属交代复诊时间
重点医嘱	**长期医嘱：** □ 二级护理 □ 饮食自备 □ 注意石膏护理 □ 观察下肢血运 **临时医嘱：** □ 大换药 □ 拔引流管 □ 骨盆正位 X 线片 □ 拟明日出院	**临时医嘱：** □ 今日出院
主要护理工作	□ 伤口护理 □ 疼痛评估 □ 静脉输液 □ 协助完成 X 线检查 □ 石膏护理 □ 出院宣教	□ 出院宣教：随访、用药、康复指导 □ 办理出院手续 □ 预约复诊
病情变异记录	□ 无　□ 有，原因： 1. 2.	

（中华医学会小儿外科学分会）

第 161 节　先天性髋关节脱位（开放复位+截骨矫形）临床路径

临床路径标准

一、适用对象

1. 第一诊断为发育性髋关节脱位（先天性髋脱位）（ICD-10：Q65.0-Q65.1），年龄在 2 岁以上。

2. 行髋关节开放复位+骨盆截骨+股骨短缩旋转截骨+髋人字石膏固定术（ICD-9-CM-3：79.85+77.29+77.25+93.53）。

二、诊断依据

根据《临床诊疗指南——小儿外科学分册》（中华医学会编著，人民卫生出版社，2005 年）、《临床技术操作规范——小儿外科学分册》（中华医学会编著，人民军医出版社，2005 年）、《小儿外科学》（第 4 版，施诚仁，人民卫生出版社，2009 年）、《小儿外科学》（卫生部规划教材-高等医药院校教材，人民卫生出版社），《Tachdjian 小儿骨科学》（第 6 版，美国 Harcourt 科学健康出版社，2006 年）和《坎贝尔手术学（第 2 卷）》（第 11 版，Canale ST、Beaty JH 著，周勇刚译，人民军医出版社，2009 年）。

1. 临床表现　肢体不等长、步态异常，跛行或摇摆步态。

2. 体格检查　内收肌紧张、Allis 征阳性（单侧病变），患肢外展试验阳性，Trendelenburg 征阳性。

2. 辅助检查　骨盆正位片提示骨盆正位片提示股骨头向外侧或上方脱位，髋臼指数大。

三、选择治疗方案的依据

根据《临床诊疗指南——小儿外科学分册》（中华医学会编著，人民卫生出版社，2005 年）、《临床技术操作规范——小儿外科学分册》（中华医学会编著，人民军医出版社，2005 年）、《小儿外科学》（第 4 版，施诚仁，人民卫生出版社，2009 年）、《小儿外科学》（卫生部规划教材-高等医药院校教材，人民卫生出版社），《Tachdjian 小儿骨科学》（第 6 版，美国 Harcourt 科学健康出版社，2006 年）和《坎贝尔手术学（第 2 卷）》（第 11 版，Canale ST、Beaty JH 著，周勇刚译，人民军医出版社，2009 年）。

行髋关节开放复位+骨盆截骨+股骨短缩旋转截骨+髋人字石膏固定术。

四、标准住院日

标准住院日为 10~15 天，若住院前已完成部分术前准备，住院日可适当缩短。

五、入院标准

1. 确认为发育性髋关节脱位。

2. 年龄大于 2 岁。

3. 年龄小于 19 个月的患儿闭合复位后再脱位。

六、进入临床路径标准

1. 第一诊断必须符合发育性髋关节脱位疾病编码（ICD-10：Q65.0-Q65.1）。

2. 患儿年龄在 2 岁以上。

3. 当患儿合并其他疾病，但住院期间不需特殊处理，也不影响第一诊断的临床路径实施时。

七、术前准备

术前准备 1~7 天。

1. 必需的检查项目

（1）血常规、血型、凝血功能、肝功能、肾功能、感染性疾病（乙型病毒性肝炎、丙型病毒性肝炎、梅毒、艾滋病等）筛查。

（2）胸部 X 线正位片、心电图。

（3）双侧髋关节正位+蛙位 X 线片。

（4）骨盆 CT 平扫+三维重建。

（5）骨盆 MRI 平扫（必要时）。

2. 根据患者情况可选择的检查项目　步态分析。

3. 术前行下肢皮牵引或骨牵引（体重>12.05 kg）7 天。

八、预防性抗生素选择与使用时机

抗生素使用：按照《抗菌药物临床应用指导原则》（卫医发〔2004〕285）执行，常规可于术前 0.5~2.0 h 给予二代头孢菌素静脉治疗，术后可应用抗生素 48~72 h。

九、术前谈话要点

1. 不接受手术治疗的可能后果

（1）股骨头不能复位，双下肢不等长，跛行等症状持续存在。

（2）青春期可能出现骨关节炎，导致髋关节疼痛，影响运动能力。

2. 可供选择的其他治疗方法　无

3. 术中、术后可能出现的情况

（1）麻醉意外。

（2）术中损伤股动脉、静脉，导致大出血；或损伤股神经、坐骨神经，导致下肢感觉、活动障碍。

（3）术后再脱位。

（4）术后出现股骨头坏死。

（5）石膏固定过紧，出现下肢骨筋膜室综合征。

十、手术日

手术日为入院第 7~10 天。

1. 麻醉方式　气管插管全麻+骶管麻醉。

2. 手术方式　行髋关节开放复位+骨盆截骨+股骨短缩旋转截骨+髋人字石膏固定术（ICD-9-CM-3：79.85+77.29+77.25+93.53）。

3. 手术内置物　钢板+螺丝钉+克氏针。

4. 术中用药　预防性使用抗生素。

5. 输血　视术中和术后情况而定，一般血红蛋白≥90 g/L 原则上无需输血。

十一、术后住院恢复

术后住院恢复为 4~5 天。

1. 必须复查的检查项目　血常规、血气分析、骨盆正位 X 线片、骨盆 CT 平扫+三维重建。

2. 术后用药　使用头孢类抗生素。

3. 营养支持、止血对症等药物。

十二、入、出 ICU 标准

1. 入 ICU 标准（出现下列情况之一，可转入 ICU 监护）

（1）手术操作时间长，术中拔管困难。

（2）术后出血过多，导致血流动力学不稳定。

2. 出 ICU 标准

（1）顺利撤除呼吸机、拔除气管导管，血氧饱和度维持 95% 以上。

（2）充分补充血容量，血红蛋白恢复至 100 g/L 以上，血压维持在 90/60 mmHg（1 mmHg=0.133 kPa）以上。

十三、出院标准

1. 精神、饮食良好，无发热。

2. 石膏固定牢固，肢端血运好。

3. 术后复查骨盆 X 线片、骨盆 CT 证实股骨头复位良好、头臼同心，内固定位置良好。

4. 没有需要住院处理的并发症和（或）合并症。

十四、术后常见并发症及处理

1. 伤口感染。

2. 术后股骨头坏死。

3. 术后再脱位。

4. 内固定断裂或松动。

5. 皮肤压疮。

6. 骨筋膜室综合征。

7. 截骨处不愈合。

十五、随访指导

1. 3~4 周门诊复查骨盆正位 X 线片；术后 1~2 个月拆除石膏并再次复查骨盆 X 线片；术后 5~6 个月可下地行走。

2. 术后需随访时间 5 年以上，术后 1 年内每 3~5 个月复查 1 次，然后每半年~一年复查 1 次。

3. 术前（年龄>2 岁）及术后进行步态分析。

4. 出现以下紧急情况需及时返院或到就近医院治疗：石膏松动、伤口感染、足趾血运不佳。

十六、变异及原因分析

1. 围术期并发症（切口感染、再脱位、石膏松脱等）可能造成住院时间的延长和费用的增加。

2. 术后复查骨盆 X 线片或 CT 提示股骨头复位不佳，可能需要再次手术调整位置。

3. 住院期间患儿可能出现影响麻醉及手术的情况，例如呼吸道感染。术前准备时间会延长。

4. 手术耗材的选择：由于病情不同，使用不同的内植物和耗材，导致住院费用存在差异。

临床路径表单

适用对象：第一诊断为发育性髋脱位（ICD-10：Q65.0-Q65.1）；行髋关节开放复位+骨盆截骨+股骨短缩旋转截骨+髋人字石膏固定术（ICD-9-CM-3：79.85+77.29+77.25+93.53）

患者姓名：_____ 性别：_____ 年龄：_____ 门诊号：_____ 住院号：_____

住院日期：___年__月__日 出院日期：___年__月__日 标准住院日：10~15 天

时间	入院第 1 天	入院第 2~7 天
主要诊疗工作	**主管医师** □ 初次评估，评估包括生理（营养、疼痛等）、心理、社会和经济因素，同时包括询问病史与体格检查 □ 开具医嘱，完成病历书写 □ 完善术前检查 **专科主治医师** □ 查房与再评估，确定诊断 □ 制订诊疗计划 □ 入院谈话及书面知情同意	□ 专科主治医师查房与术前评估 □ 专科主任医师、主治医师共同完成术前小结/讨论 □ 进一步完善术前检查 □ 等待术前检查结果 □ 继续双下肢皮牵引或骨牵引 □ 完成 CT 及 MRI 检查
重点医嘱	**长期医嘱：** □ 二级护理 □ 普通饮食 **临时医嘱：** □ 血常规、血型、凝血功能，肝功能、肾功能，感染性疾病筛查 □ 双髋正位+侧位 □ 胸部 X 线正位片，心电图 □ 髋关节 CT 和 MRI（必要时） □ 步态分析（年龄>2 岁半）（有条件时）	**长期医嘱：** □ 二级护理 □ 普通饮食 □ 双下肢皮牵引或骨牵引
主要护理工作	□ 入院宣教（环境、人员、预防跌倒、安全） □ 专科宣教：防反流窒息，臀部护理 □ 入院评估（一般情况、营养、疼痛、压疮、跌倒风险评估） □ 专科评估：功能康复评估 □ 专科护理活动：执行抽血检查，协助完成心电图、X 线检查，牵引皮肤护理	□ 按照预约时间完成 CT、MRI 检查 □ 因检查予镇静的患儿，行跌倒风险评估 □ 饮食指导，防反流窒息 □ 皮肤护理：牵引部位皮肤，臀部受压皮肤 □ 排泄护理 □ 营养评估（与同龄同性别儿童比较，<25%或>75%），报告医生再评估
病情变异记录	□ 无 □ 有，原因： 1. 2.	□ 无 □ 有，原因： 1. 2.

时间	入院第 7~9 天 （术前准备日）	入院第 8~10 天 （手术日）
主要诊疗工作	□ 专科主治医师完成书面手术知情同意 □ 专科主治医师完成书面输血知情同意 □ 麻醉医师完成麻醉前书面评估，书面知情同意 □ 完成手术前做准备 □ 专科主治医师再次术前全面评估 □ 内置物的准备	□ 完成手术 □ 向患儿家属交代手术过程情况以及术后注意事项 □ 完成手术记录和术后首次病程记录 □ 完成术后医嘱 □ 观察患者术后一般情况 □ 评估手术效果
重点医嘱	**长期医嘱：** □ 二级护理 □ 普通饮食 **临时医嘱：** □ 拟明天几点送至手术室行手术 □ 术前禁食、禁水，术区备皮 □ 申请术中骨盆正位片 □ 术前备血 □ 二代头孢菌素（带至手术室） □ 术前补液	**长期医嘱：** □ 一级护理 □ 心电、血压、血氧监测 □ 术后 6 h 后普通饮食 □ 注意患肢血运活动情况 □ 石膏护理 □ 伤口引流管记量 □ 尿管接袋记量 □ 静脉给予补液支持（包括营养支持，止血治疗等） □ 二代头孢菌素 **临时医嘱：** □ 静脉补液 □ 镇痛等对症 □ 病理检查（必要时） □ 输血（备选）
主要护理工作	□ 专科评估 □ 常规术前准备（生命体征监测、体重测量、术中用药等） □ 术前宣教（提醒患者按时禁食、禁水等） □ 专科护理活动：留置针置管风险告知、静脉输液、清洁皮肤、石膏护理宣教	□ 术后评估（一般情况、腹部体征、穿刺部位情况、术侧肢体） □ 术后宣教：全身麻醉术后饮食指导，康复指导 □ 专科护理活动：心电、血氧监测，测量生命体；疼痛评估，疼痛≥3 分，报告医生再评估；疼痛>6 分，请麻醉师会诊；静脉输液；石膏护理；抬高患肢，观察肢端血运；观察皮肤有无破损，皮肤破损的处理；引流管护理
病情变异记录	□ 无　□ 有，原因： 1. 2.	□ 无　□ 有，原因： 1. 2.

时间	入院第 9~11 天 （术前第 1 天）	入院第 11~13 天 （术后第 2~4 天）
主要诊疗工作	□ 专科主任医师查房 □ 完成常规病程记录 □ 观察患儿足趾血运情况 □ 观察切口情况 □ 观察石膏情况 □ 观察引流管情况 □ 疼痛评估和处理	□ 专科主任医师查房 □ 完成常规病程记录 □ 观察患儿术后一般情况 □ 观察石膏情况 □ 疼痛评估和处理 □ 复查骨盆 X 线片，复查骨盆 CT
重点医嘱	**长期医嘱：** □ 二级护理 □ 普通饮食 □ 静脉给予补液支持（包括营养，止血等） □ 二代头孢菌素 **临时医嘱：** □ 血常规、血气分析 □ 镇痛等对症 □ 输血（备选）	**临时医嘱：** □ 二级护理 □ 普通饮食 □ 静脉给予补液支持（包括营养支持，止血治疗等） □ 二代头孢菌素 **临时医嘱：** □ 骨盆正位 X 线片 □ 髋关节 CT 平扫+三维重建 □ 拔尿管（术后第 2 天） □ 拔除引流管（术后第 2 天） □ 大换药（术后第 2 天） □ 镇痛等对症
主要护理工作	□ 饮食指导 □ 疼痛评估：疼痛<3 分，每天评估一次 □ 静脉输液 □ 执行抽血检查 □ 石膏护理 □ 引流管护理	□ 饮食指导 □ 疼痛评估：疼痛<3 分，每天评估一次 □ 静脉输液 □ 石膏护理
病情变异记录	□ 无　□ 有，原因： 1. 2.	□ 无　□ 有，原因： 1. 2.

时间	入院第 12~14 天 （出院前日）	入院第 13~15 天 （出院日）
主要诊疗工作	□ 专科主任医师查房进行手术以及伤口评估，确定有无手术并发症和愈合情况，明确是否出院 □ 完成常规病程记录 □ 观察患儿术后一般情况 □ 观察石膏情况 □ 疼痛评估和处理 □ 伤口换药	□ 专科主任医师、主治医师查房，再次确认可否出院 □ 完成住院记录、病案首页、出院小结等 □ 向家属交代复诊时间
重点医嘱	**长期医嘱：** □ 二级护理 □ 普通饮食 □ 静脉给予补液支持（包括营养，止血等） □ 二代头孢菌素 **临时医嘱：** □ 镇痛等对症 □ 大换药 □ 拟明日出院	**临时医嘱：** □ 今日出院
主要护理工作	□ 饮食指导 □ 疼痛评估：疼痛<3 分，每天评估一次 □ 静脉输液 □ 石膏护理 □ 出院宣教：康复指导	□ 出院宣教：随访、用药、康复指导 □ 办理出院手续 □ 预约复诊
病情变异记录	□ 无　□ 有，原因： 1. 2.	□ 无　□ 有，原因： 1. 2.

（中华医学会小儿外科学分会）

16

损伤临床路径

第162节　多部位骨折临床路径

临床路径标准

一、适用对象

第一诊断为多部位骨折（ICD-10：T02.3-T02.6）。

二、诊断依据

根据 ICD-10 标准 T02.3-T02.6 以及 T02.7 中骨盆合并四肢骨折部分。多部位骨折是指两个或两个以上部位骨折，不包括同一部位多处骨折。包括多部位上肢骨折，多部位下肢骨折，上肢伴下肢骨折，骨盆合并四肢骨折。

三、治疗方案的选择

1. 确保生命体征平稳。
2. 开放性骨折或者开放性伤口，急诊视情况给予相应处理。
3. 根据骨折情况，视情况给予相应急诊处理以及二期手术。

四、标准住院日

因病情复杂多变，通常 7~56 天。

五、进入路径标准

1. 第一诊断必须符合多部位骨折疾病编码（ICD-10：T02.3-T02.6）。
2. 当患者同时具有其他疾病诊断，但在住院期间不需要特殊处理也不影响第一诊断的临床路径流程实施时，可以进入路径。
3. 急诊手术的患者不进入路径。
4. 需要分期手术的患者不进入路径（需两次及两次以上手术者）。
5. 合并其他系统损伤的患者不进入路径。

六、住院期间的检查项目

1. 必需的检查项目
（1）血常规、尿常规。
（2）肝功能、肾功能、电解质、血型、血糖、凝血功能、感染性疾病筛查（乙型病毒性肝炎、丙型病毒性肝炎、梅毒、艾滋病等）。
（3）胸部 X 线片、心电图。

2. 根据患者病情进行检查　CT、B超等。

七、治疗方案与药物选择

1. 生命支持治疗　心电监护，输血，补液等治疗。

2. 骨折治疗

需急诊处理的如下：

（1）锁骨骨折：一般锁骨带和（或）颈腕吊带制动，必要时行切开复位内固定术。

（2）肩胛骨骨折：一般吊带制动。

（3）肱骨近端骨折：一般吊带制动。

（4）肱骨干骨折：一般石膏制动，必要时行切开复位内固定术。

（5）肘关节骨折：一般石膏或者吊带制动，必要时行切开复位内固定术。

（6）前臂骨折：一般石膏制动，必要时行切开减张术以及切开复位内固定术。

（7）桡骨远端骨折：一般闭合复位石膏固定，必要时行切开复位内固定或外架固定术。

（8）骨盆骨折：视情况行骨盆带固定；骨牵引术，必要时行外架固定或内固定术。

（9）髋臼骨折：一般行骨牵引术。

（10）股骨颈骨折：一般给予制动，必要时行闭合复位内固定术。

（11）股骨粗隆间骨折：一般行骨牵引术，必要时行闭合复位内固定术。

（12）股骨干骨折：一般行骨牵引术，必要时行内固定或外架固定术。

（13）股骨远端骨折：一般行骨牵引术或石膏制动，必要时行内固定或外架固定术。

（14）髌骨骨折：一般石膏制动，必要时行切开复位内固定术。

（15）胫骨平台骨折：一般石膏制动，必要时行闭合复位外架固定术，切开减张内固定术。

（16）胫腓骨骨折：一般石膏制动，必要时行内固定或外架固定术，切开减张术。

（17）踝关节骨折：一般行闭合复位并石膏制动，必要时行内固定术。

（18）足部骨折：一般石膏制动，必要时行切开复位内固定术或切开减张术。

（19）关节脱位：一般手法复位，石膏或者吊带制动，必要时麻醉下复位或切开复位。

（20）开放性骨折：一般清创缝合术，必要时加行切开或闭合复位内固定和（或）外架固定术。

可以二期手术治疗的如下：

（1）锁骨骨折：一般锁骨带和（或）颈腕吊带制动，必要时行切开复位内固定术。

（2）肩胛骨骨折：一般吊带制动，必要时行切开复位内固定术。

（3）肱骨近端骨折：吊带固定或切开复位内固定术。

（4）肱骨干骨折：一般石膏制动，必要时行切开复位或闭合复位内固定术。

（5）肘关节骨折：视情况行切开复位内固定术或者石膏/吊带制动。

（6）前臂骨折：一般行切开复位内固定术，视情况可闭合复位石膏制动术。

（7）桡骨远端骨折：一般行闭合复位石膏固定，必要时行切开复位内固定或外架固定术。

（8）骨盆骨折：视情况骨盆带固定，骨牵引术，必要时外架固定或内固定术。

（9）髋臼骨折：视情况行切开复位内固定术或骨牵引术。

（10）股骨颈骨折：闭合复位内固定术或关节置换术。

（11）股骨粗隆间骨折：闭合复位内固定术，视情况骨牵引术。

（12）股骨干骨折：闭合复位或切开复位内固定，视情况行外架固定术或骨牵引术。

（13）股骨远端骨折：行切开复位内固定术，视情况闭合复位石膏制动或者骨牵引术。

（14）髌骨骨折：视情况行切开复位内固定术或者石膏制动术。

（15）胫骨平台骨折：行切开复位内固定术，视情况可行外架固定结合内固定或石膏制动。

（16）胫腓骨骨折：行切开复位内固定术，视情况外架固定术或石膏制动。

（17）踝关节骨折：行切开复位内固定术或闭合复位石膏制动。

（18）足部骨折：行切开复位内固定术或闭合复位石膏制动。

（19）开放性骨折：行切开复位内固定术或石膏制动。

3. 对症支持治疗。

八、出院标准

1. 伤口无感染。

2. 病情稳定。

临床路径表单

适用对象：第一诊断为多部位骨折（ICD-10：T02.3-T02.6）

患者姓名： _____ 性别： _____ 年龄： _____ 门诊号： _____ 住院号： _____

住院日期： ___年__月__日 出院日期： ___年__月__日 标准住院日：7~56 天

时间	住院第 1 天	住院第 2 天	住院第 3~6 天（术前准备日）
主要诊疗工作	□ 询问病史及体格检查 □ 上级医师查房 □ 初步的诊断和治疗方案 □ 完成病历书写 □ 完善检查 □ 完成必要的相关科室会诊 □ 行急诊处理	□ 上级医师查房与手术前评估 □ 确定诊断和手术方案 □ 完成上级医师查房记录 □ 完善术前检查项目 □ 收集检查结果并评估病情 □ 请相关科室会诊	□ 上级医师查房，术前评估和决定手术方案 □ 完成上级医师查房记录等 □ 向患者和（或）家属交代围术期注意事项并签署手术知情同意书、输血同意书、委托书（患者本人不能签字时）、自费用品协议书 □ 麻醉医师查房并与患者和（或）家属交代麻醉注意事项并签署麻醉知情同意书 □ 完成各项术前准备
重点医嘱	**长期医嘱：** □ 骨科常规护理 □ 二级护理 □ 饮食：根据患者情况 □ 患者既往疾病基础用药 □ 患肢制动，如牵引，石膏，吊带等 **临时医嘱：** □ 血常规、血型、尿常规 □ 凝血功能 □ 电解质、肝功能、肾功能 □ 传染性疾病筛查 □ 胸部 X 线片、心电图 □ 根据病情：CT、下肢血管超声、肺功能、超声心动图、血气分析、双下肢深静脉彩超 □ 患肢 X 线片	**长期医嘱：** □ 骨科护理常规 □ 二级护理 □ 饮食：根据患者情况 □ 患者既往疾病基础用药 □ 患肢制动 **临时医嘱：** □ 根据会诊科室要求安排检查和化验单 □ 镇痛等对症处理	**长期医嘱：**同前 **临时医嘱：** □ 术前医嘱 □ 明日在椎管内麻醉或全麻下行多发骨折内固定术 □ 术前禁食、禁水 □ 术前用抗生素皮试 □ 术前留置导尿管 □ 术区备皮 □ 配血 □ 其他特殊医嘱
病情变异记录	□ 无　□ 有，原因： 1. 2.	□ 无　□ 有，原因： 1. 2.	□ 无　□ 有，原因： 1. 2.
医师签名			

时间	住院第 4~7 天 （手术日）	住院第 8 天 （术后第 1 天）	住院第 9 天 （术后第 2 天）
主要诊疗工作	□ 手术 □ 向患者和（或）家属交代手术过程概况及术后注意事项 □ 术者完成手术记录 □ 完成术后病程 □ 上级医师查房 □ 麻醉医师查房 □ 观察有无术后并发症并做相应处理	□ 上级医师查房 □ 完成病程记录 □ 观察伤口、引流量、体温、生命体征、患肢远端感觉运动情况等并作出相应处理	□ 上级医师查房 □ 完成病程记录 □ 拔除引流管，伤口换药 □ 指导患者功能锻炼
重点医嘱	**长期医嘱：** □ 骨科术后护理常规 □ 一级护理 □ 饮食：根据患者情况 □ 患肢抬高 □ 留置引流管并记引流量 □ 给予抗生素 □ 其他特殊医嘱 **临时医嘱：** □ 今日在（麻醉方式）下行多发骨折内固定术 □ 心电监护、吸氧（根据病情需要） □ 补液 □ 胃黏膜保护剂（酌情） □ 止吐、止痛等对症处理 □ 急查血常规 □ 输血（根据病情需要）	**长期医嘱：** □ 骨科术后护理常规 □ 一级护理 □ 饮食：根据患者情况 □ 患肢抬高 □ 留置引流管并记引流量 □ 给予抗生素 □ 其他特殊医嘱 **临时医嘱：** □ 复查血常规 □ 输血和（或）补晶体、胶体液（根据病情需要） □ 换药 □ 镇痛等对症处理（酌情）	**长期医嘱：** □ 骨科术后护理常规 □ 一级护理 □ 饮食：根据患者情况 □ 患肢抬高 □ 留置引流管并记引流量 □ 给予抗生素 □ 其他特殊医嘱 **临时医嘱：** □ 复查血常规（必要时） □ 输血及或补晶体、胶体液（必要时） □ 换药，拔引流管 □ 止痛等对症处理（酌情）
病情变异记录	□ 无　□ 有，原因： 1. 2.	□ 无　□ 有，原因： 1. 2.	□ 无　□ 有，原因： 1. 2.
医师签名			

时间	住院第 10 天 （术后第 3 天）	住院第 11 天 （术后第 4 天）	住院第 12~16 天 （术后第 5~9 天）
主要诊疗工作	□ 上级医师查房 □ 住院医师完成病程记录 □ 伤口换药（必要时） □ 指导患者功能锻炼	□ 上级医师查房 □ 住院医师完成病程记录 □ 伤口换药（必要时） □ 指导患者功能锻炼 □ 摄患部 X 线片	□ 上级医师查房，进行手术及伤口评估，确定有无手术并发症和切口愈合不良情况，明确是否出院 □ 完成出院志、病案首页、出院诊断证明书等病历 □ 向患者交代出院后的康复锻炼及注意事项，如复诊的时间、地点，发生紧急情况时的处理等
重点医嘱	**长期医嘱：** □ 骨科术后护理常规 □ 二级护理 □ 饮食：根据患者情况 □ 抗生素：如体温正常，伤口情况良好，无明显红肿时可以停止抗生素治疗 □ 其他特殊医嘱 □ 术后功能锻炼 **临时医嘱：** □ 复查血、尿常规、血生化（必要时） □ 补液（必要时） □ 换药（必要时） □ 止痛等对症处理	**长期医嘱：** □ 骨科术后护理常规 □ 二级护理 □ 饮食：根据患者情况 □ 抗生素：如体温正常，伤口情况良好，无明显红肿时可以停止抗生素治疗 □ 其他特殊医嘱 □ 术后功能锻炼 **临时医嘱：** □ 复查血、尿常规、血生化（必要时） □ 补液（必要时） □ 换药（必要时） □ 止痛等对症处理 □ 患部 X 线片	**出院医嘱：** □ 出院带药 □ 日后拆线换药（根据伤口愈合情况，预约拆线时间） □ 出院后骨科和（或）康复科门诊复查 □ 不适合随访
病情变异记录	□ 无　□ 有，原因： 1. 2.	□ 无　□ 有，原因： 1. 2.	□ 无　□ 有，原因： 1. 2.
医师签名			

（中华医学会骨科学分会）

附　录

附录一

中国城乡居民医疗保障制度的发展（2010—2013）

1. 全国医疗卫生费用

年份	卫生总费用		卫生费用（亿元）		人均卫生费用（元）		
	总数（亿元）	个人负担比例（%）	城市	农村	城市	农村	合计
2010	19980	35.3	15509	4472	2315	666	1490
2011	24345	34.8	18572	5774	2698	879	1807
2012	28119	34.3	21280	6839	2999	1065	2077
2013	31868	33.9	23644	8024	3234	1274	2327

2. 新农合医疗的基本情况

年份	县区个数	参合人数（亿人）	参合率（%）	人均筹资（元）	当年支出（亿元）
2010	2678	8.36	96.0	156.6	1187.8
2011	2637	8.32	97.5	246.2	1710.2
2012	2566	8.05	98.3	308.5	2408.0
2013	2489	8.02	98.7	370.6	2909.2

3. 城镇居民和职工基本医疗保险情况

年份	医保覆盖人数合计（亿人）	居民医保人数（亿人）	职工医保人数（亿人）	城镇职工医保收支情况（亿元）		
				收入	支出	累计结余
2010	4.32	1.95	2.37	3955	3272	4741
2011	4.73	2.21	2.52	5539	4431	6180
2012	5.36	2.72	2.65	6062	4869	6884
2013	5.73	2.99	2.74	–	–	–

资料来源：2014 年中国卫生和计划生育统计年鉴

附录二
2013 年全国医院（城市医院、县级医院）病种住院人次数

疾病名称（ICD-10）	全国	城市医院	县级医院
1. 传染病和寄生虫病小计	5 027 699	2 231 667	2 664 211
其中：结核病	880 844	466 235	396 179
性传播模式疾病	35 305	20 029	14 621
乙型脑炎	2 585	2 058	516
病毒性肝炎	593 472	330 168	251 881
人类免疫缺陷病毒病（HIV）	55 325	25 889	28 068
血吸虫病	14 324	12 678	1 663
2. 肿瘤小计	9 594 549	6 615 924	2 873 196
恶性肿瘤计	6 417 386	4 476 896	1 873 184
其中：鼻咽恶性肿瘤	103 800	75 577	27 331
食管恶性肿瘤	371 887	216 652	148 682
胃恶性肿瘤	572 918	351 762	212 177
结肠恶性肿瘤	292 474	204 704	84 744
肝和肝内胆管恶性肿瘤	518 845	341 505	170 631
气管支气管、肺恶性肿瘤	1 177 628	750 929	409 970
乳房恶性肿瘤	544 464	409 506	131 087
白血病	314 425	245 484	67 264
良性肿瘤计	127 399	85 858	40 017
3. 血液、造血器官及免疫疾病	1 154 716	704 335	431 995
其中：贫血	634 590	343 400	278 378
4. 内分泌、营养和代谢疾病	4 440 352	2 772 709	1 600 925
其中：甲状腺功能亢进	263 890	184 891	76 281
糖尿病	3 071 687	1 878 063	1 144 990
5. 精神和行为障碍	844 581	492 153	337 554
其中：依赖性物质引起	95 713	25 363	66 778
精神分裂症、分裂型和妄想	116 908	88 703	27 422
情感障碍	78 056	62 007	15 699
6. 神经系统疾病小计	4 047 176	2 308 409	1 664 393
其中：中枢神经系统炎性	193 134	107 945	81 502

待　续

疾病名称（ICD-10）	全国	城市医院	县级医院
帕金森病	105 549	71 114	3 3171
癫痫	382 495	237 623	139 050
7. 眼和附器疾病小计	3 190 138	1 954 031	1 185 818
其中：晶状体疾患	1 600 971	939 150	634 012
老年性白内障	1 155 099	653 494	480 047
视网膜脱离和断裂	117 268	111 857	6 043
青光眼	262 872	180 657	79 289
8. 耳和乳突疾病小计	983 226	530 931	432 373
其中：中耳和乳突疾病	244 004	150 094	90 103
9. 循环系统疾病小计	21 445 689	11 010 409	9 965 441
其中：急性风湿热	27 077	8 851	17 320
慢性风湿性心脏病	274 118	137 021	130 862
高血压	2 573 128	1 359 194	1 159 925
缺血性心脏病	6 253 786	3 445 421	2 685 903
肺栓塞	49 832	38 497	11 043
心律失常	790 770	501 273	278 080
心力衰竭	412 363	186 118	215 625
脑血管疾病	8 358 829	3 868 631	4 280 854
10. 呼吸系统疾病小计	19 549 400	7 996 162	10 998 433
其中：急性上呼吸道感染	3 367 534	955 222	2 290 569
流行性感冒	28 959	21 891	6 869
肺炎	5 889 012	2 490 464	3 236 486
慢性鼻窦炎	393 672	219 000	167 095
慢性扁桃体和腺样体	359 304	238 458	116 321
慢性下呼吸道疾病	4 292 275	1 796 292	2 376 689
外部物质引起的肺病	128 425	80 084	46 405
11. 消化系统疾病小计	14 695 122	7 046 698	7 295 611
其中：口腔疾病	425 936	216 803	199 685
胃及十二指肠溃疡	810 281	389 367	401 511
阑尾疾病	1 668 124	630 771	986 817

待　续

疾病名称（ICD-10）	全国	城市医院	县级医院
疝	1 227 443	559 673	636 508
肠梗阻	716 730	353 282	346 834
酒精性肝病	99 356	53 306	44 016
肝硬化	617 155	375 300	231 958
胆石病和胆囊炎	2 141 096	1 127 317	968 611
急性胰腺炎	489 813	267 302	212 762
12. 皮肤和皮下组织疾病小计	1 087 530	631 900	436 364
其中：皮炎及湿疹	179 484	115 570	61 435
牛皮癣	47 723	41 823	5 929
荨麻疹	108 583	58 738	47 651
13. 肌肉骨骼系统和结缔组织	4 527 743	2 638 487	1 809 521
其中：炎性多关节炎	541 616	348 799	185 336
痛风	155 146	88 845	63 472
其他关节病	285 490	196 847	85 505
系统性结缔组织病	390 215	336 582	53 530
脊椎关节强硬	554 587	269 620	271 880
椎间盘疾病	1 163 304	525 870	607 522
骨密度和骨结构疾病	278 263	167 433	106 257
骨髓炎	37 200	22 340	14 246
14. 泌尿生殖系统疾病小计	8 200 964	4 580 285	3 463 938
其中：肾小球疾病	567 340	421 112	141 848
肾盂肾炎	125 108	70 829	51 947
肾衰竭	1 031 413	649 268	366 971
尿石病	1 326 735	561 837	728 434
膀胱炎	83 041	43 868	37 430
尿道狭窄	35 265	25 685	9 277
男性生殖器官疾病	1 185 901	593 456	565 510
乳房疾患	371 265	253 128	113 879
女性盆腔器官炎性病	612 320	279 050	317 665
子宫内膜异位症	321 215	212 056	105 045

待　续

疾病名称（ICD-10）	全国	城市医院	县级医院
女性生殖器脱垂	110 659	59 994	48 438
15. 妊娠、分娩和产褥期小计	13 898 753	5 209 206	8 265 613
其中：异位妊娠	661 045	340 396	306 229
医疗性流产	735 223	358 319	359 609
妊娠高血压	218 442	124 453	89 965
前置胎盘、胎盘早剥产前出血	142 648	86 661	53 694
梗阻性分娩	445 798	138 492	291 936
分娩时会阴、阴道裂伤	286 314	118 671	159 614
产后出血	118 395	63 527	52 444
顺产	3 681 510	773 424	2 758 201
16. 起源于围生期疾病小计	2 536 837	1 131 706	1 338 969
其中：产伤	15 488	5 815	9 201
出生窒息	239 669	76 404	155 123
新生儿吸入综合征	156 322	53 302	97 924
围生期的感染	103 250	53 971	47 077
胎儿和新生儿的溶血病	44 128	31 187	12 503
新生儿硬化病	2 941	725	2 102
17. 先天性畸形、染色体异常	902 722	711 193	187 109
其中：神经系统先天性畸形	35 778	25 033	10 374
循环系统先天性畸形	289 848	247 061	42 529
先天性心脏病	235 068	196 672	37 957
唇裂和腭裂	41 446	36 823	4 679
消化系统先天性畸形	58 355	48 555	9 675
生殖泌尿系统畸形	183 770	138 598	43 889
肌肉骨骼系统性畸形	97 789	77 243	20 079
18. 症状、体征和检验异常	2 155 352	1 066 309	1 039 326
19. 损伤、中毒小计	12 605 893	4 964 224	7 272 022
其中：骨折	1 526 474	612 319	870 087
颅内损伤	1 616 325	578 708	986 637
烧伤和腐蚀伤	382 438	200 706	173 624

待　续

疾病名称（ICD-10）	全国	城市医院	县级医院
药物和生物制品中毒	169 636	58 506	105 641
非药用物质的毒性效应	495 792	167 454	312 077
医疗并发症计	260 000	164 605	91 628
20. 其他接受医疗服务小计	9 181 560	6 838 962	2 273 189
总　　计	140 070 000	74 539 000	65 536 000

附录三

2014 年全国城市、县级医院住院病种费用、均次费用估计

疾病名称 （ICD-10）	医院住院费用（亿元）			均次住院费用（元）		
	全国	城市 医院	县级 医院	全国	城市 医院	县级 医院
1. 传染病和寄生虫病小计	267.71	176.18	91.53	5 397	7 894	3 435
其中：结核病	80.25	55.83	24.42	9 213	11 975	6 163
性传播模式疾病	1.97	1.33	0.64	5 641	6 635	4 364
乙型脑炎	0.40	0.35	0.04	15 320	17 180	8 364
病毒性肝炎	51.56	34.18	17.38	8 804	10 353	6 900
人类免疫缺陷病毒病（HIV）	5.20	3.19	2.01	9 560	12 337	7 157
血吸虫病	0.68	0.60	0.08	4 744	4 772	4 648
2. 肿瘤小计	1 443.31	1 180.82	262.49	15 093	17 848	9 136
恶性肿瘤计	1 102.90	907.58	195.32	17 239	20 273	10 427
其中：鼻咽恶性肿瘤	18.46	15.62	2.85	17 813	20 664	10 417
食管恶性肿瘤	68.39	50.50	17.89	18 546	23 311	12 031
胃恶性肿瘤	113.28	88.24	25.03	19 887	25 086	11 798
结肠恶性肿瘤	71.68	59.27	12.41	24 576	28 952	14 648
肝和肝内胆管恶性肿瘤	84.06	68.95	15.11	16 251	20 191	8 855
气管支气管、肺恶性肿瘤	175.97	138.79	37.18	15 023	18 482	9 069
乳房恶性肿瘤	78.03	65.56	12.47	14 371	16 011	9 510
白血病	50.35	43.71	6.64	16 012	17 806	9 870
良性肿瘤计	281.98	225.66	56.33	10 491	12 445	6 598
3. 血液、造血器官及免疫疾病	78.30	59.56	18.74	6 828	8 456	4 339
其中：贫血	40.49	28.43	12.07	6 450	8 278	4 334
4. 内分泌、营养和代谢疾病	357.93	264.59	93.34	8 128	9 543	5 830
其中：甲状腺功能亢进	15.28	11.54	3.75	5 834	6 239	4 910
糖尿病	252.08	183.50	68.58	8 281	9 771	5 990
5. 精神和行为障碍	54.60	41.54	13.07	6 511	8 440	3 871
其中：依赖性物质引起	2.46	1.37	1.08	2 617	5 417	1 620
精神分裂症、分裂型和妄想	10.50	8.37	2.13	9 023	9 435	7 773
情感障碍	6.57	5.46	1.11	8 429	8 805	7 041
6. 神经系统疾病小计	307.43	228.58	78.84	7 658	9 902	4 737
其中：中枢神经系统炎性	18.85	15.37	3.49	9 795	14 235	4 278

待 续

续　表

疾病名称 （ICD-10）	医院住院费用（亿元）			均次住院费用（元）		
	全国	城市 医院	县级 医院	全国	城市 医院	县级 医院
帕金森病	10.44	8.35	2.10	9 940	11 735	6 328
癫痫	22.35	16.36	5.99	5 894	6 884	4 308
7. 眼和附器疾病小计	185.45	136.50	48.95	5 863	6 986	4 128
其中：晶状体疾患	102.39	72.06	30.33	6 469	7 673	4 784
老年性白内障	72.58	49.29	23.29	6 365	7 543	4 852
视网膜脱离和断裂	12.21	11.68	0.53	10 351	10 444	8 740
青光眼	14.31	10.87	3.44	5 482	6 018	4 339
8. 耳和乳突疾病小计	57.60	41.60	16.00	5 914	7 835	3 700
其中：中耳和乳突疾病	17.37	14.41	2.96	7 137	9 603	3 283
9. 循环系统疾病小计	2 185.52	1 535.25	650.27	10 303	13 944	6 525
其中：急性风湿热	1.38	0.70	0.68	5 220	7 891	3 939
慢性风湿性心脏病	28.76	20.94	7.82	10 590	15 283	5 975
高血压	177.95	121.66	56.29	6 999	8 951	4 853
缺血性心脏病	739.31	564.52	174.80	11 905	16 385	6 508
肺栓塞	8.56	7.37	1.19	17 197	19 155	10 775
心律失常	98.78	83.98	14.80	12 507	16 754	5 323
心力衰竭	35.78	21.54	14.24	8 830	11 575	6 603
脑血管病	848.38	534.81	313.56	10 309	13 824	7 325
10. 呼吸系统疾病小计	1048.32	650.59	397.73	5 448	8 136	3 616
其中：急性上呼吸道感染	65.87	28.02	37.84	2 013	2 934	1 652
流行性感冒	1.92	1.73	0.19	6 659	7 883	2 803
肺炎	267.40	170.33	97.07	4 609	6 839	2 999
慢性鼻窦炎	30.59	21.66	8.93	7 852	9 892	5 343
慢性扁桃体和腺样体	22.99	17.65	5.33	6 440	7 403	4 586
慢性下呼吸道疾病	336.41	201.08	135.33	7 975	11 194	5 694
外部物质引起的肺病	14.80	11.56	3.24	11 590	14 429	6 990
11. 消化系统疾病小计	1 114.46	738.93	375.53	7 685	10 486	5 147
其中：口腔疾病	21.83	15.84	5.99	5 172	7 307	2 998
胃及十二指肠溃疡	67.91	41.44	26.48	8 523	10 642	6 594
阑尾疾病	107.02	54.99	52.03	6 565	8 719	5 272

待　续

疾病名称 （ICD-10）	医院住院费用（亿元）			均次住院费用（元）		
	全国	城市 医院	县级 医院	全国	城市 医院	县级 医院
疝	81.78	48.57	33.21	6 782	8 679	5 217
肠梗阻	53.44	36.78	16.66	7 542	10 410	4 803
酒精性肝病	9.15	6.45	2.70	9 307	12 106	6 127
肝硬化	70.87	53.82	17.05	11 566	14 342	7 349
胆石病和胆囊炎	233.91	163.14	70.77	11 047	14 471	7 307
急性胰腺炎	63.56	45.39	18.17	13 106	16 981	8 539
12. 皮肤和皮下组织疾病小计	64.57	47.46	17.11	5 989	7 511	3 921
其中：皮炎及湿疹	8.30	6.60	1.71	4 649	5 710	2 776
牛皮癣	3.82	3.53	0.30	7 982	8 436	4 982
荨麻疹	2.85	1.97	0.88	2 656	3 360	1 841
13. 肌肉骨骼系统和结缔组织	488.34	376.15	112.19	10 854	14 256	6 200
其中：炎性多关节炎	47.47	36.99	10.48	8 815	10 604	5 656
痛风	9.94	6.92	3.02	6 482	7 791	4 761
其他关节病	53.44	45.90	7.54	18 730	23 317	8 821
系统性结缔组织病	36.31	32.97	3.34	9 282	9 797	6 237
脊椎关节强硬	48.92	35.13	13.79	8 906	13 030	5 071
椎间盘疾病	106.13	73.08	33.06	9 233	13 896	5 441
骨密度和骨结构疾病	35.38	26.68	8.70	12 796	15 933	8 186
骨髓炎	4.88	3.78	1.10	13 190	16 914	7 712
14. 泌尿生殖系统疾病小计	650.57	460.10	190.47	8 016	10 045	5 499
其中：肾小球疾病	44.99	37.12	7.86	7 950	8 815	5 543
肾盂肾炎	7.63	5.34	2.28	6 162	7 543	4 396
肾衰竭	118.96	87.62	31.34	11 630	13 495	8 540
尿石病	97.39	61.89	35.50	7 452	11 015	4 873
膀胱炎	5.34	3.75	1.59	6 501	8 546	4 253
尿道狭窄	3.14	2.57	0.57	8 929	10 012	6 116
男性生殖器官疾病	88.10	56.44	31.66	7 540	9 510	5 598
乳房疾患	21.37	16.83	4.55	5 787	6 647	3 994
女性盆腔器官炎性病	31.58	19.84	11.73	5 238	7 111	3 693
子宫内膜异位症	34.12	25.75	8.37	10 701	12 145	7 965

疾病名称 （ICD-10）	医院住院费用（亿元）			均次住院费用（元）		
	全国	城市 医院	县级 医院	全国	城市 医院	县级 医院
女性生殖器脱垂	11.12	7.53	3.59	10 169	12 543	7 412
15. 妊娠、分娩和产褥期小计	537.28	277.21	260.06	3 955	5 322	3 146
其中：异位妊娠	46.58	28.30	18.29	7 167	8 313	5 971
医疗性流产	13.35	7.80	5.55	1 852	2 177	1 542
妊娠高血压	15.40	10.78	4.62	7 131	8 663	5 137
前置胎盘、胎盘早剥产前出血	9.81	7.04	2.77	6 941	8 125	5 150
梗阻性分娩	23.73	9.98	13.75	5 479	7 209	4 709
分娩时会阴、阴道裂伤	8.16	4.14	4.02	2 915	3 492	2 516
产后出血	7.95	5.25	2.70	6 805	8 259	5 151
顺产	81.65	26.41	55.24	2 296	3 414	2 003
16. 起源于围生期疾病小计	147.35	93.43	53.92	5 897	8 256	4 027
其中：产伤	0.76	0.41	0.34	4 991	7 124	3 727
出生窒息	14.62	7.35	7.27	6 244	9 621	4 683
新生儿吸入综合征	8.97	4.62	4.35	5 869	8 665	4 442
围生期的感染	6.60	4.79	1.80	6 449	8 882	3 833
胎儿和新生儿的溶血病	2.32	1.83	0.48	5 277	5 876	3 874
新生儿硬化病	0.14	0.06	0.08	4 985	8 888	3 722
17. 先天性畸形、染色体异常	118.56	107.29	11.27	13 102	15 086	6 024
其中：神经系统先天性畸形	3.83	3.47	0.36	10 671	13 866	3 438
循环系统先天性畸形	64.11	59.77	4.34	22 026	24 194	10 194
先天性心脏病	51.94	48.17	3.76	22 008	24 493	9 917
唇裂和腭裂	2.00	1.89	0.11	4 801	5 125	2 408
消化系统先天性畸形	6.76	6.28	0.48	11 528	12 931	4 923
生殖泌尿系统畸形	14.83	12.47	2.36	8 084	8 998	5 375
肌肉骨骼系统性畸形	11.92	10.77	1.16	12 164	13 938	5 763
18. 症状、体征和检验异常	125.19	84.58	40.61	5 881	7 932	3 907
19. 损伤、中毒小计	1 279.25	739.80	539.45	10 339	14 903	7 418
其中：骨折	181.30	104.89	76.41	12 101	17 130	8 782
颅内损伤	187.13	97.04	90.09	11 842	16 768	9 131
20. 其他接受医疗服务小计	884.08	741.43	142.65	9 652	10 841	6 276
总　　计	11 742.1	8 327.7	3 414.3	8 225	11 172	5 210

附录四

遴选病种（16 大类、123 个病种）

序号	疾病名称（ICD-10）
1	**传染性疾病（9 个病种）**
1.1	耐多药结核病
1.2	HIV 机会感染
1.3	乙型脑炎
1.4	重症病毒性肝炎
1.5	重症败血症
1.6	重型手足口病
1.7	重症人感染禽流感
1.8	重症出血热
1.9	包虫病
2	**恶性肿瘤（60 个病种）**
2.1	口腔和咽喉（除外鼻咽癌）
2.2	鼻咽癌
2.3	食管癌
2.4	胃癌
2.5	结直肠肛门癌
2.6	肝癌
2.7	胆囊及胆管癌
2.8	胰腺癌
2.9	喉癌
2.10	气管，支气管，肺癌
2.11	骨癌
2.12	皮肤黑色素瘤
2.13	乳腺癌
2.14	子宫颈癌
2.15	卵巢癌、输卵管癌和原发腹膜癌
2.16	前列腺癌
2.17	睾丸癌
2.18	肾及泌尿系统癌

待　续

序号	疾病名称（ICD-10）
2.19	膀胱癌
2.20	脑及神经系统癌
2.21	淋巴瘤
2.23	急性白血病
2.24	慢性粒细胞白血病
2.25	其他部位 36 种恶性肿瘤
3	**血液、造血器官及免疫疾病（8 个病种）**
3.1	再生障碍性贫血和慢性血细胞减少
3.2	严重地中海贫血和血红蛋白病
3.3	严重先天性及获得性溶血性贫血
3.4	血友病
3.5	外周性大动脉炎
3.6	急性系统性红斑狼疮
3.7	进行性全身性硬皮病
3.8	出血性结直肠炎和克罗恩病
4	**内分泌、营养和代谢疾病（3 个病种）**
4.1	严重甲亢
4.2	1 型糖尿病
4.3	甲状腺功能减退症（黏液性水肿）
5	**精神和行为精神性疾病（3 个病种）**
5.1	精神分裂症、分裂型障碍和妄想性障碍
5.2	严重心境（情感）障碍
5.3	使用精神活性物质的严重精神和行为障碍
6	**神经系统疾病（6 个病种）**
6.1	阿尔茨海默症及其他老年智障
6.2	严重神经肌肉疾病
6.3	截瘫
6.4	中枢神经系统炎性疾病
6.5	重型帕金森病
6.6	重型癫痫

待　续

序号	疾病名称（ICD-10）
7	**眼和附器疾病（2个病种）**
7.1	视网膜脱离和断裂
7.2	新生血管性老年黄斑变性
8	**心血管疾病（6个病种）**
8.1	严重瓣膜病（手术）
8.2	急性心肌梗死
8.3	严重心律失常
8.4	严重心力衰竭
8.5	肺栓塞
8.6	肺动脉高压
9	**脑血管疾病（2个病种）**
9.1	脑出血
9.2	脑梗死（含严重颈动脉狭窄>70%）
10	**呼吸系统疾病小计（2个病种）**
10.1	重型老年慢性支气管炎
10.2	重型哮喘
11	**消化系统疾病小计（2个病种）**
11.1	严重肝硬化
11.2	急性胰腺炎
12	**肌肉骨骼系统和结缔组织疾病（5个病种）**
12.1	严重类风湿性关节炎
12.2	脊椎关节强硬
12.3	进行性结构性脊柱侧突（≥25°）
12.4	强直性脊柱炎
12.5	重型骨髓炎
13	**泌尿生殖系统疾病（5个病种）**
13.1	严重慢性肾炎
13.2	肾病综合征
13.3	终末期肾病
13.4	重型子宫内膜异位症

待　续

序号	疾病名称（ICD-10）
13.5	重症女性生殖器脱垂
14	**妊娠、分娩和产褥期疾病（2 个病种）**
14.1	危重孕产妇
14.2	新生儿重症监护（败血症、呼吸窘迫综合征）
15	**先天性畸形、变形和染色体异常（6 个病种）**
15.1	儿童先天性心脏病
15.2	唇腭裂
15.3	先天性闭锁（食管、十二指肠、肛门闭锁等）
15.4	苯丙酮尿症
15.5	四氢生物蝶呤（BH4）缺乏症
15.6	尿道下裂
16	**损伤（2 个病种）**
16.1	多部位骨折
16.2	颅内损伤

附录五

按城乡基本医保大病支出结构估算过程

1. 2014 年前三季度新农合 22 种大病总支出为 139 亿元，考虑年终翘尾因素，估算去年为 **210 亿元**。

2. 国务院医改办已经实施的"城乡居民大病保险"，人均筹资额 20.5 元，城乡居民按 11 亿人计算，年筹资额为 **226 亿元**（其中 8 亿农村居民为 164 亿元，3 亿城镇居民为 62 亿元）。

3. 未列入新农合 22 种大病的农村居民其他 101 种大病的基础报销支出（总花费约为 22 类大病的 2.5 倍，减去"城乡居民大病保险"的报销部分约为 **361 亿元**（210 亿元×2.5−164 亿元）。

4. 城镇居民 123 种大病的基础报销支出 **351 亿元**，［（210 亿元+525 亿元）/（8/11）×3/11×1.5＝413 亿元，减去"城乡居民大病保险"报销部分的 62 亿元］。

以上四项支出作为已经实际用于大病医保的存量，总计：210 亿+226 亿+361 亿+351 亿＝**1148 亿元**。

附录六

其他国家的一些病种

1. 法国医保覆盖的慢性病及治疗费用昂贵病种

- ➤ 脑卒中，引发丧失劳动能力
- ➤ 再生障碍性贫血或其他慢性贫血
- ➤ 慢性动脉疾病、伴有局部贫血症
- ➤ 并发性血吸虫病
- ➤ 严重心功能不全、心律不齐、瓣膜性心脏病、先天性心脏病
- ➤ 慢性活动性肝病及肝硬化
- ➤ 需要长期治疗原发性免疫功能缺陷重症、人体免疫缺陷病毒感染
- ➤ 1 型、2 型糖尿病
- ➤ 严重性肌病、神经疾病、癫痫
- ➤ 先天性慢性或获得性重症异常血红蛋白性疾病、溶血症
- ➤ 血友病和先天重症出血性疾病
- ➤ 冠状动脉疾病
- ➤ 重症慢性呼吸功能不全
- ➤ 阿尔茨海默病，或其他痴呆疾病
- ➤ 帕金森［症、征］，帕金森震颤性麻痹
- ➤ 遗传性新陈代谢疾病，需长期特殊治疗的
- ➤ 先天性黏液稠厚症
- ➤ 慢性重症肾病和原发性肾病综合征
- ➤ 截瘫
- ➤ 脉管炎、系统性红斑狼疮、系统性硬皮病
- ➤ 活动性类风湿性多发性关节病
- ➤ 长期性精神病
- ➤ 出血性直肠结肠炎和活动性克罗恩病
- ➤ 多发性硬化
- ➤ 特发性脊柱侧凸
- ➤ 重症脊椎关节炎
- ➤ 器官移植后遗症
- ➤ 活动性结核病和麻风病
- ➤ 恶性肿瘤、淋巴组织或造血组织恶性疾病

2. 墨西哥大病保障基金（FPGC）覆盖的病种目录

No. 序号	Group or cluster 分类	Disease 病种
1	Cervical cancer 宫颈癌	Cervical cancer 宫颈癌
2	HIV/AIDS 艾滋病	Ambulatory antiretroviral treatment 门诊抗逆转录病毒治疗
3	Neonatal intensive care 新生儿重症监护	Prematurity 早产
4		Sepsis 败血症
5		Respiratory distress syndrome 新生儿呼吸窘迫综合征
6	Cataracts 白内障	Cataracts 白内障
7		Congenital cataract 先天性白内障
	Cancer in children and adolescents 儿童和青少年肿瘤	Nervous system tumors **神经系统肿瘤**
8		Astrocytoma 星形细胞瘤
9		Medulloblastoma 成神经管细胞瘤
10		Neuroblastoma 成神经细胞瘤
11		Ependymoma 室管膜瘤
12		Others 其他
		Kidney tumors **肾肿瘤**
13		Wilms tumor 肾母细胞瘤
14		Others 其他
		Leukemias **白血病**
15		Acute lymphoblastic leukemia 急性淋巴细胞性白血病
16		Acute myelogenous leukemia 急性髓细胞白血病

待 续

续　表

No. 序号	Group or cluster 分类	Disease 病种
17		Chronic leukemias 慢性白血病
18		Preleukemic syndromes 白血病前期综合征
		Liver tumors 肝肿瘤
19		Hepatoblastoma 肝母细胞瘤
20		Hepatocellular carcinoma 肝细胞癌
		Bone tumors 骨肿瘤
21		Osteosarcoma 骨肉瘤
22		Ewing sarcoma 尤因肉瘤
		Germinal tumors 生殖细胞瘤
23	Cancer in children and adolescents 儿童和青少年肿瘤	Gonadals 性腺生殖细胞瘤
24		Extragonadals 性腺外生殖细胞瘤
		Eye tumors 眼部肿瘤
25		Retinoblastoma 视网膜母细胞瘤
		Lymphomas 淋巴瘤
26		Hodgkin's lymphoma 霍奇金淋巴瘤
27		Non-Hodgkin lymphoma 非霍奇金淋巴瘤
28		Soft tissue sarcoma 软组织肉瘤
29		Carcinomas 癌症
30		Histiocytosis 组织细胞增生症

待　续

No. 序号	Group or cluster 分类	Disease 病种
31	Bone marrow transplant 骨髓移植	Bone marrow transplant in people under 18 years 18 岁以下骨髓移植
32		Bone marrow transplant in people over 18 years 18 岁以上骨髓移植
33	Breast cancer 乳腺癌	Breast cancer 乳腺癌
34	Testicular Cancer 睾丸癌	Testicular cancer in people over 18 years 18 岁以上睾丸癌
35	Non-Hodgkin's lymphoma 非霍奇金淋巴瘤	Nom-Hodgkin's lymphoma in people over 18 years 18 岁以上非霍奇金淋巴瘤
36	Congenital and acquired surgical disorders 先天和后天手术障碍	Congenital cardiac malformations 先天性心脏畸形
37		Esophageal atresia 食管闭锁
38		Omphalocele 脐突出
39		Gastroschisis 腹裂
40		Atresia/stenosis duodenal 十二指肠先天性闭锁/狭窄
41		Intestinal atresia 肠闭锁
42		Anal atresia 肛门闭锁
43		Hypoplasia/kidney dysplasia 肾发育不全/发育不良
44		Retrograde ureteral 逆行输尿管
45		Ectopic meatus 鼻道异位
46		Ureteral stenosis 输尿管狭窄
47		Ureterocele 输尿管疝
48		Bladder exstrophy 膀胱外翻
49		Hypospadias/epispadias 尿道下裂/尿道上裂

No. 序号	Group or cluster 分类	Disease 病种
50	Congenital and acquired surgical disorders 先天和后天手术障碍	Urethral stricture 尿道狭窄
51		Urethral meatal stenosis 尿道口狭窄
52		Spina bifida 脊柱裂
53	Corneal transplant 角膜移植	Corneal transplant 角膜移植
54	Lysosomal diseases in children under 10 years 10 岁以下儿童溶酶体缺陷症	Lysosomal diseases in children under 10 years 10 岁以下儿童溶酶体缺陷症
55	Hemophilia in children under 10 years 10 岁以下儿童血友病	Hemophilia in children under 10 years 10 岁以下儿童血友病
56	Acute myocardial infarction in people under 60 years 60 岁以下急性心肌梗死	Acute myocardial infarction in people under 60 years 60 岁以下急性心肌梗死